Thieme

Impfkompendium

Heinz Spiess
Ulrich Heininger
Wolfgang Jilg

Unter Mitarbeit von

Klaus Cichutek
Christoph Conrad
Maia Funk-Baumann
Walter H. Haas
Christoph Hatz
Friedrich Hofmann
Brigitte Keller-Stanislawski
Markus Knuf
Herwig Kollaritsch
Jan Leidel
Johannes G. Liese
Claudius U. Meyer
Michael Pfleiderer
Martina Prelog
Sabine Reiter
Jürgen Scherer
Andreas Spickhoff
Robert Steffen
Andrea Streng
Mark Peter Gerard van der Linden
Magnus von Knebel Döberitz
Frank Falkner von Sonnenburg
Peter Weber
Ole Wichmann
Fred Zepp

8. überarbeitete Auflage

44 Abbildungen

Georg Thieme Verlag
Stuttgart • New York

Impressum

Bibliografische Information der Deutschen Nationalbibliothek
Die Deutsche Nationalbibliothek verzeichnet diese Publikation in der Deutschen Nationalbibliografie; detaillierte bibliografische Daten sind im Internet über http://dnb.d-nb.de abrufbar.

Ihre Meinung ist uns wichtig! Bitte schreiben Sie uns unter

www.thieme.de/service/feedback.html

1. Auflage 1973
2. Auflage 1976
3. Auflage 1987
4. Auflage 1994
5. Auflage 1999
6. Auflage 2005
7. Auflage 2012

Wichtiger Hinweis: Wie jede Wissenschaft ist die Medizin ständigen Entwicklungen unterworfen. Forschung und klinische Erfahrung erweitern unsere Erkenntnisse, insbesondere was Behandlung und medikamentöse Therapie anbelangt. Soweit in diesem Werk eine Dosierung oder eine Applikation erwähnt wird, darf der Leser zwar darauf vertrauen, dass Autoren, Herausgeber und Verlag große Sorgfalt darauf verwandt haben, dass diese Angabe **dem Wissensstand bei Fertigstellung des Werkes** entspricht.
Für Angaben über Dosierungsanweisungen und Applikationsformen kann vom Verlag jedoch keine Gewähr übernommen werden. **Jeder Benutzer ist angehalten**, durch sorgfältige Prüfung der Beipackzettel der verwendeten Präparate und gegebenenfalls nach Konsultation eines Spezialisten festzustellen, ob die dort gegebene Empfehlung für Dosierungen oder die Beachtung von Kontraindikationen gegenüber der Angabe in diesem Buch abweicht. Eine solche Prüfung ist besonders wichtig bei selten verwendeten Präparaten oder solchen, die neu auf den Markt gebracht worden sind. **Jede Dosierung oder Applikation erfolgt auf eigene Gefahr des Benutzers.** Autoren und Verlag appellieren an jeden Benutzer, ihm etwa auffallende Ungenauigkeiten dem Verlag mitzuteilen.

Rüdigerstr. 14
70469 Stuttgart
Deutschland
www.thieme.de

Printed in Germany

Zeichnungen: Christiane und Dr. Michael von Solodkoff, Neckargemünd; BITmap, Mannheim
Umschlaggestaltung: Thieme Verlagsgruppe
Umschlaggrafik: Martina Berge
Umschlagfotos: fotolia.com
Redaktion: Gabriele Gaßmann, Stuttgart
Satz: L 42 Media Solutions, Berlin
Druck: Grafisches Centrum Cuno, Calbe

ISBN 978-3-13-498908-3 1 2 3 4 5 6

Auch erhältlich als E-Book:
eISBN (PDF) 978-3-13-161198-7
eISBN (epub) 978-3-13-200948-6

Vorwort

Wirkung und Notwendigkeit von Schutzimpfungen sind nicht erst seit der Eliminierung der Pocken durch die von der Weltgesundheitsorganisation (WHO) global koordinierten und durchgeführten Pockenschutzimpfungen bewiesen. Auch die Poliomyelitis ist durch konsequent durchgeführte Schutzimpfungen und seuchenhygienische Maßnahmen weltweit zunehmend unter Kontrolle. Das gilt potenziell auch für die Masern, die als „Kinderkrankheit“ bezeichnet unterschätzt werden, besonders deren wichtigste Komplikationen, die Masern-Enzephalitis und die subakut sklerosierende Panenzephalitis.

Impfempfehlungen werden seit 1972 von der ständigen Impfkommission (STIKO) des Robert Koch-Instituts gegeben und regelmässig aktualisiert. Mit Beschluss der Gesundheitsministerkonferenz 1991 wurde erreicht, die öffentliche Empfehlung von Schutzimpfungen auf der Grundlage der Ergebnisse der STIKO durchzuführen.

Um die Impfempfehlungen nach dem neuesten Stand der Wissenschaft für die Lehre von Studenten und von in Impffragen Auskunft suchenden Ärzten und anderem medizinischem Personal darzustellen, werden für das Impfkompendium stets Autoren mit speziellen Sachkenntnissen in der Vakzinologie für die Bearbeitung der verschiedenen Kapitel herangezogen. Das gilt auch für die vorliegende Auflage; mehrere der Autoren sind Mitglieder bzw. Mitarbeiter der STIKO.

Wie in nahezu allen Bereichen der Medizin kommt es auch in der Vakzinologie in immer kürzeren Abständen zu Neuerungen. Deshalb erwies es sich bereits 4 Jahre nach dem Erscheinen der 7., vollständig neu bearbeiteten und erweiterten Auflage des Impfkompendiums als notwendig, das Buch erneut zu überarbeiten. Neue Impfstoffe, wie die Vakzine gegen Meningokokken der Serogruppe B, der tetravalente Influenzaimpfstoff oder der Influenza-Lebendimpfstoff, wurden in die entsprechenden Kapitel neu aufgenommen, ebenso wie Änderungen in den Empfehlungen der STIKO. Letztere betreffen u. a. die Aufnahme der Schluckimpfung gegen Rotavirus als Standardimpfung für Säuglinge in den Impfkalender, Änderungen bei den Empfehlungen zur Indikationsimpfung gegen saisonale Influenza, Vorziehen des Alters zur Impfung gegen Humane Papillomviren (HPV) auf 9 bis 14 Jahre, Dosisreduktion bei der Pneumokokken-Konjugatimpfung und die Überarbeitung der Empfehlungen zur Hepatitis-B-Indikationsimpfung und zur Postexpositionsprophylaxe gegen Hepatitis B.

Kurz vor Fertigstellung der vorliegenden überarbeiteten Auflage erreichte uns zu unserer großen Betroffenheit die Nachricht vom Tod des Begründers und langjährigen Herausgebers dieses Buches, Herrn Professor Heinz Spiess. Prof. Spiess war 20 Jahre lang Direktor der Kinderpoliklinik der Ludwig-Maximilians-Universität München. Sein Interesse galt besonders der pädiatrischen Prävention und ganz speziell den Schutzimpfungen. Er hat sich um das Impfen in Deutschland in vieler Weise verdient gemacht, etwa als Mitinitiator und langjähriges Mitglied der Ständigen Impfkommission. 1973 erschien zum ersten Mal sein Impfkompendium, dessen 8. Auflage Sie nun in Händen halten. Auch an der Konzeption dieser Überarbeitung hat er nochmals entscheidend mitgewirkt. Mit ihm haben wir einen wichtigen Verfechter und Fürsprecher des Impfens in Deutschland verloren – nicht zuletzt durch dieses Buch wird er uns in Erinnerung bleiben!

Sicher auch in seinem Sinne wünschen wir Ihnen eine anregende Lektüre und nehmen Verbesserungsvorschläge gerne entgegen.

Basel, Regensburg,
im August 2015

Ulrich Heininger
Wolfgang Jilg

Anschriften

Herausgeber

Prof. Dr. med. Ulrich **Heininger**
Universitäts-Kinderspital
beider Basel (UKBB)
Infektiologie und Vakzinologie
Spitalstrasse 33
4056 Basel
Schweiz

Prof. Dr. med. Wolfgang **Jilg**
Universität Regensburg
Institut für Medizinische Mikrobiologie
und Hygiene
Klinische Virologie u. Infektionsimmunologie
Franz-Josef-Strauß-Allee 11
93053 Regensburg
Deutschland

Prof. Dr. med. Heinz **Spiess** †
Kinderpoliklinik
der Ludwig-Maximilians-Universität
Pettenkoferstr. 8a
80336 München
Deutschland

Mitarbeiter

Prof. Dr. Klaus **Cichutek**
Paul-Ehrlich-Institut
Bundesinstitut für Impfstoffe
und biomedizinische Arzneimittel
Paul-Ehrlich-Str. 51–59
63225 Langen
Deutschland

Dr. Christoph **Conrad**
Paul-Ehrlich-Institut
Referat Medizinische Grundsatzfragen,
Internationale Beziehungen
Paul-Ehrlich-Str. 51–59
63225 Langen
Deutschland

Dr. med. Maia **Funk-Baumann**
Universität Zürich
Institut für Epidemiologie, Biostatistik und
Prävention
Blümlisalpstrasse 72
8006 Zürich
Schweiz

Prof. Dr. med. Walter H. **Haas**
Robert Koch-Institut
Seestr. 10
13353 Berlin
Deutschland

Prof. Dr. med. Christoph **Hatz**
Schweizerisches Tropen- und
Public Health-Institut
Socinstrasse 57
4051 Basel
Schweiz

Prof. Dr. med. Ulrich **Heininger**
Universitäts-Kinderspital
beider Basel (UKBB)
Infektiologie und Vakzinologie
Spitalstrasse 33
4056 Basel
Schweiz

Prof. Dr. Dr. Friedrich **Hofmann**
Freiburger Forschungsstelle
Arbeits- und Sozialmedizin
Bertoldstr. 63
79098 Freiburg
Deutschland

Prof. Dr. med. Wolfgang **Jilg**
Universität Regensburg
Institut für Medizinische Mikrobiologie
und Hygiene
Klinische Virologie u. Infektionsimmunologie
Franz-Josef-Strauß-Allee 11
93053 Regensburg
Deutschland

Dr. med. Brigitte **Keller-Stanislawski**
Paul-Ehrlich-Institut
Bundesinstitut für Impfstoffe
und biomedizinische Arzneimittel
Paul-Ehrlich-Str. 51–59
63225 Langen
Deutschland

Univ.-Prof. Dr. med. Markus **Knuf**
HSK Dr. Horst Schmidt Klinik
Direktor der Klinik für Kinder und Jugendliche
Ludwig-Erhard-Str. 100
65199 Wiesbaden
Deutschland

Univ.-Prof. Dr. med. Herwig **Kollaritsch**
Medizinische Universität Wien
Institut für Spezifische Prophylaxe
und Tropenmedizin
Kinderspitalgasse 15
1090 Wien
Österreich

Dr. Jan **Leidel**
Aachener Str. 1313
50859 Köln
Deutschland

Prof. Dr. med. Johannes G. **Liese**
Universitätsklinikum Würzburg
Kinderklinik und Poliklinik
Pädiatrische Infektiologie und Immunologie
Josef-Schneider-Str. 22
97080 Würzburg
Deutschland

Dr. Claudius U. **Meyer**
Universitätsmedizin
der Johannes-Gutenberg-Universität Mainz
Zentrum für Kinder- und Jugendmedizin
Labor für Pädiatrische Immunologie
Obere Zahlbacher Str. 63
55131 Mainz
Deutschland

Dr. Michael **Pfleiderer**
Paul-Ehrlich-Institut
Bundesinstitut für Impfstoffe
und biomedizinische Arzneimittel
Paul-Ehrlich-Str. 51–59
63225 Langen
Deutschland

Prof. Dr. med. univ. Martina **Prelog**
Universitätsklinikum Würzburg
Kinderklinik und Poliklinik
Josef-Schneider-Str. 2
97080 Würzburg
Deutschland

Dr. Sabine **Reiter**
Bundesministerium für Gesundheit
Referat 321
Übertragbare Krankheiten/Infektionsschutz
Friedrichstr. 108
10117 Berlin
Deutschland

Dr. Jürgen **Scherer**
Paul-Ehrlich-Institut
Abteilung Medizinische Biotechnologie
Paul-Ehrlich-Str. 51–59
63225 Langen
Deutschland

Prof. Dr. Andreas **Spickhoff**
Juristische Fakultät der LMU
Lehrstuhl für Bürgerliches Recht und Medizinrecht
Ludwigstr. 29
80539 München
Deutschland

Prof. Dr. med. Heinz **Spiess**
Kinderpoliklinik
der Ludwig-Maximilians-Universität
Pettenkoferstr. 8a
80336 München
Deutschland

Prof. (em) Dr. med. Robert **Steffen**
Universität Zürich
WHO Collaborating Centre for Travellers' Health
Institut für Epidemiologie, Biostatistik
und Prävention
Hirschengraben 84/E29
8001 Zürich
Schweiz

Dr. rer. nat. Andrea **Streng**
Universitätsklinikum Würzburg
Kinderklinik und Poliklinik
Pädiatrische Infektiologie und Immunologie
Josef-Schneider-Str. 2
97080 Würzburg
Deutschland

Dr. Mark Peter Gerard **van der Linden**
Universitätsklinikum RWTH Aachen
Nationales Referenzzentrum für Streptokokken
Institut für Medizinische Mikrobiologie
Pauwelsstr. 30
52074 Aachen
Deutschland

Prof. Dr. med. Magnus **von Knebel Döberitz**
Universitätsklinikum Heidelberg
Pathologisches Institut des Universitätsklinikums
Abteilung für Angewandte Tumorbiologie (ATB)
Im Neuenheimer Feld 224
69120 Heidelberg
Deutschland

Prof. Dr. med. Frank Falkner **von Sonnenburg**
Klinikum der Universität München
Medizinische Fakultät
Abteilung für Infektions- und Tropenmedizin
Leopoldstr. 5
80802 München
Deutschland

Prof. Dr. med. Peter **Weber**
Universitäts-Kinderspital beider Basel
Abteilung Neuro- und Entwicklungspädiatrie
Spitalstrasse 33
4056 Basel
Schweiz

Priv.-Doz. Dr. med. Ole **Wichmann**
Robert Koch-Institut
Fachgebiet Impfprävention
Seestr. 10
13353 Berlin
Deutschland

Univ.-Prof. Dr. med. Fred **Zepp**
Universitätsmedizin der
Johannes-Gutenberg-Universität Mainz
Zentrum für Kinder- und Jugendmedizin
Langenbeckstr. 1
55131 Mainz
Deutschland

Abkürzungen

ACYW tetravalenter Konjugatimpfstoff gegen Meningokokken der Serotypen A, C, Y, W135
ADA Adenosindesaminase
ADCC antikörperabhängige, zellvermittelte Zytotoxizität
AFP Acute flaccid Paralysis
AMG Arzneimittelgesetz
aP azellulärer Pertussis-Impfstoff mit hoher Antigenkonzentration
Ap azellulärer Pertussis-Impfstoff mit niedriger Antigenkonzentration
API Active pharmaceutical Ingredient
APV azelluläre Pertussisvakzine
ArbMedVV Verordnung zur arbeitsmedizinischen Vorsorge
BALT Bronchus associated lymphoid Tissue
BCG Bacille Calmette-Guérin (attenuierter Lebendimpfstoff gegen Tuberkulose)
BCR B-Zell-Rezeptor
BMG Bundesministerium für Gesundheit
BSE bovine spongiforme Enzephalopathie
BWP Biologics Working Party
CDC (US) Centers for Disease Control and Prevention
CHMP Committee for Human Medicinal Products
CIN Cervical intraepithelial Neoplasia
CMV Zytomegalievirus
CTD Common technical Document
cVDPV Circulating Vaccine-derived Poliovirus
CVID Common variable Immunodeficiency; variables Immundefektsyndrom
D Diphtherie-Impfstoff mit hoher Toxinkonzentration
d Diphtherie-Impfstoff mit niedriger Toxinkonzentration
DAKJ Deutsche Akademie für Kinderheilkunde und Jugendmedizin
DGUV Deutsche Gesetzliche Unfallversicherung
DPT Diphtherie-Pertussis-Tetanus-Kombination
DTG Deutsche Gesellschaft für Tropenmedizin und Internationale Gesundheit
DTP Diphtherie, Tetanus, Pertussis
DTPa Diphtherie-Tetanus-Pertussis (azellulär)
EBV Epstein-Barr-Virus
EDQM European Directorate for the Quality of Medicines and Healthcare
EIA Enzym-Immunoassay
eIPV inaktivierte Poliovakzine mit „enhanced potency“
EKIF Eidgenössische Kommission für Impffragen
EMA European Medicines Agency
EPI Expanded Programme for Immunization
ESPED Erhebungseinheit für seltene pädiatrische Erkrankungen in Deutschland
EU Europäische Union
EU/ml ELISA-Einheiten/ml
FCS Fetal Calf Serum
FHA filamentöses Hämagglutinin
FSME Frühsommer-Meningoenzephalitis
G 42 DGUV-Grundsatz G 42, Tätigkeiten mit Infektionsgefährdung
GALT Gut-associated lymphoid Tissue
GAVI Global Alliance for Vaccines and Immunization
G-BA Gemeinsamer Bundesausschuss
GBS Guillain-Barré-Syndrom
GC Germinales Zentrum
GKV Gesetzliche Krankenversicherung
GMP Good Manufacturing Practice, gute Herstellungspraxis
GPEI Global Polio Eradication Initiative
GPV Ganzkeimpertussisvakzine
GvHD Graft-versus-Host Disease
HAV Hepatitis-A-Virus
HB Hepatitis B
HBcAg Hepatitis-B-Core-Antigen
HBeAg Hepatitis-B-e-Antigen
HBIG Hepatitis-B-Immunglobulin
HBsAg Hepatitis-B-Surface-Antigen
HBV Hepatitis-B-Virus
HCV Hepatitis-C-Virus
HDCV Human diploid Cell Vaccine
HDV Hepatitis-D-Virus
HEA Hühnereiweißallergie
HEV Hepatitis-E-Virus
Hib Haemophilus influenzae Typ b
HPV humanes Papilloma-Virus
HR High-Risk(-HPV)
HSA humanes Serumalbumin
HSF histaminsensitivierender Faktor
i.d. intradermal
i. d. R. in der Regel
IfSG Infektionsschutzgesetz
IGV Internationale Gesundheitsvorschrift
IHN infektiöse hämatopoetische Nekrose

IPV inaktivierte Poliovakzine, inaktiviertes Poliovirus
IVIG i. v. Immunglobulin
J1 Jugendgesundheitsuntersuchung (= U10)
JAK janusaktivierende Kinase
JE Japanische Enzephalitis
Kb Kilobasenpaar
KG Körpergewicht
KI Konfidenzintervall
KV Kassenärztliche Vereinigung
LLV Lanzhou Lamb Rotavirus Vaccine
LPF Lymphocytosis promoting Factor
LR Low-Risk(-HPV)
MDCK Madin-Darby Canine Kidney
MenC Meningokokken der Serogruppe C
MHC Major Histocompatibility Complex
MMR Masern-Mumps-Röteln(-Impfstoff)
MMRV Masern-Mumps-Röteln-Varizellen (-Impfstoff)
MRC Medical Research Council
MRC marginale Zone
NTM nicht tuberkulöse Mykobakterien
OCABR Official Control Authority Batch Release
ÖGD Öffentlicher Gesundheitsdienst
OPV orale Poliovakzine
ORS orale Rehydratationslösung
p.v. post vaccinationem
PAMP Pathogen-associated molecular Pattern
PCECV Purified Chick Embryo Cell Culture Vaccine
PCR Polymerase Chain Reaction
Pfu Plaque forming Unit
PID primärer Immundefekt
PNK Pneumokokken
PPS Postpoliosyndrom
PRP Hib-Kapselpolysaccharid
PRR Pattern-Recognition Receptors
PS Polysaccharid(-Impfstoff)
PT Pertussistoxin/-toxoid
PVCV Purified vero Cell Culture Vaccine
RAG Recombination activating Genes
rHA rekombinantes humanes Albumin
RKI Robert Koch-Institut
RSV Respiratory-syncytial-Virus
SCID Severe combined Immunodeficiency
SCIG subkutanes Immunglobulin G
SGB Sozialgesetzbuch
SIKO Sächsische Impfkommission
SLOs sekundäre lymphoide Organe
SOT Solid Organ Transplantation
SPF Specific Pathogen free
SSPE subakute sklerosierende Panenzephalitis
SSW Schwangerschaftswoche
STIKO Ständige Impfkommission am Robert Koch-Institut
SZT Stammzelltransplantation
T Tetanus(-Impfstoff)
Td Tetanus-Diphtherie-Impfstoff mit vermindertem Toxoidgehalt
TdPa Tetanus-Diphtherie-Pertussis(-Impfstoff), azellulär
TLOS tertiäre lymphoide Organe
TLR toll-like receptor
TSE transmissible spongiforme Enzephalopathie
UN United Nations
UNICEF United Nations International Children's Emergency Fund
V Varizellen(-Impfstoff)
VAPP vakzineassoziierte paralytische Poliomyelitis
VIEU/ml Vienna-Einheiten/ml
VLP Virus-like-Particels
VWP Vaccine Working Party
VZIg Varizella-zoster-Immunglobulin
VZV Varizella-zoster-Virus
WHO World Health Organization
WI Wistar Institute
YEL-AND Yellow Fever Vaccine-associated neurologic Disease
YEL-AVD Yellow Fever Vaccine-associated viscerotropic Disease

Inhaltsverzeichnis

Grundlagen

1 **Historie und Zukunft von Schutzimpfungen** ... 28
K. Cichutek, J. Scherer, C. Conrad, U. Heininger, H. Spiess

1.1 **Vergangenheit** ... 28
1.2 **Gegenwart** ... 31
1.3 **Zukunft** ... 31
1.3.1 Literatur ... 34

2 **Immunität und Schutzimpfungen** ... 35
C. U. Meyer u. F. Zepp

2.1 **Das Immunsystem** ... 35
2.1.1 Angeborene und erworbene Immunität ... 35
2.1.2 Die Immunantwort startet mit einer Entzündung ... 35
2.1.3 Lymphozyten ... 37
2.1.4 Aktivierung naiver T-Lymphozyten 37
2.1.5 Entstehung von Gedächtnis-T-Zellen 38
2.1.6 Entwicklung der B-Zell-Antwort und die Antikörperproduktion ... 39
2.1.7 Immungedächtnis ... 41
2.2 **Impfungen** ... 42
2.2.1 Passive Immunisierung ... 42
2.2.2 Therapeutische Impfung ... 42
2.2.3 Konjugatimpfstoffe ... 42
2.2.4 Adjuvanzien ... 43
2.2.5 Lebend- und Totimpfstoffe ... 43

3 **Herstellung und Prüfung von Impfstoffen** ... 44
M. Pfleiderer u. K. Cichutek

3.1 **Einleitung** ... 44
3.2 **Impfstoffe als biologische Arzneimittel** ... 44
3.3 **Gesetze und Leitfäden zur Sicherung der Qualität** ... 45
3.4 **Grundlagen zu den Herstellungsprozessen** ... 46
3.4.1 Kontrolle der Roh- und Ausgangsmaterialien ... 47
3.4.2 Von den Saatmaterialien zum Impfstoff ... 49
3.5 **Nicht klinische und klinische Prüfung von Impfstoffen** ... 53
3.5.1 Literatur ... 55
3.5.2 Weiterführende Literatur ... 55

4 **Versagensursachen von Schutzimpfungen** ... 56
U. Heininger u. H. Spiess

4.1 **Literatur** ... 57

Allgemeines, Rechtliche Belange

5 Aufklärung vor Schutzimpfungen ... 60
A. Spickhoff

5.1 Juristischer Ausgangspunkt ... 60
5.2 Generelle Anforderungen der Aufklärung ... 60
5.3 Besondere Fragen und einschlägige Gerichtsentscheidungen ... 61
5.3.1 Leitlinien zur Aufklärung bei Schutzimpfungen ... 61
5.3.2 Aufklärung bei Schutzimpfung von Kindern ... 62
5.3.3 Risikoaufklärung in anderen Fällen 63
5.3.4 Therapeutische Sicherungsaufklärung; Beachtung von Empfehlungen der Ständigen Impfkommission und Staatshaftung ... 63
5.3.5 Beweis ... 64
5.4 Form der Aufklärung und Dokumentation ... 65
5.5 Haftung und Strafbarkeit ... 65
5.6 Sonderfall: Klinische Prüfung von Impfstoffen ... 66
5.6.1 Literatur ... 66

6 Dokumentation der Schutzimpfungen ... 67
O. Wichmann

6.1 Gesetzliche Vorgaben ... 67
6.2 Ziel der Dokumentation von Maßnahmen der Immunisierung 67
6.2.1 Literatur ... 68

7 Impfkomplikationen und Impfschäden ... 69
B. Keller-Stanislawski

7.1 Allgemeine Regeln ... 69
7.2 Aufklärungs- und Beratungspflicht ... 69
7.3 Feststellung zur Impffähigkeit .. 69
7.4 Erkrankungen nach einer Impfung ... 70
7.5 Handhabung von Impfstoffen ... 70
7.6 Impfreaktionen ... 70
7.7 Komplikationen nach Impfungen 70
7.8 Impfschaden und gesetzliche Schadensregelung ... 72
7.9 Meldung des Verdachts auf eine Impfkomplikation ... 72
7.10 Schadensverhütung bei passiver Immunisierung ... 72
7.10.1 Literatur ... 73
7.10.2 Weiterführende Literatur ... 73

8 Leitlinien für Schutzimpfungen ... 74
O. Wichmann

8.1 Die Ständige Impfkommission ... 74
8.2 Impfempfehlungen im historischen Überblick ... 75
8.3 Empfehlungen zur Durchführung der Impfung ... 75
8.4 Vorgehen bei fehlender Impfdokumentation ... 77
8.5 Kontraindikationen und falsche Kontraindikationen ... 77
8.6 Umgang mit Impfstoffen und Hinweise zur Impfung ... 78
8.7 Hinweise zu Kostenübernahmen von Schutzimpfungen ... 79
8.8 Umsetzung der Impfempfehlungen ... 79
8.8.1 Literatur ... 80

9 Impfungen für Kinder und Jugendliche ... 81
O. Wichmann

9.1 Einleitung ... 81
9.2 Indikationsimpfungen für Kinder und Jugendliche ... 81
9.2.1 Impfempfehlungen für Kinder und Jugendliche in Gemeinschaftsunterkünften für Aussiedler, Flüchtlinge oder Asylbewerber ... 81

10 Schutzimpfungen für Erwachsene – Indikations- und Auffrischimpfungen ... 86
J. Leidel

10.1 Einleitung ... 86
10.2 Impfempfehlungen für Aussiedler, Flüchtlinge oder Asylbewerber in Gemeinschaftsunterkünften ... 87
10.3 Indikations- und Auffrischimpfungen ... 87
10.3.1 Literatur ... 95

11 Impfkalender ... 96
O. Wichmann

11.1 Literatur ... 98

12 Schutzimpfungen im Arbeitsleben ... 99
F. Hofmann

12.1 Einleitung ... 99
12.2 Gesetzliche Grundlagen ... 99
12.2.1 DGUV-Grundsätze für arbeitsmedizinische Vorsorgeuntersuchungen ... 99
12.3 Diphtherie, Pertussis, Poliomyelitis und Tetanus ... 100
12.4 FSME ... 100
12.5 Hepatitis A ... 101

12.6 Hepatitis B ... 102

12.7 Influenza ... 102

12.8 Masern, Mumps, Röteln, Varizellen ... 102

12.9 Tollwut ... 104

12.10 Tuberkulose ... 104

12.10.1 Literatur ... 104

13 Impfempfehlungen und Prophylaxe für Auslandsreisende ... 106

F. von Sonnenburg

13.1 Einleitung ... 106

13.2 Reiseimpfungen und Beratungspraxis ... 106

13.3 Vorgeschriebene Reiseimpfungen 106

13.3.1 Gelbfieber ... 106

13.4 Generell empfehlenswerte Reiseimpfungen ... 108

13.4.1 Tetanus/Diphtherie/Pertussis ... 108
13.4.2 Poliomyelitis ... 108
13.4.3 Hepatitis A und B ... 108

13.5 Indikationsimpfungen ... 110

13.5.1 Typhus abdominalis ... 110
13.5.2 Meningokokken-Meningitis ... 111
13.5.3 Japanische Enzephalitis ... 111
13.5.4 Tollwut ... 112
13.5.5 FSME ... 112
13.5.6 Influenza ... 112
13.5.7 Cholera ... 112
13.5.8 Tuberkulose ... 112

13.6 Reiseimpfungen bei besonderen Personengruppen ... 112

13.6.1 Ältere Menschen ... 112
13.6.2 Schwangere ... 113
13.6.3 Kinder und Jugendliche ... 113
13.6.4 Immunkompromittierte Personen. 113

13.7 Impfplan und Impfabstände ... 113

13.8 Malaria ... 114

13.8.1 Prophylaxe ... 114
13.8.2 Expositionsprophylaxe ... 115
13.8.3 Chemoprophylaxe ... 115
13.8.4 Malariagebiete mit hohem Übertragungspotenzial ... 116
13.8.5 Verhalten im Erkrankungsfall und notfallmäßige Selbstbehandlung .. 116
13.8.6 Besondere Personengruppen ... 117
13.8.7 Beratungspraxis und Information . 118

14 Postexpositions- und Riegelungsimpfungen ... 120

U. Heininger

14.1 Einleitung ... 120

14.2 Tetanus ... 120

14.3 Diphtherie ... 121

14.4 Pertussis ... 121

14.5 Hepatitis B ... 122

14.6 Hepatitis A ... 123

14.7 Masern ... 123

14.8 Mumps ... 123

14.9 Röteln ... 124

14.10 Varizellen ... 124

14.11 Tollwut (Rabies) ... 125

14.12 Frühsommer-Meningoenzephalitis (FSME) ... 125

14.13 Pocken ... 126

14.13.1 Literatur ... 126

15 Zeitabstände und Kombination von Schutzimpfungen 127

U. Heininger u. H. Spiess

15.1 Zeitabstände zwischen Impfungen mit dem gleichen Impfstoff. 127

15.1.1 Inaktivierte Impfstoffe 127

15.1.2 Lebendimpfstoffe................ 127

15.2 Zeitabstände zwischen Impfungen mit unterschiedlichen Impfstoffen.................... 127

15.2.1 Inaktivierte Impfstoffe 127

15.2.2 Lebendimpfstoffe 128

15.3 Koadministration von Impfstoffen 128

15.4 Zeitabstände zwischen Impfungen und der Gabe von Immunglobulinen.............. 128

15.4.1 Literatur 129

16 Akzeptanz von Schutzimpfungen 130

F. Hofmann

16.1 Impfakzeptanz bei Schülern und Auszubildenden................ 131

16.2 Bevölkerungsumfrage.......... 131

16.3 Ärzteumfragen 131

16.4 Akzeptanz von Impfungen bei Hebammen.................... 132

16.5 Verbesserung der Impfmotivation 133

16.5.1 Literatur 133

17 Staat und Impfungen 135

S. Reiter

17.1 Rechtliche Rahmenbedingungen 135

17.2 Die rechtliche Bedeutung der Empfehlungen der Ständigen Impfkommission............... 136

17.3 Internationale und nationale Impfprogramme 136

17.4 Maßnahmen zur Verbesserung des Impfschutzes 137

17.4.1 Literatur 138

17.4.2 Weiterführende Literatur......... 138

Impfungen

18 Anthrax 140

R. Steffen

18.1 Epidemiologie 140

18.2 Erreger....................... 140

18.3 Pathogenese und Klinik 140

18.4 Impfung...................... 140

18.4.1 Impfstoffe...................... 140

18.4.2 Impfdurchführung 140

18.4.3 Wirksamkeit 141

18.5 Wichtige Informationen........ 141

18.5.1 Nebenwirkungen................ 141

18.5.2 Indikation/Kontraindikation 141

18.5.3 Therapie 141

18.5.4 Meldepflicht 141

19 Cholera ... 142
H. Kollaritsch

19.1 Epidemiologie ... 142
19.2 Erreger ... 142
19.3 Pathogenese ... 143
19.4 Klinik ... 143
19.5 Impfung ... 144
19.5.1 Impfstoffe ... 144
19.5.2 Impfdurchführung ... 145
19.5.3 Wirksamkeit ... 145
19.6 Wichtige Informationen ... 145
19.6.1 Nebenwirkungen ... 145
19.6.2 Indikation/Kontraindikation ... 146
19.6.3 Therapie ... 146
19.6.4 Meldepflicht ... 147

20 Diphtherie ... 148
F. Hofmann

20.1 Epidemiologie ... 148
20.2 Erreger ... 149
20.3 Pathogenese ... 149
20.4 Klinik ... 150
20.5 Impfung ... 150
20.5.1 Impfstoff ... 150
20.5.2 Wirksamkeit ... 151
20.6 Wichtige Informationen ... 152
20.6.1 Nebenwirkungen ... 152
20.6.2 Indikation/Kontraindikation ... 152
20.6.3 Therapie ... 152
20.6.4 Passive Immunisierung ... 152
20.6.5 Meldepflicht ... 152

21 Enzephalitis, japanische ... 154
M. Funk-Baumann u. R. Steffen

21.1 Epidemiologie ... 154
21.2 Erreger ... 154
21.3 Pathogenese ... 155
21.4 Klinik ... 155
21.5 Impfung ... 155
21.5.1 Impfstoffe ... 155
21.5.2 Impfdurchführung ... 156
21.5.3 Wirksamkeit ... 156
21.6 Wichtige Informationen ... 157
21.6.1 Nebenwirkungen ... 157
21.6.2 Indikation/Kontraindikation ... 157
21.6.3 Therapie ... 157
21.6.4 Passive Immunisierung ... 157
21.6.5 Meldepflicht ... 157

22 Frühsommer-Meningoenzephalitis (FSME) ... 159
U. Heininger u. H. Kollaritsch

22.1 Epidemiologie ... 159
22.2 Erreger ... 161
22.3 Pathogenese ... 161
22.4 Klinik ... 161

22.5 Impfung 162
22.5.1 Impfstoffe 162
22.5.2 Impfdurchführung 162
22.5.3 Wirksamkeit 163
22.6 Wichtige Informationen 163
22.6.1 Nebenwirkungen 163
22.6.2 Indikation/Kontraindikation 164
22.6.3 Therapie 164
22.6.4 Meldepflicht 164

23 Gelbfieber 166
W. Jilg

23.1 Epidemiologie 166
23.2 Erreger 167
23.3 Pathogenese 167
23.4 Klinik 168
23.5 Impfung 168
23.5.1 Impfstoffe 168
23.5.2 Impfdurchführung 169
23.5.3 Wirksamkeit 169
23.6 Wichtige Informationen 169
23.6.1 Autorisierte Gelbfieberimpfstellen 169
23.6.2 Nebenwirkungen 169
23.6.3 Indikation/Kontraindikation 171
23.6.4 Therapie 171
23.6.5 Passive Immunisierung 171
23.6.6 Meldepflicht 172

24 Haemophilus influenzae Typ b 173
U. Heininger

24.1 Epidemiologie 173
24.2 Erreger 173
24.3 Pathogenese 174
24.4 Klinik 174
24.5 Impfung 175
24.5.1 Impfstoffe 175
24.5.2 Impfdurchführung 175
24.5.3 Wirksamkeit 175
24.6 Wichtige Informationen 176
24.6.1 Nebenwirkungen 176
24.6.2 Indikation/Kontraindikation 176
24.6.3 Therapie 176
24.6.4 Chemoprophylaxe 176
24.6.5 Meldepflicht 177

25 Hepatitis A 178
W. Jilg

25.1 Epidemiologie 178
25.2 Erreger 179
25.3 Pathogenese 179
25.4 Klinik 180
25.5 Impfung 180
25.5.1 Impfstoffe 180
25.5.2 Impfdurchführung 181
25.5.3 Wirksamkeit 181
25.6 Wichtige Informationen 182
25.6.1 Nebenwirkungen 182
25.6.2 Indikation/Kontraindikation 182
25.6.3 Therapie 182
25.6.4 Passive Immunisierung 182
25.6.5 Meldepflicht 183

26 Hepatitis B 185
W. Jilg

26.1 Epidemiologie 185
26.2 Erreger 186
26.3 Pathogenese 187
26.4 Klinik 187
26.5 Impfung 188
26.5.1 Impfstoffe 188
26.5.2 Impfdurchführung 188
26.5.3 Wirksamkeit 189
26.6 Wichtige Informationen 192
26.6.1 Nebenwirkungen 192
26.6.2 Indikation/Kontraindikation 192
26.6.3 Therapie 193
26.6.4 Passive Immunisierung 193
26.6.5 Meldepflicht 193

27 Hepatitis C, D, E 196
W. Jilg

27.1 Einleitung 196
27.2 Hepatitis C 196
27.2.1 Epidemiologie 196
27.2.2 Erreger 196
27.2.3 Pathogenese 196
27.2.4 Klinik 196
27.2.5 Impfung 196
27.3 Hepatitis D (Delta) 197
27.3.1 Epidemiologie 197
27.3.2 Erreger 197
27.3.3 Klinik 197
27.3.4 Impfung 197
27.4 Hepatitis E 197
27.4.1 Epidemiologie 197
27.4.2 Erreger 198
27.4.3 Pathogenese 198
27.4.4 Klinik 198
27.4.5 Impfung 198
27.5 Wichtige Informationen 199
27.5.1 Meldepflicht 199

28 Humane Papillomaviren (HPV) 200
M. von Knebel Doeberitz

28.1 Epidemiologie 200
28.2 Erreger 200
28.3 Pathogenese 201
28.4 Klinik 202
28.5 Impfung 202
28.5.1 Impfstoffe 202
28.5.2 Impfdurchführung 203
28.6 Wirksamkeit 204
28.7 Wichtige Informationen 204
28.7.1 Nebenwirkungen 204
28.7.2 Indikation/Kontraindikation 205
28.7.3 Ausblick 205

29 Influenza (Grippe) 207
U. Heininger u. W. Jilg

29.1 Epidemiologie 207
29.2 Erreger 208
29.3 Pathogenese 208
29.4 Klinik 208
29.5 Impfung 209
29.5.1 Impfstoffe 209
29.5.2 Impfdurchführung 210
29.5.3 Wirksamkeit 210
29.6 Wichtige Informationen 211
29.6.1 Nebenwirkungen 211
29.6.2 Indikation/Kontraindikation 211
29.6.3 Therapie 212
29.6.4 Prophylaxe durch Virostatika 213
29.6.5 Meldepflicht 213

30 Masern 214
W. Jilg u. U. Heininger

30.1 Epidemiologie 214
30.2 Erreger 215
30.3 Pathogenese 215
30.4 Klinik 215
30.5 Impfung 216
30.5.1 Impfstoffe 216
30.5.2 Impfdurchführung 217
30.5.3 Wirksamkeit 217
30.6 Wichtige Informationen 217
30.6.1 Nebenwirkungen 217
30.6.2 Indikation/Kontraindikation 218
30.6.3 Therapie 218
30.6.4 Passive Immunisierung 218
30.6.5 Meldepflicht 219

31 Meningokokken 220
U. Heininger

31.1 Epidemiologie 220
31.2 Erreger 220
31.3 Pathogenese 220
31.4 Klinik 221
31.5 Impfung 221
31.5.1 Impfstoffe 222
31.5.2 Impfdurchführung 223
31.5.3 Wirksamkeit 224
31.6 Wichtige Informationen 224
31.6.1 Nebenwirkungen 224
31.6.2 Indikation/Kontraindikation 225
31.6.3 Therapie 225
31.6.4 Meldepflicht 225

32 Mumps 227
U. Heininger u. W. Jilg

32.1 Epidemiologie 227
32.2 Erreger 227
32.3 Pathogenese 227
32.4 Klinik 227

32.5 Impfung ... 228

32.5.1 Impfstoffe ... 228
32.5.2 Impfdurchführung ... 228
32.5.3 Wirksamkeit ... 228

32.6 Wichtige Informationen ... 229

32.6.1 Nebenwirkungen ... 229
32.6.2 Indikation/Kontraindikation ... 229
32.6.3 Therapie ... 230
32.6.4 Passive Immunisierung ... 230
32.6.5 Meldepflicht ... 230

33 Pertussis ... 231
U. Heininger

33.1 Epidemiologie ... 231

33.2 Erreger ... 231

33.3 Pathogenese ... 231

33.4 Klinik ... 232

33.4.1 Chemoprophylaxe ... 232

33.5 Impfung ... 232

33.5.1 Impfstoffe ... 232
33.5.2 Impfdurchführung ... 232
33.5.3 Wirksamkeit ... 233

33.6 Wichtige Informationen ... 235

33.6.1 Nebenwirkungen ... 235
33.6.2 Indikation/Kontraindikation ... 236
33.6.3 Therapie ... 237
33.6.4 Meldepflicht ... 237

34 Pest ... 239
R. Steffen u. Chr. Hatz

34.1 Epidemiologie ... 239

34.2 Erreger ... 239

34.3 Pathogenese ... 239

34.4 Klinik ... 239

34.5 Impfung ... 240

34.5.1 Impfstoffe ... 240
34.5.2 Wirksamkeit ... 240

34.6 Wichtige Informationen ... 240

34.6.1 Nebenwirkungen ... 240
34.6.2 Indikation/Kontraindikation ... 240
34.6.3 Therapie ... 240
34.6.4 Expositions- und Chemoprophylaxe 241
34.6.5 Meldepflicht ... 241

35 Pneumokokken ... 242
U. Heininger u. M. van der Linden

35.1 Epidemiologie ... 242

35.2 Erreger ... 242

35.3 Pathogenese ... 243

35.4 Klinik ... 243

35.5 Impfung ... 243

35.5.1 Impfstoffe ... 243
35.5.2 Impfdurchführung ... 244
35.5.3 Wirksamkeit ... 244

35.6 Wichtige Informationen ... 247

35.6.1 Nebenwirkungen ... 247
35.6.2 Indikation/Kontraindikation ... 247
35.6.3 Therapie ... 247
35.6.4 Meldepflicht ... 248

36 Pocken 250
M. Pfleiderer u. H. Spiess

36.1 Epidemiologie 250

36.2 Erreger 250

36.3 Pathogenese 250

36.4 Klinik 250

36.5 Impfung 250

36.5.1 Impfstoffe 250
36.5.2 Impfdurchführung 251
36.5.3 Wirksamkeit 252

36.6 Wichtige Informationen 252

36.6.1 Nebenwirkungen 252
36.6.2 Indikation/Kontraindikation 252
36.6.3 Meldepflicht 253

37 Poliomyelitis 254
S. Reiter

37.1 Epidemiologie 254

37.2 Globales Eradikationsprogramm 254

37.3 Erreger 256

37.4 Pathogenese 256

37.5 Klinik 256

37.6 Impfung 257

37.6.1 Impfstoffe 257
37.6.2 Impfdurchführung 257
37.6.3 Wirksamkeit 257

37.7 Wichtige Informationen 258

37.7.1 Nebenwirkungen (IPV-Impfstoff) .. 258
37.7.2 Indikation/Kontraindikation 258

37.8 Therapie 259

37.9 Meldepflicht 259

37.9.1 Literatur 259

38 Röteln 261
W. Jilg, U. Heininger

38.1 Epidemiologie 261

38.2 Erreger 262

38.3 Pathogenese 262

38.4 Klinik 262

38.4.1 Postnatale Röteln 262
38.4.2 Kongenitale Röteln 263

38.5 Impfung 263

38.5.1 Impfstoff 263
38.5.2 Impfdurchführung 263
38.5.3 Wirksamkeit 264

38.6 Wichtige Informationen 264

38.6.1 Nebenwirkungen 264
38.6.2 Indikation/Kontraindikation 264

38.7 Therapie 265

38.8 Passive Immunisierung 265

38.9 Meldepflicht 265

38.9.1 Literatur 265

39 Rotavirus ... 267
W. Jilg

39.1 Epidemiologie ... 267
39.2 Erreger ... 267
39.3 Pathogenese ... 268
39.4 Klinik ... 268
39.5 Impfung ... 268
39.5.1 Impfstoffe ... 268
39.5.2 Impfdurchführung ... 269
39.5.3 Wirksamkeit ... 269
39.6 Wichtige Informationen ... 270
39.6.1 Nebenwirkungen ... 270
39.6.2 Indikation/Kontraindikation ... 270
39.7 Therapie ... 271
39.8 Passive Immunisierung ... 271
39.9 Meldepflicht ... 271
39.9.1 Literatur ... 271

40 Tetanus ... 272
F. Hofmann

40.1 Epidemiologie ... 272
40.2 Erreger ... 272
40.3 Pathogenese ... 272
40.4 Klinik ... 273
40.5 Impfung ... 273
40.5.1 Impfstoffe ... 273
40.5.2 Impfdurchführung ... 273
40.5.3 Wirksamkeit ... 274
40.6 Wichtige Informationen ... 274
40.6.1 Nebenwirkungen ... 274
40.6.2 Indikation/Kontraindikation ... 275
40.6.3 Therapie ... 275
40.6.4 Passive Immunisierung ... 275
40.6.5 Meldepflicht ... 275

41 Tollwut ... 277
W. Jilg

41.1 Epidemiologie ... 277
41.2 Erreger ... 278
41.3 Pathogenese ... 278
41.4 Klinik ... 279
41.5 Impfung ... 280
41.5.1 Impfstoffe ... 280
41.5.2 Impfdurchführung ... 280
41.5.3 Wirksamkeit ... 282
41.6 Wichtige Informationen ... 282
41.6.1 Nebenwirkungen ... 282
41.6.2 Indikation/Kontraindikation ... 283
41.6.3 Therapie ... 284
41.6.4 Passive Immunisierung ... 284
41.6.5 Meldepflicht ... 284

42 Tuberkulose ... 286
W. Haas

42.1 Epidemiologie ... 286

42.2 Erreger ... 286

42.3 Pathogenese ... 286

42.4 Impfung ... 287

42.4.1 Impfstoffe ... 287
42.4.2 Impfdurchführung ... 288
42.4.3 Wirksamkeit ... 289

42.5 Wichtige Informationen ... 289

42.5.1 Nebenwirkungen ... 289
42.5.2 Indikation/Kontraindikation ... 290
42.5.3 Meldepflicht ... 290

43 Typhus ... 292
H. Kollaritsch

43.1 Epidemiologie ... 292

43.2 Erreger ... 293

43.3 Pathogenese ... 293

43.4 Klinik ... 294

43.5 Impfung ... 294

43.5.1 Impfstoffe ... 294
43.5.2 Impfdurchführung ... 295
43.5.3 Wirksamkeit ... 295

43.6 Wichtige Informationen ... 296

43.6.1 Nebenwirkungen ... 296
43.6.2 Indikation/Kontraindikation ... 296
43.6.3 Therapie ... 297
43.6.4 Meldepflicht ... 297

44 Varizellen ... 298
J. Liese, A. Streng

44.1 Epidemiologie ... 298

44.2 Erreger ... 298

44.3 Pathogenese ... 298

44.4 Klinik ... 298

44.5 Impfung ... 300

44.5.1 Impfstoffe ... 300
44.5.2 Impfdurchführung ... 300
44.5.3 Wirksamkeit ... 300

44.6 Wichtige Informationen ... 301

44.6.1 Nebenwirkungen ... 301
44.6.2 Indikation/Kontraindikation ... 301
44.6.3 Passive Immunisierung ... 302
44.6.4 Meldepflicht ... 303

Impfungen unter bestimmten Umständen

45 Impfen und Allergien ... 306
J. Liese, M. Prelog

45.1 Einleitung ... 306
45.2 Klinische Manifestationen ... 306
45.2.1 Anaphylaktische Reaktion ... 307
45.2.2 Anaphylaktoide Reaktion ... 307
45.2.3 Subakute allergische Reaktionen ... 307
45.2.4 Verzögerte allergische Reaktionen ... 308
45.3 Spezifische Impfstoffbestandteile, die mit allergischen Reaktionen assoziiert sind ... 308
45.4 Hühnereiweißallergie ... 308
45.4.1 Impfungen bei Patienten mit einer Hühnereiweiß-Allergie ... 308
45.5 Zusatzsubstanzen in Impfstoffen 311
45.5.1 Thiomersal ... 311
45.5.2 Formaldehyd ... 311
45.5.3 Antibiotika ... 312
45.5.4 Polygeline ... 312
45.5.5 Humanalbumin ... 312
45.5.6 Hefeproteine ... 312
45.5.7 Adjuvanzien ... 313
45.5.8 Latex ... 313
45.5.9 Weitere Bestandteile ... 313
45.6 Impfungen bei Allergikern und Patienten mit Risiko für die Entwicklung von Allergien ... 313
45.7 Durch Impfungen erzeugte Allergien ... 314
45.7.1 Literatur ... 314

46 Immundefizienzen und HIV-Infektion ... 316
M. Knuf u. F. Zepp

46.1 Impfungen und Immundefekt/Immunsuppression ... 316
46.1.1 Antikörperspiegel als Maß für Impferfolg ... 316
46.1.2 Immunisierung von Kontaktpersonen ... 316
46.2 Immundefekte ... 318
46.2.1 Primäre Immundefekte ... 318
46.2.2 Sekundäre Immundefekte ... 320

47 Operationen ... 326
M. Knuf u. F. Zepp

47.1 Immunologische Grundlagen ... 326
47.2 Unerwünschte Wirkungen von Impfungen ... 326
47.3 Vorgehen in der Praxis: Empfehlungen der STIKO ... 327
47.3.1 Literatur ... 327

48 Zerebralschäden 328
P. Weber u. U. Heininger

48.1 Impfindikationen 328

48.2 Kontraindikationen bei vorbestehenden neurologischen Krankheiten 328

48.3 Impfrisiken 330

48.3.1 Literatur 332

49 Schwangerschaft 334
U. Heininger u. B. Keller-Stanislawski

49.1 Poliomyelitis 335

49.2 Masern 335

49.3 Röteln 336

49.4 Mumps 336

49.5 Varizellen 336

49.6 Tetanus 337

49.7 Diphtherie 337

49.8 Pertussis 337

49.9 Influenza (Grippe) 337

49.10 HPV 337

49.11 Tollwut 338

49.12 Gelbfieber 338

49.13 Passive Immunisierung 338

49.13.1 Literatur 338

Sachverzeichnis 340

Teil I

Grundlagen

I

I

1 Historie und Zukunft von Schutzimpfungen

K. Cichutek, J. Scherer, C. Conrad, U. Heininger, H. Spiess

Der Grundgedanke der Schutzimpfung resultiert aus Jahrtausende alten Erfahrungen, dass Infektionskrankheiten und Vergiftungen einen Schutz gegen spätere gleichartige Infekt- und Gifteinwirkungen hinterlassen. Die als Inokulation bezeichnete Übertragung von Pockenblaseninhalt oder Pockenkrusten zum Schutz gegen die Pockenerkrankung soll schon 1500 v. Chr. in Indien durchgeführt worden sein [3].

Die *Vakzination* – heute ein Begriff für die *aktive Immunisierung* (Impfung) – gründet sich auf die Beobachtung, dass Kuhpocken (lat. vacca = Kuh), auf die Hände von Melkern übertragen, vor echter Pockenerkrankung schützen. Dem englischen Arzt Jenner gebührt das Verdienst, durch exakte Untersuchung nachgewiesen zu haben, dass eine am 14.05.1796 bei einem Jungen durchgeführte Impfung mit Kuhpockenblaseninhalt gegen eine 6 Wochen später vorgenommene virulente Prüfinfektion mit inokuliertem menschlichem Pockenblaseninhalt gegen die Pockenerkrankung schützte.

Die *passive Immunisierung* gründet sich auf den Nachweis der Schutzwirkung von Diphtherie- und Tetanusantitoxin durch Behring und Kitasato. Eine passive Immunisierung erfolgte mit einem Immunserum, das aus zuvor immunisierten Säugetieren gewonnenen wurde.

1.1 Vergangenheit

Seit Beginn des 20. Jahrhunderts wurden viele Impfstoffe gegen bakterielle und virale Krankheiten entwickelt (▶ Tab. 1.1). Die 1. Generation von Vakzinen bestand aus partiell gereinigten Toxoiden (Diphtherie und Tetanus) oder abgetöteten Bakterien (Typhus, Cholera, Keuchhusten). Diese Impfstoffe sind teilweise heute noch ohne wesentliche Modifikationen im Gebrauch. Wegen der besseren Verträglichkeit werden der Pertussisganzkeimvakzine seit einiger Zeit in vielen Ländern azelluläre Keuchhustenimpfstoffe (aP) vorgezogen. Die Einführung der Zellkulturtechniken in den späten 1940er-Jahren brachte große Fortschritte für die Entwicklung von Impfstoffen gegen virale Erreger. Die neue Technik erlaubte nicht nur, Viren in großen Mengen unter kontrollierten Bedingungen herzustellen, sondern sie bot zugleich die Möglichkeit, durch kontinuierliche Passagen Viren zu attenuieren.

1955 wurde durch Salk die erste inaktivierte Poliovakzine eingeführt. 1962 wurden die ersten erfolgreichen Versuche unternommen, die Poliomyelitis durch Massenimpfung mit einem von Sabin entwickelten oralen Lebendimpfstoff zu kontrollieren. Wenige Jahre später standen Lebendimpfstoffe gegen Masern, Mumps und Röteln und seit den 1980er-Jahren auch gegen Varizellen zur Verfügung. Pasteur reduzierte die Virulenz der Tollwutviren durch Passagen in Kaninchen bereits 1885, und 1936 wurde ein attenuierter Impfstoff gegen Gelbfieber durch Passagen der Viren in Hühnerembryonen gewonnen. Nach anfänglichen Arbeiten, die vor allem in der Herstellung der BCG-Vakzinen bestanden, wurde die Entwicklung von bakteriellen Lebendimpfstoffen aufgegeben. Das war nicht nur in der Komplexität der Bakterien begründet, sondern auch darin, dass die meisten bakteriellen Erkrankungen durch Antibiotika erfolgreich behandelt werden konnten. Erst Mitte der 1970er-Jahre wurde ein oraler Lebendimpfstoff gegen Typhus produziert. Dieser Impfstoff verfügt zwar über einen definierten Enzymdefekt (Galaktose-Epimerase-Defekt), ist aber noch über einen ungerichteten physikochemischen Mutationsdruck selektiert worden. Erst die Entwicklung eines lebenden oralen Choleraimpfstoffs (Orochol Berna – Impfstamm CVD 103 HgR) erfolgte durch gezielte gentechnische Veränderung, die eine Detoxifizierung des Choleratoxins bewirkte.

Die Kenntnis, dass bei Viren und einigen Bakterien nur bestimmte Strukturen für die Entstehung von schützenden Antikörpern verantwortlich sind, führte zur Entwicklung der ersten Subunit-Vakzinen. Zwischen 1972 und 1984 wurden die Impfungen mit hoch gereinigten Kapselpolysacchariden gegen Erkrankungen durch Streptococcus pneumoniae, Neisseria meningitidis und Haemophilus influenzae Typ b (Hib) eingeführt. 1981 stand erstmals ein Impfstoff gegen Hepatitis B, der aus inaktiviertem hoch gereinigten HBsAg aus menschlichem Plasma bestand, zur Verfügung. Er wird heute gentechnisch produziert.

Ein weiterer Meilenstein war die Einführung der Hib-Konjugatimpfstoffe zu Beginn der 1990er-Jahre. Damit war es erstmals möglich, bereits im Säuglingsalter erfolgreich gegen Polysaccharidantigene (d. h. bekapselte Bakterien) zu impfen. Dies

Tab. 1.1 Einige historische Daten zur aktiven und passiven Immunisierung

Jahr	Krankheit/Infektion	Art des Impfstoffs
1796	Pocken	natürlich attenuierte Kuhpockenviren
1885	Tollwut	attenuierte bzw. inaktivierte Viren
1890	Diphtherie, Tetanus	Antitoxine
1896	Typhus	inaktivierte Bakterien
1896	Cholera	inaktivierte Bakterien
1923	Diphtherie	partiell gereinigtes Toxoid
1926	Keuchhusten	inaktivierte Bakterien
1926	Tetanus	partiell gereinigtes Toxoid
1927	Tuberkulose	lebende attenuierte Bakterien (BCG)
1936	Gelbfieber	replikationsfähige attenuierte Viren
1936	Influenza	inaktivierte Viren
1953	Anthrax	attenuierte Bakterien
1955	Poliomyelitis	inaktivierte Viren
1961	Poliomyelitis	replikationsfähige attenuierte Viren
1963	Masern	inaktivierte Viren, replikationsfähige attenuierte Viren
1967	Mumps	replikationsfähige attenuierte Viren
1969	Röteln	replikationsfähige attenuierte Viren
1972	Meningokokken	gereinigte Polysaccharide (Gruppe A und C)
1976	Tollwut	inaktivierte Viren (HDCV)
1977	Pneumokokken	gereinigte Polysaccharide (14-valent)
1980	Typhus	lebende attenuierte Bakterien
1981	Hepatitis B	inaktiviertes Hepatitis-B-Oberflächenantigen (HBsAg) aus Plasma chronischer Virusträger
1981	Pertussis	azelluläre Antigene (Japan)
1983	Varizellen	replikationsfähige attenuierte Viren
1983	Frühsommer-Meningoenzephalitis	inaktivierte Viren
1986	Hepatitis B	rekombinantes HBsAg
1987	Haemophilus-influenzae-Typ-b-Meningitis	Polysaccharid-Diphtherietoxoid-Konjugat und andere Konjugatimpfstoffe
1992	Hepatitis A	inaktivierte Viren
1994	Pertussis	azelluläre Antigene (Europa)
1998	Rotavirus	rekombinante Viren
1999	Meningokokken	Konjugatimpfstoff (Gruppe C)
2000	Pneumokokken	Konjugatimpfstoff (7-valent)
2003	Influenza	replikationsfähige, kälteadaptierte attenuierte Viren zur intranasalen Applikation (USA)
2005	Rotavirus	bovin, reassortiert (pentavalent); human, reassortiert (monovalent)
2006	Humanes Papillomavirus	rekombinantes L1-Protein in Form virusähnlicher Partikel (VLP)
2007	Influenza, pandemisch	inaktivierte Viren, adjuvantiert
2007	Herpes zoster	replikationsfähige attenuierte Viren
2008	Influenza, präpandemisch	inaktivierte Viren, adjuvantiert
2009	Japanische Enzephalitis	inaktivierte attenuierte Viren
2009	Pneumokokken	Konjugatimpfstoff (10-valent)
2010	Pneumokokken	Konjugatimpfstoff (13-valent)

Tab. 1.1 Fortsetzung

Jahr	Krankheit/Infektion	Art des Impfstoffs
2010	Meningokokken	Konjugatimpfstoff (Gruppen A, C, W135, Y)
2011	Influenza	replikationsfähige, kälteadaptierte attenuierte Viren zur intranasalen Applikation (Europa)
2013	Meningokokken	4-Komponenten Proteinimpfstoff (Gruppe B)

BCG: Bacille Calmette-Guérin.
HDCV: human diploid cell vaccine.
VLP: Virus-like Particles.

führte zu einem drastischen Rückgang invasiver Hib-Infektionen. In Analogie dazu wurden später Konjugatimpfstoffe gegen invasive Pneumokokken- und Meningokokkeninfektionen entwickelt und eingeführt [5], [6].

Im Sommer 2009 wurde von der WHO aufgrund der anhaltenden Mensch-zu-Mensch-Übertragung des Neuen Influenza-Virus (H1N1; sogenanntes Schweinegrippevirus) in mehreren WHO-Regionen die höchste Pandemiestufe 6 ausgerufen. Aufgrund der seit vielen Jahren laufenden Vorbereitungsmaßnahmen auf eine zukünftige Pandemie gelang es, einen Impfstoff gegen die *Schweinegrippe* für die Impfung von Risikogruppen und die allgemeine Bevölkerung zur Verfügung zu stellen. Damit war es erstmals gelungen, einen geeigneten Impfstoff zur Bekämpfung einer Pandemie in größeren Mengen bereits kurz nach dem Beginn der Pandemie zur Verfügung zu haben. Wenngleich zukünftig sicherlich noch Verbesserungen in der zeitlichen und mengenmäßigen Versorgung mit Impfstoffen vor und während einer Pandemie möglich sind, so ist die Bereitstellung von Schutzimpfungen eine wichtige Abwehr- und Schutzmaßnahme gegen eine Influenza-Pandemie.

Da Adjuvanzien die Immunogenität von Impfstoffen modulieren können, stellt das Hinzufügen eines Adjuvans eine wichtige und hilfreiche Option bei der Entwicklung wirksamer und gegebenenfalls antigensparender Impfstoffe dar. Neben den seit Langem verwendeten Aluminiumsalzen wurden in den letzten Jahren verschiedene Impfstoffe mit neuartigen Adjuvanzien zugelassen. Hierbei handelt es sich um squalenhaltige Öl-in-Wasser-Emulsionen (MF59, AS 03) bzw. um Adjuvanzien, die Bestandteile von Bakterienzellwänden enthalten (AS 04). Adjuvanzien können die Persistenz eines Antigens im Körper, aber auch die Wanderung der Lymphozyten im Lymphgewebe beeinflussen und zu einem erhöhten Antikörper-Titer führen. Aufgrund dieser gesteigerten Immunogenität kann ggf. ein wirksamer Schutz auch bei nicht vorhandener Basisimmunität gegenüber einem neuartigen pandemischen Erreger erreicht werden. Zudem kann eine schützende Immunantwort mit einer reduzierten Antigenmenge erreicht werden. Letzteres hat im Falle der bereits erwähnten Influenzapandemie zu einer deutlich besseren Verfügbarkeit von Impfstoffen geführt. Die Immunantwort kann aber nicht nur quantitativ verändert werden, sondern auch qualitativ, indem beispielsweise ein breiteres Antikörperspektrum induziert wird. Die Einführung der oben genannten neuen Adjuvanzien stellt daher einen weiteren wichtigen Schritt in der Historie der Impfstoffe dar. Die Optimierung und Entwicklung weiterer effizienter Adjuvanzien ist aber nicht abgeschlossen und Gegenstand zahlreicher Forschungs- und Entwicklungsarbeiten. Die Ergebnisse werden sicherlich auch zukünftig deutlich zur Verbesserung oder Neuentwicklung von Impfstoffen beitragen können.

Neben dem Schutz vor Infektionskrankheiten gelang es mit Impfstoffen aber auch, einen sehr wirksamen Schutz vor virusassoziierten Tumoren zu erzielen. Da eine Impfung gegen die Hepatitis-B-Virus-Infektion (HBV-Infektion) eine chronische Hepatitis-B-Erkrankung, die eine der wichtigsten Ursachen für Leberkrebs darstellt, effizient verhindern kann, wird mit dieser Impfung zugleich auch ein Schutz vor dieser Tumorerkrankung vermittelt. Ein zweites beeindruckendes Beispiel aus jüngerer Zeit stellt die HPV-Impfung dar. Hier dient die Schutzimpfung gegen bestimmte HPV-Typen der Prävention von (prä)malignen Läsionen sowie Karzinomen der Gebärmutter, die durch diese Viren ausgelöst werden können.

Die Geschichte der Impfungen, die vor fast 200 Jahren mit den Experimenten von Jenner begann, erreichte ihren vorläufigen Höhepunkt mit der Ausrottung der Pocken im Jahr 1977 (Übersicht [3]). Dieses Ereignis hatte großen Einfluss auf die Gründung des EPI („Expanded Programme of Immunization") und anderer Impfprogramme sowie auf die Entscheidung der WHO im Mai 1988, die Welt bis zum Jahr 2000 von der Poliomyelitis befreien zu wollen. Europa wurde 2002 von der WHO zur poliofreien Region erklärt. Weltweit wurde dieses Ziel – aufgrund einer unzureichenden Durchimpfung – bisher aber noch nicht vollständig erreicht. 2014 wurden der WHO weltweit noch 359 Polio-Fälle gemeldet, 340 davon in den drei Endemiegebieten Nigeria, Pakistan und Afghanistan. Im neuen strategischen Plan der WHO („Polio Eradication and Endgame Strategic Plan" 2013–2018) wird jetzt die Eradikation von Polio für 2018 angestrebt. Da die Verwendung des oralen Polioimpfstoffes (OPV) jedoch mit einer Ausscheidung von Polioimpfviren verbunden ist und die Möglichkeit einer Rückmutation dieser Impfviren in eine virulentere Form grundsätzlich nicht ausgeschlossen werden kann, beinhaltet dieser Plan im nächsten Schritt auch die Ersetzung des Lebendimpfstoffs mit dem inaktivierten Polioimpfstoff (IPV). Länder mit geringer Poliomyelitisinzidenz sind bereits jetzt dazu übergegangen, anstelle des OPV wieder den IPV einzusetzen.

1.2 Gegenwart

Zurzeit sind in den Industrieländern mehr als 30 am Menschen verwendete Impfstoffe im Gebrauch. In den letzten 2 Jahrzehnten wurden Fortschritte bei der konsekutiven Erweiterung von Kombinationsimpfstoffen über die Diphtherie-Tetanus-Pertussis azellulär Kombination (DTPa-Kombination) hinaus zu DTPa-Hib-, -IPV- und -HBV-Kombinationsvakzinen bis hin zum sogenannten *Sechsfachimpfstoff* DTPa-IPV-HBV/Hib und der Entwicklung eines quadrivalenten Masern-Mumps-Röteln-Varizellen-Impfstoffs sowie eines quadrivalenten Meningokokken-Konjugatimpfstoffs (Gruppen A, C, W135 und Y) erzielt. Diese Entwicklungen sind beeindruckend und im Hinblick auf die Reduktion von Injektionen (und damit auch von Impfterminen) für den individuellen Patienten und im Interesse einer besseren Impfbeteiligung vorteilhaft.

Die derzeit üblichen Methoden der aktiven und passiven Immunisierung werden im speziellen Teil dargestellt. Die Entscheidung über Beibehaltung, Neueinführung oder Aufgabe einer Impfung hängt von verschiedenen Parametern ab, die immer wieder überprüft werden müssen und die die geltenden Impfempfehlungen bestimmen. In Deutschland gehören generelle *Schutzimpfungen* gegen Rotaviren, Diphtherie, Tetanus, Pertussis, Hib, Poliomyelitis, Meningokokken Gruppe C, Masern, Mumps, Röteln, Hepatitis B, Varizellen, Pneumokokken, und – bei Mädchen und jungen Frauen – gegen humane Papillomaviren sowie ab dem Alter von 60 Jahren gegen Influenza zum Standard. Sie sind im Impfplan für Kinder und Erwachsene (Kap. 11) dargestellt.

Davon abgegrenzt werden die *Indikationsimpfungen*, die unter besonderen Bedingungen durchgeführt werden. Darunter befinden sich solche für berufliche Risikogruppen, für Reisende und für Personen mit erhöhter Gefährdung durch die jeweilige Krankheit. Diese Impfungen richten sich z. B. gegen Typhus, Cholera, Meningokokkenerkrankungen sowie gegen die Viruskrankheiten Influenza, Hepatitis A, Tollwut, Frühsommer-Meningoenzephalitis (FSME), Japanische Enzephalitis (JE) und Gelbfieber. Für Ausnahmesituationen sind die Impfungen gegen Anthrax, Pest und Pocken dargestellt.

1.3 Zukunft

Die spektakulären Erfolge der Impfungen gegen Pocken und – zumindest in den entwickelten Ländern – gegen Tetanus, Diphtherie, Keuchhusten, Haemophilus-influenzae-Erkrankungen, Poliomyelitis, Masern, Mumps und Röteln dürfen nicht darüber hinwegtäuschen, dass es viele Infektionskrankheiten gibt, gegen die noch keine Impfstoffe zur Verfügung stehen. Einige von ihnen sind in ▸ Tab. 1.2 aufgelistet.

Besonders in den Entwicklungsländern tragen die Infektionskrankheiten in großem Ausmaß zu Invalidität und Tod bei. Es gibt noch keine Immunprophylaxe gegen Erkrankungen durch Parasiten und Würmer. Gegen Malaria, HIV und Lepra, die zusammen mehr als 1 Milliarde Menschen betreffen, werden dringend Impfstoffe gebraucht. Der erste Malariaimpfstoffkandidat, RTS,S/AS 01, befindet sich aktuell in der Bewertung durch die europäischen Arzneimittelbehörden. Die durch infektiöse Darmerkrankungen hervorgerufenen Todesfälle werden allein auf 15 Mio. pro Jahr geschätzt. Für manche dieser Infektionskrankheiten werden allerdings die bei den bisherigen Impfstoffen angewandten Strategien nicht ausreichen (Übersicht: [2]). Neben technischen und methodischen Problemen spielt sicherlich auch die geringe wirtschaftliche Bedeutung dieser Impfstoffe eine Rolle für ihre unzureichende Verfügbarkeit. Es bleibt zu hoffen, dass Neuentwicklungen

Tab. 1.2 Wichtige Infektionskrankheiten ohne verfügbare Impfung

virale	bakterielle	parasitäre
AIDS	Escherichia-coli-Diarrhöen	Leishmaniose
Dengue-Fieber	Lepra	Malaria
Hepatitis C	Shigellosis	Schistosomiasis
RSV-Bronchiolitis und -Pneumonie	Staphylococcus aureus einschl. MRSA	Trypanosomiasis Amöbenruhr
West-Nil-Virus		Chagas-Krankheit
SARS Coronavirus		Wurmerkrankungen

Tab. 1.3 Neuere Technologien zur modernen Impfstoffentwicklung

Technologie	Beitrag (Beispiel)
monoklonale Antikörper	Antigenidentifizierung und -isolierung
Reverse Vaccinology	Antigenidentifizierung über Analyse der Genomsequenz eines Erregers und der Immunogenität der exprimierten Proteine
Peptidsynthese	Identifizierung und Herstellung von sequenziellen B- und T-Zell-Epitopen; Peptidimpfstoff
rekombinante DNA	rekombinante Proteine (Hepatitis-B-Impfstoff); Deletionsmutanten als attenuierte Lebendimpfstoffe (Salmonella typhi); rekombinante Stämme als polyvalente Lebendimpfstoffe (Vacciniaviren, BCG, Salmonella-typhi-Mutanten)
Immunmodulation	Anwendung von Lymphokinen und neuen Adjuvanzien
genetische Immunisierung	Einbau von DNA, die ein Immunogen kodiert, in ein Plasmid
virale Vektoren	Expression von Fremdantigenen nach Infektion der Zielzellen

auch als Resultat entsprechender Fördermaßnahmen hier in naher Zukunft zumindest teilweise Abhilfe schaffen.

Die methodischen Entwicklungen der letzten Jahrzehnte haben das Verständnis für molekulare und zelluläre Vorgänge tiefgreifend verändert. Die neueren Technologien (► Tab. 1.3) haben zur Entwicklung von vielen neuen Impfstoffen und immunmodulatorischen Substanzen geführt, von denen einige bereits zugelassen wurden, viele aber zurzeit noch präklinisch oder klinisch evaluiert werden. Auch die weitere Optimierung der verfügbaren Impfstoffe wird zukünftig eine wichtige Rolle spielen. So könnten z. B. universelle stammunabhängige Influenzaimpfstoffe und eine verlängerte Persistenz des Immunschutzes viele Vorteile mit sich bringen und eine Alternative zur derzeitigen saisonalen Grippeschutzimpfung eröffnen.

Für den Erfolg einer Vakzine kommt es aber auch darauf an, wie die Komponenten dem Immunsystem präsentiert werden. Viele Erreger nutzen als Eintrittspforte in den menschlichen Organismus die Haut oder die Schleimhäute des Gastrointestinal-, Respirations- und Urogenitaltrakts. Das mukosale Immunsystem sowie die Haut stellen ein spezielles Kompartiment des Immunsystems dar und werden deshalb zur Zeit intensiv untersucht. Die Erfolge des von Germanier und Fürer 1975 [4] auf der Basis der stoffwechseldefekten Salmonella-typhi-Mutante Ty21a entwickelten Typhusimpfstoffs sowie die Entwicklung von Impfstoffen gegen Rotavirus zeigen, dass die Darmimmunität durch oral verabreichte Lebendvakzinen äußerst wirkungsvoll stimuliert werden kann. Auch eine Applikation über die Haut stellt einen Erfolg versprechenden Ansatz dar, der in vielen Entwicklungsarbeiten verfolgt wird. Eine transdermale Applikation bietet u. a. auch die Möglichkeit einer nadelfreien Applikation von Impfstoffen und könnte auf diesem Weg die Akzeptanz von Impfungen deutlich verbessern.

Da Lebendimpfstoffe im Allgemeinen eine lang anhaltende Immunität hervorrufen, ist zu hoffen, dass bestimmte attenuierte Bakterien und Viren auch als Träger für die Expression von Antigenen anderer Erreger benutzt werden können (rekombinante Lebendimpfstoffe). Der bisher schwerste Ebola-Ausbruch 2014/2015 in Westafrika verstärkte die Anstrengungen zur Entwicklung von Ebola-Impfstoffen. Zwei experimentelle, rekombinante Vektorimpfstoffe (cAd3-ZEBOV und rVSV-ZEBOV) sind in der fortgeschrittenen klinischen Entwicklung, nachdem u. a. auch in Deutschland eine klinische Prüfung durchgeführt wurde. Ebenso wird nach dem Erfolg des rekombinanten Hepatitis-B-Impfstoffs erwartet, dass mit derselben Strategie auch Vakzinen gegen andere Erreger, wie z. B. HIV oder HSV, entwickelt werden. Hier bestehen zurzeit aber noch zahlreiche ungelöste Probleme, wobei auch DNA- und Vektorvakzinen Erfolg versprechende Ansätze darstellen.

DNA- und RNA-Vakzinen sind eine mittlerweile nicht mehr ganz neue Entwicklung auf dem Impfstoffsektor und basieren auf dem Prinzip der sogenannten genetischen Immunisierung. Dabei wird DNA, die ein gewünschtes Immunogen kodiert, hinter einen Promoter in ein Plasmid eingebaut, welches dann in das Muskelgewebe injiziert wird. Die Expression des Antigens im Muskelgewebe löst – vermittelt von antigenpräsentierenden Zellen – eine Antikörperreaktion und die Entwicklung von T-Helferzellen (CD4 + -Zellen) und zytotoxischen Zellen (CD8 + -Zellen) aus. Bei der RNA-Immunisierung wird RNA injiziert, die die kodierende Region eines Antigens enthält sowie Sequenzsignale, welche die Synthese des Antigens in der RNA-aufnehmenden Zelle stimulieren. DNA- und RNA-Vakzinen können den Vorteil haben, dass – verglichen mit der klassischen Immunisierung mit einem inaktivierten Erreger oder Antigen – eine stärkere zelluläre Immunantwort ausgelöst wird. Ein weiterer Vorteil ist die schnelle und flexible Produktion dieser Impfstoffe, was sie zu interessanten Impfstoffkonzepten für plötzlich auftretende neuartige Infektionskrankheiten macht.

Im Veterinärbereich wurden bereits 2 DNA-Impfstoffe gegen Infektionskrankheiten zugelassen: in den USA ein Impfstoff gegen das West-Nil-Virus für Pferde und in Kanada ein Impfstoff gegen den Erreger der *Forellenseuche* (IHN, infektiöse hämatopoetische Nekrose) in Lachsen. Im Menschen zeigt sich bisher leider eine vergleichsweise geringere Immunogenität der DNA-Impfstoffe. Daher werden verschiedene Ansätze verfolgt, die Immunantwort zu verstärken. Zum einen strebt man an, durch Veränderungen der Plasmide selbst oder Ko-Administration mit Immunmodulatoren eine stärkere Expression des Antigens zu erzielen. Zum anderen versucht man die Administration der Plasmide und die sich anschließende Aufnahme bzw. Expression der entsprechenden Proteine in Körperzellen zu verbessern, z. B. durch Elektroporation oder mukosale Anwendung. So ist zu hoffen, dass es gelingen wird, neben RNA-Impfstoffen auch DNA-Impfstoffe zur Anwendung beim Menschen zu entwickeln [9].

Die genetische Immunisierung könnte zu großen Fortschritten bei der Impfstoffentwicklung führen. Besonders die effizienten Methoden, DNA und RNA zu handhaben und zu verändern, sind sehr vorteilhaft, gerade wenn nur wenig Zeit für die Impfstoffentwicklung zur Verfügung steht, wie z. B. bei dem Auftreten neuartiger Erreger. Auch die Stabilität des DNA-Moleküls, in eingeschränkter Weise auch die Stabilität modifizierter RNA, lässt eine gute Haltbarkeit und Transportfähigkeit solcher Impfstoffe erwarten, was gerade unter praktischen Gesichtspunkten nicht zu unterschätzen ist. Von größter Wichtigkeit ist es aber, die Sicherheit der DNA-Impfstoffe zu gewährleisten. Vor allem eine mögliche Integration von DNA in das menschliche Erbgut und damit verbunden eine mögliche Zelltransformation müssen sorgfältig untersucht werden. Die bisherigen Daten deuten aber darauf hin, dass die chromosomale Integration bei DNA-Impfstoffen ein äußerst seltenes Ereignis ist; eine Tumorinduktion wurde bisher nie beobachtet. Bei den RNA-Impfstoffen wird eine Integrationsproblematik nicht erwartet und die genetische Modifizierung der Zellen durch RNA in vivo wird nach bisherigem Stand der Erkenntnisse nur vorübergehend sein.

Die Erweiterung von *Kombinationsimpfstoffen* über die Diphtherie-Pertussis-Tetanus-Kombination (DPT) hinaus zu DPT-Hib-IPV-HB-Kombinationsvakzinen (sogenannte *Sechsfachimpfstoffe*) oder zu einem Masern-Mumps-Röteln-Varizellen-Impfstoff ist bereits erfolgt. Eine Weiterentwicklung wäre zur Reduktion der Impftermine und im Interesse einer besseren Impfbeteiligung zwar wünschenswert, solche noch weitere Antigene enthaltenden Impfstoffe wären aber eingehend hinsichtlich ihrer Wirksamkeit und Sicherheit zu untersuchen. Da insbesondere die inaktivierten Impfstoffe keinen lebenslangen Schutz gewähren, wird es zunehmend wichtig, neben der Impfung von Kindern und Jugendlichen auch Erwachsene systematisch in definierten Abständen zu impfen. Kombinationsimpfstoffe mit bis zu 4 Komponenten (Tdpa-IPV), die in ihrer Zusammensetzung auch für diese Altersgruppe geeignet sind, stehen zur Verfügung.

Das Prinzip der Immunisierung wird auch unter therapeutischen Aspekten intensiv verfolgt. Beispielhaft seien hier die Versuche genannt, therapeutische Impfstoffe z. B. gegen eine chronische Hepatitis-C-Infektion zu entwickeln [7] oder durch Immunisierung mit geeigneten Antigenen eine Immunantwort gegen Tumoren auszulösen und damit die körpereigene Immunabwehr zur Bekämpfung eines Tumors zu nutzen [8]. Eine weitere Strategie ist es onkolytische Viren zu nutzen, um gezielt Krebsstammzellen zu infizieren und abzutöten [1].

Die Explosion unseres Wissens über das Immunsystem, seine Wechselwirkungen mit Krankheitserregern und die Möglichkeit, die Immunantwort in gewünschter Weise beeinflussen zu können, haben neue Möglichkeiten zur Impfstoffherstellung eröffnet. Es ist jedoch kritisch anzumerken, dass die in jüngster Zeit in erheblichem Maße gestiegenen Anforderungen an den Sicherheitsnachweis von neuen Impfstoffen – nicht zuletzt gefördert durch die 1998 erst nach Einführung eines Rotavirusimpfstoffs in den USA aufgedeckte Auslösung von Invaginationen als Nebenwirkung – eine Kostenexplosion in der Impfstoffentwicklung ausgelöst haben. Dies hat dazu geführt, dass zahlreiche Hersteller mangels wirtschaftlicher Rentabilität ihre Aktivitäten in der Impfstoffherstellung reduziert oder gar eingestellt haben [10] bzw. auf wirtschaftlichen Erfolg versprechende Impfstoffe gerichtet haben. Neue Konzepte der finanziellen Unterstützung von Impfstoffentwicklungen sind gefragt, um einen Ausweg aus diesem Dilemma zu finden.

1.3.1 Literatur

[1] Bach P, Abel T, Hoffmann C, Gal Z, Braun G, Völker I, Ball CR, Johnston ICD, Lauer UM, Herold-Mende C, Mühlebach MD, Glimm H, Buchholz CJ. Specific elimination of CD133+tumor cells with targeted oncolytic measles virus. Cancer Res 2013; 73: 1–10

[2] Bethony JM, Cole RN, Guo X et al. Vaccines to combat the neglected diseases. Immunol Rev 2011; 239: 237–270

[3] Fenner F, Henderson DA, Arita I et al. Smallpox and its eradication. Geneva: World Health Organization; 1988

[4] Germanier R, Fürer E. Isolation and characterization of gal E mutant Ty2–1a of Salmonella typhi: A candidate strain for a life, oral typhoid vaccine. J Infect Dis 1975; 131: 553–558

[5] Heininger U, Prävention von invasiven Meningokokkeninfektionen. Monatsschr Kinderheilkd 2002; 150: 1005–1015

[6] Heininger U, Prävention von Pneumokokkeninfektionen. Monatsschr Kinderheilkd 2003; 151: 391–396

[7] Houghton M. Prospects for prophylactic and therapeutic vaccines against hepatitis C viruses. Immunol Rev 2011; 239: 99–108

[8] Klebanoff CA, Acquavella, Yu Z, Restifo NP. Therapeutic cancer vaccines: Are we there yet? Immunol Rev 2011; 239: 27–44

[9] Liu MA. DNA vaccines: An historical perspective and view to the future. Immunol Rev 2011; 239: 62–84

[10] Rappuoli R. Miller HI, Falkow S. Medicine. The intangible value of vaccination. Science 2002; 297: 937–939

2 Immunität und Schutzimpfungen

C. U. Meyer u. F. Zepp

2.1 Das Immunsystem

Das Immunsystem ist ein komplexes Abwehrsystem unseres Organismus, das schädigende Veränderungen im Gewebe idealerweise verhindern oder zumindest begrenzen kann. Abhängig von der Art einer potentiell schädigenden Substanz und den betroffenen Geweben respektive Organsystemen erfolgt die Abwehrreaktion in mehreren Stufen, von allgemein und unspezifisch bis zu selektiv und spezifisch. Eine schädigende Substanz kann ein Krankheitserreger oder ein Molekül sein, welches von außen eindringt (z. B. Infektion) oder sie kann auch innerhalb des Organismus (z. B. maligne Entartung) selbst entstehen.

2.1.1 Angeborene und erworbene Immunität

Als erste Abwehrstufe gegen körperfremde molekulare Strukturen, wie jene auf Krankheitserregern, dienen unserem Organismus *physikalische Barrieren* (Haut und Schleimhäute). Erst wenn ein Krankheitserreger diese erste Barriere überwinden kann, werden Sofortmechanismen der zweiten Abwehrstufe aktiviert, die als *unspezifische, angeborene Immunabwehr* bezeichnet werden. Das Ziel dieser angeborenen Abwehrreaktion, die u. a. durch Phagozyten und das Komplementsystem vermittelt wird, ist die unmittelbare Elimination eines Krankheitserregers. Gelingt dies nicht oder nur unzureichend, wird die dritte Stufe der Abwehrreaktion eingeleitet. In dieser Phase der *spezifischen (erworbenen) Abwehr* sind vor allem T- und B-Lymphozyten eingebunden, die über direkte zelluläre Interaktionen und spezifische Botenstoffe (Zytokine) Abwehrmechanismen (z. B. Antikörper gegen die Fremdstruktur oder zytotoxische T-Zellen) bereitstellen. Zwar erfolgt die Aktivierung der spezifischen Immunantwort zeitverzögert, sie zeichnet sich jedoch durch eine hohe Pathogenspezifität aus, die im Verlauf einer Abwehrreaktion zudem noch optimiert wird. Der wesentliche Vorteil der erworbenen Immunität besteht darin, dass sie im Gegensatz zur angeborenen Immunantwort ein *immunologisches Gedächtnis* hinterlässt. Bei einem erneuten Kontakt mit dem betreffenden Krankheitserreger kann die spezifische Abwehrreaktion durch die Gedächtnisfunktion schneller und mit erhöhter Effektivität erfolgen.

Das Immunsystem sollte als ein eigenständiges Organ verstanden werden, das den gesamten Organismus wie ein dynamisch zusammengesetztes Netzwerk durchdringt. Nahezu an jedem Ort, an welchem sich Elemente des Immunsystems befinden, dienen diese der Detektion von akuten Änderungen des molekularen Kontextes, also beispielsweise der Erkennung von neu hinzugekommenen bakteriellen Varietäten, von Infektionen mit Viren, oder auch einer Gewebeinfiltration durch immunogene Moleküle aus einem Impfstoff. Zentrale Strukturen dieses Netzwerks sind:

- die *primären lymphoiden Organe*, in denen die Lymphozyten entstehen (Thymus und Knochenmark) und
- die *sekundären lymphoiden Organe* (SLOs), die die Orte sind, in denen die adaptive Immunantwort initiiert wird.
- Im Kontext von chronischen Infektionen können lokal temporäre *tertiäre lymphoide Organe* (TLOs) entstehen.

Zu den sekundären lymphoiden Organen gehören die Lymphknoten, die Milz, lymphoide Gewebe des Darms („gut associated lymphoid tissue", GALT) und der Atemwege („bronchus associated lymphoid tissue", BALT). Während man in der Vergangenheit davon ausgegangen war, dass die Gesamtheit dieser Strukturen einheitlich reagiert, zeigt sich heute, dass neben einer intensiven *Kommunikation* zwischen diesen Strukturen die einzelnen Teilorgane auch über gewebespezifische Mechanismen verfügen und – wie im Falle der TLOs – hochgradig dynamisch auf Anforderungen reagieren. Bei der Neukonzeption von Impfstoffen ist dies hinsichtlich des Zielgewebes der Impfung (z. B. Muskelgewebe oder Schleimhäute) und bezüglich der Darreichungsform zu beachten.

2.1.2 Die Immunantwort startet mit einer Entzündung

Am Anfang einer Immunantwort treffen körperfremde Moleküle auf Immunzellen. Für die Immunzellen werden diese Moleküle zu einem Signal („danger signal"), wenn sie wirklich als körperfremd erkannt werden und wenn sie in großer Menge eintreffen. Insbesondere die Zellen des angeborenen Immunsystems sind mit geeigneten Rezeptoren ausgestattet, welche in der Lage sind, körperfremde molekulare Strukturen, z. B. jene eines Pathogens, zu erkennen. Darüber hinaus können diese Zellen auch unmittelbar einen ersten Schritt zur spezifischen Immunantwort einleiten, indem sie die erkannte Struktur, in vielen Fällen das Pathogen oder den Impfstoff, inaktivieren, aufnehmen, zellintern verarbeiten und die daraus entstehenden Fragmente als *Antigene* (Substanz, die von einem Immunrezeptor erkannt werden kann) den Komponenten des spezifischen Immunsystems präsentieren.

Die entscheidenden Zellpopulationen bei diesen ersten Abschnitten einer Entzündungsreaktion sind die *Phagozyten*. Zu deren wichtigsten Vertretern zählen *Monozyten*, die im peripheren Blut etwa 3–8 % der zirkulierenden Leukozytenpopulation ausmachen, deren größerer Anteil jedoch im Körpergewebe patrouilliert. Monozyten sind eine sehr dynamische Zellpopulation, die entlang den Konzentrationsgradienten der Entzündungsmediatoren (s. u.) zum Entzündungsherd wandern und dort körperfremde Strukturen durch Phagozytose unschädlich machen. Im Bedarfsfall können Monozyten vor Ort in Subpopulationen mit verschiedenen Funktionsmöglichkeiten differenzieren. Eng verwandt mit Monozyten sind gewebeständige, sessile *Makrophagen*, die nach Kontakt mit antigenem Material an der initialen, lokalen Entzündungsphase mitwirken. Ebenfalls phagozytierende Aktivitäten besitzen die *dendritischen Zellen*, die morphologisch und ontogenetisch mit Monozyten verwandt sind. Dendritische Zellen verfügen im Vergleich zu den Monozyten über ein noch größeres Arsenal an Rezeptoren, mit denen potenzielle Gefahrensignale aus der Umgebung detektiert werden können.

Die Rezeptoren an der Oberfläche von dendritischen Zellen erkennen sogenannte *pathogenassoziierte molekulare Strukturen* („pathogen-associated molecular pattern“, PAMP). Die Anzahl bekannter *pathogenerkennender Rezeptoren* („pattern-recognition receptors“, PRR) wächst unverändert. Neben den in den vergangenen Jahren intensiv untersuchten Toll-like-Rezeptoren (TLR) wurden weitere Rezeptoren an der Zelloberfläche und auch im Zellinneren beschrieben. Dazu gehören die Lektine des C-Typs (z. B. DC-SIGN), oder auch NOD-Proteine, die Komponenten der intrazellulären bakteriellen Pathogene erkennen. Ein Defekt eines intrazellulären Rezeptors, wie z. B. eines NOD-Rezeptors oder eines nukleinsäurespezifischen RIG-I-Rezeptors, kann zu chronisch entzündlicher Darmerkrankung („inflammatory bowel disease“) und anderen Autoimmunerkrankungen führen.

Dem angeborenen Immunsystem kommt die Aufgabe zu, zwischen irrelevanten ungefährlichen Substanzen und solchen, die dem Organismus schaden könnten, zu unterscheiden. In dieser Hinsicht stellt es eine qualifizierte Information für die nächsten Schritte der Immunantwort bereit, welche mit einer *Entzündungsreaktion* eingeleitet wird. Diese weitere frühe Reaktion des Immunsystems auf Pathogene oder dessen Bestandteile (z. B. ein Impfantigen) wird in Qualität und Intensität durch intrazelluläre Inflammasome vermittelt. Inflammasome sind multimolekulare Strukturen, die sowohl Signale von den oben erwähnten PRR sammeln, als auch aus weiteren zellulären Sensoren. Inflammasome tragen maßgeblich zur Initiierung der *Entzündungsreaktion* bei. Kennzeichnend für die Entzündungsreaktion ist insbesondere die Produktion von Entzündungsmediatoren:

- Pyrogene – IL-1β und Prostaglandine,
- Zytokine – verantwortlich für die Kommunikation zwischen Leukozyten,
- Chemokine – steuern die zelluläre Chemotaxis,
- Interferone – wirken u. a. antiviral.

Ein nächster relevanter Schritt in der Entzündungskaskade ist die Sekretion von Entzündungsfaktoren, wie IL-1, IL-12, IL-18, IL-23 sowie TNF-α. Auf diese Signale hin migrieren weitere Immunzellen, darunter die Lymphozyten, zum Ort des Entzündungsgeschehens.

Mit Blick auf die Entwicklung moderner Vakzinen ergeben sich aus der Entdeckung der PRR neue Perspektiven für die Modulierung des Immunisierungsprozesses durch die gezielt supplementierten Impfstoffe. Intensiv wird untersucht, in welcher Weise Hilfskomponenten (Adjuvantien), die z. B. einen geeigneten PRR stimulieren, konstruiert sein müssen, um einerseits die erwünschten inflammatorischen Impulse für eine erfolgreiche Immunantwort auszulösen, andererseits jedoch die oft gleichfalls auf Entzündungsreaktionen beruhenden Nebenwirkungen zu vermeiden.

2.1.3 Lymphozyten

Es wird angenommen, dass der Organismus eines erwachsenen Menschen etwa 2×10^{12} Lymphozyten in seinen Geweben beherbergt. Lediglich 2–5 % davon zirkulieren mit dem peripheren Blut, wobei die Lymphozyten etwa 20 % der Blut-Leukozyten repräsentieren. Man unterscheidet grundsätzlich T-Lymphozyten (*T-Zellen*) und B-Lymphozyten (*B-Zellen*). Lymphozyten sind im Gegensatz zu den Zellen des phagozytierenden Systems in der Lage, pathogene körperfremde Strukturen über antigenspezifische Rezeptoren zu erkennen. Sowohl T- als auch B-Zellen verfügen dazu über ein immens großes Repertoire an unterschiedlichen, antigenspezifischen Rezeptoren. Jeder einzelne Lymphozyt besitzt jedoch lediglich eine einzige Rezeptorspezifität für mindestens eine konkrete Antigenerkennungsstruktur (*Epitop*). Die Gesamtheit der Rezeptorspezifitäten, also die individuelle Mindestgesamtheit der Lymphozyten mit unterschiedlicher Antigenspezifität, liegt bei geschätzten 10^9–10^{12} unterschiedlichen Möglichkeiten. Der Organismus produziert diese Vielfalt initial, durch zufällige Rekombination bestimmter Genabschnitte, insbesondere intrauterine und in den ersten Lebensjahren im Thymus und im lymphatischen Gewebe. Neben der funktionellen Kompetenz der T- und B-Zellen ist es die immense Vielfalt, die immunologisch gesunde Menschen mit einem Rezeptor-/Antikörperrepertoire ausstattet, mit dem sie für nahezu alle möglichen Antigene/Fremdsubstanzen vorbereitet sind.

2.1.4 Aktivierung naiver T-Lymphozyten

Die im Thymus gereiften, jedoch hinsichtlich des erstmaligen Antigenkontakts noch naiven T-Zellen (*prä-immune T-Zellen*) durchwandern die Gewebe des Organismus und halten sich insbesondere in den Lymphknoten auf. Bei der Passage durch lymphatische Gewebe findet eine Vielzahl an Zell-zu-Zell-Kontakten statt, darunter Kontakte von T-Zellen mit antigenpräsentierenden dendritischen Zellen. Interessant sind in diesem Zusammenhang Hinweise auf die geringe Wahrscheinlichkeit, mit der eine einzelne T-Zelle tatsächlich mit dem passenden MHC-Antigen-Komplex (s. u.) in Kontakt kommen kann. Die ebenfalls immense Vielfalt möglicher Epitope lässt verstehen, dass viele T-Zellrezeptoren neben ihrer Hauptspezifität auch eine Reihe strukturell ähnlicher Epitope erkennen können (*Kreuzimmunität*). Dies erhöht die Chancen ein Pathogen frühzeitig zu erkennen erheblich und zeigt sich gelegentlich auch im vorhandenen Schutz gegen Pathogene, mit denen das Immunsystem zuvor noch gar nicht interagiert hat. Die Möglichkeit der Kreuzimmunität birgt jedoch auch die Gefahr einer immunologischen Reaktion gegen Selbstantigene (*Autoimmunität*).

Präsentiert eine dendritische Zelle ein Antigen, das von einem T-Zellrezeptor erkannt wird, setzt dies Reaktionen in Gang, die zur Aktivierung der spezifischen Immunantwort (s. ► Abb. 2.1) führen. Die Präsentation von Antigen durch dendritische Zellen erfolgt durch die Kopplung prozessierter Antigenstrukturen an MHC-Moleküle („major histocompatibility complex", *MHC*) auf der Oberfläche der Zelle. Durch einen Reifungs- und Selektionsprozess im Thymus rekrutiert sich das T-Zellrepertoire nur aus Rezeptoren, die Fremdantigen in Kombination mit den körpereigenen MHC-Strukturen erkennen (*MHC-Restriktion*). Mit der simultanen Erkennung dieser MHC-Antigen-Komplexe wird normalerweise verhindert, dass sich die anschließende Immunreaktion gegen körpereigene Strukturen richtet. Man unterscheidet zwei Typen von MHC-Molekülen: MHC-I und MHC-II. MHC-I-Moleküle finden sich permanent auf der Oberfläche nahezu aller Körperzellen. MHC-II-Moleküle hingegen werden auf antigenpräsentierenden dendritischen Zellen und Monozyten erst nach Aktivierung exprimiert. Im Kontext von MHC-I-Molekülen werden bevorzugt intrazellulär produzierte Antigene präsentiert, wie z. B. virale Strukturen, während MHC-II-Moleküle meist phagozytierte und prozessierte Antigenstrukturen darstellen. Antigen, das im Kontext von MHC-I präsentiert wird, kann nur von T-Zellen erkannt werden, die das Oberflächenmolekül CD8 tragen (sogenannte *Zytotoxische T-Zellen*). CD4-positive T-Zellen (*T-Helferzellen*) erkennen hingegen nur jene Antigene, die mit MHC-II kombiniert wurden.

Der antigenspezifische Kontakt leitet bei der erkennenden T-Helferzelle eine Differenzierung zu verschiedenen Funktionsvarianten ein. Dazu sezerniert die dendritische Zelle Zytokine, wie z. B. IL-12 oder IL-10. Seit langem sind vor allem zwei Funktionsvarianten der T-Helferzellen, Th 1 und Th 2, bekannt. Diese sind für die spezifische Immunantwort von grundlegender Bedeutung. Charakteristischerweise produzieren Th 1-Zellen IFN-γ. Mit weiteren Zytokinen (IL-2, TNF-α) unterstützen Th 1-Zellen die Abwehr gegen intrazelluläre Mikroorganismen (Viren, intrazelluläre Bakterien) und Tumorzellen. Th 2-Zellen werden oft durch Sekretion von IL-4, IL-5, IL-6, IL-9, IL-10 und IL-13 charakterisiert. Mit der Sekretion dieser Zytokine unterstützen sie die humorale Immunantwort (Antikörperproduktion) und stärken die Abwehr gegen Parasiten.

Weitere T-Zell-Funktionstypen wurden in den letzten Jahren beschrieben. In Abhängigkeit des spezifischen Zytokinmikromilieus werden von diesen Funktionstypen unterschiedliche Anteile gleichzeitig mit Th 1- und/oder Th 2-T-Zellen induziert und übernehmen im Gesamtgefüge einer Immunantwort Teilaufgaben (Th 17, Th 3, Th 9, Th 22) oder kommen gewebetypisch vor (follikuläre Helfer-T-Zellen). Es gibt Hinweise, die zeigen, dass diese Funktionstypen über lange Zeit erhalten bleiben können. Den überwiegend aktivierenden T-Helfertypen wirken die T-Lymphozyten aus der Gruppe der regulatorischen T-Zellen (Treg, Tr1) hemmend entgegen. Sie tragen zu einer balancierten Immunantwort bei und verhindern überschießende, ggf. Autoimmunität vermittelnde Aktivitäten der T-Helferzellen. An der Suppression durch regulatorische T-Zellen sind meist die Zytokine TGF-β und IL-10 beteiligt.

2.1.5 Entstehung von Gedächtnis-T-Zellen

Abhängig von der Intensität der initialen T-Zell-Aktivierung erfolgt eine massive klonale Zellvermehrung, die zur 10 000- bis 100 000-fachen Expansion der antigen-spezifisch aktivierten T-Zellen führen kann. Die resultierende Population besteht aus aktiven, die Immunabwehr bestreitenden T-Zellen, die als *Effektor-T-Zellen* für wenige Stunden bis Tage bereitstehen, dann jedoch größtenteils wieder eliminiert werden. Nicht die gesamte Population kontrahiert sich, ein kleiner Teil der antigenspezifischen Population entwickelt sich zu langlebigen *Gedächtnis-T-Zellen* (s. ► Abb. 2.1), die über Monate bis zu Jahren nachweisbar bleiben. Es gibt Hinweise, dass dieses nachhaltige Überleben durch eine fortwährende, langsame Erneuerung (***homöostatische Proliferation***) ermöglicht wird, welche durch die Zytokine IL-7 und IL-15 gesteuert wird.

Mit der Geburt beginnt das Immunsystem eine rasante Differenzierung, welche unter anderem mit einer starken Erhöhung des Anteils an Gedächtnis-T-Zellen einhergeht („memory generation"-Phase). Ab dem 20. Lebensjahr wird dieser Anteil konstant erhalten („memory homeostasis"), um nach dem 65. Lebensjahr zwar präsent zu bleiben, jedoch an Funktionalität zu verlieren („immunosenescence").

Wie im Einzelnen aus einer T-Zelle nach Aktivierung eine Gedächtnis-T-Zelle wird, ist bislang nur in groben Zügen bekannt. Für eine rationale Impfstoffentwicklung sind diese Konzepte noch zu lückenhaft und es müssen empirische Daten genutzt werden. Aktuelle Modelle sprechen für eine linear fortscheitende Differenzierungshierarchie, bei welcher sich die klonalen Nachfahren einer naiven T-Zelle aus den lymphatischen Geweben je nach Intensität und Dauer der Antigenexposition in mehreren Stufen bis zur terminal differenzierten Effektor-T-Zelle in peripheren Geweben entwickeln.

Innerhalb der lymphatischen Gewebe trifft man T_{CM}-Zellen an ($CD62L^+$, $CCR7^+$; „central memory T cells"), begleitet von T_{SCM}-Zellen ($CD62L^+$, $CCR7^+$, $CD45RA^+$ $CD45RO^-$, $CD127^+$; „stem cell memory T cells"), welche Gedächtnis-T-Zellen sind, jedoch gleichzeitig Charakteristika von naiven T-Zellen aufweisen. T_{SCM} können sehr intensiv und vielseitig auf eine neuerliche Stimulation durch erneuten Kontakt mit dem Antigen reagieren.

In peripheren Geweben patrouillieren T_{EM}-Zellen ($CD62L^-$, $CCR7^-$; „effector memory T cells"). Diese peripheren Effektor-Gedächtnis-T-Zellen (T_{EM}) sind deutlich resistenter gegenüber Signalen, die zum Zelltod (*Apoptose*) führen, als die T_{CM}-Zellen in zentralen lymphatischen Geweben. T_{EM} verfügen zudem über präformierte Perforin-mRNA, was sie in die Lage versetzt, nach sekundärem Antigenkontakt sehr rasch zytotoxische Aktivitäten über die Produktion von Perforin zu entwickeln. T_{CM} produzieren ausnehmend viel IL-2, einen Lymphozytenwachstumsfaktor, wodurch ein erneuter Antigenkontakt sehr schnell eine intensive T-Zellvermehrung und damit rasche Vergrößerung der spezifischen Gedächtnis-T-Zell-Population induziert. T_{EM}-Zellen können in geringem Anteil zu Effektor-T-Zellen differenzieren, denen in der Kontraktionsphase (Beendigung) einer Immunantwort allerdings nur der Weg in die Apoptose, d. h. in den Zelltod bleibt.

T_{EM} (möglicherweise auch T_{CM}) können interessanterweise in *gewebetreue* Gedächtnis-T-Zellen differenzieren ($CD62L^-$, $CCR7^-$, $CD69^+$; „tissue-resident memory T cells" T_{RM}). T_{RM}-Zellen verbleiben langfristig in peripheren Geweben, z. B. in mukosalen Geweben oder auch in lymphatischen Gewe-

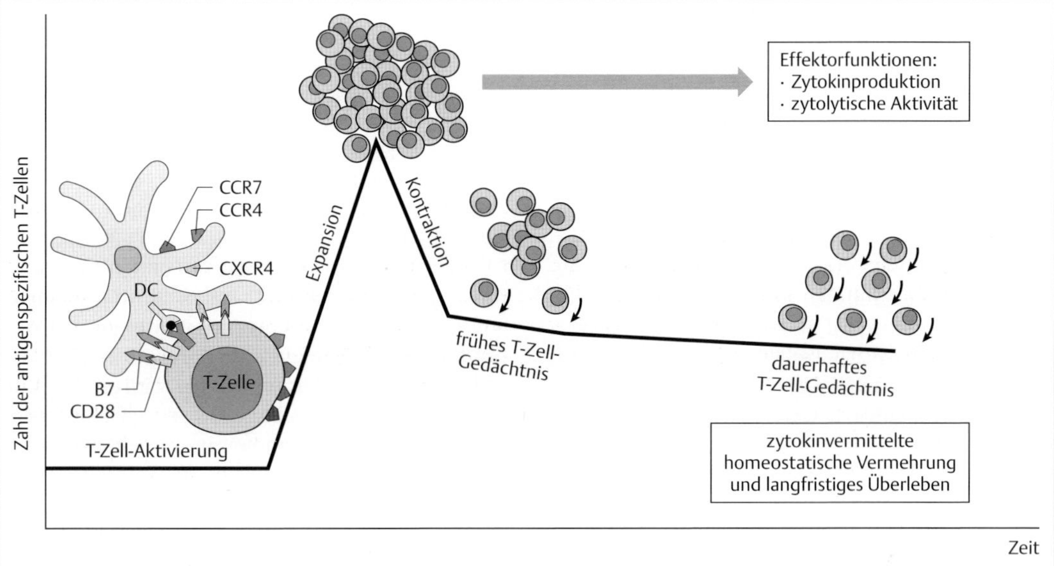

Abb. 2.1 Aktivierung von T-Zellen durch dendritische Zellen (DC) und die Entstehung eines dauerhaften T-Zell-Immungedächtnisses. *Aktivierung:* Durch Antigenkontakt gereifte dendritische Zellen präsentieren spezifischen T-Zellen Antigen. Dieses Signal 1 (Antigen-MHC-Komplex gebunden an T-Zell-Rezeptor [TCR]) führt gemeinsam mit kostimulatorischen Faktoren (= Signal 2; z. B. CD80/86:CD28) zur Aktivierung der T-Zelle.
Expansion: Die Aktivierung führt zu einer raschen und nachhaltigen Vermehrung der T-Zelle durch Zellteilung. Die entstandene Population an Effektor-T-Zellen sezerniert Zytokine (z. B. IL-12, IFN-α und IFN-β), CD8-positive T-Zellen können zudem pathogeninfizierte Zellen lysieren.
Kontraktion: Nachfolgend gehen 90–95 % dieser Effektorzellen zugrunde, während die verbleibenden 5–10 % der T-Zellen beginnen, sich in dauerhaft lebende Gedächtnis-T-Zellen zu entwickeln.
Dauerhaftes T-Zell-Gedächtnis: Mittels Zytokinen (IL-7 und/oder IL-15) erhalten die Gedächtnis-T-Zellen Überlebenssignale und treten in eine langsame, aber anhaltende, homöostatische Vermehrungsphase ein.

ben. Über Rezeptoren auf der Zelloberfläche (*P-Selektine, E-Selektine*) werden die wahrscheinlichsten Aufenthaltsorte definiert. Es zeichnet sich ab, dass T_{RM} den größten Anteil an Gedächtnis-T-Zellen im Organismus bereitstellen und maßgeblich für viele lokal organisierte, sehr schnell aktivierte Immunreaktionen verantwortlich sind. Dieser Aspekt kann für die Entwicklung zukünftiger neuer Impfstoffe interessant werden. Die Gewebetreue der T_{RM} kann gebrochen werden: Falls eine Infektion mit der betreffenden Pathogenspezifität an einem anderen Ort stattfindet, ist das Immunsystem in der Lage die Gedächtnis-T-Zellen zu relokalisieren.

2.1.6 Entwicklung der B-Zell-Antwort und die Antikörperproduktion

B-Zellen entwickeln sich zunächst antigenunabhängig aus hämatopoetischen Stammzellen im Knochenmark. Die Entwicklung folgt einem intrinsisch vorgegebenen Programm, in dessen Verlauf intensive Kontakte zu den Zellen des Stromas, also zu mesenchymalen Zellen, Osteoblasten und Endothelzellen des Knochenmarks notwendig sind. Die frühe B-Zelle durchläuft eine Reihe von Entwicklungsstadien, von der pro-B-Zelle über die prä-B-Zelle zur immaturen B-Zelle. Mit diesen Stadien ist das sukzessive genetische Rearrangement des B-Zell-Rezeptors (BCR) verbunden, das einen ersten Abschluss in der Expression des Immunglobulins M-(IgM)Rezeptors findet. Ein hoher Anteil der immaturen IgM-B-Zellen ist stark autoreaktiv und wird noch im Knochenmark durch *klonale De-*

letion über Apoptose eliminiert. Die verbleibenden, *transitorischen B-Zellen* migrieren vom Knochenmark in die Milz und in weitere lymphatische Organe, um dort die Reifung abzuschließen und sich entweder zu *follikulären B-Zellen* oder zu *B-Zellen der Marginalen Zone* (MZ) zu entwickeln.

B-Zellen der Marginalzone tragen B-Zell-Rezeptoren, die vorwiegend Antigene aus dem Blut binden können, wie beispielsweise Zellwandkomponenten von Bakterien. In Kombination mit Signalen, die über Toll-like-Rezeptoren identifiziert werden, können MZ-B-Zellen sehr rasch zu IgM-produzierenden Plasmazellen differenzieren, was als eine Erstreaktion gegen Pathogene, die das betreffende lymphatische Gewebe erreicht haben, zu verstehen ist.

Für die follikulären B-Zellen hingegen muss das Antigen in das Innere der B-Zellfollikel transportiert werden. Dies übernehmen unspezifische B-Zellen, die in der Körperperipherie von Makrophagen Antigenkomplexe übernehmen und diese in die Follikel transportieren. Durch spezifische Antigenerkennung aktivierte, follikuläre B-Zellen wandern an die äußere Region des Follikels, um dort stabile Bindungen zu antigen-spezifischen, follikulären T-Helferzellen (T_{FH}) aufzubauen. Der T-Zellkontakt aktiviert über eine Reihe von Kostimulationen (CD40, CCR7, sowie IL-4, IL-21) die B-Zelle. Die aktivierte B-Zelle wandert daraufhin zurück ins Zentrum des Follikels, um dort in Kooperation mit follikulären dendritischen Zellen ein *Germinales Zentrum* (GC), also eine klonale Vermehrungsstelle, aufzubauen. Mikroanatomisch entsteht ein GC, welches in einer inneren, (lichtmikroskopisch) dunklen Zone stark proliferierende B-Zellen (*Zentroblasten*) beherbergt. Hier finden die wesentlichen Schritte der Affinitätsreifung des B-Zell-Rezeptors (*„somatic hypermutation"*) sowie gegebenenfalls ein Wechsel des Antikörpertyps (*„class switch"*) der B-Zelle (von IgM zu IgG) statt. In die hellen Außenbereiche des GCs wandern die postmitotischen B-Zellen (*Zentrozyten*) ein, um dort im Rahmen einer positiven Selektion erneut mit T_{FH}-Zellen in Kontakt zu kommen. Nur jene Zentrozyten mit der höchsten Antigenaffinität erhalten von den T_{FH}-Zellen Überlebenssignale, über die Zentrozyten vor dem apoptotischen Zelltod bewahrt werden. Die solchermaßen gereifte B-Zelle kann erneut zurück in die dunkle Zone wandern, um Selektionsprozesse und Affinitätsreifung zu durchlaufen. Je häufiger die B-Zelle einen Selektionszyklus in der dunklen Zone des GC durchführt, desto höher ist die Wahrscheinlichkeit, dass sie das GC als post-GC-Plasma-B-Zelle verlässt. B-Zellen mit einer etwas geringeren Anzahl an GC-gesteuerten Selektionsrunden werden als Gedächtnis-B-Zellen zirkulierend im Organismus angetroffen, d. h. der B-Zell-Rezeptor der Gedächtnis-B-Zelle erkennt in der Regel neben der Hauptspezifität eine etwas größere Vielfalt an Epitopen als dies für die Antikörper einzelner Plasma-B-Zellen der Fall ist. Im Knochenmark erfolgt die endgültige Differenzierung von Plasma-B-Zellen zu den langlebigen Plasmazellen, die mit konstanter Antikörperproduktion die Konzentration an spezifischen Antikörpern in der Peripherie für einige Zeit aufrechterhalten. Das Überleben der Plasmazellen wird durch das Mikromilieu im Knochenmark beeinflusst. Neu einwandernde Plasmazellen konkurrieren mit den bereits vorhandenen um eine begrenzte Anzahl von Gewebebereichen (*Nischen*) im Knochenmark. Ein leistungsfähiger Impfstoff sollte daher auch aus diesem Grund eine von Beginn an große, kompetitive Startpopulation an impfstoffantigenspezifischen Plasmazellen induzieren.

B-Gedächtniszellen sind in geringer Frequenz in der Peripherie für 3–4 Wochen nach Initiierung der Immunantwort nachweisbar. Im Gegensatz zu Plasmazellen tragen B-Gedächtniszellen weiterhin den spezifischen B-Zell-Rezeptor und sind in der Lage, nach Antigenkontakt innerhalb weniger Stunden zu Zentroblasten zu differenzieren.

Als Gedächtnis-B-Zelle oder als Plasma-B-Zelle verfügt die Gesamtheit der B-Zellpopulation über ein immens vielfältiges Antigenerkennungsrepertoire. Diese Antigenrezeptormoleküle sind entweder membrangebunden als BCR (Antikörper der Immunglobulinklassen IgM und IgD) oder können von der betreffenden B-Zelle als lösliche Antigenrezeptoren (= Antikörper) über Blut und Lymphe in den Organismus sezerniert werden. Die von einer B-Zelle angebotene Spezifität der Antigenbindung kann, wie oben angedeutet, im Hinblick auf die Bindungsaffinität im Verlauf der Immunantwort optimiert, jedoch nicht grundsätzlich verändert werden.

Die Antikörper-Antigen-Bindung führt zu einer Agglutinierung und danach zur Eliminierung der Antigene. Da in diesem Kontext weitere Effektorfunktionen angestoßen werden, können Antikörper in viele immunologische Vorgänge eingreifen. Dazu zählen die Aktivierung des Komplementsystems, die Steigerung der Phagozytose und das

Auslösen einer antikörperabhängigen, zellvermittelten Zytotoxizität (ADCC).

Im Unterschied zum T-Zell-Rezeptor erkennt der Antikörper-/B-Zell-Rezeptor nicht (Peptid)-Fragmente des Antigens, sondern Teile von dessen komplexer, 3-dimensionaler Struktur, dies zudem unabhängig von MHC-Molekülen, also direkt. Eine Veränderung dieser molekularen Strukturmerkmale, wie beispielsweise durch Denaturierung eines Proteins, verändert in der Regel auch die Erkennbarkeit des Antigens. Dies gilt es in der Diagnostik zu beachten, aber auch bei Impfstoffentwicklung, -herstellung, -transport und -lagerung kann dies zur Herausforderung werden. Antigene, die eine B-Zell-Antwort auslösen sollen, müssen in den Impfstoffformulierungen in weitestgehend nativer Form zur Immunisierung eingesetzt werden. Bindet ein lösliches Antigen den passenden B-Zell-Rezeptor, kann dieser samt Antigen internalisiert und verarbeitet werden. Dadurch ist es den B-Zellen möglich, auch als antigenpräsentierende Zelle eine T-Zell-vermittelte Immunantwort einzuleiten; ein Weg, der von dendritischen Zellen allerdings weitaus effizienter beschritten wird.

Es gibt wenige Antigene, die B-Zellen nur über T-Zell-unabhängige Mechanismen aktivieren. Dazu gehören Strukturen, die repetitive Sequenzen aufweisen und dadurch in der Lage sind, mehrere B-Zell-Rezeptoren zu vernetzen. Typische Beispiele für T-Zell-unabhängige Antigene sind Polysaccharide, wie sie z. B. in bakteriellen Kapselwandbestandteilen vorkommen, oder Bestandteile aus Mikroorganismen, die an Toll-like-Rezeptoren binden. In der Pädiatrie gut bekannt sind die Kapselpolysaccharide von Haemophilus influenzae Typ b oder jene von Pneumokokken und Meningokokken. Insbesondere für Säuglinge stellen diese Polysaccharide sehr schwache Antigene dar, die keine oder nur eine limitierte spezifische Immunantwort auslösen. Erst durch die Kombination dieser Antigene mit T-Zellantigenen, wie z. B. Tetanustoxoid (*Konjugation*), konnten sie erfolgreich in Impfstoffen eingesetzt werden. Generell induzieren T-Zell-unabhängige Antigene meist nur geringe oder gar ungenügende B-Zell-Gedächtnisantworten, da kurzlebige, extrafollikuläre Plasmazellen entstehen, deren Antikörper lediglich eine geringe Antigenaffinität aufweisen.

Neben der hier dargestellten klassischen Vorstellung der B-Zellentwicklung im Kontext der Germinalen Zentren (GC) weisen aktuelle Beobachtungen darauf hin, dass es eine (T-Zell-, jedoch nicht T_{FH}-abhängige) B-Zell-Reifung zur peripher zirkulierenden Gedächtnis-B-Zelle auch außerhalb der GC gibt. Der Anteil dieser GC-unabhängigen Gedächtnis-B-Zellen an der Gesamt-B-Zell-Antwort könnte insbesondere in der Anfangsphase einer Immunreaktion erheblich sein.

2.1.7 Immungedächtnis

Die oben skizzierten Details zur Immunantwort prägen unser aktuelles Verständnis über den Aufbau eines wirksamen Impfstoffs und darüber, was als erfolgreiche Immunisierung zu bewerten ist. Die heute verfügbaren Impfstoffe richten sich i. d. R. gegen vergleichsweise invariante Pathogene mit geringer Neigung, chronische Erkrankungen auszulösen. Unter anderem erlaubt dies z. T. die Verabreichung als stabile Kombinationen mit weiteren Impfstoffkomponenten (*Kombinationsvakzine*). Für viele der klassischen, bereits Jahrzehnte verfügbaren Impfstoffe, wie jene gegen Tetanus, Diphtherie, Varizellen, Pocken, Mumps, Masern etc., belegt eine erheblich Datenfülle die Dauerhaftigkeit des Impfschutzes, meist auf Basis der Messung spezifischer Antikörpertiter. So geht man bei der Impfung gegen Tetanus von einer Antikörperhalbwertszeit von etwa 11 Jahren aus, für die Varizellenimpfung liegt die Antikörperhalbwertszeit möglicherweise sogar über 50 Jahre.

Bei der aktuellen Entwicklung von Impfstoffen tritt die Schwierigkeit auf, dass der Antikörpertiter respektive die Antikörperkonzentration nicht in jedem Fall eine zuverlässige Aussage über den Impferfolg bzw. den Impfschutz zulässt. In Abhängigkeit vom Pathogen können auch andere spezifische Komponenten des Immunsystems (T-Zellen, natürliche Killerzellen) relevantere Beiträge leisten oder gar die Hauptlast der Pathogenabwehr tragen. In dieser Situation versagen z. T. die methodischen Möglichkeiten, ein aussagekräftiges Korrelat für eine protektive Immunisierung zu finden. Neben der methodischen Limitation stößt unser derzeitiges Wissen – über die immunologische Auseinandersetzung mit relevanten Pathogenen (Denguevirus, HIV u. a.) sowie die grundsätzliche Modulierbarkeit des Immunsystems – an seine Grenzen. Die Wirkung wiederholter Impfstoffdosen im Rahmen von Grundimmunisierungen kann offenbar noch deutlich durch sogenannte „Prime-Boost"-Konzepte verbessert werden. Substanzen, welche fokussiert die Entwicklung von T-Gedächtniszellen steuern, befinden sich konzeptionell noch in einer sehr frühen Phase. Darüber hinaus relevant, jedoch nur lückenhaft beschrieben, ist der Verbleib der T- und B-Gedächtniszellen, sowohl in physiologisch-anatomischer Hinsicht als auch hinsichtlich des systemisch geregelten Gesamtbestands an T- und B-Zellen: Wie konkurrieren neu gebildete Gedächtniszellen beispielsweise mit den bereits vorhandenen Gedächtniszellen? Da viele Pathogene den Organismus über mukosal-lokale Bereiche infizieren, muss für zukünftige Impfstoffe untersucht werden, wie lokale und systemische Bereiche des Immunsystems beim Erhalt des Immungedächtnisses zusammenarbeiten.

2.2 Impfungen

2.2.1 Passive Immunisierung

Von einer *passiven Impfung* spricht man, wenn dem Organismus Antikörper zugeführt werden, die vom eigenen Immunsystem nicht produziert werden (können).

Die Verweildauer applizierter Antikörper beschränkt sich auf wenige Wochen bis Monate, bei einer Halbwertszeit von etwa 30 Tagen sind die zugeführten Antikörper dann größtenteils abgebaut. Der Organismus ist bei einer erneuten Infektion durch denselben Erreger dann erneut gefährdet, da das Immunsystem im Rahmen der passiven Immunisierung kein eigenes antigenspezifisches Immungedächtnis aufgebaut hat. Die passive Immunisierung entspricht daher im eigentlichen Sinne keiner Impfung, und wird meist, falls ein Erregerkontakt stattgefunden hat und unzureichend Zeit für eine aktive Immunisierung besteht, nur als *Postexpositionsprophylaxe* genutzt.

Oft werden aufgereinigte Antikörper für eine passive Immunisierung aus Blutkonserven hergestellt, was das Risiko für die Übertragung von Infektionserkrankungen nicht ausschließt. In den zurückliegenden Jahren versuchte man daher, spezifische Antikörper mit gentechnischen Methoden zu entwickeln. Diese sogenannten monoklonalen Antikörper könnten dann in Reinform speziell gegen einen bestimmten Erreger zur Verfügung stehen. Die bislang einzige zugelassene Anwendung ist die bei sehr kleinen Frühgeborenen, wo man eine solche passive Immunisierung mit humanisierten monoklonalen Antikörpern gegen das RS-Virus einsetzt.

Eine natürliche Art einer passiven Immunisierung findet bei der Übertragung von Antikörpern über die Plazenta aus dem Blut der Mutter auf das ungeborene Kind statt (*Nestschutz*). Durch die Übertragung des mütterlichen Antikörperbestands in der Spätschwangerschaft ist das Neugeborene für eine begrenzte Zeit gegen jene Infektionskrankheiten geschützt, gegen die auch die Mutter Antikörper-vermittelt immun ist. Zusätzlich wird diese *Leihimmunität* in den Wochen nach der Geburt bei Säuglingen durch die in der Muttermilch vorhandenen Antikörper ergänzt.

2.2.2 Therapeutische Impfung

Mit den beachtlichen Fortschritten der letzten Jahrzehnte auf dem Gebiet der Immunologie wurden völlig neue Perspektiven zur Bekämpfung von Krebserkrankungen eröffnet. Sogenannte therapeutische Impfstoffe sollen in Zukunft mithilfe spezifischer Krebsantigene und stimulierender Komponenten die Immunantwort so steuern, dass maligne Zellen aus dem Organismus dauerhaft entfernt werden. Um dies zu erreichen, werden antigenpräsentierende Zellen (*dendritische Zellen*) und/oder T-Zellen ex vivo für eine therapeutische Reinjektion konditioniert.

2.2.3 Konjugatimpfstoffe

Wie oben erwähnt, stellen die T-Zell-unabhängigen, reinen Polysaccharidimpfstoffe insbesondere für das Immunsystem von Säuglingen und Kleinkindern eine Herausforderung dar. Zwar können reine polysaccharidbasierte Impfstoffe weiterhin eingesetzt werden, die Wirksamkeit und die Dauerhaftigkeit des Immungedächtnisses sind jedoch generell beschränkt. Gekoppelt an ein T-Zellantigen (Tetanus-, Diphtherie-Toxoid, u. a.) werden Polysaccharide von bekapselten Bakterien, wie beispielsweise Haemophilus influenzae Typ b, Neisseria meningitidis und Streptococcus pneumoniae, durch das Immunsystem wesentlich besser erkannt.

Diese Impfstoffe aktivieren T-Zellen, welche die notwendigen Signale für eine B-Zellaktivierung beitragen und die Bildung von germinalen Zentren einleiten. Dort wird die Entstehung von polysaccharidspezifischen, langlebigen Plasma- und Gedächtnis-B-Zellen ermöglicht, die hochspezifisch bindende IgG-Antikörper produzieren.

Trotz Konjugation mit T-Zellantigenen fällt die Antikörperantwort gegen bakterielle Polysaccharide bei kleinen Kindern und Neugeborenen aufgrund der Unreife des Immunsystems niedrig aus, was eine höher dosierte und mehrfache Gabe des Impfstoffs notwendig macht.

2.2.4 Adjuvanzien

Dank weiter verbesserter Reinigung der Antigenkomponenten durch fortschreitende Entwicklung der Produktionstechniken konnte häufig eine deutliche Verringerung der Nebenwirkungen von Impfstoffen erreicht werden. Dies geht in einigen Fällen allerdings auch mit einer unerwünscht stark reduzierten Wirksamkeit des gereinigten Antigens einher. In aktuellen Impfstoffentwicklungen werden daher zunehmend Adjuvanzien zur Verbesserung und Modulierung der induzierten Immunantwort eingesetzt.

Adjuvanzien unterscheiden sich in der Art ihres Wirkmechanismus:

- Erkennung pathogenassoziierter Strukturen (PAMS) durch „Toll-like"-Rezeptoren (TLR),
- Verbesserung der Antigenpräsentation,
- Nutzung von Kostimulatoren (CD28 oder CD40L),
- Steuerung/Verbesserung der intrazellulären Signaltransduktion in den antigenpräsentierenden Zellen.

Trotz langjähriger Erfahrung mit einigen Adjuvanzien, wie dem klassischen Aluminiumhydroxid und weiteren, muss der Einsatz neuerer Substanzen mit großer Sorgfalt vorbereitet und geprüft werden, da noch nicht alle Effekte der adjuvanten Substanzen in ihrer klinischen Wirkweise verstanden sind.

2.2.5 Lebend- und Totimpfstoffe

Die verfügbaren Impfstofftypen versuchen, den unterschiedlichen Anforderungen, die sich aus Epidemiologie und Pathogenese einer Infektionserkrankung ergeben, gerecht zu werden. Man unterscheidet:

- attenuierte Lebendimpfstoffe,
- inaktivierte Impfstoffe (Totimpfstoffe) bzw.
- Komponenten-Impfstoffe.

Lebendimpfstoffe bestehen aus attenuierten Erregern, die replikationsfähig sind, aber die Fähigkeit verloren haben, eine Infektionskrankheit auszulösen. Lebendimpfstoffe führen also zu einer Infektion, jedoch nicht zu einer Krankheit. Da sich der attenuierte Erreger gegenüber dem Immunsystem wie eine Wildform darstellt, wird eine vollständige protektive Immunantwort ausgelöst. Das Masernvirus oder das Varizella-zoster-Virus werden nach Impfung beispielsweise sowohl über neutralisierende Antikörper wie über spezifische T-Zellen bekämpft. Lebendimpfstoffe können in Einzelfällen für jene Impflinge ein Risiko darstellen, die ein geschwächtes Immunsystem oder einen Immundefekt haben. In diesen Fällen kann die Impfung mit dem Lebendvirus zu einer lebensbedrohlichen oder gar tödlichen Impfinfektion führen.

Totimpfstoffe bestehen aus abgetöteten und inaktivierten Erregern bzw. aus deren Bestandteilen. Sie sind nicht mehr replikationsfähig und beinhalten daher keine der benannten Risiken von Lebendimpfstoffen. Wenn es sich bei Totimpfstoffen um abgetötete, komplette mikrobielle Erreger handelt, besteht eine Tendenz zu verstärkten lokalen Reizungen, in seltenen Fällen auch zu vermehrten systemischen Reaktionen, wie etwa Fieber. Die Nebenwirkungen werden meist von Komponenten des inaktivierten Erregers ausgelöst, die nicht für die eigentliche spezifische Immunreaktion benötigt werden. Daher ist man heute bestrebt, aus einem Erreger die für eine protektive Immunantwort relevanten antigenen Strukturen zu identifizieren. Diese werden dann in hoch gereinigter oder gentechnisch reiner Darreichungsform als *Komponenten-* oder *Subunit-Impfstoffe* produziert. Die Beschränkung auf wenige, für die protektive Immunantwort relevante Antigenstrukturen reduziert das Nebenwirkungspotenzial von Impfstoffen erheblich. Allerdings geht dieser Prozess häufig auch mit einer Verminderung der Immunogenität des Impfstoffs einher, die wie vorangehend erwähnt ggf. durch Kombination mit spezifischen Adjuvanzien ausgeglichen werden kann.

Weiterführende Literatur

[1] Burchill MA, Tamburini BA, Pennock ND, et al. T cell vaccinology: Exploring the known unknowns. Vaccine 2013; 31: 297–305

[2] Eibel H, Kraus H, Sic H, et al. B cell Biology: An Overview. Current Allergy and Asthma Reports 2014; 14: 434

[3] Grimm SK, Ackermann ME. Vaccine design: Emerging concepts and renewed optimism. Current Opinion in Biotechnology 2013; 24: 1078–1088

[4] Su LF, Davis MM. Antiviral memory phenotype T cells in unexposed adults. Immunological Reviews 2013; 255: 95–109

[5] Takemori T, Kaji T, Takahashi Y, et al. Generation of memory B cells inside and outside geminal centers. European Journal of Immunology 2014; 44: 1258–1264

3 Herstellung und Prüfung von Impfstoffen

M. Pfleiderer u. K. Cichutek

3.1 Einleitung

Die Herstellung und Qualitätskontrolle von Impfstoffen unterliegt einer Reihe von wissenschaftlichen und gesetzlichen Regularien, die dem Stand des Wissens fortwährend angepasst werden. Impfstoffe im Sinne der folgenden Ausführungen sind die *präventiven oder zur Postexpositionsprophylaxe eingesetzten Impfstoffe* zum Schutz vor Infektionskrankheiten. Sie werden an gesunde Erwachsene und an Kinder zur Vorbeugung, nicht jedoch an Patienten zur Therapie, verabreicht. Daher müssen Impfstoffe so sicher wie möglich und selbstverständlich wirksam sein. Dies wiederum setzt einen hohen und gleichbleibenden Qualitätsstandard jeder Impfstoffcharge und jeder Dosis voraus. Um das zu erreichen, gibt es für Impfstoffe nicht nur viele Regelungen, die für biologische Arzneimittel im Allgemeinen gelten, zu denen die Impfstoffe ja gehören, sondern auch eine Reihe von Sonderregelungen. Diese sind durchaus umfangreich und definieren die erforderliche hohe Qualität und Sicherheit der Impfstoffe. Sie schützen damit Kinder, Jugendliche und Erwachsene, bei denen Impfstoffe angewendet werden, und fordern gleichzeitig die dem Stand von Wissenschaft und Technik entsprechenden technischen Möglichkeiten bei der Herstellung ein.

Die für Impfstoffe geltenden Regeln werden von wissenschaftlichen Experten der nationalen Arzneimittelbehörden aufgestellt. Bereits bei der Entwicklung neuer Impfstoffe und der Weiterentwicklung/Änderung (Variation) bekannter Impfstoffe beraten die zuständigen Behörden die Hersteller, um den Patienten zu schützen, aber auch um im Sinne der öffentlichen Gesundheit („public health") für die Verbesserung vorhandener und die Entwicklung neuer Impfstoffe zu sorgen. Diese Erfahrungen fließen in die Impfstoffregeln ein. Dabei bestehen ausgiebige Kommentierungsmöglichkeiten der Öffentlichkeit, insbesondere auch der in der Impfstoffherstellung und -entwicklung tätigen pharmazeutischen Unternehmer, um auch deren Erfahrung mit einzubeziehen.

Der wissenschaftliche und rechtliche Rahmen der Regulierung von Impfstoffen geht auf Ursprünge in der Mitte der 1960er-Jahre zurück und unterliegt einer ständigen Fortentwicklung. Der Erfolg dieser Entwicklung ist unter anderem daran erkennbar, dass heutzutage im Umlauf befindliche Impfstoffe zu den wirksamsten Arzneimitteln gehören, wobei schwere Nebenwirkungen sehr selten auftreten. Viele neue und komplexe Impfstoffe wurden in den letzten Jahren zugelassen und – teilweise in enormen Chargengrößen – von den zuständigen Prüflabors freigegeben, ohne dass größere systematische Probleme auftraten.

3.2 Impfstoffe als biologische Arzneimittel

Impfstoffe sind als *biologische Arzneimittel* anderen Regeln unterworfen als *chemisch definierte* Arzneimittel. Biologische Arzneimittel werden entweder aus biologischen Ausgangsmaterialien extrahiert (z. B. Gerinnungsfaktoren aus menschlichem Blut oder Impfantigene aus Mikroorganismen) oder mithilfe von biologischen Systemen hergestellt, z. B. unter Verwendung von Gewebekulturzellen oder rekombinanten Vektoren.

Antibiotika, Vitamine und andere (niedermolekulare) Substanzen, die leichter charakterisierbar sind, aber auch niedermolekulare Peptide, die mittels Fermentation aus Mikroorganismen oder mittels chemischer Synthese hergestellt werden, zählen nicht zur Gruppe der biologischen Arzneimittel bzw. Substanzen. Diese Einteilung unterliegt aber einer gewissen Dynamik, so werden beispielsweise Heparine mittlerweile zu den biologischen Arzneimitteln gezählt und unterliegen demselben regulatorischen Rahmenwerk.

Auch wenn hier keine Aussage gemacht werden soll, ob nun die biologischen oder die chemisch definierten Arzneimittel komplexeren Herstellungsmethoden unterliegen, so ist doch unumstritten, dass die Charakterisierung des Endprodukts bei den chemisch definierten Arzneimitteln einfacher zu vollziehen ist als bei einem biologischen Arzneimittel. Im Allgemeinen ist bei den chemisch definierten Arzneimitteln die Molekularstruktur des Wirkstoffs bekannt und mit physikochemischen Methoden analysierbar. Mit der gleichen Methodik können Verunreinigungen, die aus dem Herstellungsprozess resultieren, nachgewiesen werden. Im Endeffekt bedeutet dies, dass der Herstellungsprozess für chemisch definierte Arzneimittel zwar genau überwacht, jedoch nicht unbedingt durch enge und zahlreiche Spezifikationen beschrieben werden muss, um eine akzeptable Qualität zu erzielen. Entscheidend ist die Analyse des Endprodukts. Entspricht diese den in der Zulassung beschriebenen Spezifikationen, kann das Produkt für den Verkehr freigegeben werden.

Bei den biologischen Arzneimitteln stellt sich die Situation anders dar. Aufgrund ihrer komplexen Struktur, resultierend aus der primären, sekundären und tertiären Proteinstruktur und vielen möglichen posttranslationalen Modifikationen, können Biologika auf der Ebene des Endprodukts nur unzureichend charakterisiert werden. Je höher das Molekulargewicht eines biologischen Arzneimittels ist und je aufwendiger Modifikationen der Primär-, Sekundär und Tertiärstruktur sind (z. B. durch Glykosylierung, Bildung von Disulfidbrücken, intramolekulare Faltung, Spaltung in Untereinheiten, Di- und Multimerisierung und vieles mehr), umso unvollständiger ist die Charakterisierung auf der Ebene des Endprodukts. Dies gilt insbesondere für Impfstoffe, die zu den komplexesten biologischen Arzneimitteln zählen. ► Abb. 3.1 versucht, dies zu veranschaulichen.

Aus den genannten Gründen rückt die präzise Beschreibung des Herstellungsprozesses bei biologischen Arzneimitteln in den Mittelpunkt. Damit ist gemeint, dass alle kritischen Prozessparameter und Qualitätsattribute über ein dichtes Netzwerk von In-Prozesskontrollen und produktspezifischen Tests kontrolliert werden müssen. Je zahlreicher die Kontrollen und Tests und je enger die Spezifikationen für die jeweiligen Parameter sind, umso mehr wird sichergestellt, dass jede produzierte Charge von gleichbleibender Qualität ist und den Zulassungskriterien entspricht. Man spricht unter diesen Bedingungen von einem *konsistenten Herstellungsverfahren*. Nur aufgrund dieser strengen Kriterien kann sichergestellt werden, dass jede produzierte Charge den klinischen Prüfmustern entspricht, mit denen die Wirksamkeit und Verträglichkeit zum Zeitpunkt der Zulassung untersucht und akzeptiert wurde.

3.3 Gesetze und Leitfäden zur Sicherung der Qualität

Auf nationaler, europäischer und globaler Ebene beschäftigt sich eine Reihe von Organisationen seit vielen Jahrzehnten mit gesetzlichen und wissenschaftlichen Regelungen zur Sicherstellung der bestmöglichen Qualität biologischer Arzneimittel. Die rasante technische Weiterentwicklung von Herstellungsprozessen und Kontrollmethoden sowie neue Erkenntnisse über mögliche Gefährdungen der Qualität der Biologika (s. TSE-Problematik [TSE: „transmissible spongiforme Enzephalopathie"], Kontrolle der Roh- und Ausgangsmaterialien) machen die permanente Anpassung der Regelwerke an fortschreitende Erkenntnisse notwendig. Auch Gesetze wie beispielsweise das Arzneimittelgesetz (AMG) unterliegen einer ständigen Evolution, da sie in Zeiträumen von einem bis einigen wenigen Jahren aktualisiert werden. Rechtsverordnungen erlauben, beispielsweise bei akut auftretenden Infekti-

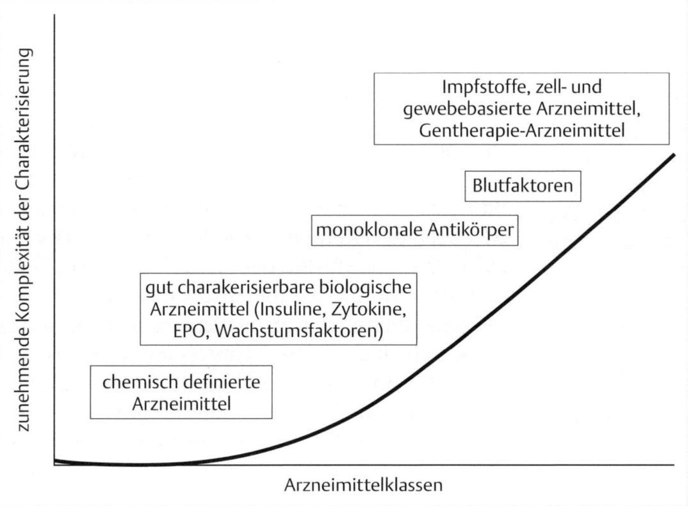

Abb. 3.1 Zunehmende Komplexität der Charakterisierung verschiedener Arzneimittelklassen. Mit der Komplexität von Arzneimitteln nimmt auch die Schwierigkeit zu, das Endprodukt mit analytischen Methoden präzise zu charakterisieren. Erythropoetin (EPO).

onskrankheiten, dringend notwendige und verbindliche Regelungen zur Sicherstellung der Qualität von Arzneimitteln auch außerhalb der Novellierungen des AMG. Noch flexibler sind jedoch wissenschaftliche Leitfäden („guidelines"), die dem Stand des Wissens jederzeit und zügig angepasst werden können. Sie werden allgemein beachtet und gelten häufig sogar international. Neue Leitfäden zur Regelung der Qualität von Impfstoffen werden auf europäischer Ebene von der Arbeitsgruppe für biologische Arzneimittel („Biologics Working Party", BWP) des Ausschusses für Humanarzneimittel („Committee for Human Medicinal Products", CHMP) der in London ansässigen Europäischen Arzneimittelagentur („European Medicines Agency", EMA) erstellt, die auch vorhandene Leitfäden zu diesem Thema anpasst. Derzeit relevante Leitfäden zur Qualität von Impfstoffen und anderen biologischen Arzneimitteln sind auf den Internetseiten der EMA zu finden [9]. Die Arbeitsgruppe für Impfstoffe („Vaccine Working Party", VWP) des CHMP der EMA erstellt und aktualisiert multidisziplinäre Leitfäden zu nicht klinischer und zu klinischer Prüfung der Impfstoffe.

Das Europäische Direktorat für die Qualität von Arzneimitteln („European Directorate for the Quality of Medicines and Healthcare", EDQM) mit Sitz in Straßburg befasst sich – neben der Pflege des Europäischen Arzneibuchs mit seiner Vielzahl von allgemeinen und spezifischen Texten und Monografien zur Herstellung von Impfstoffen (www.edqm.eu) – auch mit der Erstellung von Leitlinien zur Chargenprüfung von Impfstoffen, den „Batch Release Guidelines" [7].

Die Leitfäden der Weltgesundheitsorganisation (WHO: World Health Organization) für Impfstoffe, die sogenannten „Technical Report Series (TRS) Vaccines" [13] sowie die Leitfäden der Internationalen Harmonisierungskonferenz („International Conference on Harmonization of Technical Requirements for Registration of Pharmaceuticals for Human Use", ICH; [11], [12]) vervollständigen die derzeit von den Behörden und Impfstoffherstellern angewendeten wissenschaftlichen Grundlagen zur Sicherstellung der Qualität von Impfstoffen und anderen biologischen Arzneimitteln.

In Anbetracht der Vielzahl der Leitfäden und der zuständigen Gremien, die für deren Erstellung und Pflege zuständig sind, ist es wichtig zu verstehen, dass Leitfäden mit gleicher Thematik komplementäre und keine gegensätzlichen Informationen beinhalten. Lediglich die Fokussierung mag unterschiedlich sein, so muss beispielsweise ein WHO-Leitfaden global anwendbar und damit allgemeiner ausgelegt sein als ein EU- oder ein nationaler Leitfaden.

Letztlich stellt die Gesamtheit der Leitfäden und der gesetzlichen Vorgaben, wie ein Zulassungsantrag für einen Impfstoff zu gestalten ist, ein international harmonisiertes Rahmenwerk dar, an das sich die Impfstoffhersteller, aber auch die zuständigen Behörden, halten müssen. Ein Zulassungsantrag, heute im Format des „Common Technical Document" (CTD) einzureichen, ist ein in der EU, in Japan und in den USA gleichermaßen anerkanntes Antragspapier. Es besteht aus 5 Modulen. Im Modul 3 befinden sich Angaben zum Herstellungsverfahren, aus denen für die Experten der Zulassungsbehörden die konsistent hohe Qualität eines Impfstoffs oder eines anderen biologischen Arzneimittels zu entnehmen ist und bewertet werden kann.

Viele der gesetzlichen Grundlagen zur Regulierung der Herstellung, Prüfung, Zulassung und zum Inverkehrbringen von Arzneimitteln sind mittlerweile innerhalb der EU vereinheitlicht. EU-Verordnungen besitzen unmittelbare Gültigkeit, EU-Richtlinien müssen innerhalb eines bestimmten Zeitraums in die nationale Gesetzgebung zur Regulierung von Arzneimitteln – in Deutschland i. d. R. das AMG – integriert und somit umgesetzt werden. Die vollständige EU-Arzneimittelgesetzgebung („The Rules Governing Medicinal Products in the European Union") ist auf der Homepage des EU-Generaldirektorats „Gesundheit und Verbraucherschutz" einsehbar [1], [2], [3].

Dieses komplexe Regelwerk wird im Allgemeinen auch von den Herstellern als hilfreich verstanden.

3.4 Grundlagen zu den Herstellungsprozessen

Die industrielle Herstellung von Impfstoffen gliedert sich in mehrere charakteristische Prozessschritte, die dem jeweiligen Impfantigen individuell angepasst werden. In Verbindung mit der im Folgenden beschriebenen Test- und Kontrollmethodik ergibt sich die Einzigartigkeit eines beliebigen Herstellungsprozesses – was in der Konsequenz bedeutet, dass 2 Herstellungsprozesse unterschiedlicher Hersteller, selbst für das gleiche Impfantigen, nicht miteinander vergleichbar sind. Sie können in vollkommen unterschiedlichen Qualitäten und klinischen Eigenschaften resultieren.

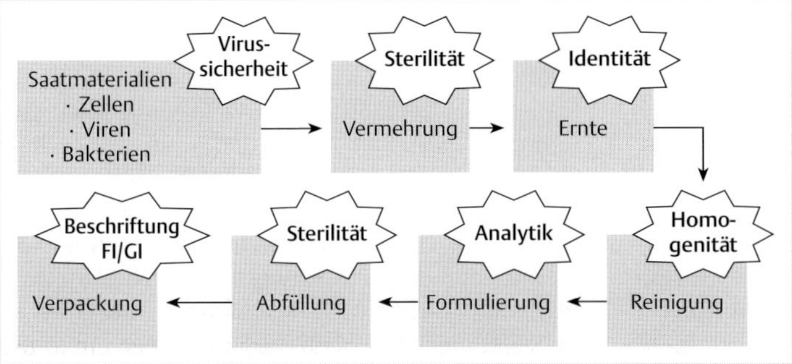

Abb. 3.2 Ablauf der Impfstoffherstellung. Ablauf (verallgemeinert) mit selektierten Kontrollen zur Überprüfung der Qualität der Zwischenprodukte und des Endprodukts. Fachinformation/Gebrauchsinformation (*FI/GI*).

Deswegen werden alle regulatorischen Entscheidungen der Arzneimittelbehörden produktspezifisch getroffen und nur in Ausnahmefällen für eine Produktklasse oder gar alle Impfstoffe. Die zuletzt genannten generischen Ansätze beziehen sich zumeist auf Informationen in der Fach- und Gebrauchsinformation, die für alle Impfstoffe relevant sind.

Moderne Herstellungsprozesse für Impfstoffe gliedern sich zumeist in die folgenden charakteristischen Teilschritte auf:

- Vermehrung der Mikroorganismen, die zur Erzeugung des Impfantigens benötigt werden,
- Reinigung der Impfantigene,
- ggf. Inaktivierung oder Detoxifizierung der Impfantigene,
- Formulierung und Abfüllung des Endprodukts.

Innerhalb dieser Teilschritte gibt es natürlich weitere Verfahrensschritte, die letztlich zu einem hochreinen Impfantigen führen, das nur noch Spuren von prozess- und produktspezifischen Verunreinigungen enthält. In ▶ Abb. 3.2 sind die am häufigsten vorkommenden Prozessschritte exemplarisch zusammengefasst, zusammen mit einigen charakteristischen produktspezifischen Kontrollen, die bei diesen Schritten besonders interessieren.

3.4.1 Kontrolle der Roh- und Ausgangsmaterialien

Die Qualität von Impfstoffen hängt in hohem Maße von den verwendeten Roh- und Ausgangsmaterialien ab. Aus diesem Grunde werden diese, als weitere Besonderheit der biologischen Arzneimittel, als Teil des Herstellungsprozesses betrachtet.

Rohmaterialien sind alle Substanzen, die zur Herstellung benötigt werden, vom einfachen Natriumchlorid bis hin zu hochkomplexen, chemisch definierten Medien zur Gewebekultur oder für die Vermehrung von Bakterien- oder Hefekulturen zur Gewinnung von Impfantigenen. Sie alle müssen hohen Anforderungen gerecht werden und ihre Herstellung muss denselben strengen Kontrollen unterliegen wie die Herstellung der Impfantigene selbst. Eine besondere Rolle spielen Rohmaterialien tierischen oder menschlichen Ursprungs. Seit dem Höhepunkt der BSE-Krise (BSE: *bovine spongiforme Enzephalopathie*) in den 1990er- und zu Beginn der 2000er-Jahre hat man sehr intensiv an der Etablierung von Kontrollmechanismen gearbeitet, die verhindern sollten, dass der BSE-Erreger über kontaminierte Substanzen, die zur Impfstoffherstellung oder zur Herstellung anderer Arzneimittel benötigt werden, insbesondere durch die Verwendung von Substanzen aus Rindern oder Schafen, massenhaft Einzug in die menschliche Population hält. Die Prinzipien zur bestmöglichen Minimierung dieses Risikos sind in einem TSE-Leitfaden („Leitlinien für die Minimierung des Risikos der Übertragung von Erregern der spongiformer Enzephalopathie tierischen Ursprungs durch Human- und Tierarzneimittel") niedergelegt, der auch Teil der gesetzlich verbindlichen Vorschriften des Europäischen Arzneibuchs ist [5].

Ähnlich strenge Auflagen gelten für Substanzen, die aus anderen Tierspezies gewonnen werden, wie z. B. *Trypsin* aus Schweinepankreas, oder die vom Menschen gewonnen werden, wie z. B. *humanes Serumalbumin*.

In einigen Fällen wurden zur vollständigen Vermeidung solcher Risiken Substanzen tierischen Ursprungs, die in den Herstellungsprozessen für Impfstoffe eingesetzt werden, durch gleichwertige Substanzen pflanzlichen Ursprungs ersetzt, z. B. Detergenzien wie „*Tween*".

Als *Ausgangsmaterialien* werden bei der Impfstoffherstellung alle Komponenten bezeichnet, die zur Extraktion oder zur Vermehrung der Impfantigene benötigt werden.

- Für bakterielle Impfstoffe sind dies die entsprechenden Impfstämme,
- für virale Impfstoffe geeignete Zellkulturen und Virusstämme und
- für rekombinante Impfstoffe bakterielle, virale oder hefebasierte gentechnisch veränderte Expressionssysteme (Vektoren), die die Expression des klonierten Gens des Impfantigens vermitteln.

Mikrobiologische Sicherheit von Ausgangsmaterialien

Zellsubstrate und Mikroorganismen zur Impfstoffherstellung müssen strengen mikrobiologischen Auflagen bezüglich ihrer Sicherheit genügen. Unter Sicherheit versteht man in diesem Fall die sichergestellte *Abwesenheit von Fremdkeimen* in den bakteriellen, hefebasierten oder viralen Saatmaterialien sowie in den Zellbänken, die zur Virusvermehrung verwendet werden.

Die Reinheit von bakteriellen und hefebasierten Saatmaterialen lässt sich mit relativ einfachen Methoden und Testverfahren sicherstellen. Geeignete Verfahren hierzu sind:

- die Inokulation in selektiv wirkende Wachstumsmedien,
- die Identifizierung über Koloniemorphologien,
- die mikroskopische Analyse von Gramfärbungen oder
- die Identitätsanalyse über spezifische Antiseren.

Die einschlägigen Arzneibuchmonografien für bakterielle und hefebasierte rekombinante Impfstoffe geben die anzuwendende Methodik im Detail wieder [4].

Wesentlich aufwendiger ist der Nachweis der Freiheit von Fremdviren in den Ausgangsmaterialien zur Herstellung von Virusimpfstoffen. Während kontaminierende Hefen und Bakterien über Inkubationstests in geeigneten Medien bestätigt oder ausgeschlossen werden können, ist der Ausschluss von Fremdviren in den Virus-Saatmaterialen und den Zellbänken nur über komplexe In-vitro- und In-vivo-Testverfahren zu bewerkstelligen. Die größte Schwierigkeit ergibt sich dabei aus der Verfügbarkeit geeigneter Antiseren zur Neutralisierung der eigentlichen Impfviren, denn diese müssen zunächst „ausgeschaltet" werden, damit sie mögliche Aktivitäten von Fremdviren nicht maskieren. Anschließend lassen sich über die Inokulation der Virus-Saatmaterialien in juvenile und adulte Mäuse und Meerschweinchen sowie in geeignete Gewebekulturzellen viele virale Kontaminationen feststellen. Neben diesen unspezifischen, aber sehr sensitiven Testsystemen setzt sich die Polymerasekettenreaktion („polymerase chain reaction", PCR) zur spezifischen Erkennung von Fremdviren durch Nachweis ihrer Nukleinsäure mehr und mehr durch, insbesondere dort, wo an der Eignung der oben beschriebenen unspezifischen Verfahren Zweifel bestehen.

Die gleichen Strategien werden zum Ausschluss von Viruskontaminationen in Zellbänken und Hühnereiern zur Produktion von Virusimpfstoffen angewendet. Das Europäische Arzneibuch [4] widmet diesem wichtigen Qualitätsaspekt eigene Kapitel:

- 2.6.16 Prüfung auf fremde Agenzien in Virus-Lebend-Impfstoffen für Menschen,
- 5.2.2 SPF-Hühnerherden für die Herstellung und Qualitätskontrolle von Impfstoffen,
- 5.2.3 Zellkulturen für die Herstellung von Impfstoffen für Menschen.

Ähnliche Texte werden von der EMA, der WHO und der ICH bereitgehalten (s. [9], [10], [11], [12], [13]).

Für die Rohmaterialien zur Impfstoffherstellung gelten die gleichen strengen Anforderungen in Bezug auf Sterilität und Virussicherheit. Oft ist es hier aber möglich, die geforderte Qualität über Sterilisation, Filtration oder Bestrahlung sicherzustellen.

Substanzen tierischen oder menschlichen Ursprungs, die in der Impfstoffproduktion eingesetzt werden, bergen das größte Risiko, Fremdviren in einen Herstellungsprozess einzuschleppen. Insbesondere das zur Zell- und Viruskultur oft notwendige fetale Kälberserum („fetal calf serum", FCS) und auch Trypsin aus porzinem Gewebe bergen ein hohes Risiko der Kontamination mit Fremdviren. Die Bestrahlung von FCS oder Trypsin, der Ersatz von FCS durch synthetische, also chemisch definierte Kulturmedien und die damit verbundene Adaptation von Gewebekulturzellen an völlig proteinfreie Kulturbedingungen sind erfolgreiche Strategien zur Minimierung des Risikos einer Viruskontamination durch tierische Seren oder Enzyme.

Humanes Serumalbumin (HSA), das bisweilen als Stabilisator in Virusimpfstoffen verwendet oder zur Viruskultur benötigt wird, gilt als virussicher, soweit es nach den Vorgaben des Europäischen Arzneibuchs hergestellt wurde. Nur unter diesen

Bedingungen darf es überhaupt in Impfstoffen eingesetzt werden. Um hypothetische Risiken, die mit der Verwendung von HSA verbunden sind, weiter zu minimieren, sind einige Hersteller dazu übergegangen, ihre Prozesse so zu optimieren, dass HSA nicht mehr benötigt wird oder durch rekombinantes humanes Albumin (rHA), das in rekombinanten Hefezellen exprimiert wird, zu ersetzen.

Tumorigenität von Gewebekulturzellen zur Virusvermehrung

Impfviren für Virusimpfstoffe können in primären Zelllinien zum Beispiel mit

- Hühnerembryofibroblasten,
- Affennierenzellen,
- kontinuierlichen menschlichen Zelllinien, z. B. MRC-5 Zellen, WI-38 Zellen (Embryonalzellen), kontinuierlichen Säuger-Zelllinien, z. B. Verozellen (Affennierenzellen), MDCK-Zellen (Hundenierenzellen),
- und Insekten-Zelllinien (z. B. Hi-5, Schmetterlingsovarien) vermehrt werden.

Dies ist eine wesentlich besser kontrollierbare und sicherere Methode verglichen mit der früher praktizierten Virusvermehrung z. B. in Mäusehirnen (z. B. Tollwut-, FSME-, Japanische Enzephalitis-Impfstoffe) oder auf der Haut von Tieren (Pockenimpfstoffe).

Die Liste von weiteren Zelllinien, die sich durch gute Kultureigenschaften auszeichnen und eine optimale Virusreplikation erlauben, wird immer umfangreicher. Damit wird auch der Diskussionsbedarf darüber, welchen Kriterien diese neuen Zellsubstrate genügen müssen, damit sie für die Virusherstellung akzeptiert werden, größer. Ein mögliches Risiko, das mit der Verwendung mancher Zelllinien in Verbindung gebracht wird, ist deren Eigenschaft, in Mäusen nach einer Inokulation Tumore zu erzeugen. Die noch vor wenigen Jahren vorherrschende Lehrmeinung schloss die Verwendung solcher Zellsubstrate für die Impfstoffherstellung kategorisch aus. Mittlerweile hat man sich aber von dieser Vorstellung weitgehend gelöst oder ist zumindest offen für Argumente, die auch im Mausmodell als tumorigen eingestufte Zelllinien als geeignete Substrate für die Herstellung von Humanimpfstoffen qualifizieren. Viele neue Erkenntnisse spielen hier eine tragende Rolle. Zum einen sind nur intakte Zellen tumorigen. Lysierte Zellen oder deren gereinigte chromosomale DNA vermögen im Mausmodell i. d. R. keine Tumoren mehr auszulösen. Zum anderen sind die heutigen Herstellungs- und Aufreinigungsmethoden effizient, sodass kaum mehr Wirtszellprotein und nur minimale Mengen von degradierter und somit nicht mehr funktionaler Wirtszell-DNA in das Endprodukt gelangen können, geschweige denn noch intakte Zellen. Es sind diese Überlegungen, die unter Berücksichtigung der einzelnen Schritte des Herstellungsprozesses und der Impfstoffklasse die Verwendung von tumorigenen Zellsubstraten durchaus erlauben.

Unverändert bestehen bleibt aber derzeit noch das Dogma, dass für Impfstoffe, die aufgrund ihrer Natur nur sehr milde Aufreinigungsschritte tolerieren (in erster Linie die lebend-attenuierten Impfstoffe), ausschließlich nicht tumorigene Zellsubstrate verwendet werden dürfen. Dringend benötigte neue Impfstoffe, für deren weitere Entwicklung dieses Dogma einen Hinderungsgrund darstellt, werden zur gegebenen Zeit sicherlich zu einer Neubewertung der gegenwärtigen Risikoeinschätzung führen.

3.4.2 Von den Saatmaterialien zum Impfstoff

Die Herstellung von Impfstoffen beginnt mit definierten Ausgangsmaterialien, also den bakteriellen, hefebasierten oder viralen Saatmaterialen und den Gewebekulturbänken. Was die Impfstämme betrifft, so spricht man von „*Master Seeds*" (Originalsaatmaterial), „*Working Seeds*" und ggf. „*Production Seeds*" (Saatmaterialien für die Produktion). Historie und Herstellung, von der ersten Isolation des Mikroorganismus, der das Impfantigen enthält bzw. repräsentiert, bis hin zu dem in der Produktion verwendeten Saatmaterial, müssen genau dokumentiert sein. Dies ist insbesondere vor dem Hintergrund der TSE-Problematik wichtig, um auszuschließen, dass jemals Kontakt zu möglicherweise BSE-haltigen Substanzen bestand.

Für virale Saatmaterialien zur Herstellung von attenuierten Lebendvirusimpfstoffen verlangt das Europäische Arzneibuch für neurovirulente Virusarten die Durchführung eines Neurovirulenztests in einer geeigneten Tierspezies, der die Abwesenheit neuroinvasiver oder neurovirulenter Eigenschaften bestätigt.

Ähnlich strenge Auflagen zur Beschreibung von Herkunft und Historie gelten für die „Master Cell Banks" und „Working Cell Banks" zur Virusvermehrung.

Alle Saatmaterialien und Zellbänke müssen so umfangreich angelegt sein, dass sie für das gesamte Produktleben, also viele Jahrzehnte, ausreichen. Die Neuanlage eines „Master Seeds" oder einer „Master Cell Bank", insbesondere aus uncharakterisierten Vorstufen, ist ein bedeutendes regulatorisches Problem und kann im extremen Fall dazu führen, dass eine vollständige Neuzulassung erfolgen muss.

Alle Impfstoffe basieren auf dem Konzept, dass die Einzelschritte zur Vermehrung des Impfantigens immer im gleichen Zeitmuster und in derselben Schrittabfolge durchgeführt werden müssen. Man bezeichnet dieses Vorgehen als *„Seed-Lot-System"*, d. h. immer gleiche Saatmaterialien und immer gleiche Fermentationsbedingungen stellen sicher, dass Impfantigene mit immer gleichen Produkteigenschaften produziert werden. Alle Arzneibuchmonografien für Impfstoffe beginnen mit dieser Vorgabe. Eingeschobene Passagen zur Vermehrung der Impfantigene oder Kulturzellen oder beliebig verlängerte bzw. verkürzte Kulturbedingungen können zu vollkommen unterschiedlichen Qualitäten und somit Arzneimitteln mit unvorhersehbaren klinischen Eigenschaften führen und sind deshalb unzulässige Abweichungen von den Zulassungskriterien.

Kontrolle der Intermediate und des Endprodukts

Im Anschluss an die Fermentation zur Vermehrung der Impfantigene erfolgt deren Ernte aus dem zellfreien Überstand, den virusinfizierten Zellen oder den Bakterien bzw. Hefen.

Die Entfernung der enormen Medienmengen, die zur Fermentation benötigt werden (bis zu 10 000 Liter), ist dabei der 1. Schritt. Dies geschieht über einfache Zentrifugationsschritte (Bakterien, Hefen) oder, wie bei den Virusimpfstoffen, über große Durchlauf-Ultrazentrifugen, mit denen die das Impfantigen enthaltenden Viren zumeist in einem Zuckergradienten konzentriert werden. Je nach Impfstoffklasse schließen sich diverse Filtrations-, Chromatografie- und Inaktivierungsschritte an, die letztlich ein hoch gereinigtes Impfantigen ergeben. Lebend-attenuierte Ganzvirusimpfstoffe können aufgrund ihrer Empfindlichkeit nur milden Konzentrations- und Reinigungsschritten unterworfen werden. Spaltantigen- oder Untereinheitenimpfstoffe sowie inaktivierte virale bzw. bakterielle Ganzkeimimpfstoffe sind robuster und können mit einer wesentlich umfangreicheren Auswahl an Methoden gereinigt werden.

Das im Abschnitt „Biologische Arzneimittel" (Kap. 3.2) erläuterte Prinzip der Beschreibung des Herstellungsprozesses durch eine geeignete Anzahl von prozess- und produktspezifischen Kontrollen mit möglichst engen technischen und biologischen Spezifikationen findet hier seine Anwendung und gilt für jeden einzelnen Herstellungsschritt.

Die Definition und Bestätigung geeigneter Spezifikationen ist ein langfristiges Vorhaben, das sich über das gesamte pharmazeutische Entwicklungsprogramm, also von den ersten Pilotversuchen bis hin zum letztlichen industriellen Verfahren erstreckt und nur durch unzählige Wiederholungen der einzelnen Prozessschritte möglich ist. Damit erreicht man die Validierung des Herstellungsverfahrens, was eine der fundamentalen Voraussetzungen für eine Impfstoffzulassung ist.

Über die somit vollzogene Beschreibung des Herstellungsprozesses und der Produktintermediate („drug substance") wird die konsistente Qualität einer jeden Impfstoffcharge sichergestellt, ohne dass die Wirkstoffe, also die Impfantigene, im Endprodukt („drug product") molekular analysiert werden müssen, was, wie schon erläutert, aufgrund ihrer Komplexität auch nicht möglich ist.

Kontrollzellen

Moderne Herstellungsanlagen für Impfstoffe ermöglichen die Durchführung nahezu aller im vorigen Absatz beschriebenen Teilschritte in einem geschlossenen Prozess, wodurch das Produkt und seine Intermediate vor allen Risiken, insbesondere mikrobiologischen Kontaminationen, die permanent von außen einwirken, geschützt sind. Bisweilen ist es aber dennoch notwendig, bestimmte Herstellungsschritte per Hand durchzuführen. Dies betrifft bei Virusimpfstoffen insbesondere die initialen Schritte der Zellkultur und die Infektion mit dem Saatvirus sowie bei bakteriellen Impfstoffen und hefebasierten Impfstoffen die Inokulation des Kulturmediums mit den entsprechenden Saatmaterialien. Während mikrobiologische Kontaminationen im Allgemeinen schnell erkannt werden können, besteht bei Virusimpfstoffen das besondere Risiko der Kontamination der Zellkulturen mit Fremdviren durch die am Prozess beteiligten Personen. Obwohl diese heute durch geeignete Schutzkleidung praktisch ausgeschlossen wird, ist es dennoch notwendig, diesen kritischen Schritt besonders genau zu kontrollieren. Dies geschieht über Kontrollzellen, die genauso behandelt werden, wie die für die Virusanzucht vorgesehenen Zellen, aber eben nicht infiziert werden. Am Ende des Fermentationsprozesses werden diese Kontrollzellen in ähnlicher Weise auf mögliche Fremdviruskontaminationen untersucht, wie dies im Abschnitt „Mikrobiologische Sicherheit" (Kap. Mikrobiologische Sicherheit von Ausgangsmaterialien) für die Zellbänke erläutert wurde. Virusimpfstoffe, die mithilfe bebrüteter Hühnereier als Substrat zur Vermehrung der Impfviren hergestellt werden, werden in ähnlicher Weise, anhand von Kontrolleiern, auf mögliche prozessbedingte Fremdviruskontaminationen untersucht. Die jeweiligen Monografien für Virusimpfstoffe des Europäischen Arzneibuchs [4] nehmen sehr präzise Bezug auf dieses Testprinzip.

Gute Herstellungspraxis und Herstellung nach dem Stand von Wissenschaft und Technik

Über die wissenschaftlichen und gesetzlichen Vorgaben zum Inhalt der Zulassungsunterlagen kann die Qualität eines Impfstoffs und die Art der Herstellung ausreichend beurteilt werden. Die Eignung der Herstellungsstätte kann dagegen nur bedingt über die Prüfung der Zulassungsunterlagen bewertet werden. Zwar müssen Angaben zum Grundriss der Räumlichkeiten, zur Klassifizierung der Reinräume, zum Produktionsfluss und zur technischen Eignung der Produktionsausrüstung gemacht werden, eine Beurteilung, ob die Herstellung gemäß den gesetzlichen Vorgaben zur Guten Herstellungspraxis („Good Manufacturing Practice", GMP) geschieht, ist anhand solcher Unterlagen allerdings nicht möglich. Die Einhaltung der GMP-Bestimmungen kann nur über die Inspektion der Herstellungsbetriebe überprüft werden.

Die Inspektion eines Betriebs, der biologische Arzneimittel herstellt, ist erheblich aufwendiger als die eines Betriebs für chemisch definierte Arzneimittel. Dies hängt mit den in den vorangegangenen Abschnitten erläuterten Besonderheiten der Biologika zusammen. Die Inspektion eines Betriebs, der Impfstoffe herstellt, umfasst neben der Überprüfung der Eignung der Räumlichkeiten und der technischen Ausstattung auch die Prüfung, ob die Herstellung nach dem Stand von Wissenschaft und Technik erfolgt. Die Eignung der Rohmaterialen, die Herstellung der Ausgangsmaterialien (ab der Ebene der „Master Seeds"), die einzelnen Herstellungsschritte, die zum Endprodukt führen, und die Kontrollmethoden werden vor Ort überprüft. Ebenso ist die Überprüfung der Schulung und Eignung der mit der Herstellung betrauten Mitarbeiter ein wichtiger Faktor. Letztlich ist das Ziel einer solchen Inspektion die Erteilung einer gültigen Herstellungserlaubnis. Diese soll bei den Biologika immer produktspezifisch erteilt werden, berücksichtigt also die Tatsache, dass 2 im Prinzip identische biologische Arzneimittel, die jedoch mit unterschiedlichen Herstellungsverfahren hergestellt werden, nicht miteinander vergleichbar sind.

Für die Erteilung einer Herstellungserlaubnis sind in Deutschland die Landesbehörden zuständig, die Inspektionen im Benehmen mit den Experten aus den zuständigen Zulassungsbehörden durchführen (für Impfstoffe in Zusammenarbeit mit dem Paul-Ehrlich-Institut). Dabei ist das Paul-Ehrlich-Institut gefordert zu prüfen, ob der Stand von Wissenschaft und Technik bei der Herstellung eingehalten wird. Die weitere Gültigkeit einer einmal erteilten Herstellungserlaubnis muss durch regelmäßige Wiederinspektionen, i. d. R. im 2-Jahres-Rhythmus, sichergestellt werden. Die Erteilung einer Herstellungserlaubnis bescheinigt auch die Einhaltung der GMP-Vorschriften der EU [3]. Wie für die Zulassung gelten also auch in Bezug auf die Gute Herstellungspraxis einheitliche Bedingungen innerhalb der Europäischen Union, sodass es keine Qualitätsunterschiede bei biologischen Arzneimitteln geben kann, auch wenn sie in unterschiedlichen europäischen Mitgliedstaaten hergestellt werden. Annex II der EU-GMP-Vorschriften nimmt besonderen Bezug auf die biologischen Arzneimittel [3].

Momentan gelten die GMP-Vorschriften nur für die Herstellung der Wirkstoffe („active pharmaceutical ingredients", API), nicht aber für die Herstellung der Hilfsstoffe („excipients"). Mittlerweile ist dies als gravierende Lücke erkannt worden, denn gerade bei Impfstoffen spielen Hilfsstoffe, wie beispielsweise Adjuvanssysteme zur Verstärkung der Immunantwort oder Humanalbumin bzw. andere Substanzen, die als Stabilisatoren eingesetzt werden, eine tragende Rolle in Bezug auf die immunologische Funktionsweise. Ihre Qualität sollte deshalb den gleichen strengen Bestimmungen in Bezug auf die Überwachung der Herstellung unterliegen wie die Impfantigene. Eine Ausweitung der EU-GMP-Vorschriften ist deshalb in Vorbereitung.

Stabilität von Impfstoffen

Impfstoffe haben bei einer Lagertemperatur von 2–8 °C Laufzeiten zwischen 18 Monaten (viele lebend-attenuierte Impfstoffe) und 4 Jahren (einige Tollwutimpfstoffe). Die genaue Kenntnis der Stabilität eines Impfstoffs ist ein wichtiges Kriterium zur Sicherstellung der gleichbleibenden Wirksamkeit. Spezielle Stabilitätsstudien unter realen, aber auch unter aggressiveren Lagerbedingungen, z. B. unterschiedlichen Temperaturstufen, erlauben die Ermittlung des Stabilitätsprofils eines Impfstoffs, das auch Aussagen darüber ermöglicht, wie mit einem Impfstoff vorzugehen ist, der vorübergehend in Abweichung von der vorgeschriebenen Lagertemperatur aufbewahrt wurde. Des Weiteren muss die maximale Laufzeit eines Impfstoffs heute über klinische Daten abgesichert werden. Diese „End of Shelf Life Studies" sind notwendig, da mit physikochemischen Testmethoden zwar die unverminderte Qualität eines Impfstoffs am Ende der beantragten Laufzeit sichergestellt werden kann, nicht aber unbedingt dessen unveränderte Wirksamkeit.

Konservierungsmittel, insbesondere Thiomersal, eine Quecksilberverbindung, die vielfach Befürchtungen von Überempfindlichkeitsreaktionen und Ängste wegen der kumulierenden Quecksilberbelastung auslöste, sind mittlerweile aus den meisten Impfstoffen verschwunden. Thiomersal wird nur noch im Einzelfall, etwa bei der Abfüllung der pandemischen Influenzaimpfstoffe in Mehrdosenbehältnisse verwendet, um mikrobielle Kontaminationen während der Entnahme der einzelnen Impfdosen zu vermeiden. Die Aufgabe der Konservierungsmittel bestand ursprünglich darin, die mikrobiologische Qualität von Impfstoffen über die gesamte Laufzeit sicherzustellen. Im extremen Fall versteht man darunter, dass sich unvermeidbare mikrobiologische Kontaminationen des Endprodukts im Beisein eines Konservierungsmittels während der Laufzeit nicht weiter ausbreiten können, eine weitere Keimvermehrung also unterbunden wird (z. B. bei Pockenimpfstoffen, die auf der Haut lebender Tiere hergestellt wurden). Eine solche Sichtweise ist heutzutage natürlich nicht mehr akzeptabel. Moderne Produktions- und Abfüllanlagen erlauben die aseptische Herstellung des Produkts und die quasi sterile Abfüllung. Angesichts der enormen Stückzahlen, in denen Impfstoffe abgefüllt werden, ist dies eine beachtliche Leistung. Typische Chargengrößen für Impfstoffe bewegen sich zwischen einigen Tausend und einigen Hunderttausend Fertigspritzen oder Fläschchen. Kein anderes biologisches Arzneimittel kommt auch nur annähernd an diese Stückzahlen heran.

Firmeninterne und behördliche Chargenfreigabe

Die letzten Schritte der Impfstoffherstellung umfassen die Freigabe einer Charge im Herstellungsbetrieb und nachfolgend durch die zuständige staatliche Kontrollbehörde (z. B. das Paul-Ehrlich-Institut). Verantwortlich für die firmeninterne Freigabe einer Charge ist die in der Arzneimittelgesetzgebung definierte sachkundige Person („Qualified Person"). Natürlich müssen alle mit der Impfstoffproduktion genannten Mitarbeiter sachkundig sein, die Besonderheit der Funktion der „Qualified Person" liegt aber darin, dass sie persönlich für die Einhaltung aller mit der Zulassung genehmigten Vorgaben zur Herstellung einer Impfstoffcharge haftet, in Anbetracht der in den vorangegangen Absätzen beschriebenen Komplexität der Impfstoffherstellung eine unverzichtbare zentrale Position. Die „Qualified Person" stellt also sicher, dass alle Herstellungsschritte ordnungsgemäß abgelaufen sind und die Charge den zugelassenen Spezifikationen entspricht. Dies wird über eine umfangreiche Serie von Tests am Endprodukt noch einmal bestätigt. Die wichtigsten dieser Tests dienen der Sicherstellung

- der Sterilität des Endprodukts,
- der Identität und
- des korrekten Antigengehalts.

Eine Charge, die alle Tests erfolgreich durchlaufen hat, wird zur Prüfung und Freigabe an das zuständige staatliche Kontrolllabor geschickt. Das AMG schreibt die Prüfung des Herstellungsprotokolls einer Charge vor, nicht aber unbedingt die experimentelle Testung. Gleichwohl wird die experimentelle Testung der meisten Impfstoffe vom Paul-Ehrlich-Institut seit vielen Jahrzehnten praktiziert.

Im Einklang mit der EU-weiten Harmonisierung der Zulassungskriterien und der GMP-Vorschriften unterliegt auch die Chargenprüfung seit vielen Jahren einem EU-weit akzeptierten Reglement. Dieses legt fest, dass eine Impfstoffcharge nur 1 Mal innerhalb der EU von einer zuständigen nationalen Kontrollbehörde experimentell getestet werden muss („Official Control Authority Batch Release", OCABR). Art und Ausmaß der Testverfahren sind in verbindlichen Leitfäden („Batch Release

Guidelines") für Impfstoffe festgelegt [7]. Eine derart geprüfte Impfstoffcharge erhält von der prüfenden Behörde ein EU-weit gültiges Chargenfreigabezertifikat („EU Batch Release Certificate"), das als Grundlage zur nationalen Freigabe in den Mitgliedsstaaten dient. Die anderen Kontrolllabors innerhalb der EU dürfen eine Charge zwar unabhängig davon immer noch experimentell prüfen, dies aber nicht mehr zur Voraussetzung für ihre nationale Freigabe machen. Die Koordination der OCABR-Aktivitäten geschieht durch das EDQM [3] mit Sitz in Straßburg.

3.5 Nicht klinische und klinische Prüfung von Impfstoffen

Modul 4 eines Zulassungsantrags im Format eines „Common Technical Documents" enthält alle Angaben zu den nicht klinischen Untersuchungen, die abgeschlossen sein müssen, bevor ein Impfstoff zum 1. Mal im Menschen getestet werden darf. Aufgrund der besonderen Wirkweise von Impfstoffen, d. h. der Ausbildung einer robusten Immunantwort infolge der Verabreichung einer relativ geringen Menge Wirkstoff (dem Impfantigen), können zur Ermittlung der optimalen Antigenmenge keine klassischen pharmakologischen Studien im Tier und später auch im Menschen durchgeführt werden. Deshalb beschränken sich Tierstudien für neue Impfstoffe im Wesentlichen auf die Untersuchung der Immunogenität der Impfstoffformulierung und deren lokaler und systemischer Toxizität nach einer sowie nach mehreren Teildosen. Diese Studien werden zumeist nur in einer Tierspezies und mit wenigen Tieren durchgeführt und können in einer Versuchsanordnung zusammengefasst werden (s. [6]). Enthalten Impfstoffe neue Komponenten, die in Vorläuferimpfstoffen noch nicht enthalten waren, etwa neue Adjuvanssysteme [9], [10] kann sich der nicht klinische Untersuchungsteil erheblich ausweiten. Das Gleiche gilt, wenn neue Verabreichungswege, z. B. nasal oder transdermal, beabsichtigt sind.

Insgesamt gilt es durch adäquate präklinische Studien das Risiko für die Teilnehmer an klinischen Prüfungen der Phase I so weit wie möglich zu minimieren.

Modul 5 ist i. d. R. am umfangreichsten und enthält alle Angaben zum klinischen Untersuchungsprogramm im Menschen. Wie aufwendig klinische Prüfungen am Menschen sind, verdeutlicht ▶ Tab. 3.1.

Während die ersten beiden klinischen Prüfphasen (I und IIa) dem sogenannten *„Proof of Concept"* gewidmet sind, also dem Nachweis, dass

- das gewählte Impfantigen immunogen ist und
- über die adäquate Dosierung bzw. Anzahl von Teildosen die Etablierung einer akzeptablen Immunantwort, also einer protektiven Immunität erreicht wird,

verfolgen die späteren klinischen Versuchsphasen (IIb und III) einen anderen Zweck. Grundsätzlich muss nämlich die *Verträglichkeit* eines neuen Impfstoffs über groß angelegte Verträglichkeitsstudien („safety studies") nachgewiesen werden. Diese sollten so dimensioniert sein, dass auch seltene Nebenwirkungen, die nur nach jeder 1000. Impfung auftreten, erkannt werden können. Hierbei muss es sich nicht unbedingt um schwere Nebenwirkungen handeln, aber die Kenntnis, dass im Einzelfall hohes Fieber oder verstärkte Irritationen

Tab. 3.1 Klinisches Untersuchungsprogramm – Studienkonzept

Phase		Zahl der Probanden
Phase I (a/b)	• Vorsichtiges Abschätzen der Immunogenität und Verträglichkeit an einer kleinen Studienpopulation.	< 100
Phase II (a/b)	• Dosisfindung und • Verträglichkeit.	> 100
Phase III	• Konsistenz des Herstellungsverfahrens, • Bestimmung der Immunogenität und Verträglichkeit, • Bestimmung der Wirksamkeit und Verträglichkeit.	> 1000 bis > 10 000
Phase IV	• Anwendungsbeobachtung nach erteilter Zulassung, epidemiologische Studien, • Effizienzstudien, • Studien in Risikogruppen.	> 100 bis > 10 000

an der Einstichstelle auftreten können, ist notwendig, um die Verträglichkeit eines Impfstoffs hinreichend gut beschreiben zu können und um, als wichtigstes Kriterium, das *Nutzen-Risiko-Verhältnis* exakt bestimmen zu können. In jedem Fall muss der Nutzen eines Impfstoffs die mit der Impfung verbundenen Risiken bei Weitem überwiegen. Eine robuste Nutzen-Risiko-Bewertung lässt sich nur über eine große oder über mehrere kleiner dimensionierte Verträglichkeitsstudien mit 3 000–5 000 Probanden erzielen.

Phase-III-Studien dienen auch dem Zweck, die *Wirksamkeit eines neuen Impfstoffs* zu bestimmen. Dies ist immer dann notwendig, wenn kein allgemein anerkannter serologischer Ersatzparameter (Surrogatparameter) existiert, der mit einer Schutzfunktion in Zusammenhang gebracht werden kann, also als *Schutzkorrelat* dient. Solche Schutzkorrelate, im Allgemeinen Antikörpertiter, gibt es für eine Vielzahl von Impfstoffen, mitunter kennt man sogar den Schwellenwert, der noch einen Immunschutz garantiert und der nicht unterschritten werden darf bzw. über eine Auffrischimpfung rekonstituiert werden muss (s. ► Tab. 3.2).

Für neuartige Impfstoffe, zu denen beispielsweise die Zoster-, Rotavirus- und Zervikalkarzinomimpfstoffe zählen, gibt es bisher keine anerkannten Schutzkorrelate, d. h. Antikörpertiter oder andere messbare Immunreaktionen können (noch) nicht mit einem Immunschutz korreliert werden. In solchen Fällen muss die Wirksamkeit eines Impfstoffs über randomisierte, kontrollierte und verblindete Studien ermittelt werden. Dies bedeutet, dass die Studienteilnehmer über einen Zufallsgenerator den Studiengruppen zugewiesen werden, die entweder den Kandidatimpfstoff oder den Vergleichsimpfstoff bzw. ein Plazebo erhalten (die Kontrolle!). Zudem dürfen weder die Probanden noch diejenigen Personen, die mit der Auswertung der Immunantwort befasst sind, wissen, welche Gruppe den Impfstoff bzw. das Plazebo erhalten hat. Die Verblindung der Probanden und der Prüfärzte mag nicht immer möglich sein, insbesondere dann, wenn sich die Art der Anwendung grundsätzlich von der herkömmlichen Anwendungsweise von Impfstoffen unterscheidet, z. B. wenn die intranasale gegen die intramuskuläre Verabreichung geprüft werden soll. In einem solchen Fall ist besonderer Wert darauf zu legen, dass das gesamte Personal, das mit der Laboranalyse und der statistischen Auswertung befasst ist, einer soliden Verblindung unterliegt.

Nur so lässt sich die tatsächliche Wirksamkeit neuer Impfstoffe verlässlich ermitteln. Natürlich müssen alle primären und sekundären Studienziele a priori in Studienplänen festgelegt sein. Eine Festlegung der Studienziele anhand von bekannten Daten, also eine sogenannte Post-hoc-Analyse, ist normalerweise nicht zulässig.

Tab. 3.2 Quantitative Korrelate für einen Impfschutz.

Impfstoff	Test	Schutzkorrelat
Diphtherie	Toxin-Neutralisierung	0,1 IU/ml
Hepatitis A	ELISA	10 mIU/ml
Hepatitis B	ELISA	10 mIU/ml
Haemophilus Influenza Typ b (konjugiert)	ELISA/Radioimmunoassay	0,15 µg/ml (Kurzzeitschutz) 1,0 µg/ml (Langzeitschutz)
Influenza	Hämagglutination-Inhibition	1 : 40 Verdünnung
Masern	Mikroneutralisation	120 mIU/ml
Pneumokokken	ELISA; Opsonophagozytose	0,35 µg/ml (für Kinder); 1 : 8 Verdünnung
Polio	Serumneutralisation	1 : 4 – 1 : 8 Verdünnung
Röteln	Serumneutralisation	10–15 mIU/ml
Tetanus	Toxinneutralisation/ELISA	0,1 IU/ml
Windpocken	Serumneutralisation; gp ELISA	1 : 64 Verdünnung; > 5 IU/ml

ELISA: Enzyme linked Immunosorbent Assay, enzymgekoppelter Immunoadsorptionstest.
gp: Glykoprotein.
IU: International Unit (Internationale Einheit).
El.U.: ELISA Units.

Phase-IV-Studien werden i. d. R. nach der erteilten Zulassung geplant und durchgeführt, etwa um bestimmte Risikosignale, die sich aus den Phase-III-Studien ergeben haben, näher zu untersuchen oder um die Effizienz, die sich aus dem breiten Gebrauch ergibt, erfassen zu können.

Der für die klinische Prüfung von Impfstoffen gültige EU-Leitfaden („Clinical Evaluation of New Vaccines"; CHMP/VWP/164 653/05) findet sich im Internet [10].

3.5.1 Literatur

[1] Europäische Kommission, Generaldirektorat Gesundheit und Verbraucherschutz: EudraLex – The Rules Governing Medicinal Products in the European Union. Im Internet: http://ec.europa.eu/health/documents/eudralex/index_en.htm; Stand: Sept. 2014

[2] Europäische Kommission, Generaldirektorat Gesundheit und Verbraucherschutz: EudraLex – The Rules Governing Medicinal Products in the European Union. Volume 4: EU Guidelines to Good Manufacturing Practice. Medicinal Products for Human and Veterinary Use. Im Internet: http://ec.europa.eu/health/documents/eudralex/vol-4/index_en.htm; Stand: Dez. 2014

[3] Europäische Kommission, Generaldirektorat Gesundheit und Verbraucherschutz: EudraLex – The Rules Governing Medicinal Products in the European Union. Volume 4: EU Guidelines to Good Manufacturing Practice Medicinal Products for Human and Veterinary Use. Annex 2: Manufacture of Biological Medicinal Products for Human Use. Im Internet: http://ec.europa.eu/health/files/eudralex/vol-4/pdfs-en/anx02en200 408_en.pdf; Stand: Dez. 2014

[4] Europarat, Hrsg. Europäisches Arzneibuch. 8. Ausgabe, Amtliche deutsche Ausgabe Stuttgart; 2014

[5] Europarat. 5.2.8. Minimierung des Risikos der Übertragung von Erregern der spongiformen Enzephalopathie tierischen Ursprungs durch Human- und Tierarzneimittel. In: Europarat, Hrsg. Europäisches Arzneibuch. 8. Ausgabe, Amtliche deutsche Ausgabe Stuttgart: Deutscher Apotheker Verlag; 2014

[6] European Agency for the Evaluation of Medicinal Products, Committee for Proprietary Medicinal Products (CPMP). Note for Guidance on preclinical pharmacological and toxicological Testing of Vaccines (17.12.1997). Im Internet: www.ema.europa.eu/docs/en_GB/document_library/Scientific_guideline/2009/10/WC 500 004 004.pdf; Stand: Dez. 2014

[7] European Directorate for the Quality of Medicines and Healthcare (EDQM). Product Specific Guidelines for Official Control Authority Batch Release (OCABR) of Human Biological Medicinal Products & OCABR/Official Batch Protocol Review (OBPR) of Immunological Veterinary Medicinal Products (IVMPs). Im Internet: www.edqm.eu/site/Product-Specific-Guidelines-Model-Protocol-Templates-OCABROBPR-85.html; Stand: Dez. 2014

[8] European Directorate for the Quality of Medicines and Healthcare (EDQM). Startseite des Europäischen Direktorats für die Qualität von Arzneimitteln. Im Internet: www.edqm.eu/site/Homepage-628.html; Stand: Dez. 2014

[9] European Medicines Agency (EMA) Committee for Medicinal Products for Human Use (CHMP). Guideline on Adjuvants in Vaccines for Human Use (20.01.2005). Im Internet: www.ema.europa.eu/docs/en_GB/document_library/Scientific_guideline/2009/09/WC 500 003 809.pdf; Stand: Dez. 2014

[10] European Medicines Agency (EMA) Committee for Medicinal Products for Human Use (CHMP). Guideline on clinical Evaluation of new Vaccines (18.10.2006). Im Internet: www.ema.europa.eu/docs/en_GB/document_library/Scientific_guideline/2009/09/WC 500 003 870.pdf; Stand: Dez. 2014

[11] International Conference on Harmonisation (ICH). ICH Guidelines. Im Internet: www.ich.org/products/guidelines.html; Stand: Dez. 2014

[12] International Conference on Harmonisation (ICH). Quality Guidelines. Im Internet: www.ich.org/products/guidelines/quality/article/quality-guidelines.html; Stand: Dez. 2014

[13] World Health Organization (WHO). Technical Report Series: Vaccines. Im Internet: www.who.int/biologicals/technical_report_series/en/; Dez. 2014

3.5.2 Weiterführende Literatur

[1] Europarat. 2.6.16. Prüfung auf fremde Agenzien in Virus-Lebend-Impfstoffen für Menschen. In: Europarat, Hrsg. Europäisches Arzneibuch 8. Ausgabe Amtliche deutsche Ausgabe Stuttgart: Deutscher Apotheker Verlag; 2014

[2] Europarat. 2.6.18. Prüfung auf Neurovirulenz von Virus-Lebend-Impfstoffen. In: Europarat, Hrsg. Europäisches Arzneibuch. 8. Ausgabe, Amtliche deutsche Ausgabe Stuttgart; 2014

[3] European Directorate for the Quality of Medicines and Healthcare (EDGM). General European OMCL Network. Im Internet: www.edqm.eu/en/General_European_OMCL_Network-46.html; Stand: Dez. 2014

[4] European Medicines Agency (EMA) Committee for Medicinal Products for Human Use (CHMP). Explanatory Note on Immunomodulators for the Guideline on Adjuvants in Vaccines for Human Use (27.07.2006). Im Internet: www.ema.europa.eu/docs/en_GB/document_library/Scientific_guideline/2009/09/WC 500 003 810.pdf; Stand: Dez. 2014

[5] European Medicines Agency (EMA). Scientific Guidelines. Im Internet: www.ema.europa.eu/ema/index.jsp?curl = pages/regulation/landing/human_medicines_regulatory.jsp&mid = ; Stand: Dez. 2014

[6] International Conference on Harmonisation of Technical Requirements for Registration of Pharmaceuticals for Human Use (ICH). ICH Harmonized Tripartite Guideline: Derivation and Characterization of Cell Substrates used for Production of biotechnological/biological Products Q 5D, Current Step 4 Version (16.07.1997). Im Internet: www.ich.org/fileadmin/Public_Web_Site/ICH_Products/Guidelines/Quality/Q 5D/Step4/Q 5D_Guideline.pdf; Stand: Dez. 2014

I

4 Versagensursachen von Schutzimpfungen

U. Heininger u. H. Spiess

Sicherheit, Verträglichkeit und Wirksamkeit von Impfstoffen und einzelnen Impfstoffchargen werden einerseits durch den Hersteller und andererseits durch die Zulassungsbehörden, das nationale Paul-Ehrlich-Institut bzw. auf europäischer Ebene die „European Medicines Agency" (EMA), garantiert. Qualitätsmaßnahmen („Good Manufacturing Practice", GMP) und die Überprüfung ihrer Einhaltung haben im Hinblick auf Patientensicherheit und Vertrauen in Impfprogramme einen hohen Stellenwert. Neben der Produktqualität ist auch der Qualität der Ärzteschaft, die die Impfung durchführt, ein besonderes Augenmerk zu schenken. Da es naturgemäß keine 100%-Garantie für Fehlerfreiheit („failure to vaccinate") gibt und auch kein Impfstoff durch 100% Sicherheit und Wirksamkeit („Vaccine failure") ausgezeichnet ist, wird in Einzelfällen eine unzureichende Schutzwirkung oder gar ein Versagen von Impfungen zu beobachten sein. Zu den durch den Impfstoff selbst, Fehler in der Logistik oder Impftechnik bedingten möglichen und nachgewiesenen Versagensursachen gehören [1], [3]:

- Nichteinhalten der vorgeschriebenen Lagerungstemperatur von 2–8 °C: Eine Unterbrechung der Kühlkette kann sich insbesondere auf die Wirksamkeit von Lebendimpfstoffen schädlich auswirken, Gefrieren von adsorbierten Impfstoffen führt zu Ausfällungen.
- Anwendung des Impfstoffs nach Ablauf der Verwendbarkeitsdauer,
- Kontakt der attenuierten Impferreger (Lebendvakzinen) mit Desinfektionsmittel bei der Injektion,
- nicht ausreichend Schütteln und damit nicht ausreichend Homogenisieren des Ampulleninhalts vor dem Aufziehen in die Injektionsspritze (insbesondere bei Adsorbatimpfstoffen können deshalb Impfstoffanteile an der Ampullenwand haften bleiben),
- Verwendung eines anderen Suspensionsmittels als vom Hersteller angegeben oder der falschen Menge des Suspensionsmittels,
- nicht ausreichende Homogenisierung nach Zugabe der Resuspensionslösung zum Lyophilisat,
- Mischung mit anderen Injektionspräparaten,
- Verwechslungen (Gefahr bei der gleichzeitigen Vorbereitung von mehreren Präparaten zur Injektion),
- falsche Impftechnik (z. B. Injektion in das subkutane Fettgewebe eines zur intramuskulären Injektion vorgesehenen Impfstoffs),
- Unterdosierung, z. B. durch Diskonnektion der Nadel während der Injektion bzw. Ausspucken oder Erbrechen des Impflings bei oraler Impfung (z. B. Rotavirus). In diesen Fällen sollte die Impfung sofort wiederholt werden, wobei sicherheitshalber nochmals eine komplette Dosis verabreicht werden soll, da keine Überdosierung zu befürchten ist.

Aufseiten der geimpften Person sind ebenfalls Versagensursachen möglich, wenn nur mangelhaft oder gar nicht auf die Impfung reagiert wird (sogenannte *primäre Impfversager*). Beispiele dafür sind:

- aufgrund genetischer Konstellationen oder altersbedingt (sogenannte *Immunseneszenz*),
- Unterschreiten der empfohlenen Impfabstände,
- Interferenz zwischen vermehrungsfähigen Viren eines Impfstoffs und zirkulierenden Antikörpern als Folge der Anwendung von Immunglobulinen, anderen Blutderivaten, nach Bluttransfusion oder bei noch vorhandener maternaler Leihimmunität in den ersten Lebensmonaten (Der Abstand zwischen der Gabe antikörperhaltiger Präparate und der Impfung mit einem Viruslebendimpfstoff sollte dosisabhängig mindestens 3[–12] Monate betragen.),
- Beeinträchtigung des immunologischen Reaktionsvermögens durch angeborene oder erworbene Immundefizienz,
- Nikotinabusus und Übergewicht (Risikofaktoren für unzureichende Immunantwort auf Hepatitis-B-Impfung).

Schließlich sind programmatische Versagensursachen bekannt:

- Nachlassen des Immunschutzes durch qualitativen Rückgang der Immunkompetenz und/oder quantitativen Rückgang von protektiven Serumantikörpern sowie versäumte Auffrischimpfungen (sogenannte „*sekundäre Impfversager*"),
- Fehlende Impfung(en) wegen Lieferengpässen [2].

Darüber hinaus sind weitere, noch unbekannte Ursachen für primäres Impfversagen wahrscheinlich. Möglicherweise spielen dabei auch genetische Determinanten des Immunsystems eine Rolle.

Von *tatsächlichem* Impfversagen muss auch ein *mögliches* Impfversagen unterschieden werden. So ist beispielsweise bei der Anwendung von Polysaccharid-Protein-Konjugatimpfstoffen gegen Infektionen durch bekapselte Bakterien wie Haemophilus influenzae, Pneumokokken und Meningokokken mit den verfügbaren Impfstoffen ein *typenspezifischer Impfschutz* zu erzielen, aber nicht ein speziesumfassender Schutz. Insofern liegt z. B. bei Nachweis von Streptococcus pneumoniae aus an sich sterilem Material (z. B. Blutkultur) bei einem altersgerecht gegen Pneumokokken geimpften Kind zunächst ein mögliches Impfversagen vor. In dieser Situation ist zur Klärung eine Serotypisierung des Isolats erforderlich, um feststellen zu können, ob es sich um einen impfpräventablen Serotyp (d. h. im Impfstoff enthaltenen) handelte und somit ein Impfversagen vorliegt oder ob es sich um einen nicht impfpräventablen Serotyp handelte und damit kein Impfversagen attestiert werden darf.

4.1 Literatur

[1] Council for International Organizations of Medical Sciences (CIOMS). CIOMS/WHO Working Group on Vaccine Pharmacovigilance: Vaccination failure – a Position Paper (endorsed 29.04.2008). Im Internet: www.cioms.ch/index.php/33-newsflash-sp-306/295-vp-position

[2] Gahr M, Heininger U, Bartmann P, et al. Folgen der Monopolisierung in der Pharmaindustrie für die Bereitstellung von Impfstoffen. Monatsschr Kinderheilkd 2013; 161: 554–558

[3] Heininger U, Bachtiar NS, Bahri P. The concept of vaccination failure. Vaccine 2012; 30: 1265–1268

Teil II

Allgemeines, Rechtliche Belange

II

5 Aufklärung vor Schutzimpfungen

A. Spickhoff

5.1 Juristischer Ausgangspunkt

Jede invasive oder medikamentöse Maßnahme am Patienten bedarf dessen Zustimmung, wie § 630d BGB als Regelung aus dem Patientenrechtegesetz für Behandlungsverträge unmissverständlich hervorhebt. Dieser Ausgangspunkt beruht auf dem ständiger Rechtsprechung und juristischem Fachschrifttum entsprechenden Grundsatz, dass jeder Heileingriff den Tatbestand der Körperverletzung erfüllt und dass solche ärztlichen Heileingriffe nur dann gerechtfertigt sind, wenn der Patient oder der für ihn verantwortliche Sorgeberechtigte in den Eingriff wirksam eingewilligt hat. Die Einwilligung in eine medizinische Maßnahme kann der Patient jedoch nur geben, wenn er über ihren Sinn und Zweck aufgeklärt worden ist. Die Aufklärung geht folgerichtig der Einwilligung voraus und erfüllt sie mit Inhalt; für Behandlungsverträge folgt das nun ausdrücklich aus § 630e BGB. Die wirksame Einwilligung setzt daher die Kenntnis des Einwilligenden von denjenigen Umständen voraus, die für seine Entscheidung erheblich sein können. Will der Arzt erreichen, dass der von ihm vorgenommene Heileingriff rechtmäßig ist, dann muss er schon im eigenen Interesse dafür sorgen, den Patienten über die maßgeblichen Umstände zuvor hinreichend informiert zu haben. Erst die Erfüllung dieser *Aufklärungspflicht* führt zur Wirksamkeit der Einwilligung des Patienten (§ 630d Abs. 2 BGB) und zur Rechtmäßigkeit des Heileingriffs des Arztes. Bei alledem wird die Aufklärung sogar als vertragliche Hauptpflicht angesehen (seit BGH NJW 1984, 1807, 1809).

5.2 Generelle Anforderungen der Aufklärung

Nach § 630e BGB ist der Behandelnde im Einzelnen verpflichtet, den Patienten über sämtliche für die Einwilligung wesentliche Umstände aufzuklären. Dazu gehören insbesondere Art, Umfang, Durchführung, zu erwartende Folgen und Risiken der Maßnahme sowie ihre Notwendigkeit, Dringlichkeit, Eignung und Erfolgsaussichten. Bei der Aufklärung ist gegebenenfalls auch auf Alternativen zur Maßnahme hinzuweisen, wenn mehrere medizinisch gleichermaßen indizierte und übliche Methoden zu wesentlich unterschiedlichen Belastungen, Risiken oder Heilungschancen führen können. Notwendig ist ferner die Aufklärung über die Konsequenzen bzw. Risiken der schlichten Nichtdurchführung einer Impfmaßnahme. Der Aufklärung des Patienten bedarf es ausnahmsweise nicht, wenn der Patient auf die Aufklärung ausdrücklich verzichtet hat. Ein stillschweigender Verzicht genügt nicht. Auch sollte keineswegs darauf hingewirkt werden, dass auf die Aufklärung verzichtet wird, weil dadurch die erforderliche Freiwilligkeit eines wirksamen Verzichts in Frage gestellt werden kann.

Die Aufklärung muss zudem ausnahmslos mündlich durch den Behandelnden oder durch eine Person erfolgen, die über die zur Durchführung der (Impf-)Maßnahme notwendige Ausbildung – also prinzipiell einen Arzt – verfügt. Ergänzend kann auf Unterlagen Bezug genommen werden, die der Patient in Textform erhält. Folgerichtig sind dem Patienten Abschriften von Unterlagen, die er im Zusammenhang mit der Aufklärung oder Einwilligung unterzeichnet hat, auszuhändigen. Sodann hat die Aufklärung so rechtzeitig zu erfolgen, dass der Patient seine Entscheidung über die Einwilligung wohlüberlegt treffen kann. Im Falle von Routineimpfungen genügt hierzu die Aufklärung noch unmittelbar vor der Impfmaßnahme.

Schließlich hat die Aufklärung *für den Patienten verständlich* zu erfolgen. Sie hat sich demgemäß am *individuellen Impfling* auszurichten. Soweit die Untersuchung der betreffenden Person zu Besonderheiten in gerade seiner Person führt, die für Nutzen, Risiko und Verhaltensregeln von Bedeutung sind, müssen diese Besonderheiten im Aufklärungsgespräch angesprochen werden. Außerdem ist das intellektuelle und sprachliche Niveau des Impflings zu berücksichtigen. Bereits diese Umstände machen deutlich, dass Aufklärungsbroschüren das individuelle Aufklärungsgespräch nicht ersetzen, sondern allenfalls ergänzen können und dürfen.

Adressat des Aufklärungsgesprächs ist derjenige, auf dessen Einwilligung es ankommt. Im Normalfall des Volljährigen ist dies der Impfling selbst, allerdings nur dann, wenn er intellektuell und aufgrund seiner psychischen Verfassung in der Lage ist, selbst eine eigenverantwortliche Entscheidung zu treffen. Er muss also einwilligungsfähig sein.

Im Falle Einwilligungsunfähiger sind gleichwohl die wesentlichen Umstände (auch) dem Patienten entsprechend seinem Verständnishorizont zu erläutern, also soweit dieser aufgrund seines Entwicklungsstandes und seiner Verständnismöglichkeiten in der Lage ist, die Erläuterung aufzunehmen, und soweit dies seinem Wohl nicht zuwiderläuft. Im Falle der Schutzimpfung Minderjähriger (d. h. Personen im Alter von unter 18 Jahren) kommt es dagegen, solange die Schutzimpfung (wie typischerweise) keine gravierenden Risiken mit sich bringt, allein auf die Einwilligung des einsichts- und urteilsfähigen Minderjährigen an; das allerdings ist nicht endgültig in der juristischen Fachdiskussion geklärt. Für die Einwilligungsfähigkeit ist maßgeblich, ob der Minderjährige bereits die intellektuelle und seelische Reife besitzt, die ihm eine eigenverantwortliche Entscheidung ermöglicht. Vom 16. Lebensjahr an wird dies regelmäßig angenommen, die genannten Voraussetzungen können aber auch schon früher gegeben sein.

Wegen der damit für den Impfarzt verbundenen rechtlichen Unsicherheit ist zu empfehlen, zwischen dem 14. und dem 18. Lebensjahr zusätzlich zur Einwilligung des Impflings diejenige seiner Eltern einzuholen. Die Aufklärung muss sich dann aber auch an beide Teile richten. Bei Routineimpfungen von Minderjährigen, deren Einwilligungsfähigkeit fehlt (etwa bei der der Impfung von Kleinkindern) ist allein die Einwilligung der Eltern ausreichend. Zur Einwilligung der Sorgeberechtigten (zumeist: Eltern) genügt die für beide Elternteile abgegebene Zustimmung eines Elternteils, solange keine Anhaltspunkte dafür bestehen, dass der andere Elternteil der Impfung nicht zustimmen würde.

5.3 Besondere Fragen und einschlägige Gerichtsentscheidungen

5.3.1 Leitlinien zur Aufklärung bei Schutzimpfungen

Bei der Aufklärung vor Schutzimpfungen ist zunächst darüber aufzuklären, ob die Impfung generell öffentlich *empfohlen* ist, ob die Empfehlung Einschränkungen enthält und ob der konkrete Impfling von diesen Einschränkungen erfasst ist. Sodann ist stets über die *Freiwilligkeit der Impfung* zu informieren. Insbesondere ist der Eindruck zu vermeiden, dass es sich um eine Zwangsimpfung handelt.

Die Aufklärung muss sodann den *Nutzen der Impfung* und deren Risiken zutreffend schildern. Nicht begründete Dramatisierungen einer unterbliebenen Schutzimpfung sind ebenso zu unterlassen wie die Übertreibung drohender Gefahren. Insbesondere ist auf mögliche *Komplikationen* hinzuweisen, die mit der Impfung verbunden sein können.

Der Behandelnde ist nach § 630c Abs. 2 S. 1 BGB weiter – im Rahmen der sogenannten therapeutischen Sicherungsaufklärung – verpflichtet, dem Patienten in verständlicher Weise zu Beginn der Behandlung und, soweit erforderlich, in deren Verlauf sämtliche für die Behandlung wesentlichen Umstände zu erläutern, insbesondere die voraussichtliche gesundheitliche Entwicklung und die zu und nach der Impfung zu ergreifenden Maßnahmen. Die Information muss sich namentlich auf *Vorsichtsmaßnahmen* des Impflings und seiner Kontaktpersonen beziehen, die diese nach der Schutzimpfung einzuhalten haben. Gegebenenfalls umfasst das eine Information über die Gründe für solche Vorsichtsmaßnahmen und die Folgen bei Vernachlässigung der Verhaltensregeln.

Allgemein ist der Kreis der aufklärungspflichtigen *Risiken* nicht nur nach dem Maß ihrer Eintrittswahrscheinlichkeit zu bestimmen. Vielmehr ist das Maß der aufklärungspflichtigen Risiken in Relation zu dem unmittelbaren Nutzen zu bestimmen, den die Impfung für den Patienten (gleich ob Erwachsener oder Kind) hat. Bei einer akuten Blinddarmentzündung, bei der für die Operation praktisch keine Alternative besteht, ist daher nur über die wesentlichen Risiken aufzuklären, während z. B. bei einer kosmetischen Operation eine Aufklärung über jede noch so unwahrscheinliche Eventualität (nach der Formel der Judikatur: geradezu *schonungslos*) erforderlich ist. Der Kreis der aufklärungspflichtigen Risiken kann also nicht generell anhand bestimmter Wahrscheinlichkeiten festgelegt werden.

Für Schutzimpfungen, die im Allgemeinen nicht dazu dienen (können), eine akute, beim Impfling bereits aufgetretene konkrete Krankheit zu bekämpfen, *verdünnt* sich sozusagen der individuelle Nutzen der einzelnen konkreten Schutzimpfung in demselben Maße, in dem bei ausgebliebener Schutzimpfung die Wahrscheinlichkeit einer Infektion gering ist. Dass demgegenüber bei Gesamtbetrachtung einer ganzen Population der Nutzen von hohen Durchimpfungsraten erheblich ist, kann gegen die individualisierende Betrachtungsweise zwar in einer theoretischen Diskussion ins Feld geführt werden. Aus Gründen der juristischen Absicherung sollte man aber generell den Kreis der aufklärungsbedürftigen Umstände weit abstecken und über Risiken der konkreten Schutzimpfung aufklären.

5.3.2 Aufklärung bei Schutzimpfung von Kindern

Fehler unterlaufen nicht selten im Kontext der Aufklärung vor einer Schutzimpfung von noch nicht einwilligungsfähigen Kindern (Minderjährigen). So wurde in einer Entscheidung von 1959 gerügt, dass der Amtsarzt bei einer Schutzimpfung gegen Diphtherie und Scharlach nicht genügend über die Freiwilligkeit aufgeklärt habe. Vor allem sei es pflichtwidrig gewesen, (nur) den Lehrern ein Rundschreiben zur Übermittlung an die Eltern auszuhändigen. Auch sei dadurch der Eindruck einer Zwangsimpfung verstärkt worden (BGH, VersR 1959, 855).

In einer Entscheidung aus dem Jahre 1990 hat der BGH etwas grundsätzlichere Ausführungen gemacht (NJW 1990, 2311). Der Amtsarzt hatte hier eine Mehrfachimpfung gegen Diphtherie, Keuchhusten und Wundstarrkrampf vorgenommen, obwohl nach einem ministeriellen Runderlass des Landes damals eine Keuchhustenimpfung nur bei ungünstigen sozialen Verhältnissen oder im Falle der Unterbringung in einer Gemeinschaftseinrichtung angezeigt war. Diese Voraussetzungen lagen bei dem geimpften Kind nicht vor. Darüber hinaus hat der BGH den Einwand des Beklagten, im Rahmen der *Massenmedizin* bestünden nur eingeschränkte Möglichkeiten einer Einzeluntersuchung und -aufklärung, als unerheblich zurückgewiesen. Zudem hätten die auf der Rückseite des Impfanmeldungsformulars abgedruckten allgemeinen Hinweise die Aufklärungspflicht nicht erfüllt, weil sie weder etwas darüber aussagten, ob eine Keuchhustenimpfung gerade bei der Klägerin angezeigt gewesen ist, noch auf die Gefahren einer schweren Schädigung hingewiesen hätten.

In einer Entscheidung aus dem Jahre 2000 (BGH NJW 2000, 1784) ging es erneut um einen zivilrechtlichen Haftungsprozess wegen eines Impfschadens. Die Mutter des klagenden Kindes war über die Bedeutung und die Risiken der Impfung gegen Kinderlähmung (*Poliomyelitis*) mit Lebendviren durch ein ihr überreichtes Formblatt am Tage der Impfung aufgeklärt worden, die zur Impfpoliomyelitis bei dem Kind führte. Der BGH führt dazu aus, dass angesichts der Routinemäßigkeit der vorgenommenen Impfung eine Aufklärung über dieses seltene Risiko (1: 5 000 000) zu einem früheren Zeitpunkt nicht erforderlich war, weil es sich dabei nicht um eine für die Mutter schwierige Entscheidung gehandelt habe. Bedeutsam ist die Entscheidung auch deswegen, weil sie ausdrücklich ausführt, dass zwar im Prinzip das *vertrauensvolle Gespräch* zwischen dem Arzt und dem Patienten bzw. seinem Sorgeberechtigten erforderlich ist, dass es jedoch bei *Routineimpfungen* genüge, wenn dem Sorgeberechtigten ein Merkblatt überreicht wird, in dem zuverlässig über die relevanten Umstände aufgeklärt wird, vorausgesetzt, der Patient bzw. der Sorgeberechtigte werde gefragt, ob er/sie das Formular gelesen habe.

Dem folgend meinte das OLG Koblenz (MDR 2013, 1344 = GesR 2013, 664), es begegne keinen rechtlichen Bedenken, wenn nur ein Elternteil durch Aushändigung einer Informationsbroschüre über Impfrisiken aufgeklärt wird und anschließend der Routineimpfung eines Kleinkindes zugestimmt hat, obwohl die elterliche Sorge beiden Eltern gemeinsam oblag, wenn der mit dem Kind zur Impfung erscheinende Elternteil nach den Erkenntnismöglichkeiten des Arztes als ermächtigt angesehen werden durfte, die Einwilligung in die ärztliche Behandlung für den abwesenden Elternteil mit zu erteilen.

Auf dieser Linie liegend entschied weiter das OLG Zweibrücken (MedR 2014, 29). Bei den öffentlich empfohlenen Impfungen gegen Grippe und Schweinegrippe handele es sich um Routineimpfungen. Es reiche deshalb grundsätzlich eine schriftliche Risikoaufklärung durch ein Aufklärungsblatt am Tag der Impfung aus. Weil mit einer Mehrfachimpfung keine spezifischen bzw. höheren Risiken verbunden seien, bedürfe es ohnedies keiner dahingehenden Aufklärung. Die simultane Applikation (zeitgleiche Mehrfachimpfung bzw. Doppelimpfung) der H1N1-Impfung gegen die sog. Schweinegrippe und der Impfung gegen die saisonale Influenza (sogenannte allgemeine Grippeschutzimpfung) an zwei Armen sei auch nicht behandlungsfehlerhaft und mit keinem spezifischen bzw. höheren Risiko verbunden.

Alle diese Entscheidungen sind mit dem zur Zeit der Sachverhalte, die zu beurteilen waren, noch nicht geltenden § 630e Abs. 2 Nr. 1 BGB kaum mehr vereinbar. Danach *muss* (!) die Aufklärung

„mündlich durch den Behandelnden oder eine Person erfolgen, die über die zur Durchführung der Maßnahme notwendige Ausbildung verfügt; [nur!] ergänzend kann auch auf Unterlagen Bezug genommen werden, die der Patient in Textform erhält". Insoweit ist das Prinzip der mündlichen Aufklärung auch im Falle von Routineimpfungen nunmehr ausnahmslos zu befolgen.

Keine Verpflichtung eines Kinderarztes besteht nach einer Entscheidung des OLG Celle (VersR 2003, 859), im Rahmen einer Keuchhustenimpfung mit Pertussisganzkeimvakzinen über das Risiko eines cerebralen Krampfanfallleidens aufzuklären. Dieses Risiko sei im Zeitpunkt der Impfung und der ihr vorausgehenden Aufklärung nicht als spezifische Komplikation der Impfung mit Ganzkeimvakzinen anzusehen.

Ebenso wenig liegt eine Verletzung einer Aufklärungspflicht vor, wenn eine frei praktizierende Kinderärztin nicht über wissenschaftlich diskutierte, schädliche Folgen einer Diphtherieimpfung aufgeklärt hat, die im Jahre 1975 jedoch noch nicht Stand des Wissens einer frei praktizierenden Kinderärztin entsprachen. Es handelte sich im Wesentlichen noch um eine *Spezialistendiskussion*, nicht aber um den allgemein anerkannten ärztlichen Standard (OLG Koblenz, MedR 2003, 168 = ArztR 2003, 24).

5.3.3 Risikoaufklärung in anderen Fällen

Das OLG Brandenburg (AHRS 5 110/314) hat 2007 allgemein betont, dass der Patient vor der Durchführung einer Impfung (in casu: gegen Frühsommer-Meningoenzephalitis) über die hiermit verbundenen (namentlich neurologischen) Risiken aufzuklären ist. Dem Patienten ist ein allgemeiner Eindruck von der Schwere des Eingriffs sowie der Art der Belastung, die sich für die körperliche Integrität und die Lebensführung ergeben können, zu vermitteln und somit über Schadensrisiken, mögliche Eingriffskomplikationen und mögliche Nebenfolgen aufzuklären. Das gilt auch in Bezug auf solche Risiken, die sich bereits aus dem Beipackzettel eines Medikamentes ergeben. Im konkreten Fall enthielt der vom Hersteller des verwendeten Impfstoffes beigefügte Beipackzettel den Hinweis, dass in seltenen Fällen Nervenentzündungen unterschiedlichen Schweregrades auftreten können. Dennoch hätte die gebotene ärztliche Aufklärung auch dieses Risiko umfassen müssen. Der bloße Hinweis auf den Beipackzettel genügt nicht; darauf, dass der Patient diesen liest, darf man sich ärztlicherseits nicht verlassen. Insbesondere waren Anhaltspunkte dafür, dass es sich um Risiken handelt, die so außergewöhnlich und nicht vorhersehbar sind, dass sie für den Entschluss des Patienten ohne Einfluss bleiben, nicht ersichtlich oder wurden vom Arzt, der sich vielmehr auf eine entsprechende Aufklärung der Patientin berief, auch nur behauptet. Bei dem Einwand der hypothetischen Einwilligung seitens des Arztes (der Patient hätte selbst im Falle der ordnungsgemäßen Aufklärung eingewilligt) hat der Patient nur glaubhaft zu machen, dass er sich bei ordnungsgemäßer Aufklärung in einem Entscheidungskonflikt befunden habe, wobei die Darlegung genügt, dass bei ordnungsgemäßer Aufklärung über das Für und Wider des ärztlichen Eingriffs die Frage nach einer Zustimmung ernsthaft bestanden habe.

Ähnlich entschied das OLG Köln (VersR 2009, 1269 = MedR 2009, 669). Für die Aufklärung vor Impfungen sei maßgebend, ob das betreffende Risiko dem Eingriff spezifisch anhaftet und bei seiner Verwirklichung die Lebensführung des Patienten besonders belastet. Die Ständige Impfkommission, die zwischen Lokal- und Allgemeinreaktionen, Komplikationen (mit gesichertem oder überwiegend wahrscheinlichen Kausalzusammenhang), Krankheiten bzw. Krankheitserscheinungen in ungeklärtem ursächlichen Zusammenhang mit der Impfung sowie Hypothesen und unbewiesenen Behauptungen unterscheidet, habe die Rechtsprechung des Bundesgerichtshofs zutreffend konkretisiert. Für den Inhalt und den Umfang der Aufklärung können zudem nur die im Zeitpunkt des Aufklärungsgesprächs bestehenden Erkenntnisse der medizinischen Wissenschaft maßgeblich sein. Im konkreten Fall war nach den wissenschaftlichen Erkenntnissen zur Zeit der Impfung ein Kausalzusammenhang (zwischen einer Hepatitis-A-Impfung und Multipler Sklerose) weder als gesichert noch als überwiegend wahrscheinlich anzusehen.

5.3.4 Therapeutische Sicherungsaufklärung; Beachtung von Empfehlungen der Ständigen Impfkommission und Staatshaftung

Gelegentlich verdichten sich Informationspflichtverletzungen sogar zu Behandlungsfehlern. Dann ist der Bereich der sogenannten therapeutischen Sicherungsaufklärung betreten.

Ist einem Hausarzt bekannt, dass seinem Patienten nach einem Unfall die Milz entfernt wurde, muss er ihn über das erhöhte Risiko einer Erkrankung an invasiven bakteriellen Infektionen und der Möglichkeit u. a. einer Pneumokokken-Schutzimpfung aufklären. Das Unterlassen eines derartigen Hinweises stellte in den Jahren 1997–1999 jedoch keinen groben Behandlungsfehler dar, so dass die Kausalität dieses Fehlers für diesen Gesundheitsschaden nicht vermutet wurde (OLG Düsseldorf, AHRS 3 110/324; siehe mittlerweile § 630h Abs. 5 S. 1 BGB). Die Beweislast für die Kausalität bleibt dann bei dem Patienten. Dessen Pneumokokken-Sepsis mit Nekrosen im Bereich aller Extremitäten und daraus resultierende Amputationen ließen sich indes nicht mit der erforderlichen Sicherheit auf die Impfung zurückführen. Es stand nicht fest, dass diese Gesundheitsschäden bei durchgeführter Schutzimpfung nicht aufgetreten wären. Daher entfiel eine Haftung des behandelnden Arztes.

Im Übrigen gilt, dass dann, wenn ein Arzt die aktuellen Empfehlungen der Ständigen Impfkommission am Robert Koch-Institut bei der Impfung eines Kleinkindes ebenso umfassend beachtet hat wie die Anwendungshinweise des Impfstoffherstellers, es am Verschulden des Arztes fehlen kann, wenn es gleichwohl zu einem Impfschaden kommt. Indes hat das OLG Stuttgart (VersR 1986, 1198) bei einer DPT-Impfung beanstandet, dass der Impfarzt nicht darüber aufgeklärt hatte, dass diese Impfung zum Zeitpunkt der Gabe nicht unter die öffentlich allgemein empfohlenen Impfungen fiel.

Eine fehlerhafte Aufklärung eines Patienten über eine Impfempfehlung durch einen Arzt kann den Gesundheitsbehörden allenfalls dann zugerechnet werden, wenn es aufgrund der besonderen Umstände erforderlich war, neben der amtlichen Veröffentlichung einer Impfempfehlung auch die Ärzte unmittelbar zu informieren. Eine solche Information soll nicht erforderlich gewesen sein, als eine öffentlich bekannt gemachte Impfempfehlung nur für eine bestimmte Personengruppe erfolgte und eine solche Einschränkung bereits in den Vorjahren – jeweils in gleicher Weise – vorgenommen worden war (LSG Berlin-Brandenburg, Urteil vom 12. Juni 2014, AZ: L 11 VJ 27/08, juris).

Zu beachten ist, dass die Staats- bzw. Amtshaftung ohnehin eine subsidiäre ist. Das verdeutlicht eine Entscheidung des OLG München (MedR 2010, 179). Macht ein Teilnehmer an einer Impfstudie zur Erforschung der Wirkungen eines Zusatzstoffes (Interleukin-12) bei der Hepatitis A-Impfung Schadenersatz- und Schmerzensgeldansprüche wegen seiner anschließenden Erkrankung an einer akuten Polyneuritis sowie an einem *Guillain-Barré-Syndrom* (GBS) gegen einen verbeamteten Hochschulprofessor geltend, der im Rahmen seines Forschungsauftrages für ein Institut der Universität München als verantwortlicher Leiter der (aus dem Bereich der Wirtschaft drittfinanzierten) Impfstudie tätig war, kann sich dieser mit Erfolg auf das Haftungsprivileg des § 839 Abs. 1 S. 2 BGB berufen. Danach kann ein Beamter im Falle der Haftung für (bloße) Fahrlässigkeit nur dann in Anspruch genommen werden, wenn der Verletzte nicht auf andere Weise (z. B. von einem anderen) Ersatz zu erlangen vermag.

5.3.5 Beweis

Allgemeinen Grundsätzen folgend trägt der Arzt bei einem Verstoß gegen die ihm obliegende Aufklärungspflicht die Beweislast für die zureichende Aufklärung (§ 630h Abs. 2 BGB).

Indes trägt auch dann der Patient die Beweislast dafür, dass die von ihm behaupteten Schadensfolgen (in casu: einer Impfung gegen Hepatitis A und B) durch die rechtswidrige Impfung verursacht worden sind (OLG Oldenburg, Urteil vom 14. Januar 2004, AZ: 5 U 129/03, juris; ebenso OLG Köln, Urteil vom 29. Oktober 2008, AZ: 5 U 88/08, juris). Dafür gilt das sogenannte Beweismaß der vollen richterlichen Überzeugung, was auf eine wenig unter 100 %ige Sicherheit hinausläuft. Wegen der fehlenden Feststellbarkeit der Kausalität einer Keuchhustenimpfung für eine Grand-Mal-Epilepsie im Sinne einer vollen richterlichen Überzeugung wurde etwa eine entsprechende Klage abgewiesen (KG VersR 2002, 438).

Ähnliches gilt auch für die Haftung des Impfstoffherstellers. Tritt bei einer Patientin nach einer Schutzimpfung gegen FSME (*Frühsommer-Meningoenzephalitis*) eine Langzeiterkrankung wie ein sekundäres „Chronic Fatigue Syndrom" (chronisches Erschöpfungssyndrom) auf, so führt diese sekundäre Impffolge zu keiner Schadensersatzpflicht gemäß § 84 AMG. Die schädliche Wirkung hinsichtlich dieser Sekundärfolge ging nicht über ein nach den Erkenntnissen der medizinischen Wissenschaft vertretbares Maß hinaus. Zudem fehlte es an der Kausalität für einen Schadensersatzanspruch im Sinne dieser Vorschrift (LG München I, ZMGR 2009, 105).

5.4 Form der Aufklärung und Dokumentation

Dass die Aufklärung selbst nicht ausschließlich schriftlich erfolgen kann, ergibt sich aus der notwendigen Individualität des Aufklärungsgesprächs und seit 2013 – wie oben gezeigt (Kap. 5.2 und Kap. 5.3.2) – aus dem Gesetz. Dennoch sind Informationsblätter, die dem Aufklärungsgespräch vorausgehen und es vorbereiten, nützlich.

Von der Form der Aufklärung ist die Form ihrer Dokumentation streng zu unterscheiden. Das allgemeine Arztrecht verlangt weder prinzipiell eine schriftliche Einwilligung noch eine schriftliche Dokumentation der Aufklärung. Soweit jedoch die Anstellungsbehörde oder der private Arbeitgeber des angestellten Arztes Schriftlichkeit fordern, muss dem zur Vermeidung von disziplinar- oder arbeitsrechtlichen Sanktionen gefolgt werden.

> **Merke** M!
>
> Schon weil der Impfarzt den Zivilprozess verliert, wenn er die Einwilligung und Aufklärung nicht beweisen kann, ist eine schriftliche Dokumentation insbesondere des Inhalts des Aufklärungsgesprächs dringend zu empfehlen.

Ohnedies ist die Dokumentation Vertragspflicht (§ 630f BGB). Der Behandelnde ist verpflichtet, in der Patientenakte sämtliche aus fachlicher Sicht für die derzeitige und künftige Behandlung wesentlichen Maßnahmen und deren Ergebnisse aufzuzeichnen, insbesondere auch Einwilligungen und Aufklärungen. Die Dokumentation hat zudem „in unmittelbarem zeitlichen Zusammenhang mit der Behandlung" zu erfolgen, was in Papierform oder elektronisch geschehen kann. Berichtigungen und Änderungen von Eintragungen in der Patientenakte sind nur zulässig, wenn neben dem ursprünglichen Inhalt erkennbar bleibt, wann sie vorgenommen worden sind. Dies ist auch für elektronisch geführte Patientenakten sicherzustellen. Die Patientenakte ist für die Dauer von zumindest zehn Jahren nach Abschluss der Behandlung aufzubewahren.

Wer dem Impfling lediglich ein gedrucktes Aufklärungsblatt aushändigt und sich allein dies sozusagen quittieren lässt, dokumentiert damit – zu seinen Lasten –, dass er kein individuelles Aufklärungsgespräch geführt hat. Wer sich auf einem Formblatt bescheinigen lässt, er habe in einem Gespräch die in der Broschüre dargestellten Umstände angesprochen, setzt sich gleich zwei Gefahren aus: Einerseits fehlt vielfach der Hinweis, dass der Patient nachfragen konnte und wirklich alles verstanden hat. Zum anderen wird durch eine so gestaltete Erklärung des Impflings geradezu dokumentiert, dass über andere als die in der Broschüre aufgeführten Risiken nicht gesprochen wurde. Gelingt im Streitfall dem Kläger der Beweis, dass die Broschüre unvollständig war, wird der Impfarzt verurteilt werden. Das Ganze wird dann sogar strafrechtlich riskant, weil nunmehr zum Nachteil des Arztes anhand seiner eigenen Dokumentation die Unvollständigkeit der Aufklärung bewiesen werden kann. Immerhin lässt die Rechtsprechung den Beweis der Aufklärung durch Personal zu. Besser ist indes in jedem Fall eine korrekte Dokumentation.

Der Arzt kann das *Aufklärungsgespräch auch ohne schriftliche Bescheinigung* in seinen eigenen Unterlagen dokumentieren. Aber auch hier gilt: Macht die Dokumentation den Eindruck der Unvollständigkeit, beweist sie also, dass über weitere als die dokumentierten Umstände nicht gesprochen wurde, entstehen auch hier erhebliche rechtliche Risiken.

5.5 Haftung und Strafbarkeit

Bei Impfschäden haftet der Staat nach dem *Infektionsschutzgesetz* (IfSG, §§ 60 ff) generell, sofern es sich um eine öffentlich empfohlene Impfung handelt. Freilich sind die Ersatzleistungen begrenzt, insbesondere wird kein Schmerzensgeld gezahlt.

Im Übrigen haftet bei Verletzung der Aufklärungspflicht der Impfarzt wegen *Vertragsverletzung* und wegen *unerlaubter Handlung*. Beides kann auch zu einem Schmerzensgeldanspruch des Impflings führen. Im *Zivilprozess* gegen den Arzt muss der Impfling nur beweisen, dass er geimpft wurde und der Schaden auf der Impfung beruhte. Der Arzt muss dagegen beweisen, dass eine wirksame Einwilligung vorlag, und das heißt vor allem, dass er hinreichend aufgeklärt hatte (§ 630h Abs. 2 BGB). Misslingt ihm dieser Beweis, dann wird er zur Zahlung von Schadensersatz und ggf. von Schmerzensgeld verurteilt. Hat der Impfarzt als Amtsträger gehandelt, so richtet sich der Anspruch gegen den Staat, der jedoch bei Vorsatz oder grober Fahrlässigkeit beim Arzt Regress nehmen kann und nur subsidiär, das heißt nur im Falle des Fehlens einer anderweitigen Ersatzmöglichkeit gegenüber Dritten haftet.

Günstiger für die Behandlungsseite ist die Lage im *Strafprozess.* An sich liegt bei Verletzung der Aufklärungspflicht eine strafbare Körperverletzung vor, die bei schweren Folgen mit empfindlicher Freiheitsstrafe geahndet werden kann. Jedoch ist der Arzt nach dem Grundsatz *in dubio pro reo* freizusprechen, wenn die Verletzung der Aufklärungspflicht nicht nachgewiesen werden kann. Zweifel an der Vollständigkeit der Aufklärung gehen also im Zivilprozess zu Lasten des Arztes, im Strafprozess führen sie dagegen zum Freispruch.

5.6 Sonderfall: Klinische Prüfung von Impfstoffen

Die Problematik der Versuche mit Impfstoffen ist seit dem umfangreichen Versuch in das Bewusstsein der Allgemeinheit gedrungen, unter Einbeziehung mehrerer hunderttausend Kinder die Wirksamkeit des Salk-Impfstoffs gegen Kinderlähmung zu ermitteln. Dies geschah in den 1950er-Jahren und bewies die Wirksamkeit des Impfstoffs. Mittlerweile ist jedoch bekannt geworden, dass insbesondere in England und Irland Kindern in Kinderheimen Impfstoff gegeben wurde, der noch als experimentell galt, ohne ihre Eltern oder sonstigen Vertreter zu befragen. Es handelte sich insbesondere um Impfstoffe gegen Keuchhusten, Diphtherie und Tetanus. Diese Studien wurden in den 1950er-Jahren begonnen und in den 1960er-Jahren fortgesetzt. Dabei sind dem Vernehmen nach Gehirnschäden aufgetreten. Grundsätzlich sind Impfversuche auch bei einer bevorstehenden Pandemie notwendig. Diese müssten freilich an einer großen Zahl von Patienten und Probanden erfolgen, was regelmäßig auf tatsächliche Schwierigkeiten stößt. Die ersten bekannten medizinischen Versuche betrafen Impfversuche gegen die Pocken.

Abweichend vom zuvor dargestellten allgemeinen Arztrecht finden sich im Arzneimittelgesetz besondere Regeln, wenn Impfstoffe einer klinischen Prüfung unterzogen werden. Soweit ein Vakzin zugelassen ist, gelten die Sondervorschriften des AMG nicht. Bei der klinischen Prüfung (die auch in der Praxis des niedergelassenen Arztes stattfinden kann) von nicht zugelassenen Impfstoffen gelten folgende Abweichungen:

- §§40 ff AMG (ab dem 28. Mai 2016: die VO [EU] 536/2014 vom 16.04.2014 über klinische Prüfungen mit Humanarzneimitteln) stellen zahlreiche besondere Voraussetzungen auf, für deren Einhaltung nicht etwa nur das die Prüfung organisierende Pharmaunternehmen zuständig ist. Auch der einzelne an der Prüfung teilnehmende Arzt muss sich darum kümmern, ob die Voraussetzungen eingehalten sind. Im hier interessierenden Zusammenhang ist Folgendes hervorzuheben: Der Impfling muss – anders als nach allgemeinem Arztrecht – seine Einwilligungserklärung (nach mündlicher Aufklärung) schriftlich abgeben.
- Bei Minderjährigen (Personen unter 18 Jahren) gilt Folgendes: Der Impfstoff muss bestimmt und geeignet sein, den Minderjährigen vor Krankheiten zu schützen. Die klinische Prüfung an Erwachsenen darf keine ausreichenden Prüfergebnisse erwarten lassen. Die klinische Prüfung darf zudem nur durchgeführt werden, wenn sie für den Minderjährigen mit möglichst wenig Belastungen und anderen vorhersehbaren Risiken verbunden ist; sowohl der Belastungsgrad als auch die Risikoschwelle müssen im Prüfplan eigens definiert und vom Prüfer ständig überprüft werden. Vorteile zugunsten des Minderjährigen mit Ausnahme einer angemessenen Entschädigung dürfen nicht gewährt werden.
- Stets muss der gesetzliche Vertreter oder Pfleger des Minderjährigen (schriftlich) einwilligen. Die Einwilligung hat dem mutmaßlichen Willen des Minderjährigen zu entsprechen, soweit ein solcher feststellbar ist. Der Minderjährige ist vor Beginn der klinischen Prüfung von einem im Umgang mit Minderjährigen erfahrenen Prüfer (regelmäßig ein Arzt) über die Prüfung, die Risiken und den Nutzen aufzuklären, soweit dies im Hinblick auf sein Alter und seine geistige Reife möglich ist. Erklärt der Minderjährige, nicht an der klinischen Prüfung teilnehmen zu wollen, oder bringt er dies in sonstiger Weise zum Ausdruck, so ist dies zu beachten. Kann der Minderjährige Wesen, Bedeutung und Tragweite der klinischen Prüfung erkennen und seinen Willen hiernach ausrichten, so ist auch seine Einwilligung erforderlich. Dem Minderjährigen ist zudem die Gelegenheit zu einem Beratungsgespräch mit einem Prüfarzt zu geben.

5.6.1 Literatur

[1] Deutsch, E. Klinische Studien für neue Impfungen, VersR 2003, 13

[2] Deutsch, E, Spickhoff, A. Medizinrecht, 7. Aufl.; 2014

[3] Gesetz zur Verhütung und Bekämpfung von Infektionskrankheiten beim Menschen. Infektionsschutzgesetz (IfSG) vom 20. Juli 2000 (BGBl. I S. 1045), zuletzt geändert am 07.08.2013 (BGBl. I, 3 154). Im Internet: www.gesetze-im-internet.de/ifsg/; Stand: 03.07.2215

6 Dokumentation der Schutzimpfungen

O. Wichmann

6.1 Gesetzliche Vorgaben

Die gesetzlich vorgeschriebene Dokumentation der Impfungen (IfSG § 22 Abs. 1; [1], [2]) im *Impfausweis* bzw., wenn dieser nicht verfügbar ist, in einer vom impfenden Arzt auszustellenden *Impfbescheinigung*, verfolgt mehrere Ziele. Sie ist daher genau definiert und relativ umfangreich. Der Inhalt einer Impfbescheinigung sollte sobald wie möglich vom Impfarzt (ggf. vom Gesundheitsamt) in den Impfausweis übertragen werden.

Folgende Angaben müssen dokumentiert sein:
- Datum der Schutzimpfung,
- Bezeichnung und Chargennummer des Impfstoffs,
- Name(n) der Krankheit(en), gegen die geimpft wird,
- Name und Anschrift des impfenden Arztes (Arztstempel),
- Unterschrift des impfenden Arztes oder Bestätigung der Eintragung des Gesundheitsamts.

Die ersten 3 Angaben sind auch in den Patientenunterlagen des Arztes festzuhalten. Bei der Gabe von Immunglobulinen ist eine entsprechende Dokumentation durch das Transfusionsgesetz (§ 14) vorgeschrieben.

Da nach Inkrafttreten des Infektionsschutzgesetzes (IfSG) im Jahr 2000 die unentgeltliche Abgabe der Impfausweise durch das jeweilige Gesundheitsamt nicht mehr vorgesehen ist, können diese von verschiedenen Anbietern produziert werden, soweit sie den Vorgaben des IfSG (§ 22, Abs. 1–3) entsprechen. Der Impfausweis erlaubt die Dokumentation sowohl der Standardimpfungen als auch von Indikationsimpfungen und Immunglobulingaben. Auch Antikörpernachweise (z. B. gegen Hepatitis B) sind darin dokumentierbar und dann für jeden Arzt verfügbar.

Der Impfausweis sollte eine spezielle Rubrik für die nach den Internationalen Gesundheitsvorschriften („International Health Regulations") der WHO vorgesehene *Gelbfieberimpfbescheinigung* enthalten. Die Gelbfieberimpfung ist gegenwärtig die einzige Schutzimpfung, die entsprechend den Empfehlungen der WHO bei der Einreise in bestimmte Länder auch von Touristen gefordert werden kann. Entsprechende Informationen – inklusive einer Liste der Länder, für die die Gelbfieberimpfung empfohlen oder vorgeschrieben ist – sind z. B. der aktuellen WHO-Veröffentlichung „International Travel and Health" zu entnehmen [4].

6.2 Ziel der Dokumentation von Maßnahmen der Immunisierung

Die Dokumentation des Zeitpunkts und der Art der erfolgten Impfung dient vor allem der Information des Impflings, aber auch des jeweiligen behandelnden Arztes über den aktuellen Impfstatus und damit auch über notwendige weitere Impfungen des Patienten. Da in Deutschland durch die freie Arztwahl bedingt, die Patienten häufig unterschiedliche Ärzte konsultieren und es kein zentrales Impfregister gibt, ist die Verfügbarkeit und die vollständige Eintragung aller Impfungen im Impfausweis von sehr großer Wichtigkeit – z. B. nach einer Verletzung für die Entscheidung über die Art der vorzunehmenden Tetanusprophylaxe. Ein fehlender Impfnachweis zwingt Chirurgen z. B. nicht selten zu einer unnötigen, ggf. sogar kombinierten Tetanussimultanimpfung.

Die Dokumentation des Namens eines Impfstoffs und der verwendeten Chargennummer hat darüber hinaus auch eine hohe Bedeutung für den Fall eines Verdachts auf eine Impfkomplikation (Kap. 7) oder bei Verdacht bzw. Nachweis einer fehlenden Wirksamkeit sowie einer möglichen Kontamination eines bestimmten Impfstoffs bzw. einzelner Chargen eines Impfstoffs oder Immunglobulins. Die Kenntnis der Chargennummer ist dabei sowohl von Bedeutung für die Zulassungsbehörde, das Paul-Ehrlich-Institut (PEI), zur Zuordnung möglicher Risiken, aber auch für die behandelnden Ärzte im Fall der Notwendigkeit einer gezielten Nachverfolgung von Patienten, die einen bestimmten Impfstoff oder ein bestimmtes Immunglobulin erhalten haben.

In diesem Zusammenhang hat die notwendige Dokumentation einer Impfung bzw. einer Immunglobulingabe und der erfolgten Aufklärung (Kap. 5) in der Patientenakte eine hohe Priorität. Nur wenn der Arzt aufgrund seiner Patientendokumentationen in der Lage ist, Patienten, die bestimmte Impfstoffe oder entsprechende Chargen erhalten haben, gezielt zu ermitteln, kann er bei diesen ggf. notwendige Nachuntersuchungen oder zusätzliche Impfstoffgaben veranlassen. Die Verwendung einer geeigneten Praxissoftware für die Impfdokumentation ist auch eine gute Voraussetzung für die Erinnerung oder sogar gezielte Einladung von Patienten („recall") zur Fortsetzung eines Mehrdosenimpfschemas oder von notwendigen Auffrischimpfungen in bestimmten Abständen.

Die optimale Dokumentation der vorgenommenen Impfungen ist auch die Voraussetzung für die Abrechnung von Impfleistungen gegenüber der jeweiligen Kassenärztlichen Vereinigung (KV) oder Krankenversicherung. Die Anlage 2 der Schutzimpfungs-Richtlinie des Gemeinsamen Bundesausschusses (G-BA) weist einen einheitlichen Dokumentationsschlüssel für Impfungen aus, der seit dem 01.07.2008 bei der Abrechnung mit den gesetzlichen Krankenkassen verwendet werden soll. Diese Verschlüsselung unterstützt eine differenzierte Erhebung der Impfleistungen und des Impfstatus der geimpften Patienten sowie die Abschätzung von Impfquoten auf Bevölkerungsebene [3].

6.2.1 Literatur

[1] Bales S, Baumann HG, Schnitzler N. Infektionsschutzgesetz. 2. Aufl. Stuttgart: Kohlhammer; 2003

[2] Gesetz zur Verhütung und Bekämpfung von Infektionskrankheiten beim Menschen. Infektionsschutzgesetz (IfSG) vom 20. Juli 2000 (BGBl. I S. 1045), das zuletzt durch Artikel 2 Absatz 36 und Artikel 4 Absatz 21 des Gesetzes vom 7. August 2013 (BGBl. I S. 3 154) geändert worden ist. Im Internet: www.gesetze-im-internet.de/ifsg/; Stand: 15.12.2014

[3] Rieck T, Feig M, Eckmanns T, et al. Vaccination coverage among children in Germany estimated by analysis of health insurance claims data. Hum Vaccin Immunother 2014; 10: 476–484

[4] World Health Organization (WHO). International Travel and Health 2012. ITH 2014 Updates. Geneva: World Health Organization; 2014. Im Internet: www.who.int/ith/en/; Stand: 15.12.2014

7 Impfkomplikationen und Impfschäden

B. Keller-Stanislawski

7.1 Allgemeine Regeln

Vom Impfarzt muss stets die *Impffähigkeit* geprüft werden, dazu gehört:
- die Erhebung der Eigen- und Fremdanamnese (z. B. durchgemachte Krankheiten, Grunderkrankungen, Verträglichkeit vorausgegangener Impfungen, medikamentöse Behandlung, Erkrankungen in der Familie) sowie
- eine körperliche Untersuchung.

Um Impfkomplikationen zu vermeiden, sind Kontraindikationen und Warnhinweise des jeweiligen Impfstoffs, die in der Fachinformation dargestellt sind, zu beachten. Einzelne Kontraindikationen bestehen jedoch nicht dauerhaft, d. h. eine Impfung kann auf einen späteren Zeitpunkt verschoben werden.

Kontraindikationen (KI) können sein:
- akute behandlungsbedürftige Erkrankungen,
- angeborene oder erworbene schwere Immundefekte (s. Kap. 46),
- Anamnese schwerer allergischer Reaktionen auf die Impfung (s. Kap. 45) bzw. auf Impfstoffbestandteile wie Neomycin, Streptomycin und Hühnereiweiß.

7.2 Aufklärungs- und Beratungspflicht

Vor Durchführung einer Schutzimpfung hat der Arzt die Pflicht, den Impfling oder seine Eltern bzw. Sorgeberechtigten über die impfpräventable Erkrankung und die Impfung aufzuklären, damit sie über die Teilnahme an der Impfung entscheiden können. Nur ein informierter, aufgeklärter Patient kann rechtswirksam einwilligen. Hiervon hat sich der Impfarzt in einem persönlichen Gespräch zu überzeugen, in dem er den Nutzen der Impfung, den Beginn und die Dauer des Impfschutzes, aber auch mögliche Risiken und Komplikationen verständlich darlegt. Personen mit chronischen Erkrankungen sollen über den Nutzen der Impfung im Vergleich zum Risiko der Krankheit aufgeklärt werden. Die Aufklärung und die Einwilligung des Impflings bzw. dessen Sorgeberechtigten sind in den Patientenunterlagen durch den impfenden Arzt zu dokumentieren. Wird der mündlichen Aufklärung ein entsprechendes Aufklärungsmerkblatt zugrunde gelegt, so kann der impfende Arzt in seiner Dokumentation darauf verweisen (vgl. Kap. 6).

Merkblätter oder Formulare können das Aufklärungsgespräch vorbereiten, das individuelle Gespräch jedoch nicht ersetzen (s. Kap. 5)!

Die Ständige Impfkommission (STIKO) hat „Hinweise für Ärzte zum Aufklärungsbedarf bei Schutzimpfungen" im epidemiologischen Bulletin veröffentlicht [2].

7.3 Feststellung zur Impffähigkeit

Häufig werden irrtümlich bestimmte Umstände, wie banale Infekte, als Kontraindikationen angesehen und Impfungen daher nicht zeitgerecht verabreicht. Die Deutsche Akademie für Kinderheilkunde hat zu diesem Thema eine ausführliche Stellungnahme veröffentlicht [1].

Eine Infektionskrankheit darf dabei bei Kindern als *banal* angesehen werden, wenn lediglich subfebrile Körpertemperaturen (≤ 38,5 °C) bestehen und das Allgemeinbefinden des Impflings (d. h. Verhalten und Nahrungsaufnahme) nicht oder nur wenig beeinträchtigt ist sowie die Anamnese (einschließlich Reise- und Umgebungsanamnese) und die sonstige Symptomatik des Impflings gegen den möglichen Beginn einer schweren Krankheit sprechen. Auch die Exposition gegenüber einem infektiösen Agens stellt keine Kontraindikation für eine Impfung dar.

Indizierte Impfungen sollen auch bei Personen mit chronischen Erkrankungen durchgeführt werden; diese Patienten sind u. U. durch schwere Verläufe und Komplikationen impfpräventabler Krankheiten besonders gefährdet. Es liegen keine gesicherten Erkenntnisse vor, dass evtl. zeitgleich mit der Impfung auftretende Krankheitsschübe durch eine Impfung verursacht sein können.

Auch ein Krampfleiden ist i. d. R. keine Kontraindikation, wenn dieses antikonvulsiv gut eingestellt ist. Das Gleiche gilt auch für neurologische Erkrankungen, sofern der klinische Verlauf als stabil zu bezeichnen ist. Dagegen sind Patienten mit progressivem ZNS-Leiden, nicht stabil medikamentös eingestellte Patienten oder Patienten mit einer bislang nicht abgeklärten neurologischen Symptomatik (einschließlich nicht abgeklärter Entwicklungsverzögerung) von der Impfung vorläufig zurückzustellen (s. Kap. 48).

Nach Empfehlung der STIKO sollten Frühgeborene unabhängig vom Reifungsgrad und dem Körpergewicht unter Abwägung von Risiko und Nutzen entsprechend dem empfohlenen Impfalter geimpft werden.

7.4 Erkrankungen nach einer Impfung

Die Weltgesundheitsorganisation (WHO, [3]) und das Council for International Organizations of Medical Science (CIOMS) unterscheidet Reaktionen, die

- durch Eigenschaften des Impfstoffs verursacht oder getriggert,
- durch einen Qualitätsdefekt des Impfstoffs verursacht,
- durch (grundsätzlich vermeidbare) Fehler bei der Immunisierung (z. B. unsachgemäße Handhabung, Verschreibung und Anwendung) verursacht,
- durch Ängste des Impflings verursacht sind sowie
- Erkrankungen, die rein zufällig mit der Impfung zusammentreffen, aber in keinem kausalen Zusammenhang mit der Impfung stehen.

7.5 Handhabung von Impfstoffen

Die sachgerechte Handhabung von Impfstoffen ist eine wichtige Voraussetzung zur Vermeidung von Impfreaktionen und Komplikationen.

- Zu den Grundregeln des Umgangs mit Impfstoffen gehören sachgerechter Transport und richtige Lagerung:
  - Die meisten Impfstoffe sind bei + 2–8 °C zu lagern.
  - Impfstoffpackungen sollten nicht an Kühlaggregate im Kühlschrank gedrückt werden, da dann Frosteinwirkung droht, die insbesondere Adsorbatimpfstoffe unbrauchbar machen kann. Partikel können sichtbar werden. Der Impfstoff lässt sich nicht mehr suspendieren.
- Außerdem ist auf die Gültigkeitsdauer, die genaue Dosierung und Impftechnik zu achten (s. Kap. 4).
- Hygienisches Arbeiten ist unbedingt zu gewährleisten.
- Angebrochene Ampullen sollten sofort verbraucht werden, um eine sekundäre Kontamination zu verhindern.
- Sofern selbst geringe Mengen eines Adsorbatimpfstoffs in die Subkutis gelangen, kann es zu Granulombildung und sterilen Abszessen kommen, die gelegentlich chirurgisch entfernt werden müssen. Daher ist eine tiefe i. m.-Injektion insbesondere bei Adsorbatimpfstoffen zu empfehlen.
- Auf den Wechsel der Injektionsstellen ist zu achten. Bei Säuglingen eignet sich die Außenseite der Oberschenkel besonders für die schmerzarme und ungefährliche i. m.-Impfstoffapplikation, später auch die Mm. deltoidei. Dabei sollte die Injektion nicht in Gelenknähe und wechselseitig vorgenommen werden.

7.6 Impfreaktionen

Impfreaktionen, wie Rötung, Schwellung und Schmerzhaftigkeit im Bereich der Injektionsstelle oder auch erhöhte Temperaturen, grippeähnliche Symptome, Gliederschmerzen, Müdigkeit oder Magen-Darm-Beschwerden sind als Ausdruck der normalen Auseinandersetzung des Organismus mit dem Impfstoff zu sehen. Innerhalb von 1–3 Tagen, selten später, kann es nach der Applikation von Totimpfstoffen zu Impfreaktionen kommen, die i. d. R. rasch und folgenlos abklingen. Gegebenenfalls ist eine symptomatische Therapie (z. B. Kühlung, ggf. Gabe von Antipyretika) zu empfehlen. Bei Lebendimpfstoffen werden Allgemeinreaktionen wie erhöhte Temperatur erst wenige Tage nach der Impfung beobachtet. Zwischen 1 Woche und maximal 4 Wochen kann es nach der Masern-Mumps-Röteln-Impfung (MMR-Impfung) oder der Varizellenimpfung zur Impfkrankheit kommen, einer leichten Form der Infektionserkrankung.

7.7 Komplikationen nach Impfungen

Impfstoffe werden i. d. R. gut vertragen. Impfkomplikationen mit bleibenden Schäden sind eine ausgesprochene Rarität. Impfkomplikationen sind Risiken, die einer Impfung *spezifisch* anhaften wie z. B. anaphylaktische Reaktionen, Fieberkrämpfe, Thrombozytopenie nach MMR-Impfung, hypotone hyporesponsive Episoden (kurzzeitiger schockähnlicher Zustand mit reduziertem Muskeltonus und

Nichtansprechbarkeit) nach DTP- und Hib-Impfung und Arthritis nach Rötelnimpfung.

Treten im zeitlichen Zusammenhang mit Impfungen neurologische Erkrankungen auf, so scheint es naheliegend, zunächst an eine Impfkomplikation zu denken. Obwohl dies in Einzelfällen zutreffen kann, handelt es sich bei neurologischen Impfkomplikationen, sofern überhaupt ein Zusammenhang mit der Impfung besteht, um sehr seltene Ereignisse. Unbedingt sollten differenzialdiagnostische Untersuchungen erfolgen, um zeitnah eine andere Ursache diagnostizieren und frühzeitig mit einer adäquaten Therapie beginnen zu können. Beispielsweise ist bei neurologischen Erkrankungen und Symptomen in zeitlichem Zusammenhang von Impfungen an die Diagnosekategorien und diagnostischen Maßnahmen zu denken, die in ▸ Tab. 7.1 aufgeführt sind.

Tab. 7.1 Mögliche Diagnosekriterien und die dazu erforderlichen diagnostischen Verfahren bei ausgewählten neurologischen Symptomen und Erkrankungen

Diagnose	Diagnostik
koinzidierende Meningoenzephalitis viraler oder bakterieller Genese	Lumbalpunktion: Liquordiagnostik mit Zellzahl, Eiweiß, Glukose, Immunglobulinen usw., bakteriologische Diagnostik, Virusanzüchtung, serologische Blut-Liquor-Diagnostik (möglichst 2-mal im Abstand von 10 Tagen)
Hirnfehlbildungen	CT, Kernspintomogramm (NMR), EEG
degenerative ZNS-Erkrankungen	Augenhintergrund, CT, NMR Liquor: Eiweiß, Zellbefund, monooligoklonale Immunglobuline, basisches Myelinprotein, ggf. Dünnschichtchromatografie komplexer Oligosaccharide, Liquoreiweißelektrophorese EEG, evozierte Potenziale, Nervenleitgeschwindigkeit Leukozyten- und Fibroblastenkultur zur Untersuchung auf neurometabolische Enzymdefekte Hautbiopsie (Zeroidlipofuszinose) Energiestoffwechseldefekte über Muskelbiopsie
Ausschluss angeborener Stoffwechselerkrankungen	basale Laborparameter: Blutzucker, Anionenlücke im Serum, pH-Messung im Plasma (mehrfach), DNpH-Probe im Urin auf Fettsäuren, Clinitest (Nachweis reduzierter Substanzen), Clinistix (spezieller Nachweis von Glukose) Blutbildveränderungen: Anämie, Leukopenie, Thrombopenie, Lymphozytenvakuolisierung Serumbestimmung von Lactat, Pyruvat, Carnitin und Ammoniak (quantitativ), Aminosäuren (qualitativ) in Plasma und Harn Screening mit Tandemmassenspektroskopie (in einigen Bundesländern im Rahmen des Neugeborenenscreenings), Bestimmung von Aminosäuren (quantitativ) in Serum und Urin, organischen Säuren (quantitativ) im Urin, überlangkettigen Fettsäuren im Urin (quantitativ) klinische Belastungsuntersuchung: Hungerversuch, Glukose-Eiweiß-Belastung, 3-Phenylpropionat-Belastung enzymatische In-vitro-Untersuchungen: Leukozyten, Fibroblasten, Leberbiopsie, Muskelbiopsie, Knochenmarkspunktion mit Zellbeurteilung
pränatale und perinatale (hypoxische) Hirnschädigung	Schwangerschafts-Geburtsentwicklungsanamnese Augenhintergrund, Sonografie des ZNS, CT, NMR, EEG, EVP
Intoxikation	EEG Mageninhalt, Urin, Sputum, Blut zur toxologischen Untersuchung
Hirntumor	CT, NMR, danach evtl. Angiografie je nach Befund
vaskuläre Erkrankungen: Thrombose (Homozystinurie), Infarkt, Blutung und Gefäßanomalien	wie bei Hirntumor zusätzlich Aminosäurenchromatogramm (Serum) und transkranielle Dopplersonografie
pränatale Infektionen Phakomatosen	EEG, CT, NMR, Hautdiagnostik einschließlich Wood-Licht
Guillain-Barré-Syndrom	Liquordiagnostik mit Zellzahl, Eiweiß usw. Nervenleitgeschwindigkeit, ggf. Nervenbiopsie (N. suralis) Suche nach Infekterregern (z. B. Campylobacter jejunii)
periphere Neuritis	periphere Nervenleitgeschwindigkeit

7.8 Impfschaden und gesetzliche Schadensregelung

Impfungen dienen mit wenigen Ausnahmen nicht nur dem Individualschutz, sondern auch dem Schutz der Bevölkerung vor bestimmten Infektionserkrankungen. Moderne Impfstoffe sind gut verträglich und die Zahl der Impfschäden ist, im Vergleich zur Zahl der verhinderten Erkrankungen, sehr klein. Wegen des hohen öffentlichen Interesses von Impfungen werden Impfschäden gemäß der §§ 60–63 Infektionsschutzgesetz (IfSG) entschädigt, sofern die Impfung von einer zuständigen Landesbehörde öffentlich empfohlen und in ihrem Bereich durchgeführt wurde, gesetzlich angeordnet wurde oder vorgeschrieben war oder aufgrund der Verordnungen zur Ausführung der Internationalen Gesundheitsvorschriften durchgeführt worden ist. Sofern die vorbeugende Maßnahme der Prophylaxe zu Gesundheitsschäden führt, kann u. U. ebenfalls ein Versorgungsanspruch gemäß § 60 IfSG geltend gemacht werden. Wer zum geschützten Personenkreis nach § 60 IfSG gehört und einen Impfschaden erlitten hat, erhält wegen der gesundheitlichen und wirtschaftlichen Folgen der Impfung auf Antrag Versorgung.

In § 2 Nr. 11 IfSG wird ein Impfschaden definiert als die gesundheitliche oder wirtschaftliche Folge einer über das übliche Ausmaß einer Impfreaktion hinausgehenden gesundheitlichen Schädigung durch die Schutzimpfung.

Ein Impfschaden liegt auch vor, wenn mit vermehrungsfähigen Erregern geimpft wurde und eine andere als die geimpfte Person geschädigt wurde. Zur Anerkennung eines Gesundheitsschadens als Folge einer Impfung genügt die Wahrscheinlichkeit eines ursächlichen Zusammenhangs (§ 61 IfSG). Die Versorgung wird von den für die Durchführung des Bundesversorgungsgesetzes zuständigen Behörden der Bundesländer auf Antrag durchgeführt.

7.9 Meldung des Verdachts auf eine Impfkomplikation

In § 6 Abs. 1 Nr. 3 IfSG sind Meldeverpflichtungen eines Verdachts einer über das übliche Ausmaß einer Impfreaktion hinausgehenden gesundheitlichen Schädigung gesetzlich geregelt. Die namentliche Meldung durch einen Arzt ist an das Gesundheitsamt zu richten. Das Gesundheitsamt ist nach § 11 Abs. 2 IfSG seinerseits verpflichtet, den gemeldeten Verdacht einer über das übliche Ausmaß einer Impfreaktion hinausgehenden gesundheitlichen Schädigung der zuständigen Landesbehörde und der nach § 77 AMG zuständigen Bundesoberbehörde, dem Paul-Ehrlich-Institut in Langen, pseudonymisiert zu melden.

Die STIKO hat Kriterien der Abgrenzung einer üblichen Impfreaktion und einer Impfkomplikation entwickelt. Das übliche Ausmaß nicht überschreitende, vorübergehende Lokal- und Allgemeinreaktionen, die als Ausdruck der immunologischen Auseinandersetzung des Organismus mit dem Impfstoff anzusehen sind, sind nicht meldepflichtig. Dazu gehören z. B.:

- anhaltende Rötung, Schwellung oder Schmerzhaftigkeit an der Injektionsstelle für die Dauer von 1–3 Tagen,
- Fieber unter 39,5 °C, Kopf- und Gliederschmerzen, Mattigkeit, Unwohlsein, Übelkeit, Unruhe, Schwellung der regionalen Lymphknoten oder
- im gleichen Sinne zu deutende Symptome einer *Impfkrankheit* (1–3 Wochen nach der Impfung), z. B. leichte Parotisschwellung oder ein masern- bzw. varizellenähnliches Exanthem oder leichte Arthralgien nach Verabreichung von auf der Basis abgeschwächter Lebendviren hergestellten Impfstoffen gegen Mumps, Masern, Röteln oder Varizellen.

Ausgenommen von der Meldepflicht sind auch Krankheitserscheinungen, denen offensichtlich eine andere Ursache zugrunde liegt. Alle anderen Reaktionen unterliegen der Meldepflicht im Sinne des Infektionsschutzgesetzes. Das Berichtsformblatt „Bericht über Verdachtsfälle einer über das übliche Ausmaß einer Impfreaktion hinausgehenden gesundheitlichen Schädigung" ist unter www.pei.de/uaw/ifsg.htm abrufbar.

Gemäß der Musterberufsordnung hat der Arzt außerdem Meldungen über Verdachtsfälle von Nebenwirkungen an die Arzneimittelkommission der deutschen Ärzteschaft (AKdÄ) in Berlin zu richten.

7.10 Schadensverhütung bei passiver Immunisierung

Die intramuskuläre Injektion von Immunglobulin ist schmerzhaft, besonders wenn das Präparat bei Kühlschranktemperatur und zu schnell appliziert wird. Daher sollte die Injektion langsam und mit handwarmem Immunglobulin vorgenommen werden.

Gelegentlich kann es zu vorübergehenden Schwellungen an der Injektionsstelle, zu Temperaturerhöhung, zu Hautreaktionen und Schüttelfrost kommen. Selten sind Übelkeit, Erbrechen, Unwohlsein und Kopfschmerzen.

Schockreaktionen nach Gabe von humanem Immunglobulin werden sehr selten beschrieben.

Bei der i. v.-Anwendung von Immunglobulinen sollte die Infusion der körperwarmen Lösung ebenfalls langsam erfolgen. Schwere anaphylaktische Reaktionen sind fast ausschließlich bei Patienten mit selektivem IgA-Mangel oder anderen Immundefektsyndromen beobachtet worden. Bei der Anwendung von aus menschlichem Blut oder Plasma hergestellten Arzneimitteln können Infektionserkrankungen durch die Übertragung von Erregern – auch bisher unbekannter Natur – nicht völlig ausgeschlossen werden. Um das Risiko einer Übertragung von infektiösem Material zu reduzieren, erfolgt eine sorgfältige Auswahl der Plasmaspender und -spenden. Der Herstellungsprozess von Immunglobulinen beinhaltet Maßnahmen zur Eliminierung/Inaktivierung von Viren.

Zur Behandlung von Botulismus stehen vom Pferd gewonnene Immunseren zur Verfügung. Die Fach- und Gebrauchsinformation ist bei der Anwendung unbedingt zu beachten.

7.10.1 Literatur

[1] Deutsche Akademie für Kinderheilkunde und Jugendmedizin (DAKJ). Kommission für Infektionskrankheiten und Impffragen. Banale Infektionen – keine Kontraindikation für Impfungen. Monatsschr Kinderheilkd 2004; 152: 221–222

[2] Ständige Impfkommission am Robert Koch-Institut (STIKO). Mitteilungen der Ständigen Impfkommission am RKI: Hinweise für Ärzte zum Aufklärungsbedarf bei Schutzimpfungen; Stand 22 Juni 2007. Epid Bull 2007, Nr. 25, www.rki.de/DE/Content/Infekt/EpidBull/Archiv/2007/Ausgaben/25_07.pdf;jsessionid = B165DD1FC0106C7E20D695FC8AA9EDE1.2_cid298?__blob = publicationFile

[3] World Health Organization (WHO). Causality assessment of an adverse event following immunization (AEFI). User Manual for revised WHO classification. WHO/HIS/EMP/QSS; März 2013

7.10.2 Weiterführende Literatur

[1] Advisory Committee on Immunization Practices (ACIP). Vaccine side effects, adverse reactions, contraindications, and precautions. Morb Mortal Wkly Rep (MMWR) 1996; 45 (RR-12): 1–35

[2] Advisory Committee on Immunization Practices (ACIP) and American Academy of Family Physicians (AAFP). General recommendations on immunization. Morb Mortal Wkly Rep (MMWR) 2002; 51 (RR-2): 1–36

[3] Cherry JD. Pertussis vaccine encephalopathy: It is time to recognize it as the myth that it is. JAMA 1990; 263: 1679–1680

[4] Dittmann S. Vaccines. In: Dukes MNG, Aronson JK, eds. Meyer's side effect of drugs. Amsterdam: Elsevier; 2000: 1047–1100

[5] Griffith AH. Permanent brain damage and pertussis vaccination: Is the end of the saga in sight? Vaccine 1989; 7: 99–210

[6] Keller-Stanislawski B, Heuß N, Meyer C. Verdachtsfälle von Impfkomplikationen nach dem Infektionsschutzgesetz und Verdachtsfälle von Nebenwirkungen nach dem Arzneimittelgesetz vom 1.1.2001 bis zum 31.12.2003. Bundesgesundheitsbl Gesundheitsforsch Gesundheitsschutz 2004; 47: 1151–1164

[7] Quast U, Thilo W, Fescharek R. Impfreaktionen – Bewertung und Differentialdiagnose. 2. Aufl. Stuttgart: Hippokrates; 1997

8 Leitlinien für Schutzimpfungen

O. Wichmann

II

8.1 Die Ständige Impfkommission

Die *Ständige Impfkommission* (STIKO), mit Sitz der Geschäftsstelle am Robert Koch-Institut (RKI), besteht seit 1972. Das 2001 in Kraft getretene Infektionsschutzgesetz (IfSG) macht in § 20 Ausführungen zu Aufgaben und Struktur der Kommission [1]. Sie gibt Empfehlungen zur Durchführung von Schutzimpfungen und zur Durchführung anderer Maßnahmen der spezifischen Prophylaxe übertragbarer Krankheiten und entwickelt Kriterien zur Abgrenzung einer üblichen Impfreaktion und einer über das übliche Ausmaß einer Impfreaktion hinausgehenden Schädigung. Die Empfehlungen haben keine unmittelbare rechtliche Verbindlichkeit, dienen aber den obersten Landesgesundheitsbehörden als Grundlage für deren *öffentliche Empfehlungen* zu Schutzimpfungen (§ 20 Abs. 3 IfSG) und einer möglichen *Impfschadenentschädigung* nach § 60 Abs. 1 Nr. 1 IfSG. Die Empfehlungen bilden ferner gemäß § 20d Abs. 1 des Fünften Buches Sozialgesetzbuch (SGB V) die Grundlage für Richtlinien des Gemeinsamen Bundesausschusses (G-BA). Dieser bestimmt die Einzelheiten zu Voraussetzungen, Art und Umfang von Schutzimpfungen als Pflichtleistung der gesetzlichen Krankenversicherung (GKV) (s. ▶ Abb. 8.1).

Empfehlungen der STIKO sind seit vielen Jahren als wissenschaftlich fundierte Handlungsempfehlungen für impfende Ärzte breit akzeptiert; sie werden in einem BGH-Urteil zur OPV-Impfung als medizinischer Standard angesehen (BGH, Urteil vom 15.02.2000, VI ZR 48/99 – OLG Karlsruhe LG Offenburg). Die Mitglieder der Kommission sind ausgewiesene Experten der von ihnen vertretenen

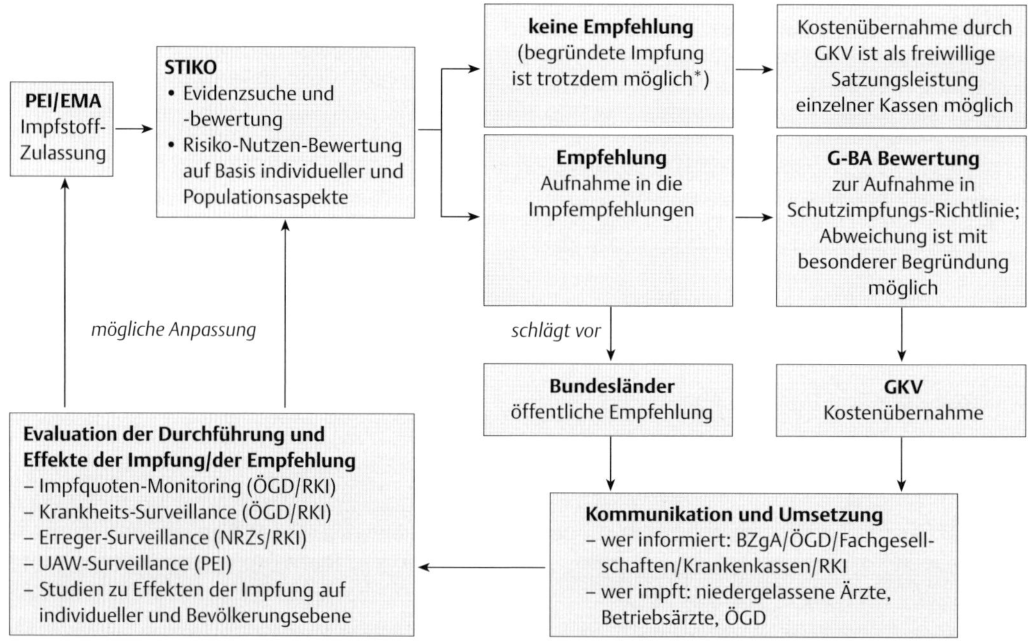

Abb. 8.1 Von der Impfstoff-Zulassung zur Entwicklung, Implementierung und Evaluation von Impfempfehlungen in Deutschland.* Keine Versorgungsansprüche nach § 60 IfSG bei Impfschaden, wenn keine öffentliche Empfehlung der Länder besteht. *BZgA:* Bundeszentrale für gesundheitliche Aufklärung; *EMA: European Medicines Agency*; *G-BA:* Gemeinsamer Bundesausschuss; *GKV:* Gesetzliche Krankenkassen; *NRZ:* Nationales Referenzzentrum; *ÖGD:* Öffentlicher Gesundheitsdienst; *PEI:* Paul-Ehrlich-Institut; *RKI:* Robert Koch-Institut; *UAW:* unerwünschte Arzneimittelwirkung.

Fachgebiete (z. B. Pädiatrie, Allgemeinmedizin, Virologie, Immunologie oder auch Epidemiologie) und verfügen über umfangreiche, teilweise auch praktische Erfahrungen zu Schutzimpfungen. Details zur Vorgehensweise bei Beratung und Beschlussfassung sind in der aktuellen STIKO Geschäftsordnung festgelegt; die Arbeitsweise und die anzuwendende Methodik bei der systematischen Erarbeitung von Impfempfehlung sind in einer Standardvorgehensweise beschrieben [7].

Die nachvollziehbar begründeten Empfehlungen der STIKO entstehen auf der Basis der besten verfügbaren Evidenz unter Berücksichtigung von Daten zur Impfstoff-Wirksamkeit, möglichen Impfrisiken, Schwere und Epidemiologie der Zielkrankheit, sowie weiteren Aspekten (siehe Themenblöcke weiter unten im Text). Unter Einbeziehung dieser verschiedenen Faktoren wird eine abschließende epidemiologische Nutzen-Risiko-Abwägung durchgeführt. Im Rahmen der zunehmenden Kostendiskussionen im Gesundheitswesen nehmen auch bei Empfehlungen zu Schutzimpfungen Kostenüberlegungen einen zunehmenden Raum ein. Entscheidungsgrundlage für allgemeine Impfempfehlungen müssen deshalb eine Reihe unterschiedlicher Fragestellungen sein. Der aktuelle Fragenkatalog der STIKO umfasst folgende *Themenblöcke*, die bei der Erstellung einer Empfehlung zu einem neuen Impfstoff unter Berücksichtigung von Methoden der evidenzbasierten Medizin erarbeitet werden müssen [7]:

- *Erreger:* mikrobiologische Charakteristika des Erregers (ggf. verschiedener Serotypen), Pathogenität, Infektiosität, Übertragungsweg, Reproduktionsrate (R0);
- *Zielkrankheit:* z. B. Krankheitslast und Epidemiologie (Inzidenz, Hospitalisierungsrate, Mortalität, Seroprävalenz, Komplikationen und Behinderung nach Erkrankung, ggf. nach Risikogruppen oder Serotypen), Therapiemöglichkeiten;
- *verfügbare Impfstoffe:* Anwendungsgebiete, Kontraindikationen, Immunogenität, Wirksamkeit (individuell wie bevölkerungsbezogen), Sicherheit, Schutzdauer, Koadministration mit anderen Impfstoffen;
- *Impfstrategie:* Impfziel, „Number needed to vaccinate“ bezogen auf verschiedene Endpunkte, erwartete positive oder negative (inklusive indirekte) Effekte auf Bevölkerungsebene (z. B. Herdenschutz, mögliche „Replacement“-Phänomene oder Altersverschiebungen);
- *Implementierung:* Umsetzbarkeit, Akzeptanz der Impfung bzw. der Impfempfehlung in der Bevölkerung und der Ärzteschaft, nötige Impfquoten zur Erreichung des Impfziels, Integration in Impfkalender, Kosten-Effektivität einzelner Impfstrategien, alternative Möglichkeiten der Prävention, notwendige „Surveillance“-Systeme für die Erfassung von Impfquoten und Impferfolg;
- *abschließende Bewertung:* Vorliegen eines öffentlichen Interesses, Gesamtbewertung der epidemiologischen Nutzen-Risiko-Analyse.

Die Empfehlungen der STIKO werden i. d. R. 1-mal jährlich aktualisiert und im Epidemiologischen Bulletin des RKI und im Internet veröffentlicht (www.stiko.de).

8.2 Impfempfehlungen im historischen Überblick

Die ▸ Tab. 8.1 zeigt die wichtigsten Meilensteine der Impfempfehlungen in Deutschland. Es gilt zu berücksichtigen, dass 1952 nach Neugründung des Bundesgesundheitsamtes einzelne Gutachten zu Pocken, Poliomyelitis, Masern, Keuchhusten und Röteln unter Hinzuziehen von Experten veröffentlicht wurden. Die Ständige Impfkommission wurde erst 1972 am Bundesgesundheitsamt etabliert, mit dem Ziel einer umfassenden, stetigen gutachterlichen Beratung [5]. Informationen zum Impfwesen in der DDR bietet das Vademecum [3].

8.3 Empfehlungen zur Durchführung der Impfung

Eine wichtige Aufgabe des Arztes ist es, für einen ausreichenden Impfschutz der von ihm betreuten Personen zu sorgen. Dies bedeutet, die *Grundimmunisierung* bei Säuglingen und Kleinkindern ist frühzeitig zu beginnen, unnötige Verzögerungen sind zu vermeiden und das Impfschema sollte zeitgerecht abgeschlossen sein. Nach der Grundimmunisierung ist ggf. bis zum Lebensende durch die empfohlenen *Auffrischimpfungen* sicherzustellen, dass der notwendige Impfschutz erhalten bleibt und – wenn indiziert – ein Impfschutz gegen weitere Infektionskrankheiten empfohlen wird. Jeder Arztbesuch von Kindern, Jugendlichen und Erwachsenen sollte dazu genutzt werden, die Impfdokumentation zu überprüfen und im gegebenen Fall den Impfschutz zu vervollständigen. Auch die Früherkennungsuntersuchungen für Säuglinge und Kinder, die Schuleingangsuntersuchungen, die

Tab. 8.1 Impfempfehlungen im historischen Überblick

Empfehlung	DDR	BRD	Deutschland ab 1990
Pocken	breit angewendet bis 1980, eingestellt 1980	breit angewendet bis 1976, eingestellt 1983	weiterhin eingestellt
BCG	breit angewendet bis 1998	breit angewendet bis 1974	eingestellt 1998
Diphtherie	ab 1961	ab 1960	Standardimpfung
Tetanus	ab 1961	ab 1960	Standardimpfung
Poliomyelitis	ab 1960 OPV	ab 1962 OPV	ab 1998 IPV
Pertussis	ab 1964 Ganzkeimimpfstoff	Ganzkeimimpfstoff breit angewendet 1969–1974; nicht breit angewendet 1974–1991	Standardimpfung seit 1991 (Ganzkeimimpfstoff, ab 1994 azellulärer Impfstoff) ab 2000 zusätzliche Auffrischimpfung im Alter von 9–17 Jahren ab 2009 für alle Erwachsenen die nächste fällige Td-Impfung *einmalig* als Tdap-Kombinationsimpfung
Haemophilus influenzae Typ b			Standardimpfung seit 1990
Hepatitis B			Standardimpfung seit 1995
Masern	ab 1970	ab 1973, breit angewendet ab 1980	ab 1991 2. Impfung ab 6. Lebensjahr ab 2001 2. Impfung im 2. Lebensjahr ab 2010 eine Dosis für alle nach 1970 geborenen Erwachsenen mit unklarem Impfstatus, ohne Impfung oder nur einer Impfung in der Kindheit
Mumps		ab 1976, breit angewendet ab 1980	ab 1991 2. Impfung ab 6. Lebensjahr ab 2001 2. Impfung ab 2. Lebensjahr
Röteln	Risikogruppen ab 1986, seronegative Mädchen	alle Mädchen ab 1973, alle Kinder ab 1980	ab 1991 2. Impfung ab 6. Lebensjahr ab 2001 2. Impfung im 2. Lebensjahr
Influenza	ab 1960er-Jahre	ab 1982 für chronisch Kranke, alle Personen ab 60 Jahre und medizinisches Personal	Standardimpfung für alle Personen ab 60 Jahre; Indikationsimpfung für chronisch Kranke und medizinisches Personal ab 2010 Ausweitung der Indikation auf Schwangere
Pneumokokken			ab 2003 einmalige Standardimpfung mit einem Polysaccharidimpfstoff bei Personen ≥ 60 Jahre ab 2006 für alle Kinder bis 24 Monate
Varizellen			2004 Einführung als Standardimpfung mit 1 Dosis ab 2009 Erweiterung auf 2 Dosen, zeitgleich mit MMR
Meningokokken			ab 2006 für alle Kinder im 2. Lebenjahr mit einem konjugierten Meningokokken-C-Impfstoff
HPV			ab 2007 für alle Mädchen im Alter zwischen 12 und 17 Jahren ab 2014 Impfalter 9–14 Jahre mit Nachhol-Impfung bis Ende 17. Lebensjahr
Rotaviren			ab 2013 für alle Säuglinge

Schuluntersuchungen, die Jugendgesundheitsuntersuchungen und die Untersuchungen nach dem Jugendarbeitsschutzgesetz sollen für die Impfprophylaxe genutzt werden.

Die *Impfleistung des Arztes* geht über die alleinige Durchführung der Impfung hinaus: Sie umfasst auch Informationen über den Nutzen der Impfung, über die zu verhütende Krankheit sowie Beginn und Dauer der Schutzwirkung und zur Notwendigkeit von Auffrischimpfungen, die Aufklärung zu Nebenwirkungen und Komplikationen des Impfstoffs, die Erhebung der Impfanamnese, den Ausschluss von Kontraindikationen und den Ausschluss akuter Erkrankungen sowie die Dokumentation der Impfung (s. insb. Kap. 5, Kap. 6, Kap. 7).

Die Empfehlungen der STIKO benennen im Impfkalender für Säuglinge, Kinder, Jugendliche und Erwachsene optimale Impfzeitpunkte für Standardimpfungen (vgl. Kap. 11). Die Empfehlungen machen außerdem Vorgaben zu weiteren Aspekten der Impfung und der postexpositionellen Prophylaxe:

- Indikations- und Auffrischimpfungen (für Kinder, Kap. 9 und für Erwachsene Kap. 10),
- Nachholimpfungen (seit 2012 als eigenständiger Abschnitt in den STIKO-Empfehlungen),
- Impfabstände (s. Kap. 15),
- Impfleistung, Aufklärung (s. Kap. 5),
- Kontraindikationen,
- Durchführung von Schutzimpfungen, Umgang mit Impfstoffen,
- Dokumentation der Impfung (Kap. 6),
- Impfreaktionen und Vorgehen bei unerwünschten Arzneimittelnebenwirkungen (vgl. Kap. 7) und
- Kostenübernahme von Schutzimpfungen.

Neben den von der STIKO empfohlenen Impfungen sind auf der Basis der existierenden Impfstoffzulassung weitere *Impfindikationen* möglich, die für den Einzelnen seiner individuellen (gesundheitlichen) Situation entsprechend sinnvoll sein können. Es liegt in der Verantwortung des Arztes, seine Patienten auf diese Schutzmöglichkeiten hinzuweisen. Eine fehlende STIKO-Empfehlung hindert den Arzt nicht an einer begründeten Impfung [6]. *Eine Haftung für einen eingetretenen Impfschaden nach § 60 ff. IfSG gilt nur bei öffentlich empfohlenen Impfungen.* Fehlt Letztere, so haftet ggf. der Arzt für eventuelle Impfschäden.

8.4 Vorgehen bei fehlender Impfdokumentation

Häufig ist der Arzt damit konfrontiert, dass Impfdokumente fehlen, nicht auffindbar oder lückenhaft sind. Dies ist kein Grund, notwendige Impfungen zu verschieben, fehlende Impfungen nicht nachzuholen oder eine Grundimmunisierung nicht zu beginnen. Von zusätzlichen Impfungen bei bereits bestehendem Impfschutz geht kein besonderes Risiko aus. Dies gilt auch für Mehrfachimpfungen mit Lebendvirusimpfstoffen.

Zum Nachweis vorausgegangener Impfungen, z. B. bei *unklarem Impfstatus*, sind serologische Kontrollen ungeeignet. Nicht dokumentierte Impfungen sollten nachgeholt bzw. nicht dokumentierte Grundimmunisierungen entsprechend den STIKO-Empfehlungen durchgeführt werden.

8.5 Kontraindikationen und falsche Kontraindikationen

Echte Kontraindikationen für Impfungen gesunder Patienten sind eher selten. Häufig werden bestimmte gesundheitliche Umstände irrtümlicherweise als Kontraindikationen angesehen und notwendige Impfungen unterbleiben. Im Einzelnen sind echte Kontraindikationen den Fachinformationen des Herstellers und den aufgeführten Warnhinweisen zu entnehmen. Häufig handelt es sich um Störungen, die in ▶ Tab. 8.2 aufgeführt sind.

Anlässe für verzögerte oder unterlassene Impfungen sind eine Reihe von gesundheitlichen Störungen, die *fälschlich* als Kontraindikationen angesehen werden, bei denen Impfungen jedoch sicher und wirksam sind [2]. Die Impfung *trotz* banaler Infekte, Frühgeburtlichkeit o. Ä. ist ein wesentlicher Beitrag zum Erreichen eines rechtzeitigen, vollständigen und altersgerechten Impfschutzes.

Die STIKO gibt folgende Beispiele für häufig *irrtümlich* als Kontraindikationen angesehene gesundheitliche Beeinträchtigungen [6]:

- banale Infektionen, auch wenn sie mit subfebrilen Temperaturen (< 38,5 °C) einhergehen,
- ein möglicher Kontakt des Impflings zu Personen mit ansteckenden Krankheiten,
- Krampfanfälle in der Familie,
- Fieberkrämpfe in der Anamnese des Impflings. Da fieberhafte Impfreaktionen einen Krampfanfall provozieren können, ist zu erwägen, Kin-

Tab. 8.2 Kontraindikationen (KI)

absolute KI	relative KI
akute behandlungsbedürftige Erkrankungen (gilt nicht für lebenswichtige postexpositionelle Impfungen)	Impfung nach Genesung (gilt nicht für lebenswichtige postexpositionelle Impfungen)
	Unerwünschte Arzneimittelnebenwirkungen im zeitlichen Zusammenhang mit der Impfung. Klärung der Ursache; in Abhängigkeit von der Diagnose kann ggf. unter sorgfältiger individueller Risiko-Nutzen-Abwägung eine Impfung erwogen werden.
Allergien gegen Impfstoffbestandteile (Antibiotika, Konservierungsmittel, klinisch relevante Allergie gegen Hühnereiweiß, s. Kap. 45)	wenn verfügbar, Impfstoff ohne das spezielle allergisierende Antigen auswählen (Kap. 7 und Kap. 45)
Lebendimpfung in der Schwangerschaft	Dringend indizierte bzw. von der STIKO empfohlene Impfungen (z. B. Influenza) mit Totimpfstoffen können unter Berücksichtigung der Hinweise der Hersteller auch Schwangeren verabreicht werden.
	Die Gabe von Lebendimpfstoffen bei Patienten mit Immundefizienz ist nicht generell kontraindiziert. Sie sollte jedoch nur in Kenntnis der speziellen immunologischen Restfunktion des immundefizienten Patienten erfolgen. Auch der durch Totimpfstoffe aufgebaute Impfschutz ist eventuell abgeschwächt. Siehe hierzu Kap. 46.

dern mit Krampfneigung Antipyretika zu verabreichen, z. B.:
  - bei Totimpfstoffen zum Zeitpunkt der Impfung und jeweils 4 Std. und 8 Std. nach der Impfung sowie
  - bei der MMR-Impfung zwischen dem 7. und 12. Tag im Falle einer Temperaturerhöhung.
- Ekzem und andere Dermatosen, lokalisierte Hautinfektionen,
- Behandlung mit Antibiotika oder mit niedrigen Dosen von Kortikosteroiden oder lokal angewendeten steroidhaltigen Präparaten,
- Schwangerschaft der Mutter des Impflings,
- angeborene oder erworbene Immundefekte des Impflings bei Anwendung von Totimpfstoffen,
- Neugeborenenikterus,
- Frühgeburtlichkeit. Frühgeborene sollten unabhängig von ihrem Reifealter und aktuellen Gewicht entsprechend dem empfohlenen Impfalter geimpft werden.
- Stillende Frauen: sie können alle notwendigen Impfungen erhalten außer einer Impfung gegen Gelbfieber.
- Gestillte Säuglinge: diese können unabhängig von der Art ihrer Ernährung (Muttermilch/Muttermilchersatzprodukte oder andere Babynahrung) nach den Angaben im Impfkalender der STIKO geimpft werden.

8.6 Umgang mit Impfstoffen und Hinweise zur Impfung

Impfstoffe sind empfindliche biologische Produkte und müssen vor allem vor Erwärmung und Sonnenlicht geschützt werden. Besonders empfindlich sind Impfstoffe, die vermehrungsfähige Viren enthalten. Alle Impfstoffe sollen im Kühlschrank bei + 2–8 °C gelagert werden. Die Lagertemperatur muss regelmäßig (täglich) überprüft werden. Impfstoffe, die falsch gelagert oder eingefroren wurden, sind zu verwerfen. Impfstoffe dürfen nicht mit Desinfektionsmitteln in Kontakt kommen. Durchstechstopfen müssen trocken sein!

Für intramuskulär zu injizierende Impfstoffe ist die bevorzugte Stelle der M. deltoideus. Ist dieser Muskel nicht ausreichend ausgebildet (junge Säuglinge), wird empfohlen, in den M. vastus lateralis zu injizieren. Die Gefahr der Verletzung von Nerven und Gefäßen ist an diesen Stellen deutlich geringer und die Injektion in Fettgewebe, die zu einem verminderten Impferfolg führen kann, deutlich unwahrscheinlicher.

8.7 Hinweise zu Kostenübernahmen von Schutzimpfungen

Seit Inkrafttreten des GKV-Wettbewerbsstärkungsgesetzes am 01.04.2007 sind Schutzimpfungen nun nicht mehr freiwillige Satzungsleistungen, sondern Pflichtleistungen der GKV (vgl. Kap. 17). Die Einzelheiten zu Voraussetzungen, Art und Umfang der Leistung bestimmt der Gemeinsame Bundesausschuss (G-BA) in Richtlinien auf Grundlage der Empfehlungen der STIKO. Abweichungen von den STIKO-Empfehlungen muss der G-BA besonders begründen [4]. Nach Publikation einer neuen oder aktualisierten Impfempfehlung der STIKO im Epidemiologischen Bulletin hat der G-BA innerhalb von 3 Monaten nach der Veröffentlichung eine Richtlinienentscheidung zu treffen (s. ► Abb. 8.1).

Als Präventivleistungen werden Impfungen nicht auf das Praxisbudget angerechnet. Eine Praxisgebühr für den Patienten wird ebenfalls nicht fällig. Dies unterstreicht den hohen Stellenwert, der Schutzimpfungen vom Gesetzgeber beigemessen wird. Schutzimpfungen, die im zeitlichen Zusammenhang mit einer Verletzung oder Exposition liegen (z. B. im Verletzungsfall eine Simultanprophylaxe gegen Tetanus) gelten dagegen als kurative Leistung und fließen in das Gesamthonorar- und Arzneimittelbudget ein.

Eine Kostenübernahme für Schutzimpfungen, die anlässlich eines nicht beruflich bedingten Auslandsaufenthalts indiziert sind, ist üblicherweise ausgeschlossen. Ebenso sind die in den STIKO-Empfehlungen mit „R“ (Reiseimpfung) gekennzeichneten Schutzimpfungen keine grundsätzlichen Kassenleistungen. Die Krankenkassen haben jedoch die Möglichkeit, Reiseimpfungen in ihren Leistungskatalog aufzunehmen.

Für die Kostenübernahme von Schutzimpfungen kommen weitere Träger infrage. Zu diesen zählen der öffentliche Gesundheitsdienst (ÖGD) für ihm zugewiesene Schutzimpfungen (z. B. Riegelungsimpfungen in Ausbruchssituationen) sowie weitere aufgrund gesetzlicher Vorschriften benannte Stellen (z. B. Arbeitgeber). Dazu gehört z. B. § 3 Abs. 3 Arbeitsschutzgesetz, nach dem der Arbeitgeber Kosten für Arbeitsschutzmaßnahmen nicht dem Beschäftigten auferlegen darf. Laut Verordnung zur arbeitsmedizinischen Vorsorge (ArbMedVV) sind Impfungen Bestandteil der arbeitsmedizinischen Vorsorge. Sie sind dem Beschäftigten anzubieten, soweit das Risiko einer Infektion tätigkeitsbedingt und im Vergleich zur Allgemeinbevölkerung erhöht ist und wenn der Beschäftigte noch über keinen ausreichenden Immunschutz verfügt (s. Kap. 12). Die in den STIKO-Empfehlungen mit „B“ gekennzeichneten Impfungen umfassen nicht nur solche, die auf der Grundlage der ArbMedVV anzubieten sind, sondern benennen auch Berufsgruppen, die dieser Verordnung nicht unterliegen. Ebenso werden in dieser Kategorie auch Impfungen aufgeführt, die vorrangig zum Schutz Dritter indiziert sind. Selbst wenn die ArbMedVV in diesen Fällen nicht greift, sollte der betroffene Arbeitgeber diese Impfungen in seinem eigenen Interesse anbieten, da er hierdurch evtl. Regressansprüchen entgegenwirken bzw. sich Kosten für Ausfallzeiten seiner Beschäftigten ersparen kann.

8.8 Umsetzung der Impfempfehlungen

85–90 % der Impfungen werden in Deutschland von niedergelassenen Ärzten durchgeführt, nur 10–15 % der Schutzimpfungen durch den ÖGD, durch die Arbeitsmedizin oder andere Institutionen. Dem niedergelassenen Arzt kommt deshalb bei der Umsetzung des Impfkalenders und in der Sicherstellung eines wirksamen Immunschutzes der Bevölkerung vor impfpräventablen Erkrankungen eine Schlüsselstellung zu. Die Empfehlungen der STIKO geben dem niedergelassenen Arzt in idealer Weise Empfehlungen an die Hand, die als medizinischer Standard gelten dürfen. Die Durchführung der Impfung umfasst die Indikationsstellung, die Impfanamnese und körperliche Untersuchung, die Aufklärung über die Impfung, die Durchführung der Impfung und die Dokumentation.

Nach § 20 Absatz 1 IfSG haben die zuständige obere Bundesbehörde, die obersten Landesgesundheitsbehörden und die von ihnen beauftragten Stellen sowie die Gesundheitsämter die Aufgabe, die Bevölkerung über die Bedeutung von Schutzimpfungen und anderen Maßnahmen der spezifischen Prophylaxe übertragbarer Krankheiten zu informieren. Der ÖGD kann und soll durch entsprechende Maßnahmen der Aufklärung (§ 3 IfSG) und der Überwachung von Impfquoten (§ 34 IfSG) die Umsetzung eines Impfprogramms unterstützen und übernimmt subsidiär bei Bedarf auch Impfleistungen (Kap. 17).

Neben dem Impfangebot und der Information der Bevölkerung ist eine Evaluierung der Auswirkungen von Impfempfehlungen essenziell, um deren Erfolg beurteilen und mögliche unerwünschte Auswirkungen frühzeitig aufdecken zu können. Dadurch wird der STIKO ggf. ermöglicht, Impfempfehlungen frühzeitig anpassen und optimieren zu können (s. ▶ Abb. 8.1). Erst wenn auch entsprechende Evaluierungsinstrumente zur Verfügung stehen und genutzt werden, kann man von einem tatsächlichen *Impfprogramm* sprechen. Eine Herausforderung bei der Evaluierung von Impfempfehlungen in Deutschland ist die Tatsache, dass mehrere impfpräventable Infektionen nicht oder nur in einzelnen Bundesländern nach IfSG meldepflichtig sind (z. B. Herpes Zoster, HPV, Pneumokokken, Tetanus) und daher epidemiologische Daten zur Einschätzung von Krankheitslast und Trends vor und nach Einführung der Impfung nur eingeschränkt zur Verfügung stehen. Daten zur Effektivität von Impfungen auf Populationsebene (inklusive Herdeneffekte), Informationen zu Impfquoten in verschiedenen Alters- und Zielgruppen, eine Erreger-„Surveillance" (zum Monitoren der durch Impfstoffe abgedeckten Erreger-Subtypen inklusive möglicher „Replacement"-Phänomene) sowie eine Pharmakovigilanz-„Surveillance" sind weitere wichtige Voraussetzungen, um die Auswirkungen von Impfempfehlungen in der Bevölkerung beurteilen zu können.

8.8.1 Literatur

[1] Bales S, Baumann HG, Schnitzler N. Infektionsschutzgesetz: Kommentar und Vorschriftensammlung. 2. Aufl. Stuttgart: Kohlhammer; 2003

[2] Deutsche Akademie für Kinderheilkunde und Jugendmedizin (DAKJ). Kommission für Infektionskrankheiten und Impffragen. Banale Infektionen – keine Kontraindikation für Impfungen. Monatsschr Kinderheilkd 2004; 152: 221–222

[3] Dittmann S, Thilo W. Vademekum für Impfärzte. 8. Aufl. Stuttgart/Jena: Gustav Fischer; 1989

[4] Schaade L, Widders U, Stange G, et al. Impfempfehlungen der Ständigen Impfkommission beim Robert Koch-Institut. Bundesgesundheitsbl 2009; 52: 1006–1010

[5] Spiess H. 30 Jahre STIKO. Monatsschr Kinderheilkd 2002; 150: 1218–1221

[6] Ständige Impfkommission am Robert Koch-Institut (STIKO). Mitteilungen der Ständigen Impfkommission am Robert Koch-Institut: Empfehlungen der Ständigen Impfkommission am RKI 2015; Stand Aug. 2015. Epid Bull 2015: 34: 327–362. Im Internet: www.stiko.de

[7] Ständige Impfkommission am Robert Koch-Institut (STIKO). Standardvorgehensweise (SOP) der Ständigen Impfkommission (STIKO) für die systematische Entwicklung von Impfempfehlungen. Version 2.0 vom 06.02.2014. Im Internet: www.stiko.de; Stand: 15.12.2014

9 Impfungen für Kinder und Jugendliche

O. Wichmann

9.1 Einleitung

Im Impfkalender der STIKO sind die sogenannten *Standardimpfungen* veröffentlicht, die für alle Kinder, Jugendlichen und Erwachsenen von besonderer Bedeutung sind. Der Impfkalender wird im Detail im Kap. 11 beschrieben.

Neben den im Impfkalender aufgeführten *Standardimpfungen* können bei Kindern und Jugendlichen weitere Impfungen bei besonderer epidemiologischer Situation oder Gefährdung indiziert sein (sogenannte *Indikationsimpfungen*). Die STIKO hat dazu Empfehlungen mit den jeweiligen Indikationen zur Impfung erarbeitet, die i. d. R. einmal jährlich – zusammen mit dem Impfkalender – aktualisiert und publiziert werden. Die Entscheidung über Art und zeitliche Reihenfolge der Indikationsimpfungen obliegt dem Arzt in jedem Einzelfall unter Abwägung der Indikation und gegebenenfalls bestehender Kontraindikationen. Zu den Indikationsimpfungen gehören auch Reiseimpfungen, die im Kap. 13 gesondert abgehandelt werden.

Die STIKO gibt in ihren Empfehlungen folgenden wichtigen Hinweis [1]: „Neben den von der STIKO empfohlenen Impfungen sind auf der Basis der existierenden Impfstoffzulassungen weitere Impfindikationen möglich, auf die nachfolgend nicht weiter eingegangen wird, die aber für den Einzelnen seiner individuellen (gesundheitlichen) Situation entsprechend sinnvoll sein können. Es liegt in der Verantwortung des Arztes, seine Patienten auf diese weiteren Schutzmöglichkeiten hinzuweisen. Insofern hindert auch eine fehlende STIKO-Empfehlung den Arzt nicht an einer begründeten Impfung.“ Wenn die individuell gestellte Impfindikation jedoch nicht Bestandteil einer für Deutschland gültigen Zulassung und der Fachinformation des entsprechenden Impfstoffs ist, erfolgt die Anwendung außerhalb der zugelassenen Indikation. Das hat im Schadensfall Folgen für Haftung und Entschädigung und bedingt besondere Dokumentations- und Aufklärungspflichten des impfenden Arztes. Versorgungsansprüche wegen eines Impfschadens gemäß § 60 IfSG werden nur bei den von den Landesgesundheitsbehörden öffentlich empfohlenen Impfungen gewährt (siehe hierzu insb. Kap. 5, Kap. 6, Kap. 7).

9.2 Indikationsimpfungen für Kinder und Jugendliche

Die in ▸ Tab. 9.1 aufgeführten und von der STIKO empfohlenen Indikationsimpfungen sind sowohl hinsichtlich ihrer epidemiologischen Bedeutung als auch hinsichtlich der Kostenübernahme unterschiedlich (s. Kap. 17). Sie werden in folgende Kategorien eingeteilt:

- I: *Indikationsimpfungen* für Risikogruppen bei individuell (nicht beruflich) erhöhtem Expositions-, Erkrankungs- oder Komplikationsrisiko sowie auch zum Schutz Dritter,
- S: *Standardimpfungen* mit allgemeiner Anwendung (s. Impfkalender Kap. 11, in ▸ Tab. 9.1 nur ausnahmsweise aufgeführt),
- A: *Auffrischimpfungen.*

Die STIKO definiert noch weitere Kategorien, die jedoch Gegenstand anderer Kapitel sind:

- B: Impfungen aufgrund eines erhöhten *beruflichen Risikos*, z. B. nach Gefährdungsbeurteilung gemäß Arbeitsschutzgesetz/Biostoffverordnung/Verordnung zur arbeitsmedizinischen Vorsorge (ArbMedVV) und/oder zum Schutz Dritter im Rahmen der beruflichen Tätigkeit (s. Kap. 12). Für Jugendliche mit beruflichem Risiko gelten die gleichen Empfehlungen wie für Erwachsene (s. Kap. 10).
- P: *Postexpositionelle* Prophylaxe/Riegelungsimpfungen (s. Kap. 14),
- R: Impfungen aufgrund von *Reisen* (s. ausführlich in Kap. 13, in ▸ Tab. 9.1 nicht aufgeführt).

9.2.1 Impfempfehlungen für Kinder und Jugendliche in Gemeinschaftsunterkünften für Aussiedler, Flüchtlinge oder Asylbewerber

Es wird empfohlen, Schutzimpfungen bei Bewohnern von Gemeinschaftsunterkünften möglichst frühzeitig durch den Öffentlichen Gesundheitsdienst (ÖGD) oder durch vom ÖGD beauftragte Ärzte zumindest mit der Impfung zu beginnen. Die Vervollständigung der Grundimmunisierung sollte nach dem Verlassen der Gemeinschaftsunterkünfte durch die am späteren Aufenthaltsort nieder-

Tab. 9.1 Indikationsimpfungen für Kinder und Jugendliche (entsprechend STIKO-Empfehlungen 2014)

Impfung gegen	Kategorie	Indikation	Anwendungshinweise (Packungsbeilage/ Fachinformation beachten)
FSME (Frühsommer-Meningoenzephalitis)	I	Kinder (ab 1 Jahr) und Jugendliche, die in FSME-Risikogebieten Zecken exponiert sind	• Grundimmunisierung und Auffrischimpfungen mit einem für Kinder zugelassenen Impfstoff nach Angaben in den Fachinformationen • Da Fieberreaktionen von > 38°C bei 1- bis 2-jährigen geimpften Kindern in 15 % der Fälle beobachtet wurden (gegenüber 5 % bei 3- bis 11-jährigen Kindern), wird vor der Impfung von Kindern < 3 Jahren eine besonders sorgfältige Indikationsstellung (gemeinsam mit den Eltern) empfohlen.
Haemophilus influenzae Typ b (Hib)	I	Personen mit anatomischer oder funktioneller Asplenie	• für Säuglinge Standardimpfung (s. Kap. 11) • Ab einem Alter von 5 Jahren ist eine Hib-Impfung nur in Ausnahmefällen indiziert (s. links).
Hepatitis A (HA)	I	• Personen mit einem Sexualverhalten, das eine hohe Infektionsgefährdung birgt, • Personen mit häufiger Übertragung von Blutbestandteilen, z. B. Hämophile, oder mit Krankheiten der Leber bzw. mit Leberbeteiligung, • Bewohner von psychiatrischen Einrichtungen oder vergleichbaren Fürsorgeeinrichtungen für Menschen mit Verhaltensstörung oder Zerebralschädigung.	• Grundimmunisierung und Auffrischimpfung nach Angaben in den Fachinformationen, • Serologische Vortestung auf anti-HAV ist nur bei Personen erforderlich, die länger in Endemiegebieten gelebt haben oder in Familien aus Endemiegebieten aufgewachsen sind.
Hepatitis B (HB)	S	• Grundimmunisierung (Standardimpfung) im Alter von 2–14 Monaten, • Kinder und Jugendliche im Alter von 1–17 Jahren erhalten eine Grundimmunisierung, sofern sie noch nicht geimpft sind bzw. Komplettierung eines unvollständigen Impfschutzes.	• Eine Wiederimpfung nach kompletter Impfung im Säuglings- und Kleinkindalter ist derzeit für Kinder und Jugendliche nicht generell empfohlen. Bei im Säuglingsalter gegen Hepatitis B geimpften Personen mit neu aufgetretenem Hepatitis-B-Risiko (s. links) und unbekanntem Anti-HBs sollte eine weitere Impfstoffdosis gegeben werden mit anschließender serologischer Kontrolle (s. Kap. 26).
	I	• Personen, bei denen wegen einer vorbestehenden oder zu erwartenden Immundefizienz bzw. -suppression oder wegen einer vorbestehenden Erkrankung ein schwerer Verlauf einer Hepatitis-B-Erkrankung zu erwarten ist, z. B. HIV-Positive, Hepatitis-C-Positive, Dialysepatienten[1]. • Personen mit einem erhöhten nichtberuflichen Expositionsrisiko, z. B. Kontakt zu HBsAg-Trägern in Familie/ Wohngemeinschaft, Sexualverhalten mit hohem Infektionsrisiko, i. v. Drogenkonsumenten, Gefängnisinsassen, ggf. Patienten psychiatrischer Einrichtungen[1].	• Zur Kontrolle des Impferfolgs sollte 4–8 Wochen nach der 3. Impfstoffdosis Anti-HBs bestimmt werden (erfolgreiche Impfung: Anti-HBs ≥ 100 IE/l). • Bei „Low-Respondern" (Anti-HBs 10–99 IE/l) wird eine sofortige weitere Impfstoffdosis mit erneuter Anti-HBs-Kontrolle nach weiteren 4–8 Wochen empfohlen. Falls Anti-HBs immer noch < 100 IE/l, bis zu 2 weitere Impfstoffdosen jeweils mit anschließender Anti-HBs-Kontrolle nach 4–8 Wochen. Welches Vorgehen sinnvoll ist, falls nach insgesamt 6 Impfstoffdosen weiterhin Anti-HBs < 100 IE/l, wird kontrovers diskutiert. • Bei „Non-Respondern" (Anti-HBs < 10 IE/l) Bestimmung von HBsAg und Anti-HBc zum Ausschluss einer bestehenden chronischen

Tab. 9.1 Fortsetzung

Impfung gegen	Kategorie	Indikation	Anwendungshinweise (Packungsbeilage/ Fachinformation beachten)
			HBV-Infektion. Falls beide Parameter negativ sind, weiteres Vorgehen wie bei „Low-Respondern“ (s. o.). • Nach erfolgreicher Impfung, d. h. Anti-HBs ≥ 100 IE/l, sind im Allgemeinen keine weiteren Auffrischimpfungen erforderlich. Ausnahme: Patienten mit humoraler Immundefizienz (jährliche Anti-HBs-Kontrolle, Auffrischimpfung wenn Anti-HBs < 100 IE/l), ggf. Personen mit besonders hohem individuellem Expositionsrisiko (Anti-HBs-Kontrolle nach 10 Jahren, Auffrischimpfung wenn Anti-HBs < 100 IE/l).
Influenza	I	Kinder und Jugendliche mit erhöhter gesundheitlicher Gefährdung infolge eines Grundleidens, wie z. B.: • chronische Krankheiten der Atmungsorgane (inklusive Asthma und COPD), • chronische Herz-Kreislauf-, Leber- und Nierenkrankheiten, –Diabetes mellitus und andere Stoffwechselkrankheiten, • chronische neurologische Krankheiten, z. B. Multiple Sklerose mit durch Infektionen getriggerten Schüben, • Personen mit angeborenen oder erworbenen Immundefekten mit T- und/oder B-zellularer Restfunktion bzw. Immunsuppression, –HIV-Infektion.	• Jährliche Impfung im Herbst mit einem Impfstoff mit aktueller von der WHO empfohlener Antigenkombination. • Kinder und Jugendliche im Alter von 2 bis einschließlich 17 Jahren können mit inaktiviertem Impfstoff oder mit einem attenuierten Influenza-Lebendimpfstoff (LAIV) geimpft werden, sofern keine Kontraindikation besteht (siehe Fachinformation). Bei Kindern im Alter von 2 bis einschließlich 6 Jahren sollte LAIV bevorzugt angewendet werden. • Anzahl der Impfdosen entsprechend dem Alter nach Fachinformation.
		Wenn eine intensive Epidemie aufgrund von Erfahrungen in anderen Ländern droht oder nach deutlicher Antigendrift bzw. einer Antigenshift zu erwarten ist und der Impfstoff die neue Variante enthält.	Entsprechend den Empfehlungen der Gesundheitsbehörden.
Masern	I	Bei bevorstehender Aufnahme bzw. bei Besuch einer Gemeinschaftseinrichtung (z. B. Kita): • Säuglinge ab dem Alter von 9 Monaten	Zweimalige Impfung mit einem MMR/V-**Impfstoff Sofern die Erstimpfung im Alter von 9–10 Monaten erfolgt, soll die 2. MMR/V-Impfung bereits zu Beginn des 2. Lebensjahres gegeben werden.
		Im Rahmen eines Ausbruchs: • Nach 1970 Geborene ab dem Alter von 9 Monaten mit unklarem Impfstatus, ohne Impfung oder mit nur einer Impfung in der Kindheit • ausnahmsweise 6–8 Monate alte Säuglinge nach individueller Risiko-Nutzen-Abwägung (Off-Label-Use)	Einmalige MMR-(V)*Impfung Ggf. Vervollständigung entsprechend den für die Altersgruppe geltenden Empfehlungen. Sofern die Erstimpfung im Alter von 9–10 Monaten erfolgt, soll die 2. MMR/V**-Impfung bereits zu Beginn des 2. Lebensjahres gegeben werden. Bei Erstimpfung im Alter von 6–8 Monaten sollen eine 2. und 3. MMR/V*-Impfung im Alter von 11–14 und 15–23 Monaten erfolgen * MMR(V) = MMR mit oder ohne Ko-Administration von VZV-Impfstoff ** MMR/V = MMRV oder MMR in Ko-Administration mit VZV-Impfstoff

Tab. 9.1 Fortsetzung

Impfung gegen	Kategorie	Indikation	Anwendungshinweise (Packungsbeilage/ Fachinformation beachten)
Meningokokkeninfektionen	I	Gesundheitlich Gefährdete: Kinder mit angeborenen oder erworbenen Immundefekten mit T- und/oder B-zellularer Restfunktion, insbesondere • Komplement-/Properdindefekte • Eculizumab-Therapie (monoklonaler Antikörper gegen die terminale Komplementkomponente C5) • Hypo-gammaglobulinämie • funktioneller oder anatomischer Asplenie	Impfung gegen die Serogruppen A, C, W, Y und/oder B, sofern die verfügbaren Impfstoffe für die Altersgruppe zugelassen
		Bei Ausbrüchen oder regionalen Häufungen auf Empfehlung der Gesundheitsbehörde.	Entsprechend den Empfehlungen der Gesundheitsbehörden.

Pneumokokken-Krankheiten	I	Kinder und Jugendliche mit erhöhter gesundheitlicher Gefährdung infolge einer Grundkrankheit:
		• angeborene oder erworbene Immundefekte bzw. Immunsuppression, wie z. B.:
		  ◦ T-Zell-Defizienz bzw. gestörte T-Zell-Funktion
		  ◦ B-Zell- oder Antikörperdefizienz (z. B. Hypogammaglobulinämie),
		  ◦ Defizienz oder Funktionsstörung von myeloischen Zellen (z. B. Neutropenie, chronische Granulomatose, Leukozyten-adhäsionsdefekte, Signaltransduktionsdefekte),
		  ◦ Komplement- oder Properdindefizienz
		  ◦ funktioneller Hyposplenismus (z. B. bei Sichelzellanämie), Splenektomie* oder anatomische Asplenie,
		  ◦ neoplastische Krankheiten,
		  ◦ HIV-Infektion,
		  ◦ nach Knochenmarktransplantation,
		  ◦ immunsuppressive Therapie* (z. B. wegen Organtransplantation oder Autoimmunerkrankung).
		• chronische Krankheiten, z. B.:
		  ◦ chronische Erkrankungen des Herzens, der Atmungsorgane (z. B. Asthma, Lungenemphysem, COPD), der Leber oder der Niere,
		  ◦ Stoffwechselkrankheiten, (z. B. Diabetes mellitus)
		  ◦ neurologische Krankheiten, (z. B. Zerebralparesen oder Anfallsleiden).
		• Anatomische und fremdkörperassoziierte Risiken für Pneumokokkenmeningitis, wie z. B.:
		  ◦ Liquorfistel
		  ◦ Cochlea-Implantat*
			• Gefährdete Kleinkinder bis zum Alter von einschließlich 4 Jahren sollen mit Pneumokokken-Konjugatimpfstoff geimpft werden (Anzahl Impfstoffdosen altersabhängig).
			• Ab dem Alter von 5 Jahren kann die Impfung mit dem 13-valenten Pneumokokken-Konjugatimpfstoff oder dem 23-valenten Polysaccharid-Impfstoff erfolgen.
			• Bei folgenden Indikationen sind eine, ggf. auch mehrere Wiederholungsimpfungen im Abstand von 5 Jahren (Erw.) bzw. mindestens 3 J. (Kinder < 10 Jahre) in Erwägung zu ziehen:
			  ◦ angeborene oder erworbene Immundefekte mit T- und/oder B-zellularer Restfunktion,
			  ◦ chronische Nierenkrankheiten/nephrotisches Syndrom.

Tab. 9.1 Fortsetzung

Impfung gegen	Kategorie	Indikation	Anwendungshinweise (Packungsbeilage/Fachinformation beachten)
Varizellen		• Seronegative Patienten vor geplanter immunsuppressiver Therapie oder Organtransplantation, • empfängliche Patienten[2] mit schwerer Neurodermitis, • empfängliche Personen[2] mit engem Kontakt zu den beiden zuvor Genannten.	• Zweimalige Impfung

HA: Hepatitis A; HB: Hepatitis B; HbsAG: Oberflächenantigen bei HB; Hib: Haemophilus influenzae Typ b; FSME: Frühsommer-Meningoenzephalitis.

[1] Die angeführten Personengruppen haben exemplarischen Charakter und stellen keine abschließende Indikationsliste dar. In jedem Fall ist eine individuelle Risikobeurteilung erforderlich.

* Impfung möglichst vor der Intervention.

[2] „Empfängliche Personen/Patienten" bedeutet: Keine Impfung und anamnestisch keine Varizellen oder bei serologischer Testung kein Nachweis spezifischer Antikörper.

gelassenen Ärzte oder durch den ÖGD sichergestellt werden.

Vorliegende Impfdokumentationen sollten nach Möglichkeit berücksichtigt werden. Die Empfehlungen der STIKO sollten dem Vorgehen zugrunde gelegt, fehlende oder nicht dokumentierte Impfungen entsprechend Alter und aktueller STIKO-Empfehlung nachgeholt werden.

Die STIKO empfiehlt [1], dass bei allen ungeimpften Kindern bzw. Kindern mit unklaren Impfstatus Impfungen gegen Diphtherie, Tetanus und Pertussis sowie gegen Poliomyelitis und gegen Hepatitis B dokumentiert sein sollten. Kinder ab dem 11. Lebensmonat sollten auch gegen Masern, Mumps, Röteln, Varizellen und gegen Meningokokken (ab Alter 12 Monate) immunisiert sein. Säuglinge und Kleinkinder sollten altersentsprechend auch gegen Rotaviren, Haemophilus influenzae Typ b und Pneumokokken geimpft werden. Bei Mädchen im Alter zwischen 9 und 17 Jahren sollte eine HPV-Impfung durchgeführt bzw. nachgeholt werden.

Literatur

[1] Ständige Impfkommission am Robert Koch-Institut (STIKO). Mitteilungen der Ständigen Impfkommission am Robert Koch-Institut: Empfehlungen der Ständigen Impfkommission am RKI 2015; Stand Aug. 2015. Epid Bull 2015: 34: 327–362. Im Internet: www.stiko.de

10 Schutzimpfungen für Erwachsene – Indikations- und Auffrischimpfungen

J. Leidel

10.1 Einleitung

Dieses Kapitel befasst sich in Ergänzung zu Kap. 11 (Impfkalender) und Kap. 9 (Impfungen für Kinder und Jugendliche) mit den Indikations- und Auffrischimpfungen für Erwachsene; dabei sind inhaltliche Wiederholungen nicht immer vermeidbar.

Gerade hinsichtlich der Standardimpfungen und deren etwa empfohlenen Auffrischungen, aber auch hinsichtlich der aus besonderen epidemiologischen oder Gefährdungssituationen empfohlenen Indikationsimpfungen, ist die Beteiligung von Erwachsenen geringer als diejenige von Säuglingen oder Kleinkindern. Dies liegt neben einer mitunter vorhandenen impfskeptischen Einstellung auch an einer gewissen Nachlässigkeit von Patienten und Ärzteschaft. Aus Befragungen ist bekannt, dass viele Menschen sich die empfohlenen Impfungen durchaus geben lassen würden, wenn sie von ihrem Arzt hierauf angesprochen würden. Aus diesem Grund findet sich in der Veröffentlichung der STIKO-Empfehlungen regelmäßig folgender Hinweis:

Eine wichtige Aufgabe des Arztes besteht darin, für einen ausreichenden (den Empfehlungen der STIKO entsprechenden) Impfschutz der von ihm betreuten Personen zu sorgen. Dies bedeutet, dass nach der Grundimmunisierung im Säuglings- bzw. Kleinkindesalter „lebenslang ggf. durch regelmäßige Auffrischimpfungen sicherzustellen ist, dass der notwendige Impfschutz erhalten bleibt und – wenn indiziert – ein Impfschutz gegen weitere Infektionskrankheiten aufgebaut wird. Jeder Arztbesuch von Kindern, Jugendlichen und Erwachsenen sollte dazu genutzt werden, die Impfdokumentation zu überprüfen und gegebenenfalls den Impfschutz zu vervollständigen“. [5]

Die STIKO-Empfehlungen basieren überwiegend auf epidemiologischen Nutzen-Risiko-Überlegungen. Darüber hinaus können durchaus weitere Impfungen individuell sinnvoll oder wichtig sein. Die Auffassung, von der STIKO nicht ausdrücklich empfohlene Impfungen sollten eher unterlassen werden, ist daher eindeutig unzutreffend. Die STIKO selbst weist auf diesen Sachverhalt ausdrücklich hin:

„Neben den von der STIKO empfohlenen Impfungen sind auf der Basis der existierenden Impfstoff-Zulassungen weitere Impfindikationen möglich, auf die nachfolgend nicht eingegangen wird, die aber für den Einzelnen, seiner individuellen (gesundheitlichen) Situation entsprechend, sinnvoll sein können. Es liegt in der Verantwortung des Arztes, seine Patienten auf diese weiteren Schutzmöglichkeiten hinzuweisen. Insofern hindert auch eine fehlende STIKO-Empfehlung den Arzt nicht an einer begründeten Impfung.“ [5]

Vorausgesetzt, die Indikation ist zutreffend gestellt und die Aufklärung des Impflings wurde korrekt durchgeführt, ist die rechtliche Sicherheit des Arztes bei solchen von der STIKO nicht ausdrücklich empfohlenen Impfungen nicht anders als bei den von der STIKO empfohlenen Impfungen. Allerdings gilt der Entschädigungsanspruch bei einer etwaigen gesundheitlichen Schädigung gemäß § 60 IfSG nur für von der jeweiligen obersten Landesgesundheitsbehörde öffentlich empfohlene Impfungen. Außerdem werden die Kosten der von der STIKO nicht ausdrücklich empfohlenen Impfungen im Allgemeinen nicht als Pflichtleistung von der gesetzlichen Krankenversicherung getragen werden. Allerdings dürfen die Krankenkassen auch für solche Impfungen die Kosten als freiwillige Satzungsleistung übernehmen.

10.2 Impfempfehlungen für Aussiedler, Flüchtlinge oder Asylbewerber in Gemeinschaftsunterkünften

In Kap. 9 wurde bereits auf diesen Punkt eingegangen, soweit Kinder und Jugendliche betroffen sind. Hier sollen ergänzend die Empfehlungen für Erwachsene wiedergegeben werden.

Soweit Ansprüche nach dem Asylbewerberleistungsgesetz (AsylbLG) bestehen, stellt nach §4 Abs. 3 dieses Gesetzes „die zuständige Behörde die ärztliche und zahnärztliche Versorgung *einschließlich der amtlich empfohlenen Schutzimpfungen* und medizinisch gebotenen Vorsorgeuntersuchungen sicher." Soweit die Leistungen durch niedergelassene Ärzte oder Zahnärzte erfolgen, richtet sich die Vergütung nach den am Ort der Niederlassung des Arztes oder Zahnarztes geltenden Verträgen nach §72 Abs. 2 des Fünften Buches SGB.

Die STIKO empfiehlt, Schutzimpfungen bei den genannten Bewohnern von Gemeinschaftsunterkünften möglichst frühzeitig durch den öffentlichen Gesundheitsdienst (ÖGD) bzw. durch von diesem beauftragte Ärzte zu beginnen. Die Vervollständigung sollte ggf. nach dem Verlassen der Gemeinschaftsunterkünfte durch die am späteren Aufenthaltsort niedergelassenen Ärzte oder durch den ÖGD erfolgen. Vorliegende Impfdokumente sollten nach Möglichkeit berücksichtigt, die Empfehlungen der STIKO dem Vorgehen zugrunde gelegt werden:

Bei ungeimpften Erwachsenen bzw. Erwachsenen mit unklarem Impfstatus sollten Impfungen gegen Tetanus und Diphtherie (Td) (wobei das kleine „d" auf einen gegenüber dem Kinderimpfstoff reduzierten Gehalt an Diphtherie-Antigenen hinweisen soll), gegen Poliomyelitis sowie bei seronegativen Personen gegen Hepatitis B durchgeführt werden. Erwachsene sollen die nächste fällige Td-Impfung (Auffrischung) *einmalig* **zusammen mit der Pertussis-Komponente (ap – azellulärer Pertussis-Impfstoff mit niedriger Antigenkonzentration)** als Tdap-Kombinationsimpfung erhalten. Nach 1970 Geborene sollten einmalig gegen Masern (MMR) geimpft werden. Frauen im gebärfähigen Alter sollten zweimal gegen Röteln (MMR) geimpft werden und seronegative Frauen mit Kinderwunsch sollten zweimal gegen Varizellen geimpft werden.

10.3 Indikations- und Auffrischimpfungen

Die von der STIKO für Erwachsene empfohlenen Impfungen (▸ Tab. 10.1) unterscheiden sich hinsichtlich ihrer epidemiologischen Bedeutung. Sie werden in folgende Kategorien eingeteilt:

- **S**: *Standardimpfungen* mit allgemeiner Anwendung (= Regelimpfung),
- **A**: *Auffrischimpfungen*,
- **I**: *Indikationsimpfungen* für Risikogruppen bei individuell (nicht beruflich) erhöhtem Expositions-, Erkrankungs- oder Komplikationsrisiko sowie zum Schutz Dritter,
- **B**: Impfungen aufgrund eines erhöhten *beruflichen* Risikos, z. B. nach Gefährdungsbeurteilung gemäß Arbeitsschutzgesetz/Biostoffverordnung/ Verordnung zur arbeitsmedizinischen Vorsorge (ArbMedVV) und dem G 42 (DGUV-Grundsatz G 42 „Tätigkeiten mit Infektionsgefährdung") und aus „hygienischer Indikation". Hierunter ist der Schutz Dritter im Rahmen der beruflichen Tätigkeit zu verstehen. Auf die Impfungen der Kategorie B wird in Kap. 12 ausführlicher eingegangen. Gleichwohl werden sie auch in der ▸ Tab. 10.1 aufgeführt, da STIKO-Empfehlungen und Rechtsgrundlagen der arbeitsmedizinischen Vorgehensweise nicht immer deckungsgleich sind. Dieses Kapitel befasst sich explizit mit Impfungen für Erwachsene, allerdings gelten die Empfehlungen der Kategorie B auch für beschäftigte Jugendliche.
- **R**: Impfungen aufgrund von *Reisen* (s. ausführlich in Kap. 13, in ▸ Tab. 10.1 werden sie nur ausnahmsweise aufgeführt).

Die Impfungen der früheren Kategorie **P**: *Postexpositionelle Prophylaxe/Riegelungsimpfungen bzw. andere Maßnahmen der spezifischen Prophylaxe werden in den Empfehlungen der STIKO von August 2014 in einer eigenen Tabelle zusammengefasst. Sie werden in Kap. 14 ausführlich behandelt.*

II

Tab. 10.1 Indikations- und Auffrischimpfungen für Erwachsene (Stand 2015)

Impfung gegen	Kategorie	Indikation	Anwendungshinweise (Packungsbeilage/ Fachinformationen beachten)
Diphtherie	S/A	Alle Personen bei fehlender oder unvollständiger Grundimmunisierung oder wenn die letzte Impfung der Grundimmunisierung oder die letzte Auffrischimpfung länger als 10 Jahre zurückliegt	• Erwachsene sollen die nächste fällige Diphtherieimpfung einmalig als Tdap-Kombinationsimpfung erhalten, bei *entsprechender Indikation* als *Tdap-IPV-Kombinationsimpfung*. • Bei bestehender Diphtherie-Impfindikation und ausreichendem Tetanus- und Pertussis-Impfschutz sollte monovalent gegen Diphtherie geimpft werden. • Ungeimpfte oder Personen mit fehlendem Impfnachweis sollten 2 Impfungen im Abstand von 4–8 Wochen und eine 3. Impfung 6–12 Monate nach der 2. Impfung erhalten. • Eine Reise in ein Infektionsgebiet sollte frühestens nach der 2. Impfung angetreten werden.
Frühsommer-Meningoenzephalitis (FSME)	I	Personen, die in FSME-Risikogebieten Zecken exponiert sind oder	Grundimmunisierung und Auffrischimpfungen mit einem für Erwachsene (bzw. Kinder) zugelassenen Impfstoff nach Angaben in den Fachinformationen.
	B	Personen, die durch FSME beruflich gefährdet sind (exponiertes Laborpersonal sowie in Risikogebieten z. B. Forstarbeiter und Exponierte in der Landwirtschaft). Saisonalität beachten: April–Nov. *Risikogebiete in Deutschland* sind zurzeit insbesondere: • Baden-Württemberg, • Bayern (außer dem größten Teil Schwabens und dem westlichen Teil Oberbayerns), • Hessen: Landkreis (LK) Odenwald, LK Bergstraße, LK Darmstadt-Dieburg, Stadtkreis (SK) Darmstadt, LK Groß-Gerau, LK Offenbach, SK Offenbach, LK Main-Kinzig, LK Marburg-Biedenkopf), • Rheinland-Pfalz: LK Birkenfeld, • Saarland: LK Saar-Pfalz, • Sachsen: Vogtlandkreis, • Thüringen: SK Jena, SK Gera, LK Saale-Holzland, LK Saale-Orla, LK Saalfeld-Rudolstadt, LK Hildburghausen, LK Sonneberg, LK Greiz.	Entsprechend den Empfehlungen der Gesundheitsbehörden; Hinweise zu FSME-Risikogebieten sind zu beachten [1].
	R	Zeckenexposition in FSME-Risikogebieten außerhalb Deutschlands	
Haemophilus influenzae Typ B (Hib)	I	Personen mit anatomischer oder funktioneller Asplenie	Einmalige Impfung. Ob Wiederholungsimpfungen sinnvoll sind, kann aufgrund unzureichender Datenlage derzeit nicht beurteilt werden.
Hepatitis A (HA)	I	• Personen mit einem Sexualverhalten mit hoher Infektionsgefährdung, • Personen mit häufiger Übertragung von Blutbestandteilen (z. B. Hämophile) oder mit Krankheiten der Leber/mit Leberbeteiligung, • Bewohner von psychiatrischen Einrichtungen oder vergleichbaren Fürsorgeeinrichtungen für Menschen mit Verhaltensstörung oder Zerebralschädigung.	• Grundimmunisierung und Auffrischimpfung nach Angaben in den Fachinformationen. • Die serologische Vortestung auf Anti-HAV ist nur bei den Personen sinnvoll, die länger in Endemiegebieten gelebt haben **oder** in Familien aus Endemiegebieten aufgewachsen sind **oder** vor 1950 geboren wurden.

Tab. 10.1 Fortsetzung

Impfung gegen	Kategorie	Indikation	Anwendungshinweise (Packungsbeilage/ Fachinformationen beachten)
	B	• Gesundheitsdienst (inkl. Küche, Labor, technischer und Reinigungs-bzw. Rettungsdienst, psychiatrische und Fürsorgeeinrichtungen, Behindertenwerkstätten, Asylbewerberheime): Durch Kontakt mit möglicherweise infektiösem Stuhl Gefährdete inkl. Auszubildende und Studenten, • Kanalisations- und Klärwerksarbeiter mit Abwasserkontakt • Tätigkeit (inkl. Küche und Reinigung) in Kindertagesstätten, Kinderheimen u. Ä.	
Hepatitis B (HB)	I	• Personen, bei denen wegen einer vorbestehenden oder zu erwartenden Immundefizienz bzw. –suppression oder wegen einer vorbestehenden Erkrankung ein schwerer Verlauf einer Hepatitis B-Erkrankung zu erwarten ist, z. B. HIV-Positive, Hepatitis C-Positive, Dialysepatienten.[a] • Personen mit einem erhöhten nichtberuflichen Expositionsrisiko, z. B. Kontakt mit HBsAg-Trägern in Familie/Wohngemeinschaft, Sexualverhalten mit hohem Infektionsrisiko, i. v. Drogenkonsumenten, Gefängnisinsassen, ggf. Patienten psychiatrischer Einrichtungen.[a]	Für die Indikationsgruppen 1–4 gilt: • Eine routinemäßige serologische Testung zum Ausschluss einer vorbestehenden HBV-Infektion vor Impfung gegen Hepatitis B ist nicht notwendig. Eine Impfung von bereits HBV-infizierten Personen kann gefahrlos durchgeführt werden, ist allerdings wirkungslos. Eine serologische Testung kann in bestimmten Situationen sinnvoll sein (z. B. aus Kostengründen, zur Vermeidung unnötiger Impfungen, bei hohem anamnestischem Expositionsrisiko wie beispielsweise bei HBsAg-positivem Sexualpartner).[b] • Zur Kontrolle des Impferfolgs sollte 4–8 Wochen nach der 3. Impfstoffdosis Anti-HBs bestimmt werden (erfolgreiche Impfung: Anti-HBs ≥ 100 IE/l).[c] • Bei „Low-Respondern" (Anti-HBs 10 – 99 IE/l) wird eine sofortige weitere Impfstoffdosis mit erneuter Anti-HBs-Kontrolle nach weiteren 4–8 Wochen empfohlen. Falls Anti-HBs immer noch < 100 IE/l, bis zu 2 weitere Impfstoffdosen jeweils mit anschließender Anti-HBs-Kontrolle nach 4–8 Wochen. Welches Vorgehen sinnvoll ist, falls nach insgesamt 6 Impfstoffdosen weiterhin Anti-HBs < 100 IE/l, wird kontrovers diskutiert [5]. • Bei „Non-Respondern" (Anti-HBs < 10 IE/l) Bestimmung von HBsAg und Anti-HBc zum Ausschluss einer bestehenden chronischen HBV-Infektion. Falls beide Parameter negativ sind, weiteres Vorgehen wie bei „Low-Respondern" (s. o.). • Nach erfolgreicher Impfung, d. h. Anti-HBs ≥ 100 IE/l, sind im Allgemeinen keine weiteren Auffrischimpfungen erforderlich. Ausnahme: Patienten mit humoraler Immundefizienz (jährliche Anti-HBs-Kontrolle, Auffrischimpfung wenn Anti-HBs < 100 IE/l), ggf. Personen mit besonders hohem individuellem Expositionsrisiko (Anti-HBs-Kontrolle nach 10 Jahren, Auffrischimpfung wenn Anti-HBs < 100 IE/l).
	B	• Personen mit einem erhöhten beruflichen Expositionsrisiko, z. B. expositionsgefährdetes Personal in medizinischen Einrichtungen (einschl. Auszubildender, Labor- und reinigungspersonal), Ersthelfer, Polizisten, Personal von Einrichtungen, in denen eine erhöhte Prävalenz von Hepatitis B-Infizierten zu erwarten ist (z. B. Gefängnisse, Asylbewerberheime, Behinderteneinrichtungen).[a,b]	
	R	Reiseindikation (individuelle Gefährdungsbeurteilung erforderlich).	

Tab. 10.1 Fortsetzung

Impfung gegen	Kategorie	Indikation	Anwendungshinweise (Packungsbeilage/ Fachinformationen beachten)
			• Bei im Säuglingsalter gegen Hepatitis B geimpften Personen mit neu aufgetretenem Hepatitis B-Risiko (Indikationen 1 – 4) und unbekanntem Anti-HBs sollte eine weitere Impfstoffdosis gegeben werden mit anschließender serologischer Kontrolle (s. o.).
Humane Papillomaviren (HPV)			Frauen, die älter sind als 17 Jahre und keine Impfung gegen HPV erhalten haben, können ebenfalls von einer Impfung gegen HPV profitieren. Es liegt in der Verantwortung des Arztes, nach individueller Prüfung von Nutzen und Risiko der Impfung, seine Patientinnen auf der Basis der Impfstoffzulassung darauf hinzuweisen.
Influenza	S	Personen ≥ 60 Jahre	jährliche Impfung im Herbst mit einem Impfstoff mit aktueller von der WHO empfohlener Antigenkombination
	I	Alle Schwangeren ab 2. Trimenon, bei erhöhter gesundheitlicher Gefährdung infolge eines Grundleidens ab 1. Trimenon	Impfung mit einem Impfstoff mit aktueller von der WHO empfohlener Antigenkombination
	I	• Kinder, Jugendliche und Erwachsene mit erhöhter gesundheitlicher Gefährdung infolge eines Grundleidens, wie z. B.: ◦ chronische Krankheiten der Atmungsorgane (inkl. Asthma und COPD), ◦ chronische Herz-Kreislauf-, Leber- und Nierenkrankheiten, Diabetes mellitus und andere Stoffwechselkrankheiten, ◦ chronische neurologische Krankheiten, z. B. Multiple Sklerose mit durch Infektionen getriggerten Schüben, ◦ Personen mit angeborener oder erworbener Immundefizienz mit T- und/oder B-zellulärer Restfunktion, ◦ HIV-Infektion. • Bewohner von Alters- oder Pflegeheimen.	jährliche Impfung im Herbst mit einem Impfstoff mit aktueller von der WHO empfohlener Antigenkombination
	B/I	• Personen mit erhöhter Gefährdung, z. B. medizinisches Personal, Personen in Einrichtungen mit umfangreichem Publikumsverkehr sowie Personen, die als mögliche Infektionsquelle für von ihnen betreute ungeimpfte Risikopersonen fungieren können, • Personen mit erhöhter Gefährdung durch direkten Kontakt zu Geflügel und Wildvögeln.	
	R/I	Für Reisende ab 60 Jahren und die unter I (Indikationsimpfung) genannten Personengruppen, die nicht über einen aktuellen Impfschutz verfügen, ist die Impfung generell empfehlenswert, für andere Reisende ist eine Influenza-Impfung nach Risikoabwägung entsprechend Exposition und Impfstoffverfügbarkeit sinnvoll.	Impfung mit einem Impfstoff mit aktueller, von der WHO empfohlener Antigenkombination

Tab. 10.1 Fortsetzung

Impfung gegen	Kategorie	Indikation	Anwendungshinweise (Packungsbeilage/ Fachinformationen beachten)
	I	Wenn eine intensive Epidemie aufgrund von Erfahrungen in anderen Ländern droht oder nach deutlicher Antigendrift bzw. einem Antigenshift zu erwarten ist und der Impfstoff die neue Variante enthält.	Entsprechend den Empfehlungen der Gesundheitsbehörden.
Masern	S	Nach 1970 geborene Personen ≥ 18 Jahre mit unklarem Impfstatus, ohne Impfung oder mit nur einer Impfung in der Kindheit.	Einmalige Impfung mit MMR-Impfstoff.
	I	Im Rahmen eines Ausbruchs: nach 1970 Geborene ab dem Alter von 9 Monaten mit unklarem Impfstatus, ohne Impfung oder mit nur einer Impfung in der Kindheit.	
	B	Nach 1970 Geborene mit unklarem Impfstatus, ohne Impfung oder mit nur einer Impfung in der Kindheit, die im Gesundheitsdienst oder bei der Betreuung von Immundefizienten bzw. -supprimierten oder in Gemeinschaftseinrichtungen tätig sind.	
Meningokokkeninfektionen	I	Gesundheitlich gefährdete Personen mit angeborener oder erworbener Immundefizienz bzw. -suppression mit T- und/oder B-zellulärer Restfunktion, insbesondere • Komplement-/Properdindefekte • Eculizumab-Therapie (monoklonaler Antikörper gegen die terminale Komplementkomponente C 5) • Hypo-gammaglobulinämie • funktioneller oder anatomischer Asplenie	Impfung gegen die Serogruppen A, C, W, Y und/oder B, sofern die verfügbaren Impfstoffe für die Altersgruppe zugelassen
	I	Bei Ausbrüchen oder regionalen Häufungen auf Empfehlung der Gesundheitsbehörden	Entsprechend den Empfehlungen der Gesundheitsbehörden
	B	Gefährdetes Laborpersonal (bei Arbeiten mit dem Risiko eines N.-meningitidis-Aerosols)	Impfung mit 4-valentem ACWY-Konjugatimpfstoff und einem MenB-Impfstoff.
	R	Reisende in Länder mit epidemischem/hyperendemischem Vorkommen, besonders bei engem Kontakt zur einheimischen Bevölkerung (z. B. Entwicklungshelfer, Katastrophenhelfer, medizinisches Personal, bei Langzeitaufenthalt); dies gilt auch für Aufenthalte in Regionen mit Krankheitsausbrüchen und Impfempfehlung für die einheimische Bevölkerung (WHO- und Länderhinweise beachten).	Impfung mit 4-valentem Konjugatimpfstoff, sofern für die Altersgruppe zugelassen
	R	Vor Pilgerreise nach Mekka (Hadj, Umrah)	Impfung mit 4-valentem Konjugatimpfstoff, sofern für die Altersgruppe zugelassen (Einreisebestimmungen beachten)
	R	Schüler/Studenten vor Langzeitaufenthalten in Ländern mit empfohlener allgemeiner Impfung für Jugendliche oder selektiver Impfung für Schüler/Studenten	Entsprechend den Empfehlungen der Zielländer

Tab. 10.1 Fortsetzung

Impfung gegen	Kategorie	Indikation	Anwendungshinweise (Packungsbeilage/ Fachinformationen beachten)
Mumps	B	Nach 1970 Geborene mit unklarem Impfstatus, ohne Impfung oder mit nur einer Impfung in der Kindheit, die in Gesundheitsdienstberufen in der unmittelbaren Patientenversorgung, in Gemeinschaftseinrichtungen oder Ausbildungseinrichtungen für junge Erwachsene tätig sind	Einmalige Impfung mit MMR-Impfstoff
Pertussis	S/A	Erwachsene sollen die nächste fällige Td-Impfung einmalig als Tdap-Kombinationsimpfung erhalten	Tdap-Kombinationsimpfstoff, bei *entsprechender Indikation* als *Tdap-IPV-Kombinationsimpfung*
	I	Sofern *in den letzten 10 Jahren keine Pertussis-Impfung* stattgefunden hat, sollen 1 Dosis Pertussisimpfstoff erhalten: • Frauen im gebärfähigen Alter, • enge Haushaltskontaktpersonen (Eltern, Geschwister) und Betreuer (z. B. Tagesmütter, Babysitter, ggf. Großeltern) eines Neugeborenen spätestens 4 Wochen vor Geburt des Kindes. Erfolgte die Impfung nicht vor der Konzeption, sollte die Mutter bevorzugt in den ersten Tagen nach der Geburt des Kindes geimpft werden.	
	B	Sofern in den letzten 10 Jahren keine Pertussis-Impfung stattgefunden hat, sollte Personal im Gesundheitsdienst sowie in Gemeinschaftseinrichtungen 1 Dosis Pertussisimpfstoff erhalten.	
Pneumokokken-Krankheiten	S	Personen ≥ 60 Jahre	Einmalige Impfung mit Polysaccharidimpfstoff
	I	(Zu Indikationsimpfungen bei Kindern und Jugendlichen s. Kap. 9.) Erwachsene mit erhöhter gesundheitlicher Gefährdung infolge einer Grundkrankheit: 1. angeborene od. erworbene Immundefekte bzw. Immunsuppression, wie z. B.: • T-Zell-Defizienz bzw. gestörte T-Zell-Funktion, B-Zell- oder Antikörperdefizienz (z. B. Hypogammaglobulinämie), • Defizienz oder Funktionsstörung von myeloischen Zellen (z. B. Neutropenie, chronische Granulomatose, Leukozytenadhäsionsdefekte, Signaltransduktionsdefekte), • Komplement- oder Properdindefizienz, • funktioneller Hyposplenismus (z. B. bei Sichelzellanämie), Splenektomie[d] oder anatomische Asplenie, • neoplastische Krankheiten, • HIV-Infektion, • nach Knochenmarktransplantation, • immunsuppressive Therapie[d] (z. B. wegen Organtransplantation oder Autoimmunerkrankung).	Ab dem Alter von 5 Jahren kann die Impfung mit dem 13-valenten Pneumokokken-Konjugatimpfstoff oder dem 23-valenten Polysaccharid-Impfstoff erfolgen. Bei folgenden Indikationen sind eine, ggf. auch mehrere Wiederholungsimpfungen im Abstand von 5 Jahren (Erwachsene und Kinder ≥ 10 Jahre) bzw. mindestens 3 Jahren (Kinder unter 10 Jahren) in Erwägung zu ziehen: • angeborene oder erworbene Immundefekte einschließlich. funktioneller oder anatomischer Asplenie (Indikationsgruppe 1, linke Spalte), • chronische Nierenkrankheiten/nephrotisches Syndrom. Zur Impfung Erwachsener mit Pneumokokken-Konjugat- bzw. Polysaccharid-Impfstoff s. auch Stellungnahme der STIKO [4]

Tab. 10.1 Fortsetzung

Impfung gegen	Kategorie	Indikation	Anwendungshinweise (Packungsbeilage/ Fachinformationen beachten)
		2. Chronische Krankheiten wie z. B.: • chronische Erkrankungen des Herzens, der Atmungsorgane (z. B. Asthma, Lungenemphysem, COPD), der Leber oder der Niere, • Stoffwechselkrankheiten, z. B. Diabetes mellitus, • neurologische Krankheiten, z. B. Zerebralparesen oder Anfallsleiden 3. Anatomische und Fremdkörper-assoziierte Risiken für Pneumokokkenmeningitis, wie z. B.: • Liquorfistel, • Cochlea-Implantat[d]	
Poliomyelitis	S	• Alle Personen bei fehlender oder unvollständiger Grundimmunisierung, • alle Personen ohne einmalige Auffrischung.	• Erwachsene, die im Säuglings- und Kleinkindalter eine vollständige Grundimmunisierung und im Jugendalter oder später mindestens 1 Auffrischimpfung erhalten haben oder die als Erwachsene nach Angaben in den Fachinformationen grundimmunisiert wurden und eine Auffrischimpfung erhalten haben, gelten als vollständig immunisiert. • Ausstehende Impfungen werden entsprechend den Angaben in den Fachinformationen mit Poliototimpfstoff (inaktivierte Poliovakzine, IPV) nachgeholt. • Darüber hinaus wird eine routinemäßige Auffrischimpfung für Erwachsene nicht empfohlen.
	I	Für folgende Personengruppen ist eine Auffrischimpfung indiziert: • Reisende in Regionen mit Infektionsrisiko (die aktuelle epidemische Situation ist zu beachten, insbesondere die Meldungen der WHO), • Aussiedler, Flüchtlinge und Asylbewerber, die in Gemeinschaftsunterkünften leben, bei der Einreise aus Gebieten mit Poliorisiko.	• Ausstehende Impfungen der Grundimmunisierung bzw. eine nicht dokumentierte Grundimmunisierung werden mit IPV nachgeholt bzw. es erfolgt eine Auffrischung wenn die letzte Impfung länger als 10 Jahre zurückliegt. • Personen ohne Nachweis einer Grundimmunisierung sollten vor Reisebeginn wenigstens 2 Dosen IPV erhalten.
	B	• Personal der o g. Einrichtungen, • medizinisches Personal, das engen Kontakt zu Erkrankten haben kann, • Personal in Laboren mit Poliomyelitis-Risiko.	Ausstehende Impfungen der Grundimmunisierung bzw. eine nicht dokumentierte Grundimmunisierung werden mit IPV nachgeholt bzw. es erfolgt eine Auffrischung wenn die letzte Impfung länger als 10 Jahre zurückliegt.
Röteln	I	Ungeimpfte Frauen oder Frauen mit unklarem Impfstatus im gebärfähigen Alter (s. auch [2])	Zweimalige Impfung mit einem MMR-Impfstoff
		Einmal geimpfte Frauen im gebärfähigen Alter	Einmalige Impfung mit MMR-Impfstoff
	B	Ungeimpfte Personen oder Personen mit unklarem Impfstatus in Einrichtungen der Pädiatrie, der Geburtshilfe und der Schwangerenbetreuung sowie in Gemeinschaftseinrichtungen	Einmalige Impfung mit MMR-Impfstoff

Tab. 10.1 Fortsetzung

Impfung gegen	Kategorie	Indikation	Anwendungshinweise (Packungsbeilage/ Fachinformationen beachten)
Tetanus	S/A	Alle Personen bei fehlender oder unvollständiger Grundimmunisierung, wenn die letzte Impfung der Grundimmunisierung oder die letzte Auffrischimpfung länger als 10 Jahre zurückliegt	Erwachsene sollen die nächste fällige Tetanus-Impfung einmalig als Tdap-Kombinationsimpfung erhalten, bei *entsprechender Indikation* als *Tdap-IPV-Kombinationsimpfung*. Eine begonnene Grundimmunisierung wird vervollständigt, Auffrischimpfung in 10-jährlichem Intervall.
Tollwut	B	• Tierärzte, Jäger, Forstpersonal u. a. Personen mit Umgang mit Tieren in Gebieten mit *neu aufgetretener* Wildtiertollwut, • Personen mit beruflichem oder sonstigem engen Kontakt zu Fledermäusen, • Laborpersonal mit Expositionsrisiko gegenüber Tollwutviren.	• Dosierungsschema nach Angaben in den Fachinformationen, • Personen mit weiter bestehendem Expositionsrisiko sollten regelmäßig eine Auffrischimpfung entsprechend den Angaben der Fachinformation erhalten, • mit Tollwutvirus arbeitendes Laborpersonal sollte halbjährlich auf neutralisierende Antikörper untersucht werden. Eine Auffrischimpfung ist bei < 0,5 IE/ml Serum indiziert.
Tuberkulose		Die Impfung mit dem derzeit verfügbaren BCG-Impfstoff wird nicht empfohlen.	
Varizellen	I	• Seronegative Frauen mit Kinderwunsch, • seronegative Patienten vor geplanter immunsuppressiver Therapie oder Organtransplantation, • empfängliche Patienten mit schwerer Neurodermitis, • empfängliche Personen[e] mit engen Kontakten zu den beiden zuvor genannten Gruppen.	Zweimalige Impfungen Hinweise zur Impfung seronegativer Patienten unter immunsuppressiver Therapie finden sich im Epidem. Bull. [3].
	B	Seronegatives Personal im Gesundheitsdienst, insb. in den Bereichen Pädiatrie, Onkologie, Gynäkologie/Geburtshilfe, Intensivmedizin und im Bereich der Betreuung von Immundefizienten sowie bei Neueinstellungen in Gemeinschaftseinrichtungen für das Vorschulalter	

HBsAg: Oberflächenantigen des Hepatitis-B-Virus; Tdap: T – Tetanus, d – Diphtherie mit niedriger Toxinkonzentration, ap – azellulärer Pertussis-Impfstoff mit niedriger Antigenkonzentration.

[a] Die angeführten Personengruppen haben exemplarischen Charakter und stellen keine abschließende Indikationsliste dar. In jedem Fall ist eine individuelle Risikobeurteilung erforderlich.

[b] Im Bereich der Arbeitsmedizin sind die Empfehlungen der ArbMedVV (Verordnung zur arbeitsmedizinischen Vorsorge) zu beachten.

[c] Bei zur Gruppe „Reiseindikation" gehörenden Personen ist individuell abzuwägen, ob angesichts des konkreten Expositionsrisikos und des individuellen Risikos eines Impfversagens eine Impferfolgskontrolle erforderlich erscheint.

[d] Impfung möglichst vor der Intervention.

[e] „Empfängliche Personen" bedeutet: keine Impfung und anamnestisch keine Varizellen oder bei serologischer Testung kein Nachweis spezifischer Antikörper.

* Anm. des Verf.: Die Impfung gegen Meningokokken der Serogruppe B wird derzeit von der STIKO nicht generell empfohlen. Allerdings weist die STIKO ausdrücklich darauf hin, dass die Impfung auch ohne STIKO-Empfehlung aufgrund einer individuellen Risikoabwägung sinnvoll sein kann [6].

10.3.1 Literatur

[1] Robert Koch-Institut (RKI). FSME: Risikogebiete in Deutschland; Stand: März 2014. Epid Bull 2014; 15: 124–133

[2] Ständige Impfkommission am Robert Koch-Institut (STIKO). Mitteilung der Ständigen Impfkommission: Änderung der Empfehlungen zur Impfung gegen Röteln. Epid Bull 2010; 32: 322–325

[3] Ständige Impfkommission am Robert Koch-Institut (STIKO). Mitteilungen der Ständigen Impfkommission am Robert Koch-Institut: Hinweise zu Impfungen für Patienten mit Immundefizienz. Epid Bull 2005; 39: 353–364

[4] Ständige Impfkommission am Robert Koch-Institut (STIKO). Mitteilung der Ständigen Impfkommission am Robert Koch-Institut: Stellungnahme zur Impfung Erwachsener gegen Pneumokokken. Epid Bull 2012; 7: 55–56

[5] Ständige Impfkommission am Robert Koch-Institut (STIKO). Mitteilungen der Ständigen Impfkommission am Robert Koch-Institut: Empfehlungen der STIKO am RKI 2015; Stand Aug. 2015. Epid Bull 2015: 34: 327–362. Im Internet www.stiko.de

[6] Ständige Impfkommission am Robert Koch-Institut (STIKO). Aktualisierte Stellungnahme der Ständigen Impfkommission am Robert Koch-Institut: Stand der Bewertung des neuen Meningokokken-B-Impfstoffs Bexsero. Epid Bull 2014; 36: 356–360

11 Impfkalender

O. Wichmann

II

Im Impfkalender der STIKO sind Standard- und Auffrischimpfungen für Säuglinge, Kinder, Jugendliche und Erwachsene (▸ Abb. 11.1) aufgeführt. Neben diesen Standardimpfungen können weitere Impfungen bei besonderer epidemiologischer Situation oder Gefährdung indiziert sein (sogenannte Indikationsimpfungen). Indikationsimpfungen für Kinder und Jugendliche sind in Kap. 9 und für Erwachsene in Kap. 10 zusammengefasst.

Die *Standardimpfungen des Impfkalenders* sind von hohem Nutzen für den Gesundheitsschutz des Einzelnen und der Allgemeinheit, sie sind deshalb für *alle* Angehörigen der jeweils genannten Alters- oder Bevölkerungsgruppen empfohlen. Dies gilt auch für Kinder, Jugendliche und Erwachsene mit chronischen Krankheiten, sofern keine spezifischen Kontraindikationen vorliegen.

Der *Impfkalender für Säuglinge, Kinder, Jugendliche und Erwachsene* umfasst Impfungen zum Schutz vor Diphtherie (D/d), Pertussis (azellulär, aP/ap), Tetanus (T), Haemophilus influenzae Typ b (Hib), Hepatitis B (HB), Poliomyelitis (IPV), Masern, Mumps, Röteln (MMR), Pneumokokken, Meningokokken Gruppe C sowie vor Varizellen, für Mädchen zusätzlich vor humane Papillomaviren (HPV) und für Personen ab 60 Jahre zusätzlich zum Schutz vor Influenza und Pneumokokken. Der Zeitpunkt der empfohlenen Impfungen wird in Wochen, Monaten und in Jahren (▸ Abb. 11.1) angegeben.

Um die Anzahl an Injektionen zu verringern, ist im Säuglings- und Kleinkindalter die Verwendung von Kombinationsimpfstoffen empfohlen. Diese bieten einen Schutz gegen 6 Erkrankungen (D, aP, T, Hib, HB und IPV) und werden in 4 Dosen verabreicht. Simultan zur ersten, dritten und vierten Dosis sollte dazu die Verabreichung von 3 Dosen Pneumokokken-Konjugatimpfstoff erfolgen. Ab dem Alter von 11 Monaten sollte gegen Masern, Mumps, Röteln und Varizellen sowie ab einem Alter von 12 Monaten gegen Meningokokken Gruppe C geimpft werden. Auffrischimpfungen gegen Diphtherie, Tetanus und Pertussis sind empfohlen im Alter von 5–6 Jahren und weitere Auffrischimpfungen gegen Diphtherie, Tetanus, Pertussis und Poliomyelitis im Alter von 9–17 Jahren. Auffrischimpfungen gegen Diphtherie und Tetanus sollen dann im Erwachsenenalter alle 10 Jahre erfolgen. Bei der nächsten fälligen Impfung gegen Diphtherie und Tetanus sollte bei allen Erwachsenen nach aktueller Empfehlung einmalig ein Impfstoff mit Pertussiskomponente verwendet werden. Für alle Mädchen im Alter von 9–14 Jahren ist eine Immunisierung gegen HPV indiziert. Ab dem Alter von 60 Jahren werden jährliche Influenzaimpfungen und eine einmalige Impfung gegen Pneumokokken mit einem Pneumokokken-Polysaccharidimpfstoff empfohlen. Wiederholungsimpfungen für Pneumokokken im Abstand von 5 Jahren sollten in dieser Altersgruppe nur bei bestimmten Indikationen erfolgen (Kap. 10).

Bei der *Bestimmung des optimalen Impfzeitpunktes* wurden unterschiedliche Faktoren berücksichtigt. In diesem Zusammenhang spielen Ergebnisse aus epidemiologischen Analysen zum Erkrankungsalter und Auftreten von Komplikationen der impfpräventablen Erkrankungen ebenso wie Fragen der Immunogenität des Impfstoffs, aber besonders auch die Abstimmung mit anderen Vorsorgeprogrammen eine große Rolle. Erhebungen zur Durchführung von Impfungen zeigen jedoch, dass diese häufig später als im Impfkalender empfohlen begonnen, für längere Zeit unterbrochen oder nicht rechtzeitig und unvollständig fortgesetzt werden [2]. Das Erreichen eines vollständigen altersgerechten Impfschutzes ist für einen wirksamen Schutz sehr wichtig, insbesondere wegen der besonderen Gefährdung durch einige Infektionskrankheiten in der frühen Kindheit, wegen des nachlassenden oder fehlenden Nestschutzes und des damit verbundenen Entstehens einer Immunitätslücke. Der Grundsatz, versäumte Impfungen so bald wie möglich nachzuholen gilt für die meisten der in ▸ Abb. 11.1 aufgeführten Impfungen im Kindesalter mit folgenden Ausnahmen: Pneumokokken-Konjugatimpfung nach dem 2. Lebensjahr und Hib-Impfung nach dem 5. Lebensjahr [3]. Die Impfserie gegen Rotaviren sollte spätestens bis zum Alter von 12 Wochen begonnen und muss je nach Impfstoff bis zum Alter von 24 (Rotarix) bzw. 32 (RotaTeq) Wochen abgeschlossen sein [3].

Die vom Impfstoffhersteller in der Fachinformation gegebenen Hinweise sollten vor der Impfung beachtet werden. Besondere Impfreaktionen sollten sowohl nach den in Kap. 5 und Kap. 7 genannten Vorschriften laut IfSG gemeldet, aber auch dem Hersteller berichtet werden.

Impfung	Alter in Wochen	Alter in Monaten					Alter in Jahren					
	6	2	3	4	11–14	15–23	2–4	5–6	9–14	15–17	ab 18	ab 60
Tetanus		G1	G2	G3	G4	N	N	A1	A2		A (ggf. N)[e]	
Diphtherie		G1	G2	G3	G4	N	N	A1	A2		A (ggf. N)[e]	
Pertussis		G1	G2	G3	G4	N	N	A1	A2		A (ggf. N)[e]	
Haemophilus influenzae Typ b (Hib)		G1	G2[c]	G3	G4	N	N					
Poliomyelitis		G1	G2[c]	G3	G4	N	N		A1		ggf. N	
Hepatitis B		G1	G2[c]	G3	G4	N						
Pneumokokken[a]		G1		G2	G3	N						S[g]
Rotaviren	G1[b]	G2	(G3)									
Meningokokken C					G1 (ab 12 Mon.)		N					
Masern					G1	G2	N				S[f]	
Mumps, Röteln					G1	G2	N					
Varizellen					G1	G2	N					
Influenza												S (jährlich)
HPV humane Papillomviren									G1[d] G2[d]	N[d]		

Abb. 11.1 Impfkalender (Standardimpfungen) 2015 für Säuglinge, Kinder, Jugendliche und Erwachsene. Empfohlenes Impfalter und Mindestabstände zwischen den Impfungen. Der jeweils aktuelle Impfkalender kann unter www.stiko.de eingesehen werden.

G Grundimmunisierung (in bis zu 4 Teilimpfungen G1–G4).

***A** Auffrischimpfung*

***S** Standardimpfung*

N *Nachholimpfung* (Grundimmunisierung aller noch nicht Geimpften bzw. Komplettierung einer unvollständigen Impfserie)

[a] Frühgeborene erhalten eine zusätzliche Impfstoffdosis im Alter von 3 Monaten, d. h. insgesamt 4 Dosen.

[b] Die 1. Impfung sollte bereits ab dem Alter von 6 Wochen erfolgen, je nach verwendetem Impfstoff sind 2 bzw. 3 Dosen im Abstand von mindestens 4 Wochen erforderlich.

[c] Bei Anwendung eines monovalenten Impfstoffes kann diese Dosis entfallen.

[d] Standardimpfung für Mädchen im Alter von 9–13 bzw. 9–14 Jahren (je nach verwendetem Impfstoff) mit 2 Dosen im Abstand von 6 Monaten, bei Nachholimpfung im Alter > 13 bzw. > 14 Jahren oder bei einem Impfabstand von < 6 Monaten zwischen 1. und 2. Dosis ist eine 3. Dosis erforderlich (Fachinformation beachten).

[e] Td-Auffrischimpfung alle 10 Jahre. Die nächste fällige Td-Impfung einmalig als Tdap- bzw. bei entsprechender Indikation als Tdap-IPV-Kombinationsimpfung.

[f] Einmalige Impfung für alle nach 1970 geborenen Personen ≥ 18 Jahre mit unklarem Impfstatus, ohne Impfung oder mit nur einer Impfung in der Kindheit, mit einem MMR-Impfstoff.

[g] Einmalige Impfung mit Polysaccharid-Impfstoff

In der pädiatrischen Praxis können die *Vorsorgeuntersuchungen* U4 und U5 mit der Grundimmunisierung gegen Diphtherie, Tetanus, Pertussis, Haemophilus influenzae Typ b, Hepatitis B, Poliomyelitis und Pneumokokken kombiniert werden; die U6 kann zum Abschluss der oben erwähnten Grundimmunisierungen und zur Impfung gegen Meningokokken Gruppe C, Masern, Mumps, Röteln und Varizellen genutzt werden. Durch den Einsatz moderner Kombinationsimpfstoffe lässt sich die Zahl der notwendigen Injektionen deutlich reduzieren. Bei der U7 im 2. Lebensjahr kann die zweite Impfung gegen Masern, Mumps, Röteln und Varizellen und nach Überprüfung des Impfstatus eventuelle Nachholimpfungen durchgeführt werden.

Bei der U9 kann die Tdap-Auffrischimpfung vorgenommen werden.

Die J1 im Alter von 12–14 Jahren stellt einen guten Zeitpunkt zur Vervollständigung des Impfstatus, zur Durchführung der empfohlenen Auffrischimpfungen und zur Impfung von Mädchen gegen HPV dar. Zwar werden die Kosten der J1 von allen Krankenkassen erstattet, dennoch ist die Inanspruchnahme durch die Jugendlichen derzeit noch unzureichend [1]. Ziel ist es, diese zu erhöhen oder gegebenenfalls alternative Zugangswege zu dieser aus präventivmedizinischer Sicht schwer erreichbaren Altersgruppe zu suchen. Dabei könnten auf die Lebenswelt der Jugendlichen bezogene Ansätze (Schule, Freizeit usw.) genutzt werden.

11.1 Literatur

[1] Rieck T, Feig M, Delere Y, et al. Utilization of administrative data to assess the association of an adolescent health check-up with human papillomavirus vaccine uptake in Germany. Vaccine 2014a; 32: 5 564–5 569

[2] Rieck T, Feig M, Eckmanns T, et al. Vaccination coverage among children in Germany estimated by analysis of health insurance claims data. Hum Vaccin Immunother 2014b; 10: 476–484

[3] Ständige Impfkommission am Robert Koch- Institut (STIKO). Mitteilungen der Ständigen Impfkommission am Robert Koch-Institut: Empfehlungen der Ständigen Impfkommission am RKI 2015; Stand Aug. 2015. Epid Bull 2015: 34: 327–362. Im Internet: www.stiko.de

12 Schutzimpfungen im Arbeitsleben

F. Hofmann

12.1 Einleitung

Impfungen gehören zu den wichtigsten Präventivmaßnahmen im arbeitsmedizinischen Bereich, denn 9 von 10 der gesetzlichen Unfallversicherung angezeigten Infektionen stammen aus dem Bereich des Gesundheitsdienstes/der Wohlfahrtspflege. Impfaktionen in der betriebsärztlichen Praxis dienen nicht nur dem Infektionsschutz gegenüber einer bestimmten Krankheit (z. B. Hepatitis B, Masern), sondern sie stellen gleichzeitig für den Arbeitsmediziner eine Möglichkeit dar, die Impfausweise „seiner" Arbeitnehmer zu kontrollieren, um auf eventuell fällige weitere Immunisierungen hinzuweisen. Im Rahmen eines solchen Gesprächs kann auch die nächste anstehende Urlaubsreise samt den im jeweiligen Land zu treffenden Maßnahmen diskutiert werden. Schließlich darf nicht vergessen werden, dass Impf- und Infektionsschutz nicht nur für die Beschäftigten eine wichtige Präventivmaßnahme darstellen, sondern auch für die Allgemeinbevölkerung. Als Beispiele seien die Übertragung des Hepatitis-B-Virus vom Beschäftigten im Gesundheitsdienst (z. B. Kardiochirurg) auf den Patienten oder die Übertragung des Hepatitis-A-Virus durch Beschäftige im Lebensmittelbereich auf Konsumenten genannt.

12.2 Gesetzliche Grundlagen

Obwohl der Betriebsarzt im Rahmen seiner Tätigkeit grundsätzlich jederzeit alle indizierten Impfungen durchführen darf, gibt es doch für einige Bereiche spezielle Leitlinien, Empfehlungen bzw. gesetzliche Regelungen.

12.2.1 DGUV-Grundsätze für arbeitsmedizinische Vorsorgeuntersuchungen

Die Grundsätze der Deutschen Gesetzlichen Unfallversicherung (DGUV, [4]), früher „Berufsgenossenschaftliche Grundsätze", sind Leitlinien für die Vorsorge bei arbeitsbedingten Gesundheitsrisiken.

Grundsatz G 35 und ArbMedVV

Im Rahmen des **DGUV-Grundsatzes G 35** (Arbeitsaufenthalt im Ausland) werden Beschäftigte untersucht, die beruflich ins Ausland gehen müssen. Im Vorfeld der Ausreise sollte geklärt werden, welche Impfungen bei den betreffenden Beschäftigten aufgefrischt bzw. neu durchgeführt werden müssen und ob eine Malariaprophylaxe notwendig ist oder nicht. Nach der Rückkehr sollte sich der Beschäftigte umgehend beim Betriebsarzt vorstellen, damit im Rahmen eines Gesprächs oder einer Untersuchung evtl. entstandene gesundheitliche Probleme in Zusammenhang mit dem Auslandsaufenthalt abgeklärt werden können.

Gemäß **ArbMedVV** (Verordnung zur arbeitsmedizinischen Vorsorge [2]) handelt es sich bei der Vorsorge zum Auslandsaufenthalt um Pflichtvorsorge, und zwar entsprechend dem Verordnungstext im Anhang, Teil 4 bei *„Tätigkeiten in Tropen, Subtropen und sonstigen Auslandsaufenthalte mit besonderen klimatischen Belastungen und Infektionsgefährdungen. Abweichend von § 3 Abs. 2 Satz 1 in Verbindung mit § 7" dürfen auch Ärzte oder Ärztinnen beauftragt werden, die zur Führung der Zusatzbezeichnung Tropenmedizin berechtigt sind."* (§ 3 Abs. 2 Satz 1 in Verbindung mit § 7 sieht die generelle Ermächtigung für Ärzte mit der Gebietsbezeichnung „Arbeitsmedizin" bzw. der Zusatzbezeichnung „Betriebsmedizin" vor).

Grundsatz G 42, ArbMedVV und AMR 6.5

Der **DGUV-Grundsatz G 42** (Tätigkeiten mit Infektionsgefährdung) wird derzeit nur noch als „Ausführungsbestimmung" für die Biostoffverordnung [6], [14] bzw. die u. a. daraus hervorgegangene ArbMedVV (zuletzt geändert 2013) genutzt, die auf EU-Recht basiert: In der durch TRBA (Technische Regel Biologische Arbeitsstoffe) unterlegten Biostoffverordnung, deren TRBA-Anhänge (460, 462, 464, 466) mehr als 9 000 Erreger der Risikogruppen 1 bis 4 aufführen, die im Berufsleben eine Rolle spielen können, wird das Thema „arbeitsmedizinische Vorsorge" seit 2008 nicht mehr erwähnt, sondern es wird auf die in jenem Jahr in Kraft getretene **ArbMedVV** (Verordnung zur Arbeitsmedizinischen Vorsorge) verwiesen, die zuletzt 2013 novelliert wurde. Im Katalog über die *Pflichtvorsorge* (Anhang Arbeitsmedizinische Pflicht- und Angebotsvorsorge sowie weitere Maßnahmen der arbeitsmedizinischen Vorsorge) von Arbeitnehmern beim Kontakt mit biologischen Arbeitsstoffen finden sich 39 (z. T. impfpräventable) Erreger, bei deren Auftreten am Arbeitsplatz Pflichtvorsorge bei den Arbeitnehmern durchzuführen ist. Konkretisiert werden Verordnungen wie die ArbMedVV durch Arbeitsmedizinische Regeln (AMR), die den Stand der Arbeitsmedizin und sonstige gesicherte arbeitsmedizinische Erkenntnisse wiedergeben. Sie werden vom Ausschuss für Arbeitsmedizin (AfAMed) ermittelt oder angepasst und vom Bundesministerium für Arbeit und Soziales (BMAS) im Gemeinsamen Ministerialblatt (GMBl.) bekannt gegeben [17]. Bei Einhaltung der AMR kann der Arbeitgeber davon ausgehen, dass die in der AMR konkretisierten Anforderungen der Verordnung zur arbeitsmedizinischen Vorsorge (ArbMedVV) erfüllt sind (Vermutungswirkung, § 3 Absatz 1 Satz 3 ArbMedVV). Wählt der Arbeitgeber eine andere Lösung, muss er damit mindestens die gleiche Sicherheit und den gleichen Gesundheitsschutz für die Beschäftigten erreichen. Die AMR „Impfungen als Bestandteil der arbeitsmedizinischen Vorsorge bei Tätigkeiten mit biologischen Arbeitsstoffen" (AMR 6.5) wurde vom Bundesministerium für Arbeit und Soziales im Dezember 2014 in Kraft gesetzt. Darin heißt es: „Impfungen sind Bestandteil der arbeitsmedizinischen Vorsorge. Sie sind den Beschäftigten anzubieten, soweit das Risiko einer Infektion tätigkeitsbedingt und im Vergleich zur Allgemeinbevölkerung erhöht ist und der oder die betroffene Beschäftigte nicht bereits über einen ausreichenden Immunschutz verfügt". Im Anhang sind „Infektionserreger und Krankheiten, für deren Bekämpfung zugelassene Impfstoffe im Sinne dieser AMR verfügbar sind" zusammengefasst. Dabei handelt es sich um

- Bacillus anthracis,
- Bordetella pertussis,
- FSME-Virus,
- Gelbfieber-Virus,
- Hepatitis-A-Virus,
- Hepatitis-B-Virus,
- Influenzavirus A oder B,
- Japanenzephalitis-Virus,
- Masernvirus,
- Mumpsvirus,
- Neisseria meningitidis,
- Poliomyelitisvirus,
- Rubivirus,
- Salmonella typhi,
- Tollwutvirus,
- Varizella-Zoster-Virus,
- Vibrio cholerae.

Nachfolgend soll auf einige wichtige Impfungen im Zusammenhang mit der biologischen Belastung im Arbeitsleben hingewiesen werden:

12.3 Diphtherie, Pertussis, Poliomyelitis und Tetanus

Bei diesen Impfungen gilt das, was bereits an anderer Stelle festgestellt wurde: Nach Möglichkeit ist bei den 4 „Standardimpfungen" gegen Diphtherie, Poliomyelitis (hier dürfte der potenzielle Kontakt, siehe STIKO-Impfempfehlungen, in den meisten Fällen gegeben sein), Pertussis und Tetanus eine flächendeckende Immunisierung aller Arbeitnehmer anzustreben. Gemäß den STIKO-Empfehlungen sollte gerade hier auch an den Einsatz von Mehrfachimpfstoffen gedacht werden.

12.4 FSME

1982 wurde in Baden-Württemberg bei 32 Personen eine Frühsommer-Meningoenzephalitis (FSME) festgestellt (und damit halb so häufig wie in Bayern). 1994 wurde diese Zahl allein im Einzugsbereich von Freiburg im Breisgau erreicht [16]. Die Gesamtzahl der FSME-Fälle stieg 2003/2004 gegenüber 1982 nach vorläufigen Berechnungen um das 4- bis 5-fache, nahm bis 2010 aber dank der Impfung von ca. 50 % der gefährdeten Personen wieder deutlich ab. In Bayern, wo etwa 3-mal mehr gegen FSME geimpft wurde als in Baden-Württemberg, sank die Erkrankungsquote im genannten Zeitraum auf 1/5 des Ausgangswerts von 1982. Bis 2014 hat sich die Zahl der FSME-Fälle in Deutschland auf 200 bis 400 pro Jahr eingependelt. Wie effektiv die Impfung sein kann, bewies das Beispiel Österreich, wo ein Rückgang von 500–1000 Erkrankungen auf weniger als 100 pro Jahr erzielt werden konnte. Das arbeitsmedizinische Risiko im Forstbereich ist inzwischen auch in Deutschland (hier: Baden-Württemberg) eindrucksvoll nachgewiesen worden (▸ Abb. 12.1).

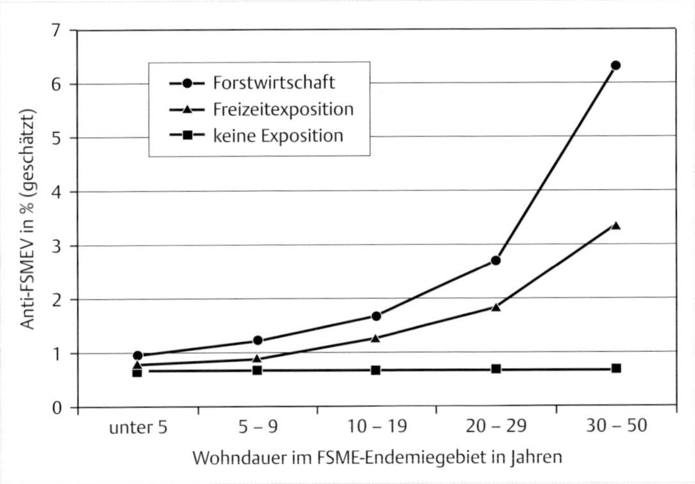

Abb. 12.1 Anti-FSME-Virus-Seroprävalenz nach Wohndauer. FSME-Antikörper (FSME: Frühsommer-Meningoenzephalitis) bei beruflich (Forstwirtschaft) bzw. in der Freizeit exponierten Personen in Baden-Württemberg, n = 447.

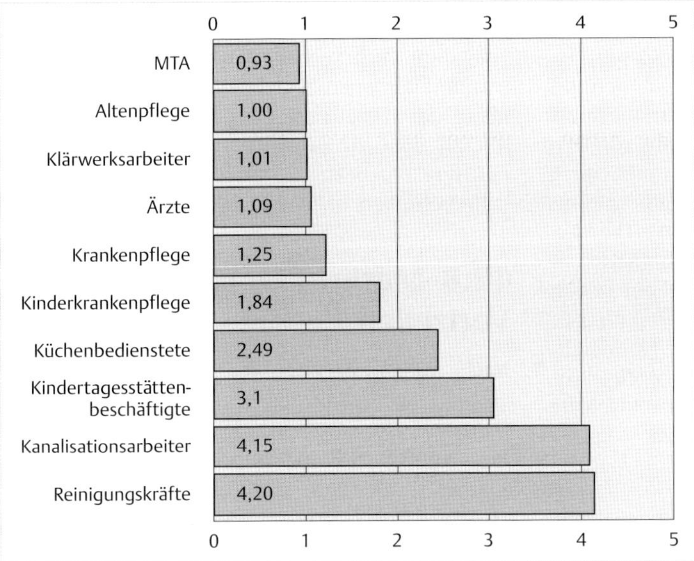

Abb. 12.2 Hepatitis-A-Immunität in verschiedenen Tätigkeitsbereichen. Vergleichsgruppe: deutsche Allgemeinbevölkerung < 30 Jahre.

12.5 Hepatitis A

Im Rahmen mehrerer Studien [11], [20], [21], [3], [13], die vor Beginn der großen Impfkampagnen durchgeführt wurden, konnte gezeigt werden, dass Personen

- in mikrobiologischen Labors,
- in der Pädiatrie,
- in der Infektiologie,
- in der Psychiatrie (hier insbesondere in der Kinder- und Jugendpsychiatrie),
- in Kindertagesstätten,
- im Gefängnisbereich sowie
- Kanalarbeiter

überdurchschnittlich hohe Seroprävalenz von Hepatitis-A-Virus-Antikörpern (anti-HAV) und damit ein erhöhtes Hepatitis-A-Risiko aufzuweisen haben. Diesen Beschäftigungsgruppen sollte die Schutzimpfung angeboten werden. Das erhöhte Risiko im Küchenbereich des Gesundheitsdienstes sollte auch aus krankenhaushygienischer Sicht Anlass zur Impfung bei Personen sein, die entsprechenden Lebensmittelumgang haben (► Abb. 12.2).

Ob auch andere Beschäftigte in Lebensmittelbetrieben, die mit ungekochten und unverpackten Speisen Umgang haben (z. B. in Bäckereien und Metzgereien), geimpft werden sollten, ist schon seit einer Reihe von Jahren Gegenstand der Diskussion. Etwa 30 Ausbrüche pro Jahr, die i. d. R. auf das Konto von Lebensmittelbetrieben gehen, deuten hierzulande auf die Notwendigkeit einer solchen Impfung hin [19].

12.6 Hepatitis B

Nach wie vor ist die Hepatitis B [7] die bedeutendste impfpräventable Berufserkrankung bei Beschäftigten im Gesundheitsdienst; Verwundern muss diese Tatsache vor allem angesichts der Ausbietung des Hepatitis-B-Impfstoffes seit deutlich mehr als 30 Jahren. Da die Hepatitis-B-Impfstoffe sehr effektiv sind [15], kann die nach wie vor unbefriedigend hohe Zahl (jährlich in Deutschland ca. 100) an Berufserkrankungen nur auf eine unvollständige Durchimpfungsrate bei den Beschäftigten zurückgeführt werden. Deshalb sollte nochmals festgestellt werden, dass seronegative Personen mit möglichem Kontakt zu Blut- und Körperflüssigkeiten unbedingt gegen Hepatitis B geimpft werden sollten. Dies gilt nicht nur für die ärztlichen und die medizinischen Fachberufe, sondern auch gerade für die im Entsorgungs-/Putzbereich tätigen Beschäftigten, da gerade hier eine besonders große Gefährdung besteht (▸ Abb. 12.3).

Im Hinblick auf die nach wie vor unbefriedigenden Durchimpfungsraten kann auch heute noch gelegentlich die postexpositionelle Hepatitis-B-Prophylaxe nach Kanülenstich (oder vergleichbarer Kontamination mit Hepatitis-B-Virus-infektiösem Material) notwendig werden. Im Gefolge eines solchen Kontakts sollte man nach Möglichkeit umgehend versuchen, herauszubekommen, ob eine Infektionskonstellation besteht (Beschäftigter ohne HBV-Marker, anti-HBs-negativ, Patient HBs-Ag-positiv). Trifft dies zu oder handelt es sich um die Verletzung an einer *Müllsackkanüle*, so sollte simultan geimpft werden (Schutzimpfung/Hepatitis-B-Immunglobulingabe) [1], [9].

Die Bundesländer Nordrhein-Westfalen und Niedersachsen, in denen es zur Infektion von Patienten durch Beschäftigte (z. B. Kardiochirurgie) gekommen ist [8], haben mittlerweile zum Schutz der Patienten indirekt eine HB-Impfpflicht eingeführt und zwar für medizinisches Personal, das sogenannte gefahrgeneigte Tätigkeiten durchführt.

12.7 Influenza

Influenzaimpfungen, die im Gesundheitsdienst immer auch der Gesundheit des Patienten dienen (und bei Institutionen mit starkem Publikumsverkehr dem Verbraucher), können z. B. im Rahmen von Impfaktionen angeboten werden. Weiterhin muss daran gedacht werden, das Impfangebot überall dort zu propagieren, wo großer Publikumsverkehr besteht – also bei Banken, bei Verkehrsbetrieben, in Schulen etc.

12.8 Masern, Mumps, Röteln, Varizellen

Noch immer werden die 4 viralen Infektionserkrankungen als *Kinderkrankheiten* bezeichnet. Dabei hat die nicht ausreichende Akzeptanz der Masern-Mumps-Röteln-Impfung (MMR) während

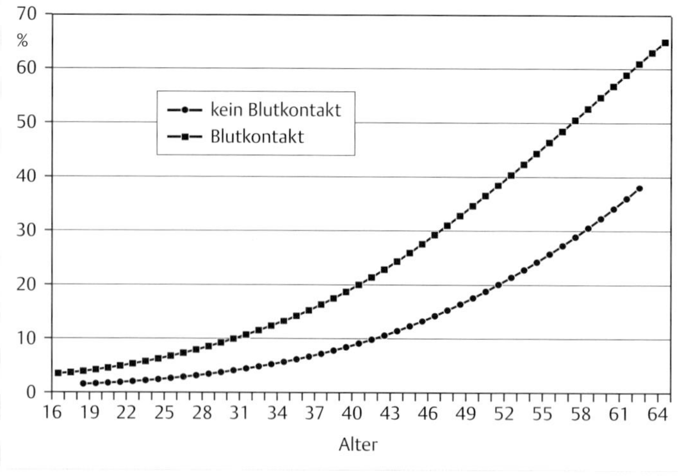

Abb. 12.3 Seroprävalenz von Anti-HBs/Anti-HBc bei nicht geimpften Beschäftigten im Gesundheitsdienst mit (obere Kurve) bzw. ohne (untere Kurve) Blutkontakt (n = 1516, p < 0,01) 1994/95.

der vergangenen 20 Jahre dazu geführt, dass Erkrankungsfälle bei Erwachsenen immer häufiger auftreten – wie zuletzt in Coburg 2001/2002 [18] oder in Mittelbaden 2010 und in Nordrhein-Westfalen sowie Bayern 2012/3. Ursache dafür ist paradoxerweise die freiwillige Schutzimpfung. Der Mechanismus ist dabei sehr einfach: Benötigt man für eine Infektion eine bestimmte Anzahl von infektiösen Kontakten, dann verdoppelt sich der Zeitraum bis zur Infektion, wenn man durch Impfung 50% der Bevölkerung immunisiert. Nach eingehenden epidemiologischen Untersuchungen [5] dürften schon in naher Zukunft bei Erwachsenen mehr solche Erkrankungen festzustellen sein als bei Kindern und Jugendlichen. Eine in Freiburg durchgeführte Untersuchung hat gezeigt, dass besonders Beschäftigte in der Kinderkrankenpflege eine höhere Seroprävalenzrate gegenüber den 4 Infektionserregern aufzuweisen haben [10]. Besonders auffällig wird dieser Umstand beim Mumps (signifikant höher ist die Seroprävalenz im Kinderkrankenpflegebereich), aber auch bei den Varizellen. Deshalb sollte im Gesundheitsdienst unbedingt entsprechend den STIKO-Impfempfehlungen verfahren werden, da die Anamnese häufig falsch-positive Befunde liefert: Beschäftigte, die nach 1970 geboren wurden, sollten, wenn sie nicht nachweisen können, dass sie geimpft bzw. immun sind, einmalig immunisiert werden, vorzugsweise mit der MMR-Vakzine. Frauen im gebärfähigen Alter sollten 2 Impfungen im Ausweis nachweisen können.

Was die Varizellen angeht, so sind Morbidität und Letalität bei Erwachsenen in den letzten 3 Jahrzehnten deutlich angestiegen. Eigene Untersuchungen [12] haben gezeigt, dass die Varizellenanamnese bei Erwachsenen sehr zuverlässig ist. Im Hinblick auf die arbeitsmedizinische Bedeutung sollten die in ▶ Tab. 12.1 genannten Gruppen bei negativer/unklarer Anamnese gescreent (und ggf. geimpft) werden. Aus krankenhaushygienischer Sicht besteht darüber hinaus im onkologischen und geburtshilflichen Bereich eine Screening-Impfindikation.

Tab. 12.1 Impfungen in der Arbeitsmedizin – Indikation und Durchführung. Tätigkeitsspezifische Immunisierungsmaßnahmen gemäß den Empfehlungen der Ständigen Impfkommission am Robert Koch-Institut Stand: August 2015 [1]. Hepatitis-A-Impfung im Lebensmittelbereich laut Empfehlung im Epidemiologischen Bulletin [19], Typhusimpfung für Beschäftigte in Stuhllaboratorien gemäß AMR 6.5 [17]. Impfungen bei berufsbedingtem Auslandsaufenthalt sind nicht berücksichtigt, da sie den empfohlenen Reiseimpfungen entsprechen.

Krankheit	Vakzine	Wer sollte geimpft werden?
Diphtherie	T, ggf. KV	in Ausbruchssituationen bzw. bei einer Epidemie alle Beschäftigten ohne nachweisbaren Impfschutz (ansonsten Auffrischimpfungen alle 10 Jahre), nach face-to-face-Diphtheriekontakt Impfung, wenn letzte Impfung länger als 5 Jahre zurückliegt
FSME	T	Garten- und Waldarbeiter, Landwirte, Straßenwärter in Risikogebieten, Laborpersonal (Aerosolbildung)
Hepatitis A	T	Beschäftigte im Gesundheitsdienst mit Stuhlkontaktmöglichkeit, Klärwerker, Kanalarbeiter, Beschäftigte im Vollzug, in Betrieben mit Kontakt zu unverpackten Lebensmitteln, die vor Verwendung nicht mehr durcherhitzt werden
Hepatitis B	T ggf. KV	Beschäftigte im Gesundheitsdienst mit Blut-/Körperflüssigkeitenkontakt, Beschäftigte im Recyclingbereich, Kanalarbeiter, Klärwerker, Beschäftigte im Vollzug
Influenza	T	Beschäftigte in Gesundheitsdienst und Wohlfahrtspflege, v. a. Personen, die als mögliche Infektionsquelle für von ihnen betreute Risikopersonen fungieren können, Beschäftigte mit umfangreichem Publikumsverkehr, Beschäftigte mit Geflügelumgang
Masern	L, ggf. KV	nach 1970 geborene Beschäftigte ohne Nachweis von Impfung/Immunität oder mit nur 1 nachgewiesenen Impfung im Gesundheitsdienst und bei der Betreuung von Immundefizienten, Beschäftigte in Gemeinschaftseinrichtungen
Meningokokkenerkrankung	T	Laborpersonal mit möglichem Aerosolkontakt
Mumps	L, ggf. KV	nach 1970 geborene Beschäftigte ohne Nachweis von Impfung/Immunität im Gesundheitsdienst (unmittelbarer Patientenkontakt), in Gemeinschaftseinrichtungen oder Ausbildungseinrichtungen für junge Erwachsene
Pertussis	T (KV)	Beschäftigte im Gesundheitsdienst sowie in Gemeinschaftseinrichtungen, die nicht oder nicht innerhalb der letzten 10 Jahre gegen Pertussis geimpft wurden, oder die nicht innerhalb der letzten 10 Jahre eine mikrobiologisch gesicherte Erkrankung an Pertussis durchgemacht haben

Tab. 12.1 Fortsetzung

Krankheit	Vakzine	Wer sollte geimpft werden?
Poliomyelitis	T, ggf. KV	Beschäftigte im Gesundheitsdienst (möglicher Kontakt zu Erkrankten, Laborpersonal), Beschäftigte in der Wohlfahrtspflege (Kontakt mit Personen aus Endemiegebieten)
Röteln	L, ggf. KV	Beschäftigte ohne Nachweis von Impfung/Immunität im Gesundheitsdienst (Pädiatrie, sonstige Einrichtungen mit Kinderkontakt, Gynäkologie, Geburtshilfe), Beschäftigte in der Wohlfahrtspflege (Kinderbetreuung), Frauen im gebärfähigen Alter (hier *müssen* 2 Impfungen dokumentiert sein!)
Tetanus	T, ggf. KV	Beschäftigte im gärtnerischen und technischen Bereich, Auffrischung alle 10 Jahre
Tollwut	T	Waldarbeiter, Beschäftigte in Forstbetrieben und Jäger in Gebieten mit neu aufgetretener Wildtiertollwut, Beschäftigte in Tierlabors bei Expositionsgefahr, Personen mit beruflichem engem Kontakt zu Fledermäusen
Typhus	T, L	Beschäftigte im Gesundheitsdienst mit Stuhlkontaktmöglichkeiten
Varizellen	L	Beschäftigte im Gesundheitsdienst (seronegatives Personal in der Pädiatrie, Onkologie, Gynäkologie/Geburtshilfe, Intensivmedizin, Betreuung von Immundefizienten), Beschäftigte in Gemeinschaftseinrichtungen für das Vorschulalter

T: Tot-/Toxoidvakzine,
L: Lebendvakzine,
ggf. KV: gegebenenfalls mit Kombinationsvakzine,
KV: ausschließlich mit Kombinationsvakzine.

12.9 Tollwut

Seit in den 1980er-Jahren neue Impfstoffe gegen die Tollwut entwickelt wurden, ist auch gegenüber dieser Krankheit eine problemlose Vakzination möglich geworden. Bei der Bekämpfung der Tollwut, die 2008 mit dem Sistieren der Wildtollwut in Deutschland und seinen Nachbarländern bis zur Weichsel einen ersten Erfolg brachte, ist man nicht nur auf die präexpositionelle Impfung angewiesen, sondern kann auch (ähnlich wie bei Tetanus) auf die passiv/aktive Immunisierung nach entsprechendem Kontakt zurückgreifen. Dennoch sollten zumindest bei den in ▶ Tab. 12.1 genannten Gruppen die Indikationsbereiche genau beachtet werden (s. a. Kap. 41).

12.10 Tuberkulose

Die BCG-Impfung ist derzeit im Arbeitsleben hierzulande ohne Bedeutung und auch nicht mehr verfügbar (s. Kap. 42).

12.10.1 Literatur

[1] Anonym. Empfehlungen der Ständigen Impfkommission (STIKO) am Robert Koch-Institut. Stand: Aug. 2015. Epid Bull 2015: 34: 327–362

[2] Bundesministerium der Justiz (BMI) Hrsg. Verordnung zur arbeitsmedizinischen Vorsorge vom 18. Dezember 2008 (BGBl. I S. 2768), zuletzt geändert am 23.10.*2013;* BGBl. I, 3 882 (ArbMedVV)

[3] Chriske HW. Berufliche Hepatitis-A-Risiken im öffentlichen Dienst – Ergebnisse der Kölner Hepatitis-A-Studie. In: Hofmann F, Hrsg. Hepatitis A in der Arbeitswelt. Landsberg: ecomed; 1993: 27–31

[4] Deutsche Gesetzliche Unfallversicherung (DGUV). DGUV-Grundsätze für arbeitsmedizinische Vorsorgeuntersuchungen. 5. Aufl. Stuttgart: Gentner; 2010: G 35, G 42

[5] Dietz K, Eichner M. Infektionskrankheiten und deren Beeinflussung durch Schutzimpfungen. In: Schutzimpfungen. Spiess H, Maass G, Hrsg. Marburg: Deutsches Grünes Kreuz; 1992: 215–244

[6] Hofmann F. Merkblätter Biologische Arbeitsstoffe. Landsberg: ecomed; Loseblattsammlung 2000–2015

[7] Hofmann F. Egoistische Vakzinen, altruistische Vakzinen – eine neue Betrachtungsweise bei der Impfindikation. Med Welt 2004; 55: 180–186

[8] Hofmann F. Zur nosokomialen Übertragung von Hepatitis-B- und Hepatitis-C-Viren. Arbeitsmed Sozialmed Umweltmed 2015 [im Druck]

[9] Hofmann F, Berthold H. Zur Hepatitis-B-Gefährdung des Krankenhauspersonals – Möglichkeiten der prae- und postexpositionellen Prophylaxe. Med Welt 1989; 40: 1294–1301
[10] Hofmann F, Sydow B. Röteln, Masern, Mumps – Epidemiologie, arbeitsmedizinische Bedeutung, Indikation und Effizienz der Erwachsenenimpfung. Öff Gesundh Wes 1989; 51: 269–275
[11] Hofmann F, Berthold H, Wehrle G. Immunity to hepatitis A in hospital personnel. Europ J Microbiol Infect Dis 1993; 12: 1195
[12] Hofmann F, Nübling M, Tiller FW. Infektionen mit dem Varizella-Zoster-Virus – arbeits- und sozialmedizinische Aspekte. Arbeitsmed Sozialmed Umweltmed 1997; 32: 219–224
[13] Hofmann F, Nübling M, Michaelis M, Tiller FW. European hepatitis A seroprevalence study in the occupational segment. Freiburg: Edition FFAS; 1999
[14] Hofmann F. Technischer Infektionsschutz im Gesundheitsdienst. ecomed Verlag, 2003
[15] Hofmann F, Kralj N. Criteria for successful Hepatitis B-vaccination in adults – results of a case-study. Infection 2009; 37: 266–269
[16] Kaiser R. Tick-borne encephalitis in southern Germany. Lancet 1995; 345: 463
[17] N.N. AMR 6.5 Impfungen als Bestandteil der arbeitsmedizinischen Vorsorge bei Tätigkeiten mit biologischen Arbeitsstoffen, BMAS 2014
[18] N.N. Übersicht zum Masernausbruch in Coburg. Bericht aus der IfSG-Meldezentrale Bayern. Epid Bull 2002; 19: 155–156
[19] N.N. Zur Situation bei wichtigen Infektionskrankheiten in Deutschland: Erkrankungen an Hepatitis A und Hepatitis E in den Jahren 2001 bis 2003, Epid Bull 2004; 33: 269–272
[20] Sänger R. Epidemiologie der Hepatitis A und ihre Bedeutung als Berufskrankheit in der ehemaligen DDR. In: Hofmann F, Hrsg. Hepatitis A in der Arbeitswelt. Landsberg: ecomed; 1993: 21–25
[21] Stück B, Riederer-Müller K, Rottka-Bensel B, Lange W. Berufliche Hepatitis-A-Risiken in Kindergärten und Kindertagesstätten. In: Hofmann F, Hrsg. Hepatitis A in der Arbeitswelt. Landsberg: ecomed; 1993: 41–49

13 Impfempfehlungen und Prophylaxe für Auslandsreisende

F. von Sonnenburg

13.1 Einleitung

Fernreisen sind mit erhöhten Gesundheitsrisiken verbunden, insbesondere wenn sie in tropische Entwicklungsländer führen. Während die Mortalität auf Reisen vorwiegend durch Unfälle und vorbestehende Krankheiten bedingt ist, sind im Reiseland erworbene Infektionen die Hauptursache für die erhöhte Morbidität. Die meisten infektiösen Risiken lassen sich durch geeignete Präventionsmaßnahmen vermeiden oder zumindest reduzieren.

Die ärztliche Beratung hierzu umfasst:

- Aufklärung über spezielle Gesundheitsrisiken im Reisegebiet,
- Expositionsprophylaxe,
- Malariaprophylaxe,
- Impfprophylaxe.

Die Beratung zu impfpräventablen Erkrankungen und zur Malaria steht häufig im Vordergrund der reisemedizinischen Beratungspraxis, während die Bedeutung der *Expositionsprophylaxe* oft unterschätzt wird. Zahlreiche Gesundheitsrisiken lassen sich jedoch durch die Beachtung einfacher Verhaltens- und Vorsichtsmaßnahmen vermeiden (▶ Tab. 13.1). Zudem ist dies bei vielen Risiken die einzige verfügbare Präventionsmaßnahme.

13.2 Reiseimpfungen und Beratungspraxis

Beratung und Indikationsstellung zu Reiseimpfungen erfordern detaillierte und aktuelle Kenntnisse über die Verbreitung und das tatsächliche Risiko impfpräventabler Erkrankungen im Reisegebiet, aber auch über mögliche Risiken und Kontraindikationen der einzelnen Impfungen. Jede Reiseimpfberatung ist zudem eine Gelegenheit, allgemein relevante Impflücken zu schließen.

Die internationalen Impfvorschriften und weitere Informationen sind in der jährlich neu erscheinenden Broschüre *„International Travel and Health"* der Weltgesundheitsorganisation (WHO) enthalten. Aktualisierungen werden im *„Weekly Epidemiological Record"* der WHO publiziert (▶ Tab. 13.2).

Eine Orientierungshilfe für die Beratungspraxis geben die *„Empfehlungen zu Reiseimpfungen"* der Deutschen Gesellschaft für Tropenmedizin und Internationale Gesundheit (DTG). Diese können ebenfalls über Internet abgerufen werden (Tab. 2) oder kostenlos (gegen Einsendung eines frankierten Rücksendeumschlages) bezogen werden bei: DTG Info-Service, Postfach 400 466, 80 704 München.

Grundsätzlich ist bei Fernreisen eine individuelle medizinische Reiseberatung notwendig, die die gesundheitlichen Risiken im Zielland, Reisedauer, Art der Reise (berufliche Reise, Rucksackreise) und den Gesundheitszustand des Reisenden ins Kalkül zieht. Für Reisende wie für beratende Ärzte stehen schriftliche oder elektronische (Internet, CD-ROM etc.) Informationsquellen zur Verfügung (s. ▶ Tab. 13.2). Entscheidend ist neben der Qualität auch die Aktualität der Informationen, da sich die epidemiologische Situation kurzfristig ändern kann.

13.3 Vorgeschriebene Reiseimpfungen

Derzeit wird vor allem die Gelbfieberimpfung (s. u.) bei Einreise in eine Reihe von Ländern vorgeschrieben. Zudem verlangt Saudi-Arabien eine gültige Impfung gegen Meningokokken-Meningitis (s. u.) bei Einreise von Mekkapilgern. Vorübergehend kann der Nachweis anderer Impfungen wie z. B. Masernimpfung oder Polioimpfung von Einreisenden gefordert werden. Vorgeschriebene Impfungen müssen in einen persönlichen internationalen Impfausweis eingetragen werden, der auf der Reise mitzuführen und ggf. bei Einreise vorzuweisen ist.

13.3.1 Gelbfieber

Die Endemiegebiete dieser durch Aedes-Moskitos übertragenen Viruserkrankung liegen im tropischen Afrika und Südamerika (▶ Abb. 13.1). Gelbfieber hat eine hohe Letalität, eine spezifische Therapie steht nicht zur Verfügung. Importfälle in Industrieländern kommen immer wieder vor und verlaufen oft letal.

Tab. 13.1 Expositionsprophylaxe infektiöser Risiken

Einige wichtige Verhaltensregeln und Vorsichtsmaßnahmen	
Essen	keine ungekochten und nicht frisch zubereiteten Speisen („peel it, cook it, or forget it")
Trinken	nur sicheres Trinkwasser oder Getränke
Insekten	Mückenschutzmaßnahmen (Repellents, Moskitonetz u. a.)
Sex	keine bzw. keine ungeschützten Sexualkontakte
Haut	kein Barfußlaufen auf mit menschlichen oder tierischen Fäkalien verseuchten Böden
Wasser	kein Kontakt mit Süßgewässern in Bilharziosegebieten

Tab. 13.2 Informationen zu Reiseimpfungen (Auswahl)

	im Internet	
Empfehlungen der Ständigen Impfkommission (STIKO)	www.stiko.de	rechtlich relevante Empfehlungen nach dem Infektionsschutzgesetz (Deutschland)
International Travel and Health	www.who.int	internationale Impfvorschriften und Empfehlungen zum Gesundheitsschutz bei Reisenden
Weekly epidemiological record	www.who.int	laufende Aktualisierung der internationalen Impfvorschriften
DTG-Empfehlungen zu Reiseimpfungen	www.dtg.mwn.de	Deutsche Gesellschaft für Tropenmedizin und Internationale Gesundheit
Fit for Travel	www.fitfortravel.de	Informationsdienst des Tropeninstituts der LMU München für Reisende

Es steht ein Lebendimpfstoff (17D-Impfstoff) zur Verfügung, der bereits nach einmaliger Gabe einen zuverlässigen und langfristigen Schutz ergibt. Der Nachweis einer gültigen Impfung, die nicht älter als 10 Jahre ist und mindestens 10 Tage vor Einreise gegeben wurde (bei Wiederimpfung sofort gültig), wird bei Einreise in einige der Länder in den Gelbfiebergebieten in Afrika und Südamerika verlangt, aber auch von einigen nicht endemischen Ländern (z. B. in Asien), wenn die Einreise aus einem Endemiegebiet erfolgt (▶ Abb. 13.1). Nach Mitteilung der WHO von 17. Mai 2013 ist eine Gelbfieber-Auffrischimpfung nicht notwendig, aber nicht alle Länder halten sich an diese Empfehlung (s. Kap. 23). Zudem ist eine Gelbfieberimpfung empfehlenswert bei Reisen in Gebiete mit signifikantem Übertragungsrisiko, auch wenn keine Impfpflicht besteht. Da sich Vorschriften wie epidemiologische Situation nicht selten kurzfristig ändern, sind aktuelle Informationen besonders bedeutsam (▶ Tab. 13.2).

Die Gelbfieberimpfung darf nur von zugelassenen Impfstellen verabreicht und bescheinigt werden. Sie ist kontraindiziert bei Immunschwäche, Hühnereiweißallergie, in der Stillzeit (s. Kap. 49) und bei Säuglingen unter 9 Monaten (▶ Tab. 13.4, ▶ Tab. 13.5 und ▶ Tab. 13.6). Da sehr selten auch

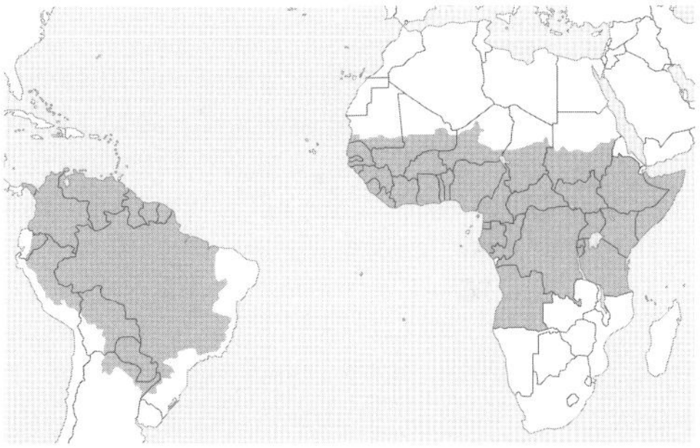

Abb. 13.1 Gelbfieberendemiegebiete (s. a. Kap. 23). Grau: Länder/Regionen, in denen ein Risiko auf Gelbfieberübertragung besteht.

bei Geimpften ohne ersichtliche Kontraindikationen schwere Impfvirusinfektionen mit zum Teil tödlichem Verlauf beobachtet wurden, ist stets eine Risiko-Nutzen-Abwägung erforderlich und die Impfung sollte nur bei Impfvorschrift oder epidemiologisch begründbarem Risiko erfolgen.

Bei Kontraindikationen besteht die Möglichkeit einer Impfbefreiung, die in den Impfpass eingetragen wird („no vaccination possible on medical reasons"). Die Einreise kann dennoch verweigert werden, da für Länder, die die Impfung bei Einreise verlangen, keine Verpflichtung besteht, die Befreiung als Ersatz für eine Impfung anzuerkennen.

13.4 Generell empfehlenswerte Reiseimpfungen

Standardimpfungen, die anlässlich jeder reisemedizinischen Beratung angesprochen und ggf. aufgefrischt werden sollten (letzte Impfung mehr als 10 Jahre zurück) sind die gegen Tetanus und Diphtherie sowie gegen Poliomyelitis bei Reisen in Endemiegebiete (s. u.). Auch die Impfungen gegen Hepatitis A und B sind generell empfehlenswert.

13.4.1 Tetanus/Diphtherie/ Pertussis

Tetanus- und Diphtherie-Impfungen sollten bei allen Personen aufgefrischt werden, bei denen die letzte Impfung mehr als 10 Jahre (Schweiz: 20 Jahre) zurückliegt. Bei fehlender oder unvollständiger Grundimmunisierung sollte diese komplettiert bzw. begonnen werden (s. Impfabstände). Dies sollte auf keinen Fall auf die Zeit nach der Reise verschoben werden mit dem falschen Argument, dass eine vollständige Grundimmunsierung ohnehin vor Abreise nicht mehr zu schaffen sei. Bereits die allererste Impfung gibt bei den meisten Geimpften einen Schutz, der allerdings noch nicht langfristig anhält. Generell sollte heute bevorzugt ein Tdap- bzw. DTaP-Kombinationsimpfstoff eingesetzt werden, um die erheblichen Impflücken gegen Diphtherie und Pertussis zu schließen. Ab dem 6. Lebensjahr ist grundsätzlich ein Diphtherie-Kombinationsimpfstoff mit reduziertem Toxoidgehalt zu verwenden („d“).

13.4.2 Poliomyelitis

Seit 1998 wird die Impfung in Deutschland nur mehr mit der inaktivierten Poliovakzine (IPV) durchgeführt, um das zwar äußerst geringe, aber im Einzelfall schwerwiegende Risiko (1:2–4 Mio.) einer vakzineassoziierten paralytischen Poliomyelitis (VAPP) nach der oralen Polio-Lebendvakzine (OPV) zu vermeiden.

Nach der Ausrottung der Poliomyelitis in Deutschland (letzter autochthoner Fall 1990) und in der WHO-Region Europa empfiehlt die STIKO nach der abgeschlossenen Grundimmunisierung im Kindesalter nicht mehr, die Impfung bei Erwachsenen fortzuführen. Bei Reisen in Regionen, in denen die Polio noch vorkommt, ist jedoch stets eine einmalige Auffrischimpfung indiziert, wenn die letzte Impfung mehr als 10 Jahre zurückliegt. Bei fehlender oder unvollständiger Polio-Grundimmunisierung ist diese in jedem Fall zu beginnen bzw. zu komplettieren (auch wenn keine Reise erfolgt). Erwachsene mit mindestens 4 dokumentierten IPV- oder OPV-Impfungen gelten als vollständig grundimmunisiert. IPV steht als Einzelimpfstoff zur Verfügung, aber auch als Kombinationsimpfstoff mit Tetanus-, Diphtherie- und Pertussiskomponenten.

Ein aktueller Impfschutz ist erforderlich bei Reisen nach Afrika und Asien, da Polio-Wildvirus dort noch in einigen Ländern zirkuliert. Der amerikanische Doppelkontinent ist seit über 10 Jahren frei von Polio. Allerdings kam es im Jahr 2000 zum Ausbruch einer paralytischen Polio auf der Insel Hispaniola (Dominikanische Republik und Haiti), der durch ein mutiertes Impfvirus (OPV-1) mit reversierter Neurovirulenz verursacht war. Dieses Phänomen („Circulating vaccine-derived Polio Virus“, cVDPV) wurde seitdem mehrfach in Ländern beobachtet, in denen noch mit OPV geimpft wird (z. B. Ägypten, Madagaskar, Philippinen, USA). Die Impfung (IPV oder OPV) schützt auch vor cVDPV. Ein aktueller Impfschutz ist daher auch bei Reisen in die davon betroffenen Gebiete empfehlenswert; nach Meinung einiger Experten sogar in allen Ländern, in denen noch mit OPV geimpft wird.

13.4.3 Hepatitis A und B

Ein Schutz vor Hepatitis A ist für alle nicht immunen Reisenden in Länder mit hoher Inzidenz (d. h. alle Entwicklungsländer) empfehlenswert. Die Hepatitis A ist die häufigste impfpräventable Reiseerkrankung und die Mehrzahl der in Deutschland gemeldeten Erkrankungen wird heute im Ausland erworben. Nach dem ständigen Rückgang der Durchseuchung in den Industrieländern sind nicht nur die Kinder, sondern auch die meisten jüngeren Erwachsenen in Deutschland empfänglich. Lediglich bei den über 60-Jährigen liegt noch so häufig eine natürlich erworbene und lebenslang anhaltende Immunität vor, dass eine Testung (Anti-HAV-IgG) vor der Impfung kosteneffektiv ist. Die aktive Immunisierung mit Totimpfstoffen (► Tab. 13.3) hat die passive Immunisierung mit Standardimmunglobulin vollständig ersetzt.

Tab. 13.3 Übersicht über die wichtigsten Reiseimpfungen

Impfung gegen	Präparate	Impfschema	Schutzdauer*	Schutzrate
Gelbfieber[1]	Stamaril[1]	einmalig	> 10 Jahre	> 99 %
Cholera oral	Dukoral	2-mal (Abstand ≥ 1 Woche)	6 Monate	80 %
Diphtherie/Tetanus/Pertussis	verschiedene Präparate	2-mal im Abstand von ≥ 4 Wochen, Auffrischung nach 6–12 Monaten, dann alle 10 Jahre	10 Jahre	> 99 %
FSME	Encepur, FSME-Immun	3-mal (Tag 0, 1–3 Monate, 9–12 Monate; Schnellimpfschema: Tag 0, 7, 21 oder Tag 0 und 14, Auffrischung nach ≥ 1 Jahre), dann Auffrischungen alle 3–5 Jahre	3–5 Jahre	> 90 %
Hepatitis A	Epaxal, Havrix, VAQTA	einmalig, Auffrischung nach ≥ 6 Monaten, dann alle 10 J.	> 10 Jahre	> 99 %
Hepatitis B	Engerix-B, Gen HB-Vax	2-mal im Abstand von ≥ 4 Wochen, Auffrischung nach ≥ 6 Monaten, dann alle 10 Jahre	> 10 Jahre	> 95 %
Influenza	verschiedene Präparate	jährlich	6–12 Monate	40–80 %
Japanische Enzephalitis	Ixioaro	2-mal (Tag 0, 28), Auffrischung nach ≥ 1 Jahr, dann alle 3 Jahre	mind. 3 Jahre	> 90 %
Masern	verschiedene Präparate	bei Kindern 2-mal im Abstand von ≥ 4 Wochen, bei Erwachsenen einmalig	> 15 Jahre	60–95 %
Meningokokken ACWY (konjugiert)	verschiedene Präparate	einmalig	> 4 Jahre	70–95 %
Pneumokokken (konjugiert)	Prevenar	Kinder bis zu 3-mal, Erwachsene 1-mal	> 3 Jahre	> 70 %
Poliomyelitis (IPV, Totimpfstoff)	verschiedene Präparate	2-mal im Abstand von ≥ 4 Wochen, Auffrischung nach 6–12 Monaten, dann alle 10 Jahre	> 10 Jahre	> 95 %
Tollwut (präexpositionell)	Rabipur, Tollwutimpfstoff (HDC) inaktiviert	3-mal (Tag 0, 28, 56; Schnellimpfschema: Tag 0, 7, 21), Auffrischung nach ≥ 1 Jahr, dann alle 2–5 Jahre	3–5 Jahre	> 99 %
Typhus (parenteral)	Typherix, Typhim-Vi	einmalig, Auffrischungen alle 3 Jahre	3 Jahre	60–85 %
Typhus (oral)	Typhoral, Vivotif	einmalig, Auffrischungen nach 1–2 Jahren	1 Jahr	50–90 %

* Bei vollständiger Grundimmunisierung.
[1] Verwendung nur durch zugelassene Impfstellen.

Die Impfung gegen HepatitisB ist insbesondere indiziert für Reisende in Regionen mit hoher Hepatitis-B-Prävalenz bei längerfristigem bzw. häufigerem Aufenthalt oder bei zu erwartenden engen Kontakten zur einheimischen Bevölkerung. Darüber hinaus sollte die Impfung, nachdem sie 1995 als generelle Impfung in den Impfkalender für Säuglinge, Kinder und Jugendliche in Deutschland eingeführt wurde, als generell empfehlenswerte Impfung für Erwachsene angesprochen werden.

Für Reisende steht auch ein Hepatitis-A/B-Kombinationsimpfstoff zur Verfügung. Bei kurzfristiger Abreise kann ein Schnellimpfschema (0–7–21 Tage) sowohl für die Hepatitis B- wie für die A/B-Kombinationsimpfung angewandt werden.

Tab. 13.4 Reiseimpfungen in der Schwangerschaft

unbedenklich	relativ kontraindiziert (wegen fehlender Erfahrungen → individuelle Nutzen-Risiko-Abwägung)	kontraindiziert
• Tetanus, • Diphtherie (2. und 3. Trimenon), • Poliomyelitis (IPV), • Influenza (2. und 3. Trimenon), • Pertussis.	• Cholera, • FSME (aktiv), • Gelbfieber (strenge Risikoabwägung)*, • Hepatitis A, • Hepatitis B, • Japanische Enzephalitis, • Meningokokkenmeningitis, • Pneumokokken, • Tollwut (präexpositionell), • Typhus abdominals.	• Masern, • Mumps, • Röteln, • BCG.

* Infektionsrisiko vs. Fetales Risiko.

Tab. 13.5 Mindestalter bei Reiseimpfungen

Impfung	Mindestalter
Meningokokken C (Konjugatimpfstoff)	2 Monate
Pneumokokken (Konjugatimpfstoff)	2 Monate
Japanische Enzephalitis	2 Monate
Cholera (parenteral)	6 Monate
Influenza	6 Monate
Gelbfieber	9 (6) Monate*
Masern	9 (6) Monate**
Meningokokken A + C + Y + W135 (Konjugatimpfstoff)	1–2 Jahre***
FSME	1 Jahr
Hepatitis A	1 Jahr
Typhus (oral)	1 Jahr
Typhus (parenteral)	2 Jahr
Cholera (oral)	2 Jahre

* Nach WHO ab 9. Monat; Hersteller konzediert Impfung bereits ab vollendetem 6. Monat nur unter besonderen Umständen und in Übereinstimmung mit offiziellen Empfehlungen.
** Nach WHO evtl. schon ab 6. Monat, dann aber Nachimpfung termingerecht gemäß STIKO-Impfkalender.
*** Unterschiedlich bei Herstellern.

13.5 Indikationsimpfungen

Impfungen gegen Typhus abdominalis, Meningokokken-Meningitis, Japanische Enzephalitis, Tollwut, europäische Zeckenenzephalitis (FSME) und Influenza sind bei erhöhtem Risiko bzw. besonderer Exposition indiziert. Die Indikation richtet sich nach dem Reisegebiet, dem Zweck und der Dauer des Aufenthalts, dem voraussichtlichen Ausmaß des Kontakts zur einheimischen Bevölkerung und lokalen Umwelt sowie besonderen Risikofaktoren.

13.5.1 Typhus abdominalis

Ein Impfschutz ist empfehlenswert bei Reisen unter einfachen Bedingungen in Länder mit unzureichendem Hygienestandard (z. B. Rucksacktouristen). Zur Verfügung steht ein oraler Lebendimpfstoff (apathogene Defektmutante des Salmonella-typhi-Stamms Ty21a) und ein parenteraler Totimpfstoff (Vi-Kapselpolysaccharid des Salmonella-typhi-Stamms Ty2). Beide Impfstoffe sind gut verträglich und geben einen ähnlich hohen Impfschutz, der jedoch nicht absolut zuverlässig ist (Schutzrate zwischen 60–90 %). Es stehen auch Hepatitis A/Typhus(Vi-Polysaccharid)-Kombinationsimpfstoffe zur Verfügung. Verbesserte Vi-Konjugatimpfstoffe befinden sich in klinischer Erprobung.

Tab. 13.6 Reiseimpfungen bei HIV-Infektion

Impfstoff/Serum	ohne Immunschwäche	mit Immunschwäche
BCG	nein	nein
Cholera (lebend, oral)	ja	nein
Diphtherie (tot, i. m.)	ja	ja
FSME (tot, i. m.)	ja	ja
Gelbfieber (lebend, i. m., s. c.)	ja	nein
Hepatitis A (tot, i. m.)	ja	ja
Hepatitis B (tot, i. m.)	ja	ja
Influenza (tot, i. m.)	ja	ja
Japanische Enzephalitis (tot, i. m., s. c.)	ja	ja
Masern (lebend, s. c., i. m.)	ja	nein*
Meningokokken ACWY (tot, i. m.)	ja	ja
Pertussis (tot, i. m.)	ja	ja
Pneumokokken (tot, i. m.)	ja	ja
Polio (lebend, oral)	ja	nein
Polio (tot, i. m.)	ja	ja
Tetanus (tot, i. m.)	ja	ja
Tollwut (tot, i. m.)	ja	ja
Typhus (lebend, oral)	ja	nein
Typhus (tot, i. m.)	ja	Ja

* Masern können bei HIV-Kranken einen besonders schweren Verlauf nehmen. Bei hoher Masern-Gefährdung ist deshalb eine Masern-Impfung indiziert.

13.5.2 Meningokokken-Meningitis

Eine Impfung ist vor allem indiziert bei Reisen in Endemie- und Epidemiegebiete und bei längeren Aufenthalten oder engem Kontakt zur einheimischen Bevölkerung sowie als Pflichtimpfung für Mekkapilger bei Einreise nach Saudi-Arabien (spätestens 10 Tage vor Einreise, Gültigkeit 3 Jahre). Epidemien treten vor allem im Meningitisgürtel Afrikas auf (Sahelzone und südlich angrenzende Länder). Es stehen verschiedene Impfstoffe zur Verfügung. Den Impfstoffen, die lediglich die Kapselpolysaccharide der Neisseria-meningitidis-Serogruppen A + C + Y + W135 (quadrivalent) enthalten, sind die konjugierten Impfstoffe ebenfalls für die Serogruppen A + C + Y + W135 vorzuziehen (▶ Tab. 13.3). Da in den letzten Jahren Erreger der ansonsten seltenen Serogruppe W135 epidemisch bei Mekkapilgern und in Westafrika auftraten, sollten bivalente Impfstoff mit nur Serogruppe A und C nicht mehr angewandt werden.

Die einmalige Impfung mit Polysaccharidimpfstoff gibt einen Schutz von mindestens 3 Jahren, ist jedoch nicht wirksam bei Kindern unter 2 Jahren. Vorzuziehen sind die neuen Konjugatimpfstoffe mit den Serogruppen A + C + Y + W135. Es ist von lang anhaltendem Schutz auszugehen (> als 5 Jahre), aber es gibt zur Schutzdauer bisher noch keine belastbaren Daten.

Gelegentlich wird für Schüler und Studenten in verschiedenen Ländern (z. B. USA, Großbritannien) eine Meningokokken-C-Impfung gefordert. Es stehen konjugierte Impfstoffe zur Verfügung.

Ein Impfstoff gegen Meningokokken der Serogruppen B ist seit dem Jahr 2013 auf dem Markt. Eine Indikation als Reiseimpfung ist selten.

13.5.3 Japanische Enzephalitis

Dies ist eine durch Stechmücken übertragene Viruserkrankung in Südostasien. Das Risiko für Reisende ist relativ gering, aber falls eine Erkrankung eintritt, ist diese in ca. 30 % schwerwiegend und Todesfälle sind nicht selten. Die Impfung ist indiziert bei längeren Aufenthalten in den ländlichen Endemiegebieten. Seit 2009 ist in Europa ein Impfstoff für Erwachsene und Kinder (ab 2 Monate) zugelassen. Die Grundimmunisierung erfordert 2 Impfungen über einen Zeitraum von 4 Wochen; zur Aufrechterhaltung des Impfschutzes sind einmalige Auffrischungen nach frühestens 1 Jahr angezeigt. Eine abschließende Beurteilung der Schutzdauer einer Grundimmunisierung mit einmaliger Auffrischung ist derzeit noch nicht möglich.

13.5.4 Tollwut

Eine Einschleppung von Tollwut nach Aufenthalt in einem Endemiegebiet ist zwar ein seltenes Ereignis, aber Tier- oder Hundebisse kommen bei Reisenden relativ häufig vor. Eine vorbeugende Impfung sollte daher bei Reisen in Länder mit hoher Tollwut-Inzidenz und erhöhter Exposition (z. B. Langzeitaufenthalte, Abenteuerreisen) erwogen werden, insbesondere bei Aufenthalten in Gebieten, in denen eine postexpositionelle Prophylaxe mit modernen Impfstoffen nicht verfügbar ist. Die Grundimmunisierung umfasst 3 Impfungen (Tag 0, 28 und 56); für Reisende steht ein beschleunigtes Impfschema zur Verfügung (Tag 0, 7 und 21). Auffrischungen erfolgen je nach Präparat und Hersteller unterschiedlich nach 2 Jahren oder nach 1 Jahr und dann alle 3–5 Jahre.

13.5.5 FSME

Die Verbreitungsgebiete der europäischen Zeckenenzephalitis finden sich nicht nur in Mittel- und Nordeuropa, sondern umfassen auch große Teile von Russland und erstrecken sich im Osten bis nach Japan. Eine Impfung ist indiziert für Reisende mit Expositionsgefahr (Wanderer, Trekking, Jäger u. Ä.). Für die Grundimmunisierung von Reisenden stehen auch hier beschleunigte Impfschemata zur Verfügung (je nach Hersteller Tag 0, 7, 21 oder Tag 0 und 14).

13.5.6 Influenza

Neben der in Deutschland empfohlenen jährlichen Impfung für alle Personengruppen mit erhöhter Gefährdung (ältere Menschen, chronische Grunderkrankungen, s. u.), Tätigkeit im Gesundheitswesen oder Einrichtungen mit umfangreichem Publikumsverkehr ist die Grippeimpfung auch für Reisende empfehlenswert, wenn im Reisegebiet eine epidemische Häufung besteht oder zu erwarten ist. Die Hauptaktivität der Influenza ist in der Südhemisphäre zwischen April bis September, in den Tropen ganzjährig. Es ist daran zu denken, dass sich die Empfehlungen zur Zusammensetzung der Influenzaimpfstoffe auf der Nord- und der Südhalbkugel unterscheiden können. Sind die für die Reiseregion aktuell empfohlenen Impfstoffe in Deutschland nicht erhältlich, sollte eine Impfung im Zielland so rasch wie möglich erfolgen.

13.5.7 Cholera

Die in Deutschland früher verfügbare parenterale Totvakzine (Produktion eingestellt) wird mangels Wirksamkeit nicht mehr empfohlen. Besser wirksam ist ein neuerer oraler Impfstoff. Bei besonders Exponierten kann eine 2-malige Gabe (Abstand mind. 1 Woche) des oralen Totimpfstoffs (Dukoral) erwogen werden (Schutzrate in Feldstudien ca. 85 % über 6 Monate).

13.5.8 Tuberkulose

Die BCG-Impfung gegen wird von der STIKO wegen mangelhafter Wirksamkeit nicht mehr empfohlen. Derzeit steht in Deutschland auch kein zugelassener Impfstoff mehr zur Verfügung.

13.6 Reiseimpfungen bei besonderen Personengruppen

13.6.1 Ältere Menschen

Für ältere Reisende gelten die Reiseimpfempfehlungen ebenso wie für jüngere. Besonders zu beachten sind die häufigen Impflücken und das z. T. völlig Fehlen einer dokumentierten Grundimmunisierung bei den Standardimpfungen. Bei fehlender Immunität sollte unbedingt auch gegen Hepatitis A geimpft werden, da diese gerade bei Älteren schwer verlaufen kann. Zudem sind ab dem Alter von 60 Jahren grundsätzlich die Influenza- und die Pneumokokken-Impfung empfehlenswert. Für die Pneumokokken-Impfung bei Erwachsenen sollte vorzugsweise der konjugierte Impfstoff verwendet werden. Ist aus besonderen Gründen (z. B. Immundefizienz oder Milzextirpation) eine besondere Abdeckungsbreite gegen verschiedene Stämme notwendig, kann eine Impfung mit Pneumokokkenpolysaccharid-Impfstoff ab 2 Monate nach der Konjugatimpfung dazu kombiniert werden. Für Kleinkinder stehen die bewährten Konjugatimpfstoffe schon seit vielen Jahren zur Verfügung (derzeit 10- oder 13-valent).

13.6.2 Schwangere

Aus prinzipiellen Erwägungen sollten nur dringend indizierte Impfungen unter strenger Risikoabwägung während der Schwangerschaft durchgeführt werden, wobei Impfungen im 1. Trimenon möglichst zu vermeiden sind. Totimpfstoffe können bei entsprechender Indikation gegeben werden, zum Schutz der Schwangeren und des ungeborenen Kindes bei relevantem Risiko (▶ Tab. 13.4). Lebendimpfstoffe sind generell kontraindiziert. Eine versehentlich in der Schwangerschaft durchgeführte Impfung mit einer Lebendvakzine ist jedoch keine Indikation für einen Schwangerschaftsabbruch. Eine Gelbfieberimpfung kann ab dem 6. Schwangerschaftsmonat erwogen werden, wenn das Infektionsrisiko höher einzuschätzen ist als das potenzielle Impfrisiko. Im Allgemeinen sollte man ungeimpften Schwangeren jedoch eher von Reisen in Gebiete mit relevantem Gelbfieberrisiko abraten.

13.6.3 Kinder und Jugendliche

Bei allen Impfungen ist das zugelassene Mindestalter zu beachten (▶ Tab. 13.5 bzw. Fachinformationen). Neben den Reiseimpfungen sind stets auch die weiteren Impfungen nach dem Impfkalender der STIKO für Säuglinge, Kinder und Jugendliche (z. B. Pertussis, Masern, Mumps, Röteln, Haemophilus influenzae Typ b) zu kontrollieren und ggf. zu komplettieren. Bei längeren Aufenthalten muss dafür gesorgt werden, dass der Impfplan altersgerecht weitergeführt wird.

Besonderer Nachdruck sollte auf die vollständige Immunisierung aller Jugendlichen gegen Hepatitis B gelegt werden. Bei Jugendlichen und jüngeren Erwachsenen in Deutschland ist eine fehlende Masern-Immunität nicht selten. Dies beruht einerseits auf den häufigen Impflücken, andererseits auf der zurückgegangenen natürlichen Durchseuchung. In vielen Ländern besteht jedoch noch ein hohes Infektionsrisiko. Zudem wird der Nachweis einer Masernimpfung zunehmend von deutschen Schülern und Studenten verlangt, wenn sie im Ausland studieren möchten. Bei Erwachsenen ist eine einmalige Impfung ausreichend. Nach dem Impfkalender für Kinder und Jugendliche wird empfohlen, die Masernimpfung (ggf. als Kombinationsimpfung mit Mumps und/oder Röteln) ab dem 12. Lebensmonat 2-mal im Abstand von mindestens 4 Wochen zu verabreichen. Bei Reisen in Epidemiegebiete kann die Masernimpfung bereits ab dem Alter von (6–) 9 Monaten gegeben werde, eine einmalige Auffrischung sollte dann erst zu Beginn des 2. Lebensjahres erfolgen.

13.6.4 Immunkompromittierte Personen

Bei Patienten mit HIV-Infektion und anderen Immunkompromittierten muss abhängig vom Ausmaß der Abwehrschwäche mit einer Verminderung der Immunantwort und der Schutzrate nach Impfungen gerechnet werden. Andererseits sind diese Patienten durch einige impfpräventable Erkrankungen besonders gefährdet. Totimpfstoffe sind bei diesen Patienten ohne Einschränkung anwendbar und alle entsprechenden Standardimpfungen und indizierten Reiseimpfungen sollten konsequent durchgeführt werden. Impfungen mit vermehrungsfähigen Erregern sind jedoch bei Patienten mit manifester Abwehrschwäche kontraindiziert. Bei asymptomatischen HIV-Infizierten ist lediglich die BCG-Impfung kontraindiziert, andere Lebendimpfungen können gegeben werden (▶ Tab. 13.6).

Patienten mit organischer oder funktioneller Asplenie und anderen Immunschwächezuständen sollte regelmäßig auch gegen Pneumokokken, Meningokokken (A, C, Y, W135), Haemophilus influenzae Typ b und Influenza geimpft werden.

13.7 Impfplan und Impfabstände

Wenn möglich sollte mit den jeweils indizierten Impfungen rechtzeitig vor Abreise begonnen werden. Impfungen benötigen meist 1–2 Wochen bis zum Beginn ihrer Wirksamkeit. Auch sollten etwaige Impfreaktionen vor Abreise abgeklungen sein. Meist ist der Beginn 4 Wochen vor Abreise ausreichend. Wenn mehrere Impfungen durchgeführt werden, kann es jedoch sinnvoll sein, diese auf 2 oder mehr Termine zu verteilen und früher vor Abreise zu beginnen (6–8 Wochen). Einige Impfungen müssen, um einen zuverlässigen Schutz zu erreichen, mehrfach über einen längeren Zeitraum gegeben werden (Grundimmunisierung). Bei einigen dieser Impfungen stehen heute auch Schnellimpfschemata zur Verfügung (z. B. Hepatitis B, Tollwut, FSME). Selbst im Falle einer kurz bevorstehenden Abreise (z. B. Last-minute-Reisen) sind viele Impfungen noch möglich und sinnvoll.

Bei einigen Impfungen sind für einen vollständigen Schutz mehrere Impfungen bzw. eine Grundimmunisierung erforderlich. Die hierfür angegebenen Abstände sind Mindestabstände, die – außer bei in Studien überprüften Schnellimpfschemata – nicht unterschritten werden sollten (► Tab. 13.3). Die Impfabstände für Grundimmunisierungen und Auffrischungen sind zumindest bei den Standardimpfungen nach oben offen; das heißt, jede Impfung zählt und auch lange zurückliegende Grundimmunisierungen müssen nicht wiederholt werden. Impfungen, die nicht dokumentiert oder nicht sicher erinnerlich sind, gelten allerdings als nicht vorgenommen und sollten durchgeführt bzw. nachgeholt werden.

Zeitabstände zwischen *verschiedenen* Impfungen sind nur bei Lebendimpfstoffen zu berücksichtigen. Diese sollten entweder gleichzeitig oder im Abstand von mindestens 4 Wochen verabreicht werden, da eine konsekutive Gabe in kürzerem Abstand zu einer Abschwächung bzw. zu einem „Nichtangehen" der 2. Impfung führen kann *(Interferenz)*. Totimpfstoffe können prinzipiell beliebig untereinander oder mit Lebendimpfstoffen kombiniert werden, zu spezifischen Daten der Koadministration siehe die jeweiligen Fachinformationen. Zudem stehen heute verschiedene Kombinationsimpfstoffe auch in der Reisemedizin zur Verfügung, die die Zahl der Injektionen verringern und den Impfplan verkürzen können (Td, Td-IPV, TdaP-IPV, Hepatitis A/B, Typhus/Hepatitis A).

13.8 Malaria

Die Malaria ist weltweit eine der meist verbreiteten Infektionskrankheiten. Nach Schätzungen der WHO erkranken derzeit pro Jahr 300–500 Mio. Menschen an Malaria mit bis zu 1 Mio. Todesfällen, die vorwiegend Kinder im tropischen Afrika betreffen.

In Industrieländern werden jährlich 15 000–20 000 importierte Fälle von Malaria diagnostiziert. In Deutschland wurden in den letzten Jahren im Durchschnitt etwa 500 importierte Malariafälle pro Jahr gemeldet. Dabei ist eine Dunkelziffer nicht gemeldeter Fälle anzunehmen, da die Zahlen der Erkrankungen nach der Jahresstatistik der Krankenhaus-Entlassungsdiagnosen etwa doppelt so hoch sind. Die Anzahl der im Ausland, das heißt vor allem in den Malariagebieten, erkrankten deutschen Reisenden ist nicht bekannt.

Etwa 80 % aller Malariaeinschleppungen und fast 90 % aller *Malaria-tropica-Infektionen* werden im tropischen Afrika erworben.

Todesfälle treten nahezu ausschließlich bei der *Malaria tropica* auf. Komplikationen und Todesfälle sind ganz überwiegend durch fehlende oder verzögerte Diagnosestellung bedingt. Mangelnde Prophylaxe ist eine Hauptursache der Malaria bei Reisenden.

13.8.1 Prophylaxe

Um das Risiko von Malariainfektionen und ggf. Komplikationen einer Infektion so gering wie möglich zu halten, müssen Reisende in Endemiegebiete auf die Möglichkeit der Malariaübertragung deutlich hingewiesen werden. Der Reisende sollte wissen, dass die Erkrankung bedrohlich und potenziell auch letal verlaufen kann. Reisende sollten zudem informiert sein, dass auch noch Monate nach Rückkehr bei Fieber oder anderen unklaren Krankheitssymptomen unbedingt und unverzüglich ärztlicher Rat gesucht werden muss (s. u.).

Wesentliche Schutzmaßnahmen vor Malaria bestehen in:

- der Vermeidung infektiöser Mückenstiche (Expositionsprophylaxe) und,
- der Einnahme von Medikamenten, die die Vermehrung aufgenommener Plasmodien unterdrücken (Chemoprophylaxe).

Keine Form der Malariaprophylaxe ist jedoch zuverlässig und es muss stets mit Versagern gerechnet werden. Zur Verminderung von schwerer Morbidität und von Mortalität spielt die frühzeitige Diagnose und Therapie der Malaria eine wichtige Rolle, sowohl bei der Bevölkerung in den Endemiegebieten wie bei Reisenden. Unter bestimmten Umständen ist hierbei auch das Konzept der notfallmäßigen Selbstbehandlung bedeutsam (s. u.).

Checkliste Malariaberatung durch den Arzt

- Aufklärung des Reisenden über das Malariarisiko,
- Schwangeren und Kindern unter 5 Jahren ist vom Aufenthalt in Malariagebieten abzuraten,
- Information über Maßnahmen zur Vermeidung von Insektenstichen,
- Warnung, dass Malariaerkrankung trotz Chemoprophylaxe auftreten kann,
- Information über die Symptome einer Malaria und die Notwendigkeit, bei Auftreten dieser Symptome einen Arzt aufzusuchen; Hinweis auf die Lebensgefahr bei verzögerter Diagnostik und Therapie,
- Frage nach vorbestehenden Krankheiten, regelmäßiger Medikamenteneinnahme, Allergien, und nach bestehender Schwangerschaft,
- Frage nach geplanten Aktivitäten während der Reise, z. B. Tauchen und Bergsteigen,
- Aufklärung über die regelmäßige Einnahme der verordneten Medikamente zur Vorbeugung bzw. zur notfallmäßigen Selbsttherapie,
- Hinweis auf die Notwendigkeit der Fortsetzung der Chemoprophylaxe nach Verlassen des Malariagebiets,
- Aufklärung über die Nebenwirkungen der verordneten Medikamente,
- Hinweis darauf, dass bei Malaria oder Malariaverdacht während der Reise ein Arzt nach der Rückkehr aufgesucht werden sollte,
- Mitgabe von schriftlichem Informationsmaterial zum Verbleib bei dem Reisenden,
- Empfehlung an den Reisenden, wegen des oft unkalkulierbaren Wirkstoffgehalts, keine Malariamedikamente im Ausland zu kaufen.

Eine wirksame Impfung steht derzeit nicht zur Verfügung. Trotz der gegenwärtigen Erprobung verschiedener Impfstoffkandidaten ist eine bei nicht immunen Reisenden einsetzbare Impfung in naher Zukunft noch nicht zu erwarten.

13.8.2 Expositionsprophylaxe

Diese beruht – neben dem Meiden von Gebieten mit hohem Übertragungsrisiko – auf Maßnahmen zur Vermeidung von Insektenstichen (s. u.). Deren konsequente Anwendung kann das Risiko einer Malaria, aber auch von anderen durch Insekten übertragenen Erkrankungen (z. B. Dengue-Fieber), erheblich verringern.

Die Expositionsprophylaxe gegen die vorwiegend nacht- und dämmerungsaktiven Überträgermücken ist angesichts der Resistenzentwicklung gegen Antimalariamittel besonders wichtig, aber nur begrenzt wirksam. Vor allem bei Säuglingen und Kleinkindern ist sie sehr effektiv durchführbar (z. B. Moskitonetz über dem Bett).

Maßnahmen zur Vermeidung von Insektenstichen:

- Einreiben unbedeckter Hautstellen mit mückenabweisenden Mitteln: Repellents mit den Wirkstoffen DEET (z. B. No-bite) oder Bayrepel (z. B. Autan),
- Tragen von hautbedeckender, heller Kleidung,
- Aufenthalt in mückensicheren Räumen (Klimaanlage, Fliegengitter),
- Anwendung eines Moskitonetzes,
- zusätzliche Verwendung von Insektenvertilgungsmittel (Insektizide wie z. B. Pyrethroide) in Aerosolen, Verdampfern, Räucherspiralen („mosquito coils“) u. Ä. sowie zur Imprägnierung von Moskitonetzen bietet zusätzlichen Schutz.

13.8.3 Chemoprophylaxe

Die medikamentöse Vorbeugung (Chemoprophylaxe) der Malaria ist erschwert durch die Verbreitung von Resistenzen, die – nach Region und Ausmaß unterschiedlich – bereits gegen jedes der zur Verfügung stehenden Antimalariamittel möglich sind (▸ Tab. 13.7). Von besonderer Bedeutung ist die Resistenz von Plasmodium falciparum, dem Erreger der Malaria tropica (die vor allem in Asien sowie in Afrika südlich der Sahara und im Amazonasbecken vorkommt), gegen das jahrzehntelange Standardmedikament Chloroquin (Resochin u. a. Präparate).

Resistenzen von Plasmodium falciparum gegen die besonders in Afrika häufig angewandten Sulfa/Pyrimethamin-Kombinationen (z. B. Fansidar) haben erheblich zugenommen. Auch Resistenz gegen Mefloquin (Lariam) ist in einigen Regionen Südostasiens bereits häufig (bis über 50 % in den Grenzregionen von Thailand mit Kambodscha und mit Myanmar) und wird als *Multiresistenz* bezeichnet, da Mefloquin-resistente Plasmodium-falciparum-Stämme meist gleichzeitig hoch resistent gegen Chloroquin und Sulfa/Pyrimethamin-Kombinationen sind. Resistenzen gegen Chinin, Halofantrin, Atovaquon und Artemisinine sind noch relativ selten, mit einem sporadischen Auftreten ist jedoch in allen Malariagebieten zu rechen. Einige dieser

Tab. 13.7 Resistenz bei Malaria tropica

Resistenz = Versagen einer regelrecht dosierten und absorbierten Therapie (Prophylaxe unerheblich)		
Resistenzgrade	R I	vorübergehendes Verschwinden der Parasitämie mit frühem (Ia) oder spätem (Ib) Wiederauftreten (Rekrudenz)
	R II	eindeutige Reduktion der Parasitämie (> 25 %) ohne völliges Verschwinden
	R III	keine Beeinflussung
Verbreitung	Chloroquin (Resochin u. a.)	R I–III verbreitet in Südostasien, in Teilen von Südamerika und Afrika, sporadisch in Indien u. a. Ländern
	Sulfonamid/Pyrimethamin (Fansidar u. a.)	R I–III verbreitet in Teilen von Südostasien, zunehmend in Ostafrika, sporadisch weltweit
	Chinin	R I–II zunehmend in Teilen von Südostasien, sporadisch weltweit
	Mefloquin (Lariam)	R I–II zunehmend in Teilen von Südostasien, sporadisch weltweit

Antimalariamittel sind jedoch nicht zur Prophylaxe geeignet oder mit dem Risiko erheblicher Nebenwirkungen belastet.

13.8.4 Malariagebiete mit hohem Übertragungspotenzial

Eine Chemoprophylaxe ist grundsätzlich empfehlenswert bei Reisen in Gebiete, in denen das Risiko einer Malariaerkrankung deutlich höher ist als das Risiko schwerer Nebenwirkungen der Medikamente, welche für diesen Zweck eingenommen werden (Tab. 13.8). Die Auswahl der geeigneten Medikamente ist abhängig von der Resistenzlage im Reisegebiet und der individuellen Verträglichkeit (s. ▶ Abb. 13.2 und ▶ Tab. 13.9).

Gebiete mit niedrigem Malariarisiko und Standby-Therapieempfehlung

In vielen Gebieten (s. ▶ Abb. 13.2 und ▶ Tab. 13.9) ist das Risiko einer Malariaerkrankung niedrig und liegt in einem Bereich in der Nähe oder unter dem Risiko schwerwiegender Nebenwirkungen der Medikamente, die zur Chemoprophylaxe zur Verfügung stehen. Hier kann auch auf eine regelmäßige Chemoprophylaxe verzichtet werden. Es sollte jedoch die therapeutische Dosis eines Reservemittels mitgeführt werden, das bei malariaverdächtigen Symptomen und nicht erreichbarer ärztlicher Hilfe eingenommen wird (*notfallmäßige Selbstbehandlung* oder „*Standby*“). Dies sollte jedoch nur eine Notfallmaßnahme bis zum Erreichen ärztlicher Hilfe darstellen. Die alleinige Mitnahme eines Malariamedikaments zur eventuellen notfallmäßigen Selbstbehandlung *ohne* prophylaktische Medikamenteneinnahme kommt ebenfalls in Betracht bei bekannter Unverträglichkeit einer Chemoprophylaxe sowie bei einer Chemoprophylaxe mit Chloroquin/Proguanil in Gebieten mit Resistenzen.

13.8.5 Verhalten im Erkrankungsfall und notfallmäßige Selbstbehandlung

Symptome einer Malaria sind Fieber, schweres Krankheitsgefühl, Kopf- und Gliederschmerzen, Schüttelfrost u. a.m. Durch die Krankheitserscheinungen kann die Diagnose *Malaria* weder sicher gestellt noch ausgeschlossen werden. Dies ist nur möglich durch den Nachweis von Parasiten oder Parasitenbestandteilen im Blut. Die Zeit zwischen Einreise ins Malariagebiet und einer möglichen Malaria beträgt mindestens 7 Tage (Inkubationszeit).

Jedes unklare Fieber in den Tropen und auch lange Zeit nach Rückkehr ist so lange verdächtig auf Malaria, bis das Gegenteil erwiesen ist. Dem behandelnden Arzt sind immer Hinweise auf vorangegangene Tropenreisen zu geben.

Bei Verdacht auf Malaria sollte sofort ein Arzt aufgesucht werden. Nur wenn kein Arzt erreichbar ist, kann – wenn keine Gegenanzeigen vorliegen – eine Selbstbehandlung auf Malaria durchgeführt werden (Dosierungsrichtlinien s. ▶ Tab. 13.8; Packungsbeilage beachten):

- in Regionen der Zone CT (s. ▶ Abb. 13.2): Chloroquin (Resochin, Weimerquin u. a.),
- in Regionen der Zonen T (s. ▶ Abb. 13.2): Artemether/Lumefantrin (Riamet), oder Atovaquon/Proguanil (Malarone).

Nach *jeder*, auch erfolgreicher *Selbstbehandlung* ist eine *ärztliche Kontrolle dringend* anzuraten!

Tab. 13.8 Dosierung von Antimalariamitteln zur Prophylaxe und notfallmäßigen Selbstbehandlung

Medikament (Handelsname)	Prophylaxe	notfallmäßige Selbstbehandlung
Artemether/Lumefantrin (Riamet)	nicht geeignet	80 mg/480 mg (= 4 Tbl.) initial, nach 8 Std. weitere 4 Tbl., dann 2-mal tgl. je 4 Tbl. an Tag 2 und 3 (entspricht insgesamt 24 Tbl.)
Atovaquon/Proguanil[1] (Malarone)	250 mg/100 mg (= 1 Tbl.) tgl. 1–2 Tage vor bis 7 Tage nach Aufenthalt im Malariagebiet (Erwachsene mit KG > 40 kg; max. Aufenthaltsdauer: 28 Tage)	1000 mg/400 mg (= 4 Tabl.) Einmaldosis an 3 aufeinanderfolgenden Tagen bei KG > 40 kg (Kinder > 10 kgKG s. bei Kinder)
Chloroquin (z. B. Resochin, Weimerquin Chlorochin)	300 mg Chloroquin-Base (= 2 Tbl. Resochin) pro Woche; bei über 75 kg KG: 450 mg pro Woche (Kinder: 5 mg/kgKG pro Woche) 1 Woche vor bis 4 Wochen nach Aufenthalt im Malariagebiet	600 mg Base = 4 Tbl. Resochin (Kinder 10 mg/kgKG), nach 6 Std. sowie am 2. und 3. Tag je 300 mg (Kinder je 5 mg/kgKG)
Doxycyclin (z. B. Vibramycin	100 mg tgl. (nicht für Kinder < 8 Jahre) 1–2 Tage vor bis 4 Wochen nach Aufenthalt im Malariagebiet	nicht geeignet
Mefloquin[2] (Lariam)	250 mg (= 1 Tbl.) pro Woche (Kinder ab 3. Lebensmonat > 5 kgKG: 5 mg/kgKG pro Woche) 1–3 Wochen vor bis 4 Wochen nach Aufenthalt im Malariagebiet	initial 750 mg (= 3 Tbl.), nach 6–8 Std. weitere 500 mg (= 2 Tbl.); falls KG über 60 kg: nach weiteren 6–8 h weitere 250 mg (= 1 Tbl.).[3]

[1] Einnahme mit Mahlzeit oder Milchprodukten zur jeweils gleichen Tageszeit.
[2] Bei erstmaliger Mefloquin-Prophylaxe sollte bereits 2–3 Wochen vor Abreise begonnen werden, um Unverträglichkeiten möglichst frühzeitig zu entdecken und ggf. die Medikation zu ändern.
[3] Wird wegen des Nebenwirkungsprofils nur in Ausnahmefällen zur notfallmäßigen Selbstbehandlung empfohlen, z. B. bei schwangeren Frauen.

Tab. 13.9 Zusammenfassung der DTG-Empfehlungen zur Malariaprophylaxe (Stand 2014 [4]).

Region	Prophylaxeempfehlung (1. Wahl)
• Tropisches Afrika, • östl. Indonesien (Lombok u. östl.), • Papua-Neuguinea und Solomon-Inseln, • indischer Subkontinent (nördl. Goa-Madras), • Amazonasprovinzen (Rhodonia, Acre, Roraima).	Prophylaxe mit Atovaquon/Proguanil (alternativ: Mefloquin, Doxycyclin)
• Thailand (Provinzen Trat und Tak), • Grenzgebiete von Kambodscha, Laos und Myanmar (Burma) zu Thailand.	Prophylaxe mit Atovaquon/Proguanil (alternativ: Doxycyclin)
übrige Malariagebiete	Notfalltherapie mit Artemether/Lumefantrin (alternativ: Atovaquon/Proguanil)
alle Malariagebiete	Expositionsprophylaxe und Risikobewusstsein

13.8.6 Besondere Personengruppen

Kinder

Malariavorbeugung bei Kindern besteht primär in einer konsequenten Expositionsprophylaxe (Moskitonetze über Betten und Spielfläche). Zur Chemoprophylaxe bei Säuglingen eignen sich Chloroquin und Proguanil. Atovaquon/Proguanil kann bei Kindern mit einem Körpergewicht ab 11 kg eingesetzt werden. Mefloquin darf erst ab einem Körpergewicht von 5 kg und ab dem 3. Lebensmonat Verwendung finden. Wegen möglicher Nebenwirkungen auf Zahnreifung und Knochenbildung darf Doxycyclin erst ab dem 8. Lebensjahr verordnet werden. Auch bei voll gestillten Säuglingen ist eine eigene Malariaprophylaxe erforderlich, da über die Brustmilch der Chemoprophylaxe einnehmenden Mutter kein ausreichender Schutz beim Säugling erzielt wird. Atovaquone/Proguanil ist in Europa zur Prophylaxe bislang nur bei Erwachsenen zugelassen.

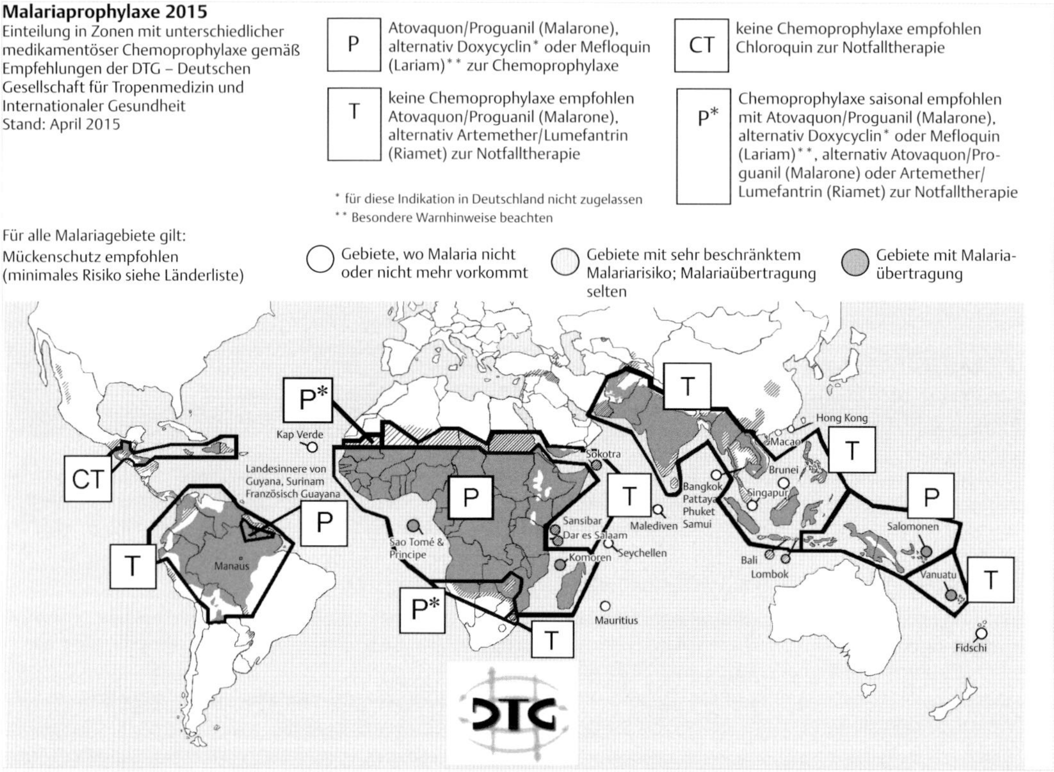

Abb. 13.2 Malariaendemiegebiete. 2015, WHO.

Schwangere Frauen

Grundsätzlich sollte dazu geraten werden touristische Reisen in Malaria-Endemiegebiete auf die Zeit nach der Schwangerschaft zu verschieben. Eine Malaria in der Schwangerschaft stellt ein hohes Risiko für Mutter und Kind dar!

Eine medikamentöse Malariaprophylaxe ist in der Schwangerschaft nur unter Vorbehalt möglich. Bei keinem Medikament besteht die Gewissheit, dass die Einnahme für die Entwicklung des Kindes unbedenklich ist. In jedem Einzelfall ist eine strenge Risiko-Nutzen-Abwägung durch einen erfahrenen Arzt erforderlich. Zur Expositionsprophylaxe empfohlene Maßnahmen können durchgeführt werden.

Chloroquin und Proguanil können nach bisherigem Erkenntnisstand in der Schwangerschaft und Stillzeit prophylaktisch eingesetzt werden. Mefloquin sollte nach derzeitigem Kenntnisstand nicht im 1. Trimenon eingenommen werden. Während und bis zu 3 Monaten nach der letzten Einnahme von Mefloquin wird vom Hersteller vorsorglich eine Schwangerschaftsverhütung angeraten. Zu Atovaquon/Proguanil liegen bisher keine ausreichenden Daten vor; Anwendung während Schwangerschaft und Stillzeit allenfalls unter strenger Risikoabwägung. Das gilt auch für die Therapie mit Artemether/Lumefantrin.

Doxycyclin ist in der Schwangerschaft sowie in der Stillzeit kontraindiziert.

13.8.7 Beratungspraxis und Information

Da das Risiko einer Malariainfektion von vielen Faktoren abhängt (wie z. B. Malariatyp in der Reiseregion, Häufigkeit infizierter Überträgermücken, Vorkommen von Resistenzen, Jahreszeit, Aufenthaltsdauer, Reiseart) sind Empfehlungen, die einheitlich für alle Reisenden gelten, nicht möglich. Auch das konsequente Einhalten der jeweils aktuellen Empfehlungen kann keinen absolut sicheren Schutz vor einer Malaria bieten, jedoch das Infektionsrisiko erheblich senken.

Alle Punkte der Checkliste für die Malaria-Beratung (s. o.) sollten beachtet werden. Insbesondere muss der Reisende informiert werden über:

- das Risiko eine Malaria (auch trotz Chemoprophylaxe),
- die Notwendigkeit einer Expositionsprophylaxe,
- die Indikation und Auswahl einer Chemoprophylaxe,
- die rasche Diagnosestellung und Therapie (ärztliche Konsultation oder Notfallbehandlung bei Fieber mit Verdachtsdiagnose einer Malaria).

Da das Malariarisiko selbst innerhalb eines Landes und jahreszeitlich (z. B. Regenzeit) sehr unterschiedlich sein kann, muss die Entscheidung für Notwendigkeit und Art einer Chemoprophylaxe anhand des konkreten Reisezieles sowie der Reisezeit, der Reisedauer und des Reisestils getroffen werden, wobei auch die persönlichen Umstände des Reisenden (Vorerkrankungen, Unverträglichkeiten, Einnahme anderer Medikamente, Kinder, Schwangere usw.) zu berücksichtigen sind.

Eine adäquate Beratung setzt eine kontinuierliche und aktuelle Information des Beraters voraus (▶ Tab. 13.2). So kann sich die epidemiologische Situation kurzfristig ändern, wie z. B.:

- das vorübergehende Auftreten von Malaria tropica in zuvor malariafreien Touristengebieten der Dominikanischen Republik Ende 1999/2000 und 2006,
- epidemische Zunahmen nach starken Regenfällen (z. B. Ostafrika 1997/1998, Assam 2001/2002) oder
- nachlassender Bekämpfung aufgrund politischer oder wirtschaftlicher Instabilität (z. B. Indonesien 1999/2000).

Eine wichtige Orientierungshilfe für die Beratungspraxis geben die „Empfehlungen zur Malariaprophylaxe" mit einer detaillierten Liste aller Länder, ihrer Malariaregionen und des aktuellen Malariarisikos, die von der Deutschen Gesellschaft für Tropenmedizin und Internationale Gesundheit (DTG, [4]) jährlich in Zusammenarbeit mit der Schweiz und Österreich aktualisiert veröffentlicht wird und gegen Einsendung eines frankierten Rückumschlags kostenlos bezogen werden kann (DTG-Infoservice, Postfach 40 04 66, D-80 704 München). Diese Informationen sind ebenfalls über das Internet abrufbar (www.dtg.mwn.de). Hier können vor allem auch die laufenden Aktualisierungen rasch abgefragt werden.

Weiterführende Literatur

[1] Belsher JL, Gay P, Brinton M, DellaValla J et al. Fatal multiorgan failure due to yellow fever vaccine-associated viscerotropic disease. Vaccine 2007; 25: 8 480–8 485

[2] Bock HL, Loscher T, Scheiermann N et al. Accelerated schedule for Hepatitis B immunization. J Travel Med 1995; 2: 213–217

[3] Chonghaile CN. Meningitis in Africa – Tackling W135. Lancet 2002; 360: 2054–2055

[4] DTG: Empfehlungen zur Malariavorbeugung, Stand Mai 2014. www.dtg.org/malaria.html

[5] Freedman D. Malaria prevention in short-term travelers. N Engl J Med 2008; 359: 603–612

[6] Freedman D, Weld LH, Kozarsky PE et al. The Burden of illness in international travelers. N Engl J Med 2006; 354: 119–130

[7] Jong EC, Nothdurft HD. Current drugs for antimalarial chemoprophylaxis: a review of efficacy and safety. J Travel Med 2001; 8 (Suppl. 3): 48–56

[8] Kain KC, Shanks GD, Keystone JS. Malaria chemoprophylaxis in the age of drug resistance. I. Currently recommended drug regimens. Clin Infect Dis 2001; 33(2): 226–234

[9] Kengsakul K, Sathirapongsasuti K, Punyagupta S. Fatal myeloencephalitis following yellow fever vaccination in a case with HIV infection. J Med Assoc Thai 2002; 85: 131–134

[10] Kew O, Morris-Glasgow V, Landaverde M et al. Outbreak of poliomyelitis in Hispaniola associated with circulating type 1 vaccine-derived poliovirus. Science 2002; 296: 356–359

[11] Knobloch J. Long-term malaria prophylaxis for travelers. J Travel Med 2004; 11(6): 374–378

[12] Kollaritsch H, Paulke-Korinek M, Dubischar-Kastner K. IC51 Japanese encephalitis vaccine. Expert Opin Biol Ther 2009; 9 (7): 921–931

[13] Kramer MH, Lobel HO. Antimalarial chemoprophylaxis in infants and children. Paediatr Drugs 2001; 3(2): 113–121

[14] Lin FY, Ho VA, Khiem HB et al. The efficacy of a Salmonella typhi Vi conjugate vaccine in two-to-five-year-old children. N Engl J Med 2001; 344: 1263–1269

[15] Martin M, Tsai TF, Cropp B et al. Fever and multisystem organ failure associated with 17D-204 yellow fever vaccination: a report of four cases. Lancet 2001; 358: 98–104

[16] Nothdurft HD, Dietrich M, Zuckerman JN et al. A new accelerated vaccination schedule for rapid protection against hepatitis A and B. Vaccine 2002; 20: 1157–1162

[17] Schlagenhauf P, Petersen E. Malaria chemoprophylaxis: Strategies for risk groups. Clin Microbiol Rev 2008; 21(3): 466–472

[18] Shulman CE, Dorman EK. Importance and prevention of malaria in pregnancy. Trans R Soc Trop Med Hyg 2003; 97(1): 30–35

[19] Ständige Impfkommission am Robert Koch-Institut (STIKO). Mitteilungen der Ständigen Impfkommission am Robert Koch-Institut: Empfehlungen der Ständigen Impfkommission am RKI 2015; Stand Aug. 2015. Epid Bull 2015: 34: 327–362

[20] Steffen R, Lobel HO. Epidemiological basis for the practice of travel medicine. J Wilderness Med 1994; 5: 56–66

[21] Teichmann D, Grobusch MP, Wesselmann H et al. A haemorrhagic fever from the Cote d'Ivoire. Lancet 1999: 354: 1608

14 Postexpositions- und Riegelungsimpfungen

U. Heininger

14.1 Einleitung

Schutzimpfungen zählen zu den wichtigsten infektionsprophylaktischen Maßnahmen in der Medizin. Sie umfassen in Deutschland gemäß den Empfehlungen der Ständigen Impfkommission am Robert Koch-Institut (STIKO) Standardimpfungen, die allen gesunden Personen in bestimmten Altersstufen empfohlen werden, beruflich indizierte Impfungen sowie weitere Impfungen in besonderen Situationen, die sogenannten Indikationsimpfungen [19]. Idealerweise werden diese Impfungen präexpositionell verabreicht. In der Praxis werden diese Impfungen jedoch nicht immer zum empfohlenen Zeitpunkt durchgeführt, sondern mehrheitlich mit oftmals erheblicher zeitlicher Verzögerung [11], [12]. Ferner werden Auffrischimpfungen häufig versäumt [8]. Diese Umstände können zu Situationen führen, in denen unzureichend geschützte Personen in Kontakt mit einem impfpräventablen Infektionserreger geraten und ein sofortiger Impfschutz gewünscht wird – wie z. B. gegen Tetanus bei einer Verletzung.

Hier bieten sich grundsätzlich folgende Präventionsmöglichkeiten an:

- Gabe eines Antibiotikums (bei bakteriellen Erregern) bzw. Virostatikums (bei bestimmten Viren),
- Gabe von Immunglobulinen (passive Immunisierung),
- *Postexpositionsimpfung* (Synonym: *Inkubationsimpfung*).

Bei Anwendung von Massenimpfungen im Falle eines Ausbruchs spricht man von *Riegelungsimpfungen*.

Welches Verfahren im konkreten Expositionsfall am sinnvollsten ist, muss individuell festgelegt werden [7]. Dies erfordert ein umfassendes Aufklärungsgespräch, da der Erfolg der Maßnahme nicht garantiert werden und die Enttäuschung im Falle eines Misserfolgs zu Vorwürfen gegenüber dem Arzt führen kann. Im Folgenden werden Empfehlungen und ihre Erfolgsaussichten dargestellt.

14.2 Tetanus

Die postexpositionelle Tetanusprophylaxe ist eine häufig – mangels Dokumentation früherer Impfungen sogar zu häufig – durchgeführte Inkubationsimpfung. Sie ist indiziert, wenn sich anlässlich einer Verletzung bei der Überprüfung des Tetanusimpfschutzes dieser als unvollständig erweist oder unbekannt ist. Bedauerlicherweise wird es oftmals versäumt, den unbekannten Impfschutz (meist wegen fehlender Impfdokumentation des Patienten in einem Impfausweis) aus ärztlichen Unterlagen zu rekonstruieren. Dies wäre sinnvoll, da so dem Patienten unnötige Immunisierungen erspart würden. Diese können wegen „Überimpfung" aus immunologischen Gründen zu schmerzhaften Entzündungsreaktionen an der Impfstelle (Typ-III-Allergie durch Antigen-Antikörper-Reaktion, sogenanntes *Arthus-Phänomen*) führen. Für die Klärung des Impfstatus bleiben 24 Stunden Zeit. So bald wie möglich, spätestens binnen 24 Stunden nach Verletzung, sollte eine bis dahin versäumte Tetanusauffrischimpfung erfolgen, da nach Ablauf der Inkubationszeit die bakterielle Toxinproduktion einsetzt und zu diesem Zeitpunkt eine ausreichende Menge an Antitetanustoxin im Blut des Verletzten vorhanden sein muss.

▸ Tab. 40.2 zeigt die STIKO-Empfehlung zur postexpositionellen Tetanusprophylaxe [19]. Dabei muss beachtet werden, dass nicht nur der Tetanusimpfschutz, sondern unter Verwendung eines altersgemäß empfohlenen Kombinationsimpfstoffs auch andere fehlende Impfungen nachgeholt werden sollen (DTPa/Hib/IPV/HepB bzw. dtpa). Mangels geeigneter Einzelimpfstoffe ist dies sonst im Nachhinein nicht mehr möglich.

Der Erfolg der postexpositionellen Tetanusprophylaxe wurde in der amerikanische Armee während des Zweiten Weltkriegs nachgewiesen: Die Tetanusinzidenz sank nach Einführung der Tetanusimmunisierungen von zuvor 13,4 (während des Ersten Weltkriegs) auf 0,44 pro 100 000 Verletzungen [14].

14.3 Diphtherie

Im Falle eines engen, direkten Kontakts („face to face") mit einer an Diphtherie erkrankten Person soll *unabhängig vom Impfstatus* (!) eine präventive Antibiotikatherapie mit Penicillin p. o. (oder i. m.) oder Erythromycin über 7 Tage durchgeführt werden. Zusätzlich soll bei unvollständiger Grundimmunisierung (weniger als 3 Dosen) bzw. länger als 5 (!) Jahre zurückliegender letzter Diphtherieauffrischimpfung prophylaktisch eine aktive Diphtherieimpfung verabreicht werden. Früher war ergänzend dazu noch Diphtherieantitoxin (250 IE/kgKG bis zu maximal 3 000 IE) appliziert worden, dieses ist jedoch seit einiger Zeit nicht mehr erhältlich. Aus diesem Grund sind regelmäßige aktive Immunisierungen zur Verhütung der Diphtherie für die Allgemeinbevölkerung weiterhin von äußerst wichtiger Bedeutung.

14.4 Pertussis

Die Inkubationszeit der Pertussis beträgt 7–21 (4–28) Tage. Dies ist bei postexpositionellen Impfungen zu berücksichtigen. Wie bei Exposition gegen Tetanus und Diphtherie sind sowohl die Gabe eines Antibiotikums nach Kontakt mit einem Erkrankten als auch aktive Impfmaßnahmen möglich, jedoch steht kein spezifisches Immunglobulin zur passiven Immunisierung zur Verfügung. Der Nutzen von Standard-Immunglobulinen zur Prophylaxe der Pertussis ist nicht erwiesen.

Die Deutsche Gesellschaft für Pädiatrische Infektiologie empfiehlt eine postexpositionelle Antibiotikaprophylaxe mit Erythromycin (30–50 mg/kgKG/Tag) oder einem anderen Makrolidantibiotikum p. o. über 7 Tage für enge Kontaktpersonen von Erkrankten [13]. Auch vollständig geimpfte Kontaktpersonen (letzte Dosis weniger als 5 Jahre zurück) können Bordetella pertussis übertragen und sollten deshalb ebenfalls eine Antibiotikaprophylaxe erhalten, insbesondere wenn sie ihrerseits in Kontakt mit besonders gefährdeten Personen (junge Säuglinge, Personen mit kardialen oder pulmonalen Grundkrankheiten) sind.

Die Antibiotikaprophylaxe ist allgemein von begrenzter Wirksamkeit, da sie häufig zu spät erfolgt und der Ausbruch der Krankheit nicht mehr verhindert werden kann. Dies liegt daran, dass in der für diese Maßnahme entscheidenden Frühphase der Krankheit meist nur uncharakteristische Symptome bestehen, die nicht als Pertussis erkannt werden. Einfacher durchzuführen ist die Postexpositionsprophylaxe mit einem Antibiotikum, wenn Pertussis bei einem primär Erkrankten diagnostiziert wurde und der erste Kontakt mit diesem Indexpatienten weniger als 4 Tage (= kürzeste Inkubationszeit) zurück liegt. Die STIKO empfiehlt die Antibiotikaprophylaxe für alle Personen ohne Impfschutz (d. h., keine Impfung oder unvollständiger Pertussis-Impfstatus) mit engen Kontakten zu einem Erkrankten in Familie, Wohngemeinschaft oder einer Gemeinschaftseinrichtung [19].

Die aktive Immunisierung stellt die effektivste Form der Pertussisprophylaxe dar, wobei schon nach 1 Impfdosis schwere, zur Hospitalisierung führende Manifestationen der Infektion verhindert werden können [10]. Gegenüber allen Krankheitsformen betrug die Wirksamkeit nach 3 Dosen einer azellulären Pertussisvakzine ca. 85 %, bei weniger als 3 Impfungen knapp 60 %. Der Erfolg einer Inkubationsimpfung bei einem bislang ungeimpften Patienten ist nicht gesichert, jedoch unbedenklich und möglicherweise von Nutzen, sodass diese Maßnahme in jedem Fall erwogen werden sollte.

Günstiger ist die Situation bei Exposition nach bereits begonnener oder abgeschlossener Grundimmunisierung. Hier kann durch Fortführung bzw. Komplettierung der Impfserie der Impfschutz optimiert und somit der Ausbruch der Erkrankung verhindert oder zumindest abgeschwächt werden. Besonders erfolgversprechend ist die postexpositionelle Impfung, wenn die 3. Impfdosis zum Zeitpunkt der Exposition schon mindestens 6 Monate zurückliegt und die Inkubationsimpfung der ohnehin indizierten Auffrischimpfung entspricht.

Die bisweilen früher geäußerten Bedenken, eine Pertussisimpfung in der Inkubationsphase der Erkrankung könne deren Verlauf verschlimmern, ist unbegründet und beruht auf Fehlinterpretationen der Literatur aus den 1960er-Jahren. Die Fachinformationen der in Deutschland erhältlichen Pertussisvakzinen enthalten, im Gegensatz zu früher, keine Warnhinweise mehr bezüglich der Durchführung von Inkubationsimpfungen. Auch die STIKO unterstützt diese Maßnahme, in dem sie einen „möglichen Kontakt des Impflings zu Personen mit ansteckenden Krankheiten" als falsche Kontraindikation anführt [19].

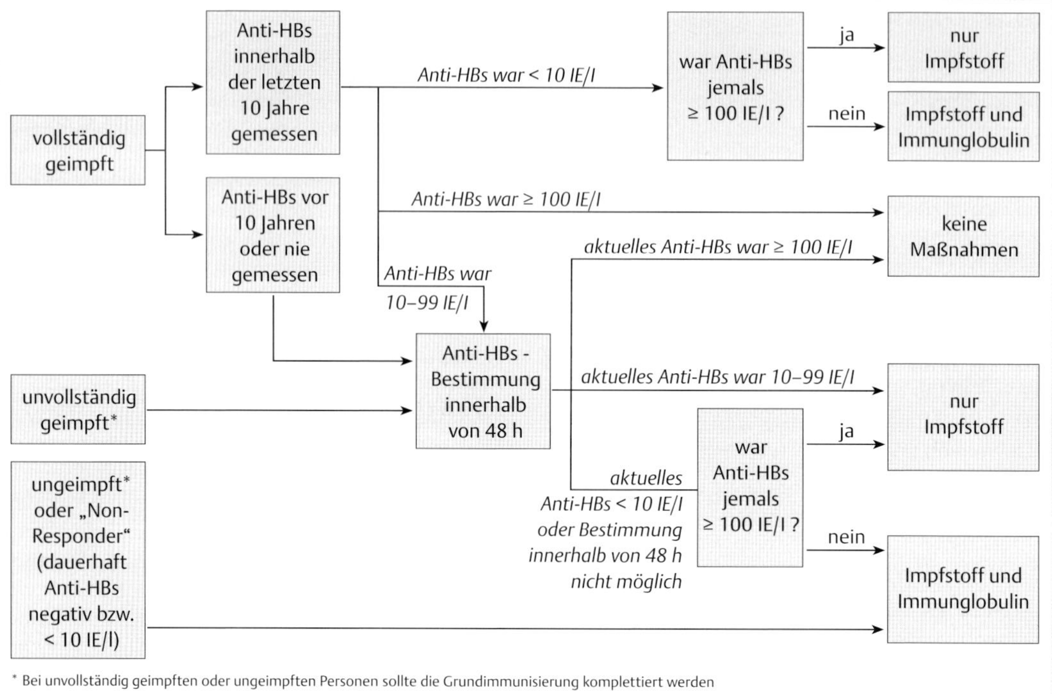

Abb. 14.1 Postexpositionelle Hepatitis-B-Prophylaxe [19]

14.5 Hepatitis B

Die Impfung gegen Hepatitis-B-Virus (HBV) ist in Deutschland für alle Säuglinge und Jugendlichen allgemein empfohlen. Ferner empfiehlt die STIKO Impfmaßnahmen bei nicht immunen Kontaktpersonen von infektiösen Patienten.

Durch rechtzeitige postexpositionelle Maßnahmen lässt sich eine Hepatitis-B-Infektion effektiv (ca. 98 %) verhindern [15]. Die Verträglichkeit der Impfmaßnahmen ist ausgezeichnet.

Als Exposition wird der Kontakt mit HBV-haltigem „Material" (z. B. Blut, Nadelstich, Geschlechtsverkehr) gewertet bzw. wenn eine Kontamination des Materials als wahrscheinlich gilt, jedoch eine Testung nicht möglich ist [19]. Im konkreten Fall ist wie folgt vorzugehen:

- Neugeborene von kontagiösen (d. h. HBsAg-positiven) Müttern sollen unmittelbar nach Geburt, d. h. innerhalb von 12 Stunden, die 1. Dosis HB-Impfstoff gemeinsam mit HB-Immunglobulin (Simultanimpfung) erhalten. Die damit begonnene Grundimmunisierung wird 1 Monat nach der 1. Impfung durch eine 2. und 6 Monate nach der 1. Impfung durch eine 3. aktive Immunisierung vervollständigt. Neugeborene von Müttern mit unbekanntem HBs-Ag-Status erhalten zunächst ebenfalls eine 1. Dosis HB-Impfstoff, ggf. (wenn sich die Mutter in der Nachtestung als HBsAg-positiv erweist) gefolgt von HB-Immunglobulin innerhalb von 7 Tagen nach Geburt und Komplettierung der aktiven Impfungen nach 1 und 6 Monaten.
- Ungeimpfte Personen erhalten bei Exposition sofort eine aktiv-passive Simultanimpfung, ebenfalls gefolgt von 2 weiteren aktiven Immunisierungen (1 und 6 Monate nach der 1 Dosis).

Für früher bereits vollständig geimpfte Exponierte wird in Deutschland die sofortige Verabreichung einer Dosis Hepatitis-B-Impfstoff mit oder ohne Immunglobulin in Abhängigkeit von früheren anti-HBs-Bestimmungen und deren Zeitpunkt und Ergebnis empfohlen (► Abb. 14.1).

Sofern die letzte Anti-HBs-Bestimmung > 10 Jahre zurückliegt, ist eine sofortige erneute Bestimmung empfohlen, selbst wenn der Anti-HBs-Wert damals ≥ 100 IE/l betrug. In der Schweiz hingegen werden nach einmal nachgewiesener ausreichender Immunantwort (= Anti-HBs-Wert im Serum ≥ 100

IE/l) selbst bei Exposition mit HBV keine postexpositionellen Massnahmen empfohlen [3].

14.6 Hepatitis A

Für Kontaktpersonen (ab dem Alter von 1 Jahr) von an Hepatitis A Erkrankten empfiehlt die STIKO die postexpositionelle aktive Impfung [19]. Bei regionalen Ausbrüchen – insbesondere in Gemeinschaftseinrichtungen – können in Rücksprache mit dem örtlichen Gesundheitsamt Impfmassnahmen im Sinne einer Riegelungsimpfung sinnvoll sein.

Die 1. Impfung sollte durch eine 2. Impfdosis nach 6–12 Monaten komplettiert werden.

Die postexpositionelle Impfung gegen Hepatitis A ist sinnvoll und effektiv, weil die Inkubationszeit der Infektion mit 2–6 Wochen ausreichend lang ist. Sie erlaubt die rechtzeitige Ausbildung eines Impfschutzes, selbst wenn man berücksichtigt, dass die Kontagiosität bereits 2 Wochen vor dem Ikterus des Indexpatienten beginnt. So erkrankten in einer italienischen Studie [16] von 207 ungeimpften, exponierten Personen immerhin 12 (5,8 %) an Hepatitis A, während von 197 Kontaktpersonen, die binnen 8 Tagen nach Erkrankungsbeginn des Indexpatienten eine Inkubationsimpfung erhielten, nur 2 (1 %) erkrankten (Wirksamkeit 78 %, 95 % CI 7–95).

Für besonders gefährdete Personen (z. B. chronisch Hepatitis-B- und/oder Hepatitis-C-infizierte Personen) sollte man zeitgleich mit der 1. aktiven Immunisierung ein Standardimmunglobulin verabreichen, auch wenn der zusätzliche Effekt der passiven Prophylaxe nicht sicher belegt ist.

14.7 Masern

Die meisten Länder, so auch Deutschland, empfehlen die 2-malige Masern-Mumps-Röteln- und ggf. Varizellen-Kombinationsimpfung (MMR- bzw. MMRV-Impfung), regulär ab dem Alter von 11 Monaten. Die 2. Dosis folgt frühestens 4 Wochen nach der 1. MMR-Impfung, vorzugsweise im Alter von 15–23 Monaten. Bei Exposition von

- bislang ungeimpften (ab dem Alter von 6–9 Monaten, siehe Anmerkung unten) bzw.
- in der Kindheit unzureichend (nur 1-mal) geimpften Personen,
- Personen mit unbekanntem Impfstatus,

soll möglichst innerhalb von 3 Tagen eine Dosis MMR (ggf. MMRV) verabreicht werden.

Bei nachgewiesener Masernexposition *und* wenn keine maternale Leihimmunität mehr zu erwarten ist (z. B. bei Frühgeborenen und Kindern von Müttern mit unklarer Masernimmunität), kann gemäß STIKO-Empfehlung bei einem Säugling bereits *im Alter von 6–8 Monaten* MMR geimpft werden. Es empfiehlt sich dabei, das Einverständnis der Sorgeberechtigten für diesen Off-Label-Gebrauch einzuholen, wobei auf die STIKO-Empfehlung verwiesen werden kann [18].

Für die Empfehlung zur postexpositionellen Masernimpfung spricht die überzeugende biologische Plausibilität: Die Inkubationszeit der Maserninfektion ist um ca. 2–4 Tage länger als das Intervall zwischen Impfung und Serokonversion, denn schon ab dem 12. Tag nach Masernimpfung sind neutralisierende Antikörper im Serum nachweisbar.

Klinische Studien belegen auch die Wirksamkeit der Maserninkubationsimpfung mit Schutzraten von bis zu 93 % [5]. Die Fachinformationen der in Deutschland erhältlichen MMR-Kombinationsimpfstoffe gestatten die Durchführung von Inkubationsimpfungen, wobei aber auf eine beschränkte Wirksamkeit hingewiesen wird und vorzugsweise die Gabe von Standardimmunglobulin empfohlen wird. Aus Sicht des Patienten ist jedoch die aktive Immunisierung zu bevorzugen, da diese eine mindestens gleichwertige Wirksamkeit aufweist und den Vorteil des dauerhaften Schutzes mit sich bringt, wohingegen die passive Immunisierung nur vorübergehend schützt.

Die üblichen Kontraindikationen für aktive Immunisierung mit Lebendimpfstoffen wie Schwangerschaft, Immundefizienz und Anaphylaxie gegen Hühnereiweiß sind zu berücksichtigen. In diesen Situationen kann die passive Immunisierung mit einem Standard-Immunglobulin erwogen werden [17].

14.8 Mumps

In Analogie zur Situation bei den Masern empfiehlt die STIKO auch nach Exposition gegen Mumps ab dem Alter von 9 Monaten für bislang ungeimpfte, nur 1-mal geimpfte Personen und Personen mit unklarem Impfstatus möglichst innerhalb von 3 Tagen nach Exposition eine postexpositionelle Mumpsimpfung, vorzugsweise mit MMR, ggf. MMRV [19]. Da die Inkubationszeit 16–18 Tage beträgt und die Serokonversion nach Impfung schneller eintritt, ist auch diese Empfehlung plausibel. Es fehlen jedoch Untersuchungen, welche die

Effektivität dieser Maßnahme belegen. Die Durchführung der Inkubationsimpfung ist dennoch sinnvoll, da selbst bei deren Versagen durch die Impfung kein Nachteil im Sinne einer Krankheitsverschlimmerung für den Patienten zu erwarten ist: Im Rahmen der Zulassungsstudien für den 1. Mumpsimpfstoff (Jeryl-Lynn-Impfstamm) erkrankten 28 der mehr als 3000 Impflinge innerhalb von 2 Wochen nach der Impfung an Mumps. Somit war die Impfung bei diesen Personen unbeabsichtigt in der Inkubationsphase erfolgt. Die Infektion und nachfolgende Erkrankung durch Wildtypvirus konnte nicht mehr verhindert werden, jedoch traten keine Komplikationen oder ungewöhnlich schwere Krankheitsverläufe auf [20].

In den Fachinformationen der MMR-Impfstoffe (Mumps-Einzelimpfstoff ist nicht mehr verfügbar) findet man zur Mumpsinkubationsimpfung keine Angaben (Priorix) bzw. den Hinweis auf fehlende Daten (M-M-RvaxPro). Ein spezifisches Mumps-Immunglobulin steht nicht zur Verfügung, auch die Gabe von Standardimmunglobulinen hat keine nachgewiesene Wirksamkeit und wird daher nach Exposition nicht empfohlen.

14.9 Röteln

Rötelninfektionen führen in den ersten 3–4 Schwangerschaftsmonaten in bis zu 50 % der Fälle zur gefürchteten Rötelnembryopathie. Die Exposition einer nicht immunen Schwangeren gegenüber Röteln ist in der Frühphase der Schwangerschaft eine Notfallsituation. Die früher empfohlene passive Immunisierung ist mangels Verfügbarkeit von spezifischem Rötelnimmunglobulin heute nicht mehr möglich, die Anwendung von attenuierten Rötelnimpfstoffen ist in der Schwangerschaft kontraindiziert. Daher gibt es auch keine spezifischen STIKO-Empfehlungen zur postexpositionellen Rötelnimpfung [19]. Diesem Dilemma kann nur durch konsequente präexpositionelle Impfmaßnahmen begegnet werden.

Die STIKO empfiehlt – neben der 2-maligen Standardimpfung (MMR bzw MMRV) ab dem Alter von 11 Monaten – die präexpositionelle Rötelnimpfung (vorzugsweise mit MMR) für

- ungeimpfte Frauen im gebärfähigen Alter (2 Dosen),
- Frauen im gebärfähigen Alter mit unbekanntem Impfstatus (2 Dosen) sowie
- 1-mal geimpfte Frauen im gebärfähigen Alter (1 Dosis).

14.10 Varizellen

Die Impfung gegen Varizellen wird in Deutschland seit Sommer 2004 allgemein ab dem Alter von 11 Monaten und darüber hinaus weiterhin für bestimmte Risikopersonen sowie für bislang ungeimpfte Kinder und Jugendliche ohne Varizellenanamnese empfohlen. Die beiden verfügbaren monovalenten Lebendimpfstoffe wie auch der MMRV-Kombinationsimpfstoff führen schon ab dem 7. postvakzinalen Tag zu nachweisbaren neutralisierenden Serumantikörpern, wohingegen die mittlere Inkubationszeit der Wildtypvirusinfektion 14–16 Tage beträgt. Dies erlaubt sinnvollerweise die Durchführung von Inkubationsimpfungen. Die STIKO empfiehlt sie für ungeimpfte Personen mit negativer Varizellenanamnese und Kontakt zu Risikopersonen [19]. Sie soll innerhalb von 5 Tagen nach Exposition (definiert als gemeinsamer Aufenthalt mit der infektiösen Person in einem Raum über mindestens 1 Stunde, Face-to-face-Kontakt oder Leben im selben Haushalt) erfolgen. Hierbei ist zu berücksichtigen, dass der Indexpatient bereits 48 Stunden vor Auftreten des Exanthems infektiös ist. Das bedeutet, dass bei Exposition in Haushalten oder Gemeinschaftseinrichtungen die Impfung spätestens 3 Tage nach Beginn des Exanthems beim Indexfall bzw. 5 Tage nach 1. Kontakt mit dem Indexfall erfolgen muss. Die Wirksamkeit der postexpositionellen Varizellenimpfung beträgt ca. 90 %. Ein Varizellenimpfstoff ist explizit auch für die Indikation *postexpositionelle Prophylaxe* zugelassen.

Alternativ besteht auch die Möglichkeit der passiven Immunisierung, z. B. mit Varitect (1 ml/kgKG i. v.). Hierbei ist aber zu beachten, dass diese Maßnahme nur eine eingeschränkte Effektivität besitzt [20] und deshalb passiv geimpfte Personen weiterhin den Kontakt zu Risikopatienten meiden sollten. Auch ist die passive Immunisierung wesentlich teurer als die aktive.

Wirksamkeit und Verträglichkeit der postexpositionellen aktiven Varizellenimpfung sind gut dokumentiert [9].

Bei immundefizienten Patienten, Neugeborenen (deren Mütter 5 Tage vor bis 2 Tage nach der Entbindung an Varizellen erkrankten), sowie in der Schwangerschaft ist eine Postexpositionsprophylaxe indiziert, die aktive Impfung aber kontraindiziert. Hier stellt die i. v.-Gabe eines spezifischen VZV-Immunglobulins (bis maximal 96 Stunden nach Beginn der Exposition, wie oben definiert) die sicherste prophylaktische Maßnahme dar. Die in Studien bei exponierten Kindern nachgewiesene medikamentöse Prophylaxe mit Aciclovir (40 mg/kgKG in 4 Dosen tgl., ab dem 7. postexpositionellen Tag über 5 Tage angewendet) ist dagegen für Hochrisikopatienten zu unsicher [1].

Die DGPI empfiehlt die postexpositionelle Varicella-Zoster-Immunglobulingabe auch in folgenden Risikosituationen [2]:

- Frühgeborene bei negativer VZV-Anamnese der Mutter,
- Frühgeborene < 28. SSW oder < 1000 g Geburtsgewicht, unabhängig von der VZV-Anamnese der Mutter.

14.11 Tollwut (Rabies)

Die Tollwut verläuft fast immer tödlich. Deshalb ist die simultane, aktiv-passive Postexpositionsprophylaxe in Risikosituationen von herausragender Bedeutung. Die STIKO empfiehlt, in Übereinstimmung mit internationalen Empfehlungen, bei bislang ungeimpften Personen nach Exposition unverzüglich wie in ▶ Tab. 14.1 dargestellt vorzugehen [19]. Das Impfschema umfasst aktive Immunisierungen an den Tagen 0, 3, 7, 14 und 28. Aufgrund der langen Inkubationszeit der Wildinfektion (im Allgemeinen mehrere Wochen) ist dieses Vorgehen sinnvoll und effektiv. Zusätzlich wird sobald als möglich einmalig 20 IE/kgKG Tollwutimmunglobulin verabreicht. Hierbei soll so viel wie möglich des Immunglobulins direkt in und um die Wunde herum injiziert werden. Die restliche Menge wird intraglutäal i. m. verabreicht.

Zu beachten ist, dass auch präexpositionell gegen Tollwut geimpfte Personen im Fall der konkreten Exposition sofort Auffrischimpfungen erhalten sollen:

- bei vollständig geimpften (einschl. Auffrischimpfungen wie empfohlen), immunkompetenten Personen: 2 Dosen an den Tagen 0 und 3,
- bei unvollständig geimpften Personen:
  - aktive Immunisierungen an den Tagen 0, 3, 7, 14 und 28 (Exposition Kategorie II, s. ▶ Tab. 14.1),
  - ggf. mit simultaner passiver Immunisierung (Exposition Kategorie III, s. ▶ Tab. 14.1).
- bei immunsupprimierten Personen (unabhängig von der Anzahl präexpositioneller aktiver Immunisierungen): aktive Immunisierungen an den Tagen 0, 3, 7, 14 und 28 *und* simultane passive Immunisierung (Exposition Kategorie II oder III, s. ▶ Tab. 14.1).

Die Inkubationsimpfungen führen zur Bildung von schützenden Antikörpern, ehe die Viren ihre deletäre Wirkung entfalten können. In Anbetracht der vitalen Bedrohung für den Patienten bestehen keine Kontraindikationen für die Postexpositionsprophylaxe gegen Tollwut.

14.12 Frühsommer-Meningoenzephalitis (FSME)

Die postexpositionelle Gabe von spezifischem FSME-Immunglobulin ist mangels verfügbaren Präparaten heute nicht mehr möglich. Sie war ohnehin aufgrund der paradoxerweise besonders schweren Verläufe bei postexpositioneller Anwendung bis zum Alter von 14 Jahren kontraindiziert.

Die postexpositionelle *aktive Immunisierung* bei unvollständig geimpften Personen kann eine FSME

Tab. 14.1 Postexpositionelle Tollwutprophylaxe (nach STIKO [19])

Art der Exposition		Maßnahme
tollwutverdächtiges/tollwütiges Tier (Wild- oder Haustier, Fledermaus)	**Tollwutimpfstoffköder**	
Kategorie I: Berühren/Füttern von Tieren, Belecken der intakten Haut	Kategorie I: Berühren von Impfstoffködern bei intakter Haut	*keine* Impfung!
Kategorie II: nicht blutende, oberflächliche Kratzer oder Hautabschürfungen, Lecken oder Knabbern an der nicht intakten Haut	Kategorie II: Kontakt mit Impfflüssigkeit eines beschädigten Impfstoffköders an der nicht intakten Haut	aktive Immunisierungen (Tage 0, 3, 7, 14 u. 28)
Kategorie III: Bissverletzungen od. Kratzwunden, Kontakt von Schleimhäuten od. Wunden mit Speichel; Verdacht auf oder Biss durch Fledermaus; Kontakt der Schleimhäute mit Fledermaus	Kategorie III: Kontamination von Schleimhäuten u. frischen Hautverletzungen mit Impfflüssigkeit eines beschädigten Impfstoffköders	aktive Immunisierungen *und* simultane passive Immunisierung

nicht sicher verhindern. Im Falle einer möglichen Exposition (d. h. Zeckenstich in einem Risikogebiet) sollte bei bislang ungeimpften Personen die mögliche Inkubationszeit für eine FSME-Infektion von 4 Wochen nach Zeckenstich abgewartet werden. Danach kann bei bestehendem Impfwunsch eine Grundimmunisierung begonnen werden, ohne dass eine Koinzidenz von Impfung und evtl. Ausbruch einer FSME wegen des vorangegangenen Zeckenstichs riskiert wird. Ob bei einer vollständig grundimmunisierten Person und fälliger bzw. überfälliger Auffrischimpfung eine postexpositionelle Impfung stattfinden soll, muss im Einzelfall erwogen werden. Sie sollte möglichst binnen 48 Stunden nach Zeckenstich erfolgen.

14.13 Pocken

Die von der Bundesregierung zur Vorbereitung auf ein mögliches Wiederauftreten der Pocken entwickelte Impfstrategie basiert auf einem 3-Phasen-Modell:

- Phase 1: Es gibt weltweit noch keinen Pockenfall,
- Phase 2: Ein 1. Pockenfall ist außerhalb Deutschlands aufgetreten,
- Phase 3: In Deutschland sind 1 oder mehrere Pockenfälle aufgetreten.

Im Falle des Eintretens von Phase 3 werden in den betroffenen Regionen Inkubations- und Riegelungsimpfungen (d. h. von Kontaktpersonen zu Indexpatienten) durchgeführt. Diese werden vom Gesundheitsamt unter Einsatz stationärer oder mobiler Impfteams organisiert und durchgeführt. Eine kritische Wertung dieser Strategie wurde von der Kommission für Infektionen und Impffragen der Deutschen Akademie für Kinderheilkunde vorgenommen [4].

14.13.1 Literatur

[1] Arvin AM. Antiviral therapy for varicella and herpes zoster. Semin Pediatr Infect Dis 2002; 13: 12–21

[2] Borte M, Heininger U, Liese JG, et al. Varizellen Zoster. In: Berner R, Bialek R, Borte M, Forster J, Heininger U, Liese JG, Nadal D, Roos R, Scholz H, Hrsg. Deutsche Gesellschaft für Pädiatrische Infektiologie. Handbuch Infektionen bei Kindern und Jugendlichen. 6. Aufl. Stuttgart: Thieme; 2013: 582–588

[3] Bundesamt für Gesundheit und Eidgenössische Impfkommission. Schweizerischer Impfplan 2014. BAG Bull 2014;Januar: 1–40. Im Internet: www.ekif.ch

[4] Deutsche Akademie für Kinderheilkunde und Jugendmedizin (DAKJ). Kommission für Infektionskrankheiten und Impffragen. Pockenprävention. Monatsschr Kinderheilkd 2004; 152: 1363–1366

[5] Fulginiti VA, Kempe CH. Measles exposure among vaccine recipients. Am J Dis Child 1963; 106: 450–461

[6] Heininger U. Inkubationsimpfung. Monatsschr Kinderheilk 2000; 148: 274–283

[7] Heininger U. Postexpositionsprophylaxe durch Impfungen. Kinder- und Jugendmed 2004; 4: 50–54

[8] Heininger U, Loos K, Lorenz I et al. Compliance with recommended immunizations in adolescents. Eur J Pediatr 2006; 165: 671–676

[9] Heininger U, Seward JF. Varicella. Lancet 2006; 368: 1365–1376

[10] Juretzko P, von Kries R, Hermann M et al. Effectiveness of acellular pertussis vaccine assessed by hospital-based active surveillance in Germany. Clin Infect Dis 2002; 35: 162–167

[11] Kalies H, Redel R, Varga R et al. Vaccination coverage in children can be estimated from health insurance data. BMC Public Health 2008; 8: 82

[12] Laubereau B, Hermann M, Weil J, Schmitt HJ, von Kries R. Durchimpfungsraten bei Kindern in Deutschland 1999: Grundsätzliche Impfbereitschaft, aber Impfungen häufig zu spät und inkomplett. Monatsschr Kinderheilkd 2001; 149: 367–373

[13] Liese JG, Heininger U, Hellenbrand W et al. Pertussis. In: Berner R, Bialek R, Borte M, Forster J, Heininger U, Liese JG, Nadal D, Roos R, Scholz H, Hrsg. Deutsche Gesellschaft für Pädiatrische Infektiologie. Handbuch Infektionen bei Kindern und Jugendlichen. 6. Aufl. Stuttgart: Thieme; 2013: 434–439

[14] Long AP, Sartwell PE. Tetanus in the US Army in World war II. Bull US Army Med Dept 1947; 7: 371–385

[15] Mele A, Tancredi F, Romano L et al. Effectiveness of hepatitis B vaccination in babies born to hepatitis B surface antigen-positive mothers in Italy. J Infect Dis 2001; 184: 905–908

[16] Sagliocca L, Amoroso P, Stroffolini T et al. Efficacy of hepatitis A vaccine in prevention of secondary hepatitis A infection: a randomised trial. Lancet 1999; 353: 1136–1139

[17] Ständige Impfkommission am Robert Koch-Institut (STIKO). Mitteilung der Ständigen Impfkommission am Robert Koch-Institut. Empfohlene immunprophylaktische Maßnahmen bei Auftreten von Erkrankungen an Masern, Mumps oder Röteln in Kindereinrichtungen und Schulen. Epid Bull 2001; 29: 222–223

[18] Ständige Impfkommission am Robert Koch-Institut (STIKO). Mitteilung der Ständigen Impfkommission am Robert Koch-Institut. Masern: Zur Impfung bei Ausbruchsgeschehen – Fragen und Antworten. Epid Bull 2006; 29: 230–231

[19] Ständige Impfkommission am Robert Koch-Institut (STIKO). Mitteilung der Ständigen Impfkommission am Robert Koch-Institut: Empfehlungen der Ständigen Impfkommission am RKI 2015; Stand Aug. 2015. Epid Bull 2015: 34: 327–362

[20] Sugg WC, Finger JA, Levine RH et al. Field evaluation of live virus mumps vaccine. J Pediatr 1968; 72: 461–466

[21] Zaia JA, Levin MJ, Preblud SR et al. Evaluation of varicella-zoster immune globulin: protection of immunosuppressed children after household exposure to varicella. J Infect Dis 1983; 147: 737–743

15 Zeitabstände und Kombination von Schutzimpfungen

U. Heininger u. H. Spiess

Eine häufige Frage in der täglichen Praxis der Impfberatung betrifft die Themen Zeitabstände zwischen Impfungen und Koadministration von verschiedenen Impfstoffen. Fragen zu Zeitabständen betreffen sowohl die Minimalabstände zwischen Impfungen mit dem *gleichen* Impfstoff wie auch Minimalabstände zwischen Impfungen mit *unterschiedlichen* Impfstoffen.

Grundsätzlich gilt, dass es keine *Maximalabstände* gibt: Jede dokumentierte Impfung zählt [5]. Bei einer begonnenen, aber nicht abgeschlossenen Grundimmunisierung ist es deshalb *nicht* nötig, mit der Grundimmunisierung erneut zu beginnen, auch wenn die letzte Impfung Jahre oder Jahrzehnte zurückliegt.

15.1 Zeitabstände zwischen Impfungen mit dem gleichen Impfstoff

15.1.1 Inaktivierte Impfstoffe

Der Minimalabstand zwischen den Impfungen einer Impfserie sollte sich an den Vorgaben der jeweiligen Fachinformationen orientieren und beträgt im Allgemeinen mindestens 4 Wochen. Ausnahmen dazu sind in sogenannten „Schnellimmunisierungsschemata“ festgelegt, wie es sie beispielsweise für FSME- und Tollwutimpfstoffe gibt.

Voraussetzung für die Gabe der nächsten Dosis einer Impfserie im Rahmen der Grundimmunisierung ist, dass eventuelle Impfreaktionen der vorangegangenen Impfdosis abgeklungen sind. Bei anderen signifikanten unerwünschten Ereignissen nach der vorangegangenen Impfdosis sollte deren Ätiologie geklärt sein bzw. das Ereignis keine Kontraindikation für die nächste Impfdosis darstellen.

Zwischen der letzten und vorletzten Impfung einer Grundimmunisierung sollten im Allgemeinen mindestens (4–)6 Monate Abstand liegen, um aus immunologischen Gründen den optimalen Impfschutz zu erzielen: die Reifung der Immunantwort beinhaltet die Selektion der hoch aviden immunkompetenten Effektorzellen, insbesondere B-Lymphozyten. Dieser Reifungsprozess findet dann statt, wenn nach den ersten 1–2 Impfdosen in relativ kurzem Abstand die letzte Dosis zeitlich deutlich von der vorletzten Dosis distanziert ist. In diesen Monaten findet durch Apoptoseprozesse der Abbau der weniger gut bindenden geprägten B-Lymphozyten statt.

15.1.2 Lebendimpfstoffe

Bei der Impfung gegen Masern, Mumps, Röteln und Varizellen werden für den optimalen Schutz jeweils 2 Impfdosen empfohlen. Der Minimalabstand von Dosis zu Dosis beträgt hierbei 4 Wochen. Bei einem kürzeren Abstand besteht die Gefahr, dass die durch die vorangegangene Impfung mit vermehrungsfähigen Impfviren induzierte unspezifische Immunreaktion – insbesondere die Induktion von Interferon – mit der Replikation der attenuierten Impfviren der nachfolgenden Impfung interferiert [6].

Die mit jeweils 1-tägigem Abstand durchgeführte 3-malige Impfung mit abgeschwächten lebenden Salmonella-typhi-Bakterien ist als 1 Impfung zu verstehen.

15.2 Zeitabstände zwischen Impfungen mit unterschiedlichen Impfstoffen

15.2.1 Inaktivierte Impfstoffe

Grundsätzlich gilt, dass zwischen Impfungen mit unterschiedlichen inaktivierten Impfstoffen keine bestimmten Zeitabstände einzuhalten sind. Auch für Lebendimpfstoffe nach inaktivierten Impfstoffen und umgekehrt sind keine Mindestabstände erforderlich. Wenn nicht ohnehin zeitgleich geimpft werden kann, empfiehlt es sich bei zeitlich gestaffelten Impfungen die nachfolgende Impfung außerhalb des Zeitfensters zu verabreichen, in dem mit größter Wahrscheinlichkeit das Auftreten einer Nebenwirkung durch die vorausgegangene Impfung zu erwarten ist. Bei inaktivierten Impfstoffen sind dies i. d. R. die ersten 72 Stunden, bei Lebendimpfstoffen liegt es zwischen Tag 5 und 14 [2].

In den seltenen Fällen einer schweren Reaktion auf eine Impfung, z. B. einer anaphylaktischen Reaktion, sollten die möglichen Ursachen vor einer weiteren Impfung abgeklärt sein.

15.2.2 Lebendimpfstoffe

Wenn eine Masern-Mumps-Röteln-Impfung separat von der Varizellenimpfung verabreicht wird, so muss ein Mindestabstand von 4 Wochen zwischen den beiden Impfungen eingehalten werden. Auch für andere Kombinationen von Lebendimpfstoffen gilt ein Mindestabstand von 4 Wochen, wenn sie nicht gleichzeitig verabreicht werden können. Kein Abstand ist dagegen erforderlich zu Impfungen mit abgeschwächten vermehrungsfähigen Salmonella-typhi-Bakterien (z. B. Typhoral L).

15.3 Koadministration von Impfstoffen

Wenn irgend möglich, sollten – falls erforderlich – unterschiedliche Impfungen gleichzeitig erfolgen. Dies gilt sowohl für inaktivierte Impfstoffe wie auch für Lebendimpfstoffe. Die Multipotenz des Immunsystems bzw. die hohe Spezifität der immunkompetenten Zellen für individuelle Antigene erlaubt im Allgemeinen die gleichzeitige und gleichwertige Stimulation einer Immunantwort durch zahlreiche verschiedene Antigene. Die zu Beginn der Immunantwort gebildeten unspezifischen, die Immunantwort verstärkenden Lymphokine wirken bei Mehrfachimpfungen oftmals auch additiv – was dazu geführt hat, dass der Gehalt bestimmter Antigene in manchen Kombinationsimpfstoffen geringer ist als in den entsprechenden Einzelimpfstoffen (z. B. DTPa-IPV-HBV/Hib). Die gelegentlich geäußerte Sorge vor einer Überlastung des Immunsystems durch Mehrfachimpfungen ist wissenschaftlich unbegründet [4].

Durch den gezielten Einsatz von Kombinationsimpfstoffen und die Koadministration verschiedener indizierter Impfstoffe lässt sich die Anzahl der notwendigen Injektionen und die Zahl der erforderlichen Impftermine deutlich reduzieren. Damit können die empfohlenen Impfungen für Säuglinge und Kleinkinder zeitgerecht zum Abschluss gebracht werden. Es ist eine allgemeine und durch Studien untermauerte Erfahrung, dass Impfungen, die verspätet begonnen werden, auch verspätet komplettiert werden [3].

Es wurde beobachtet, dass gelegentlich immunologische Interferenzen bei der Koadministration von verschiedenen Impfantigenen zu einer Reduktion der messbaren humoralen Immunantwort (mittlere Antikörperwerte, weniger aber Serokonversionsraten) führen können [1]. Auch wenn die klinische Bedeutung dieser Beobachtungen vermutlich gering ist, so wird doch von Zulassungsbehörden heute der Nachweis der Unbedenklichkeit der Koadministration bei der Zulassung von neuen Impfstoffen eingefordert. Entsprechende Studienergebnisse finden sich dann mit Vermerken wie z. B. „Die gleichzeitige Gabe mit Impfstoff X hat zu keiner messbaren Reduktion der Immunantwort geführt“ oder „Zur gleichzeitigen Gabe mit Impfungen gegen Y und Z liegen keine Studien vor“, was zwar eine gewisse Einschränkung, aber formal keine Kontraindikation für die Koadministration trotz fehlender Daten darstellt.

15.4 Zeitabstände zwischen Impfungen und der Gabe von Immunglobulinen

Zwischen der Gabe von Immunglobulinen und der nachfolgenden Impfung mit *inaktivierten* Impfstoffen sind keine Zeitabstände zu beachten. Sie können vielmehr auch gleichzeitig gegeben werden, ohne dass der Impferfolg darunter in nennenswertem Maße beeinträchtigt wäre. Typische Beispiele hierfür sind die simultane aktive und passive Immunisierung gegen Tetanus, Tollwut oder Hepatitis B.

Im Gegensatz dazu sollen Impfungen mit attenuierten Lebendimpfstoffen – in Abhängigkeit von der Art und Dosis des verwendeten Immunglobulins – frühestens 3–12 Monate nach der Gabe von Immunglobulinen erfolgen. Ebenso sollen Immunglobuline ohne dringende Indikation nicht in den ersten 10(–14) Tagen nach einer Impfung mit attenuierten Lebendimpfstoffen gegeben werden. Falls dies unvermeidbar ist, sollte die Impfung mit entsprechendem Abstand wiederholt werden. Nur so kann sicher ausgeschlossen werden, dass Impferreger durch Immunglobuline neutralisiert werden und somit die den Schutz induzierende Replikation insuffizient bleibt.

Auch bezüglich der Abstände zwischen spezifischen Immunglobulin-Gaben (wie z. B. gegen Hepatitis B, Tollwut oder Varizellen) und dem empfohlenen Mindestabstand zu nachfolgenden Lebendimpfungen sind die jeweiligen Fachinformationen zu konsultieren, da diese *spezifischen* Immunglobulinpräparate auch neutralisierende Antikörper gegen andere Erreger wie z. B. Masernviren enthalten können. Das bei Säuglingen mit Risikofaktoren zur Prophylaxe von RSV-Infektionen angewendete Produkt Palivizumab (Synagis) dagegen enthält gentechnisch hergestellte monoklonale Antikörper, die ausschließlich spezifisch für das RSV (Respiratory-syncytial-Virus) sind. Daher ist nach Gabe von Palivizumab kein bestimmter Abstand zu Lebendimpfungen einzuhalten.

15.4.1 Literatur

[1] Dagan R, Eskola J, Leclerc C et al. Reduced response to multiple vaccines sharing common protein epitopes that are administered simultaneously to infants. Infect Immun 1998; 66: 2093–2098

[2] Knuf M, Habermehl P, Zepp F et al. Immunogenicity and safety of two doses of tetravalent measles-mumps-rubella-varicella vaccine in healthy children. Pediatr Infect Dis J 2006; 25: 12–28

[3] Laubereau B, Hermann M, Weil J, Schmitt HJ, von Kries R. Durchimpfungsraten bei Kindern in Deutschland 1999: Grundsätzliche Impfbereitschaft, aber Impfungen häufig zu spät und inkomplett. Monatsschr Kinderheilkd 2001; 149: 367–373

[4] Offit PA, Quarles J, Gerber MA et al. Addressing parents' concerns: Do multiple vaccines overwhelm or weaken the infant's immune system? Pediatrics 2002; 109: 124–129

[5] Ständige Impfkommission am Robert Koch-Institut (STIKO). Mitteilungen der Ständigen Impfkommission am Robert Koch-Institut: Empfehlungen der Ständigen Impfkommission am RKI 2015; Stand Aug. 2015. Epid Bull 2015: 34: 327–362

[6] Verstraeten T, Juman AO, Mullooly et al. A retrospective cohort study of the association of varicella vaccine failure with asthma, steroid use, age at vaccination, and measles-mumps-rubella vaccination. Pediatrics 2003; 112: 98–103

16 Akzeptanz von Schutzimpfungen

F. Hofmann

Da in Deutschland keine Impfpflicht besteht (außer indirekt bei Beschäftigten im Gesundheitsdienst in einigen Bundesländern), ist die Akzeptanz von Impfungen weitgehend von einer adäquaten Informationspolitik abhängig, die sowohl vom Bund (Robert Koch-Institut, Paul Ehrlich-Institut, Bundeszentrale für Gesundheitliche Aufklärung) als auch von den eigentlich für den Infektionsschutz zuständigen Ländern geleistet werden muss. Besonders gefragt sind hier:

- der Öffentliche Gesundheitsdienst,
- die niedergelassenen Ärzte sowie nicht zuletzt
- die Betriebsärzte, die – abgesehen von den Pädiatern bei den U-Untersuchungen – die einzigen Mediziner sind, die regelmäßig auch von gesunden Personen aufgesucht werden.

Während der 1980er-Jahre betrug die mittlere Impfrate bei Röteln, Masern und Mumps nur bis zu 58 % [2]. Berechnet wurden diese Werte aus der Gesamtzahl der verkauften Impfdosen. Im Jahre 2000 lag die Quote bei Kindergartenkindern in Schleswig-Holstein bei 84,8 % (mindestens 1 Impfung) bzw. bei 14 % (2 MMR-Impfungen), 2009 jedoch schon bei 94 % bzw. 82,5 % [16]. 2012 hatte sich die Situation deutlich verbessert; denn bei einer bundesweit durchgeführten Erhebung (Schuleingangsuntersuchungen) waren immerhin 91 % zweimal gegen Masern geimpft [7], [24].

Im Fall der Diphtherie reichte der genannte Umsatz in den 1980er Jahren noch nicht einmal aus, um die vollständige 3- bzw. 4-zeitige Grundimmunisierung der Säuglinge und Kleinkinder zu garantieren – von den Erwachsenen ganz zu schweigen [7]. Wie schlecht der Diphtherieschutz vor allem bei den 18- bis 40-Jährigen seinerzeit war, konnten [11] nachweisen, wobei sie zu Immunitätsraten unter 80 % kamen. Diese Situation hatte sich bis Ende der 1990er-Jahre nicht wesentlich geändert, wie eine erneute Untersuchung in Freiburg gezeigt hat, nach der offensichtlich nur noch 1 Drittel der deutschen Bevölkerung über eine ausreichende antitoxische Immunität verfügt [3]. Auch hier ist die Situation mit 96,0 % (im Jahre 2000) bzw. 96,1 % (im Jahre 2009) – wiederum gemessen an den Daten aus Schleswig-Holstein – wesentlich besser, wenngleich bei älteren Kindern noch häufig ein inkompletter Impfstatus zu erheben war [8]. Anders – wenngleich nicht so düster wie noch vor 20 Jahren – sah es bei berufstätigen Erwachsenen wiederum in Schleswig-Holstein im Jahre 2003 aus, wo bei den 20- bis 29-Jährigen immerhin 60 % einen aktuellen Diphtherieimpfschutz aufwiesen, der allerdings bei den 50- bis 59-Jährigen auch nur bei 40 % gegeben war [1]. Insgesamt waren 52 % der 5 227 in die Untersuchung einbezogenen Männer und 66,2 % der 6 033 Frauen so gegen Diphtherie geimpft, dass ein aktueller Schutz gegeben war. Im Jahre 2009 stellte das Robert Koch-Institut fest, dass bereits immer noch bei jüngeren Erwachsenen Defizite der Impfimmunität sichtbar würden, z. B. unter Rekruten der Bundeswehr, wo meist nur noch etwa die Hälfte altersgerecht geimpft sei, obwohl über 95 % von ihnen als Kinder eine Grundimmunisierung erhalten hätten [15].

Die Impfungen gegen Masern, Mumps und Röteln stellen natürlich nur einen Teil der Durchimpfungsrealität in Deutschland dar. Sie sind aber dennoch als einigermaßen repräsentativ auch für andere Immunisierungsmaßnahmen zu betrachten, da die (recht guten) Durchimpfungsraten gegen Polio und Tetanus (bei Kindern und Jugendlichen) denen gegen Masern, Mumps und Röteln ähneln und die Impfungen gegen Diphtherie (bei Erwachsenen) das andere Extrem, nämlich die Impflücken in diesem Lebensalter, repräsentieren. Daten über die erst vor wenigen Jahren empfohlene Pertussis-Erwachsenenimpfung liegen derzeit noch nicht vor. Die ebenfalls vor noch nicht allzu langer Zeit (2007) eingeführte HPV-Impfung für Mädchen im Alter von 12–17 Jahren erfreut sich noch nicht einer allzu großen Akzeptanz. Erste Daten (berechnet nach verkauften Impfstoffdosen) deuteten zwei Jahre nach Einführung der Impfung darauf hin, dass aktuell nur rund 1 Drittel der Berechtigten eine vollständige Impfung gegen Gebärmutterhalskrebs (so heißt die Impfung offiziell) erhalten hatte. 2014 hatte sich die Lage nur wenig verbessert; denn 52,6 % hatten zwar wenigstens eine Impfung, aber nur 39,5 % hatten die drei vorgesehenen Impfungen erhalten [12].

Zur Akzeptanz von Impfungen bei verschiedenen Bevölkerungsgruppen liegen nur wenige Untersuchungen aus den 1990er-Jahren vor, während die Literatur zum Thema „Ärzte und Impfungen" bzw. „Hebammen und Impfungen" neueren Datums ist. Studien aus anderen Ländern, von denen es durchaus einige gibt, helfen bei der Beurteilung der Situation nicht weiter, da die Akzeptanz von Impfungen eine sehr national geprägte Einstellung der jeweiligen Bevölkerung zu sein scheint.

16.1 Impfakzeptanz bei Schülern und Auszubildenden

Im Rahmen von groß angelegten eigenen Untersuchungen wurden bei mehr als 600 Schülern die Durchimpfungsraten in 4 Bundesländern untersucht und detaillierte Fragen zur Impfmotivation gestellt [22], [23]. Die Akzeptanz der *Tetanusimpfung* lag dabei – je nach Schultyp – zwischen 60 und 80 %, wobei die Durchimpfungsraten (letzter „Booster" vor mehr als 10 Jahren) regelmäßig niedriger waren. Bei der *Diphtherieimpfung* waren die Verhältnisse genau umgekehrt. Nur 20–25 % der Schüler hielten diese Vakzination für sinnvoll, etwa 40 % waren revakziniert. Dies war im Wesentlichen auf die Verwendung einer Tetanus-Diphtherie-Kombinationsvakzine zurückzuführen. Im Falle der *Masern-* und der *Mumpsimpfung* waren nicht nur Durchimpfungsraten, sondern auch die Akzeptanzquoten sehr schlecht (je nach Schultyp: Masern 25–29 % Akzeptanz, 37–41 % geimpft; Mumps 22–29 % Akzeptanz, 36–44 % geimpft), während die Polioimpfung die einzige Maßnahme darstellte, die bei etwa 85 % auf positive Resonanz stieß.

Die Befragung von Schülern zum Thema Impfen zeigte, neben z. T. erheblichen Informationsdefiziten, auch eine relativ hohe Indifferenz gegenüber dem eigenen Impfschutz. Aufgrund der Unterschiede zwischen den Meinungen zum Impfen und dem tatsächlichen Impfstatus sieht man sich zunächst mit dem allgemein bekannten Phänomen konfrontiert, dass gesundheitsbezogene Einstellungen, die man über Fragebogenerhebungen zu erfassen versucht, nur bedingt Aufschluss über das dann tatsächlich praktizierte Verhalten geben. Die distanzierte bis ablehnende Haltung gegenüber bestimmten Impfungen rührt sicherlich zu einem großen Teil daher, dass man die statistische Wahrscheinlichkeit des eigenen betroffen Seins gegen Null veranschlagt und von daher keine Notwendigkeit sieht, für diesen Eventualfall einen Schutz zu suchen.

16.2 Bevölkerungsumfrage

Eine Bevölkerungsumfrage, in deren Rahmen Fragen zur Impfproblematik überhaupt und (anhand der Impfdokumente) zum Impfstatus gestellt wurden, ergab je nach Altersgruppe verschiedene Durchimpfungsraten von 81–93 % bei der Tetanusimpfung. Dagegen hatten von den über 20-Jährigen nur 30 % im Zeitraum der letzten 10 Jahre eine Diphtherieimpfung erhalten – eine Rate, die schon bei den 30- bis 39-Jährigen auf unter 20 % sank. Ähnlich sah die Lage bei den Polioimpfungen aus, wo bei den unter 20-Jährigen noch 88 % innerhalb der letzten Jahre einen „Booster" erhalten hatten, während die Werte bei den über 40-Jährigen schließlich auf unter 30 % sanken [5].

16.3 Ärzteumfragen

Eine 2004 publizierte Umfrage bei 500 Allgemein- und Kinderärzten mit und ohne Zusatzbezeichnung Homöopathie [9] zeigt, dass Homöopathen bis auf die Tetanuseinzelimpfung alle erfragten Impfungen deutlich seltener anwenden als Nicht-Homöopathen. Eine Faktorenanalyse ergab, dass die derzeitigen Vakzinen in 4 verschiedene Gruppen eingeteilt werden können, und zwar in:

- Schutzimpfungen gegen „klassische Kinderkrankheiten" (Masern, Mumps, Röteln, Pertussis, Varizellen),
- Schutzimpfungen, die Risikogruppen vorbehalten sind oder waren (Hepatitis A und B, Influenza, FSME, Hib),
- unwirksame Impfungen (BCG),
- Schutzimpfungen gegen seltene, aber oft tödlich verlaufende Erkrankungen wie Tetanus, Diphtherie und Poliomyelitis.

Impfungen der letzten Gruppe werden durch Homöopathen wie Nichthomöopathen akzeptiert, während Impfungen der anderen 3 Gruppen von Homöopathen mit ausgeprägter Zurückhaltung betrachtet werden. Die Untersuchung zeigt, dass es sich lohnt, Ärztegruppen, bei denen vermutet wird, dass sie Impfungen gegenüber kritisch eingestellt sind, zu befragen, um auf diese Basis zu versuchen, Änderungen im Verhalten bei bestimmten Impfmaßnahmen herbeizuführen.

Einen wichtigen Stellenwert bei der Akzeptanz von Impfungen haben auch die Betriebsärzte. Nur wenn sie, die i. d. R. gesunde Mitarbeiter arbeitsmedizinisch betreuen, auch ein breites Impfangebot machen, kann die Durchimpfungsrate bei der arbeitenden Bevölkerung angehoben werden. Zu diesem Thema wurde 2006 eine Erhebung bei den Betriebsärzten in bundesdeutschen Krankenhäusern mit mehr als 500 Betten durchgeführt (unveröffentlichte Ergebnisse). Wie man ▶ Tab. 16.1 entnehmen kann, ist hier das Angebot gegenüber einer 20 Jahre zuvor vorgenommenen Untersuchung am selben Kollektiv stark verbessert worden. Eine andere Untersuchung aus dem Jahre 2013 an Betriebsärzten und Studenten der Sicherheitstechnik hat gezeigt, dass die Wichtigkeit der in Deutschland empfohlenen Schutzimpfungen immer noch sehr unterschiedlich eingeschätzt wird. Auf einer Skala von 1–10 (unwichtig–sehr wichtig) wurden von den Ärzten nur die Impfungen gegen Tetanus, Pertussis, Masern, Röteln und Hepatitis B mit 9 oder höher bewertet, während bei den Studenten nur die Tetanus- und die Hepatitis-B-Impfung dieses Prädikat erhielten. Zwischen 8 und 9 lagen bei den Ärzten die Immunisierungen gegen Diphtherie, Poliomyelitis, Mumps, Pneumokokken, Influenza, und HPV für Frauen, während die Studenten in diese Kategorie lediglich die Impfungen gegen Diphtherie und Hepatitis A einstuften [4].

Tab. 16.1 Impfangebot von Betriebsärzten in 119 (1986) bzw. 167 (2006) deutschen Großkrankenhäusern mit > 500 Betten (1986: [6])

Art der Impfung	1986		2006	
	N	%	N	%
Hepatitis B	114	95,8	162	97,0
Grippe	42	35,3	147	88,0
Tetanus	38	31,9	103	61,7
Röteln	24	20,2	96	57,5
BCG	20	16,8	4	2,4
Polio	8	6,7	86	51,5
Mumps	3	2,5	101	60,5
Tollwut	3	2,5	25	15,0
Masern	2	1,7	103	61,7
FSME	2	1,7	28	16,8
Cholera	1	0,8	6	3,6
Gelbfieber			6	3,6
Hepatitis A			158	94,6
Meningokokken			19	11,4
Pertussis			83	49,7
Pneumokokken			28	16,8
Typhus			24	14,4
Varizellen			87	52,1
Diphtherie			35	21,0

16.4 Akzeptanz von Impfungen bei Hebammen

Im Rahmen einer Studie zur Akzeptanz von Impfungen bei Hebammen wurden sowohl die Durchimpfungsraten als auch die Meinungen zum Impfen bei Angehörigen dieser Berufsgruppe erfragt. Dies erscheint vor allem deshalb interessant, weil Hebammen auch einen Einfluss auf die späteren Durchimpfungsraten bei den betreuten Neugeborenen haben. Wie ▶ Tab. 16.2 zeigt, hing die Akzeptanz u. a. auch vom eigenen Impfstatus der Hebammen ab. Hebammen ohne Impfschutz gegen die jeweilige Erkrankung waren gegenüber dem Impfen wesentlich skeptischer eingestellt als solche mit Impfschutz gegen die jeweilige Erkrankung, wenngleich auch bei dieser Gruppe die Impfakzeptanz sehr zu wünschen übrig ließ [14].

Tab. 16.2 Befürwortung der Impfungen gegen verschiedene Krankheiten für Kinder < 2 Jahre in Abhängigkeit vom Impfstatus der Hebammen (n = 549). In Klammern: prozentualer Anteil der Impfbefürworter. Verändert nach RKI [14].

Befürwortung einer Impfung gegen	Hebammen mit Impfschutz gegen jeweilige Erkrankung	Hebammen ohne Impfschutz gegen jeweilige Erkrankung
Tetanus	314 (80 %)	49 (54 %)
Diphtherie	196 (84 %)	69 (51 %)
Pertussis	84 (87 %)	89 (49 %)
Hepatitis B	35 (11 %)	1 (1 %)

16.5 Verbesserung der Impfmotivation

- *Aufklärung:* Die Ergebnisse der Untersuchungen zeigen, dass die Aufklärung auf allen Ebenen intensiviert werden muss. Dies beginnt in der Schule, wo viel zu wenig über Impfungen informiert wird [13] – und erstaunliche Erfolge bei der Verbesserung der Impfraten zu erzielen sind, wenn man sich intensiv um die Schüler bemüht [17] –, und setzt sich bei den Medizinstudenten fort, die eben deshalb – so das Ergebnis verschiedener Untersuchungen – häufig auch viel zu schlecht über Impfindikationen informiert sind. Hier sollten auch die Angebote der Bundeszentrale für Gesundheitliche Aufklärung (z. B. wie die stark beachtete Plakataktion „Deutschland sucht den Impfpass"), des Paul Ehrlich-Instituts und des Robert Koch-Instituts besser genutzt werden als bisher. Eine bislang wenig beachtete Gruppe in der Bevölkerung, bei der die Aufklärung in erheblichem Maße zu wünschen übrig lässt, sind die Migranten, von denen viele nur unzureichend durchgeimpft sind [19].
- *Nachweis von Impfungen:* Grundvoraussetzung für die Beurteilung von Impfstatus und Durchimpfungsraten ist nach wie vor das Impfbuch, das häufig nicht adäquat geführt wird. Bei einer Untersuchung in Waldshut konnten nur 39,2 % der angesprochenen Schüler (n = 306) ein vollständiges Impfbuch vorlegen, während es bei 48,1 % unvollständig und bei 12,7 % gar nicht vorhanden war [18]. Nur wenn ein Impfbuch vorgelegt werden kann, ist es auch möglich, die Fragestellung überhaupt zu thematisieren.
- *Impfpolitik:* Was die zukünftige Impfpolitik angeht, so bedarf es allerdings zunächst einer gesundheitspolitischen Entscheidung, die sicherstellt, dass z. B. im Rahmen von Screening-Untersuchungen auch weiterhin verlässliche Daten zum Impfschutz von Kindern und Jugendlichen erfasst werden. Des Weiteren wäre die im IfSG vorgeschriebene Überprüfung des Impfstatus bei der Untersuchung vor Kindergarten und Einschulung überall umzusetzen. Eine obligatorische ärztliche Untersuchung vor allem während der Altersspanne, in der die Jugend „am gesündesten" ist, würde erlauben, vor Eintritt in die Berufsausbildung den Impfstatus zu erfassen und ggf. zu verbessern. Hierbei ist auch an die Jugendarbeitsschutzuntersuchungen zu erinnern, die allerdings nicht den qualitativen Ansprüchen genügen, die das Gesetz an sie stellt – und häufig ganz entfallen. Auch bei Aufnahme eines Hochschulstudiums wäre nochmals eine Überprüfung sinnvoll – nicht nur bei Medizinstudenten.
- *Impfgegner:* Bei allen Aufklärungskampagnen muss auch die Gruppe der Impfgegner und Impfskeptiker ins Kalkül gezogen werden [10], [20], [21], die aus den verschiedensten, häufig rational nicht nachvollziehbaren Gründen Front gegen fast alle derzeit möglichen Impfungen machen. Da es sich hierbei in erster Linie um Ärzte und Angehörige der Krankenpflegeberufe handelt, sollte die Schulung im Zuge des Medizinstudiums, am besten durch die schon seit vielen Jahren geforderte flächendeckende Wiedereinführung des Impfkurses, sowie im Rahmen der Ausbildung von Schülern der medizinischen Fachberufe stattfinden [23].

16.5.1 Literatur

[1] Bader HM, Egler P. Initiativen zur Steigerung der Impfbereitschaft in Schleswig-Holstein – Impfschutz bei Erwachsenen in der Arbeitswelt 2003. Bundesgesundheitsbl Gesundheitsforsch Gesundheitsschutz 2004; 47: 1204–1215

[2] Enders G. Stand der Masern-, Mumps- und Rötelnschutzimpfung in der Bundesrepublik. Öff Gesundh Wes 1987; 49: 418–425

[3] Hasselhorn HM, Nübling M, Tiller FW, Hofmann F. Diphtherie-Auffrischimpfung bei Erwachsenen. Dtsch med Wschr 1997; 122: 281–286

[4] Hofmann F, Roese L. Zur Einschätzung der Wichtigkeit von Impfungen im 3. Lebensjahrzehnt. 3. Nationale Impfkonferenz: Impfen – eine gesamtgesellschaftliche Verantwortung, Berichtsband. Bayerisches Staatsministerium für Gesundheit und Pflege 2014: 192–194

[5] Hofmann F, Schuh F, Michaelis M, Stößel U. Zur Akzeptanz von Schutzimpfungen bei Ärzten und bei der Allgemeinbevölkerung, Gesundh.wes. 1994; 56: 371–376

[6] Hofmann F, Stößel U, Muschler-Kehl D. Zur Lage der Arbeitsmedizin im Gesundheitswesen, Arbeitsmed Sozialmed Präventivmed 1986; 21: 76–78

[7] Hofmann F, von Heyden U, Stößel U. Gesundheitliche Prävention durch Schutzimpfungen. Ergebnisse einer Fragebogenerhebung an Beschäftigten des Universitätsklinikums Freiburg. In: Laaser U, Sassen G, Murza G, Sabo P, Hrsg. Prävention und Gesundheitserziehung. Berlin: Springer; 1987: 298–307

[8] Laubereau B, Hermann M, Weil J, Schmitt HJ, von Kries R. Durchimpfungsraten bei Kindern in Deutschland 1999–Grundsätzliche Impfbereitschaft, aber Impfungen häufig zu spät und inkomplett. Monatsschr Kinderheilkd 2001; 4: 367–372

[9] Lehrke P, Nübling M, Hofmann F, Stössel U. Impfverhalten und Impfeinstellungen bei Ärzten mit und ohne Zusatzbezeichnung Homöopathie. Monatsschr Kinderheilkd 2004; 7: 751–757

[10] Meyer C, Reiter S. Impfgegner und Impfskeptiker – Geschichte, Hintergründe, Thesen, Umgang. Bundesgesundheitsbl Gesundheitsforsch Gesundheitsschutz 2004; 47: 1182–1188

[11] Pilars de Pilar CE, Spiess H. Auffrischimpfungen gegen Diphtherie und Tetanus, in: Neue Schutzimpfungen – Impfempfehlungen, Aufklärung, Widerstände, Hrg. Spiess H, Maass G, Dt. Grünes Kreuz 1992: 179–188

[12] Poethko-Muller C, Buttmann-Schweiger N, KiGGS Study Group. Impfstatus und Determinanten der Impfung gegen humane Papillomviren (HPV) bei Mädchen in Deutschland. Bundesgesundheitsbl 2014; 57: 869–877; DOI 10.1007/s00103-014-1987-3

[13] Pott E. Akzeptanz und Motivation zu Schutzimpfungen. Kann mit öffentlichen Kampagnen die Impfbereitschaft gefördert werden? In: Spiess H, Maass G. Neue Schutzimpfungen – Impfempfehlungen, Aufklärung, Widerstände,. Marburg: Verlag Deutsches Grünes Kreuz; 1992: 295–304

[14] Robert Koch-Institut (RKI). Impfstatus sowie Einstellung und Verhalten von Hebammen zu Impfungen – Ergebnisse einer Querschnittsstudie. Epid Bull 2008; 21: 163–169

[15] Robert Koch-Institut (RKI). Diphtherie, RKI-Ratgeber für Ärzte. Stand 15.12.2009, zuletzt eingesehen am 18.11.2014

[16] Robert Koch-Institut (RKI). Zum Impfschutz bei Aufnahme in den Kindergarten in Schleswig-Holstein im Jahr 2009: Auswertung der anonymen ärztlichen Bescheinigungen nach KiTaVO. Epid Bull 2011; 7: 49–53

[17] Roggendorf H, Freynik P, Hofmann F. Erfolgreiche Strategie zur Verbesserung der Impfraten bei Jugendlichen Gesundheitswes 2011; 73: 499–503

[18] Roggendorf, H., Studte, H. Infektionsschutz – Gemeinsame Aufgabe des ÖGD und der Schule. In: Hofmann, F.: Handbuch der Infektionskrankheiten, ecomed-Verlag 2012; VII-7.1

[19] Salman, M. Impfzugang und Impfverhalten bei Migranten/innen. 3. Nationale Impfkonferenz: Impfen – eine gesamtgesellschaftliche Verantwortung, Berichtsband, Bayerisches Staatsministerium für Gesundheit und Pflege 2014: 96–102

[20] Schmitt HJ. Impfgegner-Argumente. Med Welt 2004; 6: 170–174

[21] Stück E. Impfgegner: Kritische Würdigung. In: Spiess H, Maass G. Schutzimpfungen. Marburg: Medizinische Verlagsges; 1992a

[22] Studte H, Hofmann F, Stößel U, Strohhäker H, Koessler H. Die Rolle der Schule beim Impf- und Infektionsschutz. Kinderärztl Prax 1992b; 60: 87–93

[23] Studte H, Hofmann F, Stößel U. Zur Situation präventivmedizinischer Untersuchungen nach dem Jugendarbeitsschutzgesetz. Öff Gesundh Wes 1992a; 113–117

[24] Weigel, M, Bruns, R, Weitmann, K, Hoffmann, W. Durchimpfungsraten bei der Schuleingangsuntersuchung 2012: Deutschlandweite Erhebung auf Ebene der Landkreise und kreisfreien Städte. Dtsch Ärztebl Int 2014; 111(46): 788–94; DOI: 10.3238/arztebl.2014 0788

17 Staat und Impfungen

S. Reiter

Impfungen dienen nicht nur dem individuellen Schutz vor übertragbaren Krankheiten, sondern haben auch einen hohen gesellschaftlichen Wert. Lassen sich viele Personen gegen Krankheitserreger impfen, die von Mensch zu Mensch übertragen werden, so führt dies bei vielen Impfungen zur sogenannten Herdenprotektion. Dadurch werden indirekt auch vulnerable Personen geschützt, die aus medizinischen Gründen selbst nicht geimpft werden können. Mit der Entwicklung von Impfstoffen und deren breiten Anwendung gelang es, Krankheitsfälle einer Reihe von Infektionskrankheiten weltweit erheblich zu reduzieren bzw., wie die Pocken, zu eradizieren oder regional zu eliminieren.

Die Prävention von Infektionskrankheiten durch Schutzimpfungen und das Erreichen eines umfassenden Bevölkerungsschutzes liegen in staatlichem Interesse und sind eine gesamtgesellschaftliche Aufgabe. Zu ihrer Bewältigung muss die Gesundheitspolitik die gesetzlichen, finanziellen und organisatorischen Rahmenbedingungen schaffen und sich aktiv für einen umfassenden Impfschutz einsetzen.

17.1 Rechtliche Rahmenbedingungen

Die wesentlichen rechtlichen Bestimmungen für die Entwicklung, Herstellung und Zulassung von Impfstoffen, die Durchführung von Schutzimpfungen, die Überwachung der Impfquoten und eventueller Impfnebenwirkungen werden in Deutschland durch das Arzneimittelgesetz (AMG), das Infektionsschutzgesetz (IfSG), das Sozialgesetzbuch V (SGB V), die Leistungsverträge der Kassenärztlichen Vereinigungen (KVen) mit den Krankenkassen und im Bereich des Arbeitsschutzes durch die Verordnung zur arbeitsmedizinischen Vorsorge (ArbMedVV) sowie die Grundsätze der Deutschen Gesetzlichen Unfallversicherung geregelt (Kap. 12).

In Deutschland besteht keine gesetzliche Impfpflicht. Das 2001 in Kraft getretene IfSG sieht dagegen die Stärkung der Eigenverantwortung des Einzelnen durch vermehrte Aufklärung über den Nutzen und die Notwendigkeit von Impfungen vor und betont die dafür notwendige Zusammenarbeit von Behörden des Bundes, der Länder und Kommunen und der Ärzte (IfSG § 1 Abs. 2).

In § 3 IfSG wird die Aufklärung der Allgemeinheit über die Gefahren übertragbarer Krankheiten und die Möglichkeiten zu deren Verhütung als eine *öffentliche Aufgabe* definiert. Damit wird die große Verantwortung des öffentlichen Gesundheitsdienstes (ÖGD) auf Bundes- und Länderebene auf dem Gebiet der Schutzimpfungen unterstrichen. In der amtlichen Begründung zu diesem Paragrafen wird ausdrücklich darauf hingewiesen, dass die Aufklärung auch die Entwicklung von wirksamen Präventionsstrategien und deren Evaluation beinhaltet [2]. Der ÖGD kann und soll durch entsprechende Maßnahmen der Aufklärung (§ 3 IfSG) und der Überwachung von Impfquoten (§ 34 IfSG) die Umsetzung eines Impfprogramms unterstützen und übernimmt subsidiär bei Bedarf auch Impfleistungen. Die obersten Landesgesundheitsbehörden können bestimmen, gegen welche Krankheiten die Gesundheitsämter unentgeltlich Schutzimpfungen oder andere Maßnahmen der spezifischen Prophylaxe durchführen (IfSG § 20 Abs. 5). Mit diesen öffentlichen Impfangeboten können gezielt Impflücken geschlossen oder bei Krankheitsausbrüchen Riegelungsimpfungen durchgeführt werden. Das IfSG misst insbesondere der Prävention von Infektionskrankheiten in Gemeinschaftseinrichtungen wie Schulen und Kindergärten eine große Bedeutung bei (§ 34 Abs. 10 IfSG). Gesundheitsämter und Gemeinschaftseinrichtungen sollen dort über einen vollständigen und altersgemäßen Impfschutz aufklären. Der Entwurf des Präventionsgesetzes vom 17.12.2014 sieht vor, dass Eltern und andere Sorgeberechtigte sich vor der Erstaufnahme ihres Kindes in die Kita in Fragen des Impfschutzes ärztlich beraten lassen und bei allen Früherkennungsuntersuchungen für Kinder, Jugendliche und Erwachsene eine Überprüfung des Impfstatus erfolgen soll [6].

In den Gesundheitsdienstgesetzen der Länder ist die Impfprävention als explizite Aufgabe der Gesundheitsämter definiert. Die gesetzlichen Bestimmungen weisen jedoch große Unterschiede hinsichtlich der Konkretisierung und Verbindlichkeit dieser Aufgabenstellung auf. Dies trifft auch für die „Surveillance" von Impfquoten in Gemeinschaftseinrichtungen und die konkrete Durchführung von Impfmaßnahmen in den Bundesländern zu [5], [10]). Die Zusammenarbeit zwischen ÖGD und Krankenkassen bei der Förderung von Schutzimpfungen ist in § 20d Abs. 3 des SGB V geregelt. Zur Durchführung von Maßnahmen und zur Erstattung der Sachkosten des ÖGD sollen die Krankenkassen Verträge mit dem ÖGD schließen.

17.2 Die rechtliche Bedeutung der Empfehlungen der Ständigen Impfkommission

Die *Ständige Impfkommission am Robert Koch-Institut* (STIKO) ist ein seit 1972 bestehendes Expertengremium mit Vertretern verschiedener Disziplinen der medizinischen Wissenschaft und Forschung, der niedergelassenen Ärzteschaft und des ÖGD, die umfangreiche Erfahrungen auf dem Gebiet der Schutzimpfungen aufweisen. Aufgabe der STIKO ist es, Empfehlungen zur Durchführung von Schutzimpfungen und anderen Maßnahmen der spezifischen Prophylaxe von Infektionskrankheiten zu geben. Die Empfehlungen der STIKO gelten nach einem Urteil des Bundesgerichtshofs als medizinischer Standard (BGH, Urteil v. 15.02.2000, VI ZR 48/99, OLG Karlsruhe LG Offenburg) und werden von den Ländern und der Ärzteschaft als Leitlinien breit akzeptiert. Aufgrund der großen Bedeutung der STIKO wurden deren Rolle und Aufgaben im Infektionsschutzgesetz gesetzlich verankert (IfSG § 20 Abs. 2).

Die fachlichen Empfehlungen der STIKO haben keine unmittelbare rechtliche Verbindlichkeit. Impfungen mit besonderer Bedeutung für die Gesundheit der Bevölkerung sollen jedoch auf der Grundlage der Empfehlungen der STIKO von den obersten Landesgesundheitsbehörden *öffentlich empfohlen* werden (IfSG § 20 Abs. 3). Damit soll sichergestellt werden, dass in jedem Bundesland Empfehlungen für Schutzimpfungen existieren. Gleichzeitig soll damit auch verdeutlicht werden, dass Schutzimpfungen als Gesundheitsvorsorgeleistung vonseiten des Staates gefördert werden. Die Empfehlungen der STIKO sind für die Länder jedoch nicht bindend, sie können ihre eigenen, an epidemiologischen Besonderheiten des jeweiligen Landes ausgerichteten Empfehlungen aussprechen [2].

Die öffentlichen Empfehlungen der Landesgesundheitsbehörden bilden die Grundlage für die „Versorgung bei Impfschaden und bei Gesundheitsschäden durch andere Maßnahmen der spezifischen Prophylaxe" (IfSG §§ 60–64). Das öffentliche Interesse an Schutzimpfungen hat dazu geführt, dass diese Präventivmaßnahme seit 1961 den einzigen Bereich in der medizinischen Versorgung darstellt, für den es im Schadensfall eine staatliche Entschädigung gibt (s. Kap. 7).

In den meisten Bundesländern werden gegenwärtig die jeweils aktuellen STIKO-Empfehlungen automatisch übernommen, sodass eine Anpassung der Landesempfehlung bei Änderungen der STIKO-Empfehlungen nicht notwendig ist. Die Abweichungen von den STIKO-Empfehlungen in einigen Bundesländern sind meist nur gering und berücksichtigen eher versorgungsrechtliche als fachliche Aspekte. Nur in Sachsen existiert eine eigene Impfkommission (Sächsische Impfkommission, SIKO) mit detaillierten Impfempfehlungen, die teilweise über die aktuellen Empfehlungen der STIKO hinausgehen. Die abweichenden Impfempfehlungen in manchen Bundesländern haben keinen Einfluss auf die Kostenübernahme durch die gesetzlichen Krankenversicherungen; sie haben jedoch einen Einfluss auf Erstattungsleistungen im Impfschadensfall.

Die Empfehlungen der STIKO sind gemäß § 20d Abs. 1 SGB V seit dem 01.04.2007 zudem die Grundlage für die Richtlinien des Gemeinsamen Bundesausschusses (G-BA). Dieser bestimmt die Einzelheiten zu Voraussetzungen, Art und Umfang von Schutzimpfungen als Pflichtleistung der gesetzlichen Krankenversicherung (Kap. 8).

17.3 Internationale und nationale Impfprogramme

Da Erreger übertragbarer Krankheiten keine geografischen Grenzen kennen und durch die zunehmende Mobilität schneller und weiter verbreitet werden als früher, können neue oder wieder auftretende Infektionskrankheiten nur durch internationale Solidarität und Kooperation erfolgreich bekämpft werden. Hierzu wurden von den Vereinten Nationen (UN), der Weltgesundheitsorganisation (WHO) und der EU globale und regionale Gesundheitsziele zur Reduktion der Krankheitslast durch Infektionskrankheiten verabschiedet, die auch von Deutschland unterstützt werden. Impfprogramme werden nicht nur in Industrienationen, sondern mit Unterstützung der WHO und anderer staatlicher und privater Institutionen auch in allen Entwicklungsländern erfolgreich durchgeführt.

In vielen ärmeren Ländern sind Maßnahmen des Gesundheitsschutzes für die Bevölkerung vor allem durch mangelnde finanzielle und medizinische Ressourcen begrenzt. Die WHO schätzt, dass jährlich noch 1,5 Mio. Kinder unter 5 Jahren an Infektionskrankheiten versterben, die durch Impfungen vermeidbar wären, und im Jahr 2013 hatten 21 Mio. Kinder – vor allem in den Entwicklungsländern in Asien und Afrika – nicht alle empfohlenen Impfungen erhalten [12]. Groß angelegte internationale Impfinitiativen wie das „Expanded Program on Immunization" der WHO oder die seit dem Jahr 2000 bestehende öffentlich-rechtliche *Globale Impfallianz* (GAVI) haben in den letzten Jahren einen wichtigen Beitrag zum Impfschutz der Kinder und zum Aufbau eines verbesserten Impfwesens in den ärmsten Ländern der Welt geleistet. Die internationalen privat-öffentlichen Partnerschaften trugen dort auch zur Finanzierung von weiteren, neuen bzw. bisher unzureichend genutzten Impfstoffen bei (z. B. gegen Haemophilus influenzae Typ B (Hib), Hepatitis B, Humane Papillomviren (HPV), Gelbfieber, Rotaviren, Pneumokokken, Mumps und Röteln). Das Bundesministerium für wirtschaftliche Zusammenarbeit und Entwicklung (BMZ) unterstützt die Arbeit der Impfallianz seit 2006 und hat GAVI bis einschließlich 2014 insgesamt 134 Millionen Euro zur Verfügung gestellt [3]. Für die langfristige Finanzierung von zusätzlichen Impfstoffen müssen jedoch noch weitere finanzielle Mittel bereitgestellt werden.

Die Hepatitis-B-Impfung für Kinder wurde mittlerweile in 189 Ländern eingeführt, die Impfung gegen Hib in 189 Ländern. Darüber hinaus impfen weltweit zunehmend mehr Länder ihre Kinder routinemäßig mit Konjugatimpfstoff gegen Pneumokokken und Mädchen und junge Frauen gegen HPV. In mehr als der Hälfte der EU-Staaten zählt die Impfung gegen Meningokokken C zum Standardimpfprogramm. Die Impfung aller Säuglinge bzw. Kleinkinder gegen Rotaviren, Influenza oder gegen Varizellen wird jedoch bisher nur in wenigen Ländern routinemäßig empfohlen [12].

Bei Impfungen, die in allen EU-Staaten empfohlen sind, zeigen sich gewisse Unterschiede bei den nationalen Impfkalendern: Weder der Beginn noch die Zahl und der Abstand der Impfdosen einer Grundimmunisierung sind in allen Impfkalendern identisch und auch Zeitpunkt und Anzahl von Auffrischimpfungen werden nicht einheitlich gehandhabt. Da zwischen den Ländern noch große Unterschiede hinsichtlich der Gesundheitssysteme, der epidemiologischen Situation, den erzielten Impfquoten und der „Surveillance" impfpräventabler Erkrankungen bestehen, wird von den meisten Entscheidungsträgern in der Gesundheitspolitik noch kein dringender Anlass gesehen, die Impfschemata international zu vereinheitlichen [11].

Bei der Einführung von neuen, häufig auch teureren, Impfstoffen spielen neben den fachlichen Gesichtspunkten angesichts begrenzter finanzieller Ressourcen auch in den entwickelten Ländern Fragen der Kosten-Nutzen-Relation eine zunehmende Rolle. Impfungen sind i. d. R. kostengünstige Public-Health-Maßnahmen und führen – vor allem im Kindesalter – zu einer erheblichen Kostensenkung im Gesundheitswesen [1], [8]). Kosten-Nutzen-Berechnungen können zu einem rationalen, transparenten Ressourceneinsatz im Gesundheitswesen beitragen und eine Entscheidungshilfe bei der Auswahl effektiver Impfstrategien und bei der Einführung neuer Impfstoffe in das öffentlich finanzierte Impfprogramm bieten.

17.4 Maßnahmen zur Verbesserung des Impfschutzes

Aufgrund der Freiwilligkeit von Schutzimpfungen in Deutschland spielt die Akzeptanz von Impfungen eine zentrale Rolle. Eine Impfpflicht wird zwar vereinzelt immer wieder gefordert, die Mehrzahl der Experten setzt jedoch auf Eigenverantwortung und freiwillige Beteiligung. Auch im internationalen Vergleich besteht zwischen Impfpflicht und den erreichten Impfquoten kein kausaler Zusammenhang; so lassen sich durch freiwillige, effiziente Programme ebenfalls hohe Impfquoten erzielen [7], [9].

Trotz einer überwiegend positiven Einstellung in der Allgemeinbevölkerung gegenüber Schutzimpfungen [4] und insgesamt günstigen rechtlichen und finanziellen Rahmenbedingungen ist die Beteiligung an bestimmten Impfungen – v. a. bei Jugendlichen und Erwachsenen – für den Aufbau eines wirksamen Bevölkerungsschutzes in der Bundesrepublik noch unzureichend. Die bestehenden Impflücken sind in erster Linie auf mangelnde Kenntnisse über die Notwendigkeit von Impfungen und die Sicherheit moderner Impfstoffe, durch Vergessen einer notwendigen Auffrischung bzw. auf eine insgesamt unzureichende Thematisierung beim Arzt-Patienten-Kontakt zurückzuführen. Der erfolgreiche Einsatz von Impfungen und die damit einhergehende Reduzierung der Krankheitslast hat dazu geführt, dass Infektionskrankheiten aus dem öffentlichen Bewusstsein weitgehend verschwunden sind und nicht mehr als bedrohlich wahrgenommen werden, seltene Nebenwirkungen der Impfung jedoch überbewertet werden. Zudem gibt es v. a. im Internet eine Vielzahl von Informationsmöglichkeiten mit teilweise widersprüchlichen Informationen.

Die Impfprävention ist eine gesamtgesellschaftliche Aufgabe, an der im föderalen, subsidiären und pluralistischen System in Deutschland eine Vielzahl von Institutionen und Organisationen beteiligt ist. Hierzu ist ein hohes Maß an Koordination und Kooperation erforderlich. Eine besondere Rolle kommt den niedergelassenen Ärzten zu, die eine zentrale Rolle bei der Impfentscheidung ihrer Patienten spielen. Ziel einer bundesweit einheitlichen, langfristigen Impfstrategie sollte neben einer transparenten und ausgewogenen Informationsvermittlung auch die gezielte Impflückenschließung durch die niedergelassenen Ärzte und durch vermehrte Impfangebote der Betriebsärzte und des ÖGD sein. Um eine relevante Steigerung der Impfquoten zu erreichen, ist die zügige Umsetzung und Weiterentwicklung des Nationalen Impfplans mit definierten Impfzielen, konkreten Vorgaben für die Finanzierung, die „Surveillance" und die qualitätsgesicherte Information der Bevölkerung und Ärzteschaft erforderlich.

17.4.1 Literatur

[1] *Aidelsburger P, Grabein K, Böhm K et al.* Cost-effectiveness of childhood rotavirus vaccination in Germany. Vaccine 2014; 32: 1964–1974

[2] Bales S, Baumann HG, Schnitzler N. Infektionsschutzgesetz: Kommentar und Vorschriftensammlung. 2. Aufl. Stuttgart: Kohlhammer; 2003

[3] Bundesministerium für wirtschaftliche Zusammenarbeit und Entwicklung (BMZ). Was wir machen. Im Internet: www.bmz.de/de/was_wir_machen/wege/multilaterale_ez/akteure/wio/GAVI_Alliance/index.html?follow=adword; Stand: 19.12.2014

[4] Bundeszentrale für gesundheitliche Aufklärung. Einstellungen, Wissen und Verhalten der Allgemeinbevölkerung zu Hygiene und Infektionsschutz. Juni 2013. Im Internet: www.bzga.de/forschung/studien-untersuchungen/studien/impfen-und-hygiene/?sub=79; Stand: 19.12.2014

[5] Ellsäßer G, Trost-Brinkhues G. Impfstatus bei Schülern in den 6.–10. Klassen 2011 – ein Ländervergleich. Handlungsbedarf für eine zielgerichtete nationale Impfstrategie. Das Gesundheitswesen 2013; 75: 705–713

[6] Gesetzentwurf der Bundesregierung. Entwurf eines Gesetzes zur Stärkung der Gesundheitsförderung und der Prävention. Im Internet: www.bmg.bund.de/fileadmin/dateien/Downloads/P/Praeventionsgesetz/141217_Gesetzentwurf_Praeventionsgesetz.pdf; Stand: 04.07.2015

[7] Klein S, Schöneberg I, Krause G. Vom Zwang zur Pockenschutzimpfung zum Nationalen Impfplan. Bundesgesundheitsbl 2012; 55: 1512–1523

[8] Levine OS, Bloom DE, Cherian T et al. The future of immunisation policy, implementation, and financing. The Lancet 2011; 378: 439–448.

[9] Nationaler Impfplan. Impfwesen in Deutschland – Bestandsaufnahme und Handlungsbedarf 2012: www.gmkonline.de/_beschluesse/85-GMK_NationalerImpfplan_Mai2012.pdf; Stand: 19.12.2014

[10] Schaade L, Widders U, Stange G et al. Impfempfehlungen der Ständigen Impfkommission beim Robert Koch-Institut. Bundesgesundheitsbl 2009; 52: 1006–1010

[11] Wiese-Posselt M, Reiter S, Gilsdorf A et al. Needs and obstacles of uniform immunisation schedules in the European Union. Bundesgesundheitsbl 2009; 52: 1099–1104

[12] WHO. Global Immunization Data 2014. Im Internet: www.who.int/immunization/newsroom/global_immunization_data_july_2014.pdf?ua=1; Stand: 19.12.2014

17.4.2 Weiterführende Literatur

[1] Gesetz zur Verhütung und Bekämpfung von Infektionskrankheiten beim Menschen. Infektionsschutzgesetz vom 20. Juli 2000 (BGBl. I S.1045), das zuletzt durch Artikel 2 Absatz 36 u. Artikel 4 Absatz 21 des Gesetzes vom 7. August 2013 (BGBl. I S.3154) geändert worden ist. Im Internet: www.gesetze-im-internet.de/bundesrecht/ifsg/gesamt.pdf; Stand: 19.12.2014

[2] Ständige Impfkommission am Robert Koch-Institut (STIKO). Mitteilung der Ständigen Impfkommission am Robert Koch-Institut: Empfehlungen der Ständigen Impfkommission am RKI 2015; Stand Aug. 2015. Epid Bull 2015: 34: 327–362

Teil III

Impfungen

III

18 Anthrax

R. Steffen

18.1 Epidemiologie

Anthrax ist primär eine Erkrankung von herbivoren Nutz- und Wildtieren; diese Infektion kommt natürlicherweise in allen Erdteilen vor. Die Übertragung auf den Menschen erfolgt vor allem beim Zusammenleben mit Nutztieren, durch den Verzehr von Fleisch infizierter Tiere, selten auch durch Mückenstiche. Gefährdet sind somit vor allem Landwirte, Tierärzte, Metzger, Gerber und Textilarbeiter, allerdings wird Anthrax in Nord- und Mitteleuropa nur noch sporadisch bei Tieren festgestellt. Selten sind auch Reisende, die in Entwicklungsländern aus Tierfellen bestehende Souvenirs erworben haben, an kutanem Anthrax erkrankt [10]. Zudem ist Anthrax vor allem 2001 in den Vereinigten Staaten als bioterroristisches Pathogen missbraucht worden, weltweit erfolgten hernach Hunderte von Fehlalarmen [5].

18.2 Erreger

Bacillus anthracis, ein großes, aerobes, grampositives, bekapseltes Stäbchen aus der Familie der Bacilliacae. Bacillus anthracis wächst aerob und fakultativ anaerob, es ist in der Lage Sporen zu bilden, die bei günstigen Bedingungen mehrere Jahrzehnte in der Umwelt überleben. Die Sporulation erfolgt außerhalb des Wirtsorganismus; die Sporen stellen i. d. R. die infektiöse Form dar.

18.3 Pathogenese und Klinik

Beim Menschen werden 3 Formen von Milzbrand unterschieden, je nach Eintrittspforte des Erregers:

Der *Hautmilzbrand* ist die häufigste Ausdrucksform (95 %); verursacht wird er durch direkten Kontakt der Haut mit infektiösem tierischem Material. Es entsteht nach wenigen Tagen ein kleiner roter Fleck, der sich zu einer Papel mit ödematösem Saum entwickelt. Nachfolgend wird ein mit einem schwarzen Schorf bedecktes Geschwür beobachtet. Toxine und über den Lymphweg verstreute Bakterien bewirken systemische Symptome wie hohes Fieber, Benommenheit, Hypotonie, selten auch eine lebensbedrohliche Sepsis. Bei adäquater Behandlung ist diese Form nur ausnahmsweise letal.

Schwerwiegender ist der *Inhalationsanthrax*, der *Lungenmilzbrand* (5 %), bedingt durch Inspiration von kontaminiertem Material. Toxine und Bakterien bewirken Blutungen und Ödeme in den Lymphknoten und im umgebenden Mediastinalgewebe mit charakteristischem Thoraxröntgenbild. Auch bei früher Therapie beträgt die Letalität um die 80 %.

Der *intestinale Milzbrand* ist selten, wird doch nur ausnahmsweise kontaminiertes Fleisch konsumiert. Befallen sein können der Rachenraum, Ösophagus oder Magen-Darm-Trakt. Daraus können Perforationen und Toxämie resultieren, die innerhalb weniger Tage ein Kreislaufversagen und Tod bewirken. Die Letalität ist auch hier hoch.

18.4 Impfung

18.4.1 Impfstoffe

Im deutschsprachigen Raum sind keine Impfstoffe gegen Anthrax zugelassen oder allgemein verfügbar. Im Bedarfsfall müssten Impfstoffe durch die Gesundheitsbehörden organisiert und abgegeben werden.

Impfstoffe aus Georgien/Russland, Großbritannien und aus den USA sind für die Prophylaxe beim Menschen verwendbar, allerdings nur schwer erhältlich. Das georgisch-russische Produkt wird vom Tiblis Research Institute of Vaccines and Serums hergestellt und basiert auf lebenden Sporen; es wird, ähnlich wie die Pockenimpfung, durch Skarifikation appliziert und ist mit einer hohen Nebenwirkungsrate verbunden. Das Michigan Department of Public Health (USA) und das Centre for Applied Microbiology & Research (GB) stellen Impfstoffe her, die aus dem Überstand der sterilen Kulturflüssigkeit eines attenuierten Stammes gewonnen werden. Die immunisierende Wirkung beruht auf einer hohen Konzentration von protektivem Antigen, Spuren von Letalfaktor sowie Ödemfaktor im Impfserum. Weitere Impfstoffe befinden sich in Entwicklung [2]. Interesse an der Entwicklung neuer Impfstoffe besteht in diversen Teilen der Welt [3], [6].

18.4.2 Impfdurchführung

Mit dem amerikanischen Impfstoff sind 6 Impfdosen zu den Zeitpunkten 0, 2, 4 Wochen und 6,

12, 18 Monate angebracht, hernach sind jährliche Auffrischimpfungen vorzunehmen. Beim britischen Impfstoff können die ersten 3 Dosen im Zeitraum von 3 Wochen verabreicht werden. Neuerdings wird auch eine post-expositionelle Prophylaxe erwogen [1].

18.4.3 Wirksamkeit

Die Wirksamkeit der verschiedenen Impfstoffe ist sehr unsicher. Gemäß einer Untersuchung bei Arbeitern einer ziegenhaarverarbeitenden Fabrik ließ sich eine Wirksamkeit von 93 % vor kutanem Anthrax und Inhalationsanthrax nachweisen, allerdings waren die Probanden wohl nur kleinen Mengen von Anthrax exponiert. Es wird angenommen, dass bei großen Mengen von Anthraxsporen, wie sie bei bioterroristischen Anschlägen zu befürchten sind, die Wirksamkeit bedeutend geringer ist.

18.5 Wichtige Informationen

18.5.1 Nebenwirkungen

Bei 10–20 % der Geimpften resultieren lokale Entzündungsreaktionen, schwere Lokalreaktionen sind relativ selten. Über systemische Reaktionen schwanken die Angaben [8], [9]).

18.5.2 Indikation/Kontraindikation

Eine Anthrax-Schutzimpfung kann für folgende Personen in Betracht gezogen:
- die im Krisenfall ausrücken müssen,
- eventuell auch für Laborpersonal mit Exposition [7].

In unseren Gegenden gibt es keine weitergehende Indikation, insbesondere auch nicht für Reisende.

Auf eine Impfung ist zu verzichten bei:
- akuter Erkrankung,
- Schwangerschaft oder
- Immunsuppression.

18.5.3 Therapie

- Es steht eine breite Palette von *Antibiotika* zur Verfügung. Für inhalativen Anthrax werden *Ciprofloxacin* oder *Doxycyclin* als Mittel 1. Wahl empfohlen, denen meistens 1 oder 2 zusätzliche Antibiotika beizufügen sind [4].
- Bei massiven Ödemen oder Meningitis sind zusätzlich Kortikosteroide angezeigt.
- *Isolation:* Eine Übertragung Mensch zu Mensch ist extrem selten, aber potenziell mit Sporen kontaminiertes Material ist gefährlich. Dementsprechend genügen Standardmethoden der Pflege infektiöser Patienten, es muss aber eine Dekontamination der Haut, der Umgebung und allenfalls eines Raums erfolgen, dies mit entsprechendem Schutz.
- *Expositions-* und *Chemoprophylaxe:* Reisende sollten möglichst darauf verzichten, Andenken zu kaufen, die aus Tierfellen hergestellt sind. Nach vermuteter Exposition ist eine post-expositionelle Prophylaxe mit Antibiotika zu erwägen.

18.5.4 Meldepflicht

Anthrax ist in den meisten Ländern meldepflichtig.

Literatur

[1] Bernstein DI, Jackson L, Patel SM et al. Immunogenicity and safety of four different dosing regimens of anthrax vaccine adsorbed for post-exposure prophylaxis for anthrax in adults. Vaccine. 2014; pii: S0264-410X(14)01240-7

[2] Chitlaru T, Altboum Z, Reuveny S, Shafferman A. Progress and novel strategies in vaccine development and treatment of anthrax. Immunol Rev 2011; 239: 221–236

[3] Friedlander AM, Little SF. Advances in the development of next-generation anthrax vaccines. Vaccine. 2009; 27 Suppl 4:D28–32

[4] Hendricks KA, Wright ME, Shadomy SV et al. Centers for Disease Control and Prevention expert panel meetings on prevention and treatment of anthrax in adults. Emerg Infect Dis. 2014 Feb; 20(2). Doi: 10.3201/eid2002.130687

[5] Inglesby TV, O'Toole T, Henderson DA et al. Anthrax as a biological weapon, 2002: updated recommendations for management. JAMA 2002; 287: 2236–2252 und Erratum in JAMA 2002; 288: 1849

[6] Kaur M, Singh S, Bhatnagar R. Anthrax vaccines: present status and future prospects. Expert Rev Vaccines. 2013; 12: 955–70

[7] Schumm WR. Bioterrorism and compulsory vaccination: arguments for current vaccines are based on inadequate support for older vaccines. BMJ 2004; 329: 977–978

[8] Sever JL, Brenner AI, Gale AD et al. Safety of anthrax vaccine: an expanded review and evaluation of adverse events reported to the Vaccine Adverse Event Reporting System (VAERS). Pharmacoepidemiol Drug Saf 2004; 13: 825–840

[9] Sulsky SI, Grabenstein JD, Delbos RG. Disability among U. S. Army personnel vaccinated against anthrax. J Occup Environ Med 2004; 46: 1065–1075

[10] Van den Enden E, Van Gompel A, Van Esbroeck M. Cutaneous anthrax, Belgian traveller. Emerg Infect Dis 2006; 12: 523–525

19 Cholera

H. Kollaritsch

19.1 Epidemiologie

Cholera ist eine der klassischen alten Seuchen der Menschheit. In Form von bisher 7 Pandemien hat die Cholera die ganze Welt überzogen und viele Länder in Afrika, Südamerika und Asien sind heute klassische endemische Länder, in denen es immer wieder zu lokalen Ausbrüchen kommt. Die letzte große Epidemie betraf Haiti nach dem verheerenden Erdbeben von 2010, mit geschätzten 1 Mio. Infektionen.

Die Cholera gilt als *die* trinkwasserassoziierte Infektionskrankheit schlechthin, was zwar sehr bildhaft ist, aber nicht ganz den Tatsachen entspricht, da auch nahrungsmittelassoziierte Übertragungen nicht selten sind – insbesondere nicht ausreichend gegartes „seafood" gilt als wichtiger Überträger. Die Cholera tritt saisonal verstärkt auf: Krankheitsfälle sind in der warmen Jahreszeit und in der Regenzeit besonders häufig.

Eindrucksvoll lässt sich das Auftreten von Cholera auch mit Naturkatastrophen (v. a. Überschwemmungen) oder mit kriegerischen Auseinandersetzungen, die zu großen Flüchtlingsströmen führen, assoziieren (z. B. Ruanda-Konflikt 1994, Haiti 2010).

Die Cholera ist auch eine typische *Wanderseuche*: Sie folgt den Hauptverkehrswegen zu Lande und zu Wasser, aber in der Neuzeit auch in der Luft: So wurde die Cholera per Flugzeug nach Guinea/Westafrika eingeschleppt und breitete sich von dort entlang der Küste und dann entlang der Flüsse ins Landesinnere aus.

Cholera ist heute ein weltweites Gesundheitsproblem, dass durch die Verslumung der Mega-Cities in der Dritten Welt ständig Nahrung erhält. Durchschnittlich geht man weltweit jährlich von 1,4 bis 4,3 Millionen Fällen und 28 000 bis 142 000 Todesfällen aus, wobei man weiß, dass es hier eine hohe Dunkelziffer von Erkrankungsfällen gibt. Seit 1991 registrierte die WHO die höchsten Cholera-Fallzahlen mit nahezu 600 000 Meldungen im Jahr 2011 (assoziiert mit dem Cholera-Ausbruch Ende 2010 in Haiti, in Haiti im Jahr 2011 allein 340 300 Meldungen). 2013 wurden der WHO weltweit schließlich um die 130 000 Cholerafälle (43 % der Meldungen aus Afrika; 47 % der Meldungen aus der amerikanischen Region) gemeldet.

Vor allem 2- bis 4-jährige Kinder der Dritten Welt, die unter schlechten sozioökonomischen und hygienischen Bedingungen aufwachsen, sind das typische Klientel für Choleraerkrankungen. Nur in Epidemiesituationen sind alle Altersklassen betroffen. Erkrankungen im internationalen Reiseverkehr sind eine Seltenheit, wenngleich hier sicher eine beträchtliche Dunkelziffer durch klinisch untypische Verläufe das Bild verfälscht.

19.2 Erreger

Vibrio cholerae, der Erreger der Cholera, kann anhand unterschiedlicher Antigene in 139 Serogruppen unterteilt werden, wobei nur 2 Serogruppen, nämlich O1 und O139, humanpathologische Relevanz besitzen. Die Serogruppe O1 kann durch quantitative Unterschiede der Faktoren A, B und C des O-Antigens wiederum in 3 Serotypen unterteilt werden (s. ► Tab. 19.1).

Jeder Serotyp kann wiederum in den *klassischen Biotyp* oder den *Biotyp El Tor* unterteilt werden. Der klassische Biotyp zeichnet sich durch biologische Eigenschaften aus, die ihn als Auslöser von Epidemien bevorzugen: er ist höher kontagiös. Trotzdem wird die aktuelle 7. Pandemie vom Biotyp El Tor unterhalten.

Zum Nachverfolgen von Epidemien ist es biotechnologisch mittels Phagentypisierung möglich, ein und denselben Sero- und Biotyp im Falle von O1 in 145, bei O139 in 5 weitere Stämme zu unterteilen. Als weitere Unterscheidungsmöglichkeit existiert ein *Ribotypisierungsschema*, das molekulare Diversifikationen liefert, die ebenfalls epidemiologisch-deskriptiv genutzt werden.

O139 Bengal wurde erst 1992 erstmals beschrieben. Heute koexistiert dieser Serotyp mit den O1-Typen und scheint das Potenzial für eine 8. Pandemie zu haben.

Tab. 19.1 Vibrio cholerae: die 3 Serotypen der Serogruppe O1

Serotyp	O-Antigen
Ogawa	A, B
Inaba	B, C
Hikojima	A, B, C

19.3 Pathogenese

Entscheidend für das Verständnis der Pathophysiologie der Cholera ist die Tatsache, dass die Krankheit „Cholera" ein nicht invasives, rein toxinmediiertes Geschehen darstellt. Die oral aufgenommen Keime müssen zunächst die Magensaftbarriere überwinden, was beim Gesunden ein beträchtliches Hindernis darstellt: Das Infektionsinokulum bei intakter Barriere beträgt 10^8–10^9 Keime im Mindestfall. Wird die Magensaftbarriere z. B. durch Antazida beeinträchtigt, so kann ein Inokulum von 10^4–10^5 schon für das Auslösen einer Infektion ausreichen.

Die Keime gelangen dann in den Dünndarm und setzen sich in der Mukosa fest, ohne dass dadurch Schaden entsteht. Nach einer Latenz von Stunden bis Tagen beginnen dann die Vibrionen ihr Toxin auszuscheiden, das alleinig für die klinischen Symptome verantwortlich ist.

Das Choleratoxin besteht aus einem kugelförmigen Gebilde, wobei 5 sogenannte B-Untereinheiten (die selbst kugelförmig sind) in ihrem Zentrum die eigentlich biologisch aktive A-Untereinheit (die in A1 und A2 unterteilbar ist) umschließen.

Die B-Untereinheit bindet sich an den GM1-Gangliosidrezeptor der Dünndarmmukosazellen, wodurch sich eine Öffnung in der Zellmembran der Mukosazelle auftut und die A-Untereinheit eingeschleust werden kann.

Diese A-Untereinheit stimuliert dann mit dem A1-Unteranteil irreversibel die Adenylatzyklase. Durch diesen Effekt kommt es zur Anhäufung von zyklischer Adenosinmonophosphorsäure, wodurch die intestinale Absorption von Natrium- und Chloridionen gehemmt wird und gleichzeitig eine Sekretion von Chlorid und Bikarbonat erfolgt. Damit wird verständlich, dass die Massivität der Diarrhö bei Cholera 2-schienig zustande kommt: Einerseits verbleibt durch die Hemmung der Resorption alle Flüssigkeit im Darmlumen und andererseits kommt noch ein massiver Volumenzuwachs durch die Sekretion der intrazellulären Flüssigkeit der Darmzellen hinzu. Die Choleradiarrhö ist reich an Elektrolyten und weitgehend isoton.

Nach dem gegenwärtigen Stand der Forschung gilt es als nicht endgültig geklärt, ob beim Zustandekommen der Cholera noch weitere Toxine des Erregers vorkommen bzw. eine Bedeutung haben. Auch lassen sich auf genetischer Ebene weitere Virulenzfaktoren charakterisieren [6].

19.4 Klinik

Die Inkubationszeit bei Cholera beträgt nur 1–3 Tage, selten mehr (nur bei geringen Inokula). Das klinische Bild ist überaus heterogen, die Bandbreite der Durchfallserkrankung reicht von der klassischen Cholera bis zu milden Verläufen, die von einer einfachen Reisediarrhö oder einem banalen Durchfall klinisch nicht zu unterscheiden sind. 60 % der Infektionen mit Vibrio cholerae verlaufen überhaupt ohne fassbare klinische Symptome, im Falle von El Tor sind es sogar 4 Fünftel (80 %).

Milde Verläufe sind durch Stuhlmengen von bis zu 1 Liter in 24 Stunden gekennzeichnet, anfangs können Tenesmen bestehen. Nach einer Krankheitsdauer von etwa 2 Tagen sistieren die Beschwerden spontan, längere Krankheitsverläufe sind dann eher ungewöhnlich. Komplikationen, wie Dehydratation, kommen praktisch nicht vor.

Ganz anders das Bild der *klassischen Cholera*: Meist innerhalb weniger Stunden oder sogar akut entwickelt sich ein massiver wässriger Durchfall, dem am Anfang noch fäkales Material beigemengt ist, der bereits nach wenigen Entleerungen jedoch ein charakteristisches reiswasserähnliches Bild annimmt. Parallel dazu besteht ebenso massives Erbrechen, das üblicherweise ohne Übelkeit verläuft. Die ausgeschiedenen Flüssigkeitsmengen betragen beim Erwachsenen etwa 500 ml pro Stunde (!), können aber bei schweren Fällen auf 1 Liter pro Stunde ansteigen, mit einem Maximum in den ersten 24 Stunden. Es finden sich massiv Vibrionen in den Ausscheidungen.

Wird mit Flüssigkeitsersatz rasch therapeutisch eingegriffen, so sistiert die Erkrankung üblicherweise in wenigen Tagen. Wird nicht sofort und mengenadäquat isotone Flüssigkeit zugeführt, kommt es zu schweren *Exsikkosesymptomen*:

- verminderter Hautturgor,
- eingefallene Bulbi,
- trockene Schleimhäute,
- Zeichen eines hypovolämischen Schocks,
- Hypothermie (*kein* Fieber!),
- Hypotension,
- flacher, schneller Puls,
- Heiserkeit.

In den Laborbefunden finden sich eine:

- starke Hypokaliämie (kardiologisch relevant) und
- Azidose.

Der Schockzustand führt in der Folge zum *Nierenversagen*. Wird jetzt immer noch nicht rasch eingegriffen, so führt die Erkrankung in bis zu 50 % der Fälle zum Tod. Wird hingegen frühzeitig und adäquat therapiert, so sinkt die Letalität auf unter 1 % und es erfolgt praktisch immer eine *Restitutio ad integrum* ohne Folgeschäden.

Komplikationen sind:

- Lungenödem bei alkaliarmem Flüssigkeitsersatz,
- paralytischer Ileus,
- intrauteriner Fruchttod.

Bei Kindern verläuft die Krankheit immer alarmierender, Hypoglykämien werden zusätzlich angetroffen, Bewusstseinstrübungen sind häufiger und die Elektrolytverschiebungen ausgeprägter. Da an sich die Cholera eine „Geißel der Armen" ist, kommt hinzu, dass meist bereits a priori diese Kinder unterernährt und in reduziertem Allgemeinzustand sind, wodurch sich die Letalität der Erkrankung erhöht.

19.5 Impfung

Cholera ist durch einfache Hygienemaßnahmen und durch eine gute Trinkwasserversorgung ohne Schwierigkeiten zu vermeiden. Insbesondere im internationalen Reiseverkehr gilt, dass Cholerainfektionen eigentlich nur bei erheblicher persönlicher Ignoranz der einfachsten Hygienemaßnahmen akquiriert wird, außer unter extremen Bedingungen im Ausland. Die *Choleraschutzimpfungen* haben daher nur eine untergeordnete Bedeutung, vor allem im touristischen Reiseverkehr.

19.5.1 Impfstoffe

Die früheren Generationen hitzeinaktivierter und phenolkonservierter Ganzkeimimpfstoffe sind in den letzten Jahren endgültig aus der Produktion verschwunden: ihre Wirkung war umstritten, dafür aber ein hohes Maß an Nebenwirkungen „gesichert".

Heute steht nur 1 Impfstoff kommerziell in 60 Ländern zur Verfügung: ein oral anwendbarer Totimpfstoff. Ein weiterer Impfstoff, der als Lebendimpfstoff konzipiert ist, wird derzeit nicht produziert. Beiden Impfstoffen gemeinsam ist die Tatsache, dass sie nicht gegen O139 schützen, sondern nur gegen die Serogruppe O1. Gegen O139 steht derzeit ein Impfstoff nur in Indien und Indonesien zur Verfügung (bivalenter Impfstoff O1 u. O139, Shanchol, Vietnam) [4].

Oraler Lebendimpfstoff

Das Prinzip hinter diesem Impfstoff (Orochol, Impfstamm CVD 103 HgR [3]) ist ein lebens- und vermehrungsfähiger klassischer Cholera-O1-Inaba-Stamm, der genetisch um die biologisch aktive Subunit A1 des Choleratoxins depletiert wurde, ohne dass andere Eigenschaften des Vibrions verändert wurden. Zudem ist diesem Stamm die Eigenschaft der Quecksilberresistenz vermittelt worden, wodurch er in der Kultur von „echten" Inaba-Vibrionen einfach unterscheidbar wird. Auch eine Tetrazyklinresistenz zeichnet diesen Stamm aus. Wesentlich für die immunologische Wirksamkeit des Impfstammes ist aber, dass die B-Subunit des Choleratoxins ungehindert produziert wird. Derzeit wird dieser Impfstoff allerdings nicht produziert bzw. vertrieben.

Oraler Totimpfstoff

Dieser Impfstoff (Dukoral) besteht aus ganzen, teils formalin-, teils hitzeinaktivierten Choleravibrionen verschiedenener O1-Stämme (Inaba klassisch und El Tor, Ogawa klassisch). Die Gesamtkeimzahl beträgt 10^{11}. Darüber hinaus enthält der Impfstoff aber noch 1 mg rekombinant hergestellter Choleratoxin-B-Subunits.

Bereits 1988 wurden umfangreiche Effizienzstudien mit diesem Impfstoff (in Bangladesh) veröffentlicht [1]. 62 285 Personen nahmen an dieser Feldstudie teil, die mehrere klare Ergebnisse erbrachte:

- Die Schutzrate bei über 5-Jährigen und Erwachsenen lag bei 78 % für das 1. Beobachtungsjahr und bei 63 % für das 2. Jahr.
- Kinder zwischen 2 und 5 Jahren waren für 6 Monate ausgezeichnet geschützt (nahezu 100 %), danach fiel der Impfschutz deutlich.
- Der Schutz, der durch 2 Impfdosen oder durch 3 Impfdosen vermittelt wurde, differierte nur wenig.
- Für einen Zeitraum von etwa 3 Monaten waren die Probanden auch gegen E.-coli-LT-induzierte Diarrhöepisoden weitgehend geschützt (67 %).

Der Impfstoff induziert sowohl vibriozide als auch antitoxische Antikörper, die im Serum (IgG) und auch im Darm in Form von spezifischen IgA nachweisbar sind. Die dabei induzierten Titerhöhen sind mit der natürlichen Infektion vergleichbar, liegen jedoch geringfügig unter jenen, die mit der Lebendvakzine erzielbar sind.

Eine Cochrane-Evaluierung [7] bescheinigt der oralen Totavkzine eine 50–60 %ige Wirksamkeit für einen Zeitraum von etwa 2 Jahren. Die Verträglichkeit des Impfstoffs wird als vergleichbar mit einer Plazebopräparation gewertet.

Besonders interessant für den internationalen Reiseverkehr ist die Tatsache, dass in der Studie von Clemens eine Kurzzeitimmunität gegen E. coli, die das hitzelabile Enterotoxin produzieren, gegeben war. Da das LT-E. coli strukturell und immunologisch dem Choleratoxin sehr ähnlich ist und E. coli gleichzeitig der häufigste Durchfallauslöser im touristischen Reiseverkehr ist, wäre ein Schutz gegen diesen Keim für die Reisemedizin von ungeheurem Wert.

Eine finnische Gruppe um Heikki Peltola [5] publizierte 1991 eine Studie mit finnischen Fernreisenden nach Marokko, die entweder Plazebo oder Dukoral erhalten hatten. Geprüft wurde die Wirksamkeit gegen Reisediarrhöauslöser. Die erzielten Schutzraten lagen zwischen 60 % (nur gegen LT-ETEC) und 71 % (gegenüber Mischinfektionen von ETEC mit anderen bakteriellen Keimen wie z. B. enteritischen Salmonellen). Interessanterweise wurde dieser Ansatz bis dato nicht weiterverfolgt, weshalb auch die Zulassung von Dukoral in Europa 2004 sich auf die Indikation „Cholera“ beschränkt.

In jüngerer Vergangenheit wurden mehrfach mit diesem Impfstoff Studien zur Prophylaxe der Reisediarrhö durchgeführt, um das Potenzial dieses Impfstoffs in dieser Indikation zu testen. Es herrscht weitgehend Übereinstimmung, dass der zu erwartende Erfolg der Impfung in der Indikation *Reisediarrhö* sehr limitiert ist und eine Empfehlung nur in Ausnahmesituationen gegeben werden kann [2].

19.5.2 Impfdurchführung

Der Impfstoff wird in einer Lösung (abgetötete Keime plus Natriumdihydrogenphosphat, Dinatriumphosphatdihydrat und Natriumchlorid) in Fläschchen zu 3 ml angeboten. Zusätzlich ist ein Beutel mit Brausegranulat (Bikarbonat plus Saccharin, Ascorbinsäure, Himbeeraroma und Natriumcitrat) beigepackt. Dukoral ist ein kühlpflichtiger Impfstoff.

Zur Einnahme wird das Brausegranulat in etwa 150 ml Wasser gelöst und dann die Impfstoffsuspension zugegeben, danach sollte der Impfstoff innerhalb von 2 Stunden getrunken werden. Es gilt eine 1-stündige Nahrungskarenz vor und nach Verabreichung einzuhalten.

Tab. 19.2 Schutzwirksamkeit nach Oralimpfung mit Totimpfstoff

	Erwachsene u. Kinder > 6 Jahre % (95 % CI)	Kinder 2–6 Jahre % (95 % CI)
6 Monate	76 (30, 92)	100
1. Jahr	76 (60, 85)	44 (10, 65)
2. Jahr	60 (36, 76)	33 (−23, 64)

Die Schluckimpfung muss 2-mal verabreicht werden, der Abstand zwischen den beiden Impfungen soll zwischen 1 Woche und 6 Wochen liegen. Der Wirkungseintritt liegt etwa 1 Woche nach Verabreichung der 2. Dosis.

Eine Auffrischung der Impfung nach 2 Jahren bei Kindern über 6 Jahren und Erwachsenen ist möglich, bei kleineren Kindern sollte bereits nach einem halben Jahr aufgefrischt werden.

19.5.3 Wirksamkeit

Die Schutzdauer wird in der Zulassung mit abfallender Schutzwirkung bis zu 3 Jahren angegeben (vgl. ▶ Tab. 19.2).

19.6 Wichtige Informationen

19.6.1 Nebenwirkungen

Oraler Totimpfstoff

Durch die schon jahrelang bestehende Zulassung in skandinavischen Ländern liegen mittlerweile sehr umfangreiche Daten zur Arzneimittelsicherheit vor (über 200 000 Personen in klinischen Studien und 1 Mio. Personen in der „Postmarketing Surveillance“!), die dem Impfstoff eine insgesamt hervorragende Verträglichkeit bescheinigen. Insbesondere ist es niemals zu schwerwiegenden Nebenwirkungen gekommen.

Die hauptsächlich beobachteten Nebenwirkungen betreffen gastrointestinale Symptome von leichter Übelkeit, Erbrechen und leichten Durchfällen bis hin zu sehr selten beobachteten allergischen Beschwerden auf die diversen Hilfsstoffe.

III

19.6.2 Indikation/Kontraindikation

Oraler Totimpfstoff

- Es bestehen keine Interaktionen mit anderen Medikamenten oder Impfstoffen.
- Kinder unter 2 Jahren sollten den Impfstoff nicht erhalten; es werden sich hier auch praktische Hinderungsgründe, ähnlich wie beim Orochol ergeben.
- Schwangerschaft ist keine Kontraindikation.
- Über die Impfung Immunsupprimierter liegen keine Daten vor.

Zusammenfassend kann man die derzeit verfügbaren Choleravakzinen als durchaus brauchbar bezeichnen, allerdings mit der Einschränkung, dass eine wirkliche Indikation für die Durchführung einer Choleraimpfung nicht einmal bei Epidemiesituationen gegeben ist, denn:

- Im Falle des Orochol steht ein Wirksamkeitsnachweis aus.
- Im Falle des Dukoral ist die Notwendigkeit der 2-maligen Gabe in einer Epidemiesituation eine echte Anwendungshürde.
- Die vietnamesische Vakzine dürfte nur im asiatischen Raum von Bedeutung sein.

Die hygienische Intervention in Epidemiesituationen ist billiger, präziser und vor allem schneller wirkend als die Schutzimpfungen.

Auch im internationalen Fernreiseverkehr ist ein Impfschutz gegen Cholera keine wirkliche Notwendigkeit, denn schwerwiegende Infektionen werden bei Reisenden überaus selten beobachtet. Dukoral wurde auch zur Prävention gegen Reisediarrhoe in einigen Studien untersucht, allerdings bisher mit sehr bescheidenem Erfolg, sodass eine Ableitung einer Indikation zur Prophylaxe der Reisediarrhoe aus der derzeitigen Datenlage sicher nicht gegeben ist.

19.6.3 Therapie

Die Akuttherapie der Cholera stützt sich ausschließlich auf einen die bestehende Exsikkose korrigierenden Flüssigkeits- und Elektrolytersatz, die bakteriologische Sanierung ist völlig sekundär.

Entsprechend der "WHO Global Task Force on Cholera Control" können 80 % der Cholera-Fälle mit oralen Rehydratationstherapien behandelt werden, nur im Falle einer schweren Dehydratation sollte parenteral Flüssigkeit zugeführt werden. Die Hydratation des Cholera-Patienten sollte erhalten und regelmäßig re-evaluiert werden, besonders innerhalb der ersten 6 Stunden. Antibiotika werden nur in schweren Fällen von Cholera verabreicht [8], [9]].

Die orale Rehydratation sollte mit fertigen Rehydratations-Lösungen erfolgen. Alternativ können diese selbst („home-made") zubereitet werden. Dabei sollte zu 1 l sicherem Trinkwasser ½ Teelöffel (2,5 g) Salz und 6 Teelöffel (30 g) Zucker gefügt werden. Kaliumverluste sollen z. B. durch den Verzehr von Bananen ersetzt werden [8].

Der entscheidende Zusatz der Rehydratationslösung ist die Glukose: Ohne diese könnte aufgrund der pathophysiologischen Grundsätze der Choleraerkrankung keine Resorption der Flüssigkeit und der Elektrolyte erfolgen. Durch den Einsatz der Glukose kommt es zur interzellulären osmotischen Resorption unter Umgehung der geschädigten Endothelzellen.

Statt Zucker wird auch das (leicht verfügbare) Reiswasser mit einem hochmolekularen Kohlenhydratanteil verwendet. Diese Version bewirkt nicht nur eine ebenso zuverlässige Rehydratation, sondern vermindert auch das Stuhlvolumen in den ersten 24 Stunden um 15–40 %, wirkt also klar antidiarrhöisch.

Schwere Dehydratation ist gekennzeichnet durch Lethargie, Bewusstlosigkeit, Unvermögen zu trinken, schwachen Radialis-Puls und „stehende" Hautfalten. Die schwere Dehydratation im Rahmen von Cholera soll im Idealfall mit intravenösem Ringer-Laktat behandelt werden. Die Dosierung liegt bei 100 ml/kg innerhalb von 3 Stunden (bei Kindern < 1 Jahr innerhalb von 6 Stunden), wobei innerhalb der ersten 30 Min. 30 ml/kg verabreicht werden sollen und danach die Flüssigkeitszufuhr reduziert werden soll. Insgesamt sollten in den ersten 24 Stunden 200 ml/kg verabreicht werden [8].

Bei Kindern unter 5 Jahren zeigte außerdem die Gabe von Zink positiv Effekte (Verkürzung der Dauer von Durchfällen). Hier sollen bei Kindern unter 6 Monaten für 14 Tage täglich 10 mg Zink verabreicht werden, bei Kindern ab 6 Monaten täglich 20 mg Zink für 14 Tage [8], [9]].

Antibiotische Medikationen reduzieren die Dauer der Ausscheidung von Choleravibrionen, haben aber auf die Dauer der akuten Phase der Durchfälle kaum eine Auswirkung. Sie sind daher als adjuvante Therapie zu verstehen und haben epidemiologischen Wert. Erwachsene erhalten als WHO-

Empfehlung eine Einzeldosis von 300 mg Doxycyclin, alternativ 12,5 mg/kg Tetrazyklin 4 mal tgl. für 3 Tage, Kinder erhalten Erythromycin (12,5 mg/kg 4 mal tgl. für 3 Tage) plus Zink (Dosierung siehe oben). . Zunehmende Antibiotikaresistenzen gegen Doxycyclin, Tetracyclin und TMP-SMX müssen berücksichtigt werden [8].

19.6.4 Meldepflicht

Cholera ist eine in Deutschland, Österreich und der Schweiz meldepflichtige Erkrankung.

Literatur

[1] Clemens JD, Harris JR, Sack DA et al. Field trial of oral cholera vaccines in Bangladesh: Results of one year of follow-up. J Infect Dis 1988; 158: 60–69

[2] Jelinek T, Kollaritsch H. Vaccination with Dukoral against travelers' diarrhea (ETEC) and cholera. Expert Rev Vaccines 2008; 7: 561–567

[3] Kaper JB, Levine MM. Recombinant attenuated Vibrio cholerae strains used as live oral vaccines. Res Microbiol 1990; 141: 901–906

[4] Lopez-Gigosus RM, Plaza E, Diez-Diaz RM et al. Vaccination strategies to combat an infectious globe: Oral cholera vaccines. J Glob Infect Dis 2011; 3: 56–62

[5] Peltola H, Siitonen A, Kyronseppa H, Simula I et al. Prevention of travellers' diarrhoea by oral B-subunit/whole-cell cholera vaccine. Lancet 1991; 338: 1285–1289

[6] Sack Da, Sack RB, Nair GB et al. Cholera. Lancet 2004; 363; 223–233

[7] Sinclair D, Abba K, Zaman K, Graves PM. Oral vaccines for preventing cholera. Cochrane Database Syst Rev 2011; 3: CD008 603. DOI: 10.1002/14 651 858. CD008 603.pub2

[8] First steps from managing an outbreak of acute diarrhea. WHO global task force on cholera control. WHO 2010. Im Internet: http://whqlibdoc.who.int/hq/2010/WHO_CDS_CSR_NCS_2003.7_Rev.2_eng.pdf?ua = 1. Stand: 15.10.2014

[9] Prevention and control of cholera outbreaks: WHO policy and recommendations. Case management. Im Internet: www.who.int/cholera/technical/prevention/control/en/index4.html. Stand 15.10.2014

[10] World Health Organization (WHO). Guidelines for Cholera Control. Geneva: World Health Organization; 1993

[11] World Health Organization (WHO). The Treatment of Diarrhea. A Manual for Physicians and other Senior Health Care Workers. Geneva: World Health Organization; 2005

III

20 Diphtherie

F. Hofmann

III

20.1 Epidemiologie

Die Diphtherie ist auch heute noch außerhalb der westlichen Industrieländer eine weit verbreitete Infektionskrankheit. 1994 und 1995 wurden in der Sowjetunion und ihren Nachfolgestaaten jeweils ca. 50 000 Fälle erfasst. Ausgangspunkt der Epidemie war offensichtlich die Zurückverlegung von Truppen aufgrund der Niederlage im Afghanistankrieg: Dadurch wurden Diphtheriebakterien erstmals wieder in größerem Umfang in das Gebiet der Sowjetunion eingeschleppt. Gleichzeitig war die Durchimpfungsrate bei Erwachsenen sehr niedrig, was dazu führte, dass auf diese 73–77 % der Fälle entfielen [35]. Weiterhin kam es in der Folge aufgrund des Zusammenbruchs staatlicher und gesundheitspolitischer Autoritäten auch nicht mehr zur Planung von effizienten Impfmaßnahmen. Erst als die WHO eingriff und eine Impfkampagne startete, begann der lange erhoffte Rückgang der Infektionsraten: Experten der Weltgesundheitsorganisation schätzen, dass durch diese Maßnahmen mehr als 450 000 Erkrankungen verhindert werden konnten, von denen vermutlich ca. 10 000 tödlich verlaufen wären [28]. Gemäß den zuletzt im Dezember 2014 aktualisierten Daten der WHO [36] meldete die Mehrheit aller Länder keine Diphtheriefälle; die höchsten Fallzahlen werden seit 1997 aus Indien gemeldet (zuletzt für 2013 N = 3 133). Aus 31 Ländern wurde mindestens ein Fall gemeldet, wobei unklar bleibt ob dies wirklich die aktuelle Situation der globalen Diphtherieepidemiologie wiederspiegelt.

Eine seit 1975 zu beobachtende Renaissance der Diphtherie in Deutschland, die glücklicherweise relativ schnell unter Kontrolle gebracht werden konnte, hatte seinerzeit einige Arbeitsgruppen veranlasst, epidemiologische Untersuchungen mit dem Ziel durchzuführen, Aufschlüsse über die aktuelle Immunitätslage der Bevölkerung zu gewinnen [3], [10], [11], [21], [29], [33]. Die dabei erhaltenen, durchweg niederschmetternden Ergebnisse ließen den Schluss zu, dass – so Naumann vor knapp 40 Jahren [17] – „ein gefährlich hohes epidemisches Potenzial von Anfälligen in unserer Bevölkerung" existiert. Da Rieger et al. [21] Patientenseren mithilfe des ELISA-Tests untersuchten, der sowohl falsch-positive wie falsch-negative Ergebnisse liefern kann, bzw. bei Bigl et al. [3] Besucher von Impfsprechstunden untersucht wurden, soll hier auf eine Studie im arbeitsmedizinischen Umfeld eingegangen werden, bei der mithilfe des Neutralisationstests bei allen Personen mit gesicherter Impfanamnese (d. h., vorhandenem Impfausweis) ein Antitoxin-Test durchgeführt wurde [11]. Von den 287 Teilnehmern, die im Mittel 4,4 Diphtherieimpfungen erhalten hatten, waren i. d. R. weniger als 60 % langfristig geschützt (Antitoxinwert 0,1 IE/ml oder mehr) (▶ Abb. 20.1), wobei die Schutzraten bei den Jugendlichen und jungen Erwachsenen

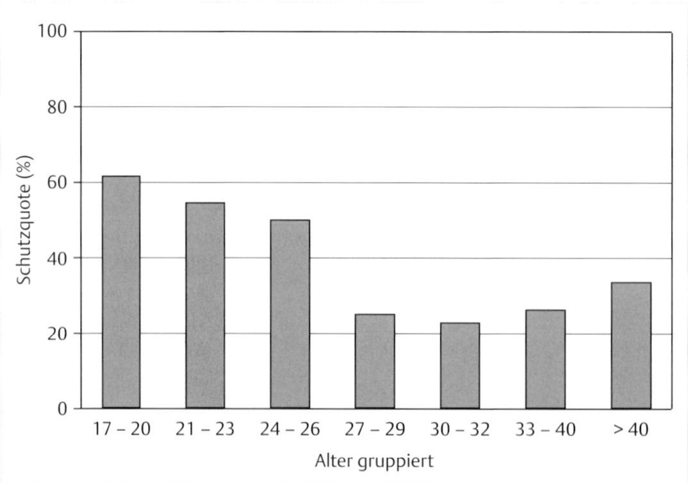

Abb. 20.1 Diphtherieschutz nach Alter [%]. Probanden mit dokumentierter vollständiger Grundimmunisierung und den nötigen Auffrischimpfungen (n = 287).

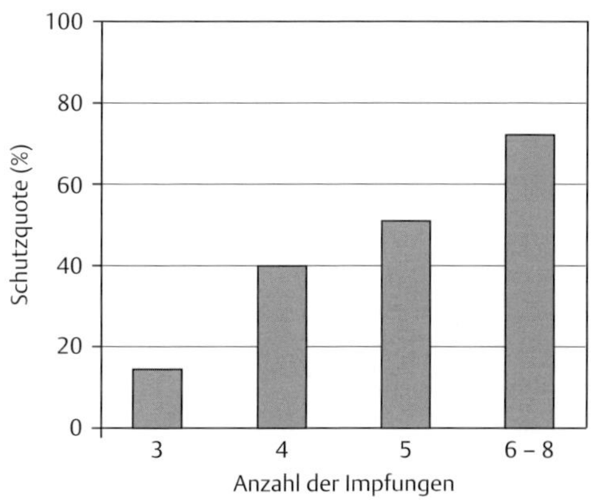

Abb. 20.2 Prävakzinale Diphtherieschutzquoten nach Anzahl bisheriger Impfungen. (Im multivariaten Modell verschwindet der Effekt) (n = 287).

etwas besser waren als bei den über 27-Jährigen. Zwar lagen die Schutzraten bei den Mehrfachgeimpften etwas günstiger als bei den nur 3- oder 4-zeitig Immunisierten (▸ Abb. 20.2), doch letztlich war der wichtigste Prädiktor für den Diphtherieschutz der Zeitraum seit der letzten Impfung: 5 Impfungen vor mehr als 20 Jahren verliehen einen geringeren aktuellen Schutz als 4 Impfungen mit letztem „Booster" vor 10 Jahren.

Vergleicht man diese Ergebnisse mit einer Untersuchung (im Raum Düsseldorf) von 3 503 Personen Anfang der 1980er-Jahre, so ergibt sich eine praktisch völlige Übereinstimmung [17]. Ähnliche Daten fanden auch Pilars de Pilar und Spiess, die im selben Zeitraum über 21,5 % und gegen Ende des Jahrzehnts über 24,2 % Ungeschützte berichteten. Diphtheriefälle durch andere Corynebakterien sind selten (*Corynebacterium pseudotuberculosis*: 23 Fälle). Reservoir sind hier u. a. Schafe und Kühe sowie in Südamerika Alpakas.

Von 2000–2009 sind den deutschen Behörden nur noch 9 Diphtheriefälle gemeldet worden, von 2010 bis zum 31. Dezember 2014 jedoch bereits wieder 33, von denen fast alle aus dem Inland stammten. So waren 2010 von 5 neuen (Wund-) Diphtheriefällen nur einer (*Infektionsland Philippinen*) im Ausland erworben worden [22], [23], [24], [25], [26]. Auch 2013 entfielen von 4 Meldungen 3 auf das *Infektionsland Deutschland*. Dabei handelte es sich um drei Fälle von Hautdiphtherie und einen Rachendiphtheriefall, bei dem zuletzt 2009 (!) eine Impfung durchgeführt worden war [27] Erreger war jeweils *C. ulcerans*, nicht *C. diphtheriae*.

20.2 Erreger

Beim Erreger, dem *Corynebacterium diphtheriae*, handelt es sich um aerobe, unbewegliche, unbekapselte, grampositive Stäbchen, die bis zu 5 µm Länge und 0,8 µm Dicke aufweisen können, keine Sporen bilden und dem Genus *Corynebacterium* der Familie *Actinomycetales* zugeordnet sind. Die charakteristische Eigenschaft von bestimmten Stämmen von Corynebacterium diphtheriae, die die Erreger so gefährlich macht, ist die Bildung des *Diphtherietoxins*, eines Polypeptids mit einer Molekularmasse von 62 000 Dalton, das in der Lage ist, bei den infizierten Zellen die Proteinsynthese in Gegenwart von NAD zu blockieren und sie damit abzutöten. Aufgrund der biochemischen Eigenschaften sowie aufgrund der Morphologie der Kolonien können 4 verschiedene Biotypen (*var belfanti, var gravis, var intermedius* und *var mitis*) unterschieden werden, deren Verbreitung für die Epidemiologie allerdings nicht von Bedeutung ist. Darüber hinaus produzieren auch *Corynebacterium ulcerans* und *Corynebacterium pseudotuberculosis* Toxine, wobei allerdings keine Kreuzimmunität mit dem Corynebacterium-diphtheriae-Toxin besteht.

20.3 Pathogenese

Der Mensch stellt das Haupterregerreservoir [18], [34] dar. Berichte über infizierte Gegenstände sowie Ausbrüche durch kontaminierte Milchprodukte [14] zeigen, dass der Mensch-zu-Mensch-Kontakt nicht die einzige Übertragungsmöglichkeit darstellt. Darüber hinaus muss beachtet werden, dass die durch die Schutzimpfung induzierte Immunität sich nicht gegen den Erreger, sondern gegen das Toxin richtet. Aufgrund dieser antitoxischen Immunität kann es auch bei Geimpften zur Besiedelung mit Corynebakterien kommen und damit zu einem ähnlichen *gesunden Trägerstatus* wie im Falle der Meningokokken oder der Pneumokokken.

Die Diphtherieerreger gelangen bei der *Rachendiphtherie* entweder über eine Tröpfcheninfektion oder über infiziertes Material in den menschlichen Organismus. Klinisch gesunde Bakterienträger können die Krankheit ebenfalls weiterverbreiten (s. o.).

Bei der *Hautdiphtherie* ist die Schmierinfektion der wichtigste Infektionsweg.

Die Inkubationszeit beträgt 2–5 (selten –8) Tage; mitunter besteht wochenlang Ansteckungsfähigkeit bei Bakterienträgern, die – wenn überhaupt –

III

erst bei zusätzlichen Infektionen (z. B. bei grippalen Infekten anderer Ätiologie) selbst an Diphtherie erkranken. Die antibiotische Therapie lässt die Infektiosität 2–4 Tage nach Behandlungsbeginn sistieren.

20.4 Klinik

Grundsätzlich sind 2 Arten der Diphtherie zu unterscheiden: Die lokale Infektion betrifft den *Nasen-Rachen-Raum* oder die *Haut*. Des Weiteren kann es zur *toxischen Allgemeinkrankheit* kommen.

Zu Beginn manifestiert sich die Diphtherie i. d. R. als *Rachenentzündung* mit Tonsillitis – bei allgemein nur leicht erhöhten Temperaturen. Innerhalb von Stunden kommt es dann zur Entstehung weißer Beläge, die zunächst auf den Tonsillen beobachtet werden und zuletzt den gesamten Nasen-Rachen-Raum befallen. Charakteristischerweise lassen sich diese *Pseudomembranen* nicht von den Schleimhäuten ablösen. Nach etwa 1 Woche werden die Pseudomembranen abgestoßen, und es kommt zur Abheilung mit Entfieberung.

Früher in Deutschland häufig, ist die *Hautdiphtherie/Wunddiphtherie* heutzutage nur noch in den Entwicklungsländern der Tropen auf dem Boden einer bestehenden Dermatose oder Verletzung anzutreffen. Was die 4 offensichtlich *einheimischen* Fälle des Jahres 2010 oder die 3 analogen Fälle 2013 in diesem Zusammenhang bedeuten, muss derzeit dahingestellt bleiben [22], [23], [24], [25], [26], [27]. Von anderen sekundären bakteriellen Hauterkrankungen ist diese Form der Diphtherie nur schwer zu unterscheiden.

Gleich zu Beginn der Krankheit oder auch gegen Ende des Lokalinfekts kann die Allgemeinreaktion *(toxische Allgemeinkrankheit)* stehen, wobei vor allem Herzschäden (Myokarditis, Endokarditis) und Nierenschäden beobachtet werden. Durch Ausbreitung der Bakterien kann es zur Auswirkung von Diphtherietoxin in verschiedenen befallenen Organen kommen. Bei Kleinkindern und Säuglingen stellt die eitrig-blutige Nasendiphtherie eine wichtige Komplikation dar.

Bei der *primär toxischen Diphtherie* droht neben der Schädigung von Leber, Nieren und Nervensystem durch die Toxinbildung der Untergang von Herzmuskelzellen, was entweder zur Endokarditis (mit späteren Komplikationen durch Klappenbefall) oder aber auch zum Tod durch Myokarditis führen kann. In den 1980er-Jahren ging in Deutschland jeder 4. Fall tödlich aus [33].

20.5 Impfung

Die Diphtherieschutzimpfung gehört zu den ältesten und erfolgreichsten Immunisierungsmaßnahmen. Begonnen hatte der Kampf gegen die erstmals von Hippokrates beschriebene Erkrankung mit der ersten notfallmäßigen Tracheotomie durch Bretonneau [1], [13], der Charakterisierung und Kultivierung des Erregers durch Klebs und Loeffler und schließlich mit der durch Behring [2] propagierten Herstellung von Antiseren, die 1901 mit dem Medizinnobelpreis ausgezeichnet wurde. Während der 1920er-Jahre wurden die immunologischen Erkenntnisse gewonnen, die schließlich zur ersten Impfstoffproduktion führten [20] .

20.5.1 Impfstoff

Die Diphtherievakzine gehört zu den Impfstoffen, die eine *antitoxische Immunität* induzieren: Nach der Langzeitinkubation von Corynebacterium-diphtheriae-Stämmen, bei denen ein hoher Grad an Toxinbildung bekannt ist, wird zentrifugiert, filtriert und nach einer weiteren Inkubation mit Formalin die Detoxifikation des entstandenen Toxins erreicht. Das so entstandene Diphtherietoxoid wird gereinigt und zur Wirkungssteigerung an ein Adjuvans (i. d. R. Aluminiumhydroxid oder Aluminiumphosphat) gebunden sowie häufig mit einem Konservierungsmittel versetzt. Der fertige Impfstoff (v. a. Kombinationsvakzinen) enthält aufgrund des Herstellungsprozesses auch noch Spuren von Formaldehyd. Während sich in pädiatrischen Impfstoffen mindestens 30 IU („International Units") pro Dosis finden („D"-Impfstoff), sind ab dem Alter von 4 Jahren Impfstoffe mit reduziertem Antigengehalt (2 I.U.-Vakzinen, „d") zugelassen. Zu berücksichtigen ist, dass bei einigen Impfstoffen nicht I.U. angegeben werden, sondern die Einheiten, die sich aus dem Flockungstest [15] ergeben (Lf). Eine I.U. entspricht 1,25 Lf. Kritisch anzumerken ist aber, dass es große, kontrollierte Dosisfindungsstudien, die die Wahl der Konzentration hätten begründen können, nie gegeben hat.

Die humane Diphtherievakzine schützt nicht vor der Erkrankung durch Corynebacterium pseudotuberculosis. Ob ein Schutz gegenüber C. ulcerans besteht, wird seit Jahren kontrovers diskutiert, da v. a. die Datenbasis zu schmal ist. sImpfdurchführung

Schon seit vielen Jahrzehnten wird die Schutzimpfung gemäß den Empfehlungen der STIKO ab dem Alter von 2 Monaten (i. d. R. kombiniert mit anderen Impfantigenen) vorgenommen, die die Erkrankung, nicht jedoch die Infektion verhindert und deshalb ausschließlich den Impfling selbst schützt.

Obwohl die Diphtherieimpfung einen mindestens 10 Jahre anhaltenden Schutz induziert, wird in Deutschland im Alter von 5–6 Jahren und bei Adoleszenten (9–17 Jahre) wieder „geboostert“. Bei Erwachsenen sind alle 10 Jahre (bei engem, sog. „Face-to-face“-Kontakt zu einer an Diphtherie erkrankten Person bereits nach 5 Jahren) Auffrischimpfungen vorgesehen. Diphtherieerkrankungen sind umso weniger schwer, je höher der initial erreichte Antitoxinspiegel gewesen ist [7], [9]. Falls bei Erwachsenen während des letzten Zehnjahreszeitraums keine Pertussisimpfung durchgeführt wurde, ist bei nächster Gelegenheit (Indikation zur Diphtherieimpfung) eine Tdap-Kombinationsimpfung zu verabreichen. Um die Durchimpfungsraten darüber hinaus zu steigern, soll bei der postexpositionellen Tetanusprophylaxe immer ein Kombinationsimpfstoff mit Diphtheriekomponente (und ggf. die Pertussiskomponente, bei Bedarf auch die Poliokomponente) verwendet werden [31].

Jenseits der Empfehlungen der STIKO zeigt eine Analyse der Seren von Impflingen mit inkompletter Grundimmunisierung, dass bei Personen, die nur 2-fach grundimmunisiert wurden (wie dies in Deutschland während der 1950er-Jahre üblich war), zum Aufbau einer lang anhaltenden Immunität zwar keine neue Grundimmunisierung notwendig ist, jedoch ein 2-facher „Booster“ mit einem Abstand von 6 Monaten zwischen den Impfstoffgaben [12]. Bei Personen, bei denen die letzte Auffrischung (nach erfolgter Grundimmunisierung) mehr als 10 Jahre zurückliegt, sollte eine „Boosterimpfung“ vorgenommen werden.

Nach den Impfempfehlungen in Österreich und in der Schweiz wird – wie in Deutschland – 4-zeitig während der ersten beiden Lebensjahre geimpft. „Boosterimpfungen“ sind im 7.–9. und 13.–16. Lebensjahr (Österreich) bzw.mit 4–7 und 11–14/ 15 Jahren (Schweiz) vorgesehen. Danach wird alle 10 Jahre (Österreich; [5]) bzw. mit 25 – 29 Jahren, mit 45 Jahren und ab 65 Jahre (Schweiz; [4]) aufgefrischt. Bei Senioren (ab 60 Jahre) soll nach dem österreichischen Impfkalender alle 5 Jahre „geboostert“ werden.

20.5.2 Wirksamkeit

Bekannt ist, dass bei praktisch allen Impflingen im Säuglings-/Kleinkindalter ein lang dauernder antitoxischer Schutz induziert wird. Bei Erwachsenen wurden inzwischen mehrere Studien durchgeführt, um zu einer Einschätzung der Immunitätsdauer zu kommen. Studien zur Bestimmung der eigentlichen klinischen Wirksamkeit wurden hingegen nicht durchgeführt.

▶ Abb. 20.3 zeigt, dass i.d.R 15 Jahre nach der letzten Impfung bei einer ganzen Reihe von Impflingen kein Schutz mehr anzunehmen ist (Diphtherieantoxinspiegel im Serum < 0,01 IE/ml).

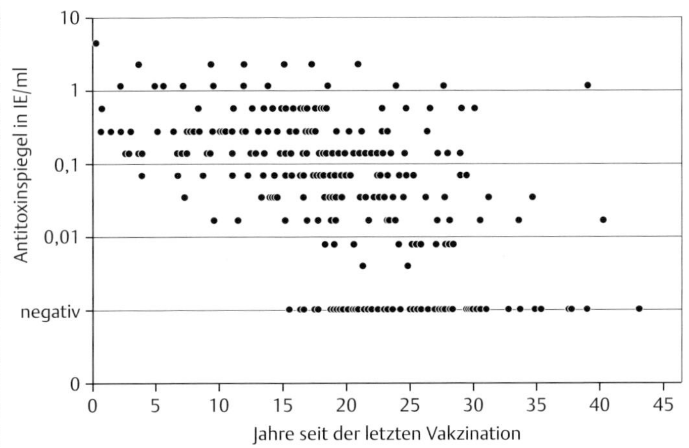

Abb. 20.3 Diphtherieantitoxinspiegel nach Jahren seit der letzten Impfung. (n = 287).

20.6 Wichtige Informationen

20.6.1 Nebenwirkungen

Innerhalb von 1–3 Tagen kann es bei jedem 5. Impfling zur Rötung, Schmerzen und Schwellung im Bereich der Impfstelle kommen, wobei bisweilen die regionären Lymphknoten betroffen sein können. Bei weniger als 1 % der Impflinge werden Allgemeinsymptome wie Frösteln, Kopf- und Gliederschmerzen, Kreislaufbeschwerden und Müdigkeit beobachtet. Auch Magen-Darm-Beschwerden können selten einmal auftreten. Allergische Reaktionen bis hin zum anaphylaktischen Schock sind ebenso auf Einzelfälle beschränkt wie Mono- und Polyneuritiden oder Neuropathie. Ein ursächlicher Zusammenhang mit weiteren, in Einzelfällen aufgetretenen Erkrankungen nach Diphtherieimpfung wie *Glomerulonephritis*, *Thrombozytopenie* sowie *Vaskulitiden* ist fraglich [6], [12], [19], [30], [32].

20.6.2 Indikation/Kontraindikation

Als Standardimpfung ist die Diphtherieimpfung allgemein bei allen Bevölkerungsgruppen indiziert. Impfabstände zu anderen Immunisierungsmaßnahmen müssen nicht eingehalten werden. Auch die Schwangerschaft stellt keine Kontraindikation dar. Ebenso wenig sollte bei banalen Infektionen/ Erkrankungen auf eine Impfung verzichtet werden, wenn diese indiziert ist.

Nur bei bedrohlichen Reaktionen nach vorausgegangener Impfung müssen Vorsichtsmaßnahmen ergriffen werden, die vom Einzelfall abhängig gemacht werden sollten (z. B. Verwendung eines anderen Impfstoffs, prävakzinale Antihistaminikagabe oder Glukokortikoidverabreichung).

20.6.3 Therapie

Die Behandlung der Diphtherie hat sich seit den Zeiten Emil von Behrings nicht wesentlich geändert: Bei Diphtherieverdacht darf auf keinen Fall das Ergebnis der Erregernachweisreaktionen [16] abgewartet werden, bevor die Therapie – im Rahmen der stationären Einweisung – eingeleitet wird. Dabei wird die Gabe von Diphtherieantitoxin vom Pferd (s. u. passive Immunisierung) zur Neutralisierung des noch nicht zellgebundenen Diphtherietoxins vorgenommen, wobei gleichzeitig Penizillin als Antibiotikum – bei bekannter Allergie Erythromycin (alternativ Tetrazykline, Rifampicin, Clindamycin) – hoch dosiert verabreicht wird. Während der Behandlung ist (bis zum 3. negativen Rachenabstrich) die Absonderung des Erkrankten erforderlich. Beim Auftreten von Komplikationen (z. B. kardial oder renal) ist die intensivmedizinische Behandlung indiziert.

20.6.4 Passive Immunisierung

Die passive Immunisierung mit Diphtherieantitoxin vom Pferd (3 000 IE) wurde bei nicht geimpften Personen vorgenommen, die Diphtheriekranke pflegen (ein im Grunde theoretischer Fall – im Übrigen sollten Diphtheriekranke nur von Personen mit ausreichendem Impfschutz betreut werden). Der Schutz, der durch diese Menge erreicht wurde, hielt lediglich 10 Tage an.

Diphtherie-Antitoxin kann über die von den Landesapothekerkammern eingerichteten Notfallmedikamentedepots (s. Rote Liste) bezogen werden.

20.6.5 Meldepflicht

Krankheitsverdacht, *Erkrankung* und *Tod* an Diphtherie sind in Deutschland gemäß Infektionsschutzgesetz, in Österreich gemäß Epidemiegesetz und in der Schweiz auf der Basis des Epidemiengesetzes meldepflichtig.

Weiterhin meldepflichtig ist der *Labornachweis* von Toxin bildendem Corynebacterium diphtheriae.

Für die Leiter von Gemeinschaftseinrichtungen besteht die Pflicht, das zuständige Gesundheitsamt (das ggf. insbesondere bei Personen in Gemeinschaftseinrichtungen Ausschlussverfahren einleitet und Desinfektionsmaßnahmen in der Umgebung eines Erkrankten in die Wege leitet) unverzüglich über das Auftreten von Diphtherie zu informieren und alle erforderlichen Daten beizubringen.

Das Robert Koch-Institut ist verpflichtet, die Daten an die WHO weiterzugeben.

Literatur

[1] Andrewes FW et al. Diphtheria, its Bacteriology, Pathology and Immunology. His Majest's Stationery Office; 1923

[2] Behring E, Kitasato S. Über das Zustandekommen der Diphtherie-Immunität und der Tetanus-Immunität bei Thieren. Dtsch Med Wschr 1890; 16: 113–114

[3] Bigl S, Drechsler R, Grosche A, Roch M. Seroepidemiologische Studie zur Überwachung der Diphtherie-Immunität und Diphtherie-Schutzimpfung im Freistaat Sachsen 1996. Bundesgesundheitsbl 1998; 2: 55–61

[4] Bundesamt für Gesundheit und Eidgenössische Kommission für Impffragen. Schweizerischer Impfplan, Stand: Januar 2015

[5] Bundesministerium für Gesundheit. Impfplan Österreich 2015; Wien, Stand: Juli 2015

[6] Dittmann S. Vaccines. In: Dukes MNG, Aronson KK, eds. Meyer's Side Effect of Drugs. Amsterdam: Elsevier; 2000: 1047–1110

[7] Edward DG, Allison VD. Diphtheria in the immunized with observations on a diphtheria-like disease associated with non-toxigenic strains of Corynebacterium diphtheriae. J Hyg 1951; 49: 205–219

[8] Fachinformationen der in Deutschland zugelassenen Präparate. FachInfo. Fachinformationsverzeichnis Deutschland (einschließlich EU-Zulassungen). CD-Version, Ausgabe 2002/1. Frankfurt: BPI Service; 2002

[9] Hasselhorn HM. Diphtherie in Deutschland: gestern, heute und morgen – eine Übersichtsarbeit. Gesundheitswesen 2001; 63: 735–740

[10] Hasselhorn HM, Hofmann F, Tiller FW. Boostering antitoxic diphtheria immunity in adults. Infection 1996; 24: 168–169

[11] Hasselhorn HM, Nübling M, Tiller FW, Hofmann F. Factors influencing immunity against diphtheria in adults. Vaccine 1998; 16: 70–75

[12] Hasselhorn HM, Nübling M, Hofmann F. Effect of a diphtheria booster vaccination in adults with a documented history of an incomplete basic vaccination. Infection 2004; 32: 282–286

[13] Holmes WH. Diphtheria: History. Bacillary and Rickettsial Infections. New York: Macmillan; 1940

[14] Jones EE, Kim-Farley RJ, Algunaid M. Diphtheria: A possible foodborne outbreak in Hodeida, Yemen Arab Republik. Bull WHO 1985; 63: 287–293

[15] Lyng, J. Quantitative Estimation of Diphtheria and Tetanus Toxoids. 4. Toxoids as International Reference Materials defining Lf-Units for Diphteria and Tetanus Toxoids, Biologicals 1990 : 18; 11–17

[16] Myamura K, Tajiri E, Ito A, Murata R, Kono R. Micro cell culture method for determination of diphtheria toxin and antitoxin titres using VERO cells. II. Comparison with the rabbit skin method and practical application for seroepidemiological studies. J Biol Standard 1974; 2: 203–209

[17] Naumann P, Hagedorn HJ, Paatz R. Diphtherie – Immunität und ihre epidemiologische Bedeutung. Dtsch med Wschr 1983; 108: 1090–1096

[18] Pappenheimer jr. AM. Diphtheria. In: Germanier R, ed. Bacterial vaccines. Orlando: Academic press; 1984: 1–36

[19] Quast U, Thilo W, Fescharek R. Impfreaktionen – Bewertung und Differentialdiagnose. 2. Aufl. Stuttgart: Hippokrates; 1997

[20] Ramon G. Sur le pouvoir floculant et sur les propriétés immunisantes d'une toxine diphterique rendue anatoxique (anatoxine). Compt Rend Acad Sci 1923; 177: 1338–1340

[21] Rieger J, Kuhlmann D. Diphtherieimmunität der Bevölkerung in Deutschland. Ges Wes 1994; 56: 667–671

[22] Robert Koch-Institut (RKI). Neu erfasste Erkrankungen von besonderer Bedeutung. Epid Bull 2010b; 21: 204

[23] Robert Koch-Institut (RKI). Neu erfasste Erkrankungen von besonderer Bedeutung. Epid Bull 2010c; 26: 252

[24] Robert Koch-Institut (RKI). Neu erfasste Erkrankungen von besonderer Bedeutung. Epid Bull 2010d; 29: 278

[25] Robert Koch-Institut (RKI). Neu erfasste Erkrankungen von besonderer Bedeutung. Epid Bull 2010e; 41: 410

[26] Robert Koch-Institut (RKI). Neu erfasste Erkrankungen von besonderer Bedeutung. Epid Bull 2010f.; 43: 426

[27] Robert Koch-Institut (RKI) Infektionsepidemiologisches Jahrbuch meldepflichtiger Krankheiten für 2013. Berlin: Robert Koch-Institut; 2014a

[28] Robert Koch-Institut (RKI). Zur Diphtherie in Europa. Epid Bull 1999; 4: 21–22

[29] Robert Koch-Institut (RKI). Ratgeber Infektionskrankheiten, 21. Folge: Diphtherie (aktual. Fassung von Dez. 2009). Epid Bull 2001; 6: 39–42

[30] Ständige Impfkommission am Robert Koch-Institut (STIKO). Aktualisierte Mitteilung der Ständigen Impfkommission am Robert Koch-Institut: Hinweise für Ärzte zum Aufklärungsbedarf über mögliche unerwünschte Wirkungen bei Schutzimpfungen; Stand: Juni 2007. Epid Bull 2007; 25: 209–232

[31] Ständige Impfkommission am Robert Koch-Institut (STIKO). Mitteilung der Ständigen Impfkommission am Robert Koch-Institut: Empfehlungen der Ständigen Impfkommission am RKI 2015; Stand Aug. 2015. Epid Bull 2015: 34: 327–362

[32] Stratton KR, Howe CJ, Johnston jr. RB, eds. Adverse Events associated with Childhood Vaccines. Washington DC: National Academy of Sciences; 1994

[33] Thilo W. Differentialdiagnose „Diphtherie" wieder aktuell? Päd Prax 1996; 51: 103–112

[34] Wilson G, Smith G. Diphtheria and other Diseases due to Corynebacteria. In: Wilson GS, Miles AA, Parker MT, eds. Topley and Wilson's Principles of Bacteriology and Immunity, Vol. 3. 7th ed. Baltimore: Williams and Wilkins; 1973: 73–101

[35] World Health Organization (WHO). Diphtheria epidemic in Europe: Emergency and response. Report on a WHO Meeting, St. Petersburg, Russia. 05.–07.07.1993. EUR/ICP/EPI 1 994 038

[36] World Health Organization (WHO) WHO-vaccine-preventable diseases monitoring system 2014 global summary. Im Internet: http://apps.who.int/immunization_monitoring/globalsummary/timeseries/tsincidencediphtheria.html; Stand: 29.12.2014

21 Enzephalitis, japanische

M. Funk-Baumann u. R. Steffen

21.1 Epidemiologie

Die Japanische Enzephalitis (JE; auch Japanische-B-Enzephalitis oder Russian autum[nal] Encephalitis) erhielt ihren Namen angesichts großer Ausbrüche in Japan am Ende des 19. Jahrhunderts. Die JE kommt in vielen Gebieten Asiens und seltener auch in Teilen des Westpazifiks vor [5], [9] (▸ Abb. 21.1). Eine detaillierte Auflistung der Länder/Regionen mit Japanischer Enzephalitis findet sich in [14].

JE ist die häufigste Enzephalitis in Asien mit mehr als 67 900 Erkrankungen pro Jahr, davon die Hälfte in China. Mehr als 3 Milliarden Personen sind gefährdet. Von der Krankheit und deren Folgen betroffen sind zu 75 % Kinder im Alter von 0 bis 14 Jahren [5]; Erwachsene sind meist immun. Das Risiko variiert je nach Ökologie, denn es besteht ein signifikanter Zusammenhang zwischen Krankheit, Bewässerung/Reisanbau und Schweinezucht. Mit der Zunahme der Reisanbaufläche um mehr als 20 % in 40 Jahren hat das Risiko zugenommen; die Schweinezucht in Asien ist in den letzten 10 Jahren um 17 % gewachsen [1]. Allerdings hat die Umstellung von Schweinehaltung im Hause zu Großfarmen das Risiko vermindert. Auch die gefährdete Bevölkerung hat zugenommen, in 40 Jahren um 66 %. [1]. Das Virusreservoir bilden Watvögel und Schweine. Beim Reisenden ist das Risiko abhängig vom Reiseziel, von Saison und Reisedauer und vor allem auch von den Aktivitäten. Abendliche und nächtliche Tätigkeiten im Freien in ländlichen Gegenden erhöhen das Übertragungsrisiko.

In den gemäßigten Regionen Asiens wird die Krankheit mehrheitlich saisonal im Sommer und Herbst übertragen (März bis Oktober, meist Mai bis September), in den Tropen und Subtropen ganzjährig, aber vermehrt in und nach der Regenzeit [8], [19].

11 der 24 Länder mit Japanischer Enzephalitis (46 %) verfügten 2012 über ein Impfprogramm, 7 davon waren national implementiert und betrafen die Gesamtbevölkerung oder Risikoregionen [3]. Die Impfmaßnahmen haben in der Bevölkerung die Inzidenz stark reduziert. Das Virus ist dort aber nach wie vor in den tierischen Reservoirs präsent.

Das Risiko für Reisende ist mit < 2 Fällen/1 Mio. Reisende sehr gering. Bei einem Langzeitaufenthalt ist es mit dem Risiko der einheimischen Bevölkerung vergleichbar; dieses beträgt je nach Region und Jahreszeit 5–50/100 000/Jahr [9] oder mehr. Zwischen 1973 und 2008 wurden weltweit 58 Fälle bei Reisenden aus Nichtendemieländern publiziert [14]. Das sind etwa 1,6 Erkrankungen/Jahr bei Touristen weltweit, wobei die Zahl in den letzten Jahren leicht zunimmt. Die publizierten Fälle sind wahrscheinlich etwa 50 % der tatsächlichen Fälle [13]; davon waren 60 % Touristen, 16 % Migranten und 11 % Soldaten. Zwei Drittel der Patienten waren länger als 1 Monat in Endemiegebieten unterwegs gewesen. Eine Minderheit der Fälle trat aber bei kurzen Badeferien auf Bali oder in Thailand auf.

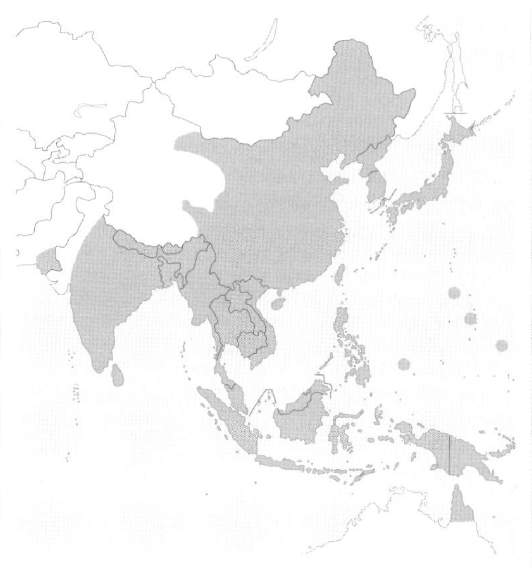

Abb. 21.1 Verbreitung der Japanischen Enzephalitis 2012.

21.2 Erreger

Das JE-Virus ist ein rundes, 40–50 nm großes, einzelsträngiges RNA-Virus mit einer Lipidhülle und gehört – wie das FSME-, das Gelbfieber- und das Denguevirus – zu den Flaviviren. 5 Genotypen werden unterschieden [10], nur 1 Serotyp ist gegeben. Es bestehen keine generellen Kreuzresistenzen mit anderen Flaviviren.

21.3 Pathogenese

JE ist eine Arbovirose („arthropode borne") und wird von *Culexmücken* übertragen, am häufigsten durch *Culex tritaeniorhynchus summarosus* [17], seltener durch *Culex vishnui* und andere. *Culex tritaeniorhynchus* ist exophil-zoophil, d. h. die Mücken stechen meist im Freien und vornehmlich Tiere (Schweine, Vögel); die Hauptaktivität ist nach Sonnenuntergang am frühen Abend, aber auch nachts. JE wird nicht von Mensch zu Mensch übertragen, außer ggf. durch Transfusion/Transplantation und selten intrauterin.

21.4 Klinik

Die Inkubationszeit beträgt 5–15 Tage. Weniger als 1 % der Infektionen äußern sich als Enzephalitis, die meisten verlaufen asymptomatisch oder mild [5]. Bei den enzephalitischen Formen sind 20–30 % letal, 30–40 % der Überlebenden zeigen Defektheilungen. Selten kann die Infektion auch als flakzide Paralyse verlaufen.

Der Beginn ist plötzlich mit Fieber, Myalgien und Kopfschmerzen. Gastrointestinale Störungen sind bei Kindern häufig. Innerhalb von Stunden bis Tagen kommt es zu Bewusstseins- und Persönlichkeitsveränderungen. Fokale neurologische Störungen, Lähmungen, Ataxie, Tonusveränderungen und extrapyramidale Zeichen können dazukommen. Kinder leiden in 75 % der Fälle unter Krämpfen, Erwachsene seltener. Die Letalität nimmt mit zunehmendem Alter zu.

21.5 Impfung

21.5.1 Impfstoffe (▶ Tab. 21.1).

Die auf Mäusehirnen kultivierten auf dem Nakayama-Stamm basierenden Impfstoffe JE-Vax und Japanese Encephalitis Vaccine-GCC werden seit 2006 nicht mehr hergestellt und sind seit Jahren nicht mehr erhältlich. Die Viruszucht der Virusimpfstämme erfolgt jetzt auf Hamsternieren oder Verozellkulturen [11].

- *Ixiaro* (IC 51):
  - gereinigter, formalininaktivierter Impfstoff mit dem Virusstamm SA 14–14–2; wird auf Verozellen gezüchtet,
  - in Europa und den USA seit 2009 verfügbar,
  - 1 Dosis (0,5 ml) enthält 6 µg (Proteingehalt) bzw. ≤ 460 ng des inaktivierten JE-Virusstamms SA 14–14–2, Aluminiumhydroxid (Adjuvans) und Lösungsmittel (aus Natriumchlorid, Kaliumdihydrogenphosphat, Dinatriumhydrogenphosphat und Wasser),
  - enthält eventuell Spuren von Protaminsulfat und Formaldehyd, jedoch weder Thiomersal, noch Gelatine oder andere Stabilisatoren oder Konservierungsmittel,
  - 18 Monate bei 2–8 °C haltbar,
  - Zulassung/Alter: bei Personen ≥ 2 Monate getestet und zugelassen (▶ Tab. 21.2).
  - Mit den bisherigen Impfstoffen geimpfte Personen können mit Ixiaro nachgeimpft werden.

Tab. 21.1 Impfstoffe gegen Japanische Enzephalitis

Impfstoff	Virusstamm	Zelllinie	Verfügbarkeit
inaktiviert			
Biken (neu)	Beijing	Vero	Japan
(Name: keine Angabe)	P-3	Vero	China
Ixiaro (IC 51)	SA 14–14–2	Vero	Europa, USA, Kanada, andere
Jespect (IC 51), identisch mit Ixiaro	SA 14–14–2	Vero	Australien, Neuseeland
JEEV (IC 51) identisch mit Ixiaro	SA 14–14–2	Vero	Indien
Jenvac	Kolar strain, 821 564XY	Vero	Indien
Kaketsuken	Beijing	Vero	Japan
lebend attenuierte			
RS.JEV	SA 14–14–2	Hamsterniere	China (Chengdu Institute of Biological Products, CDIBP), Nepal, Indien, Sri Lanka, S Korea
Imojev (ChimeriVax-JE)	SA 14–14–2	Vero YF17D Vect.	Thailand, Australien, Malaysia, Philippinen

III

- *Imojev (ChimeriVax-JE)* [16], [21], [22]:
  - chimäres, attenuiertes Virus bestehend aus einem lebenden, attenuierten, gentechnisch veränderten Gelbfiebervirus (Stamm 17D), das die wichtigen antigenen Eigenschaften des JE-Virus exprimiert (die Gene prM und E des Gelbfieberimpfstoffs 17D wurden durch die entsprechenden Gene des JE-Stamms SA 14–14–2 ersetzt),
  - Lebendimpfstoff, der einen guten Schutz hervorruft: 1 Dosis erzeugte bei über 94 % der geimpften Personen nach 2 Wochen einen protektiven Spiegel neutralisierender Antikörper, nach 1 Monat bei 99 %, 98,5 % nach 1 Jahr, 96 % nach 5 Jahren.
- *RS.JEV* (Chengdu Institute of Biological Products, CDIBP) [21]:
  - lebend attenuierter (LA) Impfstoff, auf Hamsternieren gezüchtet, Stamm SA 14–14–2,
  - seit der Markteinführung 1988 wurden in China mehr als 300 Mio Dosen verimpft, neu auch in Nepal, Indien, Sri Lanka und Südkorea vertrieben.
- *DNA-Impfstoffe* sind in Entwicklung.

21.5.2 Impfdurchführung (▶ Tab. 21.2)

In der EU und in der Schweiz ist nur Ixiaro erhältlich. Der Impfstoff wird in Fertigspritzen geliefert und intramuskulär im M. deltoideus, in Ausnahmefällen subkutan, appliziert. Die Immunisation mit 2 Dosen soll ≥ 1 Woche vor Antritt der Reise beendet sein.

Personen, die mit alten Impfstoffen (JE-Vax etc) grundimmunisiert wurden, können mit IXIARO geboostert werden [23]. Zur Dauer dieses Impfschutzes fehlen Daten.

21.5.3 Wirksamkeit

Daten zur klinischen Wirksamkeit sind nicht vorhanden. Als Surrogat wird von der WHO ein Schutzwert neutralisierender Antikörper im Plaques-Reduction-Neutralisation-Test (PRNT 50 ≥ 1 : 10) angegeben [15]. Neutralisierende Antikörper schützen gegen heterologe JE-Genotypen.

Die Daten von Ixiaro sind denen der früher erhältlichen Impfstoffen vergleichbar.

In einer zentraleuropäischen Studie mit 2 Dosen hatten 6 Monate nach der 1. Dosis 94 %, 1 Jahr nach der 1. Dosis 83 % der geimpften Personen protektive Antikörper [18]. Eine andere europäische Studie zeigte hingegen nach 6 Monaten nur bei 83 %, nach 1 Jahr bei 58 % und nach 2 Jahren bei 48 % der Geimpften schützende Antikörper [6]. Alle ungenügend Geschützten konnten mit 1 Dosis erfolgreich geboostert werden [7].

Der anzuratende Zeitpunkt für eine erste Auffrischimpfung liegt bei 12–24 Monaten falls der Impfschutz weiter benötigt wird. Bei Migranten oder Laborpersonal soll der Booster nach 12 Monaten erfolgen. Das Intervall für ggf. weitere Auffrischungen wird noch untersucht. Langzeituntersuchungen fehlen. Vorbestehende Antikörper gegen das FSME-Flavivirus erhöhen den Titer nach der 1. Ixiaro-Dosis, nicht aber nach der 2. Dosis. Die Wirksamkeit kann bei Personen mit reduzierter Immunkompetenz oder immunosuppressiver Therapie eingeschränkt sein.

Tab. 21.2 Impfschema [14]

Name Hersteller	Art Stamm		Anzahl Dosen Grundimmunisierung	Dosis	Abstand	Booster
IXIARO Novartis (künftig GSK?)	Inaktiviert SA 14–14–2	Erwachsene	2	0,5 ml i. m.	28d	nach 12 (–24) Monaten
IXIARO		3- < 18 Jahre	2	0,5 ml i. m.	28d	Keine Daten
IXIARO		2 Monate – ≤ 3 Jahre	2	0.25 ml i. m.	28d	Keine Daten

21.6 Wichtige Informationen

21.6.1 Nebenwirkungen

Die lokalen und systemischen Nebenwirkungen von Ixiaro sind denen des Adjuvans (alleine) vergleichbar. Sehr häufig (≥ 1//10 der Fälle) sind Kopfschmerzen, Myalgien, Müdigkeit und Lokalreaktionen. Häufig (≥ 1//100) sind Abgeschlagenheit, Übelkeit, grippeähnliche Symptome und Fieber. Bisher sind keine schweren allergischen oder neurologischen Komplikationen aufgetreten. Seltene schwerere Auswirkungen sind nicht auszuschließen.

Nach Anwendung der von Chengdu produzierten Lebendvakzine sind einige zum Teil letal verlaufene Fälle von Meningoenzephalitis beobachtet worden, dies bedarf weiterer Abklärungen [20].

21.6.2 Indikation/Kontraindikation

Reisende in Endemieländer müssen über das Risiko und die Wichtigkeit von persönlichen Schutzmaßnahmen aufgeklärt werden, insbesondere über den notwendigen Mückenschutz abends und nachts. Beruhend auf Kosten-Nutzen-Analysen wäre die Impfung nur bei sehr erheblicher Exposition empfehlenswert [12], [4], wobei aber auch eine voraussichtliche kumulative Expositionsdauer zu berücksichtigen ist.

Das Bundesamt für Gesundheit (BAG) in der Schweiz empfiehlt Reisenden ≥ 1Monat in Endemieländer zur Übertragungszeit und Langzeitaufenthaltern/Migranten eine Impfung [2]. Genaue Impfempfehlungen durch die nationalen Kommissionen in Deutschland (STIKO) und Österreich (Bundesamt für Gesundheit) liegen nicht vor, sodass die *Impfindikation* über die allgemeinen Schutzmaßnahmen hinaus mit dem Reisenden individuell besprochen werden muss. In den USA gilt gemäß Advisory Committee on Immunization Practices (ACIP) folgende Impfempfehlung für Reisende [14]:

- Reisende bei einer Reisedauer von > 1 Monat in ländliche JE-Endemiegebiete während der Transmissionszeit, wiederholt Reisende in solche Gebiete, Expats in Städte von Endemieländern mit wiederholten Aufenthalten in Risikoregionen außerhalb der Städte.
- Erweiterte Empfehlung
  - Reisende mit unbestimmten Reiseplänen in den Endemiegebieten,
  - Reisende bei einer Reisedauer < 1 Monat, falls sie sich vor allem in ländlichen Gebieten aufhalten und Aktivitäten mit einer erhöhten Exposition nachgehen (Camping, Trekking, Fischen usw.),
  - Reisen in Gebiete mit einem aktuellen Ausbruch.
- Impfung nicht empfohlen für
  - Städtereisen,
  - Reisen außerhalb der Übertragungszeit in gemäßigten Regionen.

Kontraindikation ist eine Anamnese schwerer allergischer Nebenwirkungen auf Impfstoffbestandteile. Ixiaro enthält Protaminsulfat, ein bekanntes Allergen.

Bei schwangeren oder stillenden Frauen sind zu wenig Daten hinsichtlich Nebenwirkungen und Schutzwirkung verfügbar, deshalb soll die Impfung nur nach sorgfältiger Abwägung von Vor- und Nachteilen durchgeführt werden.

Bei Personen über 65 Jahre sind die Daten für Ixiaro ungenügend, es gibt aber Hinweise dafür, dass das Profil für diese Altersgruppe ähnlich dem der Jüngeren ist.

Der Impfstoff kann gleichzeitig mit dem Hepatitis-A-Impfstoff Havrix verwendet werden. Eine vorbestehende FSME-Impfung hat keinen Einfluss auf den Schutz der Ixiaro-Grundimmunisierung. Andere Interaktionsuntersuchungen sind nicht vorhanden.

21.6.3 Therapie

Die Therapie der JE beschränkt sich auf supportive und symptomatische Maßnahmen, es gibt keine spezifische antivirale Therapie. Die Letalität hängt von der Ausrüstung und Qualität der behandelnden Therapieeinrichtung ab.

21.6.4 Passive Immunisierung

Im Experiment ließ sich ein gewisser Nutzen frühzeitiger Antikörper-Verabreichung zeigen. Immunglobuline sind kommerziell nicht erhältlich.

21.6.5 Meldepflicht

Die Meldepflicht ist in der EU nicht einheitlich geregelt. In Deutschland, Österreich und der Schweiz besteht keine Meldepflicht für die Japanische Enzephalitis.

Literatur

[1] Anonymous. Japanese Encephalitis Morbidity, Mortality, and Disability. Reduction and Control by 2015. Path JE Project. 2009

[2] Bundesamt für Gesundheit (BAG). Impfungen gegen Japanische Enzephalitis. Bulletin BAG 2012; 4: 61–63

[3] Baig S, Fox KK, et al. Japanese Encephalitis Surveillance and Immunization – Asia and the Western Pacific, 2012. MMWR 2013; 62(33): 658–662

[4] Burchard GD, Caumes E, Connor BA et al. Expert opinion on vaccination of travelers against Japanese encephalitis. J Travel Med 2009; 16: 204–216

[5] Campbell GL, Hills SL, Fischer M et al. Estimated Global Incidence of Japanese Encephalitis: a systematic review. Bull World Health Organ. 2011; 89(10): 766–774

[6] Dubischar-Kastner K, Eder S, Kaltenboeck A et al. Long term immunity following vaccination with the inactivated Japanese encephalitis vaccine IXIARO and neutralising antibody response to a booster dose. 11th conference of the International Society of Travel Medicine. 24.–28.05.2009. Budapest, Hungary; 2009

[7] Eder S, Dubischar-Kastner K, Firbas C et al. Long term immunity following a booster dose of the inactivated Japanese encephalitis vaccine IXIARO, IC51. Vaccine 2011; 29(14): 2607–2612

[8] Erlanger TE, Weiss S, Keiser J et al. Past, present, and future of Japanese encephalitis. Emerg Infect Dis 2009; 15: 1–7

[9] Fischer M, Lindsey N, Staples JE et al. Centers for Disease Control and Prevention. Japanese encephalitis vaccines: Recommendations of the Advisory Committee on Immunization Practices (ACIP). MMWR 2010; 59 (RR-1): 1–27

[10] Halstead SB, Jacobson J. Japanese encephalitis vaccines. In: Plotkin S, Orenstein W, Offit P, eds. Vaccines. Philadelphia: Saunders, Elsevier; 2008: 311–352

[11] Halstead SB, Thomas SJ. Japanese encephalitis: New options for active immunization. Clin Infect Dis 2010; 50: 1155–1164

[12] Hatz C, Werlein J, Mutsch M et al. Japanese encephalitis: Defining risk incidence for travelers to endemic countries and vaccine prescribing from the UK and Switzerland. J Travel Med 2009; 16: 200–203

[13] Hills SL, Griggs AC, Fischer M. Japanese encephalitis in travelers from non-endemic countries, 1973–2008. Am J Trop Med Hyg 2010; 82: 930–936

[14] Hills SL, Weber B, Fischer M. Japanese Encephalitis in Yellow Book 2014. Centers of Disease Control and Prevention (CDC), Health Information for International Travel. Oxford University Press 2014; 212–220 Im Internet: wwwnc.cdc.gov/travel/yellowbook/2014/chapter-3-infectious-diseases-related-to-travel/japanese-encephalitis

[15] Hombach J, Solomon T, Kurane I et al. Report on a WHO consultation on immunological endpoints for evaluation of new Japanese encephalitis vaccines. WHO, Geneva, 02.–03.09.2004. Vaccine 2005; 23: 5 205–5 211

[16] Jones T. A chimeric live attenuated vaccine against Japanese encephalitis. Expert Rev Vacc 2004; 3: 243–248

[17] Miller RH. Masuoka P, Klein TA et al. Ecological Niche Modeling to Estimate the Distribution of Japanese Encephalitis Virus in Asia. PLoS 2012; 6(6): e1678

[18] Schuller E, Jilma B, Voicu V et al. Long-term immunogenicity of the new Vero cell-derived, inactivated Japanese encephalitis virus vaccine IC51 Six and 12 month results of a multicenter follow-up phase 3 study. Vaccine 2008; 26: 4 382–4 386

[19] Vaughn DW, Barrett A, Solomon T. Flaviviruses (Yellow Fever, Dengue, Japanese Encephalitis, West Nile Encephalitis, St. Luis Encephalitis, Tick-bone Encephalitis). In: Mandell D, Bennett JE, Dolin R, eds. Principles and Practice of infectious Diseases. Philadelphia: Churchill Livingstone Elsevier; 2010: 2133–2156

[20] Wang Y, Dong D, Cheng G et al. Post-marketing surveillance of live-attenuated Japanese encephalitis vaccine safety in China. Vaccine. 2014; 32: 5 875–9

[21] WHO/WPRO. Fifth Japanese Encephalitis Laboratory Network Meeting in the Western Pacific Region. World Health Organization, Regional Office fort he Western Pacific. Vientiane. Laos 30 May 2011–1 June 2011; Febr. 2013

[22] WHO. Safety profile of Japanese (JE) Chimeric vaccine. WER. Febr. 2014; 89:53–54. Im Internet: www.who.int/vaccine_safety/committee/topics/japanese_encephalitis/Dec_2013/en/

[23] Wolpert T, Staples JE, Faix DJ et al. Immunogenicity of one dose of Vero cell culture-derived Japanese encephalitis (JE) vaccine in adults previously vaccinated with mouse brain-derived JE vaccine. Vaccine 2012; 30(20): 3 090–3 096

Weiterführende Literatur

[1] Dubischar-Kastner K, Kadlecek V et al. Safety, Immunogenicity and Dose Confirmation for the Inactivated Japanese Encephalitis Vaccine IXIARO, IC51, in Filipino Children aged 3 to 12 years. ISTM Congress Boston; 2011

[2] EMA. Zusammenfassung der Merkmale des Arzneimittels IXIARO. Im Internet: www.ema.europa.eu/docs/de_DE/document_library/EPAR_-_Product_Information/human/000963/WC500037287.pdf

[3] Government of India. National Vector Borne Disease Control Programme. Japanese Encephalitis. AES/JE Cases and Deaths in the Country 2008–2014

[4] Kaltenbock A, Dubischar-Kastner K et al. Immunogenicity and safety of IXIARO (IC51) in a Phase II study in healthy Indian children between 1 and 3 years of age. Vaccine 2010; 28 (3): 834–839

[5] Oya A, Kurane I. Japanese encephalitis for a reference to international travelers. J Travel Med. 2007; 14: 259–68

[6] Schuller E, Klingler A, Dubischar-Kastner K et al. Safety profile oft the Vero cell-derived Japanese Encephalitis virus (JEV) Vaccine IXIARO. Vaccine 2011; 29(47):8 669–8 674

[7] Vashishtha VM, Kalra A, Bpse A et al. Indian Academy o f Pediatrics (IAP) Recommended Immunization Schedule for Children Aged 0–18 years – India, 2013 and Updates on Immunization. Indian Pediatr 2013; 50: 1095–1108

22 Frühsommer-Meningoenzephalitis (FSME)

U. Heininger u. H. Kollaritsch

22.1 Epidemiologie

Die Frühsommer-Meningoenzephalitis (FSME) ist in zahlreichen Regionen Europas, vor allem in Zentral- und Osteuropa, endemisch vorkommend. Hohe jährliche Krankheitszahlen werden insbesondere aus Russland und dem Baltikum gemeldet (Estland, Litauen, Lettland). In allen anderen osteuropäischen Ländern ist die FSME ebenfalls, in unterschiedlichem Ausmaß, verbreitet. Risikogebiete finden sich auch in Deutschland, Österreich und der Schweiz sowie in Italien, Albanien, Bosnien-Herzegowina, Serbien, Slowenien, Kroatien und Griechenland und in Nordeuropa in Finnland, Schweden und Norwegen [1].

In Deutschland werden gegenwärtig jährlich 200–400 Krankheitsfälle gemeldet, in Österreich etwa 60–90 und in der Schweiz etwa 200.

In Deutschland sind zurzeit folgende Risikogebiete bekannt (▶ Abb. 22.1):

- Baden-Württemberg,
- Bayern (außer dem größten Teil Schwabens und dem westlichen Teil Oberbayerns),
- Hessen (Landkreise Odenwald, Bergstraße, Darmstadt-Dieburg, Stadtkreis Darmstadt, Groß-Gerau, Offenbach, Main-Kinzig-Kreis, Marburg-Biedenkopf),
- Rheinland-Pfalz (Landkreis Birkenfeld),
- Thüringen (Stadtkreise Jena und Gera, Saale-Holzland-Kreis, Saale-Orla-Kreis, Landkreise Saalfeld-Rudolstadt, Hildburghausen und Sonneberg),
- Sachsen (Landkreis Vogtlandkreis).

In Österreich sind vor allem die südöstlichen Landesteile (Steiermark, Niederösterreich, Burgenland, Kärnten und das Inntal in Tirol) als Endemiegebiete bekannt (▶ Abb. 22.2).

In der Schweiz befinden sich FSME-Endemiegebiete in den Kantonen Aargau, Bern, Fribourg, Graubünden, Luzern, Nidwalden, Obwalden, Schaffhausen, Solothurn, St. Gallen, Thurgau, Uri, Waadt, Zug, Zürich und seit 2011 auch im Wallis. Das Fürstentum Liechtenstein gilt ebenfalls als Risikogebiet (▶ Abb. 22.3).

Für die von Jahr zu Jahr teils erheblichen Schwankungen der gemeldeten Krankheitsfälle in den bekannten Risikoländern gibt es verschiedene Erklärungsansätze, insbesondere klimatischer Natur. So ist bekannt, dass warme Winter sowohl das Überleben der Zecken als auch das ihrer wichtigsten Wirtstiere begünstigen.

Ebenfalls einen signifikanten Einfluss auf die Epidemiologie der FSME kann die Impfprävention

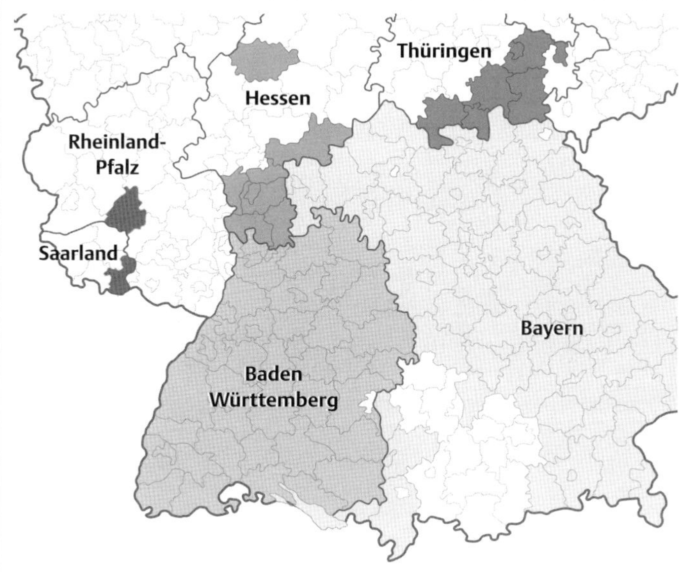

Abb. 22.1 FSME-Risikogebiete in Deutschland. Stand: April 2014.

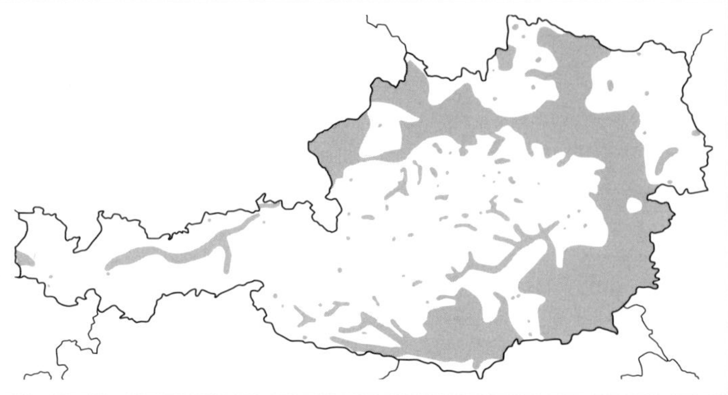

Abb. 22.2 FSME-Risikogebiete in Österreich. Stand: September 2014.

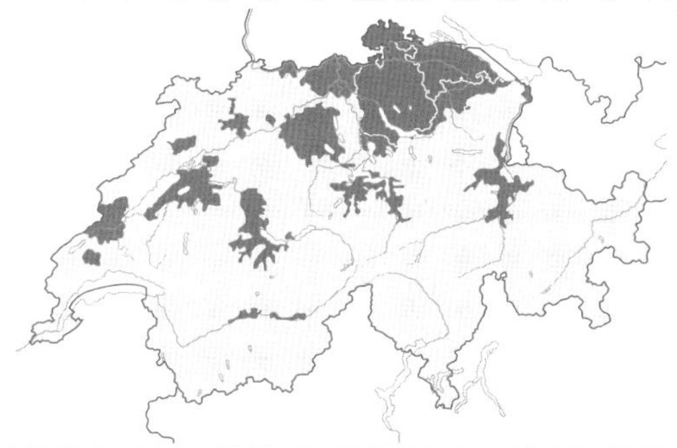

Abb. 22.3 FSME-Risikogebiete in der Schweiz. Stand: April 2014.

haben, sofern sie konsequent angewendet wird. Dies lässt sich eindrucksvoll am Beispiel von Österreich zeigen. Dort ist seit 1971 ein kontinuierliches Absinken der Erkrankungsfälle um fast 90 % bis heute zu verzeichnen, nachdem man dazu übergegangen war, der gesamten Bevölkerung in Endemiegebieten (i. d. R. ab dem Alter von 1 Jahr) die FSME-Impfung zu empfehlen. Mittlerweile hat die Durchimpfung in Österreich mit zumindest 1 Impfung 89 % erreicht. Im Gegensatz dazu ist in vielen Regionen klimatisch ähnlicher Länder, wie in Deutschland und der Schweiz, in den vergangenen 10 Jahren aufgrund der unzureichenden Impfakzeptanz eher eine Zunahme der FSME-Fälle zu verzeichnen gewesen (▸ Abb. 22.4). Dies beruht möglicherweise sowohl auf einer echten Zunahme der Krankheit als auch auf einer Zunahme der diagnostizierten Fälle.

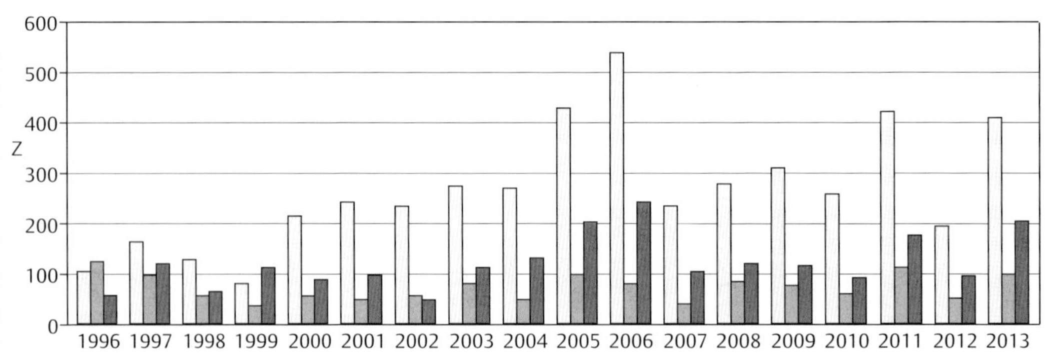

Abb. 22.4 Gemeldete FSME-Krankheitsfälle in Deutschland, Österreich und der Schweiz (1996–2013).

22.2 Erreger

Der Erreger der FSME ist ein Virus, das – wie das Gelbfieber-, das Japanische Enzephalitis- und die 4 Typen des Dengue-Fieber-Virus – zum Genus *Flavivirus* (etwa 70 Viren) innerhalb der Familie der Flaviviridae gehört. Neben dem Virus der Japanischen Enzephalitis ist das *FSME-Virus* der wichtigste und häufigste Erreger der durch Arthropoden übertragenen Viruskrankheiten des zentralen Nervensystems.

Das für die Induktion schützender Antikörper verantwortliche Oberflächenprotein E ermöglicht die Unterscheidung zwischen einem europäischen, zentralsibirischen und einem fernöstlichen Subtyp (prävalent im Osten Russlands). Wegen der geringen antigenen Differenz zwischen den Varianten (3–6 %) kann die Impfung mit dem europäischen Virusstamm eine Kreuzimmunität gegen die beiden anderen Subtypen induzieren.

Das Virus zirkuliert in sogenannten Naturherden zwischen *Zecken* und Kleinsäugern. Die Kleinsäugetiere erkranken selbst nicht, dienen aber der Virusvermehrung und als Virusreservoir. An ihnen infizieren sich Larve, Nymphe und Imago (= Adulte) der Zecken anlässlich der Blutmahlzeit, die sie zum Übertritt ins nächste Stadium – bzw. die adulte weibliche Zecke für die Eiablage – benötigen. Eine infizierte Larve bzw. Nymphe nimmt eine einmal erworbene Infektion in ihrer weiteren Entwicklung mit in das nächste Stadium. Sogar eine transovarielle Übertragung ist möglich. Naturherde mit FSME-infizierten Zecken (bis zu 5 %) finden sich in Europa vorwiegend in Busch- und Waldgebieten mit jährlichen Durchschnittstemperaturen von mehr als 8 °C (in Europa etwa bis zu 1600 m über dem Meeresspiegel). Dauer und Intensität der Zeckenaktivität sind jahreszeitlichen Schwankungen unterworfen, die zum Teil ebenfalls witterungsabhängig sind. Feuchtwarmes Wetter begünstigt die Zeckenaktivität, trockenes Wetter reduziert sie.

Wichtigster *Überträger* für die Verbreitung des westlichen Subtyps des FSME-Virus ist *Ixodes ricinus* (*Gemeiner Holzbock*), eine Schildzecke. Außer Menschen können auch einige Säugetiere, wie Ziegen, an enzephalitischen Symptomen erkranken und FSME-Viren mit der Milch ausscheiden. In Osteuropa und Zentraleuropa wurden alimentär übertragene Infektionen nach Genuss von nicht pasteurisierter Ziegenmilch berichtet.

22.3 Pathogenese

Das Virus befindet sich im Speichel infizierter Zecken. Wirte der Zecken sind Kleinsäugetiere des Waldes, insbesondere Mäuse; der Mensch ist zufälliger Wirt. Er wird meist nur von den wenige Millimeter großen Nymphen und den adulten Weibchen gestochen. Unmittelbar nach dem schmerzlosen und daher oftmals unbemerkten Stich und Beginn des mehrstündigen Saugaktes am Wirt wird das Virus bereits übertragen. Es vermehrt sich zunächst am Infektionsort, ehe es sich über Lymphe und Blut (Virämie) ausbreitet. Auf dem hämatogenen Weg erfolgt bei einem Teil der Infizierten der Befall des ZNS nach Überwinden der Blut-Liquor-Schranke. Nach einigen Wochen wird das Virus wieder eliminiert.

Das Risiko für Nichtimmune, nach Zeckenstich in einem Hochrisikogebiet zu erkranken, wird mit 1 : 600 bis 1 : 2000 angegeben. Eine Freiburger Studie hat für das dortige Hochrisikogebiet Dreisamtal 1 Erkrankung auf 1000–2000 Zeckenstiche errechnet [3].

22.4 Klinik

Nicht jeder Stich einer infizierten Zecke führt zu einer Infektion. Nach erfolgter Infektion treten nach etwa 3–14 Tagen bei 10–30 % der Infizierten Krankheitserscheinungen auf. Der Krankheitsverlauf ist mono- oder biphasisch. Es kommt zunächst zu *grippeähnlichen Symptomen* mit mäßigem Fieber (i. d. R. nicht über 39 °C), Kopfschmerzen, Erbrechen, Schwindelgefühl. Nach einem symptomfreien Intervall von etwa 1 Woche (bis zu 20 Tagen) kommt es bei etwa 6–10 %(–30 %) der vorher grippeähnlich Erkrankten zu *zentralnervösen Symptomen*. Dies sind hohes Fieber, Kopfschmerzen, Übelkeit, Erbrechen, Schwächegefühl, Müdigkeit, Apathie bis zum Koma und tonisch-klonische Krampfanfälle. Bei Kleinkindern können zusätzlich Bauchschmerzen im Vordergrund stehen. Im Kindesalter werden häufig unkomplizierte meningitische Krankheitsbilder beobachtet, während die schwerer verlaufenden Enzephalitiden mit Koma, neurologischen Ausfällen, Defektheilungen und Todesfällen vorwiegend im Erwachsenenalter auftreten [5].

22.5 Impfung

22.5.1 Impfstoffe

Der erste Impfstoff zur aktiven Immunisierung gegen FSME wurde 1976 in Österreich zugelassen. Derzeit sind Impfstoffe von 2 Herstellern auf dem Markt:

- FSME-Immun
  - *FSME-Immun* für Erwachsene enthält mindestens 2,4 µg inaktivierte FSME-Viren vom Stamm Neudörfl (auf Hühnerembryonalzellen gezüchtet) in 0,5 ml Injektionslösung, zusätzlich Aluminiumhydroxid als Adjuvans und Humanalbumin sowie Spuren von Saccharose, Protaminsulfat, Formaldehyd, Gentamicin und Neomycin als Stabilisatoren bzw. Konservierungsmittel. Der Impfstoff ist ab dem Alter von 16 Jahren zugelassen und wird intramuskulär injiziert.
  - *FSME-Immun 0,25 ml junior*, für Kinder im Alter von 1–15 Jahren zugelassen, enthält die halbe Antigenmenge (1,2 µg in 0,25 ml), ebenfalls zur i. m.-Injektion.
- Encepur
  - *Encepur* für Erwachsene enthält 1,5 µg inaktivierte FSME-Viren (auf Hühnerfibroblasten-Zellkulturen gezüchtet) in 0,5 ml Injektionslösung, mit Aluminiumhydroxid als Adjuvans sowie Saccharose und Spuren von Formaldehyd, Chlortetracyclin, Gentamicin und Neomycin als Stabilisatoren bzw. Konservierungsmittel. Das früher diesem Impfstoff beigefügte Polygelin (allergisierend) ist seit 2001 nicht mehr enthalten. Der Impfstoff ist ab dem Alter von 12 Jahren zugelassen.
  - *Encepur Kinder*, für Kinder im Alter von 1–11 Jahren, enthält die halbe Antigenmenge (0,75 µg in 0,25 ml), ebenfalls zur i. m. Injektion.

Die Impfstoffe besitzen eine ausgezeichnete Immunogenität und sind gut verträglich.

22.5.2 Impfdurchführung

Reguläre Impfschemata

Das empfohlene Impfschema der Grundimmunisierung umfasst 3 Dosen:

- Zeitpunkte bei Encepur-Impfstoffen
  - 0,
  - 1–3 Monate nach der 1. Dosis und
  - 9–12 Monate nach der 2. Dosis.
- Zeitpunkte bei FSME-Immun-Impfstoffen
  - 0,
  - 1–3 Monate nach der 1. Dosis und
  - 5–12 Monate nach der 2. Dosis.

Anschließend ist für Personen bis zum Alter von 49 Jahren die 1. Auffrischimpfung nach 3 Jahren und alle weiteren alle 5 Jahre empfohlen. Für Personen ab dem Alter von 50 Jahren werden alle Auffrischimpfungen im Abstand von 3 Jahren empfohlen.

In *Österreich* wird grundsätzlich die 4. Dosis 3 Jahre nach der 3. Dosis, alle weiteren Dosen bis zum Alter von 60 Jahren in 5-Jahresabständen empfohlen, ehe das Auffrischintervall wieder 3 Jahre beträgt.

In der *Schweiz* werden von der nationalen Impfkommission EKIF in Abweichung von den Angaben der Fachinformationen 10-Jahres-Auffrischintervalle empfohlen. Die Kommission ist der Auffassung, dass der Impfschutz deutlich länger als 3–5 Jahre nach Grundimmunisierung anhält, in Analogie zur Persistenz von FSME-IgG-Ak im Serum. Die epidemiologische Erfahrung in der Schweiz bestätigt dies indirekt: Von 822 gemeldeten FSME-Fällen im Zeitraum 2005–2011 mit Impfdokumentation traten 757 (92,1 %) bei ungeimpften Personen auf. Von den 65 Fällen bei Geimpften betrafen lediglich 38 Fälle (4,6 %) Personen mit abgeschlossener Grundimmunisierung und nur 5 (0,6 %) Fälle bei Personen, deren letzte FSME-Impfdosis länger als 5 Jahre zurücklag [7]. Da das Impfziel die Reduktion der Zahl an FSME-Fällen ist, bedarf es also vor allem einer höheren Durchimmunisierung der exponierten Bevölkerung. Das von der EKIF empfohlene 10-Jahres-Auffrischintervall nach abgeschlossener Grundimmunisierung soll deshalb die Akzeptanz der FSME-Impfung bei der Ärzteschaft und in der Bevölkerung steigern.

In *Deutschland* dagegen sind die Auffrischintervalle der Hersteller (3 bzw. 5 Jahre, s. o.) juristisch bindend.

Unvollständige Impfserien können durch Nachholimpfungen aktualisiert werden, ohne dass eine Impfserie von vorne neu begonnen werden müsste [6].

Schnellimmunisierung

Bei entsprechender Dringlichkeit kann bei *FSME-Immun-Impfstoffen* der Abstand zwischen der 1. und 2. Dosis auf 14 Tage verkürzt werden. Die Gabe der 3. Dosis findet regulär 5–12 Monate nach der 2. Dosis statt, ebenso entsprechen die Auffrischimpfungen den Empfehlungen wie beim regulären Impfschema (s. o.).

Für *Encepur-Impfstoffe* ist ein Schnellimmunisierungsschema mit 3 Dosen innerhalb von 21 Tagen (an den Tagen 0, 7 und 21) zugelassen. Bei diesem Vorgehen ist die 1. Auffrischimpfung bereits nach 12–18 Monaten erforderlich, alle weiteren nach 5 Jahren (bis zum Alter von 49 Jahren) bzw. 3 Jahren (ab dem Alter von 50 Jahren).

22.5.3 Wirksamkeit

Es gibt keine randomisierte, prospektive, klinische Wirksamkeitsstudien zur FSME-Impfung. Die Wirksamkeit ist jedoch epidemiologisch belegt:

- In Österreich, einem Land mit hoher Impfakzeptanz in der Allgemeinbevölkerung, führte die Einführung der Impfung zu einem signifikanten Rückgang der Krankheitszahlen.
- Ferner zeigen Untersuchungen zum Impfstatus von Erkrankten, dass diese in hohem Maße nicht oder nur unvollständig geimpft sind. Die Feldeffektivität der FSME-Impfung ist mit 99 % bei regulär geimpften Personen und mit 95 % bei außerhalb des empfohlenen Schemas geimpften Personen außerordentlich hoch.

Die tatsächliche Schutzdauer nach wiederholter Impfung wurde in einer 10-Jahres-Longitudinalstudie bei Erwachsenen evaluiert. Demnach ist mit einem signifikanten Schutzverlust nach etwa 8 Jahren zu rechnen, höheres Lebensalter begünstigt diesen Trend [2].

Ein sicheres *serologisches Korrelat* für Schutz vor FSME nach Impfung besteht nicht, jedoch werden in verschiedenen Labortests unterschiedliche Protektionswerte postuliert [2]. Ein in Österreich entwickelter ELISA-Test (*Immunozym*) definiert den „Cut-off"-Wert für Serokonversion (= postvakzinal Nachweis von spezifischen IgG-Antikörpern im Serum bei prävakzinal seronegativen Personen) bei ≥ 127 Vienna-Einheiten/ml (VIEU/ml) und postuliert den protektiven Schwellenwert bei ≥ 201 VIEU/ml. Ein anderes Verfahren (Enzygnost) definiert den Cut-off-Wert bei ≥ 25 ELISA-Einheiten/ml (EU/ml) und die Schutzschwelle bei ≥ 50 EU/ml. Experimentell ist der Nachweis von neutralisierenden Antikörpern (Neutralisationstest, NT).

Die *Seroprotektionsraten* für die FSME-Impfstoffe werden von den Herstellern wie folgt angegeben:

- Encepur (gleiche Prozentangaben für Kinder und Erwachsene!)
  - Konventionelles Impfschema
    - 4 Wochen nach 1. Impfung (Tag 28): ca. 50 %,
    - 2 Wochen nach 2. Impfung (Tag 42): ca. 98 %,
    - 2 Wochen nach 3. Impfung (Tag 314): ca. 99 %.
- Schnellimmunisierungsschema
  - 2 Wochen nach der 2. Impfung (Tag 21): ca. 90 %,
  - 2 Wochen nach der 3. Impfung (Tag 35): ca. 99 %.
- FSME Immun
  - Konventionelles Impfschema (Kinder)
    - 3–5 Wochen nach 2. Impfung: 96,5–100 %,
    - 3–5 Wochen nach 3. Impfung: 99,7–100 %.
  - Konventionelles Impfschema (Erwachsene, 16–65 Jahre)
    - 3 Wochen nach 2. Impfung: 87,5 % (ELISA) bzw. 94,8 % (NT),
    - 3 Wochen nach 3. Impfung: 98,7 % (ELISA) bzw. 99,4 % (NT).

22.6 Wichtige Informationen

22.6.1 Nebenwirkungen

Die Verträglichkeit der FSME-Impfstoffe ist im Allgemeinen gut. Lokale Nebenwirkungen sind ähnlich häufig wie nach anderen Totimpfstoffen und meistens milde ausgeprägt und von kurzer Dauer. Fieber wird bei Kindern altersabhängig in ca. 10–20 % (Alter ≥ 4 Jahre) bzw. 20–30 % (Alter 1–3 Jahre) nach der 1. Dosis beobachtet. Die Fieberraten ab der 2. Dosis betragen nur noch < 5 % bzw. 10–15 %.

Eine herstellerunabhängige Studie mit mehr als 25 000 erfassten Impfungen ergab eine deutlich niedrigere Nebenwirkungsinzidenz von 0,413 % insgesamt, wobei knapp 2 Drittel der dokumentierten Fälle auf Säuglinge und Kleinkinder und hier wiederum (75,8 %) auf die Erstimpfung entfielen [7]. Auch die Pharmakovigilanzdaten der Hersteller ergeben eine Nebenwirkungsquote

- von $5{,}77 \times 10^{-5}$ mit $1{,}57 \times 10^{-5}$ als „schwerwiegend" klassifizierten Nebenwirkungen (bei ca. 42 Mio. Dosen seit 2001, Fa. Baxter) und
- von $7{,}7 \times 10^{-5}$ mit $1{,}9 \times 10^{-5}$ als „schwerwiegend" klassifizierten (bei ca. 30 Mio. Dosen seit 2001, Fa. Novartis).

Systemische Nebenwirkungen (Fieber, Kopf- und Gliederschmerzen, Abgeschlagenheit) unterscheiden sich dagegen in ihrer Häufigkeit nicht wesentlich von den in der Population zu erwartenden spontanen Häufigkeiten (Hintergrundmorbidität).

In seltenen Einzelfällen wurden nach FSME-Impfung periphere Neuritiden, Guillain-Barré-Syndrom und andere Krankheiten des ZNS beobachtet. Hierbei ist aufgrund der Seltenheit der Ereignisse eher von einer Koinzidenz als von einer ursächlichen Verknüpfung auszugehen.

22.6.2 Indikation/Kontraindikation

In *Deutschland* empfiehlt die STIKO [8] die FSME-Impfung

- ab dem Alter von 1 Jahr für Personen die sich in Risikogebieten im In- oder Ausland aufhalten und
- für Personen, die durch FSME beruflich gefährdet sind, wie z. B. Forstarbeiter, Jäger, Landwirte und exponiertes Laborpersonal.

In *Österreich* wird die Impfung für alle Personen in Endemiegebieten ab dem Alter von 1 Jahr empfohlen, in der *Schweiz* ab dem Alter von 6 Jahren.

Allergien gegen Vakzinebestandteile sowie in der Anamnese bekannte anaphylaktische Reaktionen nach oraler Aufnahme von Hühnereiweiß stellen eine *Kontraindikation* für die Impfung dar. Eine nachgewiesene Hühnereiweißallergie ist keine absolute Kontraindikation für die Impfung, wohingegen eine frühere anaphylaktische Reaktion auf Hühnereiweiß formal eine Gegenanzeige darstellt. Die Möglichkeit einer Schockbekämpfung muss bei Eiweißsensibilisierung gesichert sein und eine Nachbeobachtung des Patienten muss über mindestens 30 Minuten erfolgen.

Akute Infektionen sind eine passagere Kontraindikation für die Impfung, d. h. bis zum Abklingen der akuten Krankheitszeichen. Bei Schwangeren bestehen keine ausreichenden Erfahrungen, sodass die Indikation zur Impfung auf der Basis des Expositionsrisikos gestellt werden muss. Stillen ist hingegen keine Kontraindikation.

Die *präexpositionelle* Impfung sollte rechtzeitig geplant werden, da ein mutmaßlich schützender Antikörperspiegel erst ca. 14 Tage nach der 2. Dosis erreicht wird. Ein idealer Zeitpunkt ist das Winterhalbjahr, sodass im darauffolgenden Sommerhalbjahr Impfschutz besteht, welcher dann 5–12 Monate nach der 2. Dosis durch eine die Grundimmunisierung abschließende 3. Dosis konsolidiert wird.

Die *postexpositionelle* aktive Immunisierung bei vorher inkomplett geimpften Personen kann eine FSME nicht sicher verhindern. Im Fall einer möglichen Exposition (Zeckenstich in einem Risikogebiet) sollte bei bislang ungeimpften Personen die mögliche Inkubationszeit für eine FSME-Infektion von bis zu 4 Wochen nach Zeckenstich abgewartet werden [5]. Danach kann bei bestehendem Impfwunsch eine aktive Immunisierung erfolgen, ohne dass eine Koinzidenz von Impfung und evtl. Ausbruch einer FSME riskiert wird. Ob bei einer vollständig grundimmunisierten Person und fälliger bzw. überfälliger Auffrischimpfung eine postexpositionelle Impfung stattfinden soll, muss im Einzelfall erwogen werden. Wenn ja, dann sollte sie möglichst binnen 48 Stunden nach Zeckenstich erfolgen.

22.6.3 Therapie

Die Behandlung einer FSME erfolgt rein symptomatisch. Eine kausale Therapie gegen das FSME-Virus gibt es nicht.

22.6.4 Meldepflicht

In Deutschland ist der direkte oder indirekte Nachweis des FSME-Virus nach §7 des IfSG meldepflichtig, sofern auch klinische Hinweise (d. h. kompatible Krankheitszeichen oder -symptome) für eine Infektion vorliegen.

In der Schweiz und Österreich ist der Labornachweis einer FSME-Infektion ebenfalls meldepflichtig, wobei in der Schweiz zusätzlich ergänzende Angaben zur Krankheit gemacht werden müssen.

Literatur

[1] Heinz FX, Holzmann H, Essl A et al. Field effectiveness of vaccination against tick-borne encephalitis. Vaccine 2007; 25: 7 559–7 567

[2] Holzmann H, Kundi M, Stiasny K et al. Correlation between ELISA, hemagglutination inhibition, and neutralization tests after vaccination against tick-borne encephalitis. J Med Virol 1996; 48: 102–107

[3] Kollaritsch H, Paulke-Korinek M, Holzmann H et al. Vaccines and vaccination against tick-borne encephalitis. Expert Rev Vaccines 2012; 11: 1103–1119

[4] Paulke-Korinek M, Kundi M, Laaber B, et al. Factors associated with seroimmunity against tick borne encephalitis virus 10 years after booster vaccination. Vaccine 2013; 31: 1293–1297

[5] Robert Koch-Institut (RKI). Zum FSME-Risiko nach Zeckenstich in einem Risikogebiet. Epid Bull 1999; 12: 76–77

[6] Schosser R, Reichert A, Mansmann U, Unger B, Heininger U, Kaiser R. Irregular tick-borne encephalitis vaccination schedules: the effect of a single catch-up vaccination with FSME-IMMUN. A prospective non-interventional study. Vaccine 2014; 32: 2375–2381

[7] Schuler M, Zimmermann H, Altpeter E, Heininger U. Epidemiology of tick-borne encephalitis in Switzerland, 2005–2011. Euro Surveill 2014;19(13):pii = 20 756. Im Internet: www.eurosurveillance.org/ViewArticle.aspx?ArticleId = 20 756

[8] Ständige Impfkommission am Robert Koch-Institut (STIKO). Mitteilung der Ständigen Impfkommission am Robert Koch-Institut: Empfehlungen der Ständigen Impfkommission am RKI 2015; Stand Aug. 2015. Epid Bull 2015: 34: 327–362

[9] Weinzettel R, Ertl S, Zwiauer K. FSME monitoring: Monitoring of adverse events of tick-borne-encephalitis vaccines by selected paediatricians and general practitioners. Wien Med Wochenschr 2007; 157: 107–110

23 Gelbfieber

W. Jilg

23.1 Epidemiologie

Das Gelbfiebervirus, ein von Stechmücken übertragenes Flavivirus, kommt in den tropischen Regionen Afrikas und Südamerikas vor. In diesen Gegenden stellt Gelbfieber nach wie vor ein großes Gesundheitsproblem dar. Epidemiologisch werden

- das *sylvatische* oder Dschungelgelbfieber,
- das nur in Afrika vorkommende *intermediäre* („intermediate") oder Savannengelbfieber als Zwischenform und
- das *urbane* Gelbfieber

unterschieden.

Das sylvatische Gelbfieber wird im tropischen Regenwald von verschiedenen Moskitoarten unter Affen übertragen, nur gelegentlich kommt es zur Infektion von in diesen Lebensraum eindringenden Menschen. Das Savannengelbfieber wird in dschungelnahen Gegenden durch verschiedene Aedes-Mückenspezies von Affen auf Menschen und von Mensch zu Mensch weitergegeben.

Beim urbanen Gelbfieber kommt es zur Transmission von Viren durch *Aedes aegypti* von Mensch zu Mensch. Voraussetzungen hierfür sind, dass sich in einer Population ständig Menschen befinden, die eine Gelbfiebervirämie durchmachen, und dass gleichzeitig in den entsprechenden Wohngebieten Aedes aegypti vorkommt. Durch umfangreiche Impfprogramme und gezielte Bekämpfung der übertragenden Stechmücken konnte das urbane Gelbfieber in Südamerika stark zurückgedrängt werden, ist aber gegenwärtig wieder auf dem Vormarsch. Grund dafür ist die zunehmende Resistenz der Vektoren gegen Insektizide sowie die weniger konsequente Durchführung von gezielten Impfaktionen. Damit erhöht sich das Risiko, dass die urbane Form des Gelbfiebers durch Wiedereinschleppung des Virus in vom Gelbfieber einstmals frei gewordenen Gebieten wieder aufflammt. Problematisch ist die Situation vor allem in Afrika, wo immer wieder kleinere und größere Gelbfieberepidemien auftreten [1], [5].

Unverändert bedeutsam und durch Impfaktionen nicht direkt zu beeinflussen ist die sylvatische Form des Gelbfiebers. Bei dieser Form ist nicht der Mensch, sondern sind Tiere des Urwalds – vor allem Affen und Halbaffen – das Virusreservoir. Hier sind neben Aedes aegypti vor allem Stechmücken

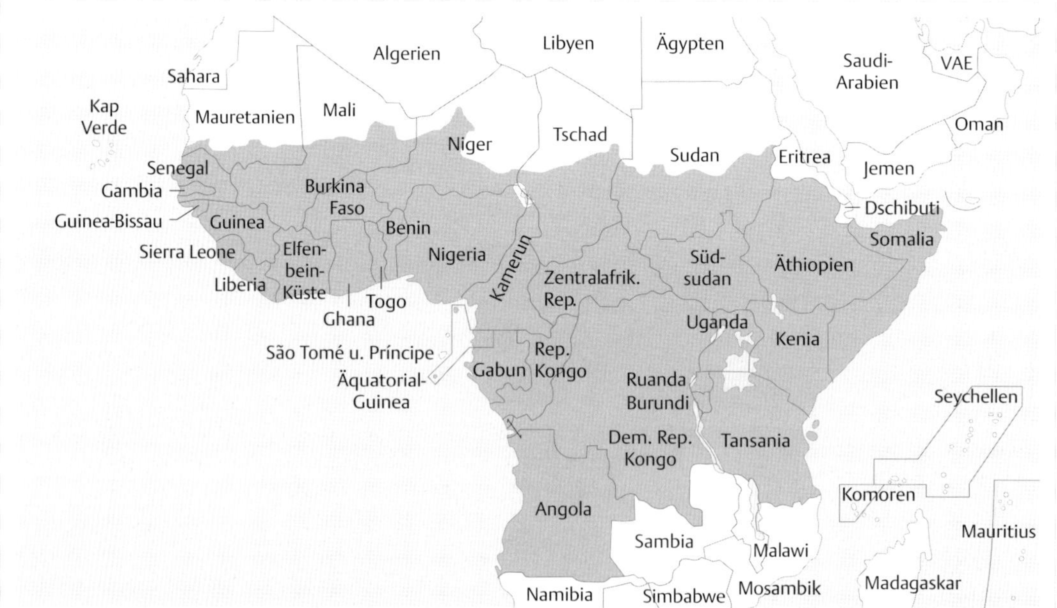

Abb. 23.1 Gelbfieber-Risikogebiete in Afrika.

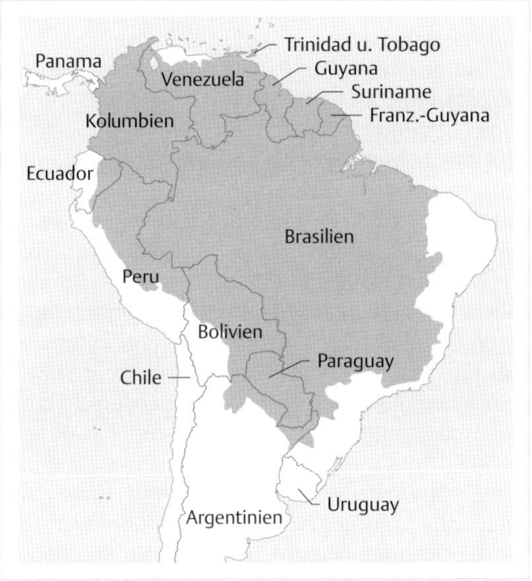

Abb. 23.2 Gelbfieber-Risikogebiete in Südamerika.

des Regenwalds, wie z. B. *Aedes africanus* und *Haemogogus*-Arten, die Vektoren, die das Virus auf den Menschen übertragen.

Als Gelbfieberendemiegebiete gelten Länder Afrikas südlich der Sahara (▶ Abb. 23.1) sowie die nördlichen Teile Südamerikas einschließlich des Amazonasbeckens (▶ Abb. 23.2). Bemerkenswert ist, dass Gelbfieber bisher niemals in asiatischen Ländern gefunden wurde, obwohl Aedes aegypti speziell in Südostasien weit verbreitet ist.

Nach Schätzungen der WHO aus den 1990er-Jahren verursacht Gelbfieber jährlich ca. 200 000 Erkrankungen und etwa 30 000 Todesfälle, die Mehrzahl davon in Afrika. Neue Untersuchungen aus Afrika bestätigen diese Zahlen, mit einer leichten Abnahme der Fälle im Jahr 2013 [5], [18]. 31 afrikanische Länder – vor allem in West- und Zentralafrika – gehören gegenwärtig zu den Gelbfieberrisikogebieten. In Südamerika ist Gelbfieber derzeit in 13 Ländern endemisch; Bolivien, Brasilien, Kolumbien, Ecuador und Peru gehören dort zu den Ländern mit dem höchsten Risiko [4].

Das Risiko einer Gelbfieberinfektion für Touristen ist verhältnismäßig gering, darf aber angesichts der Schwere der Infektion auf keinen Fall vernachlässigt werden. So erkrankten zwischen 1970 und 2009 zwar nur 9 Tropenreisende aus Industrienationen an Gelbfieber, aber 8 von ihnen verstarben [4]!

Das Erkrankungsrisiko für Reisende wird von einer Reihe von persönlichen Faktoren und Umweltfaktoren beeinflusst, wie persönlichem Mückenschutz, beruflichen oder Freizeitaktivitäten, der spezifischen Region im Reiseland und der dort herrschenden Virusdichte bzw. Übertragungsrate und natürlich der Aufenthaltsdauer im Infektionsgebiet [8]. Das Risiko für eine ungeimpfte Person, während eines 2-wöchigen Aufenthalts an Gelbfieber zu erkranken, wird für Westafrika mit 50 : 100 000 und für Südamerika mit 5 : 100 000 angegeben; das Risiko, im Erkrankungsfall zu versterben, beträgt im Mittel 20 % [10].

23.2 Erreger

Der Erreger des Gelbfiebers ist ein Mitglied der Gattung Flavivirus aus der Familie der Flaviviridae. Er ist damit eng verwandt mit dem Denguevirus, dem Erreger der Japanenzephalitis, dem West-Nil-Virus und dem Erreger der Frühsommer-Meningoenzephalitis. Wie diese ist der Gelbfiebererreger ein kleines, umhülltes Virus von 40–60 nm im Durchmesser. Es besitzt eine einzelsträngige RNA positiver Polarität. Die Virushülle enthält Dimere des Oberflächenproteins E. Dieses Glykoprotein ist verantwortlich für die Anheftung des Erregers an die Zielzellen und seine Internalisation. Antikörper gegen bestimmte Epitope des E-Proteins vermögen diese Funktionen zu blockieren und das Virus zu neutralisieren. Auch das Gelbfiebervirus wird, wie die meisten Flaviviren, durch infizierte Stechmücken übertragen. Typische Vektoren sind, wie oben schon erwähnt, Aedes aegypti und verwandte Arten (Aedes africanus, Haemogogus-Arten) [7].

23.3 Pathogenese

Gelbfieber übertragende Mücken infizieren sich durch Blut eines virämischen Tieres oder Menschen. Das Virus vermehrt sich zunächst in den Epithelzellen des Mitteldarms der Mücke, wird von hier aus über die Hämolymphe verbreitet und infiziert andere Organe, in erster Linie die Geschlechtsorgane und Speicheldrüsen. Hier setzt die Virusproduktion etwa 7–10 Tage nach der Blutmahlzeit ein; nun kann die Mücke die Erreger auf weitere Wirte übertragen.

Das durch den Stich übertragene Virus vermehrt sich in der Haut an der Einstichstelle und gelangt über die Lymphknoten, in denen eine Weitervermehrung stattfindet, ins Blut. In Primaten ist das

Gelbfiebervirus vorwiegend viszerotrop, d. h. es infiziert und vermehrt sich in Leber, Milz, Herz und Nieren. Auch die Gefäßendothelien können befallen werden, was zur Gefäßwandschädigung, erhöhter Permeabilität der Gefäße und Blutungen führt. Die Schädigung von Leber und Niere scheint ebenfalls unmittelbare Folge der Virusvermehrung zu sein. In der Leber kommt es zur eosinophilen Degeneration, die durch Einzelzellnekrosen („Councilman"-Körperchen) gekennzeichnet ist und der eine Apoptose der Leberzellen zugrunde liegt. Ähnliche Veränderungen treten in der Niere auf. Die Folge ist eine massive Beeinträchtigung der Leber- und der Nierenfunktion. Neben den Gefäßwandschädigungen sind auch die Synthesestörung der Gerinnungsfaktoren in der Leber und eine disseminierte intravaskuläre Gerinnung für die das Vollbild des Gelbfiebers kennzeichnenden Hämorrhagien verantwortlich. Die direkte virusbedingte Schädigung des Herzmuskels begünstigt die Entstehung eines Schocks. Ebenfalls mitverantwortlich für einen schweren, unter Umständen letalen Verlauf dürfte eine mit einer massiven Zytokininduktion einhergehende überschießende Immunreaktion sein, die einen sogenannten *Zytokinsturm* auslöst. Der Tod tritt unter einem sepsisähnlichen Bild durch Multiorganversagen ein.

Der bei infizierten Nagern vorherrschende Neurotropismus des Gelbfiebervirus macht sich beim Menschen kaum bemerkbar. Nur in einigen wenigen Fällen wurde im Verlauf einer menschlichen Gelbfieberinfektion eine Enzephalitis beobachtet.

Abwehrmaßnahmen des infizierten Organismus bestehen zunächst in der Aktivierung angeborener Immunmechanismen, wie Induktion von Interferon und Aktivierung von Natural-Killer-Zellen, die bereits wenige Tage nach der Infektion einsetzen. Spezifische humorale und zelluläre Immunreaktionen führen schließlich zur Viruselimination und zur Ausheilung. In einigen Fällen kann die spezifische Immunantwort allerdings auch überschießen und wahrscheinlich zu dem oben beschriebenen schweren Verlauf beitragen [13].

23.4 Klinik

Wie andere Flavivirusinfektionen können Gelbfieberinfektionen in ihrem Schweregrad stark schwanken, vom harmlosen grippalen Infekt bis zum hämorrhagischen Fieber mit einer Letalität von 50 %. Zwischen 5 % und 50 % aller Infektionen verlaufen darüber hinaus klinisch inapparent. Die Gründe dafür dürften – wie bei anderen Infektionskrankheiten auch – angeborene und erworbene Resistenzfaktoren sein, möglicherweise aber auch die unterschiedliche Pathogenität verschiedener Virusstämme. Im typischen Fall beginnt die Erkrankung nach einer Inkubationszeit von 3–6 Tagen abrupt mit hohem Fieber, Kopf- und Gliederschmerzen, Schwindel, Erbrechen und ausgeprägtem Krankheitsgefühl. Bereits früh besteht eine Leukopenie. Ein Fieberabfall nach wenigen Tagen kann die Erkrankung beenden, aber in etwa 15 % aller Fälle tritt nach einem fieberfreien Intervall von einigen Stunden oder Tagen die Phase des Organbefalls ein, mit erneutem Fieberanstieg, Kopfschmerzen, schweren allgemeinen Krankheitserscheinungen und Somnolenz. Dominiert wird das Krankheitsbild nun von einer ikterischen Hepatitis und einer hämorrhagischen Diathese mit Haut- und Schleimhautblutungen. Eine Albuminurie weist auf die gleichzeitige Nierenschädigung hin. In 20–50 % der Fälle führen diese schweren Verläufe zum Tod.

Infizierte sind in den ersten 3–5 Tagen ihrer Erkrankung virämisch. Während dieses Zeitraums können sich Stechmücken an ihnen infizieren und die Infektion weiterverbreiten.

Die Gelbfieberinfektion hinterlässt eine lang dauernde, vermutlich lebenslange Immunität. Kinder immuner Mütter sind wahrscheinlich in den ersten 6 Lebensmonaten durch transplazentaren Antikörpertransfer vor einer Gelbfieberinfektion geschützt.

23.5 Impfung

23.5.1 Impfstoffe

Zur Impfung wird der attenuierte Virusstamm 17D als Lebendimpfstoff benutzt. Dieser Stamm wurde von Theiler 1937 entwickelt und wird seitdem erfolgreich verwendet. Seit den 1950er-Jahren wird der Impfstoff von WHO-lizenzierten Herstellern in Hühnerembryonen nach strikt einzuhaltenden Richtlinien der WHO hergestellt [16]. Gegenwärtig werden 2 Unterstämme zur Impfstoffherstellung eingesetzt. Die aus dem 17DD-Stamm in Brasilien hergestellte Vakzine wird in Brasilien und weiten Teilen Südamerikas verwendet, der 17D-204-Stamm ist Grundlage des in Europa und den USA produzierten und eingesetzten Impfstoffs. Beide Impfstoffstämme weisen eine 99,9 %ige Sequenzhomologie auf und sind in Wirkung und Nebenwirkung gleichwertig [11].

Zur Impfstoffherstellung wird das Impfvirus in Hühnerembryonen vermehrt, gereinigt und gefriergetrocknet. Der lyophilisierte Impfstoff muss bei +2–8 °C gelagert werden. Er wird in 0,5 ml des beigegebenen Lösungsmittels aufgelöst und muss sofort verbraucht werden.

23.5.2 Impfdurchführung

Der Impfstoff wird s.c. oder i.m. injiziert. Die Impfdosis ist für alle Altersstufen gleich.

Die Gelbfieberimpfung kann am gleichen Tag wie die Impfung mit Totimpfstoffen (z.B. Hepatitis A, Tetanus usw.) oder anderen Lebendimpfungen erfolgen. Ist eine gleichzeitige Impfung nicht möglich, sollte zu anderen Viruslebendimpfstoffen (z.B. Masern-Mumps-Röteln, Varizellen usw.) ein Abstand von mindestens 4 Wochen eingehalten werden.

Die Gabe von humanen Immunglobulinpräparaten kann die Vermehrung des Impfvirus unterdrücken, wenn diese Präparate das Gelbfiebervirus neutralisierende Antikörper enthalten. Damit ist der Impfschutz gefährdet. Deshalb sollte die Impfung nicht durchgeführt werden, wenn Immunglobuline innerhalb der letzten 3 Monate verabreicht wurden. Nach der Impfung dürfen Immunglobuline frühestens nach 14 Tagen gegeben werden.

Nach einer Gelbfieberimpfung sind keine besonderen Verhaltensweisen zu beachten, allerdings sollten außergewöhnliche körperliche Belastungen in den ersten 10 Tagen nach der Impfung vermieden werden.

Die Impfung muss im Internationalen Impfausweis dokumentiert werden.

23.5.3 Wirksamkeit

Obwohl bis heute keine kontrollierten Studien mit diesem Impfstoff durchgeführt wurden, konnte eine Vielzahl von Beobachtungen der letzten Jahrzehnte seine hervorragende Wirksamkeit belegen. So konnten Laborinfektionen bei gefährdetem Personal durch die Impfung sicher verhindert werden. In Brasilien und anderen südamerikanischen Staaten zeigte sich, dass nach Einführung der Impfung nur noch ungeimpfte Personen erkrankten; der Einsatz der Impfung bei Gelbfieberepidemien konnte weitere Erkrankungen rasch verhindern [4]. Während eines Gelbfieberausbruchs in Nigeria konnte eine Wirksamkeit von etwa 85 % festgestellt werden. Weltweit wurden bisher nur 5 Fälle von Gelbfieber bei geimpften Personen registriert [13].

Bei den meisten Impflingen kommt es nach einigen Tagen zur Ausbildung einer geringgradigen Virämie, die mit dem Auftauchen spezifischer Antikörper etwa 1 Woche nach der Impfung sistiert. Innerhalb von 10 Tagen werden in 80–100 % aller Geimpften schützende Antikörperspiegel erreicht; nach 28 Tagen beträgt die Schutzrate 99 % [13]. Offiziell wurde der Beginn des Impfschutzes durch die internationalen Gesundheitsvorschriften auf den 10. Tag nach der Impfung festgelegt. Die Schutzdauer wurde in der Vergangenheit mit bis zu 35 Jahren angenommen [17], neue Untersuchungen belegen aber, dass eine einmalige Impfung einen lebenslangen Schutz induziert [6]. Damit entfällt die Notwendigkeit einer Auffrischimpfung alle 10 Jahre. Eine Anpassung der internationalen Gesundheitsvorschriften wurde von der Weltgesundheitsorganisation veranlasst [2], die endgültige Umsetzung kann allerdings bis Mitte 2016 dauern (bis dahin kann also in einigen Ländern von Einreisenden noch verlangt werden, dass die vorgeschriebene Gelbfieberimpfung nicht älter als 10 Jahre ist).

23.6 Wichtige Informationen

23.6.1 Autorisierte Gelbfieberimpfstellen

Der Impfstoff wird nur an staatlich anerkannte, bei der WHO registrierte Gelbfieberimpfstellen abgegeben. Entsprechend den Bestimmungen der Internationalen Gesundheitsvorschriften dürfen nur diese Institutionen bzw. Impfärzte die Gelbfieberimpfung durchführen. Die Adressen deutscher Gelbfieberimpfstellen sind z.B. über die Gesundheitsämter oder über die Deutsche Tropenmedizinische Gesellschaft (DTG, www.dtg.org) zu erhalten.

23.6.2 Nebenwirkungen

Mit dem 17D-Impfstamm wurden seit 1939 mehr als 600 Mio. Impfungen durchgeführt [15]. In der Regel wird die Impfung problemlos vertragen. Gelegentlich kann es innerhalb von 1–3 Tagen nach der Injektion an der Impfstelle zu Rötung, Schmerzhaftigkeit und Schwellung kommen, auch verbunden mit Beteiligung der zugehörigen Lymphknoten. Selten treten nach 4–7 Tagen grippeähnliche Symptome wie leichtes Fieber, Kopf- und Gliederschmerzen im Sinne einer Impfkrankheit auf. Diese Reaktionen sind in den allermeisten Fällen vorübergehender Natur und klingen rasch und folgenlos ab.

Drei Formen von *Komplikationen* wurden nach Gelbfieberimpfung beschrieben:

- allergische Reaktionen, meist aufgrund einer Hühnereiweißallergie,
- Enzephalitiden und andere neurologische Komplikationen sowie
- gelbfieberähnliche Erkrankungen mit multiplen Organschäden.

Herstellungsbedingt enthält der Impfstoff vergleichsweise große Mengen an Hühnereiweiß. In Einzelfällen wurde über allergische Komplikationen bis hin zur Anaphylaxie bei Menschen mit Hühnereiweißallergie berichtet. In den sehr seltenen Fällen, in denen eine derartige Allergie vorliegt, darf daher *nicht* geimpft werden.

Die nach Gelbfieberimpfung beschriebenen neurologischen Komplikationen (YEL-AND, „yellow fever vaccine-associated neurologic disease") beinhalten Meningoenzephalitiden sowie Fälle von Guillain-Barré-Syndrom, akuter disseminierter Enzephalomyelitis (ADEM) und Bulbärparalyse. Dabei lässt sich allerdings nur für die typischen Meningoenzephalitiden durch den Nachweis von spezifischen IgM-Antikörpern oder Virus im Liquor ein Kausalzusammenhang mit der Impfung belegen. Bei den anderen Erscheinungen, bei denen eine Autoimmungenese angenommen wird, ist ein derartiger Nachweis gegenwärtig nicht zu führen. Es dürfte sich daher in etlichen dieser beobachteten Fälle lediglich um eine rein zeitliche Assoziation mit einer Impfung handeln.

Bis 1991 wurden 21 Fälle von nachgewiesenermaßen oder sehr wahrscheinlich durch die Impfung verursachten Enzephalitiden beschrieben, die Mehrzahl davon bei Säuglingen unter 6 Monaten. Das Mindestimpfalter wurde daher auf 6 Monate heraufgesetzt. Heute wird das durchschnittliche Risiko, nach der Gelbfieberimpfung eine neurologische Komplikation zu erleiden, mit etwa 0,4–0,8 Fällen auf 100 000 Impfungen angegeben; es steigt mit dem Alter auf etwa 1,6 : 100 000 für 60- bis 69-Jährige an [4].

2001 wurde erstmals über Fälle von schwer und in der Hälfte sogar tödlich verlaufenden Erkrankungen mit multiplen Organschäden im Zusammenhang mit der Gelbfieberimpfung berichtet (YEL-AVD, „yellow fever vaccine-associated viscerotropic disease") [3]. Die Fälle ähneln echten Gelbfiebererkrankungen. Ein Kausalzusammenhang mit der Impfung muss angenommen werden, denn wie bei durch Wildtypvirus hervorgerufenem Gelbfieber lässt sich in diesen Fällen das Impfvirus in hoher Konzentration im Blut und den betroffenen Organen nachweisen.

Bis Anfang 2010 wurden 57 Fälle aus verschiedenen Ländern bekannt – darunter auch 2 Fälle aus Deutschland – die genauer analysiert werden konnten [4]. Die Fälle traten gleichermaßen nach Impfung mit Impfstoffen verschiedener Hersteller auf. Sie wurden ausschließlich nach der 1. Impfung gesehen. Symptome setzten im Mittel 3 Tage nach der Impfung ein, wobei die Spannbreite 1–8 Tage betrug. Die Patienten entwickelten innerhalb der 1. Woche nach der Impfung Fieber und unspezifische Krankheitszeichen wie Kopfschmerzen, allgemeines Krankheitsgefühl, Übelkeit, Erbrechen und Durchfall. Danach trat ein Ikterus auf, begleitet von Thrombozytopenie und Kreatininerhöhung. In schwer verlaufenden Fällen kam es zu Hämorrhagien, Blutdruckabfall und Nierenversagen. 37 Patienten (65 %) starben meist am Multiorganversagen. Als Hauptrisikofaktoren stellten sich höheres Alter und Thymuserkrankungen oder eine Thymektomie heraus. In den USA betrug die Inzidenz insgesamt 0,3–0,4 Fälle pro 100 000 verabreichten Impfdosen. Sie erhöhte sich bei 60- bis 69-Jährigen auf 1,0–1,1 : 100 000 und bei Personen von 70 Jahren und älter auf 2,3–3,2 : 100 000 [9], [14]. Der diesen Erscheinungen zugrunde liegende Pathomechanismus ist unklar. Am ehesten muss eine atypische Reaktion des Impflings angenommen werden, die bei Menschen über 60 Jahren häufiger vorzukommen scheint, wobei auch eine genetische Komponente eine gewisse Rolle spielen könnte.

Angesichts der großen Zahl der bisher durchgeführten Impfungen scheint ein Auftreten der genannten Komplikationen aber extrem selten zu sein. Bei Aufenthalt in einem Gelbfiebergebiet ist das Risiko eines Ungeimpften durch eine natürliche Erkrankung ungleich größer als das Risiko der Impfung. Die Indikation zur Impfung sollte aber unter Berücksichtigung der Notwendigkeit eines Schutzes und des individuellen Risikos streng gestellt werden, insbesondere bei Säuglingen und älteren Menschen.

Exemption-Certificate

I certify that Mr./Mrs./Miss ______________________________

born ______________________________

resident ______________________________

is suffering from ______________________________

On medical reasons, a vaccination against Yellow Fever is therefore not possible.

Abb. 23.3 Exemption-Certificate-Muster Impfbefreiung Gelbfieber.

23.6.3 Indikation/Kontraindikation

Die Indikation für die Gelbfieberschutzimpfung ergibt sich aus der epidemiologischen Situation im Zielland. Allen Personen, die in Gelbfieberendemiegebiete reisen, ist eine Schutzimpfung dringend anzuraten. Darüber hinaus verlangen zahlreiche gelbfieberfreie, aber gelbfiebergefährdete Länder – auch in Asien – von Personen, die aus Endemiegebieten einreisen, einen *gültigen Nachweis* der Gelbfieberschutzimpfung. Das gilt auch für nur kurzfristige Zwischenaufenthalte, z. B. auf Flughäfen. Auf diese Weise soll verhindert werden, dass über einen virämischen Patienten das Gelbfiebervirus in Stechmücken gelangt und so in die Region eingeschleppt wird. Über die Endemiegebiete und die von verschiedenen Ländern bei der Einreise geforderten Impfzertifikate gibt die jährlich von der WHO veröffentlichte Broschüre „International Travel and Health – Vaccination Requirements and Health Advice" Auskunft (erhältlich auch im Internet unter www.who.int/ith/).

Die Impfung ist spätestens 10 Tage vor Reisebeginn durchzuführen.

Der Impfstoff ist in Deutschland zur Verwendung ab dem vollendeten 6. Lebensmonat zugelassen. *Nicht* geimpft werden dürfen Menschen mit akute Infektionskrankheiten sowie Immunsupprimierte. Auch eine Allergie gegen Hühnereiweiß stellt eine Kontraindikation dar.

Wie andere Lebendimpfstoffe auch sollte der Gelbfieberimpfstoff nicht in der Schwangerschaft angewandt werden. Allerdings sind fruchtschädigende Wirkungen des Impfstoffs bisher nicht bekannt geworden, sodass bei wirklich unaufschiebbaren Reisen in Gebiete mit hohem Gelbfieberrisiko eine Impfung einer Schwangeren durchgeführt werden kann [2].

Ist eine Impfung ärztlich kontraindiziert, kann versucht werden, durch Vorlage einer entsprechenden Bescheinigung (in englischer Sprache) Befreiung von der Impfpflicht zu erlangen. Der Reisende muss aber darauf hingewiesen werden, dass Länder mit Impfpflicht zur Anerkennung dieses Zeugnisses nicht verpflichtet sind. Ist eine Impfbefreiung erforderlich, so kann folgender Text gewählt werden: s. ▶ Abb. 23.3.

23.6.4 Therapie

Eine kausale Therapie zur Behandlung einer Gelbfiebererkrankung gibt es derzeit nicht. Der Einsatz verschiedener Virostatika (wie etwa Ribavirin) war bislang wenig erfolgreich. Effektiver waren Maßnahmen zur Behandlung des terminalen *Zytokinsturms* im Verlauf einer schweren Gelbfieberinfektion, wo der Einsatz von Immunglobulinen, Interferon-α, anderen Immunmodulatoren und Glukokortikoiden eine gewisse Wirksamkeit zeigte [12].

23.6.5 Passive Immunisierung

Spezifische Immunglobulinpräparationen zur Prophylaxe von Gelbfieberinfektionen gibt es nicht.

III

23.6.6 Meldepflicht

In Deutschland sind nach § 6 IfSG der Krankheitsverdacht, die Erkrankung sowie der Tod an Gelbfieber meldepflichtig (als virusbedingtes hämorrhagisches Fieber). § 7 IfSG schreibt die Meldung des direkten oder indirekten Nachweises des Gelbfiebervirus vor.

In Österreich sind Verdachts-, Erkrankungs- und Todesfälle an jeglichem virusbedingten hämorrhagischen Fieber, und damit auch Gelbfieber, meldepflichtig.

In der Schweiz müssen die Erkrankung an Gelbfieber und der direkte oder indirekte Erregernachweis gemeldet werden.

Literatur

[1] [Anonymous]. Yellow fever in Africa and Central and South America, 2008–2009. Wkly Epidem Rec 2011; 86: 25–36

[2] [Anonymous]. Vaccines and vaccination against yellow fever. WHO position paper June 2013. Wkly Epidemiol Rec. 2013 July 5; 88(27): 269–83

[3] Centers for Disease Control and Prevention (CDC). Fever, jaundice, and multiple organ system failure associated with 17D-derived yellow fever vaccination, 1996–2001. MMWR 2001; 50: 643–645

[4] Centers for Disease Control and Prevention (CDC). Yellow Fever Vaccine. Recommendations of the Advisory Committee on Immunization Practices (ACIP). MMWR 2010; 59 (RR7): 1–27

[5] Garske T, Van Kerkhove MD, Yactayo S, Ronveaux O, Lewis RF, et al. Yellow Fever in Africa: Estimating the Burden of Disease and Impact of Mass Vaccination from Outbreak and Serological Data. PLoS Med 2014; 11(5): e1 001 638. doi:10.1371/journal.pmed.1 001 638

[6] Gotuzzo E1, Yactayo S, Córdova E. Efficacy and duration of immunity after yellow fever vaccination: Systematic review on the need for a booster every 10 years. Am J Trop Med Hyg. Sept. 2013; 89(3):434–44. doi: 10.4 269/ajtmh.13–0264

[7] Heinz FX, Stiasny K. Flaviviren. In: Doerr HW, Gerlich WH, Hrsg. Medizinische Virologie. 2. Aufl. Stuttgart: Thieme; 2010: 380–401

[8] Jentes ES, Poumerol G, Gershman MD, Hill DR, Lemarchand J, Lewis RF, Staples JE, Tomori O, Wilder-Smith A, Monath TP. Informal WHO Working Group on Geographic Risk for Yellow Fever. The revised global yellow fever risk map and recommendations for vaccination, 2010: consensus of the Informal WHO Working Group on Geographic Risk for Yellow Fever. Lancet Infect Dis. Aug. 2011; (8): 622–32. doi: 10.1016/S 1473–3 099(11)70 147–5

[9] Lindsey NP, Schroder BA, Miller ER et al. Adverse event reports following yellow fever vaccination. Vaccine 2008; 26: 6 077–6 082

[10] Monath TP, Cetron MS. Prevention of yellow fever in persons travelling to the tropics. J Infect Dis 2002a; 34: 1369–1378

[11] Monath TP, Nichols R, Archambault WT et al. Comparative safety and immunogenicity of two yellow fever 17D vaccines (ARILVAX and YF-VAX) in a phase III multicenter, double-blind clinical trial. Am J Trop Med Hyg 2002b; 66: 533–541

[12] Monath TP. Treatment of yellow fever. Antiviral Res 2008; 78: 116–124

[13] Monath TP, Cetron MS, Teuwen DE. Yellow fever vaccine. In: Plotkin SA, Orenstein WA, Offit PA, eds. Vaccines. 5th ed. Philadelphia: Saunders Elsevier; 2008: 959–1055

[14] Rafferty E, Duclos P, Yactayo S, Schuster M. Risk of yellow fever vaccine-associated viscerotropic disease among the elderly: a systematic review. Vaccine. 2013 Dec 2;31 (49):5 798–805. doi: 10.1016/j.vaccine. 2013.09.030. Epub 2013 Sept. 27

[15] Thomas RE, Lorenzetti DL, Spragins W et al. Active and passive surveillance of yellow fever vaccine 17D or 17DD-associated serious adverse events: Systematic review. Vaccine 2011; 29: 4 544–4 555

[16] World Health Organization (WHO). Expert Committee on Biological Standardization. 46th Report. WHO Tech Rep Ser 1998; 872i–vii: 1–90

[17] World Health Organization (WHO). Yellow fever vaccine. Wkly Epidem Rec 2003; 78: 349–359

[18] World Health Organization (WHO). Vaccines and vaccina against yellow fever. WHO Position Paper, June 2013. Wkly Epidem Rec 2013; 88: 269–284

24 Haemophilus influenzae Typ b

U. Heininger

24.1 Epidemiologie

Der Anteil der durch Haemophilus influenzae Typ b (Hib) verursachten *Meningitiden* an allen eitrigen Meningitiden betrug in Deutschland vor der Einführung der Hib-Impfung etwa 50% [15]). Die meisten Fälle traten und treten auch heute noch in den ersten 5 Lebensjahren auf. 45–50% der Hib-Meningitiden ereigneten sich nach dem Verlust der maternalen, transplazentaren Leihimmunität im 1. Lebensjahr mit dem Gipfel zwischen 6 und 12 Monaten, weitere 25–30% im 2. Lebensjahr. Auf das Alter zwischen 2 und 4 Jahren entfiel der Großteil der restlichen 25% der Hib-Meningitiden. Im Gegensatz dazu lag der Gipfel der *Epiglottitis*, einer weiteren charakteristischen Manifestation einer invasiven Hib-Infektion, im Kleinkindesalter [7].

Vereinzelt erkranken auch heute noch meist ungeimpfte oder unvollständig geimpfte Säuglinge und Kleinkinder an invasiven Hib-Infektionen, wohingegen im Schulalter, in der Adoleszenz sowie bei Erwachsenen nur sehr selten invasive Hib-Krankheiten auftreten [12].

Im Rahmen einer ESPED-Erhebung (Erhebungseinheit für seltene pädiatrische Erkrankungen in Deutschland, ESPED) in den Jahren 1992–1995, kurz nach der Einführung der Hib-Impfung, waren unter 310 dokumentierten systemischen Haemophilus-influenzae-Erkrankungen 199 Fälle von Meningitis und 56 Epiglottitiden [9]. Die absolute Fallzahl nahm von 71 Fällen in der 2. Jahreshälfte 1992 kontinuierlich auf 54 im Jahre 1995 ab. Dies entsprach einer Inzidenz von 1,1 (aller invasiver Hib-Erkrankungen) bzw. 0,7 (Meningitiden) pro 100000 Kinder. Seitdem wurden jährlich nur noch weniger als 70 invasive Hämophilus-influenzae-Infektionen gemeldet (nicht alle typisiert), von denen meistens nicht oder unzureichend geimpfte Säuglinge und Kleinkinder betroffen waren [13]. Bezogen auf Kapseltyp b ist es in den letzten Jahren wieder zu einem Anstieg der Fallzahlen bis auf 21 Fälle im Jahr 2010 gekommen (▶ Abb. 24.1), von denen die meisten bei Erwachsenen diagnostiziert wurden (▶ Abb. 24.2). Genauere Angaben zu diesen Fällen liegen nicht vor.

24.2 Erreger

Haemophilus influenzae ist ein gramnegatives, kokkoides Stäbchenbakterium, das aufgrund unterschiedlicher enzymatischer Ausstattung und anderen biologischen Merkmalen in die *Biotypen I–VIII* unterschieden wird. Viele Haemophilus-influenzae-Stämme bilden eine genetisch determinierte Kapselsubstanz, die nach unterschiedlichen Gehalten von Zuckern wie Glukose, Ribose bzw. Ribitol, Galaktose, Hexose, Hexosamine und N-Acetyl sowie Phosphat in die *Typen a–f* eingeteilt wird. Weitaus am häufigsten führt *Kapseltyp b (Hib)* zu invasiven Infektionen. Darüber hinaus gibt es unbekapselte Haemophilus-influenzae-Stämme. Das Kapselpolysaccharid ist ein wesentlicher Virulenzfaktor, der dem Bakterium eine gewisse Resistenz gegenüber Phagozytose verleiht [8].

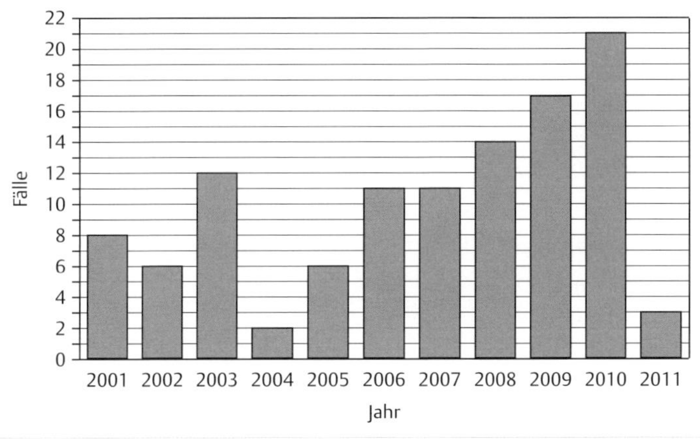

Abb. 24.1 Übermittelte Haemophilus-influenzae-Fälle nach Jahr. Deutschland; Erreger: Kapseltyp b; Fälle entsprechend der Referenzdefinition des Robert Koch-Instituts (RKI); Datenstand: 25.10.2014.

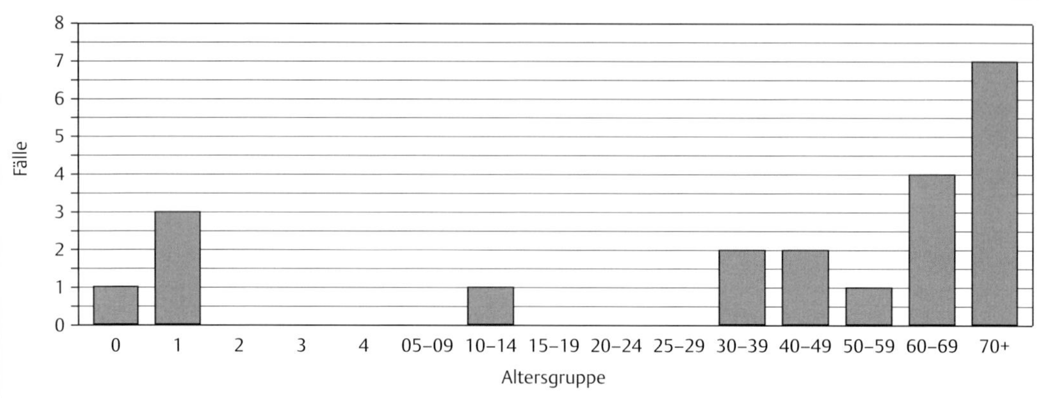

Abb. 24.2 Übermittelte Haemophilus-influenzae-Fälle nach Altersgruppe (in Jahren). Deutschland 2001–2014; Erreger: Kapseltyp b; Fälle entsprechend der Referenzdefinition des Robert Koch-Instituts (RKI); Datenstand: 25.10.2014.

Haemophilus influenzae besitzt die Fähigkeit, durch Aufnahme von fremder DNA aus lysierten Zellen zu transformieren. Dadurch können Stämme ohne Kapsel eine solche bilden wie auch ihre Kapselsubstanz variieren („Switch").

24.3 Pathogenese

Klinisch gesunde Kinder (seltener auch Jugendliche und Erwachsene) können asymptomatisch mit bekapselten oder unbekapselten Haemophilus-influenzae-Stämmen besiedelt sein. Gelegentlich, oftmals gebahnt durch eine Virusinfektion im Bereich der oberen Atemwege, replizieren die Bakterien auf der Mukosa des Respirationstrakts und führen durch lokale Ausbreitung zu eitrigen Infektionen der oberen und/oder unteren Atemwege. Selten überwinden die Bakterien, insbesondere bekapselte Stämme, die Mukosabarriere und breiten sich auf hämatogenem Weg aus. Die genauen pathogenetischen Abläufe sind nicht bekannt. In der Folge der Invasivität kann es zur Sepsis und/ oder Organabsiedelungen (Meningitis, Epiglottitis, Phlegmone, Arthritis, Osteomyelitis) kommen.

24.4 Klinik

Die häufigsten nicht invasiven Krankheiten betreffen die oberen und unteren Atemwege (z. B. Otitis media, Sinusitis, Pneumonie). Sie werden überwiegend von nicht bekapselten, bisweilen aber auch von bekapselten Haemophilus influenzae verursacht. Fast alle invasiven Erkrankungen beim Menschen werden durch Hib, Biotyp I oder II, hervorgerufen. Die wichtigsten invasiven Erkrankungen sind:

- Meningitis (Letalität 5 %, Entwicklungsretardierung, Taubheit usw. 35 %),
- Epiglottitis (Letalität < 5 %),
- Sepsis (ca. 10 % der Erkrankungen),
- septische Arthritis,
- Phlegmone,
- Osteomyelitis,
- Perikarditis.

Meningitis und Epiglottitis sind von diesen die bedrohlichsten Manifestationen.

Die *Hib-Meningitis* zeichnet sich durch einen meist fulminanten Verlauf aus. Schon 12–24 Stunden nach den ersten Symptomen (z. B. Reizbarkeit, Schläfrigkeit, Erbrechen) ist ein Anstieg des intrakraniellen Drucks mit Krämpfen, Bewusstlosigkeit und Atemstillstand zu erwarten. Hypothermie und Schock mit Verbrauchskoagulopathie ergänzen das Bild.

Das Vollbild der *Epiglottitis* entwickelt sich innerhalb von 2–24 Stunden. 25–50 % der Patienten zeigen kurzfristig katarrhalische Symptome. Schluckbeschwerden, inspiratorischer Stridor, Unruhe, Angst, tiefe, raue Stimme, rasch fortschreitende Schocksymptomatik mit Zyanose und meist hohes Fieber sind neben der typischen Körperhaltung (sitzend, den Kopf rekliniert) wichtige Symptome [7]. Die meisten Todesfälle an Epiglottitis ereignen sich auf dem Weg zum Arzt oder in die Klinik, bevor die lebensrettende Intubation stattfinden kann. Der Transport sollte nur nach Intubation bzw. in Begleitung eines erfahrenen Arztes erfolgen.

24.5 Impfung

24.5.1 Impfstoffe

Das Kapselpolysaccharid von Hib ist ein T-Zell-unabhängiges Antigen. Eine erfolgreiche Immunisierung gelingt erst nach dem 18. Lebensmonat, sodass die Gruppe der am meisten gefährdeten Kinder dadurch nicht ausreichend zu schützen ist. Eine aus gereinigtem Typ-b-Kapselpolysaccharid (PRP) bestehende Vakzine wurde erstmals 1985 in den USA zugelassen und für Kinder älter als 2 Jahre empfohlen. Durch Kombination des Hib-Kapselpolysaccharids (PRP) mit der Pertussis- bzw. der DPT-Vakzine wurde die Immunogenität zwar im Vergleich zur alleinigen Polysaccharidimpfung verbessert, war aber weiterhin nicht zufriedenstellend [6].

Zurückgehend auf die Untersuchungen von Avery und Goebel in den 1920er-Jahren [2] gelang es, das Kapselpolysaccharid an T-Zell-aktivierende Proteinantigene zu koppeln (sogenannte *Konjugatimpfstoffe*). Diese Koppelung gelang mit Diphtherietoxoid (PRP-D), einer nicht toxischen Mutante (CRM 197) des Diphtherietoxins (HbOC), Kapselproteinen von Neisseria meningitidis (PRP-OMP) und mit Tetanustoxoid (PRP-T) [15]). Konjugatimpfstoffe können bereits ab dem Alter von 2 Monaten erfolgreich verabreicht werden. Heute werden nach dem Rückzug der Produkte zahlreicher Hersteller praktisch ausschließlich *PRP-T-Konjugatimpfstoffe* verwendet, die meistens in Kombinationsimpfstoffen mit anderen Standardimpfungen (z. B. Diphtherie, Tetanus, azelluläre Pertussis, inaktivierte Poliomyelitis und Hepatitis B) enthalten sind [17]. Monovalente Impfstoffe sind nur noch in wenigen Ländern erhältlich, da die empfohlenen Zeitpunkte der Hib-Impfung mit anderen Impfungen zusammentreffen (s. Impfkalender Kap. 11).

Nach Abschluss der vollständigen Grundimmunisierung mit 3 Dosen im 1. Lebensjahr besteht eine Schutzwirkung von über 95 %, wobei Erfahrungen aus England zufolge der zuverlässige Schutz ohne Auffrischimpfung von kurzer Dauer ist [16]. In den meisten Ländern wird aber im 2. Lebensjahr eine Auffrischimpfung empfohlen. In Ländern, in denen die Hib-Impfung in größerem Umfang angewendet wurde, konnte die Häufigkeit invasiver Hib-Erkrankungen drastisch gesenkt werden [9].

24.5.2 Impfdurchführung

Seit 1990 wird in Deutschland die generelle Impfung aller Säuglinge und Kleinkinder im Alter von 2 Monaten bis zu spätestens 5 Jahren öffentlich empfohlen [14]. Das Impfschema umfasst 4 Dosen: 3 im 1. Lebensjahr und 1 im 2. Lebensjahr (s. Impfkalender Kap. 11). Falls notwendig, kann der Impfstoff während der Impfserie gewechselt werden, ohne dass Einbußen in der Immunogenität zu befürchten sind [1].

Für Nachholimpfungen bei Kindern ab dem Alter von 15 Monaten ist 1 Impfdosis ausreichend. Ab dem Alter von 5 Jahren ist nach heutigem Kenntnisstand keine Hib-Impfung mehr notwendig, da bis dahin auch Ungeimpfte durch natürlichen Erregerkontakt eine Immunität erworben haben. Inwieweit Personen mit Immundefizienz, insbesondere humoralen Immundefekten, auch nach dem 5. Geburtstag von einer Hib-Impfung profitieren, ist unbekannt [11].

24.5.3 Wirksamkeit

In den Zulassungsstudien wurde die *Wirksamkeit* von Hib-Konjugatimpfstoffen zweifelsfrei nachgewiesen [4]. Bei der Entwicklung von Kombinationsimpfstoffen von Hib und anderen Impfstoffkomponenten bis hin zu hexavalenten (einschließlich Diphtherie, Tetanus-Toxoid, Pertussis azellulär, inaktivierte Poliomyelitis-Vakzine und Hepatitis B) wurden aus ethischen Gründen keine Wirksamkeitsstudien mehr durchgeführt, sondern vielmehr Analogieschlüsse zum vermuteten serologischen Korrelat für Schutz (anti-PRP 0,15–1,0 µg/ml Serum) nachgewiesen. Dabei wurde beobachtet, dass immunologische Interferenzen bei der Koadministration von Pertussis-Impfantigenen in azellulären Pertussis-Kombinationsimpfstoffen zu einer Reduktion der messbaren humoralen Immunantwort gegen Hib führen können [3]. Diese Interferenz betrifft die erzielten mittleren Antikörperwerte, weniger die Serokonversionsraten, sodass diese Beobachtung kein Korrelat in geringerem Schutz findet, wie auch epidemiologische Beobachtungen gezeigt haben [13].

Die genaue *Schutzdauer* der Hib-Impfung ist unbekannt, jedoch sprechen bisherige Untersuchungen für eine anhaltende Immunität, die vermutlich durch Infektionen mit Hib und/oder kreuzreagierenden Bakterien aufrechterhalten wird [10].

24.6 Wichtige Informationen

24.6.1 Nebenwirkungen

Die Hib-Vakzinen sind gut verträglich. Nur in 1–2% der Fälle treten bei Verwendung von Einzelimpfstoffen lokale Rötungen und Schwellungen an der Impfstelle und selten Irritabilität, Apathie, Erbrechen und Fieber auf. Im Rahmen von Kombinationsimpfungen trägt die Hib-Komponente offenbar nur wenig zur Reaktogenität bei. Komplikationen durch die Impfstoffe im Sinne schwerer Reaktionen oder bleibender Schäden, die ursächlich auf die Hib-Impfung zurückzuführen wären, wurden bisher nicht beobachtet.

24.6.2 Indikation/Kontraindikation

Generell ist die Hib-Impfung für alle Säuglinge ab dem Alter von 2 Monaten empfohlen. Meistens werden die ersten 3 Dosen im Abstand von jeweils mindestens 4 Wochen, gefolgt von einer 4. Dosis im Alter ab 11 Monaten (frühestens 6 Monate nach der 3. Dosis) in Kombination mit Diphtherie-, Tetanus-Toxoid-, Pertussis azellulär-, inaktivierte-Poliomyelitis-Vakzine und Hepatitis-B-Impfantigenen verabreicht (als hexavalente DTPa-IPV-HBV/Hib- Kombinationsimpfstoffe). Davon abweichend genügen bei Verwendung eines (nicht immer verfügbaren) Hib-Einzelimpfstoffs 2 Dosen im 1. Lebensjahr. Bei Impfbeginn im Alter von 12–15 Monaten genügen 2 Dosen (Mindestabstand 4–8 Wochen), ab 15 Monaten 1 Einzeldosis. Nach dem 5. Geburtstag wird im Allgemeinen keine Hib-Nachholimpfung mehr empfohlen.

Die STIKO weist darauf hin, dass die Hib-Impfung außerhalb der Zulassung auch für Kinder älter als 4 Jahre, Jugendliche und Erwachsene, die an einem humoralen Immundefekt leiden, erwogen werden kann [11], [14]. Dies muss „im Einzelfall erwogen und mit dem betroffenen Patienten besprochen werden". Für Personen mit anatomischer oder funktioneller Asplenie ist die einmalige Impfung gegen Hib indiziert. Ob Wiederholungsimpfungen sinnvoll sind, kann aufgrund unzureichender Datenlage derzeit nicht beurteilt werden [14].

Kontraindikationen bestehen bei:

- akuten, behandlungsbedürftigen Erkrankungen
- bekannten allergischen Reaktionen auf Impfstoffbestandteile

24.6.3 Therapie

Für die Meningitis und die Epiglottitis, wie auch für die übrigen durch Hib verursachten Krankheitsmanifestationen, ist die frühzeitige *antibiotische Therapie* von entscheidender Bedeutung betreffend Prognose und Heilungschancen. Cephalosporine der Gruppe 3, insbesondere Cefotaxim und Ceftriaxon, sind bei invasiven Infektionen die Medikamente der 1. Wahl.

24.6.4 Chemoprophylaxe

Das Erkrankungsrisiko für ungeimpfte Säuglinge und Kleinkinder in der Umgebung eines Indexfalles ist ca. 600-fach höher als in der übrigen Bevölkerung. Die meisten Sekundärinfektionen treten in der 1. Woche nach Krankheitsbeginn des Indexfalles auf. Deshalb ist in Familien und Wohngemeinschaften mit ungeimpften bzw. unzureichend geimpften Kindern unter 4 Jahren oder einer Person mit relevanter Immundefizienz eine Chemoprophylaxe mit Rifampicin (20 mg/kgKG als tägliche Einzeldosis über 4 Tage, maximal 600 mg/d) angezeigt [5]. Erwachsene können alternativ eine Einzeldosis Ciprofloxacin (500 mg) erhalten. Kinder unter 1 Monat benötigen keine Chemoprophylaxe, da sie offenbar durch maternale Antikörper ausreichend geschützt sind. Bei Schwangeren sollte die Chemoprophylaxe einmalig mit 500 mg Ceftriaxon i. v. oder i. m. erfolgen (▸ Tab. 24.1). Die Prophylaxe sollte zum frühestmöglichen Zeitpunkt, spätestens 7 Tage nach Beginn der Erkrankung des Primärfalles, begonnen werden.

Wichtig ist darüber hinaus die Information aller Kontaktpersonen über das erhöhte Krankheitsrisiko, mit dem Hinweis, dass auch trotz stattgehabter Antibiotikaprophylaxe nach Exposition schon bei geringen Krankheitszeichen oder -symptomen eine sofortige ärztliche Behandlung empfohlen wird.

Tab. 24.1 Chemoprophylaxe invasiver Hib-Infektionen [14]

Indikation	Dosierung
Nach engem Kontakt zu einem Patienten mit invasiver Haemophilus-influenzae-b-Infektion wird eine Rifampicinprophylaxe empfohlen: • für alle Haushaltsmitglieder ab dem Alter von 1 Monat, wenn sich dort ein ungeimpftes oder unzureichend geimpftes Kind im Alter bis zu 4 Jahren oder eine Person mit einem relevanten Immundefekt befindet, • für ungeimpfte exponierte Kinder bis zum Alter von 4 Jahren in Gemeinschaftseinrichtungen.	• *Neugeborene:* keine Prophylaxe erforderlich! • *Ab 1 Monat:* Rifampicin 20 mg/kgKG/d (maximal 600 mg) in 1 ED; Dauer: 4 Tage. • *Erwachsene:* Rifampicin 600 mg p. o. in 1 ED; Dauer: 4 Tage. Da bei Schwangeren die Gabe von Rifampicin und Gyrasehemmern kontraindiziert ist, kommt bei ihnen zur Prophylaxe ggf. Ceftriaxon infrage.

24.6.5 Meldepflicht

Der direkte Nachweis von Haemophilus influenzae aus Blut oder Liquor ist laut § 7 Infektionsschutzgesetz in Deutschland meldepflichtig. Auch ist beim Auftreten einer Hib-Meningitis oder eines Verdachtsfalls in einer Gemeinschaftseinrichtung (z. B. Kindergarten, Schule) von der Leitung das zuständige Gesundheitsamt zu benachrichtigen und der Besuch von Gemeinschaftseinrichtungen bis zum Ende der Kontagiosität untersagt (§ 34). Ebenso ist eine Hib-Meningitis oder der Verdacht in einer Wohngemeinschaft (z. B. Familie) gemäß § 34 IfSG meldepflichtig.

Literatur

[1] Anderson EL, Decker MD, Englund JA et al. Interchangeability of conjugated Haemophilus influenzae type b vaccines in infants. JAMA 1995; 273: 849–853

[2] Avery OT, Goebel WF. Chemo-immunological studies on conjugated carbohydrate-proteins. II. Immunological specificity of sugar-protein antigen. J Exp Med 1929; 50: 533–550

[3] Dagan R, Eskola J, Leclerc C et al. Reduced response to multiple vaccines sharing common protein epitopes that are administered simultaneously to infants. Infect Immun 1998; 66: 2093–2098

[4] Eskola J, Käyhty H, Takala AK et al. A randomized, prospective field trial of a conjugate vaccine in the protection of infants and young children against invasive Haemophilus influenzae type b disease. N Engl J Med 1990; 323: 1381–1387

[5] Glode MP, Daum RS, Boies EG et al. Effect of rifampin chemoprophylaxis on carriage eradication and new acquisition of Haemophilus influenzae type b in contacts. Pediatrics 1985; 76: 537–542

[6] Granoff DM, Munson RS. Prospects of prevention of Haemophilus influenzae type b disease by immunization. J Infect Dis 1986; 153: 448–461

[7] Heininger U, Ries M, Deeg KH. Akute Epiglottitis: Epidemiologie, Symptome und Komplikationen. Kinderarzt 1990; 21: 355–358

[8] Kilian M. Haemophilus. In: Balows A, ed. Manual of Clinical Microbiology. 5. Aufl. Washington DC: American Society for Microbiology; 1991: 463–470

[9] von Kries R, Heinrich B, Böhm O et al. Systemische Haemophilus-influenzae-Erkrankungen in Deutschland: 1992–1995. Monatsschr Kinderheilkd 1997; 145: 136–143

[10] Makela PH, Kayhty H, Leino T et al. Longterm persistence of immunity after immunisation with Haemophilus influenzae type b conjugate vaccine. Vaccine 2003; 22: 287–292

[11] Robert Koch-Institut (RKI). Hinweise zu Impfungen für Patienten mit Immundefizienz. Epid Bull 2005; 39: 353–364

[12] Sarangi J, Cartwright K, Stuart J et al. Invasive Haemophilus influenzae disease in adults. Epid Infect 2000; 124: 441–447

[13] Schmitt HJ, von Kries R, Hassenpflug B et al. Haemophilus influenzae type b disease: impact and effectiveness of diphtheria-tetanus toxoids-acellular pertussis (-inactivated poliovirus)/H. influenzae type b combination vaccines. Pediatr Infect Dis J 2001; 20: 767–774

[14] Ständige Impfkommission am Robert Koch-Institut (STIKO). Mitteilung der Ständigen Impfkommission am Robert Koch-Institut: Empfehlungen der Ständigen Impfkommission am RKI 2015; Stand Aug. 2015. Epid Bull 2015: 34: 327–362

[15] Stehr K. Haemophilus influenzae Typ B, Erkrankung und Prophylaxe. Monatsschr Kinderheilkd 1990; 138: 240–243

[16] Trotter CL, Ramsay ME, Slack MP. Rising incidence of Haemophilus influenzae type b disease in England and Wales indicates a need for a second catch-up vaccination campaign. Commun Dis Public Health 2003; 6: 55–58

[17] Zepp F, Knuf M, Heininger U et al. Safety, reactogenicity and immunogenicity of a combined hexavalent tetanus, diphtheria, acellular pertussis, hepatitis B, inactivated poliovirus vaccine and Haemophilus influenzae type b conjugate vaccine, for primary immunization of infants. Vaccine 2004; 22: 2226–2233

25 Hepatitis A

W. Jilg

25.1 Epidemiologie

Die Hepatitis A gehört – wie die von den Hepatitisviren B, C, D und E hervorgerufenen Leberentzündungen – zu den „klassischen" Virushepatitiden. Das Hepatitis-A-Virus (HAV) wird fäkal-oral übertragen, meist durch Schmierinfektion von Person zu Person, aber auch durch fäkal kontaminiertes Trinkwasser oder kontaminierte Nahrungsmittel. Das Auftreten der Hepatitis A ist daher eng an die vorherrschenden hygienischen Verhältnisse geknüpft. Eine sehr hohe Hepatitis-A-Durchseuchung findet sich demzufolge in allen Entwicklungsländern und praktisch im gesamten tropischen und subtropischen Raum. In diesen Ländern findet der Erstkontakt mit dem Virus bereits in der frühen Kindheit statt, in einem Alter, in dem die Infektion häufig inapparent verläuft. Infolgedessen sind in diesen Regionen Erkrankungsfälle eher selten; ihre Zahl beginnt anzusteigen, wenn infolge einer Verbesserung der hygienischen Situation der Erstkontakt mit dem Erreger in höhere Altersgruppen verschoben wird, in denen eine Hepatitis-A-Infektion sich meist als ikterische Erkrankung manifestiert. In den Industrienationen Nord- und Westeuropas sowie den USA nahm die Frequenz der Hepatitis A in den letzten Jahrzehnten auf Grund des hohen Hygienestandards deutlich ab (s. ▸ Tab. 25.1). Kurz vor Einführung der Hepatitis-A-Impfung 1992 wiesen weniger als 5 % der unter 30 Jahre alten Personen Antikörper gegen Hepatitis-A-Virus (Anti-HAV) auf, wohingegen die Durchseuchung der über 50-Jährigen noch 50 % betrug [3].

Die in Deutschland gemeldeten Hepatitis-A-Fälle zeigten seit den 1980er-Jahren immer das gleiche saisonale Muster: die Fallzahl sank vom 1. zum 2. Quartal ab, stieg im 3. Quartal steil an und erreichte im 4. Quartal ihren Höhepunkt (s. ▸ Abb. 25.1) – ein deutlicher Hinweis darauf, dass ein Großteil der Hepatitis-A-Infektionen von den zurückkehrenden Sommerurlaubern eingeschleppt wurde und zu Folgefällen in Deutschland führte. Mit dem zunehmenden Einsatz des Hepatitis-A-Impfstoffs sank seit Mitte der 1990er-Jahre die Zahl der Hepatitis-A-Infektionen deutlich ab (▸ Abb. 25.1) und liegt seit 2010 bei weniger als 1000 Fällen pro Jahr (2014: 676). Fast die Hälfte aller Infektionen wurde im Ausland erworben [8], in den letzten Jahren traten aber auch vermehrt Infektionen durch kontaminierte Lebensmittel (eingefrorene Beeren) auf [11]. Die eingeschleppten Hepatitis-A-Infektionen führen in der Folge immer wieder zu kleinen, lokal begrenzten, gelegentlich aber auch größeren Ausbrüchen [19], [13]. Die altersspezifische Inzidenz akuter Erkrankungen ist bei Kindern unter 15 Jahren am höchsten. Dabei dürften die Fallzahlen in dieser Altersgruppe sogar noch unterschätzt werden, weil insbesondere

Tab. 25.1 Weltweites Vorkommen des Hepatitis-A-Virus [31]

Durchseuchung mit HAV	Regionen	Alter der Patienten [Jahre]	wahrscheinlichste Übertragungsweise
sehr hoch	Afrika, bestimmte Gebiete Südamerikas, des Mittleren Ostens und Südostasiens	< 5	• von Person zu Person, • kontaminierte Nahrungsmittel, kontaminiertes Trinkwasser
hoch	brasilianisches Amzonasbecken, China, Lateinamerika	5–14	• von Person zu Person, • im Rahmen von Ausbrüchen: kontaminierte Nahrungsmittel, kontaminiertes Trinkwasser
mäßig	Süd- und Osteuropa, einige Regionen des Mittleren Ostens	5–24	• von Person zu Person, • im Rahmen von Ausbrüchen: kontaminierte Nahrungsmittel, kontaminiertes Trinkwasser
niedrig	Australien, USA, Westeuropa	5–40	von einer gemeinsamen Quelle ausgehende Ausbrüche
sehr niedrig	Nordeuropa, Japan	> 20	durch Reisen in Hochendemiegebiete erworbene Infektionen, Einzelquellen

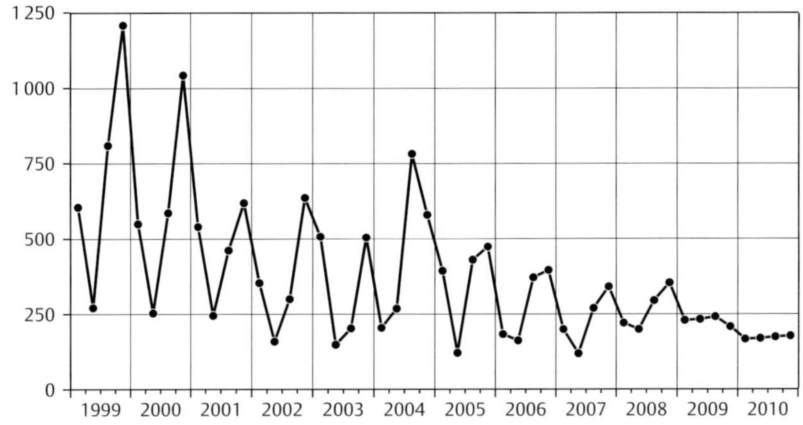

Abb. 25.1 Gemeldete Hepatitis-A-Erkrankungen in Deutschland. 1999–2010 (pro Quartal).

Kleinkinder meist gar nicht oder nicht unter dem typischen Bild einer Virushepatitis erkranken.

Die Gefahr einer Hepatitis-A-Infektion kann durch hygienische Maßnahmen stark reduziert werden (Vermeidung aller rohen Speisen, ausschließlich Trinken abgekochten Wassers, Verzicht auf Eis oder Eiswürfel, Genuss nur von geschältem Obst). Zur Immunprophylaxe steht die aktive und passive Immunisierung zur Verfügung.

25.2 Erreger

Das zur Familie der Picornaviren gehörende Hepatitis-A-Virus (HAV) ist ein kleines, unbehülltes Partikel von etwa 28 nm Durchmesser. Es besitzt ein ikosaedrisches Kapsid, das eine einzelsträngige, 7,5 kb lange RNA positiver Polarität enthält. Das Kapsid besteht aus den 3 Proteinen VP1, VP2 und VP3. VP1 und VP3 bilden zusammen ein konformationelles Epitop auf der Virusoberfläche, das die Zielstruktur für neutralisierende Antikörper darstellt.

Das HAV wurde ursprünglich dem Genus Enterovirus als Typ 72 zugewiesen. Wegen beträchtlicher Unterschiede gegenüber den anderen Enteroviren bezüglich Kapsidstruktur, Aminosäuresequenz einzelner Proteine und seines Replikationsverhaltens gilt das HAV heute als einziger Vertreter der *neu geschaffenen Gattung Hepatovirus*.

Eine besonders auffällige Eigenschaft des Erregers, die ihn von allen anderen Enteroviren unterscheidet, ist seine außergewöhnliche Stabilität. HAV bleibt auch bei pH 1 mehrere Stunden stabil, ist resistent gegenüber 20 % Äther oder Chloroform und übersteht Erhitzen auf 60 °C für ca. 60 Min.; selbst nach 10–12 Stunden bei dieser Temperatur lässt sich noch Restinfektiosität nachweisen.

Anhand genetischer Unterschiede lassen sich 6 Genotypen unterscheiden, die aber alle dem gleichen Serotyp angehören [7]. Eine immunologische Kreuzreaktion mit Enteroviren besteht nicht. Das Virus lässt sich in Kulturen von Primatenzellen einschließlich diploider menschlicher Fibroblasten züchten, vermehrt sich aber relativ langsam [15].

25.3 Pathogenese

Das Hepatitis-A-Virus wird von Infizierten in großer Menge im Stuhl ausgeschieden, wobei sich die höchsten Viruskonzentrationen in der späten Inkubationsphase, kurz vor Ausbruch der klinischen Symptomatik, finden. Üblicherweise wird der Erreger oral aufgenommen, wobei die häufigsten Übertragungswege direkter Kontakt mit Infizierten, Aufnahme fäkal kontaminierten Trinkwassers oder Genuss kontaminierter Speisen sind. Eine parenterale Übertragung ist als Transfusionsfolge bzw. nach der Gabe von kontaminierten Gerinnungspräparaten beschrieben. Sie ist aber sehr selten und spielt epidemiologisch keine Rolle.

Die Inkubationszeit der Erkrankung beträgt 2–6 Wochen. Eine primäre Virusvermehrung im Intestinaltrakt ist wahrscheinlich [4], Hauptvermehrungsort des Virus ist aber die Leber. Die erst nach einigen Wochen eintretende Leberschädigung ist dabei überwiegend Folge immunologischer Vorgänge, bei denen virusinfizierte Hepatozyten durch unspezifische (NK-Zellen) und spezifische zytotoxische T-Lymphozyten zerstört werden [23]. Das Virus wird bereits während der späten Inkubationsphase (1–2 Wochen vor Erkrankungsbeginn) in hohen Konzentrationen im Stuhl ausgeschieden. Nach Ausbruch der Symptomatik nimmt die Virusausscheidung – und damit auch die Infektiosität – stark ab. Gegen Ende der Inkubationsphase besteht eine vorübergehende Virämie [15].

25.4 Klinik

Die akute Hepatitis A manifestiert sich klinisch als typische Virushepatitis und unterscheidet sich nicht von den durch die anderen hepatotropen Viren hervorgerufenen akuten Erkrankungen. Die Erkrankung beginnt nach einer Inkubationszeit von 2–6 Wochen mit einem unspezifischen Prodromalstadium mit Abgeschlagenheit, allgemeinem Krankheitsgefühl, Fieber, Appetitlosigkeit, gelegentlich Gelenkbeschwerden und Schmerzen im rechten Oberbauch. Nach mehreren Tagen kommt es, oft nach subjektiver Besserung, meist rasch zum Auftreten eines Ikterus, begleitet von einer Dunkelfärbung des Urins und der Entfärbung des Stuhls. Bei komplikationslosem Verlauf klingen Ikterus und Beschwerden nach 2–6 Wochen ab und die Erkrankung heilt folgenlos aus.

Bei Kindern bleibt die Infektion häufig inapparent; unter 5-Jährige erkranken zu weniger als 10 %. Auch bei Erwachsenen verlaufen über 1 Viertel aller Infektionen klinisch stumm. Fulminante Hepatitiden sind insgesamt sehr selten und treten in weniger als 0,1 % aller Infizierten auf. Allerdings nimmt die Zahl schwerer Verläufe mit dem Alter deutlich zu; bei über 40-Jährigen liegt der Anteil tödlich endender akuter Hepatitis-A-Infektionen bereits bei ca. 2 % [12]. Auch Menschen mit chronischer Hepatitis B oder C oder mit aus anderen Gründen vorgeschädigter Leber sind durch eine Hepatitis A stärker gefährdet [27]. Die Erkrankung heilt mit Ausnahme der fulminanten Fälle immer aus. Chronische Verläufe kommen nicht vor. In etwa 10 % aller Erkrankungen werden allerdings protrahierte Infektionen beobachtet, bei denen es nach einigen Wochen erneut zu Symptomen wie bei der akuten Erkrankung kommen kann [20].

Eine Hepatitis-A-Infektion hinterlässt eine lebenslange Immunität.

25.5 Impfung

25.5.1 Impfstoffe

Zur Impfung gegen Hepatitis A sind Lebend- und Totimpfstoffe vorhanden. Lebendimpfstoffe enthalten attenuierte Hepatitis-A-Viren, werden in China hergestellt und fast ausschließlich in China verwendet [31]. Die in den meisten Ländern der Welt zugelassenen und verfügbaren Hepatitis-A-Impfstoffe, die hier näher besprochen werden, sind mittels Formalin inaktivierte Totimpfstoffe. Zu ihrer Herstellung werden aus Patienten isolierte Hepatitis-A-Virusstämme verwendet, die durch mehrere Zellkulturpassagen bereits attenuiert und an ein Wachstum in menschlichen, diploiden Fibroblasten adaptiert wurden. In diesen Zellen wird das Virus gezüchtet, durch Aufbrechen der Zellen freigesetzt und in mehreren Stufen von Verunreinigungen befreit. Das gereinigte Virus wird mit Formalin inaktiviert und mit Adjuvans versetzt [30], [31]. 2 der derzeit in Deutschland zugelassenen und eingesetzten Impfstoffe enthalten Aluminiumhydroxid bzw. Aluminiumhydroxyphosphat als Adjuvans [9], [2], [16]; der 3. Impfstoff besteht aus inaktiviertem Hepatitis-A-Virus, das an sogenannte Virosomen gebunden ist [1]. Virosomen sind sphärische Phospholipidpartikel mit einem Durchmesser von ca. 150 nm, die das Hämagglutinin des Influenzavirus enthalten.

Derzeit sind Impfstoffe von 3 Herstellern in Deutschland und den meisten europäischen Ländern zugelassen und erhältlich. Die Impfstoffe zweier Hersteller gibt es für Erwachsene und in einer Dosierung für Kinder (mit der Hälfte der für Erwachsene eingesetzten Impfstoffmenge).

Der Hepatitis-A-Totimpfstoff ist auch in 2 Impfstoffkombinationen enthalten: zusammen mit dem Hepatitis-B-Impfstoff und in Kombination mit dem Totimpfstoff gegen Typhus:

Der Hepatitis-AB-Kombinationsimpfstoff enthält nur halb so viel Hepatitis-A-Impfstoff wie das monovalente Präparat, daher sind für einen ausreichenden Schutz initial 2 Impfungen in 4-wöchigem Abstand notwendig. Für Kinder im Alter von 1–15 Jahren enthält der Impfstoff 10 µg HBsAg und 360 ELISA-Einheiten Hepatitis-A-Virus (Twinrix Kinder), für Jugendliche ab dem Alter von 16 Jahren und Erwachsene die doppelte Antigenmenge (Twinrix Erwachsene).

Die Kombination der Hepatitis-A-Vakzine mit einem Impfstoff gegen Typhus enthält neben der Hepatitis-A-Komponente das Vi-Kapselpolysaccharid von Salmonella typhi. Die Menge an Hepatitis-A-Antigen entspricht hier der des monovalenten Impfstoffs.

25.5.2 Impfdurchführung

Zur Grundimmunisierung mit *monovalenten Hepatitis-A-Impfstoffen* sind 2 Dosen im Abstand von 6–12 Monaten notwendig. Wie alle adjuvantierten Impfstoffe wird auch der Hepatitis-A-Impfstoff i. m. in den M. deltoideus injiziert. Eine subkutane Gabe ist möglich, z. B. bei Gerinnungsstörungen, führt aber zu stärkeren lokalen Reaktionen.

Der die *Hepatitis-B-Komponente enthaltende Kombinationsimpfstoff* muss wie der monovalente Hepatitis-B-Impfstoff 3-mal (zum Zeitpunkt 0 sowie nach 1 und nach 6 Monaten) appliziert werden. Dieser Impfstoff ist auch für ein Impfschema zugelassen, das 4 Injektionen an den Tagen 0, 7 und 21 sowie 12 Monate nach Impfbeginn vorsieht. Es führt zu einem schnelleren Aufbau eines Schutzes und wird vor allem in der *Reisemedizin* eingesetzt [18].

Die in erster Linie ebenfalls in der *Reisemedizin* verwendete *Hepatitis-A-Typhus-Kombination* führt nach einmaliger Gabe zu einem zeitlich begrenzten Schutz gegen Hepatitis A und Typhus. Die 2. Hepatitis-A-Impfung erfolgt nach 6–12 Monaten. Zur Aufrechterhaltung eines Schutzes vor Typhus muss alle 3 Jahre mit einem monovalenten Typhusimpfstoff nachgeimpft werden.

25.5.3 Wirksamkeit

Nach der 1.Impfung mit dem monovalenten Impfstoff weisen fast 100 % der Impflinge unter 40 Jahren spezifische Antikörper (Anti-HAV) im schützenden Bereich auf. Die Schutzgrenze wird bei einer Anti-HAV-Konzentration von 10–20 IE/l angenommen. Die Serokonversionsraten nach der 2. Impfung liegen auch bei älteren Impflingen bei über 99 %. In 3 großen plazebokontrollierten Doppelblindstudien mit verschiedenen Hepatitis-A-Impfstoffen konnten Schutzraten von 94–100 % erzielt werden [30].

Durch die 2. Impfung wird der Anti-HAV-Spiegel um einen Faktor von 10–50 erhöht. Die spezifischen Antikörper fallen zunächst rasch, dann aber zunehmend langsamer ab und sinken nach 48 Monaten nur noch wenig (▸ Abb. 25.2). Der Impfschutz dürfte nach vorläufigen Berechnungen für wenigstens 25 Jahre anhalten [25], [5], [14]. Möglicherweise bleibt ein Schutz vor Erkrankung bei vielen Menschen sogar lebenslang bestehen.

Innerhalb von 14 Tagen nach der 1. Impfung ist bei der Mehrzahl der Impflinge Anti-HAV nachweisbar. Aufgrund der hohen Immunogenität des Impfstoffs und der vergleichsweise langen Inkubationszeit der Hepatitis A von ca. 4 Wochen, besteht für die meisten Geimpften daher ein Schutz praktisch unmittelbar nach der 1. Injektion. Für die Reisemedizin bedeutet das, dass eine kurz vor Reiseantritt applizierte Impfung für eine begrenzte Zeit verlässlich vor einer Infektion schützt [6]. Die früher oft eingesetzte Gabe von menschlichem Immunglobulin (das eine definierte Konzentration von Anti-HAV enthält) erübrigt sich in diesem Fall.

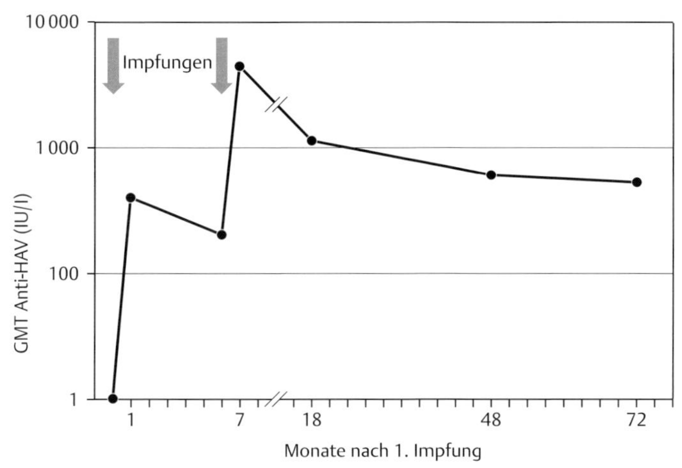

Abb. 25.2 Antikörperproduktion nach Impfung gegen Hepatis A. Anti-HAV-Konzentrationen bei jungen, gesunden Impflingen (geometrische Mittelwerte); n = 253 bis Monat 7, n = 104 von Monat 7 bis Monat 72 [24], [26].

Darüber hinaus konnte gezeigt werden, dass die aktive Impfung auch post expositionem wirksam ist [28], [30]). Allerdings ist nicht klar, wie lange nach Exposition eine aktive Impfung noch erfolgreich ist. Deshalb erscheint der zusätzliche Einsatz von Immunglobulin zur Postexpositionsprophylaxe in bestimmten Fällen nach wie vor gerechtfertigt (s. u.).

25.6 Wichtige Informationen

25.6.1 Nebenwirkungen

Der Hepatitis-A-Impfstoff gehört zu den am besten verträglichen Impfstoffen. Bei etwa 4% der Impflinge kann es innerhalb von 1–3 Tagen zu Rötung, Schwellung und Schmerzen an der Impfstelle kommen; Allgemeinreaktionen wie leichte bis mäßige Temperaturerhöhung, Frösteln, Kopf- und Gliederschmerzen oder Müdigkeit sowie Leibschmerzen und Störungen des Magen-Darm-Trakts kommen bei 1–10% der Geimpften vor. Echte Komplikationen wie allergische Hautreaktionen oder ein *Erythema multiforme* wurden nur sehr selten beobachtet [21], [30].

25.6.2 Indikation/Kontraindikation

Hauptindikation für eine Hepatitis-A-Impfung ist für Bewohner der Industrienationen West- und Nordeuropas und der USA ein Aufenthalt in einem Gebiet mit hoher Hepatitis-A-Durchseuchung. Solche Gebiete sind viele Länder der Tropen und Subtropen und fast alle Entwicklungsländer. Eine erhöhte Hepatitis-A-Gefahr besteht aber auch im südlichen Mittelmeerraum und in weiten Gebieten Osteuropas.

Daneben sollten Angehörige bestimmter Gruppen geimpft werden, die einem erhöhten Hepatitis-A-Risiko unterliegen [22]. Dazu gehören:

- medizinisches Personal auf Infektionsstationen und in pädiatrischen Abteilungen,
- Betreuer in Kinderkrippen und Kindertagesstätten,
- Laborpersonal und
- Personal und Patienten in psychiatrischen Einrichtungen.

In diesen Gruppen dürfte der Kontakt mit Stuhl das Hauptrisiko darstellen. Ebenfalls geimpft werden sollten aus naheliegenden Gründen Kanalisationsarbeiter; diese Berufsgruppe weist eine im Vergleich zur Allgemeinbevölkerung über 4-mal höhere Durchseuchung auf.

HAV-Infektionen treten gehäuft bei Drogenabhängigen auf, bei denen die Infektion auch parenteral übertragen werden kann; wichtigste Ursache für die erhöhte Hepatitis-A-Inzidenz dürften aber die schlechten hygienischen Verhältnisse sein, unter denen viele dieser Menschen leben. Ebenfalls einer erhöhten Hepatitis-A-Gefährdung unterliegen homosexuell aktive Männer. Mehrfach traten Hepatitis-A-Infektionen auch bei Hämophilen auf, die durch kontaminierte Blutprodukte ausgelöst worden waren. Daher werden auch diese Personenkreise in die Impfempfehlungen einbezogen.

Weil bei vorgeschädigter Leber Hepatitis-A-Infektionen besonders schwer verlaufen können, ist die Impfung auch für Patienten empfohlen, die an einer chronischen Leberkrankheit (einschließlich chronischer Krankheiten mit Leberbeteiligung) leiden und keine HAV-Antikörper besitzen.

Für Menschen, die Kontakt mit an Hepatitis A Erkrankten hatten, ist eine *Postexpositionsprophylaxe* angezeigt. Hat der Kontakt erst vor wenigen Tagen stattgefunden, reicht eine aktive Impfung allein mit hoher Wahrscheinlichkeit aus. Bei möglicherweise schon 10–14 Tage zurückliegendem Kontakt (z. B. in einer Wohngemeinschaft) ist dagegen eine gleichzeitige Gabe von Impfstoff und Immunglobulin zu erwägen. Diese aktiv-passive Simultanprophylaxe sollte in jedem Fall bei Menschen > 40 Jahre und allen, für die eine Hepatitis A eine besondere Gefahr darstellt (z. B. chronisch HBV- oder HCV-Infizierte) eingesetzt werden [29].

Bei kleineren oder größeren Ausbrüchen, etwa durch kontaminierte Lebensmittel, kommt eine passive Prophylaxe i. d. R. zu spät; hier kann aber eine großzügige und rasch durchgeführte aktive Impfung die Entstehung von Sekundärfällen und damit eine weitere Ausbreitung der Erkrankung verhindern.

25.6.3 Therapie

Eine kausale Therapie der Hepatitis A gibt es nicht; soweit nötig wird die Erkrankung symptomatisch behandelt.

25.6.4 Passive Immunisierung

Durch die rechtzeitige prophylaktische Gabe von normalem Immunglobulin (Standardimmunglobulin) zur i. m.-Injektion lässt sich das Auftreten einer Hepatitis A sicher verhindern [10]. Das in Deutschland zugelassene entsprechende Immunglobulinpräparat (Beriglobin) enthält 100 IE/ml an spezifischen, gegen Hepatitis-A-Virus gerichteten Antikörpern (Anti-HAV).

Eine Präexpositionsprophylaxe wird mit Standardimmunglobulin in einer Dosierung von 0,02–0,06 ml/kgKG (entsprechend ca. 2–6 IE/kgKG) durchgeführt. Sie hat allerdings durch die Einführung des aktiven Impfstoffs weitestgehend an Bedeutung eingebüßt. Dagegen kann die Verwendung von Immunglobulin *post expositionem* in bestimmten Situationen noch angezeigt sein. Bis zu 14 Tage nach Exposition bzw. mutmaßlicher Infektion ist eine Immunglobulingabe sinnvoll. Die Schutzrate beträgt innerhalb dieses Zeitraums 80–90 %, wobei die Wirkung umso ausgeprägter ist, je früher die Injektion erfolgt [17].

Die postexpositionelle Verwendung von Immunglobulin – heute i. d. R. in Kombination mit dem aktiven Impfstoff – kann indiziert sein bei allen Personen, die innerhalb der letzten 14 Tage sehr engen Kontakt mit einem an Hepatitis A Erkrankten hatten oder in der gleichen Wohngemeinschaft leben.

25.6.5 Meldepflicht

In Deutschland sind der Krankheitsverdacht, die Erkrankung sowie der Tod an akuter Virushepatitis nach § 6 IfSG meldepflichtig. Nach § 7 IfSG ist der direkte oder indirekte Nachweis des Hepatitis-A-Virus zu melden. Auch in Österreich sind Verdachts-, Erkrankungs- und Todesfälle an Hepatitis A meldepflichtig. In der Schweiz muss die Erkrankung gemeldet werden.

Literatur

[1] Ambrosch F, Wiedermann G, Jonas S et al. Immunogenicity and protectivity of a new liposomal hepatitis A vaccine. Vaccine 1997; 15: 1209–1913

[2] André FE, Hepburn A, D'Hondt E. Inactivated candidate vaccines for hepatitis A. In: Melnick JL. Prog Med Virol Vol. 37. Basel: Karger; 1990; 72–95

[3] Bienzle U, Bock HL, Meister W, Clemens R, Kruppenbacher JP. Anti-HAV seroprevalence in German travellers and hepatitis A vaccination in immune subjects. Lancet. 1993; 341: 1028

[4] Blank CA, Anderson DA, Beard M et al. Infection of polarized cultures of human intestinal epithelial cells with hepatitis A virus: vectorial release of progeny virions through apical cellular membranes. J Virol 2000; 74: 6 476–6 484

[5] Bovier PA et al. Predicted 30-year protection after vaccination with an aluminumfree virosomal hepatitis A vaccine. J Med Virol 2010; 82: 1629–1634

[6] Connor BA. Hepatitis A vaccine in the last-minute traveler. Am J Med. 2005;118 Suppl 10A:58S-62S

[7] Cristina J, Costa-Mattioli M. Genetic variability and molecular evolution of hepatitis A virus. Virus Res 2007; 127: 151–157

[8] Faber MS, Stark K, Behnke SC et al. Epidemiology of hepatitis A virus infections, Germany, 2007–2008. Emerg Infect Dis 2009; 15: 1760–1768

[9] Flehmig B, Heinricy U, Pfisterer M. Immunogenicity of a killed hepatitis A vaccine in seronegative volunteers. Lancet 1989; 1: 1039–1041

[10] Grady GF. Prevention of hepatitis by passive immunization. In: Deinhardt F, Deinhardt J, eds. Viral hepatitis: laboratory and clinical science. New York: Dekker; 1984: 241

[11] Guzman-Herrador B, Jensvoll L, Einöder-Moreno M, Lange H, Myking S, Nygård K, Stene-Johansen K, Vold L. Ongoing hepatitis A outbreak in Europe 2013 to 2014: imported berry mix cake suspected to be the source of infection in Norway. Euro Surveill. 2014;19(15):pii = 20 775

[12] Hadler SC. Global impact of hepatitis A virus infection changing patterns. In: Hollinger FB, Lemon SM, Margolis HS, eds. Viral hepatitis and liver disease. Baltimore: Williams & Wilkens; 1991: 14–20

[13] Harries M, Monazahian M, Wenzel J, Jilg W, Weber M, Ehlers J, Dreesman J, Mertens E. Foodborne hepatitis A outbreak associated with bakery products in northern Germany, 2012. Euro Surveill. 2014 Dec 18; 19(50). pii: 20 992

[14] Hens N, Habteab Ghebretinsae A, Hardt K, Van Damme P, Van Herck K. Model based estimates of long-term persistence of inactivated hepatitis A vaccine-induced antibodies in adults. Vaccine 2014;32:1507–13. doi: 10.1016/j.vaccine. 2013.10.088

[15] Hollinger FB, Emerson SU. Hepatitis A virus. In: Knipe DM, Howley PM, eds. Fields Virology. 5th ed. Philadelphia: Wolters Kluver; 2007: 911–947

[16] Lewis JA, Armstrong ME, Larson VM et al. Use of a live, attenuated hepatitis A vaccine to prepare a highly purified, formalin-inactivated hepatitis A vaccine. In: Hollinger FB, Lemon SM, Margolis HM, eds. Viral Hepatitis and Liver Disease. Baltimore: Williams & Wilkins; 1991: 76–78

[17] Liu JP, Nikolova D, Fei Y. Immunoglobulins for preventing hepatitis A. Cochrane Database Syst Rev. 2009; 2: CD004 181

[18] Nothdurft HD, Dietrich M, Zuckerman JN et al. A new accelerated vaccination schedule for rapid protection against hepatitis A and B. Vaccine 2002; 20: 1157–1162

[19] Robert Koch-Institut (RKI). Infektionsepidemiologisches Jahrbuch für 2013. Berlin: Robert Koch-Institut 2014: 94–99

[20] Sjögren MH, Tanno H, Fay O et al. Hepatitis A virus in stool during clinical relapse. Ann Int Med 1987; 106: 221–226

[21] Ständige Impfkommission am Robert Koch-Institut (STIKO). Aktualisierte Mitteilung der Ständigen Impfkommission am Robert Koch-Institut: Hinweise für Ärzte zum Aufklärungsbedarf über mögliche unerwünschte Wirkungen bei Schutzimpfungen; Stand: Juni 2007. Epid Bull 2007; 25: 209–232

[22] Ständige Impfkommission am Robert Koch-Institut (STIKO). Mitteilung der Ständigen Impfkommission am Robert Koch-Institut: Empfehlungen der Ständigen Impfkommission am Robert Koch-Institut; Stand Aug. 2015. Epid Bull 2015: 34: 327–362

[23] Vallbracht A, Gabriel P, Maier K et al. Cell-mediated cytotoxicity in hepatitis A virus infection. Hepatology 1986; 6: 1308–1314

[24] Van Damme P, Matheï C, Thoelen S et al. Single dose inactivated hepatitis A vaccine: rationale and clinical assessment of the safety and immunogenicity. J Med Virol 1994; 44: 435–441

[25] Van Damme P, Banatvala J, Fay O et al. International Consensus Group on Hepatitis A Virus Immunity. Hepatitis A booster vaccination: is there a need? Lancet 2003; 362: 1065–1071

[26] Van Herck K, Van Damme P. Inactivated hepatitis A vaccine-induced antibodies: follow-up and estimates of long-term persistence. J Med Virol 2001; 63: 1–7
[27] Vento S. Fulminant hepatitis associated with hepatitis A virus superinfection in patients with chronic hepatitis C. J Viral Hepat 2000; 7 (Suppl 1.): 7–8
[28] Victor JC, Monto AS, Surdina TY et al. Hepatitis A vaccine versus immune globulin for postexposure prophylaxis. N Engl J Med 2007; 357: 1685–1694
[29] Whelan J, Sonder GJ, Bovée L, Speksnijder A, van den Hoek A. Evaluation of hepatitis A vaccine in post-exposure prophylaxis, The Netherlands, 2004–2012. PLoS One. 2013 Oct 17;8(10):e78 914. doi: 10.1371/journal.pone.0 078 914. eCollection 2013
[30] World Health Organization (WHO). The Immunological Basis for Immunization Series Module 18_Hepatitis A. World Health Organization 2011
[31] World Health Organization (WHO). WHO position paper on hepatitis A vaccines June 2012. Weekly epidemiological record 2012; 87; 261–276

26 Hepatitis B

W. Jilg

26.1 Epidemiologie

Die Hepatitis B gehört weltweit gesehen immer noch zu den wichtigsten Infektionskrankheiten. Etwa 1 Drittel der Weltbevölkerung hatte Kontakt mit dem Hepatitis-B-Virus, fast 20 % dieser Menschen – ca. 350 Mio. – sind chronische Virusträger. Fast 800 000 Menschen sterben jährlich an den Folgen ihrer chronischen Infektion, wie Leberzirrhose und hepatozellulärem Karzinom [45], [49]. Hauptverbreitungsgebiete des Hepatitis-B-Virus sind Südostasien sowie Zentral- und Südafrika, wo 5–10 %, in einzelnen Regionen bis zu 20 % der Bevölkerung Virusträger sind. In den Industrienationen West- und Nordeuropas, in Australien und den USA liegt die Trägerrate unter 1 %.

Die inzwischen weltweit eingeführte und für alle Kinder empfohlene Hepatitis-B-Impfung hat in einigen Ländern die Hepatitis-B-Inzidenz bereits deutlich senken können. In den Industrienationen, wo die Hepatitis B eine der häufigsten berufsbedingten Infektionskrankheiten darstellte, konnte die Impfung Erkrankungen des medizinischen Personals fast völlig zum Verschwinden bringen. Erste Schritte zur Ausrottung dieser Erkrankung sind damit getan. Trotzdem wird uns die Infektion noch über Generationen beschäftigen, bevor dieses Ziel erreicht sein wird. Die große Zahl von chronischen Trägern, die das Virusreservoir darstellen, und in etlichen Ländern immer noch fehlende oder nicht konsequent durchgesetzte Impfprogramme stellen nur schwer zu überwindende Barrieren für dieses Ziel dar.

Das Hepatitis-B-Virus (HBV) wird ausschließlich parenteral übertragen: durch direkte Inokulation von Blut oder blutkontaminierten Körperflüssigkeiten oder durch Aufbringen dieser Materialien auf Schleimhäute oder verletzte Hautstellen. Wichtige Übertragungswege sind neben Verletzungen mit blutkontaminierten spitzen und scharfen Gegenständen vor allem Sexualkontakte sowie die Infektion des Neugeborenen während der Geburt durch die infizierte Mutter. In Hochendemiegebieten finden die meisten Übertragungen auf diese Weise statt, neben Übertragungen von Person zu Person in der frühen Kindheit. Auch in Gebieten mit geringer Inzidenz spielen diese Übertragungsmechanismen noch eine gewisse Rolle, die Mehrzahl der Infektionen wird hier aber durch Sexualkontakte und Benutzung gebrauchter Injektionskanülen, vor allem bei Drogenabhängigen, übertragen.

In den Ländern mit geringer Hepatitis-B-Inzidenz tritt die Hepatitis B gehäuft in bestimmten Bevölkerungsgruppen auf, deren Angehörige aufgrund ihrer Beschäftigung bzw. ihres Lebensstils einem erhöhten Infektionsrisiko unterliegen. Ein erhöhtes Hepatitis-B-Risiko muss angenommen werden bei z. B.:

- allen im medizinischen Bereich Tätigen mit Patienten- bzw. Blutkontakt,
- Menschen mit engem Kontakt zu HBsAg-Trägern in Familie, Wohngemeinschaft oder Gemeinschaftseinrichtungen,
- Personen mit Sexualkontakt zu HBsAg-Trägern,
- Drogenabhängigen,
- Reisenden in Regionen mit hoher Hepatitis-B-Prävalenz.

Dennoch findet auch in den Niedrigendemieländern die Mehrzahl der Infektionen in der „normalen“ Bevölkerung statt, bei der die Hepatitis B vorwiegend sexuell übertragen wird. Über die Hälfte der Neuinfektionen in Deutschland dürfte daher Menschen betreffen, die keiner der typischen Risikogruppen angehören [20].

In Deutschland hat die Zahl akuter Hepatitis-B-Fälle in den letzten 30 Jahren stark abgenommen. Während man gegen Ende der 1980-Jahre noch von etwa 50 000 Neuinfektionen pro Jahr ausging [24], dürfte diese Zahl heute auf weniger als 1 Zehntel des damaligen Wertes abgesunken sein. Im Jahr 2014 wurden nur noch 739 Neuerkrankungen registriert. Da allerdings bei Weitem nicht alle Fälle gemeldet werden, auch weil fast 2 Drittel aller akuten Infektionen asymptomatisch bzw. anikterisch verlaufen, wird die Zahl der tatsächlichen Neuinfektionen gegenwärtig auf 2000–4 000 pro Jahr geschätzt. Inzwischen scheint auch die 1995 eingeführte Impfung aller Kinder zu greifen, denn die Hepatitis-B-Inzidenz bei Kindern und Jugendlichen hat merklich abgenommen (▶ Abb. 26.1).

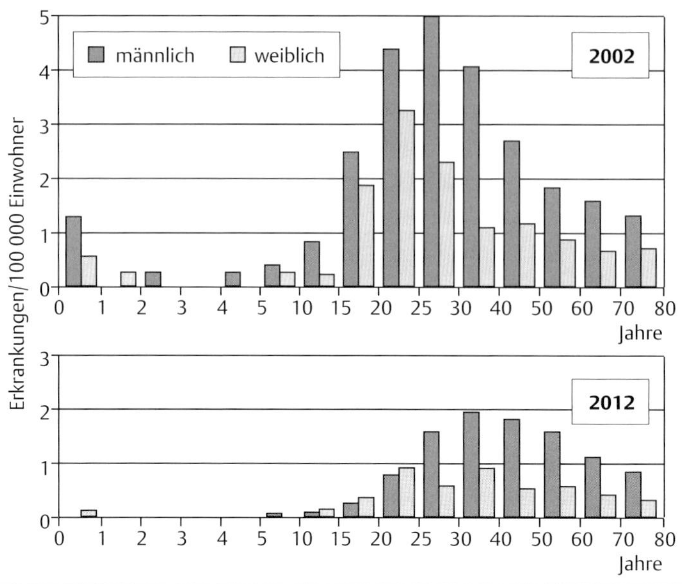

Abb. 26.1 Rückgang der Hepatitis B in Deutschland nach Altersgruppen. Gemeldete Hepatitis-B-Erkrankungen/100 000 Einwohner nach Alter und Geschlecht 2002 und 2012 [35], [36].

26.2 Erreger

Das HBV wird zusammen mit mehreren tierpathogenen Viren der Familie der Hepadnaviren zugerechnet. Der Erreger mit einem Durchmesser von 42 nm besitzt eine Lipoproteinhülle, die das Oberflächenprotein des Virus (HBsAg, Hepatitis-B-Surface-Antigen) enthält. Die Hülle umgibt das Viruskapsid, eine ikosaedrische Struktur aus „Core“-Protein (HBcAg, Hepatitis-B-Core-Antigen). Das Genom des Virus besteht aus einer partiell doppelsträngigen DNA von 3,2 kb.

Das Oberflächenprotein HBsAg ist verantwortlich für die Anheftung des Virus an die Leberzelle und ist Zielstruktur neutralisierender Antikörper. Es existiert in 3 Modifikationen, die sich in ihrer Länge unterscheiden:

- die kürzeste Form ist ein teilweise glykosiliertes Protein von 24 kD (*„kleines“ HBsAg, SHBsAg*),
- eine weitere Komponente enthält zusätzlich zu dieser Sequenz noch die PräS 2-Domäne mit 55 Aminosäuren (*„mittleres“ HBsAg, MHBsAg* oder *PräS 2-Protein*),
- die dritte Modifikation besteht aus dem kleinen HBsAg, der PräS 2-Domäne und der 108 Aminosäuren langen PräS 1-Domäne (*„großes“ HBsAg, LHBsAg* oder *PräS 1-Protein*).

Das kleine HBsAg stellt die mengenmäßig wichtigste Komponente dar. Von der infizierten Leberzelle wird HBsAg in weit größerer Menge sezerniert als für die Komplettierung der Viruspartikel notwendig ist. Das überschüssige Material wird in Form kleiner, sphärischer Partikel (22-nm-Partikel) oder tubulärer Strukturen ins Blut abgegeben. Die Zahl dieser HBsAg-Partikel im Serum kann die Zahl der Viruspartikel im Blut um den Faktor 10^4–10^6 übersteigen. Sie finden sich bereits während der Inkubationsphase im Serum und erreichen dort Konzentrationen von bis zu 10^{13} Partikel pro Milliliter, wodurch sie sich leicht mit immunologischen Methoden nachweisen lassen.

Das HBe-Antigen (HBeAg) ist ein mit dem Hepatitis-B-Core-Antigen verwandtes Protein. Es besitzt zusätzlich zu der Aminosäuresequenz des HBcAg noch weitere 29 Aminosäuren. HBeAg wird während der Virusreplikation gebildet, wird aber nicht in das Viruspartikel eingebaut, sondern ins Blut abgegeben.

Das HBV weist einen komplexen Replikationsprozess auf, der über eine RNA-Zwischenstufe erfolgt und dem Replikationsprozess der Retroviren ähnelt. Infolgedessen ist das Virus verhältnismäßig variabel und neigt zur Bildung von Varianten und Mutanten. Neben den sogenannten „Präcore“-Mutanten, die die Fähigkeit zur HBeAg-Bildung verloren haben und im Rahmen der serologischen Diagnostik eine Rolle spielen, sind die Mutanten wichtig, die Veränderungen im HBsAg aufweisen. Liegt die Mutation im Bereich der Bindungsstelle neutralisierender Antikörper, kann der Erreger u. U. eine bestehende Immunität unterlaufen und zur Infektion bei Geimpften führen (sogenannte „Immune-escape"-Mutante).

26.3 Pathogenese

Die Hepatitis-B-Viren erreichen die Leber auf dem Blutweg und vermehren sich in den Hepatozyten, die wahrscheinlich den einzigen Replikationsort darstellen. Eine immer wieder postulierte Vermehrung in anderen Zellen, z. B. Lymphozyten, konnte nie bewiesen werden.

Das HBV ist nicht zytopathogen. Es kann in großen Mengen in Hepatozyten produziert werden, ohne dass die Funktion der Zellen beeinflusst wird. Die Leberzellschädigung wird durch die Immunantwort des Wirts verursacht. Natürliche Killerzellen, vor allem aber spezifische CD8-positive zytotoxische T-Zellen zerstören die infizierten Leberzellen, sorgen damit für die weitgehende Elimination des Erregers und führen zu einer Ausheilung der akuten Erkrankung [6]. Eine überschießende Immunreaktion führt zu einer fulminanten Hepatitis, eine zu schwache Reaktion kann den Erreger nicht kontrollieren und endet in der Chronifizierung. Der dabei fortdauernde entzündliche Reiz ist Ursache der Fibrose und schließlich der Zirrhose.

Während man lange Zeit davon ausging, dass nach der Ausheilung einer akuten Hepatitis B das Virus vollständig aus der Leber verschwunden ist, lieferten Studien der letzten Jahre eine Reihe von Hinweisen darauf, dass auch nach scheinbar abgelaufener Hepatitis-B-Infektion geringe Mengen von Virus bzw. viraler DNA in Leberzellen persistieren [33]. Normalerweise scheint ein intaktes Immunsystem das Virus vollständig kontrollieren zu können. In Fällen einer massiven Immunsuppression, etwa im Rahmen einer Knochenmarktransplantation, kann es aber zu einem erneuten Auftreten von HBsAg und HBV-DNA im Serum kommen [25].

Das hepatozelluläre Karzinom kann als Folge der Zirrhose auftreten, wird aber auch durch das Virus selbst mitverursacht. Die Integration der HBV-DNA ins Zellgenom führt zu einer gewissen genetischen Instabilität und begünstigt die Transformation der Zelle. Darüber hinaus ist ein virales Protein, das HBx, wahrscheinlich unmittelbar an der Tumorentstehung beteiligt. Als Transaktivator begünstigt es die Zellproliferation und kann die Synthese des Tumorsuppressorfaktors p53 ebenso wie DNA-Reparaturmechanismen beeinflussen [43].

26.4 Klinik

Die während der Erstinfektion auftretenden klinischen Erscheinungen entsprechen im Wesentlichen denen der anderen primären Virushepatitiden A, C, D und E. Nach einer ungewöhnlich langen Inkubationszeit von 2–6 Monaten beginnt die Erkrankung mit einem mehrtägigen *Prodromalstadium* mit Fieber, Abgeschlagenheit, Müdigkeit, Appetitlosigkeit, Übelkeit und Erbrechen sowie Störungen des Geruchs- und Geschmackssinns. Häufig werden die Beschwerden als „grippeähnlich" beschrieben. Nach 3–10 Tagen setzt, meist ziemlich abrupt, die *ikterische Phase* ein: typische Symptome sind die Dunkelverfärbung des Urins, das Hellerwerden des Stuhls und der Ikterus. Abdominelle Beschwerden sind jetzt häufig und werden oft als diffuser Schmerz im rechten Oberbauch geschildert. Mit dem Auftreten des Ikterus nehmen die Erscheinungen des Prodromalstadiums meist an Intensität ab. Bei der unkompliziert verlaufenden Hepatitis-B-Infektion tritt eine klinische und biochemische Normalisierung innerhalb von 3–4 Monaten ein.

Die Rate *fulminanter Hepatitiden* nach HBV-Infektion wird mit bis zu 1 % angegeben. Dabei kommt es zu einer raschen, fast vollständigen Zerstörung der Leber, die in den meisten Fällen eine sofortige Lebertransplantation notwendig macht.

Die *Hauptkomplikation* der Hepatitis B ist die Chronifizierung der Infektion, die in Abhängigkeit vom Alter bei Infektion in 5–90 % aller Fälle eintritt. Die Chronifizierungsrate ist am höchsten bei Neugeborenen, die in ca. 90 % zu chronischen Virusträgern werden. Bei 4-Jährigen verläuft immerhin noch die Hälfte aller Infektionen chronisch, während bei älteren Kindern, Jugendlichen und Erwachsenen eine Chronifizierung nur noch in 3–5 % aller Fälle vorkommt. In wesentlich höherem Prozentsatz als bei immunologisch Gesunden chronifizieren allerdings Infektionen bei Immunsupprimierten.

Etwa 1 Viertel aller chronischen Hepatitis-B-Fälle nehmen einen progredienten Verlauf und enden häufig nach mehreren Jahren in einer Zirrhose. Wenigstens 50 % aller akuten Hepatitis-B-Infektionen beim Erwachsenen und ein noch deutlich höherer Prozentsatz beim Neugeborenen und Kleinkind verlaufen anikterisch oder klinisch gänzlich inapparent. Auch diese Infektionen können aber in einen chronischen Verlauf übergehen, wahrscheinlich sogar in höherem Prozentsatz als klinisch manifeste Erkrankungen.

26.5 Impfung

26.5.1 Impfstoffe

Alle Hepatitis-B-Impfstoffe enthalten HBsAg, das kleinste der 3 Oberflächenproteine des HBV. Die dagegen gebildeten spezifischen Antikörper (Anti-HBs) sind in der Lage, das Virus zu neutralisieren und damit eine Infektion zu verhindern. HBsAg wird in der Leber infizierter Personen in großer Menge produziert. Nur ein kleiner Teil davon wird in die Viruspartikel eingebaut, die Hauptmenge wird in Form kleiner sphärischer Partikel, der sogenannten 22-nm-Partikel, ins Blut sezerniert.

Zur Herstellung der 1982 eingeführten Hepatitis-B-Impfstoffe der 1. Generation wurden diese Partikel aus dem Plasma chronischer Virusträger gewonnen, gereinigt, mehreren Inaktivierungsschritten unterworfen und an Aluminiumhydroxid adsorbiert [18]. Diese sogenannten *Plasmaimpfstoffe* wurden inzwischen durch gentechnisch hergestellte Hepatitis-B-Impfstoffe ersetzt. Sie bestehen ebenfalls aus HBsAg, das aber aus gentechnisch veränderten Hefezellen *(„Hefeimpfstoff")* oder Säugerzellen gewonnen wird. Zur Herstellung des Impfstoffs in Hefezellen wurde das für das HBsAg kodierende Gen zusammen mit genetischen Steuerelementen, die eine Expression des Gens erlauben, in ein Hefeplasmid eingesetzt. Mit diesem modifizierten Plasmid wurden Zellen der Bäckerhefe (*Saccharomyces cerevisiae*) stabil transfiziert [29]. Auf ähnliche Weise wurden HBsAg-produzierende *Säugerzellen* hergestellt. Die gentechnisch veränderten Zellen synthetisieren HBsAg, das ebenfalls in Form von sphärischen Partikeln vorliegt. Morphologisch sind die in Hefe bzw. den Säugerzellen produzierten Partikel nicht von den aus Plasma gewonnenen zu unterscheiden, die in Hefe hergestellten Partikel sind allerdings nicht glykosiliert. Auch die rekombinanten Hepatitis-B-Impfstoffe sind an Aluminiumhydroxid bzw. Aluminiumphosphat adsorbiert [28].

HBV kommt in mindestens 8 verschiedenen Genotypen (A–H) vor, die sich auch im HBsAg unterscheiden. Der in Hefezellen hergestellte Impfstoff enthält HBsAg des Genotyps A2, der im nördlichen Europa und den USA vorherrscht. Er schützt aber auch vor Infektionen mit allen anderen Genotypen.

Der Impfstoff ist als *monovalente Vakzine* in Dosierungen für Erwachsene und Kinder erhältlich. Ein Hersteller bietet einen höher konzentrierten Impfstoff für Dialysepatienten an.

Hepatitis-B-Impfstoff ist auch Bestandteil mehrerer *Kombinationsimpfstoffe*. So ist eine Kombination des Hepatitis-B- mit einem Hepatitis-A-Impfstoff verfügbar (s. Kap. 25). Neben der Erwachsenendosis gibt es eine Kinderdosis mit jeweils der halben Menge Impfantigen. Für die Impfung von Säuglingen und Kleinkindern ist eine Kombination von HBV mit den Impfstoffen gegen Tetanus, Diphtherie, Pertussis, Haemophilus influenzae Typ b (Hib) sowie Poliomyelitis (IPV) im Handel.

Durch neue Adjuvanzien wie MF59, MPL und QS 21 konnte die Immunogenität des Impfstoffs gesteigert werden [17], [44], [47]. Derartige Impfstoffe wurden mit gutem Erfolg in verschiedenen Studien eingesetzt; so konnten mit einem QS 21-adjuvantierten Impfstoff lebertransplantierte Patienten sehr erfolgreich geschützt werden [7]. Allerdings wurde bislang nur ein einziges solches Präparat zugelassen, das als zusätzliches Adjuvans noch MPL (Monophosphoryl-Lipid A) enthält und speziell für Dialysepatienten vorgesehen ist [44].

Weitere Versuche, Impfstoffe mit höherer Immunogenität herzustellen, führten zur Entwicklung von Präparaten, die neben dem (kleinen) HBsAg noch eines oder beide der größeren Oberflächenproteine des HBV (MHBsAg bzw. LHBsAg) enthalten [12], [39], [52]. Trotz teilweise höherer Immunogenität [34] konnten sich diese Vakzinen aber nicht durchsetzen. Nur ein einziger Impfstoff, der aus HBsAg und MHBsAg besteht, wurde in Frankreich (nicht aber in Deutschland) zugelassen [13].

26.5.2 Impfdurchführung

Die Grundimmunisierung besteht aus 3 Impfungen zum Zeitpunkt 0, nach 4 Wochen und nach 6 Monaten. Ein Alternativschema verwendet 4 Impfungen, 3 jeweils mit 4-wöchigem Abstand, die 4. nach 1 Jahr. Damit lässt sich eine etwas höhere Serokonversionsrate in den ersten Monaten der Grundimmunisierung erreichen. Die Impfung von Säuglingen mit dem Sechsfachimpfstoff erfolgt üblicherweise im Alter von 2, 3 und 4 Monaten; eine 4. Impfung erhalten die Kinder mit 11–14 Monaten.

Eine noch schnellere Induktion schützender Antikörper lässt sich durch die Gabe von 3 Dosen an den Tagen 0, 7 und 21 erreichen [8]. Bei diesem in der Reisemedizin gelegentlich benutzten Impfschema muss aber zur vollen Grundimmunisierung ebenfalls eine 4. Impfung nach 6–12 Monaten vorgenommen werden.

Als erfolgreich wird eine Impfung angesehen, wenn 4–8 Wochen nach Beendigung der Grundimmunisierung ein Spiegel an spezifischen Antikörpern gegen HBsAg (Anti-HBs) von mindestens 10 IU/l erreicht wurde [49]. Ein Anti-HBs-Wert von 10 IU/l gilt auch als Schutzgrenze, unterhalb derer ein Schutz vor Infektion nicht mehr gewährleistet ist.

Vorgehen bei Non- und Low-Respondern

Etwa 5 % aller Impflinge sprechen nicht auf die Impfung an (Anti-HBs-Konzentration 4–6 Wochen nach der letzten Dosis der Grundimmunisierung < 10 IU/l) und gelten als „Nonresponder", die nicht geschützt sind. Bei routinemäßig geimpften gesunden Kindern wird der Impferfolg üblicherweise nicht kontrolliert und Nonresponder daher nicht entdeckt. Menschen, die wegen eines erhöhten Infektionsrisikos geimpft werden, werden dagegen 4–8 Wochen nach der letzten Impfung auf Anti-HBs getestet. Nonresponder können daher erkannt und weiter geimpft werden. Mit bis zu 3 zusätzlichen Impfungen kann man 50–100 % der „Nonresponder" zur Serokonversion bringen [9], [31], [40]. In Deutschland, Österreich und der Schweiz werden auch „Low-Respondern" (Personen mit Anti-HBs-Konzentrationen von 10–99 IU/l 4–8 Wochen nach der letzten Dosis der Grundimmunisierung) eine oder mehrere weitere Impfdosen empfohlen [41].

26.5.3 Wirksamkeit

Ansprechen auf die Grundimmunisierung

Die Grundimmunisierung mit 3 Dosen Impfstoff, führt bei Kindern, Jugendlichen und jungen Erwachsenen in über 90 % der Fälle zur Bildung spezifischer Antikörper im schützenden Bereich (Anti-HBs ≥ 10 IU/l). In der überwiegenden Mehrheit werden Anti-HBs-Konzentrationen von ≥ 100 IU/l erreicht, allerdings erst nach der 3. Impfung (► Abb. 26.2, ► Abb. 26.3). Eine Metaanalyse von Impfstudien mit mehr als 30 000 Teilnehmern [10] zeigte Serokonversionsraten von 94,7 % bei Erwachsenen, 98,7 % bei Kindern und Jugendlichen und 94,2 % bei Säuglingen. Das Ansprechen auf die Impfung wird im Wesentlichen von Alter, Immunstatus und genetischen Faktoren beeinflusst [40], [51]. Mit zunehmendem Alter nehmen Serokonversionsraten und maximal erreichbare Anti-HBs-Spiegel ab. Nur etwa 80 % aller Menschen über 50 Jahren sprechen auf die Impfung an; im höheren Alter sinken die Serokonversionsraten weiter ab [2]. Verständlicherweise ist auch bei Personen mit Störungen des Immunsystems (Patienten unter immunsuppressiver oder zytostatischer Therapie, Dialysepatienten) der Impferfolg eingeschränkt.

Die Wirksamkeit des Hepatitis-B-Impfstoffs wurde in mehreren kontrollierten Studien in Gruppen mit hohem Hepatitis-B-Risiko, wie homosexuellen Männern, medizinischem Personal, Kindern in Hochendemiegebieten und Neugeborenen chronisch infizierter Mütter, untersucht. Ein Schutz vor Infektion wurde in 85–95 % aller Geimpften erreicht [28].

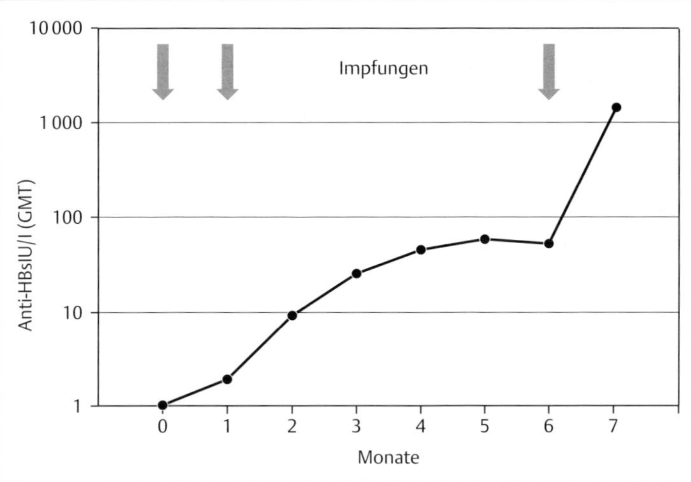

Abb. 26.2 Antikörperverlauf während Grundimmunisierung gegen Hepatitis B. Geometrische Mittelwerte der Anti-HBs-Konzentrationen von 30 jungen gesunden Impflingen. [22]

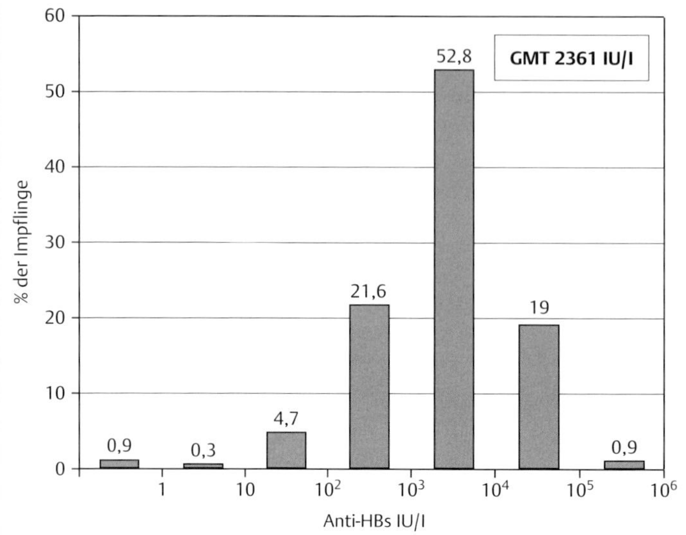

Abb. 26.3 Immunantwort von 343 jungen gesunden Erwachsenen 4 Wochen nach 3. Impfung (maximale Anti-HBs-Konzentration [22]).

Schutzdauer

Nach wie vor nicht endgültig geklärt ist die Dauer des Schutzes nach der Grundimmunisierung. Schutz vor *Infektion* besteht, solange die Anti-HBs-Konzentration über einem Wert von 10 IU/l liegt. Die Dauer dieses Schutzes ist von der maximalen Antikörperkonzentration abhängig, die etwa 4 Wochen nach der letzten Injektion der Grundimmunisierung erreicht wird. Die Kinetik, mit der Anti-HBs abnimmt, ist bei allen Impflingen gleich (▶ Abb. 26.4, ▶ Abb. 26.5). Daher ermöglicht eine quantitative Anti-HBs-Bestimmung nach der Grundimmunisierung eine ungefähre Abschätzung der Zeit, in der ein Schutz vor Infektion anzunehmen ist.

Bei 30–50 % aller Geimpften sinkt der Anti-HBs-Spiegel innerhalb von 10 Jahren auf Werte unter 10 IU/l ab; bei im Säuglingsalter Geimpften besitzen nach 20 Jahren weniger als 20 % noch Antikörper im schützenden Bereich (Anti-HBs ≥ 10 IU/l) [38]. Damit besteht kein Schutz vor *Infektion* mehr. Bei Personen, die auf die Grundimmunisierung angesprochen hatten, konnte aber festgestellt werden, dass auch über das Vorhandensein messbarer Antikörper hinaus ein Schutz vor einer klinisch manifesten *Erkrankung* besteht. Grund dafür ist ein spezifisches immunologisches Gedächtnis, das durch die Impfung induziert und durch spezifische T- und B-Lymphozyten (die Gedächtnis- oder Memoryzellen) repräsentiert wird. Im Falle einer Infektion von Menschen, deren Anti-HBs-Konzentration unter die Schutzgrenze gesunken ist, führen diese Zellen zu einer sehr raschen (*anamnestischen*) Immunantwort (▶ Abb. 26.6), die die Ausbreitung des Virus in der Leber begrenzt und die Infektion beendet, ehe klinisch fassbare Symptome auftreten. Allerdings scheint es im Rahmen dieser klinisch stummen Infektionen doch bei einigen, möglicherweise auch bei der Mehrzahl der Betroffenen für einige Wochen zu einer mäßiggradigen Virämie zu kommen [42]. Wie lange das spezifische immunologische Gedächtnis nach der Grundimmunisierung persistiert, ist derzeit nicht bekannt. Auch 10–15 Jahre nach Grundimmunisierung waren Impflinge, deren Anti-HBs-Konzentration auf Werte unter 10 IU/l abgesunken waren, noch zu einer anamnestischen Immunreaktion auf eine erneute Impfung in der Lage und bewiesen damit, dass das immunologische Gedächtnis zumindest über diesen Zeitraum hin anhält [46], [50].

Nach erfolgreicher Grundimmunisierung gegen Hepatitis B dürfte ein Schutz vor Infektion bzw. vor Erkrankung also für wenigstens 15 Jahre bestehen [1], [32]. Impflinge mit einer sehr hohen initialen Antikörperkonzentration (10 000 IU/l oder höher) werden wahrscheinlich wesentlich länger auch vor Infektionen geschützt sein. Bei all denen, die ihre Antikörper verlieren, hängt die Schutzdauer von der Persistenz des immunologischen Gedächtnisses ab. Während man lange Zeit davon ausging, dass das immunologische Gedächtnis lebenslang erhalten bleibt [26], [49], lassen

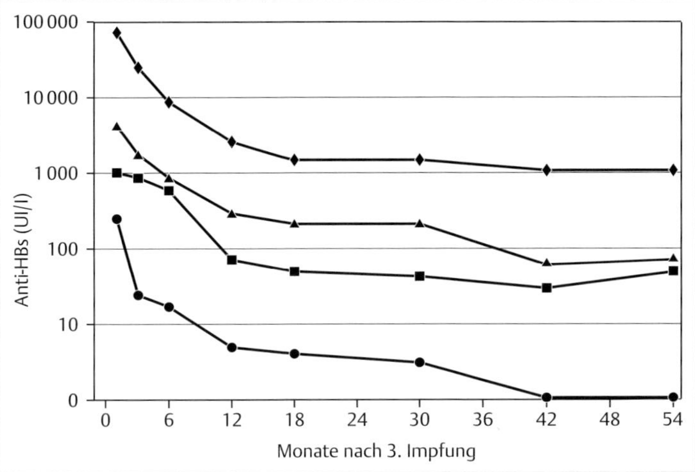

Abb. 26.4 Kinetik der Anti-HBs-Antikörper nach Grundimmunisierung. Anti-HBs-Verlauf bei 4 Impflingen mit unterschiedlichem Ausgangstiter (0 = maximaler Anti-HBs-Wert 4 Wochen nach 3. Impfung [23]).

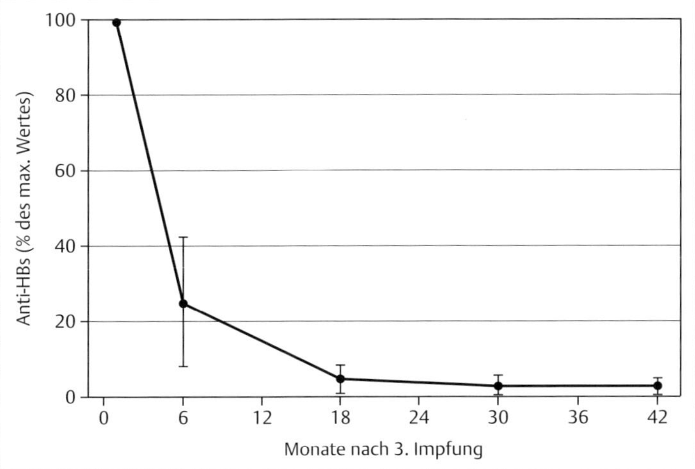

Abb. 26.5 Kinetik der Anti-HBs-Antikörper nach Grundimmunisierung. Prozentuale Abnahme von Anti-HBs (Mittelwert von 202 Impflingen [21]).

neue Studien jedoch eine Abnahme der Schutzwirkung mit zunehmendem zeitlichen Abstand von der Grundimmunisierung erkennen und liefern erste Hinweise auf ein Nachlassen auch des immunologischen Gedächtnisses [16], [27], [30], [37], [38]. Daher wird von einigen Autoren nun prinzipiell eine Nachimpfung erwogen, wobei über den günstigsten Zeitpunkt allerdings noch keine Vorstellung herrscht.

In Deutschland wurde für Menschen mit hohem Hepatitis-B-Risiko (z. B. medizinisches Personal mit Patientenkontakt) generell eine einmalige Nachimpfung empfohlen. Bei diesen Personen sollte 4–8 Wochen nach der 3. Impfung ein Anti-HBs-Test vorgenommen werden. Lag der Anti-HBs-Spiegel < 100 IU/l, sollte sofort nachgeimpft werden. Bei Werten von 100 IU/l oder höher sollte eine Auffrischimpfung nach 10 Jahren erfolgen. Seit 2013 wird nun eine routinemäßige Auffrischimpfung dieses Personenkreises nicht mehr empfohlen, sofern nach der Grundimmunisierung ein Anti-HBs-Wert von ≥ 100 IU/l erreicht wurde [41]. Allerdings sehen die STIKO-Empfehlungen bei Personen mit „besonders hohem individuellen Infektionsrisiko" eine Testung auf Anti-HBs nach 10 Jahren vor; bei einem Anti-HBs Wert unter 100 IU/l sollte eine Auffrischimpfung erfolgen. Die Österreichischen Impfempfehlungen empfehlen eine Auffrischimpfung bei Risikopersonen generell nach 10 Jahren. Außerdem sieht der Österreichische Impfplan eine Auffrischimpfung der im Säuglingsalter Geimpften im Schulalter vor [19]. In der Schweiz sind Auffrischimpfungen generell *nicht* vorgesehen.

III

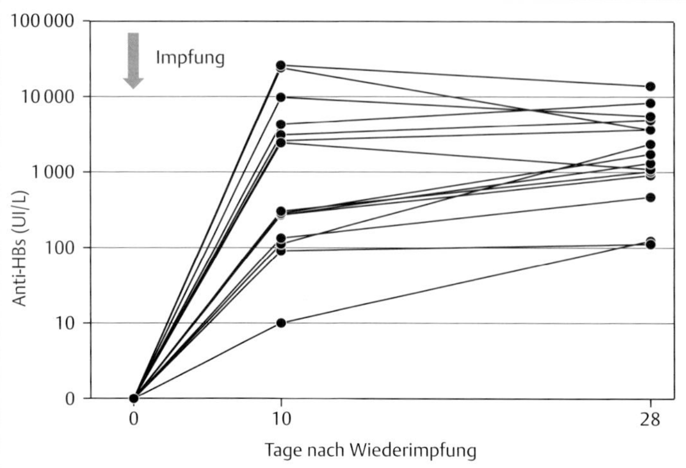

Abb. 26.6 HBsAG-spezifisches immunologisches Gedächtnis bei 15 erfolgreich Geimpften nach Verlust des Anti-HBs. Anamnestische Immunantwort auf Wiederimpfung [4].

26.6 Wichtige Informationen

26.6.1 Nebenwirkungen

Die Verträglichkeit des Hepatitis-B-Impfstoffs ist sehr gut. Gelegentlich kommt es zu Rötung, Schwellung oder leichtem Schmerz an der Injektionsstelle. Allgemeinreaktionen wie leichte bis mäßige Temperaturerhöhung, Frösteln, Kopf- und Gliederschmerzen oder Müdigkeit sind selten. In Einzelfällen wurden anaphylaktische und allergische Reaktionen beobachtet, die sich als Vaskulitis, Urtikaria oder Blutdruckabfall äußerten.

Mehrfach wurde über schwere, in zeitlichem Zusammenhang mit der Impfung aufgetretene Reaktionen berichtet, wie neurologische Störungen (Enzephalitis, Enzephalomyelitis, Myelitis, Optikusneuritis, Guillain-Barré-Syndrom) und andere Erkrankungen (Arthritis, Angioödem, Erythema multiforme, Lupus erythematodes, Thrombozytopenie). Ein Kausalzusammenhang dieser Erscheinungen mit der Impfung konnte aber nie festgestellt werden.

Aufgrund mehrerer Fälle von Multipler Sklerose in zeitlichem Zusammenhang mit der Hepatitis-B-Impfung bei französischen Jugendlichen zwischen 1997 und 1998 wurde vermutet, die Impfung könne die Entstehung dieser Erkrankung begünstigen oder sogar verursachen. Der in 2 weiteren Studien scheinbar erhärtete Verdacht konnte aber durch sorgfältige epidemiologische Untersuchungen ausgeräumt werden [14].

26.6.2 Indikation/Kontraindikation

Die Impfung wird in Deutschland für alle Kinder ab dem 3. Lebensmonat empfohlen. Darüber hinaus ist die Impfung für alle bisher Nichtgeimpften mit erhöhtem Hepatitis-B-Risiko angezeigt, die noch keinen Kontakt mit dem Virus hatten [41]. Dazu gehören:

- medizinisches/zahnmedizinisches Personal,
- Personen, die Umgang mit HBV-haltigem Material haben,
- Personen mit engem Kontakt zu HBsAg-Trägern,
- Drogenabhängige,
- männliche Homosexuelle,
- Prostituierte.

Geimpft werden sollten aber auch alle, die im Falle einer Hepatitis-B-Infektion mit hoher Wahrscheinlichkeit schwer erkranken bzw. eine chronische Infektion entwickeln würden, wie Patienten mit chronischen Lebererkrankungen und Patienten mit Immundefekten.

Spezielle *Kontraindikationen* gegen die Hepatitis-B-Impfung gibt es nicht. Schwangere können geimpft werden [3], [15]. Wie generell in der Schwangerschaft, sollte der Impfstoff aber nur dann verabreicht werden, wenn die Impfung eindeutig erforderlich ist.

Wie oben ausgeführt, sprechen etwa 5 % aller Impflinge nicht auf die Impfung an. Diese Nonresponder sind nicht geschützt und sollten, wie auch Low-Responder, weiter geimpft werden (s. Kap. 26.5.2).

26.6.3 Therapie

Eine spezifische Therapie der akuten Hepatitis B wird gegenwärtig wegen der hohen Spontanheilungsrate nicht empfohlen. Eine Ausnahme stellt die fulminante Hepatitis B dar, bei der eine antivirale Therapie erwogen werden sollte. Eine chronische Infektion kann mit Interferon oder antiviralen Substanzen behandelt werden [11].

26.6.4 Passive Immunisierung

Zur passiven Immunprophylaxe der Hepatitis B steht spezifisches Hepatitis-B-Immunglobulin (HBIG) zur Verfügung. Neben einem i. m. zu verabreichenden Präparat mit einem Anti-HBs-Gehalt von 200 IU/ml ist auch ein Präparat zur i. v.-Applikation mit 50 IU/ml im Handel.

Die *präexpositionelle Gabe* von HBIG an besonders gefährdete Personen ist heute weitestgehend durch die aktive Immunisierung ersetzt worden.

Eine *Postexpositionsprophylaxe* mit HBIG ist bei Menschen ohne Immunschutz nach Kontakt mit HBV-haltigem infektiösen Material (Blut, bluthaltige Sekrete) indiziert, ebenso bei Neugeborenen HBV-infizierter Mütter.

Nach HBV-Exposition ist bei Menschen ohne durch Impfung oder natürliche Infektion erworbene Immunität eine passive Immunisierung indiziert, i. d. R. in Verbindung mit einer aktiven Impfung *(passiv-aktive Simultanprophylaxe)*.

- Die Gabe von HBIG muss dabei so früh wie möglich erfolgen, möglichst innerhalb von 4 Stunden, höchstens von 48 Stunden; die Wirkung späterer Gaben ist fraglich.
- Die Dosierung der *i. m. zu applizierenden Präparate* beträgt 0,06 ml/kgKG (beim Erwachsenen üblicherweise eine Ampulle zu 5 ml), entsprechend 12 IU Anti-HBs/kgKG.
- Eine *intravenöse Gabe* des entsprechenden Präparats hat den Vorteil der sofortigen Verfügbarkeit des Immunglobulins im Blut und kann daher besonders bei verspäteter Gabe sinnvoll sein (Dosierung 0,16–0,20 ml/kgKG, entsprechend 8–10 IU Anti-HBs/kgKG).

Das Infektionsrisiko *Neugeborener HBsAg-positiver Mütter* beträgt bis zu 90 %. Die sofort nach der Geburt durchgeführte Immunglobulingabe kann in Verbindung mit der aktiven Impfung (passiv-aktive Immunisierung) die Häufigkeit der i. d. R. perinatal übertragenen Infektion um etwa 90 % senken. Die Simultanimpfung sollte noch im Kreißsaal vorgenommen werden. Zur passiven Immunisierung werden 1 ml eines i. m. zu applizierenden Präparates oder 2 ml der i. v. verabreichbaren HBIG-Präparation verwendet. Die bei alleiniger HBIG-Gabe empfohlene 2. Injektion nach etwa 3 Monaten erübrigt sich bei Durchführung der Simultanprophylaxe und Fortführung der aktiven Immunisierung nach 1 und 6 Monaten. Bei Frühgeborenen kann, unabhängig von deren Geburtsgewicht, die Simultanimpfung bei Geburt durch 3 weitere aktive Immunisierungen nach 1, 2 und 12 Monaten komplettiert werden [48].

Eine spezifische Indikation der i. v. zu applizierenden HBIG-Präparation liegt in der Prophylaxe der endogenen *Reinfektion nach Lebertransplantation* bei HBsAg-positiven Patienten, bei denen größere Mengen HBIG über lange Zeit benötigt werden [5].

26.6.5 Meldepflicht

In Deutschland ist die akute Hepatitis B meldepflichtig; nach § 6 IfSG sind Verdacht, Erkrankung und Tod zu melden. Eine Labormeldepflicht (§ 7 IfSG) besteht für den direkten oder indirekten Nachweis des Erregers, sofern er für eine akute Infektion spricht. In der Schweiz und Österreich müssen Verdachtsfälle, Erkrankungen und Todesfälle an Hepatitis B gemeldet werden.

Literatur

[1] [Anonymous]. Are booster immunisations needed for lifelong hepatitis B immunity? European Consensus Group on Hepatitis B Immunity. Lancet 2000; 355: 561–565

[2] Averhoff F, Mahoney F, Coleman P et al. Immunogenicity of hepatitis B vaccines. Implications for persons at occupational risk of hepatitis B virus infection. Am J Prev Med 1998; 15: 1–8

[3] Ayoola EA, Johnson AOK. Hepatitis B vaccine in pregnancy: immunogenicity, safety and transfer of antibodies to infants. Int J Gynaecol Obstet 1987; 25: 297–301

[4] Bauer T, Jilg W. Hepatitis B surface antigen-specific T and B cell memory in individuals who had lost protective antibodies after hepatitis B vaccination. Vaccine 2006; 24: 572–577

[5] Beckebaum S, Sotiropoulos GC, Gerken G et al. Hepatitis B and liver transplantation: 2008 update. Rev Med Virol 2009; 19: 7–29

[6] Bertoletti A, Gehring AJ. The immune response during hepatitis B virus infection. J Gen Virol 2006; 87: 1439–1449

[7] Bienzle U, Günther M, Neuhaus R et al. Immunization with an adjuvant hepatitis B vaccine after liver transplantation for hepatitis B-related disease. Hepatology 2003; 38: 811–819

[8] Bock HL, Löscher T, Scheiermann N et al. Accelerated schedule for Hepatitis B immunization. J Travel Med 1995; 2: 213–217

[9] Clemens R, Sänger R, Kruppenbacher J et al. Booster immunization of low- and non-responders after a standard three dose hepatitis B vaccine schedule – results of a postmarketing surveillance. Vaccine 1997; 15: 349–352
[10] Coates T, Wilson R, Patrick G et al. Hepatitis B vaccines: assessment of the seroprotective efficacy of two recombinant DNA vaccines. Clin Ther 2001; 23: 392–403
[11] Comberg M, Protzer U, Petersen J et al. Prophylaxis, diagnosis and therapy of hepatitis B virus infektion – The German guideline. Z Gastroenterol 2011; 49: 871–930
[12] Corradi MP, Tata C, Marchegiano P et al. Immunogenicity and safety of a recombinant hepatitis B vaccine produced in mammalian cells and containing the S and the preS 2. Arch Virol Suppl 1992; 4: 147–155
[13] Coursaget P, Bringer L, Sarr G et al. Comparative immunogenicity in children of mammalian cell-derived recombinant hepatitis B vaccine and plasma-derived hepatitis B vaccine. Vaccine 1992; 10: 379–382
[14] Farez MF, Correale J. Immunizations and risk of multiple sclerosis: systematic review and meta-analysis. J Neurol 2011 Mar 24. [Epub ahead of print]
[15] Gupta I, Ratho RK. Immunogenicity and safety of two schedules of Hepatitis B vaccination during pregnancy. J Obstet Gynaecol Res 2003; 29: 84–86
[16] Hammitt LL, Hennessy TW, Fiore AE et al. Hepatitis B immunity in children vaccinated with recombinant hepatitis B vaccine beginning at birth: a follow-up study at 15 years. Vaccine 2007; 25: 6 958–6 964
[17] Heineman TC, Clements-Mann ML, Poland GA et al. A randomized, controlled study in adults of the immunogenicity of a novel hepatitis B vaccine containing MF59 adjuvant. Vaccine 1999; 17: 2769–2778
[18] Hilleman MR, Bunyak EB, McAleer WJ et al. Human hepatitis B vaccine. In: Krugmann S, Sherlock S, eds. Proceedings of the European Symposium on Hepatitis B. Rahway: Merck Sharp and Dohme International; 1981: 120–139
[19] Impfplan Österreich 2014. Im Internet: www.bmg.gv.at
[20] Jilg, W. Gründe für eine generelle Impfung gegen Hepatitis B. Dtsch Ärztebl 1996; 93A: 3 122–3 126
[21] Jilg W, Schmidt M, Deinhardt F. Persistence of specific antibodies after hepatitis B vaccination. J Hepatol 1988; 6: 201–207
[22] Jilg W, Schmidt M, Deinhardt F. Four-year experience with a recombinant hepatitis B vaccine. Infection 1989; 17: 70–76
[23] Jilg W, Schmidt M, Deinhardt F. Decline of anti HBs after hepatitis B vaccination and timing of revaccination. Lancet 1990; 335: 173–174
[24] Kirschner W, Schwartländer B. Sentinel-Surveillance von HIV und anderen sexuell übertragbaren Krankheiten. Ergebnisse der ANOMO-Studie 1988 bis 1994. Schriftenreihe des Bundesministerium für Gesundheit. Band 63. Baden-Baden: Nomos; 1996
[25] Knöll A, Boehm S, Hahn J et al. Long-term surveillance of haematopoietic stem cell recipients with resolved hepatitis B: High risk of viral reactivation even in a recipient with a vaccinated donor. J Viral Hepat 2007; 14: 478–483
[26] Leuridan E, Van Damme P. Hepatitis B and the need for a booster dose. Clin Infect Dis. 2011 Jul 1;53(1):68–75. doi: 10.1093/cid/cir270
[27] Lu CY, Ni YH, Chiang BL et al. Humoral and cellular immune responses to a hepatitis B vaccine booster 15–18 years after neonatal immunization. J Infect Dis 2008; 197: 1419–1426
[28] Mast EE, Ward JW. Hepatitis B vaccines. In: Plotkin SA, Orenstein WA, Offit PA, eds. Vaccines. 5th ed. Philadelphia: Saunders Elsevier; 2008: 205–241
[29] McAleer WJ, Bunyak EB, Maigetter RZ et al. Human hepatitis B vaccine from recombinant yeast. Nature 1984; 307: 178–180
[30] McMahon BJ, Dentinger CM, Bruden D et al. Antibody levels and protection after hepatitis B vaccine: results of a 22-year follow-up study and response to a booster dose. J Infect Dis 2009; 200: 1390–1396
[31] Poland GA. Hepatitis B immunization in health care workers: dealing with vaccine nonresponse. Am J Prev Med 1998; 15: 73–77
[32] Poorolajal J, Mahmoodi M, Majdzadeh R et al. Long-term protection provided by hepatitis B vaccine and need for booster dose: A meta-analysis. Vaccine 2010; 28: 623–631
[33] Rehermann B, Ferrari C, Pasquinelli C et al. The hepatitis B virus persists for decades after patients' recovery from acute viral hepatitis despite active maintenance of a cytotoxic T-lymphocyte response. Nat Med 1996; 2: 1104–1108
[34] Rendi-Wagner P, Shouval D, Genton B et al. Comparative immunogenicity of a PreS/S hepatitis B vaccine in non- and low responders to conventional vaccine. Vaccine 2006; 24: 2781–2789
[35] Robert Koch-Institut (RKI). Infektionsepidemiologisches Jahrbuch für 2002. Berlin, 2003: 71–75
[36] Robert Koch-Institut (RKI). Infektionsepidemiologisches Jahrbuch für 2012. Berlin, 2013: 98–103
[37] Samandari T, Fiore AE, Negus S et al. Differences in response to a hepatitis B vaccine booster dose among Alaskan children and adolescents vaccinated during infancy. Pediatrics 2007; 120: E373–E381
[38] Schönberger K, Riedel C, Rückinger S, Mansmann U, Jilg W, Kries RV. Determinants of Long-term protection after hepatitis B vaccination in infancy: a meta-analysis. Pediatr Infect Dis J. 2013 Apr;32(4):307–13. doi: 10.1097/INF.0b013e31 827bd1b0
[39] Shapira MY, Zeira E, Adler R et al. Rapid seroprotection against hepatitis B following the first dose of a Pre-S 1/Pre-S 2/S vaccine. J Hepatol 2001; 34: 123–127
[40] Sjögren MH. Prevention of hepatitis B in nonresponders to initial hepatitis B virus vaccination. Am J Med 2005; 118 (Suppl. 10A): 34–39
[41] Ständige Impfkommission am Robert Koch-Institut (STIKO). Mitteilung der Ständigen Impfkommission am Robert Koch-Institut: Empfehlungen der Ständigen Impfkommission am Robert Koch-Institut; Stand Aug. 2015. Epid Bull 2015: 34: 327–362
[42] Stramer SL, Wend U, Candotti D et al. Nucleic acid testing to detect HBV infection in blood donors. N Engl J Med 2011; 64: 236–247
[43] Tan A, Yeh SH, Liu CJ et al. Viral hepatocarcinogenesis: from infection to cancer. Liver Int 2008; 28: 175–188
[44] Thoelen S, De Clercq N, Tornieporth N. A prophylactic hepatitis B vaccine with a novel adjuvant system. Vaccine 2001; 19: 2400–2403
[45] Trépo C, Chan HL, Lok A. Hepatitis B virus infection. Lancet. 2014 Dec 6;384(9 959):2053–63. doi: 10.1016/S 0140-6 736 (14)60 220-8
[46] Van der Sande MA, Waight PA, Mendy M et al. Long-term protection against HBV chronic carriage of Gambian adolescents vaccinated in infancy and immune response in HBV booster trial in adolescence. PLoS One 2007; 2: e753. DOI: 10.1371/journal.pone.0 000 753
[47] Vandepapelière P, Horsmans Y, Moris P et al. Vaccine adjuvant systems containing monophosphoryl lipid A and QS 21 induce strong and persistent humoral and T cell responses against hepatitis B surface antigen in healthy adult volunteers. Vaccine 2008; 26: 1375–1386

[48] Waitz M, Hopfner R, Hummler HD et al. Hepatitis B postexposure prophylaxis in preterm and low-birth-weight infants. Am J Perinatal Rep 2015; 5: e67–e72

[49] World Health Organization (WHO). Hepatitis B vaccines. WHO position paper. Wkly Epidem Rec 2009; 84: 405–420

[50] Zanetti AR, Mariano A, Romanò L et al. Long-term immunogenicity of hepatitis B vaccination and policy for booster: an Italian multicentre study. Lancet 2005; 366: 1379–1384

[51] Zuckerman JN. Nonresponse to hepatitis B vaccines and the kinetics of anti-HBs production. J Med Virol 1996; 50: 283–288

[52] Zuckerman JN, Zuckerman AJ. Recombinant hepatitis B triple antigen vaccine: Hepacare. Expert Rev Vaccines 2002; 1: 141–144

27 Hepatitis C, D, E

W. Jilg

III

27.1 Einleitung

Bis heute gibt es keine kommerziell verfügbaren Impfstoffe gegen Hepatitis-C- und -D-Viren. Zahlreiche Versuche, eine prophylaktische Impfung gegen *Hepatitis C* zu entwickeln, waren bisher wenig erfolgreich. Eine Impfung gegen *Hepatitis D* ist nicht notwendig, da das Hepatitis-D-Virus nur zusammen mit dem Hepatitis-B-Virus auftritt. Die Hepatitis-B-Impfung schützt daher auch vor Infektionen mit diesem Erreger.

Gegen *Hepatitis E* wurden zwei Impfstoffe entwickelt, die sich in umfangreichen plazebokontrollierten Doppelblindstudien als sehr effektiv erwiesen und von denen einer bereits in China zugelassen wurde.

27.2 Hepatitis C

27.2.1 Epidemiologie

Etwa 160 Mio. Menschen sind weltweit mit dem Hepatitis-C-Virus infiziert. Die mittlere HCV-Prävalenz beträgt 2,4 %; sie schwankt zwischen weniger als 1 % in Nordeuropa und über 2,9 % in Nordafrika [2]. In Deutschland sind etwa 0,3 % der Bevölkerung HCV-Träger [18]. Im Jahr 2014 wurden 5 760 erstmals diagnostizierte Infektionen gemeldet [20], die in der Mehrzahl bisher unbekannte chronische Fälle darstellen dürften [21].

HCV wird parenteral übertragen. Der gemeinsame Gebrauch von Spritzen und Kanülen bei Drogenabhängigen stellt heute wahrscheinlich den häufigsten Übertragungsweg dar [16], [21]. Vor der 1992 erfolgten Einführung des HCV-Screenings im Blutspendewesen dürften Bluttransfusionen und Infektionen durch Blutprodukte sowie nosokomiale Infektionen einen wesentlichen Teil der Infektionen ausgemacht haben.

27.2.2 Erreger

Der Erreger der Hepatitis C ist ein umhülltes einzelsträngiges RNA-Virus. Es ist der einzige Vertreter der Gattung Hepacivirus aus der Familie der Flaviviren. Das Virus ist außerordentlich variabel. Derzeit werden 7 Genotypen und mehr als 50 Subtypen unterschieden [10]. Aufgrund der genetischen Instabilität des Erregers und einer extrem hohen Replikationsrate wird in jedem Träger eine Vielzahl von nur geringfügig unterschiedlichen Varianten gebildet, die als „Quasispezies" gleichzeitig vorhanden sind [15].

27.2.3 Pathogenese

HCV wird parenteral übertragen. Die Pathogenese der Leberschädigung ist nur unvollständig geklärt. Das Virus selbst ist nicht zytolytisch; die Zerstörung der Hepatozyten dürfte daher hauptsächlich durch immunologische Mechanismen erfolgen.

27.2.4 Klinik

Eine akute Hepatitis C unterscheidet sich nicht von der akuten Hepatitis A oder B, über 75 % aller Infektionen verlaufen aber zunächst asymptomatisch oder nur unter unspezifischen grippeähnlichen Symptomen. Hauptproblem der Hepatitis C ist die hohe Chronifizierungsrate, die bei 50–85 % liegt. Etwa 20 % aller chronisch Infizierten entwickeln, oft erst nach 20–30 Jahren, eine Leberzirrhose. Therapeutisch kommen neben der alleinigen Behandlung mit Interferon-α in Kombination mit Ribavirin mehr und mehr die neuen „direct acting antivirals" (DAA) zum Einsatz, die Infektionen mit Genotyp-1-Viren zu über 90 % heilen können [22].

27.2.5 Impfung

Alle Versuche, eine prophylaktische Impfung gegen Hepatitis C zu entwickeln, führten bisher nicht zu einem beim Menschen einsetzbaren Präparat. Vor allem die durch die genetische Instabilität bedingte hohe Variabilität aller Proteine des Erregers erschwert die Impfstoffentwicklung.

Fast alle Proteine des Virus wurden bisher als experimentelle Impfstoffkandidaten auf die verschiedensten Weisen eingesetzt: als rekombinante Proteine oder synthetische Peptide mit verschiedenen Adjuvanzien, als virosomale Impfstoffe, in rekombinanten Vacciniaviren, rekombinanten Hefezellen und als DNA-Impfstoffe [24].

Mit Impfstoffen, die aus den gentechnisch hergestellten Oberflächenproteinen E1 und E2 des Virus bestanden oder als DNA-Vakzine, die für diese

Proteine kodierende Genabschnitte enthielt, gelang es in Schimpansen einen Schutz vor einer nachfolgenden Infektion mit niedrigen Dosen des homologen Virus zu erzielen. Immunität gegenüber höheren Virusdosen oder einer Infektion mit anderen Virusstämmen konnte zwar nicht erreicht werden, allerdings wurde das Risiko einer persistierenden Infektion signifikant reduziert [8]. Ähnliche Ergebnisse wurden mit anderen Impfstoffkandidaten erzielt [24]. Dabei zeigte sich, dass in erster Linie die Strukturproteine schützende Immunreaktionen induzieren, während Nichtstrukturproteine sich als wenig wirksam bis unwirksam erwiesen [3]. Wahrscheinlich muss man sich mit einem Impfstoff zufriedengeben, der den Übergang in eine chronische Infektion verhindert. Angesichts der Tatsache, dass die meisten akuten Infektionen inapparent verlaufen und selbst die akute Hepatitis C in aller Regel mild ist, erscheint diese Lösung akzeptabel [7]. Mehrere Ansätze in dieser Richtung werden verfolgt, bis zu einer einsatzfähigen Vaccine dürfte es aber noch etliche Jahre dauern [6].

27.3 Hepatitis D (Delta)

27.3.1 Epidemiologie

Hepatitis D kommt weltweit vor. Endemiegebiete sind die Länder Nordafrikas, des Mittleren Ostens, des Mittelmeerraums und Südamerikas – aber auch in einigen Ländern Osteuropas (Rumänien, einige Gebiete Russlands) ist das Virus verbreitet. In Deutschland ist Hepatitis D selten und kommt fast nur in Risikogruppen, vor allem bei i. v.-Drogenabhängigen, vor. Jährlich werden ca. 15 Infektionen gemeldet [21].

27.3.2 Erreger

Das Hepatitis-D-Virus (HDV) ist ein inkomplettes Virus. Es besitzt eine einzelsträngige RNA, die große Ähnlichkeit mit den Viroiden der Pflanzen aufweist. Seine Hülle besteht aus einer Lipidmembran, die das HBsAg, das kleine Membranprotein des Hepatitis-B-Virus, enthält.

27.3.3 Klinik

Chronische HDV-Infektionen führen häufig zu einer Leberzirrhose oder einem Leberzellkarzinom.

27.3.4 Impfung

Zur Replikation bedarf das Virus der Mithilfe des Hepatitis-B-Virus und löst nur zusammen mit diesem Erreger Infektionen aus [4]. Die *Impfung gegen Hepatitis B* schützt daher auch vor einer Hepatitis-Delta-Infektion.

27.4 Hepatitis E

27.4.1 Epidemiologie

Die Hepatitis E galt lange Zeit in den Industrienationen Europas und Amerikas als importierte Infektion, die vorwiegend in Asien, Afrika und Mittel- oder Südamerika erworben wurde. Erst in den letzten Jahren erkannte man, dass zumindest 1 Stamm des Erregers – der Genotyp 3 – auch in Europa und Nordamerika endemisch ist. Dieses Virus ist in Schweinen und Wildschweinen weit verbreitet und kommt auch in anderen Tierarten vor. Inzwischen wurde auch der Genotyp 4 vereinzelt in Europa nachgewiesen [17]. Auf den Menschen werden beide Viren wahrscheinlich durch kontaminierte Nahrungsmittel tierischen Ursprungs übertragen. Damit unterscheidet sich die Epidemiologie der Hepatitis E in Europa, Nordamerika und Japan deutlich von der in Indien, China und Ländern der Dritten Welt vorkommenden Form, die in erster Linie durch verunreinigtes Trinkwasser übertragen wird [25].

Hepatitis-E-Viren werden wie Hepatitis-A-Erreger fäkal-oral übertragen. In den Gegenden der Welt, in denen Hepatitis-E-Erkrankungen häufig sind, also dem indischen Subkontinent, China, Südost- und Zentralasien, dem Mittleren Osten sowie den nördlichen und westlichen Regionen Afrikas, kommt es oft zu durch kontaminiertes Trinkwasser ausgelösten größeren Ausbrüchen. In den Industrienationen Europas, in Nordamerika, Australien und Japan sind Erkrankungsfälle dagegen sehr selten und treten nur sporadisch auf. Ein kleiner Teil der Infektionen ist aus Hochendemiegebieten importiert, die Mehrzahl der Infektionen wird aber wahrscheinlich durch den Verzehr von Fleisch infizierter Tiere erworben [11]. Neue Daten zeigen, dass die Durchseuchung in der europäischen Bevölkerung hoch ist. In Deutschland beträgt die Prävalenz von Anti-HEV durchschnittlich 17 %, trotzdem führt aber offenbar nur ein verschwindend kleiner Teil der Infektionen zu einer klinisch manifesten Erkrankung [5]. Die Zahl ge-

III

meldeter Hepatitis-E-Fälle stieg von 31 Fällen im Jahr 2001 kontinuierlich auf 661 im Jahr 2014 an [20]; diese Zunahme dürfte aber eine Folge der vermehrten Aufmerksamkeit sein, die dieser Erkrankung in den letzten Jahren entgegengebracht wurde. Wie in anderen europäischen Staaten scheint auch in Deutschland die Infektion früher häufiger gewesen zu sein [27].

27.4.2 Erreger

Das Hepatitis-E-Virus (HEV) ist der einzige Vertreter der Gattung Hepevirus in der neu geschaffenen Familie der Hepeviridae. Der Erreger ist ein kleines, nicht umhülltes Virus. Das einzige Kapsidprotein ist hochkonserviert, sehr immunogen und stellt die wichtigste Zielstruktur der humoralen Abwehr dar. Antikörper gegen das Kapsidprotein sind neutralisierend, vermögen also eine Infektion zu verhindern.

Wir kennen 4 humanpathogene Genotypen des HEV. Die Genotypen 1 und 2 kommen ausschließlich beim Menschen vor, während das Hauptreservoir der Typen 3 und 4 offensichtlich im Tierreich liegt [13]. Während der Genotyp 3 weltweit vorkommt, sind die anderen Typen auf bestimmte Regionen beschränkt. Genotyp-1-Viren wurden in Asien und Afrika gefunden, Erreger des Genotyps 2 in Afrika und Mexiko. Das Vorkommen des Genotyps 4 scheint im Wesentlichen auf Asien beschränkt zu sein [1], vereinzelt kommen Genotyp-4-Viren aber auch in Europa vor.

27.4.3 Pathogenese

Die Pathogenese der Hepatitis E ist nicht geklärt. Man nimmt an, dass wie bei den anderen Virushepatitiden die Leberzellschädigung in erster Linie auf der Immunantwort des Wirts beruht, eine direkte zytopathische Wirkung des Erregers ist aber nicht ausgeschlossen [14].

27.4.4 Klinik

Das Krankheitsbild der akuten Hepatitis E unterscheidet sich prinzipiell nicht von den akuten Hepatitiden durch die anderen Hepatitisviren. Allerdings scheinen die unterschiedlichen Genotypen zu unterschiedlich schweren Erkrankungen zu führen. Eine klinisch manifeste Hepatitis E mit Genotyp 1 verläuft oft schwerer als etwa eine akute Hepatitis A. Die Letalität liegt bei 1–4 %; sie ist besonders hoch bei Schwangeren, wo sie bis zu 20 % betragen kann [19]. Demgegenüber verlaufen Infektionen mit Genotyp-3-Viren wesentlich leichter, klinisch manifeste Fälle sind die Ausnahme, Schwangere scheinen nicht besonders gefährdet zu sein.

Bis vor Kurzem war man davon überzeugt, dass die Hepatitis E wie die Hepatitis A nicht zu chronischen Infektionen führt. Dieses „Dogma" gilt im Falle der Hepatitis E, wie wir heute wissen, allerdings nur für immungesunde Menschen. Bei Personen mit Immundefekten kann der Erreger über Jahre persistieren und wohl auch chronische Leberschädigungen hervorrufen [9].

27.4.5 Impfung

Es gibt 2 Impfstoffe gegen Hepatitis E, die sich in groß angelegten, plazebokontrollierten Doppelblindstudien als wirksam erwiesen (▸ Tab. 27.1). Beide enthalten unterschiedlich große, gentechnisch hergestellte Anteile des Kapsidproteins des Virus.

Ein Impfstoff besteht aus einer rekombinanten 56 kD große Sequenz des Kapsidproteins und ist mit Aluminiumhydroxid adjuvantiert [26]. In einer Studie in Nepal mit insgesamt knapp 1800 Teilnehmern zeigte der Impfstoff nach 3 Injektionen innerhalb eines Beobachtungszeitraums von 26 Monaten eine Wirksamkeit von 96 % bei sehr guter Verträglichkeit [23].

Tab. 27.1 Wirksamkeit zweier HEV-Impfstoffe in plazebokontrollierten Doppelblindstudien

Autoren	Beobachtungszeit [Monate]	Teilnehmer [n]	HEV-Infektionen [n]	Wirksamkeit (95 % CI)
Shresta et al. 2007	26	Impfgruppe: 898	3	95,5 % (85,6–98,6)
		Plazebogruppe: 896	66	
Zhu et al. 2010	13	Impfgruppe: 48 693	0	100 % (72,1–100,0)
		Plazebogruppe: 48 663	15	

Der 2. Impfstoff enthält einen 239 Aminosäuren langen Bereich aus dem Kapsidprotein des HEV [12], der ebenfalls an Aluminiumhydroxid adsorbiert ist. Er wurde an über 90 000 Probanden in China getestet. In dieser Untersuchung erkrankten innerhalb von 13 Monaten 15 Probanden der Plazebogruppe, aber keiner aus der Verumgruppe [29]. Dieser Impfstoff wurde vor kurzem in China unter dem Namen *Hecolin* zugelassen.

Beide Impfstoffe enthalten Kapsidproteinsequenzen des HEV-Genotyp 1, der in China und Nepal vorherrscht. Ob die Impfstoffe auch Schutz gegenüber anderen Genotypen verleihen, ist noch nicht endgültig geklärt; der chinesische Impfstoff hat sich auch als wirksam gegen den Genotyp 4 erwiesen [28].

27.5 Wichtige Informationen

27.5.1 Meldepflicht

Wie die Hepatitis A und B sind auch die Hepatitiden C, D und E in Deutschland meldepflichtig; nach §6 des IfSG sind Verdacht, Erkrankung und Tod zu melden. Eine Labormeldepflicht (§7 IfSG) besteht für den direkten oder indirekten Nachweis des Erregers, sofern er für eine akute Infektion spricht. Im Falle der Hepatitis C sind *alle* Erregernachweise meldepflichtig, soweit nicht bekannt ist, dass eine chronische Infektion vorliegt. In Österreich müssen Verdachtsfälle, Erkrankungen und Sterbefälle an Hepatitis C, D und E gemeldet werden. In der Schweiz ist nur die Hepatitis C meldepflichtig; zu melden sind die Erkrankung und für das Labor der Erregernachweis.

Literatur

[1] Ahmad I, Holla RP, Jameel S. Molecular virology of hepatitis E virus. Virus Res 2011. [Epub ahead of print]

[2] Alter MJ. Epidemiology of hepatitis C virus infection. World J Gastroenterol 2007; 13: 2436–2441

[3] Dahari H, Feinstone SM, Major ME. Meta-analysis of hepatitis C virus vaccine efficacy in chimpanzees indicates an importance for structural proteins. Gastroenterol 2010; 139: 965–974

[4] Erhardt A, Gerlich WH. Hepatitis-D-Virus. In: Doerr HW, Gerlich WH, Hrsg. Medizinische Virologie. 2. Aufl. Stuttgart: Thieme; 2010: 373–378

[5] Faber MS, Wenzel JJ, Jilg W, Thamm M, Höhle M, Stark K. Hepatitis E virus seroprevalence among adults, Germany. Emerg Infect Dis. 2012 Oct;18(10):1654–7. doi: 10.3201/eid1810111756

[6] Honegger JR, Zhou Y, Walker CM. Will There Be a Vaccine to Prevent HCV Infection? Semin Liver Dis. 2014 February; 34 (1): 79–88. doi:10.1055/s-0034-1371081

[7] Houghton M. Prospects for prophylactic and therapeutic vaccines against the hepatitis C viruses. Immunol Rev 2011; 239: 99–108

[8] Houghton M, Abrignani S. Prospects for a vaccine against the hepatitis C virus. Nature 2005; 436: 961–966

[9] Kamar N, Selves J, Mansuy JM et al. Hepatitis E virus and chronic hepatitis in organ-transplant recipients. N Engl J Med 2008; 358: 811–819

[10] Kuiken C, Simmonds P. Nomenclature and numbering of the hepatitis C virus. Methods Mol Biol 2009; 510: 33–53

[11] Lewis HC, Wichmann O, Duizer E. Transmission routes and risk factors for autochthonous hepatitis E virus infection in Europe: a systematic review. Epidem Infect 2010; 138: 145–66

[12] Li SW, Zhang J, Li YM et al. A bacterially expressed particulate hepatitis E vaccine: Antigenicity, immunogenicity and protectivity on primates. Vaccine 2005; 23: 2893–2901

[13] Meng XJ. From barnyard to food table: The omnipresence of hepatitis E virus and risk for zoonotic infection and food safety. Virus Res 2011. [Epub ahead of print]

[14] Mushawar K. Hepatitis E virus. Molecular virology, clinical features, diagnosis, transmission, epidemiology and prevention. J Med Virol 2008; 80: 646–658

[15] Neumann AU, Lam NP, Dahari H et al. Hepatitis C viral dynamics in vivo and the antiviral efficacy of interferon-alpha therapy. Science 1998; 282: 103–107

[16] Niederau C, Kapagiannidis C. Epidemiologie der Hepatitis C in Deutschland. Med Klin 2006; 101: 448–457

[17] Pischke S, Behrendt P, Bock CT, Jilg W, Manns MP, Wedemeyer H. Hepatitis E in Germany – an under-reported infectious disease. Dtsch Arztebl Int. 2014 Sep 1;111(35-36):577–83. doi: 10.3238/arztebl.2014 0577

[18] Poethko-Müller C, Zimmermann R, Hamouda O, Faber M, Stark K, Ross RS, Thamm M. Die Seroepidemiologie der Hepatitis A, B und C in Deutschland. Ergebnisse der Studie zur Gesundheit Erwachsener in Deutschland (DEGS1). Bundesgesundheitsbl 2013 56:707–715 DOI 10.1007/s00103-013-1673-x

[19] Purcell RH, Emerson SU. Hepatitis E: An emerging awareness of an old disease. J Hepatol 2008; 48: 494–503

[20] Robert Koch-Institut. Aktuelle Statistik meldepfligtiger Infektionskrankheiten, Deutschland 52. Woche 2014. Epid Bull 2015; 3: 23–24

[21] Robert Koch-Institut. Infektionsepidemiologische Jahrbuch für 2013. Berlin, 2014a

[22] Sadler MD, Lee SS. Revolution in hepatitis C antiviral therapy. Br Med Bull. 2015 Feb 13. pii: ldv004. [Epub ahead of print]

[23] Shrestha MP, Scott RM, Joshi DM et al. Safety and efficacy of a recombinant hepatitis E vaccine. N Engl J Med 2007; 356: 895–903

[24] Stoll-Keller F, Barth H, Fafi-Kremer S et al. Development of hepatitis C virus vaccines: challenges and progress. Expert Rev Vaccines 2009; 8: 333–345

[25] Teshale EH, Hu DJ, Holmberg SD. The two faces of hepatitis E virus. Clin Infect Dis 2010; 51(3): 328–334

[26] Tsarev SA, Tsareva TS, Emerson SU et al. Successful passive and active immunization of cynomolgus monkeys against hepatitis E. Proc Natl Acad Sci USA 1994; 91: 10198–10202

[27] Wenzel JJ, Sichler M, Schemmerer M, Behrens G, Leitzmann MF, Jilg W. Decline in hepatitis E virus antibody prevalence in southeastern Germany, 1996–2011. Hepatology. 2014 Oct; 60(4): 1180–6. doi: 10.1002/hep.27244. Epub 2014 Aug 28.

[28] Zhang J, Zhang XF, Huang SJ et al. Long-term efficacy of a hepatitis E vaccine. N Engl J Med 2015; 372: 914–992

[29] Zhu FC, Zhang J, Zhang XF et al. Efficacy and safety of a recombinant hepatitis E vaccine in healthy adults: a large-scale, randomised, double-blind placebo-controlled, phase 3 trial. Lancet 2010; 376: 895–902

28 Humane Papillomaviren (HPV)

M. von Knebel Doeberitz

28.1 Epidemiologie

HPV-Infektionen treten ubiquitär auf und vermutlich ist jeder Mensch vielfacher Träger unterschiedlichster HPV-Typen, die nur selten als sichtbare klinische Läsionen in Erscheinung treten.

Man geht allgemein davon aus, dass die Mukosa-HPV-Typen durch sexuelle Kontakte übertragen werden. Die Inzidenz der Infektion ist vor allem für die onkogenen HPV-Typen besonders gut untersucht [7]. Mit Beginn der sexuellen Aktivität etwa um das 15. Lebensjahr kommt es sowohl bei Jungen wie auch bei Mädchen zu einem raschen Anstieg genitaler Infektionen. In dieser Altersgruppe sind oft, in Querschnittsuntersuchungen, über 20–25 % – in Abhängigkeit von den jeweils untersuchten Bevölkerungsgruppen sogar noch mehr – mit onkogenen HR-HPV-Typen (HR: „high-risk") infiziert. Die Inzidenz fällt jedoch nach dem 25.–30. Lebensjahr wieder ab. In höherem Lebensalter sind onkogene HPV-Typen aber noch bei etwa 6 % der weiblichen Bevölkerung im Abstrich der Cervix uteri nachweisbar [29]. Offenbar verursacht auch nur ein relativ kleiner Anteil der HP-Viren nachweisbare klinische Läsionen. In aller Regel bemerken Männer diese Infektionen gar nicht. Bei Frauen fällt die Infektion zunächst nur durch einen abnormalen zytologischen Abstrichsbefund (*Pap-Test*) im Rahmen von Krebsfrüherkennungsuntersuchungen auf.

Die *nicht onkogenen* HPV-Typen HPV 6 und 11, die in mehr als 90 % der Fälle Verursacher der Condylomata accuminata sind, zeigen ein ähnliches Inzidenzmuster, können jedoch teilweise massive hyperproliferative Läsionen vor allem am äußeren Genitale verursachen. Man geht hierbei von einer Inzidenz der klinisch manifesten Condylomata accuminata bei etwa 1 % der Bevölkerung aus.

Etwa 1–10 % der *onkogenen HPV-Infektionen* vor allem an der Transformationszone des Gebärmutterhalses gehen in eine persistierende Infektion über und können so zu hochgradigen Plattenepithelveränderungen und dysplastischen Vorstufen einer Krebserkrankung führen. Mehr als 99,5 % aller Zervixkarzinome gehen auf persistierende HPV-Infektionen zurück [29]. Etwa 70 % davon werden allein durch HPV 16 und 18 verursacht. Fallbeobachtungsstudien haben ergeben, dass etwas über 20 % aller Frauen, bei denen HPV-16-Infektionen festgestellt wurden, ohne dass bereits zytologische oder histologische Veränderungen des Epithels an der Cervix uteri erkannt werden konnten, nach einer 10-jährigen Beobachtungsphase eine hochgradige Präkanzerose an der Cervix uteri entwickelt hatten [18]. Für HPV 18 lag dieser Prozentsatz bei etwa 17 %, während für die HPV-Typen 31, 33, 35, 39 u. a. m. nur deutlich weniger als 5 % der infizierten Frauen hochgradige Epitheldysplasien nach 10 Jahren entwickelt hatten.

Betrachtet man die Prävalenz der Infektionen durch einzelne HPV-Typen in einer Kohorte von Frauen, bei denen Läsionen der Cervix uteri mit unterschiedlichen Progressionsstufen histopathologisch identifiziert werden konnten, ergibt sich folgendes Bild [17], [26] (▸ Abb. 28.1):

- Bei HPV-infizierten Frauen ohne nachweisbare histopathologische Veränderung findet man HPV 16/18 in circa 20 % der Fälle. Die Mehrheit der asymptomatischen HPV-positiven Frauen ist jedoch Träger anderer mukosaler HPV-Typen. Bei Frauen mit nur milden Epitheldysplasien (CIN 1) verschiebt sich dieser Anteil nur sehr leicht (CIN: *Cervical Intraepithelial Neoplasia*).
- Bei Frauen mit hochgradigen Epitheldysplasien (CIN 2 +) findet man HPV 16/18 in 50 % der Fälle.
- Bei den invasiven Karzinomen verschieben sich diese prozentualen Anteile erneut, hier findet man in über 70 % der Fälle HPV 16/18.

Aus diesem epidemiologischen Verteilungsmuster kann man schließen, dass die HPV-Typen 16 und 18 offenbar ein deutlich höheres onkogenes Potenzial besitzen als die anderen genitalen HPV-Infektionen. Diese Sicht wird durch weitere molekulare und epidemiologische Untersuchungen unterstützt [29].

28.2 Erreger

Papillomviren sind epitheliotrope Viren, die bei allen Vertebraten vorkommen und sich im Verlauf der Evolution sehr gut an ihr jeweiliges Wirtsgewebe angepasst haben. Das Viruspartikel besteht nur aus einem einfach aufgebauten ikosaedrischen Kapsid, in das ein zirkuläres doppelsträngiges DNA-Molekül eingeschlossen vorliegt. Die Viren

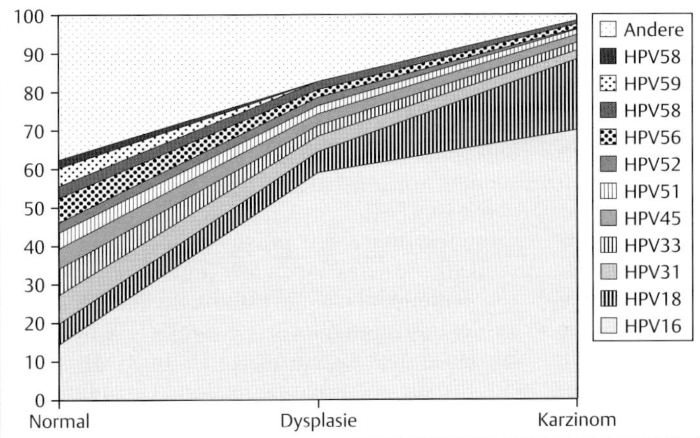

Abb. 28.1 Relative Verteilung der HPV-Typen. Verschiebung der relativen Verteilung der HPV-Typen bei gesunden Frauen bis hin zu Patientinnen mit invasiven Zervixkarzinomen. HPV 16 und HPV 18 sind bei Frauen mit höhergradigen Läsionen deutlich häufiger anzutreffen, als bei Frauen ohne Läsionen.

infizieren ausschließlich das Plattenepithel und weisen dort ein strikt von der Differenzierung des Wirtsgewebes abhängiges Replikationsverhalten auf.

Außer den differenzierenden Plattenepithelien sind andere humane Zellen für HP-Viren nicht permissiv. Papillomviren können daher auch nicht in vitro in Zelllinien propagiert werden.

Für die Isolierung und Charakterisierung der HP-Viren war man auf rekombinante DNA-Technologie angewiesen. So konnten virale Genome nur durch Klonierung meist in bakteriellen Vektoren vermehrt und studiert werden. Man unterscheidet daher unterschiedliche Genotypen und nicht Serotypen, wie bei den meisten anderen Viren.

Man kennt inzwischen mehr als 189 verschiedene Papillomviren [5], [6].

28.3 Pathogenese

Infektiöse Partikel werden zunächst von Basalzellen des Epithels aufgenommen. Die virale DNA wird freigesetzt und in den Zellkern transportiert. Hier kann das virale Genom in ca. 50 bis einigen Hundert Genomkopien für längere Zeit persistieren. Mit der Mitose der Basalzellen wird auch das virale Genom auf die Tochterzellen verteilt, ohne dass die Virusreplikation hierfür erforderlich wäre. Mit zunehmender Differenzierung der plattenepithelialen Wirtszellen und ihrem Vorrücken in die Intermediärzellschicht (*Stratum spinosum*) wird das virale Genom durch zelluläre Polymerasen vervielfältigt (repliziert). Mit dem weiteren differenzierungsbedingten Vorrücken des Epithels in das Stratum superficiale kommt es zur Ausbildung der Kapsidproteine L 1 und L 2, die sich zu reifen Viruskapsiden spontan zusammenlagern und die replizierten viralen Genome in sich aufnehmen. Mit weiterer Differenzierung der Wirtszellen und mit dem Zerfall in einzelne Keratinfragmente werden dann neue reife Viruspartikel ganz an der Oberfläche des infizierten Epithels freigesetzt und stehen für neue Infektionsereignisse zur Verfügung [10].

Aufgrund dieses hoch spezialisierten lokalen Replikationsmechanismus im Plattenepithel weisen HPV-Infektionen einige wichtige Besonderheiten auf, die auch für die Entwicklung der mit ihnen verbundenen klinischen Läsionen von Bedeutung sind [20]:

- HPV-induzierte Läsionen sind immer klonal, d. h. sie entwickeln sich stets aus nur einer ursprünglich infizierten Basalzelle. Auch in der Gegenwart hoher Dosen infektiöser Partikel entstehen neue Läsionen nur selten und sind wiederum immer nur klonalen Ursprungs. Dies deutet eindeutig auf ein sehr effektives intrazelluläres Kontrollsystem hin, das vermutlich durch epigenetische Modifikation der viralen DNA ihr Replikationsverhalten in Abhängigkeit vom Differenzierungsgrad des infizierten Plattenepithels kontrolliert.
- Größere Mengen viraler Antigene werden nur in den äußeren Schichten des infizierten Epithels gebildet und somit weitgehend von antigenpräsentierenden Zellen abgeschirmt. Dies begründet die z. T. erst sehr verzögert einsetzende humorale wie auch zellvermittelte Immunreaktion bei floriden HPV-Infektionen.
- Es kommt nicht zu einer Virämie und daher bleiben HPV-Infektionen weitgehend lokal auf die infizierten Plattenepithelregionen begrenzt.

Die Entwicklung hochgradiger Krebsvorstufen geht mit einer Veränderung des viralen Genexpressionsprofils in den betroffenen Zellen einher [20]. Während im Verlauf der floriden, *permissiven HPV-Infektion* in den infizierten Basalzellen nur geringe „selbst regulierte Mengen“ der viralen Genprodukte gebildet werden, kommt es mit dem Übergang zur *transformierenden Infektion* zur deutlich verstärkten Expression der viralen Genprodukte E6 und E7, die durch enzymatische Inaktivierung von zellulären Zellzyklusregulatoren wie beispielsweise p53 und pRB zur chromosomalen Instabilität der betroffenen Zellen beitragen [23]. Die verstärkte, deregulierte Expression der viralen Genprodukte E6 und E7 ist somit das Schlüsselereignis in der Pathogenese der HPV-assoziierten Tumoren [13]. Dies geht mit einer massiv verstärkten Expression des zyklinabhängigen Kinaseinhibitors $p16^{INK4a}$ einher [19], [34]. Die verstärkte Expression des $p16^{INK4a}$-Proteins hat sich daher als *Biomarker* für die transformierende HPV-Infektion allgemein etabliert [2], [3], [4].

28.4 Klinik

Von den heute bekannten 189 verschiedenen Papillomviren infiziert ein Teil vor allem das verhornende Plattenepithel an Füßen und Händen und kann hier u. a. die gewöhnlichen *Verrucae vulgares* oder *Verrucae plantares* hervorrufen (z. B. HPV 1, 2, 4 u. a. m.). Viele andere HPV-Typen rufen nur marginale Epithelläsionen hervor, die oft von den Patienten gar nicht bemerkt werden [27].

Von diesen kutanen HPV-Typen grenzt man die sogenannten *Mukosatypen* ab. Dies sind HP-Viren, die vorzugsweise gering verhornendes und nicht verhornendes Epithel der Schleimhäute im Anogenitaltrakt infizieren und dort Läsionen hervorrufen können. Diese Mukosatypen werden wiederum unterschieden in sogenannte

- *„Low-risk“-HPV-Typen* (LR-HPV), die vor allem stark hyperproliferative Läsionen wie Condylomata accuminata hervorrufen können und
- *„High-risk“-HPV-Typen* (HR-HPV), die im Verlauf einer floriden Infektion kaum sichtbare intraepitheliale Läsionen verursachen.

Bei lang anhaltender Persistenz der HR-HPV-Infektion können sich aber vor allem an der Transformationszone der Cervix uteri bei Frauen, dem Tonsillenepithel des Oropharynx oder an der Linea dentata des Analkanals hochgradig dysplastische Läsionen oder gar invasiv wachsende Karzinome entwickeln [29]. Insbesondere der Aspekt, dass persistierende Infektionen durch die HR-HP-Viren maßgeblich für die Entstehung von malignen Tumoren mitverantwortlich sind, hat die Entwicklung von Impfstoffen gegen die für die Tumorentstehung wichtigsten HPV-Typen dringlich erscheinen lassen [14].

Interessanterweise entstehen die transformierenden HPV-Infektionen fast immer am Übergang von Plattenepithelien in glanduläre Epithelien, z. B. an der Transformationszone der Cervix uteri und der Linea dentata im Analkanal. Im HNO-Bereich sind es vor allem die Oropharynxkarzinome und hierbei speziell die Tonsillen- und Zungengrundkarzinome, die eine Assoziation mit persistierenden HPV-Infektionen aufweisen [8]. Dies deutet darauf hin, dass es spezielle epitheliale Stammzellen in diesen anatomischen Regionen geben muss, die für ein Transformationsereignis durch persistierende HPV-Infektionen besonders empfindlich sind [8], [15], [20], [29].

28.5 Impfung

28.5.1 Impfstoffe

Aufgrund des strikt lokalen Infektionsverlaufs können humorale Antikörper gegen virale Proteine lediglich bei einigen infizierten Personen nachgewiesen werden. Die Titer sind jedoch vergleichsweise sehr niedrig und haben offenbar nur geringe oder keine neutralisierende Aktivität zur Vermeidung von Reinfektionen [9]. Es gab aber immer wieder Berichte, dass die Inokulation von Extrakten aus Papillomen eine gewisse Protektion gegenüber einer erneuten Infektion durch HP-Viren und den daraus abgeleiteten Läsionen vermitteln kann [25].

Die wesentlichen Schritte auf dem Weg zu einem prophylaktischen Impfstoff gegen HPV-Infektionen und den sich daraus entwickelnden prämalignen und malignen Epithelläsionen wurden durch eine Serie von Arbeiten zu Beginn der 1990er-Jahre ermöglicht. Durch die Expression des L 1-Gens von HPV 16 in *in vitro* gezüchteten Zelllinien mithilfe rekombinanter Vacciniavektoren konnte nachgewiesen werden, dass sich das L 1-Protein spontan zu sogenannten Kapsomeren zusammenlagert, die sich wiederum spontan zu reifen Kapsidpartikeln („virus like particle“, VLP), jedoch ohne virales Genom, zusammenschließen

[37]. So zeichnete sich ab, dass man durch die Expression des HPV-L1-Gens allein virusähnliche Partikel (VLP) herstellen kann, die sich technisch aufreinigen ließen und die sich zur Nutzung als Impfstoff zur Induktion neutralisierender Antikörper gegen HPV-Partikel und damit als prophylaktischer Impfstoff sehr gut eignen sollten [33]. Anhand zahlreicher Tiermodelle in z. B. Kaninchen, Hunden und Rindern wurde mit jeweils speziesspezifischen Papillomviren dieses prophylaktische Impfprinzip umfangreich und sehr erfolgreich getestet. Durch die Produktion entsprechender VLPs gelang es, hinreichende Mengen an viralem L1-Antigen herzustellen, so dass auch die Induktion von Antikörpern gegen die Viruskapside gut messbar wurde. Durch den Transfer von Seren geimpfter Tiere konnte die Schutzwirkung der Impfstoffe übertragen werden.

Mitte der 1990-Jahre wurde dann in mehreren klinischen Phase-1-Studien die Verträglichkeit dieses Impfprinzips auch erstmals bei Menschen getestet. Hierfür wurden sowohl HPV-11-VLPs als auch VLPs gegen HPV 16, 18 und 6 hergestellt und auf ihre Verträglichkeit in kleinen Kohorten untersucht. Die Ergebnisse dieser Studien zeigten eine hervorragende Verträglichkeit dieses Vakzinierungsprinzips auch bei Menschen. In einer ersten klinischen Wirksamkeitsstudie zeigte sich, dass sich durch Impfung mit HPV-16-VLPs hohe Titer neutralisierender Antikörper gegen HPV-16-Kapside bei Frauen und Mädchen induzieren ließen [21]. In der Folge wurden dann zwei bedeutende Impfstoffpräparate für den kommerziellen Einsatz vorbereitet [33]:

- Der heute unter dem Markennamen *Gardasil* vertriebene Impfstoff enthält 4 Komponenten, nämlich VLPs aus HPV-16- und -18-L1-Proteinen sowie aus HPV-6- und -11-L1-Proteinen. Bei der Herstellung dieses Impfstoffs wird in Hefezellen jede Komponente isoliert produziert und die jeweiligen Komponenten werden anschließend mit einem aluminiumbasierten Adjuvans (Aluminiumhydroxyphosphatsulfat) gemeinsam appliziert. Gardasil vermittelt eine Schutzwirkung
    - gegen prämaligne und maligne Läsionen, die durch HPV 16 und 18 verursacht werden, aber auch
    - gegen Kondylome bei Frauen und Männern, die zu über 90 % auf einer HPV 6- und -11-Infektion basieren.
    - Ferner ist davon auszugehen, dass dieser Impfstoff auch gegen seltenere, durch HPV 6/11 induzierte Erkrankungen, wie beispielsweise der gefährliche und oft lebensbedrohende Larynxpapillomatose, eine gute und sichere Schutzwirkung entfaltet.
- Der zweite heute auf dem Markt befindliche Impfstoff Cervarix setzt sich dagegen aus 2 Komponenten, nämlich HPV-16- und -18-VLPs, zusammen, die in Insektenzellen mithilfe sogenannter Baculovektoren produziert werden. Er wird mit einem speziellen Adjuvans (AS 04), bestehend aus Aluminiumhydroxid und 3-deacetyliertem Monophosphoryllipid A (MPL), appliziert. Dieser Impfstoff vermittelt prophylaktischen Schutz gegenüber durch HPV 16 und 18 hervorgerufene, nicht jedoch gegenüber durch HPV 6 und 11 hervorgerufene Läsionen.

28.5.2 Impfdurchführung

Zur Prävention der durch HPV-Infektionen verursachten Präneoplasien und Krebserkrankungen wird durch die STIKO die Impfung gegen die humanen Papillomvirustypen HPV 16 und 18 für alle Mädchen im Alter von 9–14 Jahren empfohlen [32]. Die STIKO empfiehlt, die Impfung spätestens vor dem Abschluss des 18. Lebensjahres abzuschließen. Laut Hersteller sollte die Impfung mit Gardasil im Alter von 9–13 Jahren und mit Cervarix im Alter von 9–14 Jahren durch zweimalige Applikation im Abstand von etwa 6 Monaten erfolgen. Bei Impfungen oberhalb dieser Altersgrenzen oder der Vervollständigung einer Impfserie im Alter von > 13 Jahren bzw. > 14 Jahren oder bei einem Impfabstand von < 6 Monaten zwischen der 1. und 2. Dosis ist eine 3. Impfstoffdosis erforderlich.

Die Immunisierung erfolgt durch i. m.-Injektion von Einzeldosen (bestehend aus 0,5 ml Impfstoff) in den M. deltoideus zum Zeitpunkt 0 (Tag der 1. Impfdosis) und 6 Monaten. Bei Verwendung des Zweidosenschemas wird zum Zeitpunkt 0 (Tag der 1. Impfdosis) und nach 6 Monaten geimpft. Sind drei Dosen notwendig, erfolgen die Impfungen im Monat 0, 2 und 6 (Gardasil) bzw. im Monat 0, 1 und 6 (Cervarix).

Für Mädchen über 17 Jahren bzw. für Frauen, Jungen und Männer außerhalb der oben dargelegten Indikationsgruppen kann eine HPV-Impfung ebenfalls sinnvoll und empfehlenswert sein.

Die Impfung von Jungen und Männern mit dem quadrivalenten Impfstoff (Gardasil) ist durch die European Medicine Agency (EMA) in Europa ab dem Alter von 9 Jahren zugelassen [11]. Diese Entscheidung beruht auf der hohen Wirksamkeit des quadrivalenten Impfstoffes zur Verhinderung der Entstehung von Condylomata acuminata [12], [16]. Man geht aber davon aus, dass natürlich auch die anderen durch die HPV-Impftypen hervorgerufenen Erkrankungen (Anal-, Penis- und Oropharyngealkarzinome) effektiv verhindert werden.

Der Zeitpunkt der primären Infektion durch HPV lässt sich im Einzelfall kaum erfassen. Daher beruhen die bisher dargelegten Impfempfehlungen vor allem auf epidemiologischen Untersuchungen, die gezeigt haben, dass vor Aufnahme der sexuellen Aktivität die HPV-Impfungen den besten Schutz leisten. Selbstverständlich kann daher auch eine Impfung bei über 18-jährigen Frauen und Männern, ja sogar bei deutlich älteren Personen zur Vermeidung einer Erst- oder aber auch Reinfektion sinnvoll sein. Dies gilt umso mehr, wenn die Patientinnen zuvor noch keine HPV-Impfungen erhalten haben sollten. Durch die Impfung mit dem quadrivalenten Impfstoff Gardasil, der die HPV-Typen 16, 18, 6 und 11 beinhaltet, konnte in einigen Fällen auch eine therapeutische Wirksamkeit bei Condylomata accuminata bzw. in einzelnen Fällen auch bei einer Larynxpapillomatose nachgewiesen werden [24], [36].

In den vergangenen Jahren sind immer mehr Länder dazu übergegangen, die HPV-Impfung auch für Jungen zu empfehlen. Man verspricht sich von einem Impfprogramm, das auch Jungen einbezieht, eine Reduktion der HPV-assoziierten Karzinome beim Mann wie beispielsweise der Penis-, Anal- und Oropharynxkarzinome. Ferner können auch Männer bei der Impfung mit dem quadrivalenten Impfstoff Gardasil effektiv vor Condylomata accuminata geschützt werden.

Eine HPV-Impfung mit dem quadrivalenten Impfstoff sollte auch immer überlegt werden, wenn spezielle medizinische Problemstellungen vorliegen. Beispielsweise sollte vor der Durchführung einer Organtransplantation überlegt werden, entsprechende Patienten zu impfen, da eine lang anhaltende Immunsuppression mit einem deutlich erhöhten Risiko für das Auftreten von HPV-assoziierten Krankheitsbildern einhergeht. Über die langfristige Wirksamkeit des Impfeffektes bei diesen Patienten lassen sich derzeit noch keine definitiven Angaben machen [22]. Dennoch ist naheliegend, dass die Inzidenz sowohl der durch HPV 6 und 11 als auch der durch die onkogenen HPV-Typen 16 und 18 hervorgerufenen Läsionen deutlich reduziert wird. Analoge Überlegungen sollten auch bei HIV-infizierten Personen Anlass zur HPV-Impfung geben [35].

28.6 Wirksamkeit

Bezüglich der klinischen Wirksamkeit sind beide Impfstoffe auf der Basis der bisher vorliegenden Daten als vergleichbar hoch effektiv anzusehen. Hier muss aber beachtet werden, dass der bivalente Impfstoff Cervarix, der nur die HPV-Typen 16 und 18 abdeckt, keine Wirksamkeit gegen die durch HPV 6und 11 verursachten Läsionen (Condylomata accuminata bzw. Larynxpapillome) entfalten sollte.

Den überzeugendesten Nachweis zur hohen Wirksamkeit des HPV-Impfstoffs haben insbesondere Studien in Australien erbracht, durch die nachgewiesen werden konnte, dass die Neuninfektion bzw. auch die Krankheitslast entsprechender Läsionen in einer geimpften Kohorte so gut wie vollständig unterbunden werden konnte. In diesen Studien wurden nur Mädchen geimpft. Dennoch kam es auch bei Jungen zu einer deutlichen Reduktion an Condylomata accuminata. Diese Befunde weisen klar auf den Effekt der Herdenimmuninität bei ausreichender Durchimpfung der Mädchen und jungen Frauen in einer Population hin.

28.7 Wichtige Informationen

28.7.1 Nebenwirkungen

Aufgrund des potenteren Adjuvans kann es vor allem bei Cervarix vermehrt zu lokalen inflammatorischen Reaktionen an der Injektionsstelle kommen. Bei der Injektion des Impfstoffes wird von einzelnen Patientinnen über ein gewisses Druckgefühl berichtet. Dies erklärt sich aus einer etwas erhöhten Salzkonzentration des Impfstoffpräparates, das zur Stabilisierung der VLPs erforderlich ist. Ansonsten ist in sehr umfangreichen und weltweit durchgeführten Studien die exzellente Verträglichkeit und Unbedenklichkeit der HPV-Impfstoffe eindeutig belegt worden. Gravierende Nebenwirkungen bzw. vereinzelte Todesfälle, von denen in der Presse und den öffentlichen Medien berichtet wurden, konnten nicht mit dem HPV-Impfstoff in einen direkten kausalen Zusammenhang gebracht werden.

28.7.2 Indikation/Kontraindikation

Die STIKO empfiehlt die Impfung von Mädchen im Alter von 9–14 Jahren, in jedem Fall aber vor der Vollendung des 18. Lebensjahres [32].

Gardasil ist ein Impfstoff zur Prophylaxe von

- hochgradigen Dysplasien der Cervix uteri (CIN 2/3),
- des Zervixkarzinoms,
- hochgradig dysplastischen Läsionen der Vulva (VIN 2/3) sowie von
- äußeren Genitalwarzen (Condylomata accuminata),

die durch HPV 6, 11, 16 und 18 hervorgerufen werden (vgl. Fachinformation Gardasil).

Gegenanzeigen stellen bekannte Überempfindlichkeiten gegen den Impfstoff oder sonstige Bestandteile der Impfstoffzusammensetzung dar. Ferner sollte Gardasil nicht bei schweren fieberhaften Erkrankungen oder in der Schwangerschaft appliziert werden.

Cervarix ist ein Impfstoff zur Prophylaxe von

- hochgradigen intraepithelialen Neoplasien der Cervix uteri (CIN 2/3) und
- Zervixkarzinomen,

die durch HPV 16 und 18 verursacht sind (vgl. Fachinformation Cervarix)

Die Gegenanzeigen entsprechen weitgehend denen des Gardasils.

Weiterführende Informationen

- die aktuelle Bewertung der STIKO 2009 [31] sowie die STIKO-Empfehlungen 2015 [32]
- die S3-Leitlinie „Impfprävention HPV-assoziierter Neoplasien" der Arbeitsgemeinschaft der Wissenschaftlichen Medizinischen Fachgesellschaften vom 31.12.2013 [1]
- Ausführungen des Robert Koch-Institutes zur HPV-Impfung [32]

28.7.3 Ausblick

In Kürze wird auch in Europa ein nonavalenter Impfstoff auf den Markt kommen, der neben den schon im quadrivalenten Impfstoff Gardasil enthaltenen HPV-Typen 6,11, 16 und 18 noch die Typen 31, 33, 45, 52, und 58 enthält [30]. Dieser Impfstoff ist in den USA schon durch die FDA zugelassen (www.fda.gov/NewsEvents/Newsroom/PressAnnouncements/ucm426 485.htm). Bezüglich der Wirksamkeits- und Nebenwirkungsprofile scheint der nonavalente Impfstoff sich vergleichbar zu dem quadrivalenten Impfstoff zu verhalten. Allerdings sollten durch diesen neuen Impfstoff bis zu 90 % der HPV-assoziierten Karzinome vermieden werden können, während dies durch den quadrivalenten Impfstoff bisher nur in etwa 70 % der Fälle möglich ist. Es ist damit zu rechnen, dass auch dieser Impfstoff im Laufe des Jahres 2015 oder zu Beginn 2016 in Europa zugelassen wird.

III

Literatur

[1] Arbeitsgemeinschaft der Wissenschaftlichen Medizinischen Fachgesellschaften (AWMF). Impfprävention HPV-assoziierter Neoplasien. Leitlinie der Paul-Ehrlich-Gesellschaft für Chemotherapie (AG HPV-Management-Forum), Deutschen STD-Gesellschaft, Deutschen Dermatologischen Gesellschaft. AWMF-Leitlinien-Register Nr. 082/002; Stand: 01.06.2008. Im Internet: www.awmf.org/leitlinien/detail/ll/082–002.html; Stand: 22.06.2011

[2] Bergeron C, Ordi J, Schmidt D et al. Conjunctive p16^{INK4a} testing significantly increases accuracy in diagnosing high-grade cervical intraepithelial neoplasia. Am J Clin Pathol 2010; 133: 395–406

[3] Bergeron C, Ronco G, Reuschenbach M, Wentzensen N, Arbyn M, Stoler M, von Knebel Doeberitz M. The clinical impact of using p16INK4a immunochemistry in cervical histopathology and cytology: An update of recent developments. Int J Cancer 2014 Apr 17. doi: 10.1002/ijc.28 900. [Epub ahead of print]

[4] Bergeron C, Ronco G, Reuschenbach M et al. The clinical impact of using p16 (INK4a) immunochemistry in cervical histopathology and cytology: an update of recent developments. Int J Cancer 2015 15; 136(12): 2741–2751.

[5] Bernard HU. Taxonomy and phylogeny of papillomaviruses: an overview and recent developments. Infect Genet Evol. 2013; 18: 357–61

[6] Bernard HU, Burk RD, Chen Z et al. Classification of papillomaviruses (PVs) based on 189 PV types and proposal of taxonomic amendments. Virology 2010; 401: 70–79

[7] Bruni L, Diaz M, Castellsague X et al. Cervical human papillomavirus prevalence in 5 continents: meta-analysis of 1 million women with normal cytological findings. J Infect Dis 2010; 202: 1789–1799

[8] Chung CH, Gillison ML. Human papillomavirus in head and neck cancer: its role in pathogenesis and clinical implications. Clin Cancer Res 2009; 15: 6 758–6 762

[9] Dillner J. The serological response to papillomaviruses. Semin Cancer Biol 1999; 9: 423–430

[10] Doorbar J. Molecular biology of human papillomavirus infection and cervical cancer. Clin Sci 2006; 110: 525–541

[11] European Medicine Agency (EMA) 2014. Im Internet: www.ema.europa.eu/docs/en_GB/document_library/EPAR_-_Summary_for_the_public/human/000 703/WC 500 021 146.pdf

[12] Giuliano AR, Palefsky JM, Goldstone S, et al. Efficacy of quadrivalent HPV vaccine against HPV Infection and disease in males. N Engl J Med. 2011; 364: 401–11

[13] zur Hausen H. Papillomaviruses and cancer: from basic studies to clinical application. Nat Rev Cancer 2002; 2: 342–350

[14] zur Hausen H. Papillomaviruses in the causation of human cancers – a brief historical account. Virology 2009; 384: 260–265

[15] Herfs M, Yamamoto Y, Laury A, Wang X, Nucci MR, McLaughlin-Drubin ME, Münger K, Feldman S, McKeon FD, Xian W, Crum CP. A discrete population of squamocolumnar junction cells implicated in the pathogenesis of cervical cancer. Proc Natl Acad Sci U S A 2012; 109: 10516–21

[16] Hillman RJ, Giuliano AR, Palefsky JM, et al. Immunogenicity of the quadrivalent human papillomavirus (type 6/11/16/18) vaccine in males 16 to 26 years old. Clin Vaccine Immunol 2012; 19: 261–7

[17] Insinga RP, Liaw KL, Johnson LG et al. A systematic review of the prevalence and attribution of human papillomavirus types among cervical, vaginal, and vulvar precancers and cancers in the United States. Cancer Epid Biomarkers Prev 2008; 17; 1611–1622

[18] Khan MJ, Castle PE, Lorincz AT et al. The elevated 10-year risk of cervical precancer and cancer in women with human papillomavirus (HPV) type 16 or 18 and the possible utility of type-specific HPV testing in clinical practice. J Natl Cancer Inst. 2005; 97: 1072–1079

[19] Klaes R, Friedrich T, Spitkovsky D et al. Overexpression pf p16(INK4A) as a specific marker for dysplastic and neoplastic epithelial cells of the cervix uteri. Int J Cancer 2001; 92: 276–284

[20] von Knebel Doeberitz M, Vinokurova S. Host factors in HPV-related carcinogenesis: cellular mechanisms controlling HPV infections. Arch Med Res 2009; 40: 435–442

[21] Koutsky LA, Ault KA, Wheeler CM et al. A controlled trial of a human papillomavirus type 16 vaccine. N Engl J Med 2002; 347: 1645–1651

[22] Kumar D, Unger ER, Panicker G et al. Immunogenicity of quadrivalent human papillomavirus vaccine in organ transplant recipients. Am J Transplant 2013; 13(9): 2411–2417

[23] Moody CA, Laimins LA. Human papillomavirus oncoproteins: Pathways to transformation. Nat Rev Cancer 2010; 10: 550–560

[24] Mudry P, Vavrina M, Mazanek P, Machalova M, Litzman J, Sterba J. Recurrent laryngeal papillomatosis: successful treatment with human papillomavirus vaccination. Arch Dis Child 2011; 96: 476–7

[25] Muller M, Gissmann L. A long way: History of the prophylactic papillomavirus vaccine. Dis Markers 2007; 23: 331–336

[26] Munoz N, Bosch FX, de Sanjose S, Herrero R et al. Epidemiologic classification of human papillomavirus types associated with cervical cancer. N Engl J Med 2003; 348: 518–527

[27] Pfister H. Biology of epidermodysplasia verruciformis-associated HPV. Hautarzt 2011; 62: 17–21

[28] Robert Koch-Institut (RKI): Robert Koch-Institut zur HPV-Impfung; Stand 2014. Im Internet: www.rki.de/DE/Content/Infekt/Impfen/ImpfungenAZ/HPV/HPV.html

[29] Schiffman M, Castle PE, Jeronimo J et al. Human papillomavirus and cervical cancer. Lancet 2007; 370; 890–907

[30] Schiller JT, Müller M. Next generation prophylactic human papillomavirus vaccines. Lancet Oncol 2015; 16(5): e217–e225. doi: 10.1016/S1470-2045(14)71179-9.

[31] Ständige Impfkommission am Robert Koch-Institut (STIKO). Impfung gegen HPV – Aktuelle Bewertung der STIKO; Stand 10.08.2009. Epid Bull 2009; 32: 319–328. Im Internet: http://edoc.rki.de/documents/rki_fv/reITstrUwm7D2/PDF/211o6q5sHeGZo06.pdf; Stand: 22.06.2011

[32] Ständige Impfkommission am Robert Koch-Institut (STIKO). Mitteilung der Ständigen Impfkommission am Robert Koch-Institut: Empfehlungen der Ständigen Impfkommission am Robert Koch-Institut; Stand Aug. 2015. Epid Bull 2015: 34: 327–362

[33] Stanley M, Lowry DR, Frazer I. Chapter 12: Prophylactic HPV vaccines: underlying mechanisms. Vaccine 2006; 24 (Suppl. 3): 106–113

[34] Wentzensen N, von Knebel Doeberitz M. Biomarkers in cervical cancer screening. Dis Markers 2007; 23: 315–330

[35] Wilkin T, Lee JY, Lensing SY, Stier EA, Goldstone SE, Berry JM, Jay N, Aboulafia D, Cohn DL, Einstein MH, Saah A, Mitsuyasu RT, Palefsky JM. Safety and immunogenicity of the quadrivalent human papillomavirus vaccine in HIV-1-infected men. J Infect Dis 2010; 202: 1246–53

[36] Young DL, Moore MM, Halstead LA. The Use of the Quadrivalent Human Papillomavirus Vaccine (Gardasil) as Adjuvant Therapy in the Treatment of Recurrent Respiratory Papilloma. J Voice. 2015 Jan 22. pii: S0892–1997(14)00158–1. doi: 10.1016/j.jvoice.2014.08.003. [Epub ahead of print]

[37] Zhou J, Sun XY, Davies H et al. Definition of linear antigenic regions of the HPV16 L1 capsid protein using synthetic virion-like particles. Virology 1992; 189: 592–599

Weiterführende Literatur

[1] Castle PE, Solomon D, Schiffmann M et al. Human papillomavirus type 16 infections and 2-year absolute risk of cervical precancer in women with equivocal or mild cytologic abnormalities. J Natl Cancer Inst. 2005; 97: 1066–1071

[2] GlaxoSmithKline. Fachinformation Cervarix, Dez. 2013. Im Internet: www.zervita.de/share/Informationen/Cervarix-Fachinformation-2013-12.pdf, Stand 25.07.2015

[3] Liaw KL, Glass AG, Manos MM et al. Detection of human papillomavirus DNA in cytologically normal women and subsequent cervical squamous intraepithelial lesions. J Natl Cancer Inst. 1999; 91: 954–960

[4] MSD sanofi pasteur. Fachinformation Gardasil, Mai 2015. Im Internet: www.impfservice.de/fileadmin/user_upload/pdfs/Fachinformationen/FI-GARDASIL_05-2015_RLFS.pdf, Stand 25.07.2015

[5] Robert Koch-Institut (RKI). Humane Papillomaviren (HPV), Stand: 14.06.2010. Im Internet: www.rki.de/DE/Content/InfAZ/H/HPV/Papillomaviren.html; Stand: 22.06.2011

29 Influenza (Grippe)

U. Heininger u. W. Jilg

29.1 Epidemiologie

Influenzavirustypen A und B verursachen alljährliche Epidemien, während Virustyp C für lokal begrenzte Krankheitsausbrüche verantwortlich ist. In der nördlichen Hemisphäre treten Influenzaepidemien i. d. R. im Winterhalbjahr zwischen Dezember und April, in der südlichen Hemisphäre dagegen zwischen Juni und September auf. Sie verlaufen meist stürmisch mit einem steilen Anstieg der Krankheitsfälle innerhalb von 2–3 Wochen und enden in umschriebenen Gebieten meist nach etwa 2 Monaten. Typischerweise sind zu Beginn der Epidemie zunächst Klein- und Schulkinder in Gemeinschaftseinrichtungen betroffen, ehe sie auf die restliche Bevölkerung übergreift. Das Ausmaß der jährlichen Influenzaepidemien wie auch der relative Anteil der Krankheitsfälle durch Serotypen A bzw. B ist sehr unregelmäßig und nicht vorhersehbar. Beispielsweise war die Influenzasaison 2013/2014 deutlich kürzer und mit einer viel geringeren Anzahl an Krankheitsfällen assoziiert als im Winter davor [6]. Oftmals zirkulieren verschiedene Serotypen gleichzeitig in der Bevölkerung.

Jede Grippeepidemie führt zu einem Anstieg der Todesfälle in der Bevölkerung, der die Werte des Jahresdurchschnitts überschreitet (sogenannte Übersterblichkeit oder Exzessmortalität).

Die Viren vom Typ A lassen sich in zahlreiche *Subtypen* einteilen, die sich in der Antigenstruktur ihres Hämagglutinins (H) und ihrer Neuraminidase (N) unterscheiden. Während eine große Vielfalt von Subtypen bei Tieren, vor allem Vögeln (Geflügel), vorkommt, sind beim Menschen bisher vorwiegend die Subtypen H1N1, H2N2, H3N2 und vereinzelt von Geflügel auf den Menschen übertragene hoch pathogene H5N1 und andere seltene Subtypen (*Vogelgrippe*) beobachtet worden [23].

Eine Besonderheit des Virustyps A, und in etwas geringerem Maße des Typs B, besteht darin, dass die in der menschlichen Population zirkulierenden Stämme häufig Punktmutationen ihrer Oberflächenproteine Hämagglutinin und Neuraminidase entwickeln. Diese *Antigendrift* ist für die alljährlich wiederkehrenden Influenzaepidemien verantwortlich. Sie ist dadurch erklärt, dass neue Epidemiestämme im Vergleich zu ihrem unmittelbaren Vorgänger Veränderungen in 1–2 der insgesamt 4–5 protektiven Epitope aufweisen. Das bedeutet, dass die gegen den vorangegangenen Stamm gerichtete natürliche oder durch Impfung induzierte Immunität gegenüber dem neuen Stamm nur noch teilweise schützt. Die Entwicklung der Driftvarianten wird von der WHO weltweit systematisch in Referenzlaboratorien erfasst. Auf der Basis neuer Stämme mit epidemischem Potenzial werden jährlich geeignete Isolate für die Impfstoffproduktion empfohlen [14].

Eine andere Art von Antigenveränderung stellt der *Antigenshift* dar, wobei Genrekombination von Influenzaviren humanen und tierischen Ursprungs zu einem völlig neuen Virussubtyp A führen können [31]. Typischerweise geschieht dies in Asien, wo die Lebensumstände eine Koinfektion von Schweinen mit Influenzaviren humanen bzw. aviären Ursprungs begünstigen. Die so neu entstandenen Virussubtypen können dann vom Schwein auf den Menschen übertragen werden. Da die gesamte Bevölkerung über keinen Immunschutz gegenüber dem neuen Virussubtyp verfügt, kann dieses Ereignis zu einer bedrohlichen Pandemie führen [11]. Die bislang schwerste Pandemie war die sogenannte *Spanische Grippe* im Winter 1918/19 mit insgesamt etwa 20 Mio. Todesopfern, verursacht durch ein neues, hoch pathogenes H1N1-Virus. Weitere Pandemien durch neue Virussubtypen A wurden 1957 (H2N2), 1968 (H3N2), 1977 (H1N1) und zuletzt 2009 (H1N1) ausgelöst. Die von Mexiko ausgehende, wegen Anteilen von porzinen Vorläufervirustypen auch „Schweinegrippe" genannte Pandemie breitete sich ab Frühjahr 2009 binnen weniger Monate in erster Linie durch Touristen und andere Fernreisende global aus. In den meisten europäischen Ländern, so auch in Deutschland, erreichte sie ihren Höhepunkt im November 2009 [26]. Im darauffolgenden Winter 2010/2011 war dieses A/H1N1 Virus zu einem „normalen" saisonalen Influenzavirus geworden, welches mit ca. 80 % aller diagnostizierten Krankheitsfälle in Deutschland den Hauptteil der Influenzaepidemie ausmachte.

Die Zirkulation der beiden am häufigsten vorkommenden B-Subtypen, Victoria- bzw. Yamagata-Linie, ist von Saison zu Saison äußerst variabel, sowohl was ihren Anteil im Vergleich zu den Influenza-A-Subtypen betrifft als auch die prozentuale

Verteilung untereinander. In manchen Saisons gibt es fast keine Subtyp-B-Infektionen (2013/2014: 9 %), in anderen können sie einen Anteil von bis zu knapp 50 % erreichen (2012/2013: 35 %) [6]. Im Gegensatz zu den A-Subtypen und -Driftvarianten lassen sich daher die epidemisch vorherrschenden B-Subtypen kaum exakt vorhersagen.

Die Namensgebung für einzelne Influenzavirusstämme folgt einer standardisierten *Terminologie* durch Nennung des Typs, des Ortes oder Landes der Isolierung, der Nummer des Isolats, des Isolierungsjahres und der Hämagglutinin- und Neuraminidasesubtypen. So ist einer der aktuellen Impfstofftypen beispielsweise A/California/7/2009 (H1N1). Dabei handelt es sich um ein Influenza-A-Virus, welches 2009 in Kalifornien isoliert wurde (Isolat Nummer 7) und zum Subtyp H1N1 gehört.

29.2 Erreger

Influenzaviren gehören zur Familie der *Orthomyxoviridae* und haben eine sphärische Gestalt mit einem Durchmesser von 90–120 nm. Sie bestehen aus dem zentralen Innenkörper, der von einer Lipidmembranhülle umschlossen wird, die auf ihrer Innenseite durch eine Eiweißschicht aus dem Matrixprotein verstärkt ist. Die Oberfläche der Membran ist mit 200–300 Strukturelementen besetzt, die aus Glykoproteinen bestehen. Etwa 90 % hiervon sind stäbchenförmig und werden als *Hämagglutinin* bezeichnet. Dieses hat die Fähigkeit, an neuraminsäurehaltige Rezeptoren auf dem Mukosaepithel zu adhärieren und so die Infektion dieser Zellen einzuleiten. Entsprechende Rezeptoren befinden sich auch auf der Oberfläche von Erythrozyten, sodass durch das Virus eine Hämagglutination ausgelöst werden kann. Die Hämagglutinine sind Schlüsselantigene für die Immunabwehr gegen Influenzaviren, da die gegen sie gerichteten Antikörper das Virus neutralisieren können. Das andere wichtige Strukturelement an der Virusoberfläche hat eine pilzförmige Gestalt und ist ein Enzym, die Neuraminidase. Sie vermittelt die Freisetzung neu gebildeter Viren aus der infizierten Wirtszelle. Antikörper gegen Neuraminidase sind ebenfalls protektiv. Sie hemmen die Virusfreisetzung und tragen so zu einer Begrenzung der Kontagiosität bei.

Der Innenkörper des Virus ist ein helikales Kapsid, das bei Influenza-A- und B-Viren aus 8 und bei Influenza-C-Viren aus 7 einsträngigen RNA-Segmenten negativer Polarität besteht, die vom Nukleoprotein eingehüllt sind. Zusätzlich enthält das Nukleokapsid noch 3 weitere Proteine in geringer Menge, die P-Proteine PB1, PB2 und PA [20].

Durch grundsätzliche Unterschiede in der Antigenstruktur der Nukleoproteine werden die Influenzavirustypen A, B und C voneinander abgegrenzt. Die Viren des Typs C unterscheiden sich weiterhin von denen der Typen A und B dadurch, dass sie statt Hämagglutinin und Neuraminidase ein trifunktionales Glykoprotein besitzen, das über Hämagglutinin- und Fusionsaktivitäten sowie eine rezeptorzerstörende Azetylesterasefunktion verfügt. Außerdem besteht ihr Genom aus nur 7 statt 8 RNA-Segmenten.

29.3 Pathogenese

Nach der Aufnahme des Virus über die Schleimhaut des Nasen-Rachen-Raums kommt es primär zur Vermehrung des Erregers in den Epithelzellen der Atemwege. Die Virusreplikation führt zum Absterben der infizierten Zellen mit entzündlich-ödematöser Schwellung, Hyperämie, Hämorrhagien und flächenhaften Nekrosen. Die dadurch reduzierte lokale Abwehrfähigkeit kann bei gleichzeitiger Besiedelung des Nasopharynx mit Pneumokokken, Staphylokokken, Haemophilus influenzae u. a. pathogenen Bakterien zu Sekundärinfektionen führen [20].

Die Influenzaviren werden vorwiegend durch Tröpfcheninfektion von Mensch zu Mensch übertragen. Ferner existiert ein großes Reservoir von Influenza-A-Viren vor allem bei Geflügel, Schweinen und anderen Haustieren, die gelegentlich auf Menschen übertragen werden können. Ihre größte Bedeutung aber liegt in der Rekombinierungsmöglichkeit von aviären oder porzinen mit humanpathogenen Influenza-A-Viren bei gleichzeitiger Infektion eines empfänglichen Wirts mit 2 verschiedenen Virustypen.

29.4 Klinik

Die Influenza beginnt nach einer Inkubationszeit von 2–3 Tagen plötzlich mit Fieber, starkem Krankheitsgefühl, Kopf- und Gliederschmerzen, Abgeschlagenheit und Symptomen einer Pharyngitis, Laryngitis, Tracheitis, Bronchitis und Otitis [7]. Als Zeichen der Tracheitis wird vielfach ein retrosternaler Schmerz beim Husten angegeben. Häufig ist eine Beeinträchtigung der Kreislauffunktion mit arterieller Hypotonie und relativer Bradykardie erkennbar. Auch eine hämorrhagische Diathese (Nasenbluten, blutiger Auswurf) ist typisch. Bei Neugeborenen und jungen Säuglingen sind sepsisähnliche Verläufe bekannt. Ferner können v. a. bei Kleinkindern Zeichen einer Gastroenteritis – mit oder ohne respiratorische Symptome – im Vordergrund stehen [19].

Die Mehrzahl der Krankheitsfälle verläuft ohne Komplikationen und die Beschwerden klingen nach 7–14 Tagen ab. Die häufigsten Komplikationen der Influenza sind bakterielle Sekundärinfektionen (Otitis media, Pneumonie, Sinusitis), die in bis zu 1 Drittel aller Fälle in Erscheinung treten. Ferner sind bei älteren Säuglingen und Kleinkindern zerebrale Fieberkrämpfe sowie Bronchiolitis oder Laryngotracheitis (sogenannter „Pseudokrupp") häufige Komplikationen [19], [25]. Bei älteren Kindern, Jugendlichen und Erwachsenen kann eine akute Myositis (meistens der Unterschenkelmuskulatur) zu starken Schmerzen und passager zu einer verminderten Gehfähigkeit führen [1]. Seltene, aber bedrohliche Komplikationen sind der perakute Verlauf mit Herz-Kreislauf-Versagen, Myokarditis, Enzephalitis und Reye-Syndrom (Letzteres vorwiegend bei gleichzeitiger Gabe von Azetylsalizylsäure, was deshalb vermieden werden sollte).

Bei 5–10 % der Grippepatienten im höheren Erwachsenenalter sind Komplikationen am Herz-Kreislauf-System, wie z. B. Herzrhythmusstörungen oder Hypotonie zu beobachten. Bei Patienten mit kardiovaskulären Grundkrankheiten kann die zusätzliche Belastung durch die Influenza letal enden.

Eine besondere Gefährdung durch Influenza besteht auch für an sich gesunde schwangere Frauen, insbesondere ab dem 2. Trimenon [18]. Die erhöhte Gefährdung für Schwangere lässt sich durch die physiologisch bedingte Immunsuppression erklären, die ab dem 2. Trimenon immunologisch bedeutsam wird und sich binnen weniger Wochen nach Entbindung wieder normalisiert [29].

29.5 Impfung

29.5.1 Impfstoffe

Es stehen verschiedene inaktivierte und ein attenuierter Lebendimpfstoff zur Verfügung :

- *Spaltvakzinen*, bei denen durch Detergenzienbehandlung die Lipidhülle des Virus aufgelöst und die antigenen Oberflächenglykoproteine freigesetzt werden. Sie enthalten neben den Antigenen der Virusoberfläche, wie Hämagglutinin und Neuraminidase, auch noch Anteile des Virusinnenkörpers, sind aber frei von Lipidbestandteilen.
- *Subunitvakzinen*, die ausschließlich aus den antigenetisch bedeutsamen Virushüllproteinen Hämagglutinin und Neuraminidase bestehen.
- *Adjuvantierte Subunitvakzine:* Dieser mit einem neuen Adjuvanz (MF59) versehene Impfstoff führt im Vergleich zu den herkömmlichen Influenzaimpfstoffen zu einer besseren Immunogenität und ist zurzeit für Personen ab dem Alter von 65 Jahren zugelassen.
- *Zur intrakutanen Injektion vorgesehene Vakzinen:* Auch für die Saison 2014/15 gibt es in Deutschland zwei derartige zugelassene Vakzinen, die aber gegenwärtig nicht im Handel sind. Sie sind in zwei Dosierungen verfügbar: 9 µg/Komponente für 18–59jährige, 15 µg/Komponente für über 60jährige.
- *Attenuierter Lebendimpfstoff*: Er enthält kälteadaptierte, vermehrungsfähige Influenzaviren, welche sich nur bei einer Temperatur < 35 °C (wie sie im Nasenvorhof besteht) und somit nicht in den unteren Atemwegen vermehren können.
- *Virosomaler Impfstoff:* Er enthielt Hämagglutinin und Neuraminidase, die an Lezithinkügelchen (*Virosomen*) gebunden sind [13], und ist nicht mehr verfügbar.

Die inaktivierten saisonalen Influenzaimpfstoffe enthalten i. d. R. 15 µg Hämagglutinin der jeweils aktuellen, von der WHO empfohlenen Influenzastämme. Seit vielen Jahren sind dies die Influenza-A-Subtypen H1N1, H3N2 und 1 Stamm des Subtyps B. Seit dem Winter 2013/2014 stehen nun auch quadrivalente Impfstoffe zur Verfügung, die Antigene von 2 statt 1 von der WHO empfohlenen Influenza-B-Subtypen (*Victoria* und *Yamagata*) enthalten.

Im Allgemeinen sind Influenzaimpfstoffe nicht adjuvantiert. Eine Ausnahme stellt die oben genannte mit MF59 adjuvantierte Vakzine dar. Auch die im Rahmen der Influenzapandemie 2009 entwickelten monovalenten A/H1N1-Impfstoffe waren größtenteils adjuvantiert, was eine Einsparung von Antigen pro Dosis und somit die Bereitstellung einer größeren Menge an Impfstoffdosen erlaubte.

Die heute verfügbare Technologie zur Gewinnung von Influenzaimpfstoffen hoher Reinheit basiert auf modernen Verfahren der Ultrazentrifugation und chromatografischen Reinigungsoperationen in Verbindung mit automatisierten Techniken zur Beimpfung bebrüteter Hühnereier und Ernte der virushaltigen Kulturflüssigkeiten. Die Zukunft dürfte aber in der Weiterentwicklung der Zellkulturverfahren liegen, wie auch im vermehrten Einsatz neuer Adjuvanzien.

Eine neue Möglichkeit der Influenzaprophylaxe bietet der attenuierte Lebendimpfstoff, der intranasal angewendet wird (LAIV – „live attenuated intranasal vaccine"). Er aktiviert ein erweitertes Spektrum an Immunmechanismen, die auch bei der natürlichen Infektion angeregt werden. Das Prinzip des Impfstoffs besteht darin, dass auf der Basis eines attenuierten, den Wildtypviren ähnlichen Donor-Virusstammes durch Rekombination Impfviren mit den jeweils aktuell empfohlenen Hämagglutinin- und Neuraminidasetypen hergestellt werden. Diese rekombinierten Impfviren sind kälteadaptiert, d. h. sie vermehren sich vorwiegend in den oberen Atemwegen, kaum aber bei den wärmeren Temperaturen in den unteren Atemwege. Der auch CAIV-T („Cold-adapted-Influenza-Virus-trivalent") bezeichnete Impfstoff ist für Personen im Alter von 2–17 Jahren zugelassen. Studien mit dem Ziel, Sicherheit, Verträglichkeit und Effektivität auch bei jüngeren Kindern (ab 6 Monaten) und älteren Personen mit und ohne zugrunde liegenden Risikofaktoren nachzuweisen, verlaufen Erfolg versprechend und lassen die Zulassung für ein breites Altersspektrum ähnlich dem der konventionellen inaktivierten Influenzaimpfstoffe in absehbarer Zukunft erwarten [10].

29.5.2 Impfdurchführung

Die saisonale Influenzaimpfung sollte vorzugsweise in den Monaten September bis November durchgeführt werden. Dabei erhalten Kinder ab 3 Jahren und Erwachsene eine Injektion von 0,5 ml Impfstoff i. m., Kinder im Alter von 6 Monaten bis 3 Jahren erhalten die halbe Dosis. Von LAIV werden 0,2 ml (0,1 ml je Nasenloch) verabreicht.

Kinder (bis zu welchem Alter ist in den Fachinformationen nicht immer präzise definiert, von der WHO aber als < 9 Jahre vorgegeben [32]), die *erstmals* in ihrem Leben gegen Influenza geimpft werden, sollen 2 Impfdosen in der angegeben Dosierung im Abstand von ≥ 4 Wochen erhalten.

Bei gegebener Indikation bzw. auf eigenen Wunsch ist die Influenzaimpfung jährlich zu wiederholen, um den Impfschutz auf aktuellem Stand zu halten.

29.5.3 Wirksamkeit

Die natürliche Infektion mit dem Influenzavirus führt zu einer anhaltenden typenspezifischen Immunität, d. h. gegenüber dem gleichen oder einem durch Antigenshift mutierten, ähnlichen Virus. So konnte nachgewiesen werden, dass nur wenige Personen, die während der H3N2-Epidemie 1968 erkrankt waren, bei den nachfolgenden Influenzaepidemien 1972 und 1974 erneut erkrankten. Auch bei der A/Victoria-Epidemie 1975 befanden sich unter den Erkrankten nur 4 %, die bereits 1974 und nur 8 %, die 1972 schon einmal an Grippe vom Subtyp A/H3N2 erkrankt waren [8]. Noch deutlicher wird das Prinzip der typenspezifischen Immunität dadurch belegt, dass beim Wiederauftreten des Influenzasubtyps A/H1N1 im Jahre 1977 die Personen, die diesem Virus bereits vor 1957 ausgesetzt waren, über einen relativ guten Schutz verfügten. Bei ihnen traten Erkrankungen mit einer 10-fach geringeren Frequenz auf als bei später geborenen Personen. Auch die A/California/H1N1-Pandemie 2009 bestätigte dies erneut: Ältere Personen, die bereits während der letzten Pandemie 1957 lebten, waren von der aktuellen Pandemie – mit dem offenbar antigenetisch verwandten A/California/H1N1-Virus – zumindest partiell geschützt, wie die altersabhängigen Krankheitsinzidenzen zeigten [26].

Die Mechanismen, die den natürlichen Schutz bewirken, sollten möglichst auch durch Impfungen aktiviert werden. Die primäre spezifische Abwehr erfolgt durch Antikörper der Klasse IgA (in der Schleimhaut gebildet und sezerniert). Sie führen über eine Bindung an das Hämagglutinin zur Virusneutralisation. Nachfolgend werden neutralisierende Antikörper der Klassen IgM und IgG aus dem zirkulierenden Blut wirksam und können zur Begrenzung der Infektion auf der Schleimhaut beitragen. Serumantikörpertiter von mindestens 1 : 40 im Hämagglutinationshemmtest gelten als Korrelat für Impfschutz.

Antikörper gegen die Neuraminidase schützen dadurch, dass sie die Virusfreisetzung verzögern bzw. verhindern. Zelluläre Immunreaktionen, die gegen Virusantigene gerichtet sind, welche auf der Oberfläche infizierter Zellen exprimiert bzw. über MHC-Antigene präsentiert werden, tragen ebenfalls zum Immunschutz bei. Daran sind sowohl antikörperabhängige zytotoxische Reaktionen als auch antikörperunabhängige Reaktionen durch zytotoxische T-Zellen beteiligt.

Die Wirksamkeit der Influenzaimpfung ist durch Studien gut belegt. Die mit inaktivierten Influenzaimpfstoffen ermittelten Schutzraten gegenüber laborbestätigter Influenza liegen bei gesunden Erwachsenen (unter 65 Jahren) bei ca. 80 %, bei älteren Personen deutlich darunter: je nach klinischem Endpunkt betragen sie ca. 40–60 % [16]. Gegenüber tödlich verlaufender Influenza bei Risikopersonen werden hohe Schutzraten von ca. 90 % erreicht [22]. Personen, die trotz Impfung erkrankten, weisen im Vergleich zu Ungeimpften häufig ein mitigiertes Krankheitsbild auf. Im Kindesalter beträgt Studien zufolge die Wirksamkeit der inaktivierten Influenzaimpfstoffe gegenüber laborbestätigter Influenza ca. 65 %. Allerdings liegen von Kindern unter 2 Jahren nur wenig Daten vor – hauptsächlich von Kindern, die nur 1 statt der empfohlenen 2 Impfdosen erhalten haben [15].

Neben Schutz vor Influenza lässt sich durch die Impfung auch eine Reduktion des Antibiotikaverbrauchs bei Kindern – im Vergleich zu Ungeimpften um ca. 30 % – erreichen, was in erster Linie auf die Verhütung von sekundären bakteriellen Infektionen – v. a. akute Otitis media – zurückzuführen ist [4].

Neugeborene von in der Schwangerschaft gegen Influenza geimpften Frauen erhalten dadurch einen bis zum Alter von 6 Monaten anhaltenden indirekten Schutz vor Influenza: einerseits durch transplazentar erworbene mütterliche Influenzaantikörper, andererseits aber auch durch ein reduziertes Expositionsrisiko durch die Mutter [5].

Trivalente LAIV wurde in Placebo-kontrollierten Studien bei Kindern im Alter von 6– 71 Monaten untersucht auf seine Wirksamkeit gegen mikrobiologisch bestätigte Influenza getestet. Die virustypenspezifische Wirksamkeit betrug gemittelt 77 % mit einem engen 95 % Vertrauensbereich von 72 – 80 % [28]. Im direkten Vergleich mit trivalenter inaktivierter Vakzine (TIV) zeigte LAIV in der gleichen Altersgruppe eine um ca. 50 % höhere relative Wirksamkeit [2]. Bei älteren Kindern ist kein Vorteil von LAIV gegenüber TIV mehr nachweisbar, bei Erwachsenen ist die Wirksamkeit sogar geringer [28].

29.6 Wichtige Informationen

29.6.1 Nebenwirkungen

Die Verträglichkeit der inaktivierten saisonalen Influenzaimpfstoffe ist im Allgemeinen gut. Bei etwa 10 % der Impflinge sind lokale Beschwerden wie z. B. Hautrötung oder Verhärtung an der Injektionsstelle für 1–2 Tage möglich. Ebenso kann es vorübergehend zu Fieber und anderen unspezifischen systemischen Nebenwirkungen kommen. Schwere Nebenwirkungen, wie z. B. das Guillain-Barré-Syndrom, sind kasuistisch beschrieben worden (ca. 1 Fall auf 1 Mio. Impfungen), wobei ein kausaler Zusammenhang zur vorausgegangenen Influenzaimpfung nicht bewiesen ist, aber auch nicht ausgeschlossen werden kann [17].

In Kanada wurde als spezifische Nebenwirkung der Influenzaimpfung das sogenannte *okulorespiratorische Syndrom* beschrieben. Es ist durch eine bilaterale Konjunktivitis, Gesichtsödem und respiratorische Symptome gekennzeichnet [9] und scheint mit einem bestimmten, bei uns nicht verfügbaren Produkt assoziiert zu sein.

Aus Finnland und Schweden wurde Anfang 2011, später auch im Vereinigten Königreich vermehrtes Auftreten von Narkolepsie bei Kindern und Jugendlichen im zeitlichen Zusammenhang zur Impfung mit dem pandemischen, adjuvantierten (AS 03)-A/California/H1N1-Impfstoff Pandemrix berichtet [24]. Das relative Risiko von 9 im Vergleich zu nicht geimpften Kindern und Jugendlichen war signifikant; warum Narkolepsie als Impfrisiko in vielen anderen Ländern, in denen der Impfstoff ebenfalls millionenfach angewendet worden war, offenbar nicht beobachtet wurde, ist derzeit Gegenstand intensiver Untersuchungen.

Die nasale Impfung mit LAIV ist gut verträglich. Am häufigsten traten in den Zulassungsstudien in allen Altersgruppen Rhinitis bzw. Rhinorrhoe auf. Bei Kindern < 2 Jahren wurde postvakzinal vermehrt Giemen beobachtet, weshalb die Zulassung derzeit erst ab dem Alter von 2 Jahren besteht. Andere unerwünschte Ereignisse waren selten, so dass eine kausale Beurteilung nicht möglich ist.

29.6.2 Indikation/Kontraindikation

Das Hauptziel bei der Anwendung der Influenzaimpfstoffe ist die Reduktion der influenzabedingten Komplikationen und Todesfälle. Ferner sind Personen zu schützen, die aufgrund enger Kontakte die Infektion auf gefährdete Patienten übertragen können, sowie Personen mit im Vergleich zur Allgemeinpopulation erhöhtem Expositionsrisiko.

Gegenwärtig empfiehlt die Ständige Impfkommission [30] die Influenzaschutzimpfung für:

- Personen ≥ 60 Jahre,
- alle Schwangeren ab dem 2. Trimenon, bei erhöhter gesundheitlicher Gefährdung infolge eines Grundleidens bereits ab dem 1. Trimenon,
- Kinder, Jugendliche und Erwachsene mit erhöhter gesundheitlicher Gefährdung infolge eines Grundleidens, wie z. B.
  - chronischer Krankheiten der Atmungsorgane (inkl. Asthma und COPD),
  - chronischer Herz-Kreislauf-, Leber- und Nierenkrankheiten,
  - Diabetes und anderer Stoffwechselkrankheiten,
  - Krankheiten des Nervensystems, wie z. B. Multiple Sklerose, mit durch Infektionen getriggertem Verlauf.
- Personen mit angeborenen oder erworbenen Immundefekten mit T- und/oder B-zellulärer Restfunktion, HIV-Infektion,
- Bewohner von Alters- oder Pflegeheimen,
- Personen mit erhöhter Gefährdung, z. B. medizinisches Personal, Personen in Einrichtungen mit umfangreichem Publikumsverkehr,
- Personen, die als mögliche Infektionsquelle für von ihnen betreute ungeimpfte Risikopersonen fungieren können,
- Personen mit erhöhter Gefährdung durch direkten Kontakt zu Geflügel und Wildvögeln (um die Gefahr einer Doppelinfektion mit einem Geflügelvirus, z. B. dem Vogelgrippevirus H5N1, und einem humanpathogenen Stamm und die dadurch mögliche Entstehung eines neuen Subtyps durch Genreassortierung zu verhindern).

Die Umsetzung der Impfempfehlungen gelingt bislang allgemein nur unzureichend, auch die Erfahrungen mit der letzten Influenzapandemie bestätigen dies. Verstärkte Aufklärungsmaßnahmen und insbesondere neue Kommunikationsstrategien sind notwendig, um die Impfhindernisse gerade auch beim Personal im Gesundheitswesen zu überwinden [12].

Bei Hühnereiweißallergie und bekannten, schweren allergischen Reaktionen auf andere Impfstoffbestandteile sind Influenzaimpfstoffe, die in Hühnereiern hergestellt wurden, kontraindiziert.

LAIV ist als Lebendimpfstoff bei Personen mit Immunsuppression kontraindiziert.

In den ersten 1–2 Wochen (das Maximum der Impfvirus-Konzentration in den oberen Atemwegen besteht 2–3 Tage nach der Impfung) nach einer Impfung mit LAIV soll enger Kontakt zu stark immungeschwächten Personen (z. B. Empfängern von Knochenmarktransplantaten während der Isolation) vermieden werden.

29.6.3 Therapie

Die Behandlung der Influenza erfolgt im Allgemeinen symptomatisch, d. h. mit Antipyretika und Analgetika bei Bedarf. Bei Hinweisen auf bakterielle Sekundärinfektionen ist eine Antibiotikatherapie indiziert.

Eine spezifische Therapie ist durch Virostatika möglich, wobei die früher verwendeten Substanzen Amantadin und Rimantadin heute weitgehend verlassen sind und durch Neuraminidasehemmer ersetzt wurden:

- Oseltamivir (Tamiflu) ist ein Inhibitor der Neuraminidase von Influenzaviren, der oral verabreicht wird; zugelassen ab dem Alter von 1 Jahr.
- Zanamivir (Relenza) ist ebenfalls ein selektiver Inhibitor der Neuraminidase von Influenzaviren, er wird inhalativ angewendet; zugelassen ab dem Alter von 5 Jahren.

Das Behandlungsschema umfasst für beide Präparate 2 Dosen tgl. an 5 aufeinanderfolgenden Tagen. Entscheidend für den Therapieerfolg ist der frühzeitige Beginn, d. h. binnen 48 Stunden nach Einsetzen der ersten Krankheitssymptome. Der wesentliche Erfolg der frühzeitigen Behandlung ist die Verkürzung der Krankheitsdauer um im Mittel ca. 1,5 Tage, wohingegen die Reduktion von Komplikationen bislang nicht zweifelsfrei nachgewiesen ist.

Seit der Influenzasaison 2007/2008 wurden insbesondere in Japan und Norwegen, aber auch in Deutschland, Schweiz und Österreich, in zunehmender Zahl Influenza-A-Viren isoliert, die gegenüber Oseltamivir (aber nicht gegen Zanamivir) resistent waren. Diese Resistenz betrifft in erster Linie Influenza-A-Viren vom Subtyp H1N1, wobei vom pandemischen Virustyp A/California/H1N1 bislang nur vereinzelte Isolate mit Oseltamivirresistenz gefunden wurden.

29.6.4 Prophylaxe durch Virostatika

Neuraminidasehemmer können nicht nur therapeutisch, sondern auch prophylaktisch angewendet werden. Dies kann z. B. *in Ergänzung* zur Influenzaimpfung bei Hochrisikopatienten zur Optimierung des Individualschutzes sinnvoll sein [3] oder *alternativ* zur Impfung bei Vorliegen einer Impfkontraindikation. Schließlich können Oseltamivir oder Zanamivir auch zur Postexpositionsprophylaxe bei gefährdeten Personen als Prophylaxeoption erwogen werden.

Das Behandlungsschema bei der Prophylaxe umfasst für beide Präparate 1 Dosis tgl. an 10 aufeinanderfolgenden Tagen.

29.6.5 Meldepflicht

Es besteht keine Meldepflicht für Influenza in Österreich oder der Schweiz. In Deutschland ist der direkte Virusnachweis durch das Labor meldepflichtig.

Literatur

[1] Agyeman P, Duppenthaler A, Heininger U et al. Influenza-associated myositis in children. Infection 2004; 32: 199–203

[2] Ashkenazi S, Vertruyen A, Aristegui J et al. Superior relative efficacy of live attenuated influenza vaccine compared with inactivated influenza vaccine in young children with recurrent respiratory tract infections. Pediatr Infect Dis J 2006; 25: 870–879

[3] Bartmann P, Heininger U, Huppertz HI et al. Stellungnahme zur Verwendung von Neuraminidasehemmern zur Therapie bzw. Prophylaxe der Influenza bei Kindern und Jugendlichen. Monatsschr Kinderheilkd 2003; 151: 110–112

[4] Belshe RB, Mendelman PM, Treanor J et al. The efficacy of live attenuated, cold-adapted, trivalent, intranasal influenza virus vaccine in children. N Engl J Med 1998; 338: 1405–1412

[5] Benowitz I, Esposito DB, Gracey KD. Influenza vaccine given to pregnant women reduces hospitalization due to influenza in their infants. Clin Infect Dis 2010; 51: 1355–1361

[6] Buda S. Die Arbeitsgemeinschaft Influenza als zentrales Instrument im Gesamtkonzept der Influenzaüberwachung in Deutschland. Epid Bull 2014; 40: 391–396

[7] Couch RB. Prevention and treatment of influenza. N Engl J Med 2000; 343: 1778–1787

[8] Couch RB, Kasel JA, Glezen WP et al. Influenza: Its control in persons and populations. J Infect Dis 1986; 153: 431–440

[9] De Serres G, Grenier JL, Toth E et al. The clinical spectrum of the oculo-respiratory syndrome after influenza vaccination. Vaccine 2003; 21: 2354–2361

[10] Esposito S, Montinaro V, Groppali E et al. Live attenuated intranasal influenza vaccine. Hum Vaccin Immunother 2012; 8: 1–5

[11] Glezen WP. Emerging infections: pandemic influenza. Epidemiol Rev 1996; 18: 64–76

[12] Heininger U, Bächler M, Schaad UB. Attitudes of pediatricians regarding influenza self-immunization: A survey in a Swiss university children's hospital. Pediatr Infect Dis J 2003; 22: 391–394

[13] Herzog C, Metcalfe IC, Schaad UB. Virosome influenza vaccine in children. Vaccine 2002; 20 (Suppl. 5): B24–B28

[14] Hilleman MR. Realities and enigmas of human viral influenza: Pathogenesis, epidemiology and control. Vaccine 2002; 20: 3 068–3 087

[15] Jefferson T, Smith S, Demicheli V et al. Assessment of the efficacy and effectiveness of influenza vaccines in healthy children: Systematic review. Lancet 2005; 365: 773–780

[16] Jefferson TO, Rivetti D, Di Pietrantonj C et al. Vaccines for preventing influenza in healthy adults. Cochrane Database Syst Rev 2007; 18: CD001 269

[17] Juurlink DN, Stukel TA, Kwong J et al. Guillain-Barré syndrome after influenza vaccination in adults: a population-based study. Arch Intern Med 2006; 166: 2217–2221

[18] Lindsay L, Jackson LA, Savitz DA et al. Community influenza activity and risk of acute influenza-like illness episodes among healthy unvaccinated pregnant and postpartum women. Am J Epidemiol 2006; 163: 838–848

[19] Meury S, Zeller S, Heininger U. Comparison of clinical characteristics of influenza and respiratory syncytial virus infection in hospitalised children and adolescents. Eur J Pediatr 2004; 163: 359–363

[20] Murphy BR, Webster RG. Orthomyxoviruses. In: Fields BN, ed. Virology. 2nd ed. New York: Raven Press; 1990: 1091–1151

[21] Neuzil KM, Zhu Y, Griffin MR et al. Burden of interpandemic influenza in children younger than 5 years: a 25-year prospective study. J Infect Dis 2002; 185: 147–152

[22] Nicholson KG, Wood JM, Zambon M. Influenza. Lancet 2003; 362: 1733–1745

[23] Olshaker JS. Influenza. Emerg Med Clin North Am 2003; 21: 353–361

[24] Partinen M, Kornum BR, Plazzi G et al. Narcolepsy as an autoimmune disease: the role of H1N1 infection and vaccination. Lancet Neurol 2014; 13: 600–613

[25] Peltola V, Ziegler T, Ruuskanen O. Influenza A and B virus infections in children. Clin Infect Dis 2003; 36: 299–305

[26] Robert Koch-Institut (RKI). Rückblick: Epidemiologie und Infektionsschutz im zeitlichen Verlauf der Influenzapandemie (H1N1) 2009. Epid Bull 2010; 21: 191–197

[27] Robert Koch-Institut (RKI). Wissenschaftliche Begründung fur die Änderung der Empfehlung zur Impfung gegen Influenza. Epid Bull 2013; 36/237: 365–370

[28] Rhorer J, Ambrose CS, Dickinson S, et al. Efficacy of live attenuated influenza vaccine in children: A meta-analysis of nine randomized clinical trials. Vaccine 2009; 27: 11 101–1110

[29] Skowronski DM, De Serres G. Is routine influenza immunization warranted in early pregnancy? Vaccine 2009; 27: 4 754–4 770

[30] Ständige Impfkommission am Robert Koch-Institut (STIKO). Mitteilungen der Ständigen Impfkommission am Robert Koch-Institut: Empfehlungen der Ständigen Impfkommission am RKI 2015; Stand Aug. 2015. Epid Bull 2015: 34: 327–362

[31] Webster RG, Campbell CH, Granoff A. The „in vivo" production of „new" influenza viruses. 3. Isolation of recombinant influenza viruses under simulated conditions of natural transmission. Virology 1973; 51: 149–162

[32] WHO. Vaccines against influenza. WHO position paper – Nov. 2012. Weekly Epidem Record 2012; 87: 461–476

30 Masern

W. Jilg u. U. Heininger

30.1 Epidemiologie

Die Masern (*Morbilli*) sind eine weltweit verbreitete, akute fieberhafte Infektionskrankheit. Aufgrund der hohen Kontagiosität und eines etwa 99%igen Manifestationsindex erkrankten vor Einführung der Impfung nahezu alle Kinder daran [19]. Durch weltweite Impfmaßnahmen konnte in vielen Teilen der Welt die Erkrankung stark zurückgedrängt werden, die WHO geht aber immer noch von etwa 20 Mio. Fällen pro Jahr aus. Die Zahl der jährlichen Todesfälle durch Masern wird mit etwa 150 000 angenommen (2013: 145 700) [23]. In Ländern wie den USA, den Niederlanden und den skandinavischen Staaten, allen voran Finnland, wurden die Masern durch konsequent durchgesetzte Impfprogramme praktisch eliminiert. Dagegen gehört Deutschland wie Frankreich, Italien, Österreich und die Schweiz zu den Ländern mit noch ungenügenden Durchimpfungsraten. Hier können Masernviren weiter zirkulieren und führen immer wieder zu kleineren oder auch größeren Ausbrüchen. Seit 2001 schwankte die Zahl der gemeldeten Masernfälle in Deutschland zwischen 6 034 (2001) und 122 (2004) bzw. 7,3 und 0,15 Fällen pro 100 000 Einwohner (▶ Abb. 30.1) [12], [13]. Damit liegt die jährliche Inzidenz der Masern in Deutschland deutlich über dem Wert von 0,1 Erkrankungen pro 100 000 Einwohner, der von der WHO als Indikator für die Masernelimination vorgegeben ist. Erst bei einer Inzidenz unterhalb dieses Wertes ist mit einem endgültigen Verschwinden des Erregers aus der Population zu rechnen [23].

Auffällig ist eine Altersverschiebung bei den Erkrankten in den letzten Jahren in Deutschland. Während bis 2005 der Anteil der unter 10-Jährigen stets größer war als der Anteil der älteren Erkrankten, kehrte sich dieses Verhältnis danach um. Vor allem der Prozentsatz der über 20-Jährigen stieg stark an, von 8% im Jahr 2001 auf 30% im Jahre 2013. Vergleichsweise hoch ist andererseits auch der Anteil der erkrankten Kinder unter 1 Jahr [12], [13]. In dieser Altersgruppe ist die altersspezifische Inzidenz deutlich höher als die Gesamtinzidenz), was wahrscheinlich auf eine verkürzte oder sogar fehlende maternale Leihimmunität der Säuglinge zurückzuführen ist. Gründe da-

Tab. 30.1 Gesamtinzidenzen sowie altersspezifische Inzidenzen für Masern bei unter 1-Jährigen in Deutschland von 2004–2013 [12], [13]

Jahr	Masernfälle (insgesamt)pro 100 000 Einwohner	Fälle bei Kindern < 1 Jahr pro 100 000 Einwohner < 1 Jahr
2004	0,1	2,1
2005	1,0	5,6
2006	2,8	22,8
2007	0,7	3,5
2008	1,1	4,1
2009	0,7	7,3
2010	1,0	4,4
2011	2,0	11,2
2012	0,2	1,4
2013	2,1	12,8

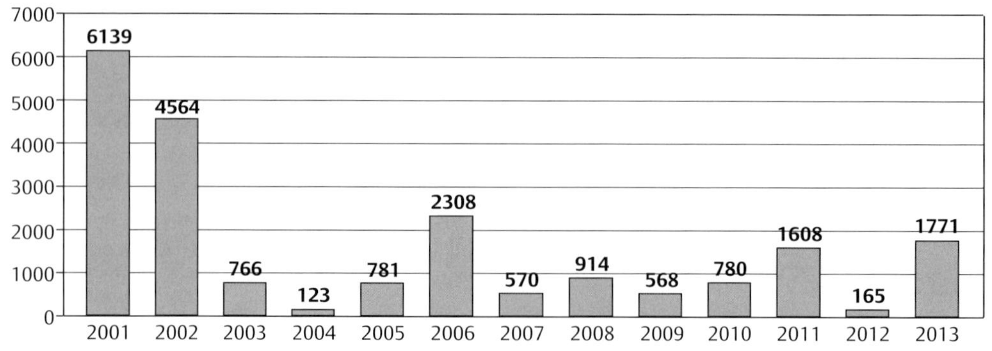

Abb. 30.1 Gemeldete Masernerkrankungen. Deutschland 2001–2013.

für sind die im Vergleich zur Vorimpf-Ära niedrigeren Antikörpertiter durch die Impfung, vor allem bei nur einmal geimpften Müttern, fehlende „Boosterung" durch Wildviruskontakt oder auch fehlende Impfungenr [6], [8], [17].

30.2 Erreger

Der Erreger der Masern ist das zur Gattung Morbillivirus aus der Familie Paramyxoviridae gehörende Masernvirus. Wie alle Paramyxoviren ist auch das Masernvirus ein pleomorphes, annähernd sphärisches Partikel mit einem Durchmesser von 100–250 nm. Es besitzt eine Lipidhülle, in die die 2 Glykoproteine H und F eingelagert sind. Das Glykoprotein H dient der Anheftung des Virus an die Zielzelle, das Gykoprotein F vermittelt die Fusion der Virushülle mit der Zellmembran und ermöglicht dadurch den Transport des Nukleokapsids ins Zellinnere. Die Hülle ist innen von einem Matrixprotein ausgekleidet und umschließt ein helikales Nukleokapsid, das ein Negativstrang-RNA-Genom enthält. Es gibt 8 Genomfamilien, die mit A-H benannten sogenannte Clades, mit insgesamt 24 Genotypen, aber nur 1 Serotyp. Daher schützt die durch die Infektion mit einem Genotyp induzierte Immunität auch vor einer Infektion mit anderen Genotypen [14].

Der Mensch ist einziger Wirt des Masernvirus. Nahe Verwandte sind eine Reihe von tierpathogenen Erregern, wie die ebenfalls zu den Morbilliviren gehörenden Viren der Rinderpest, das Virus der Hundestaupe, das Nipah- und das Hendravirus; die beiden Letzteren können in seltenen Fällen auch den Menschen infizieren.

30.3 Pathogenese

Das Masernvirus wird durch Tröpfcheninfektion beim Husten, Niesen oder Sprechen übertragen. Eintrittspforten sind der Nasen-Rachen-Raum oder die Konjunktiven. Es kommt zunächst zu einer Infektion der Schleimhaut des Respirationstrakts. Das Virus heftet sich mittels seines Glykoproteins H an die Zellen an, wobei das Membranprotein CD46, vor allem aber das Membranprotein CD150 als Rezeptoren dienen. Das auf einer Vielzahl von Zellen exprimierte CD46 ist ein komplementhemmender Faktor, CD150, das der Hauptrezeptor sein dürfte, findet sich auf aktivierten Immunzellen (T- und B-Lymphozyten, Makrophagen, dendritische Zellen) und besitzt immunregulatorische Funktionen. Die initiale Virusvermehrung in den Epithelien des Respirationstrakts führt über eine primäre Virämie zur Infektion von Leukozyten, die das Virus in das retikuloendotheliale System (RES: Lymphknoten, Thymus, Knochenmark, Milz, Tonsillen, Peyer'sche Plaques) transportieren. Alternativ – und nach neueren Untersuchungen wahrscheinlicher [7] – werden primär dendritische Zellen oder Makrophagen der Schleimhaut des Respirationstrakts infiziert, die den Erreger in das RES bringen. Hier kommt es zu einer massiven Virusvermehrung und zur sekundären Virämie, in deren Rahmen Leber, Lunge, die Schleimhäute des gesamten Respirationstrakts und die Haut infiziert werden. Virusvermehrung in diesen Geweben verursacht Husten, Schnupfen, Konjunktivitis, u. U. auch eine Bronchiolitis und eine (virale) Pneumonie. Die Schädigung des Epithels durch ödematöse Veränderungen und Verlust der Zilien kann eine bakterielle Superinfektion begünstigen, die zu Otitis media und bakterieller Pneumonie führt. Mit dem Einsetzen zellulärer und humoraler Immunreaktionen erscheinen zunächst die Koplik'schen Flecken und schließlich das Exanthem (s. u.), das nach einer Inkubationszeit von ca. 14 Tagen (mit einer Schwankungsbreite von 7–18 Tagen) auftritt. In der Spätphase der Infektion kommt es zu einer Suppression zellulärer Immunphänomene, die einige Wochen andauern kann. Das Phänomen ist wahrscheinlich mitverursacht durch die Interaktion des Masernvirus mit dem CD150-Molekül auf Immunzellen und kann zu einem transienten Negativwerden einer Tuberkulinreaktion und anderer Hautteste (mit sogenannten „Recall"-Antigenen) führen [2].

30.4 Klinik

Die Masernerkrankung beginnt mit einem unspezifischen Prodromalstadium, das 8–12 Tage nach einer Exposition eintritt. Es ist durch allgemeines Krankheitsgefühl, Appetitlosigkeit, Fieber, Konjunktivitis und respiratorische Symptome wie Husten und Schnupfen gekennzeichnet. Gegen Ende der Prodromalphase, kurz vor dem Auftreten des Exanthems, erscheinen die Koplik'schen Flecken: kleine, sandkorngroße grauweiße Flecken auf gerötetem Grund, die auf der Wangenschleimhaut meist gegenüber den 2. Molaren zu finden sind. Sie sind pathognomonisch für Masern. Koplik'sche Flecken persistieren für einige Tage und bilden sich zurück, wenn das makulopapulöse

Exanthem auftritt. Das Exanthem beginnt im Gesicht und hinter den Ohren, breitet sich zentrifugal über den Stamm auf die Arme und Beine aus und manifestiert sich auch auf Handflächen und Fußsohlen. Es bleibt 4–7 Tage bestehen und klingt dann ab, oft unter kleieartiger Schuppung. Die Infektiosität ist am höchsten während der späten Prodromalphase, wenn Husten und Schnupfen ihren Höhepunkt erreicht haben, sie beginnt aber bereits mehrere Tage davor und überdauert den Beginn des Exanthems für einige Tage. Die Erkrankung hinterlässt eine lebenslange Immunität.

Wenn auch die allermeisten Erkrankungen, vor allem bei Kindern, unkompliziert verlaufen und folgenlos ausheilen, so kommt es doch in einem nicht zu vernachlässigen Prozentsatz zu Komplikationen (▶ Tab. 30.2). Die häufigsten Komplikationen betreffen den Respirationstrakt und das ZNS und sind heute nicht seltener als in der Vorimpf-Ära: im Rahmen eines ausgedehnten Masernausbruchs im Jahr 2006 in Nordrhein-Westfalen mussten von 2307 Masernpatienten 51 (0,22 %) wegen einer Pneumonie hospitalisiert werden, 8 erkrankten an einer Enzephalitis bzw. Meningitis und 1 Kind starb an den Folgen einer ZNS-Infektion.

Bronchiolitiden und Pneumonien können durch das Virus selbst hervorgerufen werden, der Respirationstrakt ist aber auch Ziel bakterieller Superinfektionen. Otitis media und bakterielle Pneumonien werden durch die virusbedingte Schädigung des Epithels und die Suppression der zellulären Immunität begünstigt.

ZNS-Manifestationen infolge einer Maserninfektion können akut oder chronisch verlaufen. Eine akute Masernenzephalitis manifestiert sich durch einen erneuten Fieberanstieg in der Phase der Rekonvaleszenz, begleitet von Kopfschmerzen, Krampfanfälllen und Bewusstseinstrübung. Die Erkrankung wird mit zunehmendem Alter häufiger; sie führt in etwa 15 % der Fälle zum Tode, ca. 1 Viertel aller überlebenden Patienten bleibt dauerhaft geschädigt. In den meisten Fällen lässt sich kein Virus im ZNS oder im Liquor nachweisen, ebenso wenig findet sich eine intrathekale Antikörpersynthese. Man nimmt daher an, dass es sich bei dieser Form der Masernenzephalitis um eine Autoimmunerkrankung handelt.

Eine seltene, gravierende Spätkomplikation stellt die subakute sklerosierende Panenzephalitis (SSPE) dar. Sie tritt mit einer Häufigkeit von 4–11 Fällen pro 100 000 Masernerkrankten auf, ist aber deutlich häufiger bei Kindern, die im 1. Lebensjahr mit Masern infiziert werden bzw. erkranken. In Deutschland wurden von 2003–2009 31 Fälle von SSPE gemeldet [15]. Es handelt sich um eine chronisch-degenerative Erkrankung des ZNS, die Monate bis Jahre nach einer Masernerkrankung auftritt. Sie ist gekennzeichnet durch eine über Monate fortschreitende Demyelinisierung, die zu progressiven Hirnleistungsstörungen führt. Es kommt zu Störungen der Gedächtnisleistungen, Verhaltensauffälligkeiten, Persönlichkeitsveränderungen, Koordinationsstörungen und Krampfanfällen. Der Tod tritt meist innerhalb von 6–12 Monaten ein. Als Ursache der nur unzureichend verstandenen Erkrankung wird eine latente Masernvirusinfektion in den Neuronen aufgrund einer ungenügenden zellulären Immunreaktion angenommen [3].

Tab. 30.2 Komplikationen der Masernerkrankung und ihre Häufigkeit in der Vorimpf-Ära [11]

Komplikation	Häufigkeit in der Vorimpf-Ära [%]
Mittelohrentzündung (Otitis media)	7–9
Lungenentzündung (Masernpneumonie)	1–6
Gehirnentzündung (Enzephalitis)	0,05–0,1
Todesfälle	0,01

Bei Immunsupprimierten können Maserninfektionen oft ohne Exanthem, aber mit schweren Organschäden verlaufen. Eine progrediente Riesenzellpneumonie oder eine Masern-Einschlusskörperchen-Enzephalitis sind häufige Komplikationen in diesem Kollektiv, die Letalität derartiger Infektionen liegt zwischen 40 % und 70 % [5].

30.5 Impfung

30.5.1 Impfstoffe

Der Masernimpfstoff ist ein Lebendimpfstoff. Er enthält vermehrungsfähiges, attenuiertes Masernvirus. Die in Deutschland zugelassenen Impfstoffe enthalten den Impfstamm Schwarz oder den Stamm Moraten (***Mor****e* ***at****tenuated* ***En****ders*). Zur Impfstoffproduktion werden die attenuierten Viren in Hühnerembryofibroblasten vermehrt. Anschließend wird der virushaltige Zellkulturüberstand gereinigt, die Viren werden konzentriert, die Virussuspension schließlich abgefüllt und lyophilisiert. Eine Impfstoffdosis enthält ≥ 1000 infektiöse Einheiten. Als Stabilisatoren sind im Impfstoff Sorbitol, Polysorbat oder hydrolysierte Gelatine enthalten. Durch das Herstellungsverfahren bedingt finden sich in jeder Dosis bis zu 0,03 mg Neomycin. Der Impfstoff ist in monovalenter Form sowie in Kombination mit Mumps- und Rötelnimpfstoff (MMR-Impfstoff) bzw. mit Mumps-, Röteln- und Varizellenimpfstoff (MMRV-Impfstoff) verfügbar (monovalener Impfstoff ist in Deutschland allerdings nicht mehr im Handel).

30.5.2 Impfdurchführung

Der Impfstoff muss im Kühlschrank (bei einer Temperatur von + 2–8 °C) gelagert werden und wird erst unmittelbar vor Gebrauch mit 0,5 ml Lösungsmittel (Aqua dest.) rekonstituiert. Der gelöste Impfstoff sollte sofort verbraucht werden, bei Lagerung bei 2–8 °C ist er maximal 8 Stunden haltbar.

Zur Grundimmunisierung wird 1 Dosis des Masernimpfstoff bzw. eines Kombinationsimpfstoffs verabreicht. Der Impfstoff wird subkutan oder intramuskulär injiziert. Die 1. Masernimpfung ist im Allgemeinen für Kinder im Alter von 11–14 Monaten empfohlen und findet i. d. R. zusammen mit den Impfungen gegen Mumps, Röteln und Varizellen (mit einem MMR- oder MMRV-Kombinationsimpfstoff) statt. Eine 2. Impfung ist im 2. Lebensjahr vorgesehen, aber nicht früher als 4 Wochen nach der 1. Impfung (ebenfalls wieder zusammen mit der Mumps-, Röteln-, und gegebenenfalls Varizellenimpfung). Dieser 2. Impftermin dient in erster Linie der Schließung von Impflücken bei Kindern, die auf die 1. Impfung – etwa aufgrund der Anwesenheit mütterlicher Antikörper – nicht angesprochen haben.

Für bisher nicht immunisierte Erwachsene wird 1 Impfung als ausreichend angesehen.

30.5.3 Wirksamkeit

Nach der Verabreichung einer Impfstoffdosis weisen etwa 98 % aller Impflinge Serum-Antikörper gegen Masernvirus auf. Bei Impfung im 12. Lebensmonat kann mit einem Impferfolg in wenigstens 95 % aller Kinder gerechnet werden.

Das seltene *Nichtansprechen* auf die Impfung (primäres Impfversagen) kann mehrere Gründe haben. Es kann

- durch das Vorhandensein mütterlicher Antikörper verursacht sein (bei Impfung von Kindern unter 12 Monaten) [22],
- Folge genetischer Einflüsse sein [20] oder
- darauf beruhen, dass der Impfstoff durch unsachgemäßige Lagerung (Unterbrechung der Kühlkette) seine Wirksamkeit teilweise oder ganz eingebüßt hat.

Für die gute Schutzwirkung der Vakzine spricht das Verschwinden der Masern in Gruppen geimpfter Kinder, vor allem aber die dramatische Abnahme von Masernfällen in den Ländern, in denen die Masernimpfung mit hohen Impfraten durchgeführt wurde. Beobachtungen während Masernausbrüchen lassen auf eine Schutzrate der Impfung von über 95 % über viele Jahre schließen. Nach allen bisher verfügbaren Daten kann nach der Masernimpfung von einem sehr lang anhaltenden, wahrscheinlich lebenslangen Schutz ausgegangen werden. Infektionen bei Geimpften sind zwar mehrfach beschrieben worden, dürften aber in der überwiegenden Mehrzahl auf das oben beschriebene primäre Impfversagen zurückzuführen sein.

30.6 Wichtige Informationen

30.6.1 Nebenwirkungen

Bei 5–15 % aller Impflinge kommt es zwischen dem 5. und 12. Tag nach der Impfung zu Fieber, oft begleitet von einem masernähnlichen Ausschlag („Impfmasern"). Nach spätestens 3 Tagen sind diese Erscheinungen verschwunden [16]. Übertragungen des Impfvirus auf die Umgebung wurden bislang nicht dokumentiert. Kinder, die zu Fieberkrämpfen neigen, können im Rahmen einer Fieberreaktion nach der Masernimpfung einen Fieberkrampf entwickeln. Bei einer Überempfindlichkeit gegenüber Antibiotika (s. o.) oder Gelatine sind allergische Reaktionen möglich. Komplikationen bei Vorliegen einer Hühnereiweißallergie lassen sich nicht ausschließen, wurden aber bei Einsatz der heute verwendeten Impfstoffe nie beobachtet. Eine sehr seltene Komplikation ist eine Thrombozytopenie, die, wie im Rahmen einer Maserninfektion, auch nach Verabreichung des Lebendimpfstoffs vorkommen kann. Das Risiko dafür ist aber mit einer Frequenz von etwa 1 : 40 000 6-mal niedriger als nach einer Wildvirusinfektion [9]. Auch die Masernimpfung kann, wie die Masern selbst, die zellvermittelte Immunität gegenüber Tuberkuloseerregern vorübergehend unterdrücken. Eine darüber hinausgehende Schädigung wurde aber niemals beobachtet. Die behauptete Auslösung einer Enzephalitis durch die Impfung ist für immungesunde Kinder nicht belegt; sollte ein Zusammenhang bestehen, so liegt die Frequenz einer impfinduzierten Enzephalopathie unter 1 : 2000000 [10]. Eine wahrscheinlich durch die Impfung ausgelöste sogenannte Einschlusskörperchen-Enzephalitis ist bei Kindern mit Immundefizienz (die eigentlich gar nicht hätten geimpft werden dürfen!) in Einzelfällen beobachtet worden [4].

Für die lange Zeit immer wieder geäußerte Behauptung, die Masernimpfung könne entzündliche Darmerkrankungen (wie *Morbus Crohn* oder *Colitis ulcerosa*) oder *Autismus* auslösen, gibt es keine wissenschaftlichen Beweise. Eine Vielzahl qualifizierter Studien konnte keine Evidenz für einen derartigen Zusammenhang finden. Inzwischen konnte die Untersuchung, die einen derartigen Zusammenhang zu beweisen schien [21], als Fälschung entlarvt werden. Die entsprechende Publikation wurde zurückgezogen [1].

30.6.2 Indikation/Kontraindikation

Die Masernimpfung ist grundsätzlich für alle Kinder indiziert. Nur eine Durchimpfungsrate von mindestens 95% für die 1. und 2. Impfung garantiert einen Herdenschutz, bei dem durch den hohen Prozentsatz von Immunen die Zirkulation des Virus in der Bevölkerung unterbrochen ist und damit das Risiko einer Infektion auch für Nichtimmune sehr gering wird. Die Masernimpfung kann – und soll – auch bei nicht oder unvollständig (<2 Dosen) geimpften Personen später noch nachgeholt werden. Die STIKO empfiehlt dies für alle Kinder und Jugendliche sowie für nach 1970 geborene Erwachsene [17].

Die Impfung kann in begründeten Fällen, etwa wenn das Kind in einer Gemeinschaftseinrichtung untergebracht wird, auch schon ab dem Alter von 9 Monaten durchgeführt werden. In diesem Fall ist allerdings die Gefahr, dass aufgrund von mütterlichen Antikörpern die Impfung nicht angeht, deutlich größer. Deshalb sollte die 2. Impfung etwa 3 Monate später erfolgen.

Für eine MMR-Impfung von Säuglingen unter 9 Monaten fehlen umfassende Daten zur Sicherheit und Wirksamkeit. Gemäß STIKO können aber individuelle Risiko-Nutzen-Abwägungen eine Impfung mit 6–8 Monaten ausnahmsweise begründen. In diesen Ausnahmesituationen – 1. Impfung vor dem Alter von 9 Monaten – soll zum Aufbau einer langfristigen Immunität die Gabe von 2 weiteren MMR-Impfdosen wie allgemein empfohlen mit 11–14 und 15–23 Monaten erfolgen [18].

Eine Indikation im arbeitsmedizinischen Bereich ist bei nach 1970 geborenen ungeimpften bzw. empfänglichen Personen gegeben, die im Gesundheitsdienst oder in Gemeinschaftseinrichtungen beschäftigt sind. Wichtig ist ein Immunschutz auch für Personen, die Immundefiziente betreuen, damit Letztere nicht von womöglich infizierten Betreuern angesteckt werden.

Die aktive Impfung kann auch zur *Postexpositionsprophylaxe* eingesetzt werden. Ungeimpfte oder in der Kindheit nur 1-mal geimpfte Personen oder Personen mit unklarem Impfstatus, die Kontakt zu Masernkranken hatten, sollten möglichst innerhalb von 3 Tagen nach Exposition eine einmalige Impfung erhalten, vorzugsweise mit MMR-Impfstoff. Exponierte Säuglinge können ab einem Alter von 9 Monaten (bzw. mit 6–8 Monaten, s. o.) geimpft werden.

Wie alle Lebendimpfstoffe darf auch der Masernimpfstoff nicht bei Menschen mit Immundefekten bzw. bei Menschen, die unter immunsuppressiver Therapie stehen, angewendet werden. Nicht geimpft werden dürfen weiterhin Schwangere, weil ein zumindest theoretisches Risiko einer Fruchtschädigung nicht ganz auszuschließen ist.

Die Züchtung des Impfvirus auf Hühnerembryofibroblasten bedingt, dass Spuren von Hühnereiweiß im Impfstoff enthalten sind. Bei Menschen mit nachgewiesener ausgeprägter Allergie gegen Hühnereiweiß (d. h. mit Anaphylaxie, die allerdings sehr selten ist) sollte die Impfung nur unter Überwachung erfolgen (Möglichkeit einer sofortigen Behandlung einer Anaphylaxie). Vorsicht ist ebenfalls geboten beim Vorliegen einer Neomycinallergie.

30.6.3 Therapie

Eine spezifische antivirale Therapie gibt es bislang nicht. Die Behandlung erfolgt symptomatisch bzw. bei bakterieller Superinfektion antibiotisch.

30.6.4 Passive Immunisierung

Im Falle einer Masernexposition ist für Schwangere und für gefährdete Personen mit hohem Komplikationsrisiko, z. B. für immungeschwächte Menschen, eine passive Immunisierung zu erwägen. Innerhalb von 2–3 Tagen nach Exposition sollte normales Immunglobulin in einer Dosierung von

0,2–0,5 ml/kgKG verabreicht werden. Alle anderen Menschen sollten zur Postexpositionsprophylaxe innerhalb dieses Zeitraums eine aktive Impfung erhalten (s. o.).

30.6.5 Meldepflicht

Krankheitsverdacht, die Erkrankung sowie der Tod an Masern sind in Deutschland nach § 6 IfSG meldepflichtig, ebenso der Erregernachweis (§ 7 IfSG). Auch in Österreich und der Schweiz besteht eine Meldepflicht für Masern.

Literatur

[1] Godlee F, Smith J, Marcovitch H. Wakefield's article linking MMR vaccine and autism was fraudulent. BMJ 2011; 342, DOI: 10.1136/bmj.c7 452

[2] Griffin DE. Measles virus-induced suppression of immune responses. Immunol Rev 2010; 236: 176–189

[3] Gutierrez J, Issacson RS, Koppel BS. Subacute sclerosing panencephalitis: An update. Dev Med Child Neurol 2010; 52: 901–907

[4] Institute of Medicine (IOM). Adverse Effects of Vaccines: Evidence and Causality. Washington, DC: The National Academy Press; 2011

[5] Kaplan LJ, Daum RS, Smaron M et al. Severe measles in immunocompromised patients. JAMA 1992; 267: 1237–1241

[6] Leuridan E, Hens N, Hutse V, Ieven M, Aerts M, Van Damme P. Early waning of maternal measles antibodies in era of measles elimination: Longitudinal study. BMJ. 2010 May 18;340:c1626. doi: 10.1136/bmj.c1626

[7] Ludlow M, Allen I, Schneider-Schaulies J. Systemic spread of measles virus: overcoming the epithelial and endothelial barriers. Thromb Haemost 2009; 102: 1050–1056

[8] Mankertz A, Hülße Ch, Tischer A. Welche Veränderungen für den Nestschutz sind bei Kindern geimpfter Mütter zu erwarten? Untersuchungen zur Leihimmunität bei Masern, Mumps und Röteln. Kinderärztl Praxis 2006; 77: 10–18

[9] Mantadakis E, Farmaki E, Buchanan GR. Thrombocytopenic purpura after measles-mumps-rubella vaccination: A systematic review of the literature and guidance for management. J Pediatr 2010; 156: 623–628

[10] Ray P, Hayward J, Michelson D et al. Encephalopathy after whole-cell pertussis or measles vaccination: Lack of evidence for a causal association in a retrospective case-control study. Ped Infect Dis J 2006; 25: 768–773

[11] Robbins FC. Measles: Clinical features. Pathogenesis, pathology and complications. Am J Dis Child 1962; 103: 266–273

[12] Robert Koch-Institut (RKI). Aktuelle Epidemiologie und Impfquoten – Wer erkrankt in Deutschland an Masern? Epid Bull 2013; 48:485–491

[13] Robert Koch-Institut (RKI). Infektionsepidemiologisches Jahrbuch für 2013, Berlin, 2014a

[14] Robert Koch-Institut (RKI). RKI-Ratgeber für Ärzte. Epid Bull 2014b; 20: 174–179

[15] Schönberger K, Ludwig MS, Wildner M, Weissbrich B. Epidemiology of subacute sclerosing panencephalitis (SSPE) in Germany from 2003 to 2009: A risk estimation. PLoS One. 2013; 8:e68 909. doi: 10.1371/journal.pone.0 068 909. Print 2013

[16] Ständige Impfkommission am Robert Koch-Institut (STIKO). Aktualisierte Mitteilung der Ständigen Impfkommission am Robert Koch-Institut: Hinweise für Ärzte zum Aufklärungsbedarf über mögliche unerwünschte Wirkungen bei Schutzimpfungen; Stand: Juni 2007. Epid Bull 2007; 25: 209–232

[17] Ständige Impfkommission am Robert Koch-Institut (STIKO). Mitteilungen der Ständigen Impfkommission am Robert Koch-Institut: Mitteilung der Ständigen Impfkommission (STIKO) am Robert Koch-Institut (RKI). Begründungen zu den aktualisierten Empfehlungen vom Juli 2010. Änderung der Empfehlung zur Impfung gegen Masern. Epid Bull 2010; 32: 315–322

[18] Ständige Impfkommission am Robert Koch-Institut (STIKO). Mitteilung der Ständigen Impfkommission (STIKO) zur konsequenten Umsetzung der Standardimpfempfehlungen gegen Masern im Säuglings- und Erwachsenenalter. Epidemiologisches Bulletin 2013; Nr. 16: 133–135

[19] Strebel PM, Papania MJ, Dayan GH et al. Measles Vaccine. In: Plotkin SA, Orenstein WA, Offit PA, eds. Vaccines. 5th ed. Philadelphia: Saunders Elsevier; 2008: 353–398

[20] Tan PL, Jacobson RM, Poland GA et al. Twin studies of immunogenicity – determining the genetic contribution to vaccine failure. Vaccine 2001; 19: 2434–2439

[21] Wakefield AJ, Murch SH, Linnell AAJ et al. Ileal-lymphoid-nodular hypoplasia, non-specific colitis and pervasive developmental disorder in children. Lancet 1998; 51: 637–641

[22] Walzer MC. Studie zur Leihimmunität gegenüber Masern in Relation zum Impfstatus der Mütter [Dissertation]. Berlin: Medizinische Fakultät der Charité (17.07.2009). Im Internet: www.diss.fu-berlin.de/diss/servlets/MCRFileNodeServlet/FUDISS_derivate_000 000 011 467/Dissertation_Leihimmunitaet_Masern.pdf?hosts = ; Stand: 26.07.2011

[23] World Health Organization (WHO). Global progress towards regional measles elimination, worldwide, 2000–2013. Wkly Epid Rec 2014; 89: 509–516

III

31 Meningokokken

U. Heininger

31.1 Epidemiologie

In Deutschland fiel die Inzidenz der invasiven Meningokokkeninfektionen in den letzten 10 Jahren von ca. 1 Erkrankung pro 100 000 Einwohner auf 0,44 [20]). Die altersspezifische Inzidenzrate ist in den ersten 3 Lebensjahren (2011–2013: 5,2 bzw. 3,3 bzw. 1,8 Krankheitsfälle/100 000) sowie Adoleszenten (1,1/100 000) am höchsten. Etwa 2/3 aller invasiven Meningokokkeninfektionen betreffen Kinder und Jugendliche, v.a im 1. Lebensjahr und in der Altersgruppe 15–19 Jahre. In allen Altersgruppen überwiegen Infektionen durch Meningokokken der Gruppe B, deren relativer Anteil zurzeit 69 % beträgt. Die Letalität liegt insgesamt bei etwa 8 %.

In Europa war ab 1995 eine Zunahme des Anteils an Gruppe-C-Infektionen zu verzeichnen, mit erheblicher regionaler Variabilität [3]. Seit ca. 2005 ist deren Anteil wieder rückläufig: Unter den im Nationalen Referenzzentrum in den letzten Jahren typisierten Isolaten gehörten ca. 70 % zur Serogruppe B und ca. 20 % zur Serogruppe C. Die übrigen Stämme verteilten sich auf die restlichen Serogruppen (mit einer Zunahmetendenz für Serogruppe Y) bzw. waren nicht typisierbar (s. www.meningococcus.de).

Außerhalb Deutschlands tritt die Meningitis epidemica vor allem in Afrika im sogenannten Meningitisgürtel zwischen Sahara und Äquatorialwäldern (Sudan, Nigeria, Senegal und Ghana) auf. Diese Epidemien werden vorwiegend durch Serogruppe A verursacht und ereignen sich vor allem am Ende der Trockenperiode (März–April). Darüber hinaus werden bei Mekkapilgern, zunehmend aber auch im Rahmen von Ausbrüchen in Afrika, vor allem Infektionen mit der Gruppe W135 beobachtet.

Im gemäßigten Klima kommen epidemische Häufungen vor allem im späten Winter und Frühjahr vor. Sowohl in Afrika wie auch im gemäßigten Klima sind dies die Zeiten der niedrigsten Luftfeuchtigkeit. Die Vorschädigung der Schleimhäute durch Austrocknung könnte daher ein wichtiger Faktor für eine invasive Infektion sein.

31.2 Erreger

Erreger ist *Neisseria meningitidis*, ein gramnegatives, bekapseltes, in Diplokokkenform erscheinendes und in entzündlichem Material meist intrazellulär liegendes Bakterium. Es wurden bis heute 12 serologisch unterscheidbare Gruppen gefunden: A, B, C, D, H, I, K, L, X, Y, Z, 29E und W135. Innerhalb einer Serogruppe besteht eine gewisse Kreuzimmunität, nicht hingegen zwischen verschiedenen Serogruppen. Membranproteine (sogenannte Porine) der äußeren Zellwand erlauben eine weitergehende Differenzierung in Serotypen und Serosubtypen (z. B. C: 2a: P1.2), mit unterschiedlichen Virulenzeigenschaften. So war z. B. die regional variable Zunahme von Infektionen durch die Serogruppe C in den vergangenen Jahren auf einen besonders virulenten Klon, den elektrophoretischen Typ vom Sequenztyp-(ST-)11-Komplex zurückzuführen.

Einziges Erregerreservoir ist der Mensch. Symptomlose Träger, die den Erreger im Nasopharynx beherbergen, sind das epidemische Bindeglied zwischen den Erkrankten.

31.3 Pathogenese

Die Übertragung der Bakterien erfolgt von Mensch zu Mensch durch Tröpfcheninfektion bzw. durch engen Kontakt, besonders in beengten Wohnverhältnissen, Kasernen und anderen Massenunterkünften, aber auch in Schulen und Kindergärten. Charakteristisch ist, dass zwar viele Personen infiziert werden, dabei aber nur wenige manifest erkranken. Eintrittspforte für die Meningokokken ist die Schleimhaut des Nasopharynx. Die häufig asymptomatische Besiedlung des oberen Respirationstrakts kann Ausgangspunkt für eine Infektion sein. Wiederholte Infektionen im Nasopharynx führen im Allgemeinen zu einer Immunität, wobei der Schutz vor invasiven Infektionen mit der Höhe bakterizider Serumantikörper korreliert [2].

Die Polysaccharidkapsel der Bakterien stellt einen wesentlichen Virulenzfaktor dar, der es ihnen erlaubt, via reduzierter Opsonisierung und Phagozytose der Immunabwehr zu widerstehen und gelegentlich die Mukosabarriere zu überwinden. Die hämatogene Disseminierung der Bakterien kann zu sekundären Organabsiedlungen führen. Im Falle der eitrigen Meningitis gelangen die Erreger aus dem Nasopharynx entweder mit dem Lymphstrom in den Perineuralraum oder auf dem Blutweg in den Liquorraum. Die Inkubationszeit beträgt 1–10 Tage, meist aber weniger als 4 Tage.

31.4 Klinik

Die Meningokokkenmeningitis ist eine bakterielle Entzündung der Hirnhäute (Pia und Arachnoidea) im Bereich von Großhirn, Hirnbasis und Rückenmark. Weitere durch Meningokokken hervorgerufene Krankheitserscheinungen reichen von einer leichten Pharyngitis bis zum schwersten septischen Schock mit meist tödlichem Ausgang (*Waterhouse-Friderichsen-Syndrom*). Dazwischen liegen verschiedenste lokale und systemische klinische Manifestationen wie z. B. Arthritis, Myokarditis, Endophthalmitis und Pneumonien. Die häufigste Form ist die eitrige Meningitis. Auch foudroyant verlaufende septische Erkrankungen ohne Beteiligung der Meningen kommen vor.

Die Meningitis beginnt mit plötzlich einsetzendem Fieber, starken Kopfschmerzen, schmerzhafter Nackensteifigkeit (Meningismus), Übelkeit, Erbrechen und bei ca. der Hälfte der Patienten mit Hautmanifestationen, meist Petechien, aufgrund der hämatogenen Erregerstreuung (Bakteriämie oder Sepsis). Bei foudroyantem Verlauf kommt es zum Auftreten einer Purpura mit Ekchymosen oder großflächigen Sugillationen, disseminierter intravasaler Gerinnung, Schock und bisweilen Koma, Schock und Tod innerhalb weniger Stunden trotz adäquater antibiotischer Behandlung. Die Letalität invasiver Meningokokkeninfektionen beträgt ca. 8–10 %. Invasive Meningokokkeninfektionen können durch Arthritis, Myokarditis, Perikarditis, Endophthalmitis oder eine Pneumonie kompliziert sein. Andere weniger häufige Manifestationen einer Meningokokkeninfektion sind Pneumonie, Bakteriämie, Konjunktivitis und chronische Meningokokkämie.

Folgende Kriterien sind mit einer besonders ungünstigen Prognose behaftet [17]:

- Auftreten von Petechien, Ekchymosen oder Sugillationen weniger als 12 Std. vor der stationären Aufnahme,
- arterielle Hypotonie, Schock,
- fehlende meningeale Beteiligung,
- Leukozytenzahl im peripheren Blut < 10 000/mm^3,
- Thrombozytopenie.

31.5 Impfung

Zur Prophylaxe invasiver Meningokokkeninfektionen bieten sich grundsätzlich folgende Möglichkeiten an:

- *Engmaschige klinische Kontrolle* exponierter Personen: Bei Entwicklung von Fieber oder anderen Infektionszeichen sollte prompt eine antimikrobielle Therapie wie bei invasiver Meningokokkeninfektion begonnen werden. Diese Form ist aber als alleinige Maßnahme ungeeignet, da bei fulminantem Krankheitsbeginn die Behandlung unter Umständen zu spät einsetzt.
- *Postexpositionelle Antibiotikaprophylaxe:* Sie ist für alle Personen sinnvoll, die binnen 7 Tagen vor Ausbruch der Krankheit engen Kontakt mit dem Patienten hatten. Die Durchführung der Antibiotikaprophylaxe sollte so früh wie möglich nach dem Kontakt erfolgen, wird aber auch bis zu 10 Tagen nach letzter Exposition noch als sinnvoll angesehen [19]. Für medizinisches Personal ist die Antibiotikaprophylaxe nicht notwendig, es sei denn, es kam zu intensivem Kontakt mit infektiösen Tröpfchen des Patienten (z. B. nach Mund-zu-Mund-Beatmung, Erbrechen des Patienten, Intubation, Absaugen vor Beginn einer wirksamen antibiotischen Behandlung).
    - Antibiotikum der 1. Wahl bei Kindern und Jugendlichen ist Rifampicin, das in 4 Dosen im Abstand von jeweils 12 Stunden p. o. verabreicht wird. Die Einzeldosis beträgt jeweils 10 mg/kgKG (maximal 600 mg), bei Säuglingen im 1. Lebensmonat 5 mg/kgKG. Rifampicin führt zu einer Rosafärbung von Urin und anderen Körperflüssigkeiten und ist bei schwangeren Frauen kontraindiziert.
    - Alternativ, und als Medikament der 1. Wahl bei Schwangeren, kann Ceftriaxon als Einzeldosis zu 125 mg (bis zum Alter von 12 Jahren) bzw. 250 mg (ab dem 12. Geburtstag) i. m. oder i. v. appliziert werden.
    - Bei nicht schwangeren Erwachsenen bietet sich Ciprofloxacin als einmalige Gabe p. o. (500 mg) an.
    - Der Indexpatient selbst sollte im Falle einer Therapie mit Penizillin ebenfalls vor Entlassung aus der Klinik eine Antibiotikaprophylaxe erhalten, da Penizillin Meningokokken nicht zuverlässig aus dem Nasopharynx eliminiert. Die Effektivität der Antibiotikaprophylaxe beträgt für Rifampicin ca. 70–90 %, für Ceftriaxon 97 % und für Ciprofloxacin ca. 95 % [18].

- *Immunprophylaxe.* Eine Meningokokkenimpfung kann zusätzlich zur Antibiotikaprophylaxe eingesetzt werden, sofern die Infektion des Primärerkrankten durch einen impfpräventablen Stamm hervorgerufen wurde.

31.5.1 Impfstoffe

Die aktive Immunisierung stellt die zuverlässigste Präventivmaßnahme invasiver Meningokokkeninfektionen dar.

Polysaccharidvakzinen

Sie enthalten gereinigte, gruppenspezifische Kapselpolysaccharide, die den wesentlichen Virulenzfaktor der Meningokokken darstellen. Polysaccharidimpfstoffe wurden in den 1960er-Jahren entwickelt und stehen gegen die Serogruppen A und C sowie Y und W135 zur Verfügung. Immunogenitätsstudien hatten gezeigt, dass das Polysaccharid (PS) der Gruppe A nach einmaliger Gabe bereits im Säuglingsalter IgG-Antikörper induzieren kann [12]. Auch zeigt sich nach weiteren Impfdosen nach dem 1. Geburtstag ein Boostereffekt, der allerdings nur gering ausgeprägt und zeitlich sehr begrenzt ist, sodass bereits nach etwa 1 Jahr die Serumantikörper wieder das prävakzinale Ausgangsniveau erreicht haben. Dies gilt sowohl für Antikörper im ELISA, als auch für funktionelle, bakterizide Antikörper, welche die Fähigkeit zur Bakteriolyse besitzen.

Im Gegensatz zum Polysaccharid der Gruppe A sind die Polysaccharide der Gruppen C, W135 und Y in den ersten beiden Lebensjahren nicht in der Lage, das T-Zell-Immunsystem ausreichend zu stimulieren. Dadurch findet der „Switch" von akuten IgM- zu persistierenden IgG-produzierenden B-Lymphozyten wie auch die Bildung von Gedächtniszellen nicht statt. Ferner wurde bei Impfung mit Polysaccharid der Gruppe C vor dem Alter von 2 Jahren eine anhaltende, den Boostereffekt inhibierende Immuntoleranz festgestellt. Der einzige quadrivalente Impfstoff gegen A, C, Y und W135 wird seit 2013 nicht mehr ausgeliefert, die Haltbarkeit der letzten Charge läuft im Oktober 2015 ab.

Konjugatvakzinen

Meningokokken-Gruppe-C-Konjugatvakzinen: Nach dem gleichen Prinzip wie beim Prototypen der Konjugatimpfstoffe (Haemophilus influenzae Typ b) ist es gelungen, Kapselpolysaccharide von Meningokokken (zunächst der Gruppe C, dann auch A, W135 und Y) an Proteine zu konjugieren, um somit eine T-Zell-abhängige Immunantwort zu erzielen. Dadurch ist es grundsätzlich möglich, bereits junge Säuglinge erfolgreich zu impfen. Meningokokken-Gruppe-C-Konjugatimpfstoffe enthalten Aluminiumhydroxid als Adjuvans.

In einer britischen Studie erhielten 114 Säuglinge 3 Dosen eines Gruppe-C-Konjugatimpfstoffs im Alter von 2, 3 und 4 Monaten. Bereits nach der 1. Dosis fanden sich bei 68 % der geimpften Säuglinge im Serum bakterizide Antikörper (≥1 : 8). Nach der 2. und 3. Dosis waren sie bei 98 % bzw. 100 % der Impflinge nachweisbar [16]. In einer vergleichenden Studie, bei der 90 Kinder im Alter von 18–24 Monaten mit 2 Dosen eines Gruppe-A+C-Polysaccharidimpfstoffs bzw. eines Gruppe-A+C-Konjugatimpfstoffs geimpft wurden, zeigte sich die signifikant überlegene Immunogenität des Konjugatimpfstoffs mit ca. 50- bis 100-fach höheren Antikörperwerten als nach Impfung mit dem Polysaccharidimpfstoff [10] (▸ Abb. 31.1).

Derzeit sind in Deutschland 3 Meningokokken-Gruppe-C-Konjugatimpfstoffe verfügbar, wobei als Trägerprotein das avirulente Diphtherietoxoid CRM197 (Meningitec und Menjugate) und Tetanustoxoid (NeisVac-C) fungieren.

Meningokokken-Gruppe-A + C + W135 + Y-Konjugatvakzinen: Es stehen 2 quadrivalente Meningokokken-Konjugatimpfstoffe (A + C + W135 + Y, Menveo bzw. Nimenrix) zur Verfügung, die im Vergleich zur Polysaccharidimpfung eine bessere Immunogenität aufweisen (Übersicht [4]).

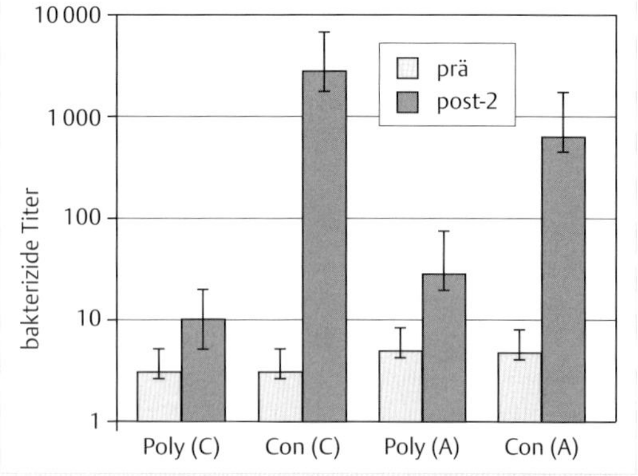

Abb. 31.1 Meningokokkenkonjugatvakzine. Immunogenität im Vergleich zu Polysaccharidimpfstoff nach 2 Dosen im Alter von 18–24 Monaten.

Menveo ist für Personen ab dem Alter von 2 Jahren (*Menveo Durchstechflasche*) zugelassen. Die Kapselpolysaccharide (Gruppe A 10 µg, alle anderen 5 µg) sind an das avirulente Diphtherietoxoid CRM197 konjugiert. Das Impfschema umfasst eine Einzeldosis intramuskulär.

Die Serokonversionsraten für bakterizide spezifische IgG-Antikörper (hSBA, Titer ≥ 1 : 8) betrugen nach 1 Impfdosis in einer doppelblind-randomisierten Zulassungsstudie (Vergleichsprodukt: US-amerikanische quadrivalente Konjugatvakzine Menactra) bei 2180 Jugendlichen im Alter von 11–18 Jahren 75 % (Gruppe A), 84 % (Gruppe C), 96 % (Gruppe W135), und 88 % (Gruppe Y) und lagen somit höher als bei Impfung mit dem Vergleichsimpfstoff. Die Persistenz der Antikörper wurde in einer Nachbeobachtung bei 597 der Studienteilnehmer über 22 Monate gezeigt (54–84 % für Gruppe C, W135 und Y bzw. 25–36 % für Gruppe A). In einer Studie bei 1359 Personen im Alter von 19–55 Jahren betrugen die Raten 69 %, 80 %, 94 % und 79 % und im Alter von 56–65 Jahren 87 %, 90 %, 94 % und 88 %.

In einer vergleichenden Studie des quadrivalenten Konjugatimpfstoffs mit einem quadrivalenten Polysaccharidimpfstoff bei 524 Jugendlichen im Alter von 11–17 Jahren waren die erzielten Serokonversionsraten (hSBA Titer ≥ 1 : 8) nach Impfung mit Konjugatimpfstoff signifikant um 7 % (Gruppe W135), 13 % (Gruppe Y), 23 % (Gruppe C) bzw. 40 % (Gruppe A) höher [8].

Nimenrix ist ab dem Alter von 12 Monaten zugelassen. Die Kapselpolysaccharide (jeweils 5 µg) sind an Tetanustoxoid konjugiert. Das Impfschema umfasst eine Einzeldosis intramuskulär.

Die Serokonversionsraten für bakterizide spezifische IgG-Antikörper (hSBA, Titer ≥ 1 : 8) betrugen nach 1 Impfdosis bei Kindern im Alter von 12–23 Monaten jeweils mindestens 97 % und lagen somit höher als bei Impfung mit dem Polysaccharid Vergleichsimpfstoff (siehe Fachinformation Nimenrix, Juli 2014). Auch bei älteren Kindern, Jugendlichen und Erwachsenen weist der Impfstoff gute Immunogenitätseigenschaften auf [10] und die Persistenz der Antikörper wurde beispielsweise bei Kleinkindern nachgewiesen [9].

Meningokokken-Gruppe-B-Impfstoffe

Durch sogenannte *reverse Vakzine-Entwicklung* wurden immunogene Antigene von Meningokokken Gruppe B im Mausmodell identifiziert und deren 4 in einer Vakzine (daher *4CMenB*) konfiguriert: detoxifizierte äussere Membranvesikel (OMV, vor allem PorA-Protein), Faktor H-Bindungsprotein (fHbp), Neisseria-Heparin-Bindungsantigen (NHBA) und das Neisseria-Adhäsin (NadA) [13]. Da diese Proteine in Meningokokken-Gruppe-B-Subtypen in verschiedenen Varianten vorkommen, ist der Abdeckungsgrad der diversen Vakzineantigene bei den europäischen Meningokokken-B-Stämmen variabel und beträgt ca. 78 % [22].

In den Zulassungsstudien wurde die Immunogenität des Impfstoffs (Bexsero) mittels hSBA-Test nachgewiesen [7]. Es zeigte sich, dass nach 3 Impfdosen mit 4CMenB im Alter von 2, 4 und 6 Monaten mehr als 99 % der geimpften Säuglinge hSBA-Titer von ≥ 1:5 gegen durch die Impfstoffantigene repräsentierte Meningokokken-B-Stämme entwickelten. Bei Jugendlichen im Alter von 11–17 Jahren wiesen nach 2–3 Impfdosen 99–100 % der Impflinge einen hSBA-Titer von ≥ 1:4 auf, mit Persistenz bei 91–100 % der Geimpften über mindestens 6 Monate. Es erwies sich, dass bei Jugendlichen 2 Dosen im Abstand von mindestens 1 Monat für eine gute Immunogenität erforderlich sind.

Ein weiterer B-Meningokokken-Impfstoff befindet sich im Zulassungsverfahren.

31.5.2 Impfdurchführung

Das Impfschema für Meningokokken-Gruppe-C-Konjugatimpfstoffe umfasst im Säuglingsalter (ab dem Alter von 2 Monaten) 2 Dosen im Abstand von mindestens 1 Monat und eine 3. Dosis im Alter von 12 Monaten, jeweils 0,5 ml i. m. zu applizieren. Bei Impfbeginn ab dem Alter von 12 Monaten genügt 1 Einzeldosis; die Zulassung der Impfstoffe ist ohne obere Altersbegrenzung.

Die quadrivalenten Meningokokken-Gruppe-A + C + W135 + Y-Konjugatimpfstoffe sind mit 1 Dosis (ab dem Alter von 2 bzw. 11 Jahren) 0,5 ml zur i. m. Applikation zugelassen.

Der Meningokokken-Gruppe-B-Impfstoff Bexsero (4CMenB) ist im

- 4-Dosen-Schema im Alter von 2–5 Monaten (3 Dosen im Abstand von 1 Monat, 4. Dosis im Alter von 12–15 Monaten),
- 3-Dosen-Schema im Alter von 6–11 Monaten (2 Dosen im Abstand von 2 Monaten, 3. Dosis im 2. Lebensjahr frühestens 2 Monate nach der 2. Dosis),
- 3-Dosen-Schema im Alter von 12–23 Monaten (2 Dosen im Abstand von 2 Monaten, 3. Dosis 12–23 Monate nach der 2. Dosis),

- 2-Dosen-Schema im Alter von 2–10 Jahren (2 Dosen im Abstand von 2 Monaten, Notwendigkeit einer 3. Dosis noch nicht bekannt) und
- 2-Dosen-Schema im Alter von ≥ 11 Jahren (2 Dosen im Abstand von 1 Monat, Notwendigkeit einer 3. Dosis noch nicht bekannt) empfohlen.

31.5.3 Wirksamkeit

Die Wirksamkeit der Polysaccharidimpfung ist altersabhängig. Bei Massenimpfungen anlässlich eines Meningokokkenausbruchs in Quebec, Kanada, wurde für Gruppe-C-Infektionen für Kinder

- im Alter von 2–9 Jahren eine Wirksamkeit von 41 % ermittelt,
- im Alter von 10–14 Jahren betrug sie 75 % und
- im Alter von 15–20 Jahren 83 % [6].

Auch die Wirksamkeit des Polysaccharidimpfstoffs der Gruppe A ist gut belegt. In einer finnischen Studie erkrankte nach einmaliger Impfung im Alter von 3 Monaten bis 5 Jahren keines von 49 295 Kindern im Nachbeobachtungszeitraum von 1 Jahr. Im Gegensatz dazu erkrankten in den Kontrollgruppen (ungeimpft bzw. mit Haemophilus influenzae-Typ-b-Polysaccharid) 13 von 31 906 bzw. 6 von 48 977 gleichaltrigen Kindern an einer invasiven Infektion durch Meningokokken der Gruppe A [12].

Angaben zur Wirksamkeit von Meningokokken-Gruppe-C-Konjugatimpfstoffen liegen vor allem aus Großbritannien vor, wo das erste nationale Impfprogramm initiiert wurde. Dort wurde auf Druck durch die Öffentlichkeit die Impfung 1999 generell auf der Grundlage von Immunogenitäts- und Verträglichkeitsdaten eingeführt, ohne dass zuvor ein formaler Wirksamkeitsnachweis erfolgte. Zunächst wurden Jugendliche im Alter von 15–17 Jahren geimpft, anschließend Säuglinge im Alter von 2, 3 und 4 Monaten und zuletzt folgten Nachholimpfungen bei Kindern im Alter von 1–18 Jahren. Diese Maßnahmen führten zu einem raschen und eindrucksvollen Rückgang der invasiven Gruppe-C-Infektionen, ohne dass es kompensatorisch zu einer Zunahme an Infektionen durch die übrigen Serogruppen kam. Die exakte Erfassung der Infektionen erlaubte die Berechnung der Schutzwirkung der Impfungen in Fall-Kontrollstudien. Man ermittelte bei Kindern im Alter von 1–2 Jahren eine Wirksamkeit von 92 %, bei Jugendlichen im Alter von 15–17 Jahren betrug sie 97 % [14]. In jüngerer Zeit haben auch epidemiologische Beobachtungen vor allem in Spanien und den Niederlanden die anhaltende Effizienz der Gruppe-C-Konjugatimpfstoffe belegt [1], [5].

Zur Wirksamkeit des in Europa verfügbaren quadrivalenten Konjugatimpfstoffs liegen keine Wirksamkeitsdaten vor. In Analogie zu den oben dargestellten Daten zur Immunogenität kann jedoch von einer guten klinischen Wirksamkeit ausgegangen werden. Die Schutzdauer wird man wohl erst im Rahmen von nationalen Impfprogrammen mit begleitender epidemiologischer Surveillance im Laufe der Jahre beurteilen können. Das gleiche gilt für den neuen Meningokokken-Gruppe-B-Impfstoff 4CMenB.

Während die Impfung mit Polysaccharidimpfstoffen keinen Einfluss auf den Trägerstatus der entsprechenden Meningokokkenserogruppen im Nasen-Rachen-Raum hat, führt die Impfung mit Konjugatimpfstoffen zu einer signifikanten Reduktion von Trägern. Dies ist die Begründung für den ausgeprägten Kollektivschutz, der nach Einführung der generellen Impfung gegen Gruppe-C-Meningokokken in Großbritannien beobachtet wurde [15]. Ob dies auch für den Gruppe-B-Impfstoff gilt, ist derzeit nicht bekannt.

31.6 Wichtige Informationen

31.6.1 Nebenwirkungen

Die Verträglichkeit der Polysaccharid- wie auch der Konjugatimpfstoffe und 4CMenB ist gut. Nebenwirkungen wie z. B. lokale Reaktionen, Fieber und andere unspezifische systemische Nebenwirkungen treten nicht häufiger auf als nach anderen Standardimpfungen mit inaktivierten Impfstoffen.

Im Säuglings- und Kleinkindesalter werden im zeitlichen Zusammenhang mit Gruppe-C-Konjugatimpfstoff- und 4CMenB-Applikation häufig bis sehr häufig eine meist geringgradige Rötung und Schwellung an der Impfstelle sowie häufig bzw. sehr häufig auch Fieber (≥ 38 °C) berichtet. Da diese Impfstoffe einerseits i. d. R. gemeinsam mit anderen Impfstoffen angewendet werden und nicht geimpfte Vergleichskontrollen fehlen, ist bei den systemischen Reaktionen die Bewertung des kausalen Zusammenhangs schwierig.

Bei der Impfung von Jugendlichen mit dem quadrivalenten Konjugatimpfstoff bzw. dem zu vergleichenden Polysaccharidimpfstoff wurden im Rahmen einer Zulassungsstudie erwartungsgemäß am häufigsten Schmerzen an der Impfstelle (49–

56 %) als lokale Nebenwirkung und Kopfschmerzen (37–49 %) als systemische Nebenwirkung angegeben [8].

31.6.2 Indikation/Kontraindikation

In Deutschland wird die einmalige Impfung mit einem Gruppe-C-Konjugatimpfstoff seit 2006 für alle Kinder ab dem Alter von 1 Jahr, mit Nachholimpfung bei bislang ungeimpften älteren Kindern und Jugendlichen bis zum Alter von 18 Jahren, empfohlen [19].

Die STIKO empfiehlt sie als Indikationsimpfung darüber hinaus ab dem Alter von 2 Monaten für gesundheitlich Gefährdete, nämlich Personen mit angeborenen oder erworbenen Immundefekten mit T- und/oder B-zellulärer Restfunktion, insbesondere Komplement-/Properdindefekte, Hypogammaglobulinämie, und Personen mit Asplenie.

In *Ergänzung* dazu sollen gefährdete Personen ab dem Alter von 1 Jahr im Abstand von ≥ 2 Monaten zur letzten Gruppe-C-Konjugatimpfung 1 Dosis eines quadrivalenten Konjugatimpfstoffs erhalten.

Im Rahmen eines beruflich bedingt erhöhten Infektionsrisikos wird gefährdetem Laborpersonal (d. h. bei Arbeiten mit dem Risiko der Entstehung eines Neisseria-meningitidis-Aerosols) die Impfung ebenfalls mit quadrivalentem Konjugatimpfstoff empfohlen, auch bei früher bereits mit Polysaccharidimpfstoff geimpften Personen.

Ferner sollen Schüler bzw. Studenten vor Langzeitaufenthalten in Ländern mit empfohlener allgemeiner Impfung für Jugendliche oder selektiver Impfung für Schüler bzw. Studenten gegen Meningokokkeninfektionen geimpft werden. Die Wahl des Impfstoffs erfolgt unter den gleichen Gesichtspunkten wie bei gesundheitlich gefährdeten Personen. Das Gleiche gilt für Reisende in epidemische bzw. hyperendemische Länder, besonders bei engem Kontakt zur einheimischen Bevölkerung, sowie für Entwicklungshelfer und auch allgemein für alle Aufenthalte in Regionen mit Krankheitsausbrüchen und einer Impfempfehlung für die dort einheimische Bevölkerung.

Für 4CMenB gibt es zurzeit (Stand Juli 2015) nur im Bundesland Sachsen eine allgemeine Impfempfehlung. Seit Sommer 2015 empfiehlt die STIKO diese Impfung für die gleichen medizinischen Indikationen wie Konjugatimpfstoffe [20].

31.6.3 Therapie

Medikament der 1. Wahl zur Behandlung invasiver Meningokokkeninfektionen ist ein Cephalosporin der Gruppe 3 (z. B. Cefotaxim oder Ceftriaxon). Alternativ kann bei nachgewiesener Sensitivität des Erregers Penizillin G (500 000 IE/kgKG/d in 4–6 Dosen) verwendet werden. Die Behandlungsdauer beträgt mindestens 4 Tage (Meningitis) bis 7 Tage (Sepsis).

Als ergänzende Therapie kann bei Fällen mit meningitischem Verlauf die Verabreichung von Dexamethason (4 Dosen zu je 0,4 mg/kgKG alle 12 Std.) erwogen werden [21].

31.6.4 Meldepflicht

Krankheitsverdacht, Erkrankung und Tod an Meningokokkenmeningitis oder -sepsis sind laut § 6 IfSG in Deutschland namentlich meldepflichtig. Der Besuch von Gemeinschaftseinrichtungen ist bis zum Ende der Kontagiosität untersagt (§ 34). Bei adäquater antimikrobieller Behandlung werden die Erreger innerhalb von 24 Stunden aus dem Nasen-Rachen-Raum eliminiert.

Literatur

[1] Borrow R, Miller E. Long-term protection in children with meningococcal C conjugate vaccination: Lessons learned. Expert Rev Vaccine 2006; 5: 851–857

[2] Burrage M, Robinson A, Borrow R et al. Effect of vaccination with carrier protein on response to meningococcal C conjugate vaccines and value of different immunoassays as predictors of protection. Infect Immun 2002; 70: 4946–54

[3] Connolly M, Noah N. Is group C meningococcal disease increasing in Europe? A report of surveillance of meningococcal infection in Europe 1993–1996. Epidem Infect 1999; 122: 41–44

[4] Cooper B, DeTora L, Stoddard J. Menveo: A novel quadrivalent meningococcal CRM197 conjugate vaccine against serogroups A, C, W-135 and Y. Expert Rev Vaccine 2011; 10: 21–33

[5] Daugla DM et al. Effect of a serogroup A meningococcal conjugate vaccine (PsA–TT) on serogroup A meningococcal meningitis and carriage in Chad: a community study. Lancet 2014; 383: 40–47

[6] De Wals P, De Serres G, Niyonsenga T. Effectiveness of a mass immunization campaign against serogroup C meningococcal disease in Quebec. JAMA 2001; 285: 177–181

[7] Esposito S, Castellazzi L, Bosco A, et al. Use of a multicomponent, recombinant, meningococcal serogroup B vaccine (4CMenB) for bacterial meningitis prevention. Immunotherapy 2014; 6: 395–408

[8] Jackson LA, Jacobson RM, Reisinger KS et al. A randomized trial to determine the tolerability and immunogenicity of a quadrivalent meningococcal glycoconjugate vaccine in healthy adolescents. Pediatr Infect Dis J 2009; 28: 86–91

[9] Knuf M, Baine Y, Bianco V, et al. Antibody persistence and immune memory 15 months after priming with an investigational tetravalent meningococcal tetanus toxoid conjugate vaccine (MenACWY-TT) in toddlers and young children. Hum Vaccin Immunother 2012; 8: 866–872

[10] Lieberman JM, Chiu SS, Wong VK et al. Safety and immunogenicity of a serogroups A/C Neisseria meningitidis oligosaccharide-protein conjugate vaccine in young children. A randomized controlled trial. JAMA 1996; 275: 1499–1503

[11] Memish ZA, Dbaibo G, Montellano M, et al. Immunogenicity of a single dose of tetravalent meningococcal serogroups A, C, W-135, and Y conjugate vaccine administered to 2- to 10-year-olds is noninferior to a licensed-ACWY polysaccharide vaccine with an acceptable safety profile. Pediatr Infect Dis J 2011; 30: 56–62

[12] Peltola H, Makela H, Kayhty H et al. Clinical efficacy of meningococcus group A capsular polysaccharide vaccine in children three months to five years of age. N Engl J Med 1977; 297: 686–691

[13] Pizza M, Scarlato V, Masignani V, et al. Identification of vaccine candidates against serogroup B meningococcus by whole-genome sequencing. Science 2000; 287: 1816–1820

[14] Ramsay ME, Andrews N, Kaczmarski EB et al. Efficacy of meningococcal serogroup C conjugate vaccine in teenagers and toddlers in England. Lancet 2001; 357: 195–196

[15] Ramsay ME, Andrews NJ, Trotter CL et al. Herd immunity from meningococcal serogroup C conjugate vaccination in England: database analysis. BMJ 2003; 326: 365–366

[16] Richmond P, Borrow R, Miller E et al. Meningococcal serogroup C conjugate vaccine is immunogenic in infancy and primes for memory. J Infect Dis 1999; 179: 1569–1572

[17] Riordan FA, Marzouk O, Thomson AP et al. Prospective validation of the Glasgow Meningococcal Septicaemia Prognostic Score. Comparison with other scoring methods. Eur J Pediatr 2002; 161: 531–537

[18] Schwartz B, Al-Tobaiqi A, Al-Ruwais A et al. Comparative efficacy of ceftriaxone and rifampicin in eradicating pharyngeal carriage of group A Neisseria meningitidis. Lancet 1988; 1(8 597): 1239–1242

[19] Ständige Impfkommission am Robert Koch-Institut (STIKO). Aktualisierte Stellungnahme der Ständigen Impfkommission am Robert Koch-Institut: Stand der Bewertung des neuen Meningokokken-B-Impfstoffs Bexsero. Stand Aug. 2014. Epid Bull 2014; 34: 356–360

[20] Ständige Impfkommission am Robert Koch-Institut (STIKO). Mitteilung der Ständigen Impfkommission am Robert Koch-Institut: Empfehlungen der Ständigen Impfkommission am RKI 2015; Stand August 2015. Epid Bull 2015: 34: 327–362

[21] Tenenbaum T, Heininger U, Müller C, et al. Meningokokkeninfektionen. In: Berner R, Bialek R, Borte M, Forster J, Heininger U, Liese JG, Nadal D, Roos R, Scholz H (Hrsg.). Deutsche Gesellschaft für Pädiatrische Infektiologie: Handbuch Infektionen bei Kindern und Jugendlichen. 6. Aufl. Stuttgart: Thieme; 2013: 387–391

[22] Vogel U, Taha MK, Vazquez JA et al. Predicted strain coverage of a meningococcal multicomponent vaccine (4CMenB) in Europe: a qualitative and quantitative assessment. Lancet Infect. Dis 2013; 13: 416–425

32 Mumps

U. Heininger u. W. Jilg

32.1 Epidemiologie

Mumps ist eine global verbreitete Infektionskrankheit ohne eindeutige Saisonalität.

In der Prävakzineära trat Mumps gehäuft in den Winter- und Frühjahrsmonaten auf, mit epidemischen Häufungen alle 3–4 Jahre. Damals hatten nur etwa 10% der Kinder bis zum 6. Lebensjahr anamnestisch Mumps durchgemacht, wohingegen 34% der Kinder in diesem Alter bereits spezifische Serumantikörper als Ausdruck der überstandenen Infektion aufwiesen [15]. Bis zum 15. Lebensjahr erreichte die Seroprävalenzrate spezifischer IgG-Antikörper etwa 90%.

Mit Einführung der Mumpsschutzimpfung ist es zu einem Rückgang von Mumpsfällen in den geimpften Populationen gekommen. Mangels Meldezahlen war dies für Deutschland bislang nicht gut dokumentiert. Andererseits aber hat der Rückgang der Krankheitsfälle und die damit verminderte Expositionswahrscheinlichkeit im Kindesalter zu einer relativen Zunahme von Fällen bei älteren Kindern, Jugendlichen und Erwachsenen geführt, wie insbesondere Ausbrüche in den USA und einigen europäischen Ländern in den letzten Jahren gezeigt haben [1], [11].

Maternale Mumps-IgG-Antikörper passieren die Plazenta, weshalb Erkrankungen im 1. Lebenshalbjahr selten sind [10].

32.2 Erreger

Mumps wird durch ein einzelsträngiges RNA-Virus aus der Familie der Paramyxoviren verursacht. Es handelt sich um ein sphärisches bis pleomorphes Partikel mit einem Durchmesser von 100–600 nm, das aus einem helikalen Nukleokapsid und einer Lipidhülle (dem „envelope") besteht. In der Hülle, die aus der Membran der Wirtszelle stammt, inserieren die 2 Glykoproteine F (Fusionsprotein) und HN (Hämagglutinin-Neuraminidaseprotein). Das HN-Protein und wahrscheinlich auch das F-Protein sind Zielstrukturen neutralisierender Antikörper. Innen ist die Hülle vom Matrixprotein (M-Protein) ausgekleidet. Das Kapsid ist ein spiraliger Ribonukleoproteinkomplex, der aus einer einzelsträngigen RNA negativer Polarität und assoziierten Proteinen besteht. Man kennt 1 humanpathogenen Serotyp, jedoch sind auf molekularer Ebene verschiedene Genotypen charakterisiert worden, die nicht immer Kreuzimmunität induzieren [3].

32.3 Pathogenese

Das Virus wird in erster Linie durch Tröpfcheninfektion von Mensch zu Mensch übertragen, weniger häufig auch durch direkten oder indirekten Kontakt zu infektiösen Gegenständen. Eintrittspforten sind die Schleimhaut im Nasen-Rachen-Raum und die Konjunktiven, die Inkubationszeit beträgt im Mittel 18 (12–25) Tage. Im Rahmen der virämischen Phase, welche gegen Ende der Inkubationszeit beginnt, wird das Virus gestreut und kann anschließend aus den erkrankten Organen isoliert werden. Der Virusnachweis gelingt deshalb in den ersten 4–5 Tagen nach Krankheitsbeginn am besten aus Speichel, Rachenspülwasser oder Liquor durch Anzucht oder vorzugsweise mittels PCR.

32.4 Klinik

Mumps ist eine akute virale Infektionskrankheit des Menschen, die durch eine nicht eitrige Schwellung der Glandulae parotis und der submandibulären bzw. sublingualen Speicheldrüsen gekennzeichnet ist. Das Prodromalstadium dauert mehrere Tage und ist meist durch uncharakteristische Symptome gekennzeichnet (z. B. Mattigkeit, Unlust, Kopf-, Hals-, Nacken- und Ohrenschmerzen, subfebrile Temperaturen). Erstes charakteristisches Krankheitszeichen ist die initial 1-seitige, bald danach meist beidseitige Schwellung der Ohrspeicheldrüse. Bei 10–15% der Krankheitsfälle wird eine symptomatische Beteiligung der Glandula submandibularis, bei 7–8% auch eine Pankreatitis beobachtet. Mit Krankheitsbeginn steigt das Fieber bei 2 Drittel der Erkrankten während 3–4 Tagen auf 39–40 °C an, wobei bei prädisponierten Patienten Fieberkrämpfe ausgelöst werden können. Häufigste Begleitsymptome von Mumps sind Erbrechen, Bauchschmerzen und Kopfschmerzen.

Mindestens 50–60% der Infektionen verlaufen klinisch inapparent.

Die wichtigsten Komplikationen des Mumps sind Meningitis bzw. Meningoenzephalitis (meist zwischen dem 3. und 7. Tag nach Beginn der Parotisschwellung) und Orchitis. Todesfälle sind selten.

Besonders im Kindesalter ist Mumps häufig von einer Meningoenzephalitis, weniger häufig von Gastroenteritis, Oophoritis, Orchitis, Mastitis, Pankreatitis, Taubheit, hämolytischer Anämie, subakuter Thyreoiditis, Nephritis und Arthritis begleitet. Eine Meningitis wird klinisch in etwa 5 % der Fälle beobachtet, wobei oligo- oder asymptomatische Manifestationen mit Liquorpleozytose deutlich häufiger sind. Gelegentlich können Zeichen der Meningoenzephalitis bereits vor Auftreten der Parotitis erkennbar sein. Mit Dauerschäden ist bei ZNS-Beteiligung in 5 % der Fälle zu rechnen. Häufigster und wichtigster Dauerschaden ist die meist 1-seitige Beeinträchtigung des Hörvermögens bis hin zur Taubheit [15].

Die Orchitis ist bei Mumps vor der Pubertät selten, in und nach der Pubertät dagegen mit 20–30 % häufig. In seltenen Fällen ist mit Infertilität zu rechnen [6]. Bei Mädchen und Frauen treten wesentlich seltener (ca. 4 %) eine Oophoritis bzw. eine Entzündung der Bartholindrüsen auf.

Die Diagnose kann in der Praxis im Allgemeinen klinisch gestellt werden, wenn auch differenzialdiagnostisch andere glandotrope Viren (wie z. B. EBV) ähnliche Krankheitsbilder hervorrufen können.

32.5 Impfung

Die Expositionsprophylaxe ist wenig praktikabel, da das Virus bereits 3 Tage vor der Parotitis ausgeschieden wird und in den ersten Tagen nach Symptomenbeginn die Kontagiosität rasch abnimmt [9] und mehr als die Hälfte der Erkrankungen klinisch inapparent verläuft.

32.5.1 Impfstoffe

Historische Daten für die Mumpsschutzimpfung [15] sind:

- 1934: Entdeckung der Virusätiologie des Mumps durch Johnson und Goodpasture,
- 1945: erste Impfversuche gegen Mumps mit attenuierter Lebendvakzine durch Enders und Habel,
- 1961: Entwicklung einer attenuierten Mumpsvakzine durch Smorodintsev (ehem. UdSSR),
- 1965: Entwicklung einer praktisch apathogenen stabilen Mumpslebendvakzine durch Hilleman (USA),
- 1971: Lizensierung des ersten Impfstoffs in der Bundesrepublik Deutschland.

Hilleman entwickelte 1965 in den USA eine praktisch apathogene Mumpslebendvakzine, wobei er den Impfstamm von seiner erkrankten Tochter namens „Jeryl Lynn" isolierte. Diese Vakzine wurde 1971 in Deutschland zugelassen. Der Jeryl-Lynn-B-Stamm wird auf Hühnerembryonengewebekultur gezüchtet. Daneben sind heute ein Derivat dieses Impfstamms und andere Impfstämme weltweit in Gebrauch.

32.5.2 Impfdurchführung

Kombinationsimpfstoffe von attenuierten Mumps-, Masern- und Rötelnviren (MMR), in jüngster Zeit auch ergänzt durch Varicella-Zoster-Virus (MMRV), haben sich allgemein bewährt. Ihre Verträglichkeit, Immungenität und Wirksamkeit sind in zahlreichen Studien bewiesen [7], [8]. Man erreicht mit den Kombinationsimpfstoffen gleich gute Impfresultate wie mit den Monovakzinen. Bei Impfung von Personen, die bereits eine Mumpsimmunität besitzen (nach natürlicher Mumpsinfektion oder Impfung), sind keine negativen Wirkungen zu erwarten, günstigenfalls erreicht man eine Auffrischung der Immunität. Eine unbeabsichtigte Impfung in der späten Inkubationszeit ist harmlos, hat aber auch keine Wirkung auf die Mumpsinfektion, die unbeeinflusst abläuft.

Mumpsimpfstoff kann gleichzeitig mit anderen Lebendimpfstoffen wie z. B. Masern, Röteln und Varizellen verabreicht werden oder aber frühestens 4 Wochen später. Ein Zeitabstand zu Impfungen mit inaktivierten Erregern, Toxoiden oder deren Kombinationen ist dagegen nicht erforderlich.

32.5.3 Wirksamkeit

Feldstudien, die mit dem Jeryl-Lynn-Stamm 1965 in den USA begonnen wurden und in denen Antikörpertiter nach Impfung und nach natürlicher Infektion über 7 Jahre verfolgt wurden, zeigten, dass unmittelbar nach der Impfung deutlich niedrigere Antikörpertiter vorhanden sind als bei natürlicher Infektion [4]. Nach 90 Monaten hatten aber beide Gruppen annähernd gleich hohe Titer. Untersuchungen aus Deutschland bestätigten diese Befunde [15].

Die klinische Wirksamkeit der Impfung liegt in der Größenordnung von ca. 80 % (1 Dosis) bzw. 85–90 % (2 Dosen). Die Mumpsmeningoenzephalitis, die vor Einführung der Impfung in den Jahren 1970–1980 in Deutschland die häufigste Form der aseptischen Meningitis darstellte, ist seitdem fast vollständig verschwunden. Auch in den USA ging zwischen 1967 und 1982 die Mumpsenzephalitis von jährlich 849 auf 7 Fälle zurück. Seit ca. 2000 kommt es jedoch in vielen Ländern wie auch in den USA zu einem Wiederanstieg der Krankheitsfälle im Rahmen von Ausbrüchen. In den USA betraf ein großer, landesweiter Ausbruch 2006 vorwiegend 2-mal geimpfte Jugendliche und junge Erwachsene, bei denen die Schutzrate nur noch etwa 90 % betrug [1].

Die Dauer der Wirksamkeit nach 1 oder 2 Impfdosen ist nicht bekannt, jedoch muss man basierend auf den Erfahrungen des o. g. Mumpsausbruchs in den USA entgegen der bis dato herrschenden Meinung davon ausgehen, dass der Impfschutz auch nach 2 Dosen nicht nur unvollständig ist, sondern zudem auch im Laufe von Jahren oder Jahrzehnten nachlässt. Dies hat zur empirischen Anwendung einer 3. Mumpsimpfung im Sinne einer Riegelungsimpfung im Rahmen von Ausbrüchen geführt, welche offenbar erfolgreich sein kann [12].

In Deutschland wurde mit den Masern-Mumps-Röteln- sowie Masern-Mumps-Kombinationsimpfungen 1973 begonnen [15]. Allerdings wurden nur geringe Durchimpfungsraten (bis 25 %) erreicht, bis die Kostenübernahme für alle empfohlenen Impfungen durch die Krankenkassen ab 1980 erfolgte. Seitdem ist die Durchimpfungsrate mit ca. 98 % (1. Dosis MMR) bzw. 95 % (2. Dosis MMR) deutlich angestiegen.

32.6 Wichtige Informationen

32.6.1 Nebenwirkungen

Lokale Nebenwirkungen sind sowohl bei der monovalenten (nicht mehr verfügbar) wie auch bei MMR-bzw. MMRV-Kombinationsvakzinen in geringem Maße (ca. 5 %) zu erwarten. Es besteht keine Kontagiosität der Geimpften. Kurz andauerndes Fieber kann auftreten (ca. 10–15 %), meist in der 2. Woche nach der Impfung, wobei auch gelegentlich Fieberkrämpfe ausgelöst werden können, die aber nicht mit einem erhöhten Epilepsierisiko verknüpft sind [16]. In seltenen Fällen ist mit verkürzter Inkubationszeit eine mumpsähnliche Erkrankung beobachtet worden.

Die früher diskutierte Auslösung eines *Diabetes mellitus* durch Mumpsimpfung konnte zweifelsfrei widerlegt werden [5].

32.6.2 Indikation/Kontraindikation

Die Mumpsimpfung wird in Kombination mit der Masern- und Rötelnimpfung als MMR-Impfung bzw. zusätzlich mit Varizellenimpfung (MMRV) für alle Kinder ab dem Alter von 11 Monaten empfohlen. Da sowohl Serokonversions- als auch die Schutzrate nach der 1. Impfdosis weniger als 100 % beträgt (IgG Serokonversion ca. 92–96 % für die Mumpskomponente), wird eine Wiederholungsimpfung empfohlen. Diese sollte zur Schließung der Impflücken bereits im Alter von 15–23 Monaten erfolgen, mit einem Mindestabstand von 4 Wochen zur 1. Dosis. Nachholimpfungen für bislang unvollständig geimpfte Personen sind ebenfalls empfohlen. Das gilt auch für Jugendliche und nach 1970 geborene Erwachsene, insbesondere wenn sie in Gesundheitsberufen in der unmittelbaren Patientenversorgung, in Gemeinschaftseinrichtungen, oder in Ausbildungseinrichtungen für junge Erwachsene tätig sind [14].

Ungeimpfte oder nur 1-mal gegen Mumps geimpfte Personen und Personen mit unklarem Immunstatus mit Kontakt zu Mumpskranken sollten möglichst innerhalb von 3 Tagen nach Exposition 1 Dosis Mumpsimpfstoff (im Allgemeinen als MMR, bei gegebener Indikation auch MMRV) erhalten.

Die Mumpsanamnese sollte für Nachhol- und postexpositionelle Impfungen unberücksichtigt bleiben, da sie erfahrungsgemäß unzuverlässig ist.

Kontraindikationen für die Mumpsimpfung (bzw. Kombinationsimpfung) sind:

- alle akuten Erkrankungen (ausgenommen banale Infektionen, [2]),
- angeborene und erworbene Immundefizienz,
- allergische Reaktionen auf Impfstoffbestandteile,
- Schwangerschaft.

Bei Überempfindlichkeit gegen Hühnereiweiß sind hyperergische Reaktionen auf Mumpsimpfstoffe möglich, da diese auf Hühnerfibroblasten gezüchtet sind. Untersuchungen haben aber gezeigt, dass die MMR-Impfung – von sehr seltenen Ausnahmen abgesehen – auch von Patienten mit Hühnereiweißallergie meist komplikationslos vertragen wird [13]. Dies ist dadurch erklärt, dass sich die Hühnereiweißallergie in erster Linie gegen das Ovalbumin des Hühnereis richtet, welches keine Antigenähnlichkeit zu Hühnerfibroblasten zeigt. Vorsicht ist jedoch geboten, wenn der Impfling in der Anamnese allergische Sofortreaktionen (d. h. anaphylaktische Reaktionen wie z. B. Urtikaria, Bronchospasmus u. a.) nach Genuss von Hühnereiweiß aufweist. Hier sollte aus Sicherheitsgründen die Impfung unterbleiben.

32.6.3 Therapie

Die Behandlung von Mumps erfolgt rein symptomatisch. Eine kausale Therapie gegen das Mumpsvirus gibt es nicht.

32.6.4 Passive Immunisierung

Die passive Immunisierung mit Standardimmunglobulinen, prä- oder postexpositionell verabreicht, hat keinen nachgewiesenen Effekt und ist deshalb nicht empfohlen. Ein spezifisches Mumpsimmunglobulin steht nicht zur Verfügung.

32.6.5 Meldepflicht

Krankheitsverdacht, die Erkrankung sowie der Tod an Mumps sind in Deutschland nach § 6 Infektionssschutzgesetz meldepflichtig, ebenso der Erregernachweis (§ 7 Infektionssschutzgesetz). Ferner ist beim Auftreten eines Krankheitsfalls oder Verdachtsfalls in einer Gemeinschaftseinrichtung von deren Leitung das zuständige Gesundheitsamt zu benachrichtigen und den betroffenen Personen der Besuch von Gemeinschaftseinrichtungen bis zum Ende der Kontagiosität untersagt (§ 34 IfSG). Auch ist eine Krankheit oder der Verdacht der Krankheit in einer Wohngemeinschaft gemäß § 34 IfSG meldepflichtig. In Österreich oder der Schweiz besteht keine Meldepflicht für Mumps.

Literatur

[1] Dayan GH, Quinlisk MP, Parker AA et al. Recent resurgence of mumps in the United States. N Engl J Med 2008; 358: 1580–1589

[2] Deutsche Akademie für Kinderheilkunde und Jugendmedizin (DAKJ). Kommission für Infektionskrankheiten und Impfungen der DAKJ. Banale Infektionen – keine Kontraindikation für Impfungen. Monatschr Kinderheilkd 2004; 152: 221–222

[3] Heininger U, Bonhoeffer J. Interstrain antigenic variability of mumps viruses. Clin Infect Dis 2008; 46: 150–151

[4] Hilleman MR, Weibel RE, Buynak EB et al. Live, attenuated mumps-virus vaccine. New Engl J Med 1967; 276: 252–258

[5] Hviid A, Stellfeld M, Wohlfahrt J et al. Childhood vaccination and type 1 diabetes. N Engl J Med 2004; 350: 1398–1404

[6] Jalal H, Bahadur G, Knowles W et al. Mumps epididymo-orchitis with prolonged detection of virus in semen and the development of antisperm antibodies. J Med Virol 2004; 73: 147–150

[7] Jefferson T, Price D, Demicheli V et al. European Research Program for Improved Vaccine Safety Surveillance (EUSAFE-VAC) Project. Unintended events following immunization with MMR: A systematic review. Vaccine 2003; 21: 3 954–3 960

[8] Knuf M,Habermehl P, Zepp F et al. Immunogenicity and safety of two doses of tetravalent Measles-Mumps-Rubella-Varicella vaccine in healthy children. Pediatr Infect Dis J 2006; 25: 12–18

[9] Kutty PK, Kyaw MH, Dayan GH. Guidance for isolation precautions for mumps in the United States: A review of the scientific basis for policy change. Clin Infect Dis 2010; 50: 1619–1628

[10] Leineweber B, Grote V, Schaad UB et al. Transplacentally acquired immunoglobulin G antibodies against measles, mumps, rubella and varicella-zoster virus in preterm and full term newborns. Pediatr Infect Dis J 2004; 23: 361–363

[11] Livingston KA, Rosen JB, Zucker JR et al. Mumps vaccine effectiveness and risk factors for disease in households during an outbreak in New York City. Vaccine. 2014; 32: 369–374

[12] Ogbuanu IU, Kutty PK, Hudson JM et al. Impact of a third dose of Measles-Mumps-Rubella vaccine on a mumps outbreak. Pediatrics 2012; 130: 1567

[13] Patja A, Makinen-Kiljunen S, Davidkin I et al. Allergic reactions to measles-mumps-rubella vaccination. Pediatrics 2001; 107: E27

[14] Ständige Impfkommission am Robert Koch-Institut (STIKO). Mitteilung der Ständigen Impfkommission am Robert Koch-Institut: Empfehlungen der Ständigen Impfkommission am RKI 2015; Stand Aug. 2015. Epid Bull 2015: 34: 327–362

[15] Stehr K. Mumpsschutzimpfung. In: Spiess H, ed. Impfkompendium. 5. Aufl. Stuttgart: Thieme; 1999; 226–235

[16] Vestergaard M, Hviid A, Madsen KM et al. MMR vaccination and febrile seizures: evaluation of susceptible subgroups and long-term prognosis. JAMA 2004; 292: 351–357

33 Pertussis

U. Heininger

33.1 Epidemiologie

Pertussis (Keuchhusten) ist eine endemisch und epidemisch global auftretende Infektionskrankheit. Während vor Einführung einer wirksamen Impfung in Deutschland 1955 jährlich mehr als 20 000 Kinder daran starben, galt Pertussis Anfang der 1970er-Jahre nahezu als besiegt. Kasuistische Hinweise auf schwerwiegende, vermeintlich durch die Impfung ausgelöste Komplikationen führten zum Aussetzen der regulären Impfung in der damaligen Bundesrepublik Deutschland. In der Folge kam es zu einer erneuten drastischen Zunahme der Pertussisfälle, sodass 1990 aufgrund regionaler Schätzungen die Inzidenz zwischen 100 und 180/100 000 betrug, während sie in der damaligen DDR – bei ununterbrochener Fortführung der Impfung – geschätzt bei 0,1 lag. Heute muss man davon ausgehen, dass auch dort die wahre Fallzahl weitaus höher lag und somit stark unterschätzt wurde.

In Deutschland wurde 1991 die Pertussisimpfung wieder als Standardimpfung für alle Kinder allgemein empfohlen, ab 1994 mit neuen, sogenannten *azellulären* Pertussisimpfstoffen. Infolgedessen war ein relativer und absoluter Rückgang der Erkrankungszahlen im frühen Kindesalter zu verzeichnen, wohingegen nun verstärkt Krankheitsfälle bei älteren Schulkindern und Jugendlichen (mit fehlender Immunisierung bzw. Auffrischimpfungen) und Erwachsenen registriert werden [11].

Die bedeutsame Rolle von Jugendlichen und insbesondere Erwachsenen auch in der Übertragung von Pertussis auf junge, nicht oder unzureichend geschützte Säuglinge ist gut belegt [9]. Bordetella-pertussis-Infektionen im Erwachsenenalter tragen zur anhaltenden Zirkulation des Erregers in der Bevölkerung trotz hoher Impfraten im Säuglings- und Kleinkindesalter bei. Durch die in Deutschland 2009 erfolgte Einbeziehung der Erwachsenen in das Standardimpfprogramm gegen Pertussis kann diese Krankheit zukünftig potenziell besser kontrolliert werden.

33.2 Erreger

Pertussis ist eine akute Infektionskrankheit, die vor allem durch *Bordetella pertussis*, ein gramnegatives Stäbchenbakterium, hervorgerufen wird. Unter den humanpathogenen Spezies des Genus Bordetella spielt ferner Bordetella parapertussis eine bedeutsame Rolle und ist – mit erheblicher regionaler und zeitlicher Variabilität – für ca. 0,2–50 % der Pertussisfälle verantwortlich.

Andere Erreger wie z. B. Adenoviren oder Mycoplasma pneumoniae können pertussisähnliche Krankheitsbilder erzeugen [22].

33.3 Pathogenese

Die Übertragung von Bordetella pertussis bzw. Bordetella parapertussis erfolgt durch Tröpfcheninfektion von Mensch zu Mensch. Nach einer Inkubationszeit von meist 7–14 Tagen führt die lokale Vermehrung der Bakterien auf dem zilientragenden Respirationsepithel von Nasopharynx und Bronchien zu ersten unspezifischen Krankheitszeichen *(Stadium catarrhale)*. In dieser Krankheitsphase besteht die höchste Kontagiosität. Während der nachfolgenden Stadien (*Stadium convulsivum* bzw. *Stadium decrementi*) ist die Kontagiosität deutlich rückläufig, ehe sie unbehandelt nach meist mehreren Wochen endet. Der manchmal hartnäckig viele Wochen bis Monate persistierende Husten wird auf die Schädigung des Mukosaepithels zurückgeführt. Eine Vielzahl von Toxinen und anderen Bestandteilen des Pertussisbakteriums wurden nachgewiesen und charakterisiert. Auch im Hinblick auf die Impfprävention von besonderer Relevanz sind:

- Pertussistoxin (PT),
- filamentöses Hämagglutinin (FHA),
- Fimbrien (Agglutinogene),
- Pertaktin.

Ihre pathogenetische Wirkung sowie ihre Bedeutung für die Infektionsimmunität sind bis heute nicht vollständig geklärt, jedoch wird dem Pertussistoxin eine besondere Rolle zuerkannt.

Die Immunität nach Pertussis als Krankheit wie auch nach Impfungen ist zeitlich limitiert [4].

33.4 Klinik

Pertussis verläuft im typischen Fall in 3 Krankheitsstadien. Nach dem 1–2 Wochen dauernden Prodromalstadium mit Rhinitis, Husten und allenfalls nur gering erhöhter Körpertemperatur treten die typischen anfallsartigen (= paroxysmal) Hustenattacken auf, die das *Stadium convulsivum* kennzeichnen. Der Stakkatohusten geht mit ziehender Inspiration, Schleimerbrechen und Hustenreprisen einher. Im Blutbild ist oft die charakteristische Leukozytose mit relativer Lymphozytose nachweisbar. Dieses Stadium dauert i. d. R. einige Wochen, kann aber auch mehrere Monate anhalten. Im darauf folgenden *Stadium decrementi* werden die Hustenattacken seltener, uncharakteristischer und hören schließlich binnen einigen Wochen ganz auf.

Neben diesem typischen Verlauf gibt es eine Vielzahl mitigierter Erkrankungsfälle, die klinisch (d. h. ohne mikrobiologische Diagnostik) oftmals nicht erkannt und diagnostiziert werden. Dabei handelt es sich vor allem um Verläufe ohne den charakteristischen Stakkatohusten. Grundsätzlich sollte man daher bei jedem Husten, der länger als 14 Tage andauert, differenzialdiagnostisch Pertussis berücksichtigen. Bei Säuglingen können als erste Symptome einer Pertussis letale oder beinahe letale Apnoen auftreten, die zum plötzlichen Tod führen können [10].

Die möglichen Komplikationen einer Pertussis und deren Häufigkeit, beobachtet bei 3 838 stationär behandelten Patienten in Deutschland vor Wiedereinführung der Pertussisimpfung, sind in ▶ Tab. 33.1 wiedergegeben. Ein ähnliches Komplikationsspektrum wurde in späteren Erhebungen im Rahmen der „Erhebungseinheit für seltene pädiatrische Erkrankungen in Deutschland" (ESPED) gefunden [12].

Tab. 33.1 Komplikationen bei 3 838 stationär behandelten Patienten mit Pertussis aufgrund einer Erhebung an deutschen Kinderkliniken [19]

Komplikationen (ohne Bronchitis)	absolute Patientenzahl	relative Häufigkeit [%]
Pneumonie	834	21,7
Apnoen	295	7,7
kardiale Symptome	130	3,6
zerebrale Krämpfe	127	3,5
pathologisches EEG	78	2,1
Enzephalopathie	66	1,8
Beatmung	43	1,1
Verstorben	7	0,18

33.4.1 Chemoprophylaxe

Makrolidantibiotika (z. B. Clarithromycin) können bei Gabe an Kontaktpersonen in der ersten Woche nach Exposition den Ausbruch der Pertussis verhindern oder die Krankheit in ihrer Ausprägung abschwächen. Die Behandlungsdauer beträgt 14 Tage. Bei Erwachsenen hat sich dafür aufgrund des einfachen Einnahmeschemas (einmal täglich über 5 Tage) Azithromycin bewährt.

33.5 Impfung

33.5.1 Impfstoffe

Erste erfolgreiche Impfversuche gegen Pertussis wurden bereits in den 1920er-Jahren durchgeführt.

Pertussis-Ganzkeimimpfstoffe enthalten inaktivierte Bordetella-pertussis-Bakterien, die in toto geimpft werden, was diesem Impfstoff in Unterscheidung zu azellulären Impfstoffen (s. u.) auch den Namen *Ganzkeimimpfstoff* gab. Ganzkeimimpfstoffe sind in Deutschland nicht mehr verfügbar, werden aber in vielen Ländern noch durch lokale Impfstoffproduzenten hergestellt (z. B. Indien, China) und auch im Rahmen des „Expanded Programme for Immunization" (EPI) der WHO nach wie vor verwendet.

Azelluläre Pertussisimpfstoffe (aP) bestehen nicht aus ganzen Zellen von Bordetella pertussis, sondern aus einzelnen Komponenten des Erregers, wie PT, FHA, Pertaktin und Fimbrien. Azelluläre Pertussisimpfstoffe werden in unterschiedlichen Kombinationen und Dosierungen für unterschiedliche Altersgruppen angeboten (▶ Tab. 33.2).

33.5.2 Impfdurchführung

Die Impfung gegen Pertussis erfolgt aktuell mit insgesamt 7 Impfdosen. Die Ständige Impfkommission am Robert Koch-Institut (STIKO) empfiehlt:

- Grundimmunisierung aller Säuglinge mit 3 Dosen in Kombination mit Diphtherie- und Tetanustoxoid, inaktivierter Poliomyelitisvakzine (IPV), Haemophilus-influenzae-Typ-b-Konjugatimpfstoff (Hib) und ggf. Hepatitis B (DTPa-IPV-HBV/Hib) ab dem Alter von 2 Monaten und
- Auffrischimpfungen im Alter von 11–14 Monaten (DTPa-IPV-HBV/Hib), 5–6 Jahren (Tdap), 9–17 Jahren (Tdap-IPV) und
- 1-mal im Erwachsenenalter zum Zeitpunkt der nächsten fälligen Diphtherie-/Tetanusimpfung wieder als Tdap-Kombinationsimpfstoff [18].

Tab. 33.2 Verfügbare DTPa/Tdap-Kombinationsimpfstoffe in Deutschland (Stand: Juli 2015).

Hersteller	Handelsname	Komponenten	Gehalt [µg]			
			PT	FHA	Pertaktin	Agglutinogene
Baxter	Tdap IMMUN	1	20	–	–	–
Sanofi Pasteur MSD	Pentavac	2	25	25	–	–
GlaxoSmithKline	Infanrix (diverse Kombinationen)	3	25	25	8	–
GlaxoSmithKline	Boostrix bzw. Boostrix-Polio	3	8	8	2,5	–
Sanofi Pasteur MSD	Repevax bzw. Covaxis	5	2,5	5	3	5[1]

[1] Enthält Agglutinogene 2 und 3.

Fehlende oder unvollständige Pertussisimmunisierungen sollten mit altersentsprechenden Kombinationsimpfstoffen nachgeholt bzw. vervollständigt werden, wobei ab dem Alter von 11 Jahren unabhängig von der Zahl früherer Pertussisimpfungen 1 Dosis genügt, welche dann 10 Jahre später aufgefrischt werden sollte.

Pertussis-Kombinationsimpfstoffe werden i. m. injiziert.

33.5.3 Wirksamkeit

Im Rahmen der Untersuchung der Wirksamkeit und Verträglichkeit von azellulären Pertussisimpfstoffen im Vergleich zu den bis dahin üblichen Ganzkeim-Impfstoffen wurden in den 1990er-Jahren 7 umfangreiche Studien mit mehr als 80 000 Kindern durchgeführt [3]. Sie haben Modellcharakter und sollen daher im Folgenden diskutiert werden.

Diese Untersuchungen erlaubten

- einen direkten Vergleich von Nebenwirkungsraten bei Impflingen nach Ganzkeimimpfstoffen, azellulären Impfstoffen und der Impfung ohne Pertussisanteil (Kontrollgruppe),
- den direkten Vergleich der Inzidenz von Pertussis nach Impfung mit Ganzkeimimpfstoffen bzw. azellulären Impfstoffen in Relation zur Inzidenz in der ungeimpften Gruppe nach DT-Impfung.

Ein Überblick über die verwendeten Vakzinen und deren studienspezifische Wirksamkeiten ist in ▶ Tab. 33.3 dargestellt.

Ganzkeimvakzine

Die Mehrheit der kontrollierten Studien für Ganzkeimimpfstoffe ergaben bei Säuglingen und Kleinkindern Schutzraten gegenüber typischer Pertussis (mit mindestens 21 Tagen dauerndem anfallsartigen Husten) in der Größenordnung zwischen 80 % und 95 %. Für azelluläre Impfstoffe lagen sie in den meisten Studien bei gleicher Pertussis-Falldefinition um 5–10 % niedriger (▶ Tab. 33.3).

Azelluläre Impfstoffe

Untersuchungen zur Immunogenität im Säuglings- und Kleinkindesalter zeigen in Abhängigkeit von den in den verschiedenen azellulären Pertussisvakzinen enthaltenen Antigenen eine erhebliche Variabilität [5]. Die Aussagekraft der durch die Vakzine hervorgerufenen spezifischen Serumantikörper ist jedoch begrenzt, da ein allgemein gültiges serologisches Korrelat für Schutz vor Krankheit oder Infektion bislang nicht ermittelt werden konnte und dafür vielmehr retrospektive – besser prospektive – Studien erforderlich sind. Aus den Infektionsraten geimpfter im Vergleich zu ungeimpften Personen lässt sich dann die Wirksamkeit der Vakzine berechnen.

Zwischen 1988 und 1996 wurde eine Reihe von prospektiven, umfangreichen Untersuchungen zur Wirksamkeit verschiedener azellulärer Vakzinen (APV) im Vergleich zu konventionellen Ganzkeimpertussisvakzinen (GPV) vorwiegend im Säuglingsalter durchgeführt, darunter auch die heute gebräuchlichen Vakzinen. Sie sollen deshalb im Folgenden kurz zusammengefasst dargestellt werden. Alle Angaben zur Wirksamkeit der Impfstoffe beziehen sich auf die WHO-Definition der Pertussis (mikrobiologisch gesicherte Pertussisinfektion von mindestens 3 Wochen Dauer mit anfallsartigem Husten, Einziehungen und Erbrechen).

- In der Erlanger Studie [19] erhielten ca. 10 500 Patienten doppelblind und randomisiert GPV oder APV (Antigene: PT, FHA, Pertaktin, Fimbrien-Typ

Tab. 33.3 Prospektive vergleichende Wirksamkeitsstudien azellulärer Pertussisvakzinen in den ersten beiden Lebensjahren*

Ort	Design	Impfstoffe	azelluläre Pertussisantigene (Hersteller)	errechnete Wirksamkeit[1]	Anzahl der Studienkinder	Immunisierungsschema[2]
Erlangen, Deutschland	doppelblind, randomisiert, offene DT-Gruppe	DTPa	PT, FHA, Pertaktin, Fim (Lederle)	83 %	4 273	3/4,5/6/15–18
		DTPw		93 %	4 259	
		DT			1739	
Göteburg, Schweden	doppelblind, randomisiert	DTPa	PT	71 %	1670	3/5/12
		DT			1665	
Mainz, Deutschland	prospektive Haushaltskontaktstudie	DTPa	PT, FHA, Pertaktin (GSK)	88 %	22 503	3/4/5
		DTPw		97 %		
München, Deutschland	Fall-Kontrollstudie	DTPa	PT, FHA (Connaught)	96 % [3]	12 710	2/4/6/15–25
		DTPw		97 % [3]	3 200	
		DT			2100	
Rom, Italien	doppelblind, randomisiert	DTPa	PT, FHA, Pertaktin (Connaught bzw. Chiron)	84 %	4 481	2/4/6
		DTPa		84 %	4 452	
		DTPw		36 %	4 348	
		DT			1470	
Senegal	doppelblind, randomisiert kombiniert mit Haushaltskontaktstudie	DTPa	PT, FHA, (Pasteur)	85 %	1847	2/4/6
		DTPw, Merieux		96 %	1772	
Stockholm, Schweden	doppelblind, randomisiert	DTPa	PT, FHA (GSK) bzw. PT, FHA, Pertaktin (Connaught)	58 %	2538	2/4/6
		DTPa		85 %	2551	
		DTPw		48 %	2001	
		DT			2538	

* Modifiziert nach Cherry und Heininger 2014.
[1] Für Pertussisfälle entsprechend der WHO-Definition.
[2] Alter in Monaten.
[3] Jeglicher Husten für wenigstens 21 Tage plus positive Kultur.

2); eine offene Kontrollgruppe erhielt nur DT. Es ergab sich nach 4 Impfdosen eine Wirksamkeit von 93 % (95 % Konfidenzintervall, CI: 89–96) für GPV und 83 % (95 % CI: 76–88) für APV.

Die entsprechenden Schutzraten in weiteren Wirksamkeitsstudien ergaben folgende Werte:

- In der Stockholmer Studie [7] zeigte eine experimentelle Zweikomponentenvakzine eine Schutzrate von 59 % (95 % CI: 51–66), die Mehrkomponentenvakzine dagegen von 85 % (95 % CI: 81–89). Überraschenderweise ergab sich für GPV (vom US-Hersteller Connaught) nur eine Wirksamkeit von 48 % (95 % CI: 37–58).
- In der italienischen Studie [6] betrug die Schutzrate für GPV nach 3 Impfdosen lediglich 36 % (95 % CI: 14–52), während die beiden azellulären Pertussisvakzinen (beide mit 3 Komponenten) jeweils eine Wirksamkeit von 84 % (95 % CI: 76–90) zeigten.
- In der Senegal-Studie [17] ergab sich für Säuglinge, die 3-mal APV erhalten hatten, ein relatives Erkrankungsrisiko von 2,58 im Vergleich zu GPV, woraus sich – unter Einbeziehung eines DT-Kontrollkollektivs – absolute Schutzraten von 85 % (95 % CI: 66–93) für APV und 96 % (95 % CI: 86–99) für GPV ergaben.
- In der Münchener Studie [13] wurden die Impfungen offen nach Wunsch der Eltern durchgeführt. Die (in Bezug auf Pertussis) ungeimpften Säuglinge wurden als „matched controls“ rekrutiert. Nach 3 Impfdosen ergaben sich Schutzraten von 96 % (95 % CI: 87–99) für APV und von 97 % (95 % CI: 79–100) für GPV (bzw. von 80 % und

95 %, wenn jeglicher Husten für wenigstens 21 Tage plus eine positive Kultur zur Bewertung herangezogen wurden).
- In der Mainzer Studie [16] wurde schließlich für eine Dreikomponenten-APV eine Wirksamkeit von 89 % (95 % CI: 77–95) errechnet.
- In der Göteburg-Studie zeigte nach 3 Impfungen im Alter von 3, 5 und 12 Monaten die geprüfte azelluläre Monokomponentenvakzine (PT als einziges Antigen von Bordetella pertussis) eine Schutzrate von 71 % (95 % CI: 63–78).

Der Schutz nach kompletter Grundimmunisierung (3–4 Dosen) mit azellulären Impfstoffen hält zunächst für einige Jahre an [15]. Die dann in vielen Ländern empfohlene Auffrischung im Vorschulalter ist sinnvoll, muss aber neuesten Studien zufolge zwingend in der Adoleszenz erneut aufgefrischt werden, da der Impfschutz kontinuierlich nachlässt. In einer Studie von Kindern und Jugendlichen mit PCR-gesicherter Pertussis im Rahmen eines Pertussisausbruchs in Kalifornien ergaben sich mittlere Schutzraten der Pertussisimpfung von lediglich 41 % (Altersgruppe 2–7 Jahre) bzw. 24 % (Altersgruppe 8–12 Jahre) und 79 % (Altersgruppe 13–18 Jahre). Diese Variabilität ist durch nachlassenden Impfschutz mit zunehmendem Abstand zur letzten Dosis bei den jüngeren Kindern zu erklären, wohingegen der Wiederanstieg der Schutzrate bei den Adoleszenten durch die kurz davor applizierte Auffrischimpfung erklärt ist [23].

Auch im Erwachsenenalter ist der Schutzeffekt einer azellulären Pertussisvakzine belegt [21]. 2784 Studienteilnehmer im Alter von 16–65 Jahren erhielten doppelblind-randomisiert eine azelluläre Dreikomponentenpertussisvakzine (PT, FHA, Pertaktin) oder einen Hepatitis-A-Impfstoff. Anschließend erfolgte über 2 Jahre eine kontinuierliche Erfassung und Diagnostik von Hustenepisoden. Bei den 2784 Studienteilnehmern traten im Beobachtungszeitraum 3 171 Hustenepisoden auf, von denen ein geringer Anteil die Falldefinition für Pertussis erfüllte. Die meisten dieser Pertussisfälle betrafen die nicht gegen Pertussis geimpften Studienteilnehmer, sodass eine Wirksamkeit der Impfung von 92 % (95 % CI: 32–99) resultierte.

Mit dem Ziel, die Übertragung von Pertussis auf Neugeborene zu verhindern, sind einige Länder wie z. B. Großbritannien, USA und Schweiz dazu übergegangen, nun auch schwangeren Frauen eine Pertussis(auffrisch)impfung zu empfehlen. In England konnte gezeigt werden, dass dies auch effizient gelingt, mit einer Schutzrate von > 90 % in den ersten 6 Lebensmonaten [1].

Weder die Ganzkeimvakzinen noch azelluläre Vakzinen induzieren eine zuverlässige, mit der gegen Bordetella pertussis vergleichbaren, Immunität gegen Infektionen mit Bordetella parapertussis.

33.6 Wichtige Informationen

33.6.1 Nebenwirkungen

Lokale Nebenwirkungen, wie Rötung, Schwellung, Überwärmung und muskuläre Schmerzen an der Impfstelle treten meist innerhalb der ersten 3 Tage nach der Impfung auf und sind selbstlimitierend.

Sie wurden nach der Gabe von Ganzkeimvakzinen relativ häufig beobachtet, je nach verwendeter Vakzine und konsekutiver Impfdosis in einer Frequenz von 15–50 %.

Demgegenüber liegt die Rate nach der Gabe von azellulären Kombinationsimpfstoffen (DTPa und weitere Komponenten) mit 2–15 % in der Größenordnung, wie sie nach der Gabe einer alleinigen DT-Vakzine beobachtet wird.

Die Rate an lokalen Nebenwirkungen nimmt mit steigender Anzahl der Impfdosen und zunehmendem Alter geringfügig zu. Ausgeprägtere lokale Nebenwirkungen (> 2 cm Durchmesser) kommen bei weniger als 1 % aller Impflinge vor. Bemerkenswert ist das gelegentliche Auftreten einer starken, unter Umständen gelenkübergreifenden Extremitätenschwellung im Bereich der Injektion nach 1–3 Tagen (partial bzw. „whole limb swelling"), welche aber wenig beeinträchtigend und von kurzer Dauer ist.

Lokale Nebenwirkungen sind keine Kontraindikation für weitere Impfungen mit dem gleichen oder anderen Impfstoffen.

Umfangreiche Erfahrungen liegen auch zur Verträglichkeit von azellulären Pertussisvakzinen – monovalent bzw. in Kombination mit Diphtherie- und Tetanustoxoid – bei Anwendung im Erwachsenenalter vor [8]. Es konnte gezeigt werden, dass die Impfung auch in dieser Altersgruppe sehr gut toleriert wird, wobei die Rate an lokalen Nebenwirkungen geringfügig höher als im Kindesalter ist und die meist leicht zu tolerierenden Erscheinungen auch zeitverzögert (bis zu 7 Tage postvakzinal) auftreten können. Kurze Abstände zwischen letzter Diphtherie-/Tetanus- und nachfolgender Tdap-Impfung führen zu keiner signifikanten Zunahme an Nebenwirkungen [2].

III

Als vorübergehende selbstlimitierende systemische Nebenwirkungen sind bekannt:
- Fieber,
- schrilles Schreien,
- Unruhe oder
- Müdigkeit sowie
- Appetitlosigkeit.

Die Nebenwirkungen traten nach der Gabe von Ganzkeimvakzinen (DPT) mit 15–50 % signifikant häufiger auf als nach DT allein. Im Gegensatz dazu tritt z. B. Fieber (≥ 38 °C) nach der Applikation von azellulären Impfstoffen (DTPa) in gleicher Häufigkeit auf wie nach der Gabe von DT-Impfstoffen ohne Pertussiskomponente. Zu beachten ist die Möglichkeit koinzidierender anderer febriler Krankheiten, die nicht übersehen werden dürfen.

Schwerwiegende systemische Nebenwirkungen:
- *Krampfanfälle* innerhalb von 72 Stunden nach der Impfung mit Pertussisimpfstoffen (Ganzkeim und azellulär) traten in mehreren prospektiven Studien nicht häufiger auf als nach DT-Impfungen und entsprechen in etwa der natürlichen Erwartungswahrscheinlichkeit.
- *Hypoton-hyporesponsive Episoden* wurden seltener nach der Gabe azellulärer Impfstoffe als nach Ganzkeimimpfstoffen beschrieben und liegen geringfügig höher als nach der DT-Impfung. Hierbei handelt es sich um einen plötzlichen Zustand von Blässe, schlaffem Muskeltonus und fehlender Reaktion auf äußere Reize. Die Ätiologie ist unbekannt, bleibende Schäden sind nicht bekannt.
- Der in den 1970er-Jahren in der Literatur diskutierte Zusammenhang des *plötzlichen Kindstods* mit der Pertussisimpfung konnte durch prospektive Untersuchungen eindeutig widerlegt werden [4].
- Die früher nach Verwendung von Ganzkeimimpfstoffen gemeldeten *Impfschäden* betrafen zum größten Teil das zentrale Nervensystem. Es konnte aber gezeigt werden, dass den der Impfung angelasteten Zeichen und Symptomen andersartige Krankheiten zugrunde lagen, deren Erstmanifestation zeitgleich mit der Pertussisimpfung einherging [19].

33.6.2 Indikation/Kontraindikation

Generell ist die Pertussisimpfung für alle Säuglinge ab dem Alter von 2 Monaten empfohlen, wobei in vielen Ländern einschließlich Deutschland die ersten 3 Dosen im Abstand von jeweils mindestens 4 Wochen verabreicht werden, gefolgt von einer 4. Dosis frühestens 6 Monate nach der 3. Dosis (sogenanntes *3 + 1-Schema*). Manche Länder empfehlen davon abweichend einen Impfabstand von 2 Monaten von Dosis zu Dosis (z. B. USA, Schweiz) oder, wie z. B. Österreich, nur 2 Dosen im 1. Lebensjahr gefolgt von einer 3. Dosis mit ca. 11–12 Monaten (*2 + 1-Schema*). Eine 5. und 6. Pertussisimpfdosis werden in Deutschland im Alter von 5–6 Jahren und 9–17 Jahren empfohlen.

Die STIKO empfiehlt die Pertussisimpfung auch für Erwachsene, die bestimmten Risikogruppen angehören, unabhängig vom Zeitpunkt der letzten Diphtherie-/Tetanusimpfung, sofern deren letzte Pertussisimpfung länger als 10 Jahre zurückliegt:
- Frauen im gebärfähigen Alter.
- Bei anstehender Geburt besteht eine Impfindikation für enge Kontaktpersonen (Eltern) und Betreuer (z. B. Tagesmütter, Babysitter, ggf. Großeltern), die spätestens 4 Wochen vor Geburt des Kindes erfolgen sollte; auch bei Geschwistern soll ggf. der Pertussisimpfschutz aktualisiert werden. Erfolgte die Impfung bei der Mutter nicht vor der Konzeption, sollte sie bevorzugt in den ersten Tagen nach der Geburt des Kindes erfolgen. Dieses sogenannte „Cocooning" ist rational gut begründet, aber die Umsetzung ist mit erheblichen Schwierigkeiten verbunden [20].
- Eine berufliche Indikation besteht für Personal im Gesundheitsdienst sowie in Gemeinschaftseinrichtungen.

In der Schweiz wird seit 2013 schwangeren Frauen eine Pertussisimpfung empfohlen, sofern sie nicht in den vergangenen 5 Jahren bereits geimpft wurden.

Kontraindikationen bestehen bei:
- akuten, behandlungsbedürftigen Erkrankungen,
- bekannten allergischen Reaktionen auf Impfstoffbestandteile,
- wenn der Impfling binnen 7 Tagen nach einer vorausgegangenen Pertussisimpfung an einer Enzephalopathie unklarer Ätiologie erkrankte.

Als *relative Kontraindikationen*, d. h. unter Abwägung von Nutzen und Risiko, gelten gemäß Fachinformationen der Impfstoffe:
- Fieber über 40,5 °C ohne andere erkennbare Ursache binnen 48 Stunden nach Impfung,
- Kollaps oder schockähnlicher Zustand binnen 48 Stunden nach Impfung („hypoton-hyporesponsive Episode"),

- anhaltendes Weinen oder Schreien über mehr als 3 Stunden binnen 48 Stunden nach Impfung,
- zerebraler Krampfanfall binnen 72 Stunden nach Impfung.

Sonstige Krampfanfälle in der Anamnese, Krampfleiden in der Familie und andere neurologische Erkrankungen, die mit Krampfanfällen einhergehen, gelten *nicht* als Kontraindikation. Da im zeitlichen Zusammenhang mit der Impfung jedoch eine spontane Verschlechterung des bestehenden Leidens oder eine Zunahme der Anfallshäufigkeit eintreten kann, sollte der impfende Arzt dies im Aufklärungsgespräch thematisieren.

Eine ausgeprägte lokale oder systemische Nebenwirkung wie z. B. Fieber nach einer Dosis einer Pertussisimpfung stellt ebenfalls *keine* Kontraindikation für weitere Impfdosen dar.

33.6.3 Therapie

Da die Infektiosität der Pertussis im späten Inkubations- und katarrhalischen Stadium am höchsten ist, sollen wirksame Antibiotika, i. d. R. Makrolide, bei Pertussisverdacht so früh wie möglich verabreicht werden. Die Behandlungsdauer beträgt 7–14 Tage. Beginnt die antibiotische Therapie erst im Stadium convulsivum, so ist nur noch ein geringer Einfluss auf die Symptomatik zu erzielen. Dies liegt vermutlich an der bereits fortgeschrittenen toxinvermittelten Schleimhautschädigung. Die antibiotische Therapie ist jedoch zur Verhinderung pulmonaler Komplikationen und zur Beendigung der Ansteckungsfähigkeit in jedem Fall sinnvoll.

Als allgemeine Maßnahme ist die Isolierung der Erkrankten bis zum Abschluss der antibiotischen Therapie zu empfehlen. Auch die Antibiotikaprophylaxe mit einem Makrolid (z. B. Clarithromycin 15 mg/kgKG/d) über 7 Tage oder Azithromycin (5 Tage) stellt eine effektive Maßnahme dar, wenn sie innerhalb der ersten Tage nach Exposition erfolgt. Auch die Kombination von Antibiotikaprophylaxe und aktiver Impfung (v. a. bei fälliger Auffrischimpfung) ist möglich und sinnvoll, da durch Antibiotika die Wirkung der Impfung nicht beeinflusst wird. Dieses Vorgehen ist bei exponierten Personen ohne Impfschutz bzw. mit unzureichendem Impfschutz angezeigt.

Als *allgemeine Maßnahme* ist die Isolierung der Erkrankten bis zum Abschluss der Chemotherapie zu empfehlen. Auch die Kombination von Antibiotikaprophylaxe (s. S. (S. 232)) und aktiver Impfung (v. a. bei fälliger Auffrischimpfung) ist möglich und sinnvoll, da durch Antibiotika die Wirkung der Impfung nicht beeinflusst wird. Dieses Vorgehen ist bei exponierten Personen ohne Impfschutz bzw. mit unzureichendem Impfschutz angezeigt.

33.6.4 Meldepflicht

Es besteht keine Meldepflicht für Einzelfälle von Pertussis in Österreich oder der Schweiz (Ausbrüche hingegen sind meldepflichtig). In Deutschland ist seit der Revision des Infektionsschutzgesetzes 2013 der Krankheitsverdacht, die Erkrankung sowie der Tod an Pertussis namentlich meldepflichtig, ebenso der direkte oder indirekte Nachweis von B. pertussis und B. parapertussis, sofern der Nachweis auf eine akute Infektion hinweist. Ferner ist beim Auftreten eines Krankheitsfalles oder Verdachtsfalles in einer Gemeinschaftseinrichtung von deren Leitung das zuständige Gesundheitsamt zu benachrichtigen und den betroffenen Personen der Besuch von Gemeinschaftseinrichtungen bis zum Ende der Kontagiosität untersagt (§ 34 IfSG).

Literatur

[1] Amirthalingam G, Andrews N, Campbell H, et al. Effectiveness of maternal pertussis vaccination in England: an observational study. Lancet. 2014 Jul 15. pii: S0140-6736(14) 60686-3. doi: 10.1016/S0140-6736(14)60686-3

[2] Beytout J, Launay O, Guiso N et al. Safety of Tdap-IPV given 1 month after Td-IPV booster in healthy young adults: A placebo-controlled trial. Hum Vaccin 2009; 5: 315–321

[3] Cherry JD. Comparative efficacy of acellular pertussis vaccines: An analysis of recent trials. Pediatr Infect Dis J 1997; 16: 90–96

[4] Cherry JD, Heininger U. Pertussis and other Bordetella infections. In: Cherry JD, Harrison GJ, Kaplan SL, Steinbach WJ, Hotez PJ, eds. Textbook of Pediatric Infectious Diseases. 7th ed. Philadelphia: WB Saunders; 2014: 1616–1639

[5] Edwards KM, Meade BD, Decker MD et al. Comparison of 13 acellular pertussis vaccines: overview and serologic response. Pediatrics 1995; 96: 548–557

[6] Greco D, Salmaso S, Mastrantonio P et al. A controlled trial of two acellular vaccines and one whole-cell vaccine against pertussis. N Engl J Med 1996; 334: 341–348

[7] Gustafsson L, Hallander HO, Olin P et al. A controlled trial of a two-component acellular, a five-component acellular and a whole-cell pertussis vaccine. N Engl J Med 1996; 334: 349–355

[8] Heininger U. Pertussis immunisation in adolescents and adults. Adv Exp Med Biol 2008; 609: 72–97

[9] Heininger U, Cherry JD. Pertussis immunisation in adolescents and adults – Bordetella pertussis epidemiology should guide vaccination recommendations. Expert Opin Biol Ther 2006; 6: 685–697

[10] Heininger U, Stehr K, Cherry JD. Serious pertussis overlooked in infants. Eur J Pediatr 1992; 151: 342–343

III

[11] Hellenbrand W, Beier D, Jensen E et al. The epidemiology of pertussis in Germany: Past and present. BMC Infect Dis 2009; 9: 22
[12] Juretzko P, Kries von R, Hermann M et al. Effectiveness of acellular pertussis vaccine assessed by hospital-based active surveillance in Germany. Clin Infect Dis 2002; 35: 162–167
[13] Liese JG, Meschievitz CK, Harzer E et al. Efficacy of a two-component acellular pertussis vaccine in infants. Pediatr Infect Dis J 1997; 16: 1038–1044
[14] Liese JG, Heininger U, Hellenbrand W, Riffelmann M. Pertussis. In: Berner R, Bialek R, Borte M, Forster J, Heininger U, Liese JG, Nadal D, Roos R, Scholz H, Hrsg. Deutsche Gesellschaft für Pädiatrische Infektiologie: Handbuch Infektionen bei Kindern und Jugendlichen. 6. Aufl. Stuttgart: Thieme; 2013; 434–439
[15] Lugauer S, Heininger U, Cherry JD et al. Long-term clinical effectiveness of an acellular pertussis component vaccine and a whole cell pertussis component vaccine. Eur J Pediatr 2002; 161: 142–146
[16] Schmitt HJ, Wirsing von König CH, Neiss A et al. Efficacy of acellular pertussis vaccine in early childhood after household exposure. JAMA 1996; 275: 37–41
[17] Simondon F, Preziosi MP, Yam A et al. A randomized double-blind trial comparing a two-component acellular to a whole-cell pertussis vaccine in Senegal. Vaccine 1997; 15: 1606–1612
[18] Ständige Impfkommission am Robert Koch-Institut (STIKO). Mitteilung der Ständigen Impfkommission am Robert Koch-Institut: Empfehlungen der Ständigen Impfkommission am RKI 2015; Stand Aug. 2015. Epid Bull 2015: 34: 327–362
[19] Stehr K, Lugauer S. Pertussisschutzimpfung. In: Spiess H, ed. Impfkompendium. 5. Aufl. Stuttgart: Thieme; 1999: 168–183
[20] Urwyler P, Heininger U. Protecting newborns from pertussis – the challenge of complete cocooning. BMC Infect Dis 2014 Jul 17; 14(1): 397. doi: 10.1186/1471-2334-14-397
[21] Ward JI, Cherry JD, Chang SJ et al. Efficacy of an acellular pertussis vaccine among adolescents and adults. N Engl J Med 2005; 353: 1555–1563
[22] Wirsing von König CH, Rott H, Bogaerts H et al. A serologic study of organisms possibly associated with pertussis-like coughing. Pediatr Infect Dis J 1998; 17: 645–649
[23] Witt MA, Katz PH, Witt DJ. Unexpectedly limited durability of immunity following acellular pertussis vaccination in preadolescents in a North American outbreak. Clin Infect Dis. 2012; 54: 1730–1735

34 Pest

R. Steffen u. Chr. Hatz

34.1 Epidemiologie

Die Pest – im Altertum als *Schwarzer Tod* sehr gefürchtet – bleibt auch im 21. Jahrhundert in zahlreichen Herden vor allem in den Tropen und Subtropen endemisch; es sind bedeutende Ausbrüche in der Demokratischen Republik Kongo (jährlich etwa 1000 Fälle), Madagaskar, in anderen Ländern des südöstlichen afrikanischen Kontinents, Nord- und Ostafrika, Peru, Indien und Zentralasien gemeldet worden. Allerdings waren auch andere Länder betroffen, inklusive die Vereinigten Staaten von Amerika (vor allem südwestliche und westliche Staaten). Aktuell werden über 90 % aller Fälle aus Afrika gemeldet. Längere Perioden ohne Diagnose von Pest verleiten zur Illusion, diese Infektion sei in der betreffenden Region ausgerottet. Immer wieder wird postuliert, auch klimatische Faktoren würden eine Rolle spielen [4].

Ein Infektionsrisiko für Menschen besteht nur mehr selten. Betroffen sind hauptsächlich Personen, die in ländlichen Gebieten in Kontakt mit wilden Nagern kommen, dies vor allem bei der Arbeit in Minen, beim Jagen oder Campieren. In den vergangenen 20 Jahren sind in Indien und Madagaskar auch Ausbrüche in Städten vorgekommen. Pesteinschleppungen durch Reisende in nicht endemische Länder sind selten, es wird etwa 1 Fall pro Jahrzehnt publik. Der letzte betraf ein Ehepaar, das 2002 auf seinem Grundstück in Santa Fe, Neumexiko, eine tote Ratte gefunden hatte und in New York erkrankte [1].

Bedenken bestehen bezüglich der Verwendung von Pesterregern in bioterroristischer Absicht, zumal bekannt ist, dass in der Sowjetunion auch multiresistente Keime in großen Mengen gelagert wurden.

34.2 Erreger

Der Erreger der Pest ist *Yersinia pestis*, ein gramnegatives, nicht säurefestes, ovales, bipolar färbbares Bakterium.

34.3 Pathogenese

Yersinia pestis bewirkt primär eine Zoonose bei Nagetieren, die aber auch Katzen, Kamele und Menschen betreffen kann. Die Übertragung erfolgt zumeist durch Rattenflöhe Xenopsylla cheopis, vor allem nachdem der natürliche Wirt verstorben ist. Die Pest kann auch durch direkten Kontakt mit infizierten Tiergeweben auf den Menschen übertragen werden. Selten ist auch eine direkte Übertragung von Mensch zu Mensch durch Tröpfchen oder nicht sachgemäße Manipulation mit menschlichen Geweben möglich. Nosokomiale Infektionen bei Medizinalpersonal sind noch kürzlich in Peru beschrieben worden [2].

Die Virulenz hängt von diversen Faktoren ab, die auf 3 Plasmiden und deren Chromosom kodiert sind; bedeutsam ist vor allem der Proteinkapsel-Faktor 1 (F1).

34.4 Klinik

Klinisch wird zwischen *bubonischen, septikämischen* und *pneumonischen Verlaufsformen* unterschieden: Die Inkubationszeit beträgt 1–7 Tage, bei pneumonischer Pest meistens weniger als 4 Tage.

- Bei der *Bubonenpest* gelangt der Erreger nach einem infizierten Insektenstich in die regionären Lymphknoten, meist in den Leisten. Diese sind schmerzhaft vergrößert (Bubonen) und können abszedieren. Die Krankheit beginnt mit Fieber, Schüttelfrost und Kopfschmerzen.
- *Pestsepsis* kann sich aus allen anderen Pestformen entwickeln. Hämatogene Streuung kann zu disseminierter, intravasaler Gerinnung, peripherer Gangränbildung, Meningitis, Pneumonie oder anderen Organmanifestationen führen.
- *Pneumonische Pest* folgt einer Tröpfcheninfektion direkt von Mensch zu Mensch oder über kontaminierte Gegenstände. Sie kann auch sekundär in der Folge einer Pestsepsis entstehen. Diese Erkrankungsform ist hochinfektiös und kann durch respiratorische Übertragung zu weiteren Fällen von primärer pneumonischer Pest führen und in der Folge zu rascher Ausbreitung der Krankheit.

Die bubonische Pest hat unbehandelt eine Letalität von etwa 50 %, Sepsis und Pneumonie führen unbehandelt immer zum Tod. Eine antibiotische Behandlung senkt die Sterblichkeit auf unter 10 %, wenn sie früh einsetzt sogar unter 1 %. Eine durchgemachte Erkrankung führt zu einer Teilimmunität. Generell beträgt in den Vereinigten Staaten aktuell die Letalität 14 %, weltweit 19 %.

34.5 Impfung

34.5.1 Impfstoffe

Im deutschsprachigen Raum und ganz allgemein in der westlichen Welt sind keine Impfstoffe mehr im Handel. Zahlreiche Impfstoffe sind in Entwicklung, mehrheitlich aus purifizierten F1- und LcrV-Antigenen bestehend [3].

34.5.2 Wirksamkeit

Gemäß einer 2004 publizierten „Cochrane-Review" bestehen große Unsicherheiten bezüglich der Wirksamkeit der Pestimpfstoffe; es fehlen randomisierte, kontrollierte Studien. Ob Totimpfstoffe wirksamer und besser verträglich sein könnten als die attenuierte Vakzine ist umstritten. Gemäß Erfahrungen aus dem Vietnamkrieg bestand damals ein gewisser Impfschutz über 6–12 Monate dies allerdings erst 2 Wochen nach der 2. Dosis.

Zur postexpositionellen Anwendung taugen Pestimpfstoffe nicht und der Schutz gegen Lungenpest ist sehr beschränkt.

34.6 Wichtige Informationen

34.6.1 Nebenwirkungen

Alle Hersteller von Totimpfstoffen gegen Pest dokumentieren häufige Nebenwirkungen; u. a. wurde nach der Verwendung der amerikanischen Vakzine über lokale Schmerzen, Schwellung, Rötung berichtet – in 72 % der Fälle nach der 1. Dosis, in 19 % der Fälle nach der 2. Dosis. Allgemeinreaktionen mit Kopfschmerzen, Nausea, Abgeschlagenheit, Schwindel, Fieber sind ebenfalls recht häufig (19 % bzw. 7 %). Urtikaria kommt selten vor.

34.6.2 Indikation/Kontraindikation

Eine Pestimpfung könnte bei verfügbarem Impfstoff prinzipiell in Betracht gezogen werden für Personen, die

- mit virulenten Yersinia pestis arbeiten,
- in Endemiegebieten regelmäßig mit potenziell infizierten Nagern und Flöhen in Kontakt kommen,
- in hochendemischen Gebieten arbeiten, z. B. Militär, Entwicklungshelfer.

Es gibt sonst keine reisemedizinische Indikation; seit Jahrzehnten fordert kein Land auf Basis der „International Health Regulations" den Nachweis einer durchgeführten Pestimpfung.

Kontraindikation ist Unverträglichkeit für den Impfstoff oder dessen Komponenten (Rindereiweiß, Soja, Kasein, Sulfit, Phenol oder Formaldehyd), betroffene Personen sollten keine Pestvakzine erhalten. Zudem gelten die üblichen Kontraindikationen für Totimpfstoffe.

34.6.3 Therapie

Die Therapie muss schnell erfolgen:

- Streptomycin ist das wirksamste Antibiotikum und war die Therapie der Wahl bei Lungenpest, allerdings hat Gentamicin den Vorteil einer 1-mal-tgl.-Dosierung.
- Chloramphenicole werden in Endemiegebieten bei Befall der Meningen, bei Pleuritis oder Endophthalmitis eingesetzt.
- Tetracycline wirken bakteriostatisch und werden bei unkomplizierter Pest verwendet.
- Fluorochinolone haben sich in vitro und in Tierversuchen als wirksam erwiesen, es fehlt jedoch an Erfahrung bei Menschen.

Isolation:

- Patienten mit *pneumonischer Pest* müssen bis 3 Tage nach Beginn der antibiotischen Therapie einer *strengen Isolierung* unterworfen werden.
- Für Patienten mit *bubonischer Pest* ohne Husten und mit unauffälligem Lungenbefund ist nur *besondere Vorsicht* beim Umgang mit Drainageflüssigkeiten und Sekreten für den gleichen Zeitraum notwendig.

Weitere Maßnahmen:

- Wenn der Verdacht besteht, dass Patienten Rattenflöhe tragen, so ist eine Behandlung mit einem wirksamen Insektizid durchzuführen.
- Kleider und Gepäck müssen entwest oder vernichtet werden.
- Ausscheidungen und Sekrete des Patienten sowie damit kontaminierte Gegenstände müssen laufend desinfiziert werden; das Krankenzim-

mer ist einer vollständigen Schlussdesinfektion zu unterwerfen.

Eine *Quarantäne* ist notwendig:

- für Kontaktpersonen, die eine Chemoprophylaxe (s. u.) verweigern.
- Alle Kontaktpersonen sollen während 7 Tagen engmaschig überwacht werden. Allenfalls ist nach Kontaktpersonen gezielt zu suchen.

34.6.4 Expositions- und Chemoprophylaxe

Die Prävention konzentriert sich darauf, das Risiko einer Exposition zu infizierten Flohbissen zu senken, zudem ist ein direkter Kontakt zu infizierten Geweben oder Patienten mit Lungenpest zu meiden.

Exponierte Personen erhalten eine Chemoprophylaxe mit Doxycyclin 100–200 mg/d, unterteilt in 2–4 Dosen tgl., für 1 Woche; bei Kindern über 9 Jahren liegt die Dosierung bei 25–50 mg/kgKG/d. Als Alternative können Sulfamethoxazol/Trimethoprim oder Chloramphenicol verwendet werden.

34.6.5 Meldepflicht

Die Pest unterliegt einer internationalen Meldepflicht und wird von den nationalen Gesundheitsbehörden an die WHO gemeldet. So besteht *in allen Ländern* auch eine nationale Meldepflicht (Deutschland: s. IfSG).

Literatur

[1] Centers for Disease Control and Prevention (CDC). Imported Plague – New York City 2002. MMWR 2003; 52: 725–728

[2] Donaires LF, Céspedes M, Valencia P et al. Primary pneumonic plague with nosocomial transmission in La Libertad, Peru 2010. Rev Peru Med Exp Salud Publica 2010; 27: 326–336

[3] Sun W, Curtiss R. Rational considerations about development of live attenuated Yersinia pestis vaccines. Curr Pharm Biotechnol. 2013; 14: 878–86

[4] Xu L, Stige LC, Kausrud KL et al. Wet climate and transportation routes accelerate spread of human plague. Proc Biol Sci. 2014; 281: :20 133 159

Weiterführende Literatur

[1] Andrus JK, Aguilera X, Oliva O et al. Global health security and the International Health Regulations. BMC Public Health 2010; 10 (Suppl. 1): 2

[2] Centers for Disease Control and Prevention (CDC). Maps and Statistics – Plague in the United States. http://www.cdc.gov/plague/maps/; Stand 24.06.2015

[3] Dennis DT, Gage KL, Gratz N, Poland JD, Tikhomirov E. Plague Manual: Epidemiology, Distribution, Surveillance and Control. Geneva: World Health Organization; 1999: WHO/CDS/CSR/EDC/99.2

[4] Inglesby TV, Dennis DT, Henderson DA et al. Plague as a biological weapon: Medical and public health management. Working Group on Civilian Biodefense. JAMA. 2000; 283: 2281–2290

[5] Jefferson T, Demicheli V, Pratt M. Vaccines for preventing plague. Cochrane Database of Systematic Reviews. In: The Cochrane Library, Issue 4. Chichester: Wiley & Sons; 2004

[6] Williamson ED, Simpson AJ, Titball RW. Plague vaccines. In: Plotkin SA, Orenstein WA, Offit PA, eds. Vaccines. 5th ed. Philadelphia: Saunders Elsevier; 2008: 519–529

[7] World Health Organization (WHO). International meeting on preventing and controlling plague: the old calamity still has a future. Wkly Epid Rec 2006; 81(28): 278–284. Im Internet: www.who.int/wer/2006/wer8 128.pdf; Stand: 23.06.2011

35 Pneumokokken

U. Heininger u. M. van der Linden

35.1 Epidemiologie

Die Inzidenz invasiver Pneumokokkeninfektionen ist stark altersabhängig und weist Gipfel in den ersten beiden Lebensjahren sowie bei älteren Personen auf, wobei vor Einführung des nationalen Impfprogramms im Kindesalter die höchste Inzidenz mit 19,5/100 000 (davon eitrige Meningitis: 8,1/100 000) bei Kindern bis zum Alter von 2 Jahren zu verzeichnen war, gefolgt von den 3- bis 5-Jährigen mit Inzidenzen von 4,3 bzw. 1,4 [5]. Auch die Serotypenverteilung ist altersabhängig, wie eine Studie der ESPED zeigt. Für den Zeitraum der Jahre 1997–1999 ergab sich, dass die Mehrheit der Serotypen, die für invasive Pneumokokkeninfektionen bei Kindern bis zum Alter von 16 Jahren verantwortlich sind, in den verfügbaren Impfstoffen enthalten ist [11]. Eine aktuelle Übersicht der Isolate invasiver Pneumokokkeninfektionen in Deutschland, basierend auf Einsendungen an das Nationale Referenzzentrum für Streptokokken, zeigt ▶ Tab. 35.1.

35.2 Erreger

Pneumokokken (*Streptococcus pneumoniae*) gehören zum Genus Streptococcus. Sie haben eine charakteristische Morphologie (ovoide bis lanzettförmige Diplokokken), sind grampositiv und von einer Kapsel umgeben. Die Kapsel enthält Polysaccharide, deren unterschiedliche Antigeneigenschaften eine Differenzierung in verschiedene Serotypen erlaubt. Bisher kennt man gemäß dem dänischen Klassifizierungssystem 93 Serotypen. Serotypen mit chemisch verwandten Polysacchariden werden in Serogruppen zusammengefasst (z. B. 6A und 6B, 19A und 19F).

Tab. 35.1 Serotypenverteilung von 164 invasiven Pneumokokkeninfektionen bei Kindern (< 16 Jahre) und 2058 invasiven Pneumokokkeninfektionen bei Erwachsenen (≥ 16 Jahre). Einsendungen an NRZ für Streptokokken, Juli 2013–Juni 2014

Serotyp	0–1 Jahre		2–4 Jahre		5–15 Jahre		16–49 Jahre		50–60 Jahre		61–75 Jahre		>75 Jahre	
	n	%	n	%	n	%	n	%	n	%	n	%	n	%
4	0	0,0	0	0,0	0	0,0	10	3,1	5	1,4	8	1,1	8	1,2
6B	0	0,0	1	2,2	0	0,0	0	0,0	2	0,6	4	0,6	5	0,7
9V	0	0,0	0	0,0	0	0,0	0	0,0	1	0,3	1	0,1	2	0,3
14	0	0,0	1	2,2	0	0,0	7	2,2	4	1,1	4	0,6	7	1,0
18C	0	0,0	0	0,0	1	2,7	3	0,9	0	0,0	5	0,7	6	0,9
19F	2	2,4	2	4,4	1	2,7	3	0,9	3	0,9	7	1,0	10	1,5
23F	0	0,0	0	0,0	0	0,0	3	0,9	2	0,6	5	0,7	3	0,4
PCV7*	2	2,4	4	8,9	2	5,4	26	8,0	17	4,9	34	4,8	41	6,1
1	1	1,2	0	0,0	5	13,5	19	5,9	12	3,4	18	2,5	4	0,6
5	0	0,0	0	0,0	0	0,0	0	0,0	0	0,0	0	0,0	0	0,0
7F	1	1,2	0	0,0	4	10,8	24	7,4	10	2,9	29	4,1	34	5,0
PCV10*	4	4,9	4	8,9	11	29,7	69	21,3	39	11,2	81	11,4	79	11,7
3	4	4,9	5	11,1	3	8,1	30	9,3	50	14,4	125	17,6	104	15,4
6A	0	0,0	0	0,0	0	0,0	1	0,3	4	1,1	7	1,0	10	1,5
19A	4	4,9	3	6,7	0	0,0	15	4,6	22	6,3	49	6,9	59	8,8
PCV13*	12	14,6	12	26,7	14	37,8	115	35,5	115	33,0	262	36,8	252	37,4
PPV23*	41	50,0	25	55,6	25	67,6	249	76,9	254	73,0	522	73,3	458	68,0
andere	41	50,0	20	44,4	12	32,4	74	22,8	90	25,9	183	25,7	206	30,6
total	82	100,0	45	100,0	37	100,0	324	100,0	348	100,0	712	100,0	674	100,0

* Kumulativer, theoretischer Abdeckungsgrad durch 7-valente (PCV7) bzw. 10-valente (PCV10) bzw. 13-valente (PCV13) Pneumokokkenkonjugatimpfstoffe bzw. 23-valente Polysaccharidvakzine (PPV23).

35.3 Pathogenese

Hauptsächliche Eintrittspforte für Pneumokokkeninfektionen ist die Schleimhaut des Nasopharynx. Die Kolonisation der Mukosa kann zu lokalen (v. a. akute Otitis media, Sinusitis, Pneumonie) bzw. systemischen (v. a. Bakteriämie, Sepsis, eitrige Meningitis) Infektionskrankheiten führen, wobei oftmals vorausgehende Virusinfektionen der Atemwege mittels Destruktion des Epithels Wegbereiter für die Ausbreitung der potenziell pathogenen Bakterien sind.

Pneumokokken produzieren ein Hämolysin (Pneumolysin), das dermonekrotisierend wirkt, sowie ein Leukozidin und Neuraminidase in großen Mengen. Gemeinsam werden diese Virulenzfaktoren für die schweren Krankheitsmanifestationen bei invasiven Infektionen verantwortlich gemacht. Das Kapselpolysaccharid schützt das Bakterium vor Phagozytose.

Hauptsächliches Erregerreservoir ist der Mensch. Die zunächst asymptomatische Besiedlung des oberen Respirationstrakts ist Ausgangspunkt für eine mögliche spätere Infektion. Die Übertragung erfolgt von Mensch zu Mensch durch Tröpfcheninfektion bzw. durch engen Kontakt. Charakteristisch ist, dass zwar wie bei Meningokokkeninfektionen viele Personen infiziert werden, dabei aber nur wenige manifest erkranken. Die Besiedelungsrate mit Pneumokokken im 1. Lebensjahr beträgt ca. 20 %, im 2. Lebensjahr steigt sie auf 40 % an und geht in den darauf folgenden Jahren kontinuierlich zurück (2–6 Jahre 34 %, 7–11 Jahre 14 %, über 11 Jahre 8 %), was durch die kolonisationsbedingte Induktion von spezifischen mukosalen Antikörpern begründet ist. Eine erhöhte Infektionsrate besteht bei Immundefizienz, insbesondere Asplenie. Weitere Risikofaktoren sind u. a.:

- Frühgeburtlichkeit,
- Hämoglobinopathien, wie z. B. Sichelzellanämie,
- Nephrotisches Syndrom und zahlreiche weitere chronische Organkrankheiten.

35.4 Klinik

Pneumokokken sind die häufigsten Erreger der bakteriellen akuten Otitis media und Sinusitis sowie der Lobärpneumonien. Unter den bakteriellen Otitiserregern bewirken Pneumokokken die schwersten Krankheitsverläufe [17]. Sie sind, gemeinsam mit Meningokokken, häufigster Erreger der eitrigen Meningitis und mit einer hohen Komplikationsrate einhergehend. Ferner sind sie Auslöser eitriger Arthritiden und Peritonitiden.

Die invasiven Pneumokokkeninfektionen wiesen vor Einführung des Impfprogramms im Kindesalter eine Letalität von 8,3 % (Meningitiden) bzw. 1,5 % (Nicht-Meningitis-Fälle) auf [12]. In 17 % der Fälle wurde über Folgeschäden berichtet, darunter Hörstörungen (6 %) und zerebrale Residuen wie Hydrozephalus, Hirnatrophie, Hygrom, Empyem, Anfallsleiden, Hemiparese und Entwicklungsverzögerung in 7 % der Fälle.

III

35.5 Impfung

35.5.1 Impfstoffe

Polysaccharidimpfstoffe (PS)

Nachdem Pneumokokken durch Pasteur und Sternberg 1881 erstmals als Erreger der Lungenentzündung nachgewiesen werden konnten, war der Weg für die Herstellung von Impfstoffen geebnet. Die 1. Generation von Pneumokokkenvakzinen enthielt abgetötete Bakterien (sogenannte Ganzkeimvakzine), bevor dann Polysaccharidimpfstoffe konzipiert wurden. Der zunächst von Hilleman entwickelte Impfstoff enthielt 14 Kapselantigene. Später erfuhr er eine Erweiterung und ist weiterhin als 23-valenter Impfstoff verfügbar. Er enthält das Kapselpolysaccharid der Pneumokokkenserotypen 1, 2, 3, 4, 5, 6B, 7F, 8, 9N, 9V, 10A, 11A, 12F, 14, 15B, 17F, 18C, 19A, 19F, 20, 22F, 23Fund 33F. Die Auswahl der in dem Impfstoff enthaltenen Serotypen orientierte sich an den häufigsten Erregern von Pneumokokkeninfektionen im Erwachsenenalter, von denen mehr als 90 % auf die im Impfstoff enthaltenen 23 Serotypen fielen.

Die 23-valenten Polysaccharidimpfstoffe (z. B. Pneumovax) sind ab dem Alter von 2 Jahren zugelassen. Polysaccharidantigene führen zu einer *T-Zell-unabhängigen* Immunantwort, die in den ersten beiden Lebensjahren zwar eine IgM-Antikörperproduktion induziert, jedoch keine oder eine nur sehr geringe IgG-Produktion und insbesondere keine Gedächtniszellen stimuliert. Deshalb sind reine Polysaccharidimpfstoffe in den ersten beiden Lebensjahren ungeeignet und auch bei älteren Kindern aus immunologischen Gründen den Konjugatimpfstoffen unterlegen.

Konjugatimpfstoffe

Durch Koppelung (Konjugation) von Kapselpolysacchariden an Trägerproteine – in Analogie zur Impfung gegen Haemophilus influenzae Typ b – kann eine *T-Zell-abhängige* Immunantwort induziert werden und dadurch bereits im Säuglingsalter erfolgreich geimpft werden. Im Herstellungsprozess muss dabei jedes Polysaccharidmolekül an ein Trägerprotein gekoppelt werden. Der erste zugelassene Pneumokokkenkonjugatimpfstoff (Prevenar) enthielt 7 Serotypen (4, 6B, 9V, 14, 18C, 19F, 23F), die an die atoxische Diphtherietoxinmutante CRM197 als Trägerprotein gebunden waren.

Prevenar, seit 2001 zur Prophylaxe systemischer Pneumokokkeninfektionen ab dem Alter von 2 Monaten zugelassen, war bis 2009 der einzige zugelassene Pneumokokkenkonjugatimpfstoff.

Im Jahr 2009 wurde in der Europäischen Union ein neuer 10-valenter Pneumokokkenkonjugatimpfstoff (Synflorix) zugelassen. Er enthält die Streptococcus-pneumoniae-Serotypen 1, 4, 5, 6B, 7F, 9V, 14, 18C, 19F und 23F, die an das Protein D nicht typisierbarer Haemophilus-influenzae-Bakterien bzw. Tetanus-Toxoid (Typ 18C) und Diphtherie-Toxoid (19F) konjugiert sind.

Synflorix ist im Alter von 6 Wochen bis zum vollendeten 5. Lebensjahr zur Prävention invasiver Erkrankungen, Pneumonie und akuter Otitis media durch die im Impfstoff enthaltenen 10 Pneumokokkenserotypen zugelassen. Eine klinische Wirksamkeit gegen Infektionen durch nicht typisierbare Haemophilus-influenzae-Bakterien ist aufgrund des Trägerproteins D möglich, der südamerikanischen COMPAS-Studie zufolge beträgt sie geschätzt 15 % (statistisch nicht signifikant) [25].

Ebenfalls im Jahr 2009 wurde Prevenar in Deutschland und Österreich durch das auf 13 Serotypen erweiterte Nachfolgeprodukt Prevenar 13 abgelöst. Dieser Impfstoff enthält 6 weitere Streptococcus-pneumoniae-Serotypen (1, 3, 5, 6A, 7F, und 19A). Serotyp 6A ist nur in diesem Impfstoff enthalten.

Prevenar 13 ist ab dem Alter von 6 Wochen (ohne obere Altersbegrenzung) zur Prävention invasiver Erkrankungen, und bis zum Alter von 17 Jahren zusätzlich auch zur Prävention von Pneumonie und akuter Otitis media durch die im Impfstoff enthaltenen 13 Serotypen zugelassen.

35.5.2 Impfdurchführung

Das Impfschema für *Prevenar 13* umfasst:

- 3 Dosen im Alter von 6 Wochen bis 6 Monaten (Mindestabstand jeweils 1 Monat) und eine 4. Dosis mit 11–15 Monaten (alternativ als sogenanntes *2 + 1-Impfschema* mit 2 Dosen im Abstand von 2 Monaten und einer 3. Dosis im Alter von 11–15 Monaten),
- bei Impfbeginn im Alter von 7–11 Monaten: 2 Dosen im Abstand von mindestens 1 Monat und eine 3. Dosis im 2. Lebensjahr,
- bei Impfbeginn im Alter von 12–23 Monaten: 2 Dosen im Abstand von mindestens 2 Monaten,
- bei Impfung ab dem Alter von 24 Monaten: 1 Einzeldosis.

Das Impfschema für *Synflorix* umfasst:

- im Alter von 6 Wochen bis 6 Monaten 3 Dosen (Mindestabstand jeweils 1 Monat) und eine 4. Dosis mit 12–15 Monaten (alternativ als sogenanntes *2 + 1-Impfschema* mit 2 Dosen im Abstand von 2 Monaten und einer 3. Dosis frühestens 6 Monate später),
- bei Impfbeginn im Alter von 7–11 Monaten: 2 Dosen im Abstand von mindestens 1 Monat und eine 3. Dosis im Alter von 12–15 Monaten (frühestens 2 Monate nach der 2. Dosis),
- bei Impfbeginn im Alter von 12–23 Monaten: 2 Dosen im Abstand von mindestens 2 Monaten.

35.5.3 Wirksamkeit

Eine Impfdosis (0,5 ml i. m.) des 23-valenten Polysaccharidimpfstoffs führt ab dem Alter von 2 Jahren zur Produktion von partiell protektiven IgG-Serumantikörpern (gegen die 23 im Impfstoff enthaltenen Serotypen), die vor allem schwer verlaufende Pneumonien mit und ohne Bakteriämien verhindern können. Die Schutzrate liegt bei etwa 50–70 % [20], auch wenn die Serokonversionsrate mit 80–100 % gegenüber den einzelnen Serotypen höher ist. Die Wirksamkeit von Wiederholungsimpfungen ist umstritten.

Die Wirksamkeit des 7-valenten Konjugatimpfstoffs gegenüber invasiven und auch lokalen Pneumokokkeninfektionen ist in umfangreichen Untersuchungen gut belegt (▸ Tab. 35.2). Man erkennt, dass die Wirksamkeit gegenüber invasiven Infektionen deutlich höher ist als gegenüber lokal begrenzten Krankheitsmanifestationen, wie z. B. Pneumonien oder Otitiden. Dies ist durch die

Tab. 35.2 Wirksamkeitsnachweis von Pneumokokkenkonjugatimpfstoffen

Impfstoff*	Impfalter	Schutz gegen	Schutzrate [%] (95 % CI**)	Referenz
7-valent, CRM197 (Prevenar)	2, 4, 6, 12 Monate (4 Dosen)	invasive Infektionen durch Vakzineserotyp	97,4 (82,7–99,9)	[1]
		Pneumonie, radiologisch gesichert	20,5 (4,4–34,0)	[2]
		Pneumonie, röntgenveranlasst	9,8 (0,1–18,5)	[2]
		Pneumonie, klinisch, kein Röntgen	4,3 (-3,5–11,5)	[2]
		Otitis media, Vakzineserotyp	57 (44–67)	[8]
		Otitis media, alle Formen	6 (-4–16)	[8]
		Otitis media, mit Erguss	50	[15]
		Otitis media, Paukenröhrchenimplantat	44	[15]
11-valent, Protein D, D- und T-Toxoid	3,4,5, 12–15 Mo (4 Dosen)	Otitis media, Vakzineserotypen	53 (35–66)	[18]
		Otitis media, alle Pneumokokken	25 (37–63)	[18]
		Otitis media, Haemophilus influenzae	35 (2–57)	[18]
10-valent, Protein D, D- und T-Toxoid	2,4,6, 15–18 Mo (4 Dosen)	invasive Infektionen durch Vakzineserotyp	100 (74–100)	[25]
		Pneumonie, bakteriell	22 (8–34)	[25]
		Otitis media, Vakzineserotypen	67 (17–87)	[25]
		Otitis media, alle Pneumokokken	16 (-1–30)	[25]
		Otitis media, Haemophilus influenzae	15 (-84–61)	[25]

* Valenz, Trägerprotein.
** 95 % Vertrauensbereich.

quantitativ geringere Antikörperkonzentration am Ort der lokalen Entzündung im Vergleich zu den Blutspiegeln zu erklären.

In einer amerikanischen Studie zum Nachweis der Wirksamkeit der 7-valenten Konjugatvakzine wurde eine gesonderte Analyse der Schutzrate gegen invasive Pneumokokkeninfektionen bei Kindern mit niedrigem Geburtsgewicht (< 2500 g; n = 1762) bzw. Frühgeburtlichkeit (< 38. SSW, n = 4314 bzw. < 37. SSW, n = 2374) vorgenommen [21]. Im Vergleich zu normalgewichtigen Säuglingen war die Rate invasiver Pneumokokkeninfektionen bei Kindern mit niedrigem Geburtsgewicht 2,6-fach höher, für Frühgeborene im Vergleich zu Termingeborenen war sie 1,6-fach höher. Trotz der insgesamt wenigen Krankheitsfälle in diesen Untergruppen (6 bzw. 9) war es eindrucksvoll zu sehen, dass kein einziger Krankheitsfall bei geimpften Kindern auftrat.

In einer finnischen Otitisimpfstudie betrug die Wirksamkeit der Konjugatimpfung gegen Otitiden durch Vakzineserotypen immerhin 57 % (95 % CI: 44–67), gegen Otitiden durch jegliche Pneumokokkenserotypen betrug sie 34 % (95 % CI: 21–45). Ferner war eine Schutzwirkung gegen Otitiden durch mit Vakzineserotypen kreuzreagierende Pneumokokken (Serotypen 6A, 9N, 18B, 19A und 23A) in Höhe von 51 % (95 % CI: 27–67) nachweisbar [8]. In der Nachbeobachtung des Studienkollektivs über 5 Jahre zeigte sich ein anhaltender Effekt der einstmaligen Pneumokokkenimpfung mit einer Reduktion des Erkrankungsrisikos an Otitis media mit Erguss von 50 % und eine Reduktion von Paukenröhrchenimplantaten von 44 % im Vergleich zu ungeimpften Kontrollpatienten [15].

Während die durch Vakzineserotypen verursachten Otitis-media-Erkrankungen bei geimpften Kindern um 57 % abnahmen, kam es jedoch gleichzeitig tendenziell zu einer Zunahme an Otitiden durch nicht in der Vakzine enthaltene Pneumokokkenserotypen um 33 % (95 % CI: -1–80). Allerdings wird dieser Nachteil durch den Nettorückgang an Otitiden bei den Geimpften mehr als ausgeglichen. Zudem lässt sich insgesamt bei geimpften Kindern ein signifikanter Rückgang des Antibiotikaverbrauchs feststellen [4].

Auch in den USA war zwischen 1994 und 2003 nach Einführung des nationalen Impfprogramms im Jahr 2000 ein deutlicher Rückgang ambulanter Behandlungen wegen akuter Otitis media bei Kindern unter 2 Jahren (ca. 250 Fälle pro 1000 Kinder) festzustellen [10]. In einer aktuellen deutschen Studie bei Kindern mit perforierter akuter Otitis media wurde gezeigt, dass in den Jahren nach Einführung der Pneumokokkenkonjugatimpfung die Anzahl von Infektionen durch PCV7-Serotypen stark zurückging. Auch die Trägerrate mit PCV7-Serotypen ging stark zurück, jedoch fand man kompensatorisch eine Zunahme der Kolonisierung anderer Pneumokokkenserotypen [14].

Eine Studie in den USA zeigte ferner, dass 4 Jahre nach Einführung der 7-valenten Konjugatvakzine Arztbesuche wegen akuter Otitis media um 42 % abgenommen hatten, im Vergleich zum Zeitraum vor der Impfeinführung (1997–1999). Dies ging mit Reduktion der Antibiotikaverschreibungen um ebenfalls 42 % einher [26].

In einer Studie bei Kindern unter 2 Jahren in den USA wurde 2004, d. h. bereits 4 Jahre nach Einführung des Impfprogramms, ein Rückgang von Pneumonien jeglicher Ursache (!) um 39 % gefunden [9].

Studien in den USA belegen eindrucksvoll die Effizienz der 7-valenten Konjugatvakzine. Fast 10 Jahre nach Impfeinführung im Jahre 2000 kommen Erkrankungen durch die 7 im Impfstoff enthaltenen Serotypen kaum noch vor [16]. Weiterhin wurde eindrucksvoll gezeigt, dass auch unter nicht geimpften Kindern und Erwachsenen die Erkrankungsraten mit Impfstoffserotypen stark zurückgegangen sind. Da die Impfung auch die Kolonisierung mit Impfstoffserotypen stark zurückgedrängt hat, zirkulieren weniger dieser Impstoffserotypen unter den bis 2-Jährigen und somit sind auch die Übertragungsmöglichkeiten auf Geschwister und (Groß-)Eltern geringer geworden (Herdenschutzeffekt).

Auch in Deutschland konnte die Konjugatimpfung Erfolge verzeichnen. 4 Jahre nach Einführung des Impfprogramms kamen auch hier bei Kindern unter 2 Jahren invasive Infektionen durch die 7 Impfstoffserotypen kaum noch vor. Weitere 4 Jahre nach Einführung der höhervalenten Konjugatimpfstoffe sind nun auch Infektionen mit den 6 zusätzlichen Serotypen (vor allem 19A, 7F, 1 und 6A) stark zurückgegangen. Auch bei älteren Kindern und Erwachsenen sind Erkrankungen durch Impfstoffserotypen seltener geworden [19], [13] (s. a. aktuelle NRZ Daten).

Nach Einführung des 7-valenten Konjugatimpfstoffs wurde in allen Ländern mit Impfprogrammen eine Zunahme der Pneumokokkenerkrankungen durch nicht im Impfstoffe enthaltenen Serotypen festgestellt: das sogenannte *„Serotyp-Replacement“-Phänomen* [16]. In den USA betrifft dies vor allem den Serotyp 19A. Auch in Deutschland wurde ein Anstieg von Infektionen durch nicht im Impfstoff enthaltene Serotypen verzeichnet, insbesondere Serotypen 19A, 7F und 1. Da diese Serotypen in den neuen, höhervalenten Konjugatimpfstoffen enthalten sind (Typen 1 und 7F in Synflorix, Typen 1, 7F und 19A in Prevenar 13), führte deren Einsatz nun ebenfalls zu einem Rückgang der durch diese Serotypen verursachten invasiven Pneumokokkenerkrankungen. Allerdings stiegen parallel dazu die Infektionen durch weitere, nicht durch die Impfstoffe erfasste Serotypen an. Welche neuen Serotypen sich epidemiologisch durchsetzen werden, bleibt abzuwarten.

Zur Wirksamkeit von Synflorix gegen Pneumokokkeninfektionen gibt es bislang nur wenige klinische Daten. In einer doppelblind randomisierten Studie in Tschechien und der Slowakei erhielten 4968 Säuglinge das 11-valente Vorgängerprodukt von Synflorix (der Serotyp 3 fehlt im heutigen Produkt, auch wurden teilweise die Trägerproteine geändert) oder einen Hepatitis-A-Impfstoff. Das Impfschema umfasste 3 Dosen im 1. Lebensjahr (mit 3, 4 und 5 Monaten) und eine Auffrischimpfung im Alter von 12–15 Monaten. Bei den mit Synflorix geimpften Kindern konnte das Auftreten von ersten Episoden einer akuten Otitis media durch im Impfstoff enthaltene Pneumokokkenserotypen um 52,6 % reduziert werden, gegenüber jeglicher durch Pneumokokken verursachten Otitis um 51,5 % [18]. Untersuchungen zur Seroprotektion (serotypenspezifische Antikörperkonzentrationen ≥ 0,20 µg/ml Serum) zeigen, dass diese im Vergleich zu Prevenar gegen die 7 in beiden Impfstoffen enthaltenen Serotypen sehr ähnliche Werte aufweisen. Bei den Serotypen 6B und 23F liegen die Seroprotektionsraten für Prevenar um ca. 13 % höher als bei Synflorix (66 % versus 79 % bzw. 81 % versus 94 %).

35.6 Wichtige Informationen

35.6.1 Nebenwirkungen

Die Pneumokokkenimpfung mit *Polysaccharidimpfstoff* ist allgemein gut verträglich. Bei Auffrischimpfungen, insbesondere wenn sie in kürzeren Abständen als empfohlen appliziert werden, können ausgeprägte Lokalreaktionen (Rötung, Schwellung, Schmerzen) auftreten. Systemische Nebenwirkungen wie z. B. Fieber sind dagegen selten.

Auch die Impfung mit *Konjugatimpfstoffen* ist gut verträglich. Am ehesten ist mit dem Auftreten von Rötung, Schmerzen, Induration und Schwellung an der Injektionsstelle sowie vor allem bei Kindern mit Fieber zu rechnen.

35.6.2 Indikation/Kontraindikation

Die Pneumokokkenimpfung mit einem *Konjugatimpfstoff* wird in Deutschland von der Ständigen Impfkommission (STIKO) als Standardimpfung für alle Kinder bis zum Alter von 2 Jahren empfohlen [23]. Seit Sommer 2015 empfiehlt die STIKO in Deutschland das sogenannte „2 + 1"-Impfschema (siehe Kap. 35.5.2).

Die Pneumokokkenimpfung mit *Polysaccharidimpfstoff* wird als Standardimpfung für alle Personen ab dem Alter von 60 Jahren empfohlen.

Darüber hinaus besteht eine Impfindikation für bestimmte *Patienten mit erhöhter gesundheitlicher Gefährdung infolge einer Grundkrankheit*, wobei altersabhängig ein Pneumokokkenkonjugatimpfstoff (bis Alter 4 Jahre) bzw. ab dem Alter von 5 Jahren alternativ ein Pneumokokkenkonjugatimpfstoff (zurzeit nur Prevenar 13 zugelassen) oder ein 23-valenter Polysaccharidimpfstoff empfohlen wird.

Indikationen für die Pneumokokkenimpfung bei gesundheitlich gefährdeten Personen sind gemäß den Empfehlungen der Ständigen Impfkommission am Robert Koch-Institut [23]:

1. Angeborene oder erworbene Immundefekte bzw. Immunsuppression, wie z. B.:
   - T-Zell-Defizienz bzw. gestörte T-Zell-Funktion,
   - B-Zell- oder Antikörperdefizienz (z. B. Hypogammaglobulinamie),
   - Defizienz oder Funktionsstörung von myeloischen Zellen (z. B. Neutropenie, chronische Granulomatose, Leukozytenadhäsionsdefekte, Signaltransduktionsdefekte),
   - Komplement- oder Properdindefizienz,
   - funktioneller Hyposplenismus (z. B. bei Sichelzellanämie), Splenektomie (die Impfung sollte möglichst vor der jeweiligen Intervention verabreicht werden) oder anatomische Asplenie,
   - neoplastische Krankheiten,
   - HIV-Infektion,
   - nach Knochenmarktransplantation,
   - immunsuppressive Therapie (z. B. wegen Organtransplantation oder Autoimmunerkrankung).
2. Chronische Krankheiten, wie z. B.:
   - chronische Erkrankungen des Herzens, der Atmungsorgane (z. B. Asthma, Lungenemphysem, COPD), der Leber oder der Niere,
   - Stoffwechselkrankheiten, z. B. Diabetes mellitus,
   - neurologische Krankheiten, z. B. Zerebralparesen oder Anfallsleiden.
3. Anatomische und fremdkörper-assoziierte Risiken für Pneumokokkenmeningitis, wie z. B.
   - Liquorfistel
   - Cochlea-Implantat

Die STIKO empfiehlt, bei einem fortbestehend erhöhtem Risiko für invasive Pneumokokkeninfektionen (o. g. Indikationsgruppe 1) eine, eventuell auch mehrere Wiederholungsimpfungen (Pneumokokkenkonjugat- oder Polysaccharidimpfstoff, wobei Letzterer eine Immuntoleranz im Sinne einer reduzierten Immunogenität hervorrufen kann) in Erwägung zu ziehen (s. o.). Für Kinder unter 10 Jahren beträgt das Zeitintervall mindestens 3 Jahre, ab Alter 10 Jahre mindestens 5 Jahre.

Das amerikanische „Advisory Committee on Immunization Practices" (ACIP) empfiehlt für die o. g. Indikationsgruppe 1 beide Impfstoffe (beginnend mit Prevenar 13, nach 6–12 Monaten gefolgt vom 23-valenten Polysaccharidimpfstoff) [3], die Deutsche Gesellschaft für Hämatologie und Medizinische Onkologie hat sich dieser Empfehlung angeschlossen [7]. Die STIKO hält ein solches Vorgehen für „möglicherweise sinnvoll" bei Personen, bei denen die wiederholte Impfung gegen Pneumokokken indiziert ist [22].

Die auch bei anderen Impfungen üblichen *Kontraindikationen*, wie z. B. akute Erkrankungen oder Allergien auf Impfstoffbestandteile, müssen beachtet werden.

35.6.3 Therapie

Pneumokokken sind in Deutschland nach wie vor in aller Regel penizillinempfindlich, wohingegen gegenüber Makroliden bis 2005 eine zunehmende Resistenz (bis über 30 %) verzeichnet wurde, die seit

Einführung des Impfprogramms mit Konjugatimpfung allerdings wieder stark zurückgegangen ist (bis unter 10 %). Bei Otitiden und anderen lokalen Manifestationen ist wegen des oftmals schwierigen Keimnachweises das breiter (d. h. auch gegen andere häufige bakterielle Erreger wie z. B. Haemophilus influenzae und Moraxella catarrhalis) wirksame Amoxicillin (50–90 mg/kgKG/d p. o.) indiziert, welches auch bei Lobärpneumonien empfohlen wird.

III

Bei invasiven Pneumokokkeninfektionen (z. B. Meningitis) ist die Gabe von Penizillin G (i. v.) in einer Dosierung von 500 000 IE/kgKG/d empfohlen. Alternativ können Cephalosporine der Gruppe 3 (z. B. Cefotaxim oder Ceftriaxon) sowie – insbesondere in Regionen mit signifikantem Anteil an penizillinresistenten Pneumokokken – zusätzlich Glykopeptidantibiotika (z. B. Vancomycin oder Teicoplanin) verwendet werden. Vancomycin eignet sich auch für Patienten mit Penizillinallergie. Bei *Patienten mit Asplenie* bzw. nach Splenektomie kann durch konsequente, tägliche Penizillin- oder Amoxicillinprophylaxe dem erhöhten Risiko für invasive Pneumokokkeninfektionen begegnet werden [6]. Für Kinder ist dies über einen Zeitraum von mindestens 5 Jahren allgemein empfohlen [24], bei Erwachsenen ist die Datenlage hingegen unsicher. Wegen des geringen Übertragungsrisikos – im Gegensatz zu Meningokokken- und Haemophilus-influenzae-Infektionen – ist bei invasiven Pneumokokkeninfektionen weder eine Isolierung des Patienten noch eine Chemoprophylaxe für enge Kontaktpersonen erforderlich.

35.6.4 Meldepflicht

Pneumokokkeninfektionen sind in Deutschland nicht meldepflichtig. Jedoch existiert mit Pneumoweb (www.rki.de/DE/Content/Infekt/Sentinel/Pneumoweb/Monatsstatistik.html) ein epidemiologisch-mikrobiologisches Erfassungssystem des Robert Koch-Instituts in Zusammenarbeit mit dem Nationalen Referenzzentrum für Streptokokken an der Universität Aachen.

Literatur

[1] Black S, Shinefield H, Fireman B et al. Efficacy, safety and immunogenicity of heptavalent pneumococcal conjugate vaccine in children. Northern California Kaiser Permanente Vaccine Study Center Group. Pediatr Infect Dis J 2000; 19: 187–195

[2] Black SB, Shinefield HR, Ling S et al. Effectiveness of heptavalent pneumococcal conjugate vaccine in children younger than five years of age for prevention of pneumonia. Pediatr Infect Dis J 2002; 21: 810–815

[3] CDC. Use of 13-valent pneumococcal conjugate vaccine and 23-valent pneumococcal polysaccharide vaccine for adults with immunocompromising conditions: recommendations of the Advisory Committee on Immunization Practices (ACIP). MMWR 2012; 61: 816–9

[4] Dagan R, Sikuler-Cohen M, Zamir O et al. Effect of a conjugate pneumococcal vaccine on the occurrence of respiratory infections and antibiotic use in day-care center attendees. Pediatr Infect Dis J 2001; 20: 951–958

[5] Deutsche Akademie für Kinderheilkunde und Jugendmedizin (DAKJ). Kommission für Infektionskrankheiten und Impfungen. Stellungnahme zur Verwendung von Pneumokokken-Konjugatimpfstoff aus medizinischer Sicht. Monatsschr Kinderheilkd 2002; 150: 1128–1132

[6] Deutsche Gesellschaft für Hämatologie und Medizinische Onkologie e. V. (DGHO). Empfehlungen der Fachgesellschaft zur Diagnostik und Therapie hämatologischer und onkologischer Erkrankungen. Prävention von Infektionen und Thrombosen nach Splenektomie oder funktioneller Asplenie. Leitlinie, Stand 2013 www.onkopedia-guidelines.info/de/onkopedia/guidelines/praevention-von-infektionen-und-thrombosen-nach-splenektomie-oder-funktioneller-asplenie/@@view/html/index.html

[7] Deutsche Gesellschaft für Hämatologie und Medizinische Onkologie e. V. (DGHO). Empfehlungen der Fachgesellschaft zur Diagnostik und Therapie hämatologischer und onkologischer Erkrankungen. Pneumokokkenimpfung bei hämatologischen und onkologischen Patienten im Erwachsenenalter. Leitlinie, Stand 2014 www.onkopedia-guidelines.info/de/onkopedia/guidelines/pneumokokkenimpfung-bei-haematologischen-und-onkologischen-patienten-im-erwachsenenalter/@@view/html/index.html

[8] Eskola J, Kilpi T, Palmu A et al. Efficacy of a pneumococcal conjugate vaccine against acute otitis media. N Engl J Med 2001; 344: 403–409

[9] Grijalva CG, Nuorti JP, Arbogast PG et al. Decline in pneumonia admissions after routine childhood immunization with pneumococcal conjugate vaccine in the USA: a time-series analysis. Lancet 2007; 369: 1179–1186

[10] Grijalva CG, Poehling KA, Nuorti JP et al, National impact of universal childhood immunization with pneumococcal conjugate vaccine on outpatient medical care visits in the United States. Pediatrics 2006; 118: 865–873

[11] von Kries R, Siedler A, Schmitt HJ et al. Proportion of invasive pneumococcal infections in German children preventable by pneumococcal conjugate vaccines. Clin Infect Dis 2000a; 31: 482–487

[12] von Kries R, Siedler A, Schmitt HJ. Epidemiologie von Pneumokokken-Infektionen bei Kindern. Kinderärztl Prax 2000b; 71: 435–438

[13] van der Linden M, Weiß S, Falkenhorst G, Siedler A, Imöhl M, von Kries R. Four years of universal pneumococcal conjugate infant vaccination in Germany: impact on incidence of invasive pneumococcal disease and serotype distribution in children. Vaccine 2012; 30: 5 880–5 885

[14] van der Linden M, Imöhl M, Busse A, Rose M, Adam D. Bacterial spectrum of spontaneously ruptured otitis media in the era of pneumococcal conjugate vaccination in Germany. Eur J Pediatr 2014; Aug 30 [Epub ahead of print].

[15] Palmu AA, Verho J, Jokinen J et al. The seven-valent pneumococcal conjugate vaccine reduces tympanostomy tube placement in children. Pediatr Infect Dis J 2004; 23: 732–738

[16] Pilishvili T, Lexau C, Farley MM et al. Sustained reductions in invasive pneumococcal disease in the era of conjugate vaccine. J Infect Dis 2010; 201: 32–41

[17] Polachek A, Greenberg D, Lavi-Givon N et al. Relationship among peripheral leukocyte counts, etiologic agents and clinical manifestations in acute otitis media. Pediatr Infect Dis J 2004; 23: 406–413

[18] Prymula R, Peeters P, Chrobok V et al. Pneumococcal capsular polysaccharides conjugated to protein D for prevention of acute otitis media caused by both Streptococcus pneumoniae and non-typable Haemophilus influenzae: a randomised double-blind efficacy study. Lancet 2006; 367: 740–748

[19] Rückinger S, van der Linden M, Reinert RR et al. Reduction in the incidence of invasive pneumococcal disease after general vaccination with 7-valent pneumococcal conjugate vaccine in Germany. Vaccine 2009; 27: 4 136–4 141

[20] Shapiro ED, Berg AT, Austrian R et al. The protective efficacy of polyvalent pneumococcal polysaccharide vaccine. N Engl J Med 1991; 325: 1453–1460

[21] Shinefield H, Black S, Ray P et al. Efficacy, immunogenicity and safety of heptavalent pneumococcal conjugate vaccine in low birth weight and preterm infants. Pediatr Infect Dis J 2002; 21: 182–186

[22] Ständige Impfkommission am Robert Koch-Institut (STIKO). Stellungnahme zur Impfung Erwachsener gegen Pneumokokken. Epid Bull 2012; 7: 55–56

[23] Ständige Impfkommission am Robert Koch-Institut (STIKO). Mitteilung der Ständigen Impfkommission am Robert Koch-Institut: Empfehlungen der Ständigen Impfkommission am RKI 2015; Stand Aug. 2015. Epid Bull 2015: 34: 327–362

[24] Theilacker C, Weiss M, Henneke P et al. Asplenie. In: Berner R, Bialek R, Borte M, Forster J, Heininger U, Liese JG, Nadal D, Roos R, Scholz H, Hrsg. Deutsche Gesellschaft für Pädiatrische Infektiologie: Handbuch Infektionen bei Kindern und Jugendlichen. 6. Aufl. Stuttgart: Thieme; 2013; 132–135

[25] Tregnaghi MW, Saez-Llorens X, Lopez P et al. Efficacy of Pneumococcal Nontypable Haemophilus influenzae Protein D Conjugate Vaccine (PHiD-CV) in Young Latin American Children: A Double-Blind Randomized Controlled Trial. PLoS Med 11(6): e1 001 657

[26] Zhou F, Shefer A, Kong Y et al. Trends in acute otitis media-related health care utilization by privately insured young children in the United States, 1997–2004. Pediatrics 2008; 121: 253–260

36 Pocken

M. Pfleiderer u. H. Spiess

36.1 Epidemiologie

Infolge des weltweit von der WHO durchgeführten Pockeneradikationsprogramms sind die gefährlichen Pocken – seit der letzten Erkrankung 1977 in Somalia – weltweit verschwunden und 1980 offiziell als eradiziert erklärt worden. Somit ist die Pockenschutzimpfung von der WHO für kein Land mehr empfohlen.

Tierpocken, wie Kuh-, Kaninchen-, Affenpocken, kommen hierzulande kaum vor, sie können jedoch durch illegalen Handel mit infizierten Tieren eingeschleppt und auch auf den Menschen übertragen werden. Hieraus ergibt sich die Notwendigkeit einer schnellen und präzisen Charakterisierung des ätiologischen Agens zur Unterscheidung vom Variolavirus.

36.2 Erreger

Orthopoxvirus variola.

36.3 Pathogenese

Die *Übertragung* der Pockenviren geschieht durch engen Kontakt über Tröpfcheninfektion, aber auch durch infizierte Wäsche oder Gegenstände. Die Inkubationszeit beträgt 7–19 Tage.

36.4 Klinik

Typisch für Pocken (*Variola*) ist die Gleichförmigkeit der Effloreszenzen, während bei Windpocken immer verschiedene Stadien (Papeln, Bläschen, Krusten) vorliegen! Krankheitsbeginn mit allgemeinen Symptomen, Mattigkeit, Kreuz-, Glieder- und Halsschmerzen. Am 3.–4. Krankheitstag Fieberabfall und Aufschießen eines zentripetal bis zu den Händen und Füßen ausgebreiteten papulösen Exanthems mit nachfolgender Bläschenbildung; ab 5. Tag typische gleichförmige Pockenblasen (Variola major). Bei über 40-jährigen, noch gegen Pocken geimpften Erwachsenen ist mit geringeren Krankheitssymptomen zu rechnen (*Variola minor*).

36.5 Impfung

36.5.1 Impfstoffe

Nach den terroristischen Angriffen auf das World Trade Center in New York am 11.09.2001 wurden weltweit Befürchtungen geäußert, dass auch dem Menschen gefährliche Pathogene im Rahmen eines bioterroristischen Angriffs massenhaft verbreitet werden könnten. Somit erlangte die wissenschaftliche Bewertung alter und neuer Pockenimpfstoffe erneut eine hohe Priorität. Nutzen und Risiken der noch vorhandenen Dermovakzinen der 1. Generation mussten gegen die der moderneren zellbasierten Impfstoffe der 2. Generation sowie die der hoch attenuierten Pockenimpfstoffe der 3. Generation abgewogen werden. Im Besonderen galt es die Frage zu beantworten, ob die historisch belegte Wirksamkeit derjenigen Impfstoffgeneration, mit der letztlich die Eradikation der Pocken gelang, auf modernere Produkte übertragen werden kann. Die besondere Schwierigkeit lag darin, dass weder mit alten noch mit neuen Pockenimpfstoffen Wirksamkeitsstudien durchgeführt werden können, denn zum einen gibt es kein zirkulierendes Wildtypvirus mehr und zum anderen verbieten eine Reihe von seltenen, aber schweren Nebenwirkungen, die von den wirksamen Impfvirusstämmen ausgehen, jede Art von klinischer Untersuchung am Menschen.

Um einen globalen Konsens in den Fragen zur zeitgemäßen Herstellung, nicht klinischen und klinischen Prüfung von Pockenimpfstoffen herzustellen, wurden von den zuständigen wissenschaftlichen Gremien der EMA [3] und der WHO [7] neue Leitfäden entworfen. Die Kernaussage beider Leitfäden ist, dass unabhängig vom Herstellungsverfahren – also über Tierhaut oder Gewebekultur – eine gleichbleibende Wirkung vorausgesetzt werden kann, wenn dieselben Saatviren verwendet werden, die sich während des WHO-Pockeneradikationsprogramms als wirksam erwiesen haben, z. B. die sogenannten Lister-Elstree-Stämme oder der US-amerikanische „New-York-City-Board-of-Health"-Impfstamm (NYCBH). In Analogieschluss muss unter diesen Voraussetzungen auch dasselbe Nebenwirkungsprofil angenommen werden.

Die hoch attenuierten Impfstoffe der 3. Generation, die allesamt auf dem „Modified Vaccinavirus

Ankara" (MVA) basieren, werden in diesen Leitfäden nicht behandelt. Zwar wurden solche Impfstoffe in Deutschland gegen Ende der offiziellen Pockenimpfprogramme als sogenannter Vorimpfstoff eingesetzt, um die Nebenwirkungen, die von den bewährten Impfstämmen ausgehen, abzumildern, dennoch war es bisher nicht möglich, eine belastbare Wirksamkeit zu demonstrieren. Insbesondere verursachen die MVA-Impfstoffe an der Impfstelle keine klar definierbare Pustel, sondern lediglich diffuse Rötungen oder andere Hautreizungen. Es ist aber genau dieser „vaccine take", d. h. die sich zum richtigen Zeitpunkt ausbildende klar definierbare Pustel, die als Korrelat für Wirksamkeit akzeptiert ist. Weiterhin ist eine zweimalige Impfung im Abstand von vier Wochen notwendig.

Somit können MVA-Impfstoffe im Ernstfall für die postexpositionelle Prophylaxe sowie für Riegelungsimpfungen nicht in Betracht gezogen werden. Sie bieten aber dennoch einen medizinischen Vorteil für all diejenigen, für die die reaktogeneren Pockenimpfstoffe kontraindiziert sind, z. B. für Schwangere, Personen mit chronischen Hauterkrankungen oder Immundefekten. Imvanex [4], ein MVA-basierter Pockenimpfstoff des dänischen Herstellers Bavarian Nordic [1] ist seit 2013 der erste und einzige in der gesamten EU (sowie in anderen Ländern) zugelassene Pockenimpfstoff der ohne weitreichende Indikationseinschränkungen angewendet werden kann. Mit diesem Impfstoff können auch Labormitarbeiter, Soldaten und andere potenziell gefährdete Personenkreise jederzeit und ohne die besonderen Risiken, wie sie weiter unten für die Elstree-basierten Impfstoffe beschrieben sind, geimpft werden. Die Wirksamkeit von Imvanex wurde über vergleichende Immunogenitätsstudien mit Elstree-basierten Pockenimpfstoffen approximiert. Imvanex ist ein Flüssigimpfstoff. Die Grundimmunisierung mit Imvanex erfolgt über die intramuskuläre Injektion von zwei Teildosen (0,5 ml) innerhalb von 28 Tagen.

In Deutschland stehen etwa 100 Mio. Impfdosen von Elstree- basierten Pockenimpfstoffen zur Verfügung. In den Jahren 2001 und 2002 wurden zunächst eingelagerte Bestände des Pockenimpfstoffs Lancy-Vaxina des schweizerischen Herstellers Berna Biotech (heute Crucell) beschafft und in der Folge ein moderner zellbasierter Impfstoff (Elstree-BN) des dänischen Herstellers Bavarian Nordic. Beide Impfstoffe sind nicht zugelassen und nur für den Notfall, nicht jedoch zur Routineanwendung vorgesehen. Sie werden vom Paul-Ehrlich-Institut (PEI [6]) in regelmäßigen Abständen überprüft, um sicherzustellen, dass der Wirkstoffgehalt, der einen Immunschutz garantiert, nicht unterschritten wird. Dieser Test wird im bebrüteten Hühnerei durchgeführt und basiert auf der Ausbildung sogenannter Plaques auf der Chorioallantoismembran des Bruteis durch die Impfviren. Ein Impfvirustiter von über 1×10^8 „Pock Forming Units" (pfu) pro Milliliter wird für Elstree und ähnliche Impfstämme als ausreichendes und verlässliches Maß für Wirksamkeit angesehen.

Alle aktuellen Informationen zu Pockenimpfstoffen und deren Anwendung sind auf der Homepage des PEI einsehbar.

Vaccinia-Immunglobulin (human) wurde im Rahmen der Neubeschaffung von Pockenimpfstoffen zur Abschwächung schwerer Impfreaktionen, bei Personen die unmittelbar geimpft werden sollten, z. B. Soldaten vor Auslandseinsätzen, ebenfalls in geringen Mengen neu beschafft. Es handelt sich um Hyperimmunseren, die von US-Soldaten, die ab dem Jahr 2001 erneut gegen Pocken geimpft wurden, gewonnen wurden. Auch die Vaccinia-Immunglobuline wurden nicht zugelassen, sondern lediglich für den Notfall eingelagert. Ihre maximale Laufzeit ist inzwischen weit überschritten, sodass sie nicht mehr zur Verfügung stehen.

Anders als in den USA wurde in Deutschland keine einzige Dosis der ab 2001 beschafften Impfstoffe oder der Vaccinia-Immunglobuline an einen Menschen verabreicht.

36.5.2 Impfdurchführung

Die Anwendung der eingelagerten Pockenimpfstoffe geschieht durch *Multipunktur* mit einer Bifurkationsnadel. Hierbei wird ein geringes Volumen des gelösten Impfstoffs (1–2 µl), das etwa 1×10^5 Lebendviruspartikel enthält, durch 15-malige Punktierung in die Haut (intrakutan) des Oberarms eingebracht.

Nach der Impfung soll die Übertragung von Impfviren auf andere Körperregionen sowie auf Ungeimpfte durch Abdecken und Trockenhalten der Impfstelle vermieden werden.

Notwendige Lokalreaktionen zur sicheren Bewertung des Impferfolgs sind:

- sofort: traumatische Reaktion,
- 2.–3. Tag: Papula + Makula,
- 4.–5. Tag: Vesikula + Aula,
- 6.–7. Tag: Pustula + Area,
- 7–14 Tage: Schorf und, nach Abfall, Narbe.

Fieberhafte Allgemeinreaktionen können besonders ab dem 4.–9. Tag p.v. auftreten.

Lokalreaktionen nach Wiederimpfung werden von der Restimmunität, resultierend aus früheren Impfungen, von der Impftechnik und dem Virusgehalt im Impfstoff mitbestimmt. Je ausgeprägter eine noch vorhandene Restimmunität ist, umso schwächer sind die lokalen Reaktionen. In vielen Fällen ist lediglich noch eine schwache sogenannte Knötchenreaktion, jedoch keine ausgeprägte Pustelbildung mehr zu beobachten.

36.5.3 Wirksamkeit

Die Effizienz der oben beschriebenen Impfstoffe ist durch die weltweite Pockenausrottung belegt.

36.6 Wichtige Informationen

36.6.1 Nebenwirkungen

Nebenwirkungen und Komplikationen betreffen nahezu ausschließlich Erstimpflinge und ältere Personen, bei denen die vorangegangene Pockenimpfung länger als 15 Jahre zurückliegt.

- *Abnorme* Lokalreaktionen:
  - *Impfulzera* entstehen durch Kratzen und bakterielle Superinfektion und können wochenlang anhalten. Unter antibakterieller Puderbehandlung Ausheilung mit Narbenbildung. Persistierende Impfulzera können Folge einer gestörten Abwehr sein, wie die Vaccinia progressiva.
  - *Impfkeloid* mit verstärkter Narbenbildung.
  - *Nebenpocken:* abortive Vakzinebläschen am Rand der Pustel.
  - *Area bullosa:* vorübergehende oberflächliche Blasenbildung,
  - *Vaccinia secundaria:* akzidentelle Autoinokulation von Vakzinevirus von der Impfpustel auf entlegene Körperstellen des Impflings; *Vaccinia translata* genannt bei Übertragung auf Andere (Cave Kontaktinfektion!).
  - *Vaccinia generalisata:* Die hämatogene Aussaat von Vakzinevirus führt am 9.–11. Tag p.v. zu mehr oder weniger generalisierter Blasen- und nachfolgender Pustelbildung. Der Verlauf ist günstig.
  - *Eczema vaccinatum:* gefährliche Form der i. d. R. primär durch Inokulation juckender Hautstellen übertragenen Vakzine.
  - *Vaccinia progressiva (gangraenosa):* gefährlichste lokal entstehende und sich zentrifugal von der Impfstelle ausdehnende Komplikation. Die Eintrocknung der Impfpusteln bleibt aus, da sich die Virusvermehrung über den 8.–10. Tag fortsetzt. Das Impfulkus schreitet fort.
- Organerkrankungen:
  - Sie kommen selten als Angina, Pneumonie, Myokarditis, Nephritis und Osteomyelitis nach Pockenerstimpfung vor.
  - Die ab dem Jahr 2001 groß angelegten Wiederimpfprogramme innerhalb des amerikanischen Militärs haben insbesondere eine Reihe von koronaren Komplikation infolge der Impfung mit dem dort verwendeten Pockenimpfstoff Dryvax, ebenfalls einem Lister-Elstree Derivat, ergeben. Ein ähnliches Nebenwirkungsprofil ergibt sich für den seit 2007 in den USA zugelassenen verozellbasierten Pockenimpfstoff ACAM 2000 [2], [5].
- *Meningitische* Reaktionen:
  - Kopfschmerzen und Erbrechen verlaufen ohne bleibende Schäden, wie sie bei älteren Erstimpflingen durch seltene myelitische und bulbäre Reaktionen beobachtet wurden.
  - Die postvakzinale Enzephalitis gilt als gefürchtetste Komplikation nach der Pockenerstimpfung. Sie tritt 4–18 Tage p.v. auf, besonders im Pubertätsalter, seltener bei Erwachsenen. Die Letalitätsrate beträgt 15–25 %. Bei Überlebenden können neurologische und zerebrale Residualschäden bleiben.

36.6.2 Indikation/Kontraindikation

In Deutschland wurde die Pockenimpfpflicht bereits 1976 aufgehoben, da autochthone Pockenerkrankungen seit Jahrzehnten nicht mehr beobachtet wurden und somit das Risiko eines Impfschadens wahrscheinlicher wurde als die möglichen Risiken, die mit einer Pockenvirusinfektion verbunden sind.

Eine *Indikation* für die Pockenschutzimpfung ist heute nur noch ausnahmsweise für Erwachsene gegeben, die mit Orthopoxviren arbeiten (s. auch Kap. 14).

Kontraindikationen gegen eine herkömmliche Pockenimpfung sind:

- Schwangerschaft und Stillzeit,
- Säuglingsalter,
- Personen mit angeborener oder erworbener Immundefizienz, auch durch immunsuppressive Therapie, HIV-Infizierte,

- Personen mit atopischer Dermatitis oder ekzematösen Hauterkrankungen, Hautinfektionen oder Verbrennungen (Cave: Vaccinia translata),
- Personen mit nicht kompensierten Organerkrankungen, insbesondere des zentralen Nervensystems.

Für den MVA-basierten Pockenimpfstoff Imvanex bestehen keine besonderen Kontraindikationen [4].

In jedem Fall muss der Nutzen der Impfung gegen das Risiko abgewogen werden.

36.6.3 Meldepflicht

Pockenverdachtsfälle: Genaue Anleitung zum Umgang mit Pockenverdachtsfällen bieten die Informationen des Zentrums für biologische Sicherheit (ZBS) auf der Homepage des Robert Koch-Instituts (www.rki.de).

Literatur

[1] Bavarian Nordic. Imvanex. http://ci.bavarian-nordic.com/media/news.aspx?news = 2699; Stand: Dez. 2014

[2] Centers for Disease Control and Prevention (CDC). Questions and Answers about Smallpox Vaccine. (last updated 13.03.2009). Im Internet: www.bt.cdc.gov/agent/smallpox/faq/characteristics.asp; Stand: Dez. 2014

[3] European Agency for the Evaluation of Medicinal Products (EMA). Committee for Proprietary Medicinal Products (CPMP). Note for Guidance on the development of vaccinia virus based vaccines against smallpox; CPMP/1100/02 (26.06.2002). Im Internet: www.ema.europa.eu/docs/en_GB/document_library/Scientific_guideline/2009/09/WC 500 003 900.pdf; Stand: Dez. 2014

[4] European Medicines Agency (EMA). Imvanex: www.ema.europa.eu/ema/index.jsp?curl = pages/medicines/human/medicines/002 596/human_med_001 666.jsp&mid = WC 0b01ac058 001d124; Stand: Dez. 2014

[5] Food and Drug Administration (FDA). Highlights of prescribing information. ACAM2000, (Smallpox (Vaccinia)Vaccine, Live,) Lyophilized preparation for percutaneous scarification (initial US Approval 2007). Im Internet: www.fda.gov/downloads/BiologicsBloodVaccines/Vaccines/ApprovedProducts/UCM142 572.pdf; Stand: Dez. 2014

[6] Paul-Ehrlich-Institut (PEI). Pockenschutzimpfung (erstellt 31.03.2003; aktualisiert 03.11.2005). Im Internet: www.pei.de/DE/infos/fachkreise/impfungen-impfstoffe/pockenschutzimpfung/pockenschutzimpfung-node.html; Stand: Dez. 2014

[7] World Health Organization (WHO). WHO recommendations for production and control of smallpox vaccine – revised 2003. Final Draft (21.02.2003). Im Internet: www.who.int/biologicals/publications/trs/areas/vaccines/smallpox/en/Smallpoxfinal%20WHO%20Recommendations.pdf; Stand: Dez. 2014

37 Poliomyelitis

S. Reiter

37.1 Epidemiologie

Vor Einführung flächendeckender Impfungen war die Poliomyelitis weltweit verbreitet. Die Erkrankung trat auch in Mitteleuropa so häufig auf, dass der Kontakt mit dem Erreger meist schon im Kindesalter erfolgte. Allerdings ist der Begriff *Kinderlähmung* irreführend, da auch Jugendliche und Erwachsene erkranken können. In Ländern mit gemäßigtem Klima erfolgte die Durchseuchung in typischen saisonalen Wellen mit einem Gipfel in den Sommer- und Herbstmonaten.

Das einzige Erregerreservoir für Polioviren ist der Mensch, weshalb eine regionale Eliminierung und sogar die Eradikation möglich und in weiten Teilen der Welt schon jetzt erreicht ist.

Endemische Erkrankungen durch Poliowildviren (WPV) betreffen aktuell nur noch 3 Länder: Nigeria, Pakistan und Afghanistan. 2013 waren 60 % der weltweit registrierten Poliofälle auf Importe von Wildviren in bereits poliofreie Länder zu verzeichnen. 2014 traten weltweit noch 342 Fälle in 9 Ländern auf, davon 85 % aller weltweiten Fälle in Pakistan („The Global Polio Eradication Initiative", Datenstand 24.12.2014 [3], [18]). Obwohl die Wildviruszirkulation in den meisten Ländern unterbrochen werden konnte, kommt es v. a. in Afrika und Pakistan noch zu Transmissionen sowie zu Ausbrüchen in Populationen mit unzureichender Immunität. Angesichts der internationalen Ausbreitung der Polio hat die WHO im Mai 2014 eine gesundheitliche Notlage internationaler Tragweite („Public Health Emergency of International Concern") nach Artikel 12 der Internationalen Gesundheitsvorschriften (IGV) ausgerufen und temporäre Empfehlungen zur Unterbrechung der Übertragungsketten und Verhinderung von möglichen Exporten von WPV ausgesprochen.

In *Deutschland* zeigen die seit 1998 bundesweit vorliegenden Impfdaten aus den Schuleingangsuntersuchungen stets Werte von 94–96 % für die Impfquoten gegen Polio bei Kindern mit Impfausweis. Die Daten aus dem Kinder- und Jugendgesundheitssurvey des Robert Koch-Instituts (RKI) und die Abrechnungsdaten der Kassenärztlichen Vereinigungen zu Impfleistungen niedergelassener Ärzte (KV-Impfsurveillance des RKI) weisen allerdings darauf hin, dass Impfungen nicht zeitgerecht, d. h. nicht zu den von der Ständigen Impfkommission (STIKO) empfohlenen Zeitpunkten durchgeführt werden. Die empfohlenen Auffrischimpfungen im Kindes- und Jugendalter werden ebenfalls nur unzureichend wahrgenommen. In der erwachsenen Bevölkerung sind 85 % gegen Polio geimpft. Aktuelle Untersuchungen des RKI zeigen zudem sehr hohe Seroprävalenzraten für Antikörper bei der deutschen Bevölkerung gegen alle 3 Poliovirustypen [8], [10], [12].

37.2 Globales Eradikationsprogramm

Die Poliomyelitis ist nach den Pocken die 2. Infektionskrankheit, bei der eine weltweite Eradikation angestrebt wird. Dies ist prinzipiell möglich, da

- das einzige Erregerreservoir für Polioviren der Mensch ist,
- wirksame Impfstoffe vorhanden sind,
- eine erworbene Immunität lebenslang besteht und
- die Viren in der Umwelt nur kurze Zeit überleben können.

Im Mai 1988 beschloss die 41. Weltgesundheitsversammlung (World Health Assembly, WHA) die weltweite Eradikation der Poliomyelitis. Die Weltgesundheitsorganisation (WHO) initiierte das *Globale Poliomyelitiseradikationsprogramm* („Global Polio Eradication Initiative", GPEI), das ursprünglich die Eradikation der Poliomyelitis bis zum Jahre 2000 zum Ziel hatte [3].

Zu Beginn dieses Programms gab es noch 350 000 Erkrankungsfälle in 125 Ländern. Dank der bislang größten öffentlich-privaten „Public-Health-Initiative", getragen durch die WHO, UNICEF (United Nations Children's Fund), Rotary International, die Centers for Disease Control (CDC) und ihre Partner, wurden beträchtliche Erfolge bei der Bekämpfung dieser Infektionskrankheit erzielt. Der gesamte amerikanische Kontinent ist seit 1994 und der westpazifische Raum seit dem Jahr 2000 poliofrei. In der WHO-Region Europa wurde der letzte Fall am 26.11.1998 in der Türkei beobachtet. Da in den folgenden 3 Jahren kein autochthoner Poliofall mehr gemeldet wurde, konnte die Region am 21.06.2002 für poliofrei erklärt werden. Dieser Zeitraum (3 Jahre nach Auftreten des letzten Poliofalls) soll gewährleisten, dass auch inapparent verlaufende Polioinfektionen erkannt werden. Bereits 2004 konnte eine Reduktion der weltweit registrierten Fälle um 99 % vermeldet werden. Mit einer massiven Impfkampagne ist in Indien die Ausrottung der Polio gelungen. Der Erfolg Indiens, das lange Zeit aufgrund hoher Bevölkerungsdichte und sanitärer Probleme als das schwierigste Land für die Ausrottung der Polio galt, zeigt, dass die Erkrankung auch unter schwierigsten Umstanden eliminiert werden kann. Dies war die Voraussetzung für die Zertifizierung der Poliofreiheit in Südostasien im März 2014. Damit leben insgesamt 80 % der Weltbevölkerung in poliofreien Gebieten [13]. Daneben gab es aber auch zahlreiche Rückschlage und das Erreichen des Eradikationsziels musste mehrfach verschoben werden. 2010 traten in der WHO-Region Europa erstmals seit der Zertifizierung als poliofreies Gebiet wieder neue Poliofälle auf. In Tadschikistan wurden 458 laborbestätigte Fälle verzeichnet, der Ausbruch führte auch zu weiteren Fällen in Russland, Turkmenistan und Kasachstan [16]. Solange die weltweite Poliofreiheit noch nicht erreicht ist, ist daher eine hohe Durchimpfung der Bevölkerung sowie die Sicherstellung der Polio-Überwachung notwendig.

Ziel der GPEI ist es nunmehr, Polio bis 2018 weltweit auszurotten. Die Anstrengungen konzentrieren sich auf die zwei WHO-Regionen (Afrika und Östlicher Mittelmeerraum) und dort auf die drei verbliebenen Endemiegebiete. Für einige Krisenregionen in diesen Ländern besteht aufgrund von kriegerischen Konflikten und der Beeinträchtigung von Impfprogrammen die Gefahr neuer Polioausbrüche. Im Zentrum des "Polio Eradication & Endgame Strategic Plan 2013–2018“ stehen vier strategische Ziele:

- Unterbrechung der Übertragung der Polio in allen Ländern bis Ende 2014,
- Stärkung der Impfprogramme, Einführung mindestens einer Dosis des Totimpfstoffs (IPV) bis Ende 2015 und der Wechsel von trivalentem zu bivalentem Lebendimpfstoff,
- die sichere Isolierung der verbleibenden Polio-Viren und Zertifizierung der Polio-Freiheit,
- die Entwicklung einer Strategie für die nachhaltige Nutzung der durch die Polio-Programme etablierten Kapazitäten („Global Polio Eradication Initiative 2013“ [3]).

Die Kosten des Programms werden auf 5,5 Mrd. US Dollar geschätzt. Mit antigensparenden Techniken sollen die Kosten für den vermehrten Einsatz von IPV-Impfstoffen reduziert werden. Nach Bestätigung der Eradikation durch die WHO müssen die Impfungen mit OPV möglichst zeitgleich in allen Länder gestoppt werden, damit die Gefahr der Zirkulation von vom Impfstoff abstammenden Viren in Bevölkerungen mit sinkender Impfimmunität minimiert und damit ein Anstieg der Erkrankungen an vakzineassoziierter paralytischer Poliomyelitis (VAPP) verhindert wird. Entscheidend ist dabei auch die sichere Lagerung bzw. Vernichtung der Poliowildviren, zirkulierender Impfviren und später auch der Impfviren. Die Kosten für die Posteradikationsphase werden auf 1,9 Milliarden US-Dollar geschätzt, die finanziellen Einsparungen nach erreichter Eradikation auf 40–50 Milliarden US-Dollar [1].

Deutschland nimmt seit 1997 aktiv am Eradikationsprogramm der WHO teil. Zur Begleitung und Beurteilung der Wirksamkeit der getroffenen Maßnahmen wurde die Nationale Kommission für die Polioeradikation in der Bundesrepublik Deutschland eingerichtet und 1998 die AFP-Surveillance (AFP: „acute flaccid paralysis“ = akute schlaffe Lähmung) in Deutschland am Niedersächsischen Landesgesundheitsamt etabliert. Die Qualität der AFP-Surveillance gilt als ausreichend, wenn jährlich mindestens 1 AFP-Fall pro 100 000 Kindern unter 15 Jahren gemeldet wird und bei 80 % der Fälle eine Stuhldiagnostik durchgeführt wird. Trotz großer Bemühungen konnte dieses System nicht zuverlässig umgesetzt werden. Zur kontinuierlichen Überwachung und Analyse der Poliosituation wurde seit 2006 daher die kostenlose Enterovirusdiagnostik bei Patienten aller Altersgruppen mit Verdacht auf viral bedingte Meningitis/Enzephalitis durch ein Labornetzwerk angeboten. 2010 wurden beide Surveillancesysteme zusammengefasst [11]. Mit Wirkung vom 01.01.2010 hat das Bundesministerium für Gesundheit (BMG) die Aufgaben der nationalen „Surveillance“ im Rahmen der Polioeradikationsinitiative der WHO dem RKI übertragen. Jährlich werden durchschnittlich 2800 Proben von Patienten mit Verdacht auf aseptische Meningitis/Enzephalitis oder akuter schlaffer Lähmung untersucht. Dabei wurden Polioviren bisher nicht nachgewiesen [7].

37.3 Erreger

Poliomyelitisviren sind kleine, sphärische, unbehüllte RNA-Viren, die zur Gattung der Enteroviren innerhalb der Familie der Picornaviridae gehören. Es werden 3 Typen von Polioviren unterschieden:

- Typ 1 verursacht die meisten Epidemien und ist hoch pathogen.
- Typ 2 löst v. a. schwere sporadische Erkrankungen aus und wurde seit 1999 nicht mehr nachgewiesen.
- Typ 3 ist weniger pathogen als Typ 2, verursacht jedoch auch lokale Epidemien und wurde seit November 2012 ebenfalls nicht mehr nachgewiesen [6].

Zwischen den 3 Erregertypen existiert keine Kreuzimmunität. Eine Infektion mit einem der 3 Typen schützt daher nicht vor einer weiteren Infektion mit einem der beiden anderen Typen [4].

Polioviren sind wie alle anderen Enteroviren sehr säureresistent und können die Magen-Darm-Passage weitgehend unbeschädigt überstehen. Wegen der fehlenden Lipidhülle ist das Virus resistent gegen lipidlösliche Mittel (Äther, Chloroform, Detergenzien).

37.4 Pathogenese

Das Poliovirus wird hauptsächlich fäkal-oral als Schmierinfektion übertragen. Kurz nach Infektionsbeginn kommt es zu massiver Virusreproduktion in den Darmepithelien, sodass 10^6–10^9 infektiöse Viren pro Gramm Stuhl ausgeschieden werden können. Wegen der primären Virusvermehrung in den Rachenepithelien kann das Virus kurz nach Infektion auch aerogen übertragen werden. Der aerogene Übertragungsmechanismus ist jedoch weniger effektiv als der fäkal-orale. Die Ausbreitung von Polioinfektionen auf fäkal-oralem Weg wird durch schlechte hygienische Verhältnisse begünstigt. Bei intensiver Durchseuchung sind Polioviren (Wildviren bzw. attenuierte Impfviren) auch im Abwasser und ggf. Trinkwasser nachweisbar.

Die Inkubationszeit beträgt für paralytische Fälle i. d. R. 7–14 Tage (3–35 Tage). Eine Ansteckungsfähigkeit besteht, solange das Virus ausgeschieden wird. Das Poliovirus ist in Rachensekreten frühestens 36 Stunden nach einer Infektion nachweisbar und kann dort bis zu 1 Woche persistieren. Die Virusausscheidung im Stuhl beginnt nach 72 Stunden und kann mehrere Wochen (1–6) dauern. In sehr wenigen Einzelfällen, z. B. bei Immuninkompetenten, kann die Virusausscheidung auch Monate und Jahre dauern bzw. chronisch sein. Säuglinge seropositiver Mütter sind wegen des Vorhandenseins diaplazentar übertragbarer IgG-Antikörper in den ersten Lebensmonaten gegen eine Infektion geschützt.

37.5 Klinik

Die Mehrzahl der Infektionen (> 95 %) verlaufen asymptomatisch unter Ausbildung von neutralisierenden Antikörpern (stille Feiung). Manifeste Krankheitsverläufe können folgende Verlaufsformen haben:

- *Abortive Poliomyelitis:* Nach einer Inkubationsperiode von etwa 6–9 Tagen kommt es bei 4–8 % der Infizierten nur zu kurzzeitigen unspezifischen Symptomen wie Fieber von 1–3 Tagen Dauer mit Halsschmerzen, Abgeschlagenheit, oft mit Durchfall und Erbrechen einhergehend. Bei mehr als 75 % heilt diese abgeschwächt verlaufende Polio folgenlos aus. Infiziert das Poliovirus Zellen des ZNS, kommt es zu einer nicht paralytischen (1–2 %) oder zu einer paralytischen (0,1–1 %) Poliomyelitis.
- *Nicht paralytische Poliomyelitis (aseptische Meningitis):* Etwa 3–7 Tage nach der abortiven Poliomyelitis kommt es zu Fieber, Kopfschmerzen, Nackensteifigkeit, Rückenschmerzen und Muskelspasmen. Im Liquor finden sich eine lymphozytäre Pleozytose, normale Glukosespiegel und normale oder etwas erhöhte Proteinspiegel.
- *Paralytische Poliomyelitis:* Diese seltene Verlaufsform der Erkrankung kann bei 10 % der davon Betroffenen zu bleibenden Lähmungen führen. Nach 2–12 Tagen kommt es bei diesen Patienten neben schweren Rücken-, Nacken- und Muskelschmerzen zur schnellen oder schrittweisen Entwicklung von zumeist asymmetrischen, schlaffen Paresen der Extremitäten, aber ggf. auch der Bauch-, Thorax- oder Augenmuskeln. Eine bulbäre Form tritt seltener auf, hat aber aufgrund der Schädigung zerebraler bzw. vegetativer Nervenzentren eine schlechte Prognose. Ist die Atemmuskulatur beteiligt, so entwickelt sich eine beatmungspflichtige respiratorische Insuffizienz. Die Atemlähmung war vor der Einführung der *Eisernen Lunge* (erste künstliche Beatmungsmaschine) stets tödlich. Bei 90 % der Gelähmten bilden sich die Symptome nach Monaten, teilweise jedoch erst nach Jahren zurück [4].

Jahre oder Jahrzehnte nach der Polioinfektion kann es zu einem erneuten Auftreten von Paralysen mit Muskelschwund, Ermüdungserscheinungen, Schmerzen, Atembeschwerden, Schlafstörungen sowie Beeinträchtigung des Schluck- und Sprechvermögens kommen. Die genauen Ursachen für das Auftreten des *Postpoliosyndroms (PPS)* sind nicht abschließend geklärt. Als Ursachen werden vorrangig der Untergang bzw. eine zunehmende Dysfunktion der verbliebenen Motoneurone sowie immunologische und entzündliche zentralnervöse Prozesse diskutiert. Häufig werden diese chronischen Beschwerden nicht erkannt, da Polio in Deutschland nicht mehr auftritt. Selbsthilfeorganisationen wie der Bundesverband Poliomyelitis e. V. informieren Betroffene über das Thema (www.polio.sh).

Eine Erkrankung an Polio während der Schwangerschaft kann zu Fehlgeburten oder Muskellähmungen beim Kind führen.

37.6 Impfung

37.6.1 Impfstoffe

Für die Impfung stehen Lebend- und Totimpfstoffe zur Verfügung:

- seit 1955 der inaktivierte trivalente Polioimpfstoffs (IPV) nach Salk und
- seit 1960 der oral anzuwendende attenuierte Lebendimpfstoff (orale Poliomyelitisvakzine, OPV) nach Sabin.

Wirksamkeit und Verträglichkeit des IPV-Impfstoffs sind sehr gut. Über 95 % aller geimpften Personen weisen nach der Grundimmunisierung Antikörper gegen alle 3 Virustypen auf. Der IPV-Impfstoff hinterlässt aber keine Immunität im Darm. Mit IPV geimpfte Personen können sich weiter mit Wildviren infizieren und diese unbemerkt ausscheiden und dadurch weiterverbreiten.

Der Lebendimpfstoff *(OPV)* erzeugt sowohl eine humorale als auch eine lokale Schleimhautimmunität, die zu einem lang anhaltenden Schutz gegen Polio führt und die Virusreplikation im Darm reduziert. Ab dem 7. Tag kommt es zu einer vorübergehenden Ausscheidung der Impfviren im Stuhl; diese Phase ist bei den Wiederholungsimpfungen deutlich kürzer. Dadurch können enge Kontaktpersonen des Impflings unbeabsichtigt "mitgeimpft"oder geboostert werden. Es kann jedoch auch unbeabsichtigt zu *vakzineassoziierten paralytischen Poliomyelitiden (VAPP)* beim Impfling oder bei Kontaktpersonen kommen, falls die attenuierten Impfviren zu virulenten Varianten spontan mutieren. VAPP als ernste Nebenwirkungen und Komplikationen durch *OPV-Impfungen* wurden bereits nach der Einführung der Schluckimpfung beobachtet. Diese spezielle Impfkomplikation ist jedoch sehr selten (< 1 Fall pro mehrere Mio. Impfungen). Eine unzureichende Immunität in der Bevölkerung kann zudem zu einer Zirkulation dieser Impfviren führen. 86 % aller VAPP-Fälle in den Jahren 2000–2012 wurden durch die Typ 2-Komponente des *OPV-Impfstoffs* ausgelöst [1], [2].

In tropischen Ländern ist die Schutzwirkung der trivalenten Schluckimpfung begrenzt. Seit 2005 wurden monovalente und seit 2009 bivalente orale Polioimpfstoffe gegen die Typen 1 und 3 entwickelt und für Massenimpfkampagnen zugelassen, um höhere, typenspezifische Serokonversionsraten zu erzielen [2].

Der orale Impfstoff wird in Deutschland seit 1998 von der STIKO nicht mehr empfohlen. Auch bei eventuellen Polioausbrüchen soll nur noch *IPV* zum Einsatz kommen.

37.6.2 Impfdurchführung

Die Grundimmunisierung soll nach dem Impfkalender der STIKO für Säuglinge, Kinder und Jugendliche im Alter von 2 Monaten beginnen. Sie umfasst bei der heute üblichen und empfohlenen Verwendung von IPV in *Kombinationsimpfstoffen* (mit DTaP, Hib und Hepatitis B):

- 3 Dosen im 1. Lebensjahr (im Alter von 2, 3 und 4 Monaten) und
- eine 4. Dosis zu Beginn des 2. Lebensjahres.

Bei der Impfung mit einem *monovalenten Impfstoff* sind zur Grundimmunisierung 3 Impfungen (im Abstand von 4–8 Wochen und 12 Monaten) notwendig.

Für Kinder und Jugendliche im Alter von 9–17 Jahren wird eine *Auffrischimpfung* mit einem IPV-haltigen Impfstoff empfohlen [17] (s. Kap. 9). Zur Auffrischung stehen ebenfalls Kombinationsimpfstoffe zur Verfügung.

37.6.3 Wirksamkeit

Der Wandel des Infektionsgeschehens durch effektive Impfstoffe und das Polioeradikationsprogramm lässt sich für Polio eindrucksvoll belegen.

III

In der DDR und in Berlin war 1960 und in der Bundesrepublik 1962 mit der flächendeckenden Verabreichung des Schluckimpfstoffs begonnen worden, sodass in der DDR bereits 1962 die letzte endemische Poliomyelitis diagnostiziert wurde. Danach kam es nur noch zu einzelnen Erkrankungen an einer Impfpolio bei Impflingen bzw. deren Kontaktpersonen. In der damaligen Bundesrepublik Deutschland erkrankten 1961 während der letzten großen Poliomyelitisepidemie noch 4677 Menschen, 305 von ihnen verstarben [9]. Nach Einführung der Schluckimpfung gingen die Erkrankungszahlen eindrucksvoll zurück, durch eine geringere Impfbeteiligung, Ferntourismus und die umfangreichere Migration aus Ländern mit endemischen Poliovorkommen allerdings etwas langsamer als in der DDR [20]. Die letzte in Deutschland erworbene Erkrankung an Poliomyelitis durch ein Wildvirus wurde 1990 gemeldet. 1992 wurden die letzten beiden importierten Fälle aus Ägypten und Indien registriert. Dagegen traten bei Geimpften oder deren Kontaktpersonen jedes Jahr 1–2 vakzineassoziierte paralytische Poliomyelitiden auf. Die letzte Impfpolio wurde im Jahr 2000 bei einer Frau mit Antikörpermangelsyndrom registriert, die 1998 mit OPV geimpft worden war [14].

In den meisten entwickelten Industrieländern mit erreichter Elimination der Poliomyelitis wurde seit den 1990er-Jahren die Impfung mit *OPV* zugunsten der Anwendung des in den 1970er-Jahren weiterentwickelten, verbesserten Totimpfstoffs eingestellt, um auch die seltenen Einzelfälle von VAPP zu vermeiden. Nur wenige Länder (z. B. Finnland, Schweden, die Niederlande und Island) setzten ununterbrochen IPV ein und erzielten ebenfalls gute Erfolge bei der Krankheitsbekämpfung.

Bei der weltweiten Eradikation der Polio kann eine kombinierte Anwendung von OPV und IPV helfen, wie eine aktuelle Studie in Indien gezeigt hat. Kinder, die zusätzlich zur OPV – Vakzine eine IPV-Dosis erhalten hatten, erreichten im Vergleich zu den Gruppen ohne IPV-Impfung eine höhere Schleimhautimmunität und schieden weniger Viren mit dem Stuhl aus [5]. Die „Strategic Advisory Group of Experts" der WHO (SAGE) empfiehlt die Einführung von mindestens einer *IPV-Impfung* wenigstens 6 Monate vor einem Wechsel von trivalentem zu bivalentem OPV-Impfstoff. Dadurch sollen Kinder auch vor einer möglichen Typ 2 WPV-Infektion geschützt und die Immunität gegen die Typen 1 und 3 geboostert werden [2].

37.7 Wichtige Informationen

37.7.1 Nebenwirkungen (IPV-Impfstoff)

Die Verträglichkeit des IPV-Impfstoffs ist im Allgemeinen sehr gut. Lokal- und Allgemeinreaktionen innerhalb von 1–3 Tagen nach der Impfung (wie Rötung, Schwellung und Schmerzen an der Injektionsstelle, Fieber, Kopf- und Gliederschmerzen oder Unwohlsein) sind selten. Allergische Reaktionen nach *IPV-Impfung* wurden nur in Einzelfällen gemeldet. Über schwere Nebenwirkungen oder Impfschäden nach IPV-Impfung wurde bisher nicht berichtet.

37.7.2 Indikation/Kontraindikation

Als vollständig immunisiert gelten nach STIKO *Personen*, die im Säuglings- und Kleinkindalter eine vollständige Grundimmunisierung sowie im Jugendalter oder später mindestens 1 Auffrischimpfung erhalten haben oder die als *Erwachsene* nach den Angaben des Herstellers grundimmunisiert wurden und 1 Auffrischimpfung erhalten haben.

Ungeimpfte Personen erhalten IPV entsprechend den Angaben des Herstellers. Ausstehende Impfungen der Grundimmunisierung werden mit IPV nachgeholt. In Deutschland und der Schweiz wird eine routinemäßige Auffrischung für Erwachsene nicht empfohlen. Österreich sieht eine regelmäßige Auffrischimpfung alle 10 Jahre, bei > 60-jährigen alle 5 Jahre vor.

Angehörige folgender Gruppen sollten über einen aktuellen Impfschutz verfügen (durch Auffrischung der Polioimpfimmunität mit IPV, falls die letzte Impfstoffgabe länger als 10 Jahre zurückliegt, ggf. Grundimmunisierung oder Ergänzung fehlender Impfungen):

- alle Personen bei fehlender oder unvollständiger Grundimmunisierung,
- alle Personen ohne einmalige Auffrischimpfung,
- Für folgende Personengruppen ist eine Impfung indiziert: :
  - Reisende in Regionen mit Infektionsrisiko (die aktuelle epidemische Situation ist zu beachten, insbesondere die Meldungen der WHO). Personen ohne Nachweis einer Grundimmunisierung sollten vor Reisebeginn wenigstens 2 Dosen IPV erhalten. Im Gegensatz zu anderen Reiseimpfungen wird die Polioimpfung von der GKV als Pflichtleistung übernommen, da es

sich um eine Maßnahme des Bevölkerungsschutzes zur Vermeidung von Krankheitsimporten handelt.
- Aussiedler, Flüchtlinge und Asylbewerber, die in Gemeinschaftsunterkünften leben, bei der Einreise aus Gebieten mit Poliomyelitisrisiko,
- Personal der oben genannten Einrichtungen,
- medizinisches Personal, das engen Kontakt zu Erkrankten haben kann,
- Personal in Laboren mit Poliomyelitisrisiko.

Bei einer Poliomyelitiserkrankung sollten *alle Kontaktpersonen* unabhängig von ihrem Impfstatus ohne Zeitverzug eine Impfung mit IPV erhalten.

Riegelungsimpfungen mit IPV und die Festlegung weiterer Maßnahmen können bei Auftreten eines Sekundärfalls von den zuständigen Gesundheitsbehörden angeordnet werden.

Auch Personen mit Immunschwäche können mit IPV geimpft werden. Nicht mit *IPV* geimpft werden sollten akut erkrankte Personen und Personen mit Allergien gegen Bestandteile des Impfstoffs. Impfungen mit IPV während der Schwangerschaft sind grundsätzlich nicht kontraindiziert, es liegen jedoch nur wenige Daten vor [19].

37.8 Therapie

Eine spezifische Therapie mit antiviralen Substanzen ist nicht verfügbar. Die Behandlung erfolgt symptomatisch. Im Anschluss an die akute Behandlung sind häufig längere physiotherapeutische und orthopädische Nachbehandlungen erforderlich. Damit kann eine Verbesserung der Motorik erreicht werden, offensichtlich aber nicht das Postpoliosyndrom verhindert werden [21].

37.9 Meldepflicht

Eine Meldepflicht besteht in Deutschland, Österreich und der Schweiz für Krankheitsverdacht, Erkrankung und Tod an Poliomyelitis. In Deutschland sind Krankheitsverdacht, Erkrankung und Tod nach § 6 IfSG namentlich meldepflichtig. Als Verdacht gilt jede akute schlaffe Lähmung einer Extremität, außer wenn sie traumatisch bedingt ist. Nach § 7 IfSG ist der direkte und indirekte Labornachweis von Polioviren ebenfalls meldepflichtig. Auch das Auftreten eines Krankheits- oder Verdachtsfalls in einer Gemeinschaftseinrichtung (z. B. Schule, Kindergarten) oder Wohngemeinschaft (z. B. Familie) ist nach § 34 IfSG meldepflichtig. Nach den überarbeiteten Internationalen Gesundheitsvorschriften (IGV) der WHO müssen durch Wild- und Impfviren hervorgerufene Poliofälle unverzüglich an die WHO gemeldet werden [15].

37.9.1 Literatur

[1] Aylward B. Ending polio, one type at a time. Bull World Health Organ 2012; 90: 482–483

[2] Estívariz CF, Pallansch MA, Anand A et al. Poliovirus vaccination options for achieving eradication and securing the endgame. Current opinion in virology 2013; 3: 309–315

[3] Global Polio Eradication Initiative. Global Polio Eradication & Endgame Strategic Plan (2013–2018). WHO 2013. Im Internet: www.polioeradication.org/Portals/0/Document/Resources/StrategyWork/PEESP_ES_EN_A4.pdf; Stand: 06.01.2015

[4] Heymann DL, ed. Control of Communicable Diseases Manual. 20th ed. Washington: American Public Health Association; 2014

[5] Jafari H, Deshpande JM, Sutter RW et al. Efficacy of inactivated poliovirus vaccine in India. Science 2014; 345: 922–925

[6] Kew OM, Cochi SL, Jafari, HS et al. Possible Eradication of Wild Poliovirus Type 3 – Worldwide, 2012. MMWR. Morbidity and mortality weekly report 2014; 63: 1031–1033

[7] Nationale Kommission für die Polioeradikation in der Bundesrepublik Deutschland, Polio Info Ausgabe Juni 2014. Im Internet: www.rki.de/DE/Content/Kommissionen/Poliokommission/Geschaeftsstelle/Polio-Info_06_2014.pdf?__blob=publicationFile; Stand: 06.01.2015

[8] Poethko-Müller C, Schmitz R. Impfstatus von Erwachsenen in Deutschland. Bundesgesundheitsblatt-Gesundheitsforschung-Gesundheitsschutz 2013; 56: 845–857

[9] Pöhn HP, Rasch G. Statistik meldepflichtiger, übertragbarer Krankheiten. BGA-Schriften. München: MMV Medizin; 1993: 93

[10] Rieck T, Feig M, Eckmanns T et al. Vaccination coverage among children in Germany estimated by analysis of health insurance claims data. Human Vaccines & Immunotherapeutics 2014; 10: 563–571

[11] Robert Koch-Institut (RKI). Bundesweite Enterovirus-Surveillance im Rahmen der Polioeradikation: Ergebnisse aus den ersten vier Projektjahren. Epid Bull 2010a; 1: 1–4

[12] Robert Koch-Institut (RKI). Impfquoten bei der Schuleingangsuntersuchung in Deutschland 2013. Epid Bull 2015; 16: 131–135

[13] Robert Koch-Institut (RKI). Zum Welt-Poliotag 2014 –Herausforderung für die Globale Polioeradikationsinitiative in Krisen- und Kriegsgebieten. Epid Bull 2014a; 43: 419–420

[14] Robert Koch-Institut (RKI). Infektionsepidemiologisches Jahrbuch meldepflichtiger Krankheiten für 2013. Poliomyelitis. 2014b. Im Internet: www.rki.de/DE/Content/Infekt/Jahrbuch/Jahrbuch_2013.pdf?__blob=publicationFile; Stand 06.01.2015

[15] Robert Koch-Institut (RKI). RKI-Ratgeber Infektionskrankheiten – Merkblätter für Ärzte. Poliomyelitis. Aktualisierte Fassung vom Februar 2011. Im Internet: www.rki.de/DE/Content/Infekt/EpidBull/Merkblaetter/Ratgeber_Poliomyelitis.html; Stand: 06.01.2015

[16] Robert Koch-Institut (RKI). Zum Welt-Poliotag 2010 – Wieder Poliofälle in der WHO-Region Europa. Epid Bull 2010b; 42: 411–412

III

[17] Ständige Impfkommission am Robert Koch-Institut (STIKO). Mitteilung der Ständigen Impfkommission am Robert Koch-Institut: Empfehlungen der Ständigen Impfkommission am RKI; Stand Aug. 2015. Epid Bull 2015: 34: 327–362

[18] The Global Polio Eradication Initiative. Polio this week as of 24 December 2014. Im Internet: www.polioeradication.org/Dataandmonitoring/Poliothisweek.aspx; Stand 06.01.2015

[19] Vidor E, Plotkin SA. Poliovirus Vaccine –Inactivated. In: Plotkin SA, Orenstein WA, Offit PA eds. Vaccines. 6th ed. Philadelphia: Elsevier 2013: 573–597

[20] Weise HJ, Pöhn HP. Epidemiologie der Poliomyelitis. MMW 1984; 126: 269–274

[21] Weiß M. Poliomyelitis. In: Deutsche Gesellschaft für Pädiatrische Infektiologie (DGPI). Handbuch Infektionen bei Kindern und Jugendlichen. 5. Aufl. Stuttgart: Thieme; 2009: 433–435

38 Röteln

W. Jilg, U. Heininger

38.1 Epidemiologie

Röteln sind eine weltweit verbreitete klassische Kinderkrankheit. Sie verlaufen in der Regel als leichte, mit einem Exanthem einhergehende fieberhafte Infektion. Im Gegensatz zu den meist harmlosen Erkrankungen bei Kindern, Jugendlichen und Erwachsenen führt die diaplazentar übertragene Infektion des Ungeborenen häufig zu schweren Schäden des Kindes.

Die Röteln werden ausschließlich von Mensch zu Mensch weitergegeben. Der Mensch ist der einzige Wirt des Rötelnvirus. Anders als die zur gleichen Virusfamilie gehörenden Alphaviren werden Rötelnviren nicht durch Arthropoden übertragen.

Vor Einführung der Rötelnimpfung erkrankten vorwiegend Kinder zwischen 5 und 9 Jahren. In gemäßigten Klimazonen wurde ein Häufigkeitsgipfel im Frühjahr beobachtet. Da die Röteln nur mäßig ansteckend sind, wiesen in der Vorimpfära in den Industrienationen nur 80–90 % aller Erwachsenen eine Rötelnimmunität auf. Aus dem gleichen Grunde kam es in Abständen von 6 bis 9 Jahren zu kleineren Ausbrüchen, die etwa alle 30 Jahre von ausgedehnten Epidemien abgelöst wurden [2].

Mit dem zunehmenden Einsatz des Rötelnimpfstoffs verlagerte sich die Erkrankungshäufigkeit in höhere Altersgruppen. Auf Grund der steigenden Durchimpfungsraten nahmen aber die Rötelnfälle insgesamt ab. In Deutschland liegt seit 2004 die Inzidenz akuter Erkrankungen in den neuen Bundesländern (bis 2012 waren die Röteln nur hier meldepflichtig) mit zwei Ausnahmen in den Jahren 2006 und 2012 unter 1 Fall pro 1 Mio. Einwohner, der Inzidenz, die die WHO für eine Elimination der Röteln fordert [5]. Seit 2013 besteht eine Meldepflicht der Röteln für die gesamte Bundesrepublik. Im Jahr 2014 wurden 37 Fälle gemeldet, damit wäre ebenfalls die *Eliminationsschwelle* unterschritten. Allerdings muss hier mit einer nicht unerheblichen Unterschätzung der Fallzahlen gerechnet werden, da das Krankheitsbild der Röteln relativ unspezifisch ist und leicht mit anderen exanthematischen Erkrankungen verwechselt werden kann; außerdem verläuft über die Hälfte aller Infektionen subklinisch.

In einer in den Jahren 2003 bis 2006 durchgeführten Untersuchung wiesen 6,8 % aller 14 bis 17 Jahre alten Mädchen keine Röteln-Serumantikörper auf [11]. Man muss daher in Deutschland mit bis zu einigen 100 000 ungeschützten Frauen im gebärfähigen Alter rechnen. Die Durchimpfungsraten der Kinder sind seit einigen Jahren aber ausreichend hoch, um langfristig die Röteln eliminieren zu können [5]. Ob allerdings dieses Ziel, wie von der WHO für ganz Europa bis zum Jahr 2015 angestrebt, in den nächsten Jahren in Deutschland erreicht sicher wird, ist noch nicht klar [6].

Aufgrund der gegenwärtig noch bestehenden Impflücken muss in Deutschland auch heute noch mit einzelnen Fällen von Rötelnembryopathien gerechnet werden. In den Jahren 1996–2013 wurden 30 Rötelnembryopathien gemeldet (▶ Abb. 38.1).

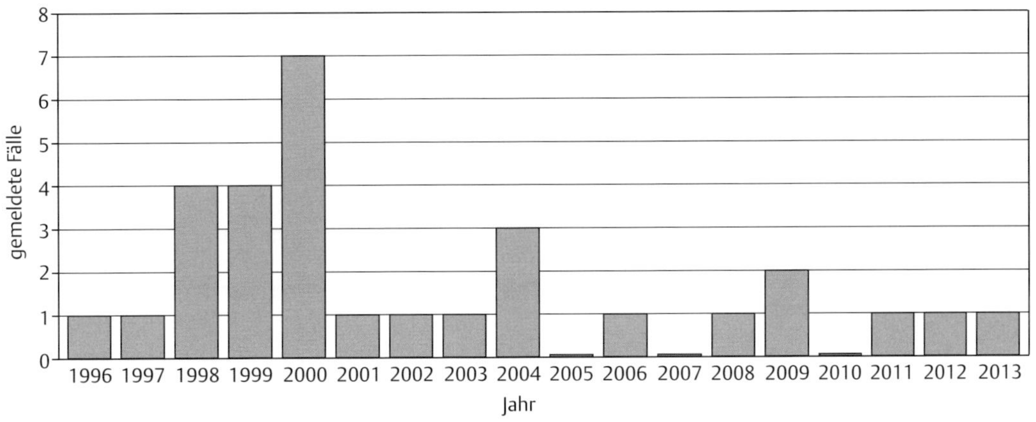

Abb. 38.1 Konnatale Rötelninfektionen in Deutschland: 1996–2013 ([16], [17], [18], [19]).

Dabei dürfte die Zahl der tatsächlichen Fälle allerdings höher sein, denn bei einigen Kindern werden die Schädigungen erst später manifest [5].

38.2 Erreger

Das Rötelnvirus gehört zur Familie der Togaviren und ist der einzige Vertreter der Gattung Rubivirus. Rötelnviren sind annähernd sphärische Partikel mit einem Durchmesser von ungefähr 60 nm. Sie besitzen eine Lipidhülle, in die die Glykoproteine E1 und E2 eingelagert sind. Beide Proteine bilden Heterodimere und imponieren als „Spikes" auf der Virusoberfläche, die für die Anheftung des Partikels an die Zielzelle und die Fusion der Virus- mit der Zellmembran verantwortlich sind. Sie sind auch Zielstruktur für neutralisierende Antikörper, wobei dem E1 die Hauptrolle zukommt. Die Hülle umgibt ein ikosaedrisches Kapsid, dessen einziger Baustein das C-Protein ist. Das Kapsid enthält eine einzelsträngige RNA positiver Polarität. Rötelnviren sind hitzelabil und wenig umweltresistent [4].

Wir kennen gegenwärtig wenigstens 13 verschiedene Genotypen, die alle dem gleichen Serotyp angehören [1]. Keine serologische Kreuzreaktivität besteht allerdings gegenüber den nahe verwandten Alphaviren.

38.3 Pathogenese

Röteln werden durch Tröpfcheninfektion übertragen. Die Virusausscheidung kann bereits zehn Tage vor Beginn des Exanthems einsetzen und noch bis zu 15 Tage danach andauern. Auch asymptomatisch infizierte Personen können Virus für mehrere Tage ausscheiden. Bei Kindern mit angeborenen Röteln findet sich oft über mehrere Monate Virus in hohen Konzentrationen in Speichel und Urin.

Eintrittspforte für den Erreger ist der obere Respirationstrakt. Das Virus vermehrt sich initial in den Zellen des Nasopharynx und gelangt in die regionalen Lymphknoten. Von hier aus dringt der Erreger in die Blutbahn ein und ruft nach 5–7 Tagen eine ausgeprägte Virämie hervor. Das Virus kann lymphatisches Gewebe, Haut, die Mukosa des Respirations- und Urogenitaltrakts und das Synovialgewebe der Gelenke infizieren. Die häufigste Komplikation einer Rötelninfektion ist eine Arthritis, deren Frequenz und Ausprägung von Alter, Geschlecht und genetischen Faktoren (MHC-Typ) beeinflusst wird. Bei Schwangeren kann es zur Infektion der Plazenta und des Embryos kommen, wo der Erreger sich über den Kreislauf in alle Organe ausbreiten kann. Organschäden werden vor allem durch Mitosehemmung der infizierten Zellen hervorgerufen.

38.4 Klinik

38.4.1 Postnatale Röteln

Über 50 % der Infektionen mit dem Erreger bei Kindern, Jugendlichen und Erwachsenen verlaufen subklinisch. Für die manifeste Erkrankung beträgt die Inkubationszeit zwei bis drei Wochen. Nach einem nicht immer bemerkbaren und oft flüchtigen Prodromalstadium mit katarrhalischen Erscheinungen tritt ein kleinfleckiges Exanthem auf, das hinter den Ohren beginnt und sich über Gesicht, Hals und Rumpf ausbreitet. Charakteristisch ist eine Lymphadenopathie vor allem der nuchalen, postaurikulären und occipitalen Lymphknoten. Diese Symptome können begleitet sein von Kopfschmerzen, subfebrilen Temperaturen, einem leichten Katarrh der oberen Luftwege und einer Konjunktivitis. Während das Exanthem sich nach wenigen Tagen zurückbildet, können die Lymphknotenschwellungen mehrere Wochen andauern. Die Infektion hinterlässt eine lebenslange Immunität.

Postnatale Röteln sind im Allgemeinen eine gutartige, mild verlaufende Erkrankung. Häufigste Komplikation bei Jugendlichen und Erwachsenen sind Arthropathien, die vor allem Frauen betreffen und in 30 % bis 60 % aller erkrankten Erwachsenen zu beobachten sind. Sie treten meist etwa eine Woche nach Ausbruch des Exanthems auf und können sich als reine Gelenkbeschwerden vor allem der Finger- und Kniegelenke bis hin zu Schwellungen und Gelenkergüssen mit eingeschränkter Beweglichkeit manifestieren. Sie bilden sich im Normalfall innerhalb einiger Wochen zurück.

Seltene Komplikationen sind Thrombozytopenien, die hauptsächlich bei Kindern auftreten. Mit einer Frequenz von etwa 1:5 000 kann es zu einer Enzephalitis mit meist guter Prognose kommen [2].

38.4.2 Kongenitale Röteln

Im Gegensatz zu den in der Regel harmlosen postnatalen Rötelninfektionen kann die Infektion des sich entwickelnden Kindes in utero zu schwersten Schäden führen.

Erkrankt eine nicht immune Schwangere während der ersten acht Schwangerschaftswochen an Röteln, so findet in etwa 90% eine diaplazentare Übertragung statt. Ihre Häufigkeit sinkt im zweiten Trimenon auf 25–35% ab, um gegen den Geburtstermin hin wieder anzusteigen. In den Fällen, in denen es zu einer Infektion des ungeborenen Kindes kommt, lässt sich etwa 10 Tage nach Ausbruch des Exanthems bei der Mutter das Virus in der Plazenta nachweisen und findet sich 10 bis 20 Tage später im kindlichen Gewebe. Hier kann das Virus nahezu jedes Organ befallen. Meist resultiert daraus eine persistierende, nicht-lytische Infektion [4].

Die klinischen Konsequenzen hängen vor allem vom Zeitpunkt der mütterlichen Infektion ab. Generell gilt, dass die Schädigungen umso größer sind, je jünger der Fetus bzw. Embryo zum Zeitpunkt der Infektion ist. So muss in den ersten 2 Monaten in 65%-85% mit einer Schädigung gerechnet werden, während des dritten Monats kommt es bei 30%-35% zu Anomalien. Im vierten Monat liegt die Rate kindlicher Defekte bei etwa 10%. Bei Infektionen ab der 18. Schwangerschaftswoche lässt sich kein erhöhtes Risiko für kindliche Schädigungen mehr nachweisen. Eine Rötelnvirus-Primärinfektion im 1. bis 4. Schwangerschaftsmonat kann auch zum Spontanabort oder zur Frühgeburt führen.

Die erste Beschreibung der kongenitalen Röteln stammt von dem australischen Augenarzt Norman McAlister Gregg, der eine auffällige Häufung von angeborenen Katarakten bei Kindern in Sydney beobachtete, deren Mütter während einer Rötelnepidemie 1940 erkrankt waren [3]. Die häufigsten Defekte dieser Kinder waren neben den Augenschädigungen eine Innenohrschwerhörigkeit sowie Missbildungen des Herzens, ein Symptomenkomplex, der als *Gregg'sche Trias* in die medizinische Literatur einging. Einen Überblick über die am häufigsten beobachteten Schäden und Defekte bei kongenitalen Röteln zeigt ▸ Tab. 38.1. Aber auch bei Kindern, die bei Geburt unauffällig erscheinen, kann es während der postnatalen Entwicklung zu Gedeihstörungen, psychomotorischer Retardierung und Verhaltensauffälligkeiten kommen.

Tab. 38.1 Häufigkeit klinischer Manifestationen bei kongenitalen Röteln. Metaanalyse prospektiver Studien [12]

Symptome	Untersuchte Kinder [n]	Häufigkeit [%]
Hördefekte	113	60
Herzfehler	100	45
Mikrozephalie	49	27
Katarakt	65	25
zu niedriges Geburtsgewicht	22	23
offener Ductus botalli	45	20
Hepatosplenomegalie	67	19
thrombozytopenische Purpura	65	17
geistige Retardierung	15	13
periphere Pulmonalstenose	49	12
Meningoenzephalitis	49	10
Knochenentwicklungsstörung	43	7
Retinopathie	44	5

38.5 Impfung

38.5.1 Impfstoff

Der Rötelnimpfstoff ist ein Lebendimpfstoff. Bald nach der erstmaligen Isolierung des Rötelnvirus wurden mehrere Impfstämme entwickelt, von denen die meisten aber im Laufe der Zeit zugunsten des immunogeneren und besser verträglichen attenuierten Rötelnvirusstamms RA27/3 verlassen wurden. Dieser heute in Europa und den USA fast ausschließlich benutzte Impfstamm wird auf menschlichen diploiden Zellen vermehrt [9]. Die Vakzine kommt in lyophilisierter Form in den Handel und wird in 0,5 ml Aqua dest. gelöst. Eine Dosis enthält mindestens 1000 $ZKID_{50}$ (zellkulturinfektiöse Dosis 50%). An Begleitstoffen sind Humanalbumin und Dextran bzw. hydrolysierte Gelatine sowie Spuren von Neomycin enthalten. Der Impfstoff ist gegenwärtig nur in Kombination mit Masern- und Mumpsimpfstoff (MMR) bzw. Masern-, Mumps- und Varizellenimpfstoff (MMRV) verfügbar.

38.5.2 Impfdurchführung

Der Impfstoff muss bei + 2 °C bis + 8 °C gelagert werden und wird erst unmittelbar vor Gebrauch mit 0,5 ml Lösungsmittel (Aqua dest.) rekonstituiert. Gelöster Impfstoff muss sofort verbraucht werden! Die Grundimmunisierung erfolgt durch die Verabreichung einer Dosis Rötelnimpfstoff bzw. eines MMR- oder MMRV-Kombinationsimpfstoffs. Der Impfstoff wird intramuskulär oder tief subkutan injiziert. Die erste Rötelnimpfung ist zusammen mit den Impfungen gegen Masern, Mumps und Varizellen für Kinder im Alter von 11–14 Monaten empfohlen. Im zweiten Lebensjahr (aber frühestens vier Wochen nach der ersten Impfung) ist eine zweite Impfung vorgesehen (ebenfalls wieder zusammen mit der Masern-, Mumps- und Varizellenimpfung) [20]. Dieser zweite Impftermin dient der Schließung von Impflücken bei Kindern, die auf die erste Impfung – etwa wegen der Anwesenheit mütterlicher Antikörper – nicht angesprochen haben.

38.5.3 Wirksamkeit

95–100 Prozent aller mit dem Rötelnvirusstamms RA27/3 Geimpften weisen drei bis vier Wochen nach der Impfung spezifische Antikörper im Serum auf. Wie die natürliche Infektion induziert auch die Impfung die Bildung sekretorischer Antikörper der Klasse IgA. Studien während mehrerer Rötelnausbrüche ergaben eine Schutzrate der Impfung von mindestens 90 % [10].

Widersprüchliche Angaben existieren über die Persistenz spezifischer Antikörper nach Impfung. Während einige Studien zeigen konnten, dass über 90 % der Impflinge auch 12–20 Jahre nach der Impfung noch spezifische Antikörper aufwiesen, hatten in anderen Untersuchungen mehr als ein Drittel der Geimpften nach 11–13 Jahren ihre Antikörper verloren [8]. Man muss daher davon ausgehen, dass die Antikörperspiegel im Laufe der Zeit absinken und bei einigen Impflingen auch verschwinden, dass aber der Schutz vor Erkrankung auch über die Anwesenheit spezifischer Antikörper hinaus anhält, möglicherweise auf der Basis eines immunologischen Gedächtnisses auf zellulärer Ebene [10]. So existieren Berichte über Reinfektionen nach erfolgreicher Immunisierung; die allermeisten dieser Infektionen verlaufen jedoch asymptomatisch. Klinisch apparente Infektionen wurden nur in Einzelfällen beobachtet, ebenso kongenitale Infektionen als Folge einer Reinfektion der Mutter. Letztere führten aber nicht zu einer kindlichen Schädigung.

38.6 Wichtige Informationen

38.6.1 Nebenwirkungen

Nach der Rötelnimpfung können – wie nach der natürlichen Infektion – Arthritiden auftreten, die mit zunehmendem Alter häufiger und intensiver sind, aber dennoch wesentlich seltener als nach Infektion mit dem Wildtypvirus. Sie betreffen vor allem weibliche Impflinge und kommen bei bis zu 25 % aller erwachsenen gegen Röteln geimpften Frauen vor. Selten kann es nach der Impfung zu einer milden Form der Röteln mit Exanthem, Lymphadenopathie und leichtem Fieber kommen, die ebenfalls bei älteren Impflingen stärker ausgeprägt ist, aber kaum zu einer nennenswerten Beeinträchtigung des Befindens führt. Sehr selten kann es zu einer vorübergehenden Thrombozytopenie kommen [10]. Erkrankungen des zentralen und peripheren Nervensystems, wie Enzephalitis, Myelitis, Neuritis nervi optici oder Guillain-Barré-Syndrom, die in Einzelfällen nach Rötelnimpfung beobachtet wurden, dürften dagegen nicht in ursächlichem Zusammenhang mit der Impfung stehen [14].

Gelegentlich kann 7–11 Tage nach der Impfung eine geringgradige Virämie beobachtet werden. Fast immer lässt sich dagegen eine Virusausscheidung im Nasopharynx nachweisen. Übertragungen des Impfvirus auf die Umgebung wurden bislang allerdings nicht dokumentiert.

38.6.2 Indikation/Kontraindikation

Das Ziel der Rötelnimpfung ist die Eliminierung der Rötelnembryopathie. Um die dazu notwendige Herdenprotektion in einer Population zu erreichen, ist ein Immunitätsgrad von knapp 90 % notwendig. der durch eine einmalige Impfung von 95 % der Bevölkerung gesichert werden kann [13].

Die Rötelnimpfung ist wie die Masern- und Mumpsimpfung eine für alle Kinder indizierte Impfung. Nach einer ersten Dosis im Alter von 11–14 Monaten ist eine zweite Dosis im zweiten Lebensjahr (frühestens 4 Wochen nach der ersten Impfung) vorgesehen [19].

Die Rötelnimpfung wird in der Regel zusammen mit der Impfung gegen Masern, Mumps und Varizellen (als MMR- oder MMRV-Kombinationsimpfstoff) vorgenommen. Zu diesem Zeitpunkt nicht durchgeführte Impfungen können – und sollen – auch später noch nachgeholt werden.

Frauen im gebärfähigen Alter, die bisher nicht geimpft wurden bzw. deren Immunstatus unklar ist, sollen zwei Impfungen erhalten [15]. Bei entsprechender Indikation soll dazu MMR-Impfstoff verwendet werden. Liegt nur *eine* Rötelnimpfung vor, soll eine zweite Impfung vorgenommen werden, im Allgemeinen und mangels eines Einzelimpfstoffs ebenfalls wieder mit MMR-Impfstoff. Bei Frauen mit Kinderwunsch bzw. in der Schwangerschaft, die nachweislich zweimal gegen Röteln geimpft wurden, kann auf die bislang empfohlene Kontrolle des Serostatus zur Überprüfung der Immunität verzichtet werden [7].

Wird erst während einer Schwangerschaft festgestellt, dass eine Frau keine Immunität gegen Röteln besitzt, so sollte sie noch im Wochenbett geimpft werden. Eine Indikation im arbeitsmedizinischen Bereich ist bei ungeimpften bzw. empfänglichen Personen gegeben, die in Einrichtungen der Pädiatrie, der Geburtshilfe und der Schwangerenbetreuung sowie in Gemeinschaftseinrichtungen beschäftigt sind [20].

Nicht geimpft werden dürfen Menschen mit Immundefekten oder unter immunsuppresssiver Therapie sowie Schwangere. Bei Impflingen mit Überempfindlichkeit gegen Neomycin ist Vorsicht geboten. Bei Frauen im gebärfähigen Alter ist ein Konzeptionsschutz von drei Monaten nach der Impfung einzuhalten. Wird eine Schwangere geimpft oder wird eine Frau kurz nach der Impfung schwanger, so besteht allerdings kein Anlass für eine Unterbrechung der Schwangerschaft. Obwohl theoretisch möglich, wurde eine kongenitale Infektion des Feten durch eine Impfung bisher nie beobachtet.

38.7 Therapie

Die Behandlung einer Rötelninfektion erfolgt rein symptomatisch. Eine kausale Therapie für Rötelnvirusinfektionen gibt es nicht.

38.8 Passive Immunisierung

Das früher gelegentlich eingesetzte Rötelnimmunglobulin ist in Deutschland nicht mehr verfügbar.

38.9 Meldepflicht

In Deutschland sind kongenitale Röteln sowie seit 2013 alle Rötelnerkrankungen meldepflichtig.

In Österreich besteht Meldepflicht für alle Rötelnerkrankungen.

In der Schweiz sind Röteln für die Laboratorien und die Ärzteschaft meldepflichtig. Gemeldet werden müssen alle Rötelninfektionen, die mittels einer Laboruntersuchung bestätigt wurden.

III

38.9.1 Literatur

[1] [Anonymous]. Update of standard nomenclature for wild-type rubella viruses, 2007. Wkly Epidemiol Rec. 2007; 82: 216–22

[2] Gershon A. Rubella Virus (German Measles). In: Mandell G, Bennett J, Dolin R (eds.). Principles and Practice of Infectious Diseases 6th ed. Philadelphia, Elsevier, 2005, 1921–1926

[3] Gregg NM. Congenital cataract following German measles in the mother. Trans Ophthalmol Soc Austr 1942; 3: 35–46

[4] Hobman T, Chantler J. Rubella Virus. In Knipe DM, Howley PM (eds.): Fields Virology 5th ed. Philadelphia, Lippincott Williams & Wilkins 2007, pp 1069–1100

[5] Matysiak-Klose D. Hot Spot: Epidemiologie der Masern und Röteln in Deutschland und Europa. Bundesgesundheitsbl 2013; 56: 1231–1237

[6] Matysiak-Klose D, Razum O. Quo vadis Germania? Die Nationale Kommission zur Verifizierung der Elimination der Masern und Röteln. Bundesgesundheitsbl 2013; 56: 1293–1296

[7] Pebody RG, Edmunds WJ, Coyn-van Spaendonck M, et al. The seroprevalence of rubella in Western Europe. Epidemiol Infect 2000; 125: 347–357

[8] Plotkin SA. The history of rubella and rubella vaccination leading to elimination. Clin Infect Dis 2006;43 Suppl 3: S 164–8

[9] Plotkin SA, Beale AJ. Production of RA27/3 rubella vaccine and clinical results with the vaccine. Dev Biol Stand 1976; 37: 291–296

[10] Plotkin SA, Reef SE. Rubella vaccine. In Plotkin SA, Orenstein WA, Offit PA (eds.): Vaccines 5th ed. China: Saunders Elsevier 2008, 735–771

[11] Poethko-Müller C, Mankertz A. Seroprevalence of measles-, mumps- and rubella-specific IgG antibodies in German children and adolescents and predictors for seronegativity. PLoS One. 2012; 7(8):e42 867. doi: 10.1371/journal.pone.0 042 867

[12] Reef SE, Plotkin S, Cordero JF, et al. Preparing for elimination of congenital Rubella syndrome (CRS): Summary of a workshop on CRS elimination in the United States. Clin Infect Dis. 2000; 31: 85–95

[13] Reef SE, Strebel P, Dabbagh A, et al. Progress toward control of rubella and prevention of congenital rubella syndrome–worldwide, 2009. J Infect Dis 2011; 204 Suppl 1: 24–7

[14] Robert Koch-Institut. Aktualisierte Mitteilung der Ständigen Impfkommission (STIKO) am RKI: Hinweise für Ärzte zum Aufklärungsbedarf über mögliche unerwünschte Wirkungen bei Schutzimpfungen; Stand: 2007. Epid Bull 2007; 25: 209–232

[15] Robert Koch-Institut. Mitteilung der Ständigen Impfkommission (STIKO) am Robert Koch-Institut (RKI). Änderung der Empfehlungen zur Impfung gegen Röteln. Epid Bull 2010, Nr. 32: 322–325

[16] Robert Koch-Institut. Infektionsepidemiologisches Jahrbuch für 2000, Berlin, 2001: 104

[17] Robert Koch-Institut. Infektionsepidemiologisches Jahrbuch für 2011, Berlin, 2012: 164

[18] Robert Koch-Institut. Infektionsepidemiologisches Jahrbuch für 2012, Berlin, 2013: 172

[19] Robert Koch-Institut. Infektionsepidemiologisches Jahrbuch für 2013, Berlin, 2014a: 175

[20] Robert Koch-Institut. Impfempfehlungen der Ständigen Impfkommission (STIKO) am Robert Koch-Institut. Stand: Aug. 2015. Epid Bull 2015: 34: 327–362

[21] Robert Koch-Institut. Aktuelle Statistik meldepflichtiger Infektionskrankheiten, Deutschland. Epid Bull 2014c, Nr. 49: 483

39 Rotavirus

W. Jilg

39.1 Epidemiologie

Rotaviren sind die häufigsten Durchfallerreger im Säuglings- und Kleinkindesalter. Rotavirusinfektionen betreffen weltweit fast jedes Kind oft mehrmals. 453 000 Kinder verstarben 2008 an einer durch Rotaviren verursachten Gastroenteritis [20]. Zu Todesfällen kommt es hauptsächlich in den Ländern der Dritten Welt, die Erkrankungshäufigkeit und damit die Krankheitslast ist aber auch in den Industrienationen hoch. Hier sind nosokomiale Infektionen in Form kleinerer oder größerer Ausbrüche in Kinderkrankenhäusern nicht selten [12]. Wie in anderen Ländern der nördlichen Hemisphäre treten auch in Deutschland Infektionen gehäuft in den Wintermonaten auf. Die Mehrzahl aller Infektionen betrifft Kinder unter 5 Jahren (▶ Abb. 39.1). Im Jahr 2013 wurden in Deutschland 48 309 Rotaviruserkrankungen gemeldet, davon 51 % bei unter 5-Jährigen. Über die Hälfte dieser Kinder musste hospitalisiert werden. Es wurden 10 Todesfälle im Zusammenhang mit Rotavirusinfektionen übermittelt. Betroffen waren 1 Säugling und 9 Erwachsene im Alter von 57 bis 95 Jahren [12].

Im Jahr 2013 wurde in Deutschland die Schluckimpfung gegen Rotavirus als Standardimpfung für Säuglinge in den Impfkalender der STIKO aufgenommen (s. u.) [13]. Im Jahr 2014 wurden 32 224 Rotaviruserkrankungen gemeldet, über 16 000 weniger als im Vorjahr [14], möglicherweise bereits ein Erfolg einer erhöhten Durchimpfungsrate.

39.2 Erreger

Die Gattung Rotavirus gehört zur Familie der Reoviridae. Rotaviren sind nichtumhüllte ikosaedrische Partikel von ca. 70 nm Durchmesser. Sie besitzen ein segmentiertes Genom, das aus 11 einzelnen Segmenten doppelsträngiger RNA besteht. Das Genom wird von 3 konzentrischen Proteinschalen (Kapsiden) umschlossen. Antigene Determinanten der Strukturproteine VP2 und VP6 des inneren und mittleren Kapsids bilden die Grundlage für die Einteilung der Rotaviren in die *8 Serogruppen* A–H, wobei die Gruppe A relevant für humane Infektionen ist. Die auf der Oberfläche des äußeren Kapsids exponierten Proteine VP4 und VP7 sind die Zielstrukturen für neutralisierende Antikörper. Sie werden für die weitere Unterteilung der Serogruppen in *Serotypen* herangezogen; man unterscheidet über 37 VP4-Serotypen (P-Serotypen) und 27 VP7-Serotypen (G-Serotypen). Aufgrund ihres segmentierten Genoms können Rotaviren häufig reassortieren; da die genannten, für die Klassifizierung

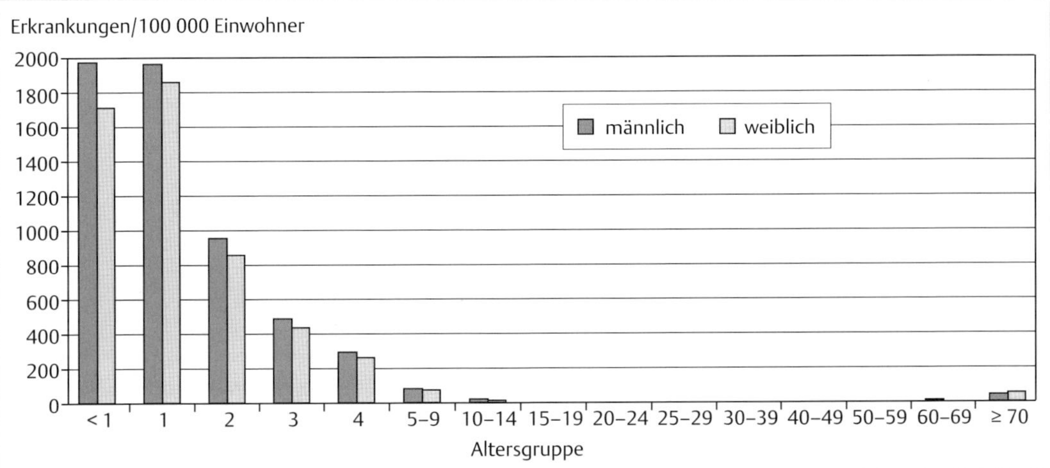

Abb. 39.1 Übermittelte Rotaviruserkrankungen pro 100 000 Einwohner nach Alter und Geschlecht, Deutschland 2002–2011.

benutzten Proteine von getrennten RNA-Segmenten kodiert werden, werden vielfache Kombinationen dieser Proteine in Rotavirusisolaten gefunden [7].

Rotaviren sind sehr umweltresistent. Sie sind in eingetrocknetem Zustand in einem Temperaturbereich von 4–20 °C über mehrere Wochen stabil. Äther, Chloroform und nicht ionische Detergentien sind wenig wirksam, Alkohol dagegen kann Rotaviren rasch inaktivieren.

Rotaviren kommen bei Mensch und Haus- und Nutztieren vor; tierische Rotaviren scheinen aber keine größere Bedeutung für Erkrankungen von Menschen zu besitzen.

39.3 Pathogenese

Rotaviren werden i. d. R. fäkal-oral übertragen, meist durch Schmierinfektion, aber auch durch kontaminiertes Wasser und Lebensmittel. Das Virus ist sehr leicht übertragbar: bereits 10 Viruspartikel reichen zu einer Infektion aus.

Die Infektion verursacht Nekrosen der Darmepithelien und eine villöse Atrophie. Der Verlust von Verdauungsenzymen und die reduzierte Absorption von Nahrungsstoffen führen zu einer Erhöhung des osmotischen Drucks im Darmvolumen und damit zur Diarrhö. Eine Rolle bei der Entstehung des Durchfalls kommt aber auch dem viralen Nichtstrukturprotein NSP4 zu, das als erstes virales Enterotoxin identifiziert wurde. Auch das autonome Nervensystem des Darms scheint an der Genese des Durchfalls beteiligt zu sein [7].

39.4 Klinik

Nach einer Inkubationszeit von 1–3 Tagen beginnt die typische Erkrankung akut mit Erbrechen und Fieber für 2–3 Tage, gefolgt von wässrigen Durchfällen für 4–5 Tage. Die Virusausscheidung beginnt meist bereits vor Beginn der Symptomatik und endet einige Tage nach dem Abklingen der klinischen Erscheinungen. Hauptgefahr ist die oft schwere Dehydratation und die dadurch bedingte Elektrolytverschiebung.

Chronische Infektionen mit extraintestinalen Manifestationen werden bei immunsupprimierten Kindern beobachtet, vereinzelt wurde auch eine Beteiligung des ZNS beschrieben. Andererseits kommen nicht selten auch sehr milde Erkrankungen und asymptomatische Verläufe vor. Obwohl die Mehrzahl der Infektionen Kinder in den ersten beiden Lebensjahren betrifft, treten symptomatische Erkrankungen auch bei älteren Kindern und Erwachsenen, vor allem alten und immunsupprimierten Menschen, auf.

Die Diagnose erfolgt durch Nachweis des Erregers im Stuhl mittels Antigentest oder PCR.

39.5 Impfung

39.5.1 Impfstoffe

Der erste Impfstoff gegen Rotaviren wurde 1998 in den USA zugelassen. Es handelte sich um eine tetravalente Lebendvakzine auf der Basis eines für den Menschen apathogenen Rhesusrotavirus. Der Impfstoff enthielt das native Rhesusrotavirus vom Serotyp 3, das eine ausgeprägte Kreuzreaktion mit dem menschlichen Rotavirus dieses Serotyps besitzt, sowie 3 *Reassortanten*-Viren, ebenfalls Rhesusrotaviren, bei denen das für das (rhesusspezifische) Oberflächenprotein VP7 kodierende RNA-Segment durch das entsprechende Gensegment humaner Rotaviren vom Serotyp 1, 2 und 4 ersetzt wurde. Damit war dieser Impfstoff gegen die 4 am häufigsten auftretenden Rotavirusserotypen wirksam. In einer großen, plazebokontrollierten Studie schützte der Impfstoff zwar nur in knapp 50 % vor einer Rotavirusinfektion, verhinderte aber über 80 % der schweren Verläufe [11].

Ein knappes Jahr nach der Zulassung dieses Impfstoffs und einer generellen Impfempfehlung in den USA wurde die Empfehlung wieder revidiert. Grund war das Auftreten von 15 Fällen von Invagination (Intussuzeption), also Einstülpungen eines Darmabschnitts in einen anderen, kurze Zeit nach der Impfung. Da ein Kausalzusammenhang zwischen diesen Erscheinungen und der Impfung nicht auszuschließen und in den meisten Fällen sogar wahrscheinlich war [4], [6] nahm der Hersteller den Impfstoff vom Markt.

Inzwischen wurden 4 weitere Impfstoffe entwickelt und speziell auch auf das Risiko der Auslösung einer Intussuszeption sehr sorgfältig überprüft [5]. Es handelt sich ebenfalls um Lebendimpfstoffe. Ein Impfstoff enthält 5 Rotavirusreassortanten eines apathogenen bovinen Rotavirusstamms (RotaTeq), der zweite besteht aus einem attenuierten humanen Rotavirusstamm (Rotarix) mit breiter Kreuzreaktivität. Ein weiterer, in China hergestellter Impfstoff ist ebenfalls monovalent und enthält einen attenuierten Rotavirusstamm des Schafs („Lanzhou Lamb Rotavirus Vaccine“,

LLV) [8]. Der Impfstoff Rotavin-M1 aus einem attenuierten humanen Rotavirus wurde in Vietnam entwickelt und enthält ein attenuiertes humanes Rotavirus. Die beiden letztgenannten Impfstoffe sind nur regional zugelassen, sie werden deshalb, auch weil über sie nur wenige Daten vorliegen, hier nicht weiter besprochen.

Der pentavalente Rotavirusimpfstoff RotaTeq enthält 5 Rotaviren, die durch genetisches Reassortment aus dem – für den Menschen apathogenen – bovinen Rotavirusstamm WC 3 und 5 verschiedenen menschlichen Rotaviren hergestellt wurden. Dazu wurden Zellkulturen mit dem bovinen Virus WC 3 und gleichzeitig einem menschlichen Rotavirus infiziert. Auf diese Weise erhielt man 5 verschiedene bovine Viren, die jeweils das Oberflächenprotein G1, G2, G3, G4 bzw. P1 aus humanpathogenen Rotavirusstämmen tragen [9]. Der Impfstoff liegt fertig zur Anwendung in 2 ml einer saccharosehaltigen Pufferlösung vor.

Der Impfstoff Rotarix enthält einen attenuierten humanen Rotavirusstamm (RIX4 414). Das Wildvirus stammt von einem 15 Monate alten Kind mit rotavirusassoziiertem Durchfall. Das Primärisolat wurde zunächst in „African green monkey kidney"-Zellen 33-mal passagiert [2]. Der resultierende Stamm 89–12 wurde dann nach „plaque-purification" in Verozellen weiterpassagiert [15]. Der Impfstoff liegt gebrauchsfertig in 1,5 ml einer saccharosehaltigen Pufferlösung vor.

39.5.2 Impfdurchführung

Für die in Europa und den USA zugelassenen Impfstoffe RotaTeq und Rotarix gilt als Mindestalter für die 1. Dosis 6 Wochen; die Impfung sollte spätestens bis zur Vollendung der 24. Lebenswoche (Rotarix) bzw. der 32. Lebenswoche (RotaTeq) beendet sein (▶ Abb. 39.2) (bei späterer Gabe könnte u. U. das Risiko einer Invagination erhöht sein, s. u.).

Beide Impfstoffe sind Schluckimpfstoffe und werden mittels einer Dosiervorrichtung bzw. eines Applikators folgendermaßen oral verabreicht:

- pentavalenter Impfstoff (RotaTeq): 3 Dosen zu je 2 ml in einem Mindestabstand von 4 Wochen,
- attenuierter monovalenter Impfstoff (Rotarix): 2 Dosen zu je 1,5 ml im Mindestabstand von 4 Wochen.

39.5.3 Wirksamkeit

RotaTeq und Rotarix schützen zu ca. 75 % vor Rotavirusgastroenteritis; sehr schwere Erkrankungsfälle und Krankenhauseinweisungen wegen einer Rotaviruserkrankung wurden zu über 90 % verhindert [13], [15], [19]. Die Impfung ist wirksam gegen die meisten zirkulierenden Rotavirusserotypen. Für den attenuierten Impfstoff konnte in mehreren Studien eine Schutzwirkung gegen den dem Impfstoff zugrunde liegenden Serotyp G1P[8] sowie die Typen G2P[4], G3P[8], G4P[8] und G9P [8] demonstriert werden. Die mit dem tetravalenten Impfstoff durchgeführten Studien zeigten eine Wirksamkeit gegen die Serotypen G1P1[8], G2P[4], G3P1[8], G4P1[8] und G9P1[8].

7–9 Tage nach der 1. Impfung mit dem attenuierten Impfstoff schieden 38–60 % der geimpften Kinder das Impfvirus im Stuhl aus, nach der 2. Dosis nur noch 0–13 % [18]. Nach Gabe des pentavalenten Impfstoffs kam es 4–6 Tage nach der 1. Dosis bei 12,7 % aller geimpften Kinder zu einer Ausscheidung des Impfvirus, nach der 2. und 3. Impfung konnte kein Impfvirus mehr im Stuhl nachgewiesen werden [19].

Diese Ergebnisse konnten im Wesentlichen in einer Metaanalyse, die 41 Studien mit über

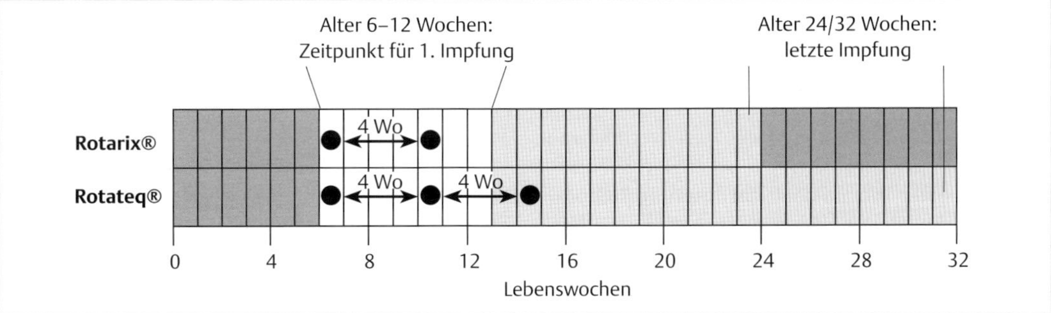

Abb. 39.2 Impfschema für Rotarix und RotaTeq.

186 000 Teilnehmern umfasste, bestätigt werden [16]. Die Untersuchung zeigte aber auch deutliche Unterschiede in der Wirksamkeit der beiden Vakzinen in Ländern mit geringer Mortalität durch Rotavirusinfektionen (im Wesentlichen Industrienationen) und solchen mit hoher Mortalität (Entwicklungsländer). In Ländern mit geringer Mortalität konnten beide Impfstoffe mehr als 80 % aller schweren, in den ersten beiden Lebensjahren auftretenden Erkrankungen verhindern, während in Ländern mit hoher Mortalität nur etwa 40 % (Rotarix) bzw. 40–57 % (RotaTeq) aller schweren Infektionen in diesem Zeitraum verhütet werden konnte. Diese schlechtere Wirksamkeit in Afrika und Asien wird wahrscheinlich durch eine Kombination mehrerer Faktoren verursacht; diskutiert werden Begleiterkrankungen und Unterernährung, HIV-Infektionen, Enteritiserreger, die u. U. das „Angehen" der Impfung beeinträchtigen und rotavirusspezifische Antikörper in der Muttermilch [16].

Ergebnisse der in Österreich seit 2009 generell empfohlenen Impfung lassen auch einen Herdeneffekt bei hoher Durchimpfungsrate vermuten [10].

39.6 Wichtige Informationen

39.6.1 Nebenwirkungen

Beide Impfstoffe sind gut verträglich. Nebenwirkungen umfassen Reizbarkeit, Appetitverlust, Durchfall, Erbrechen, Blähungen, Bauchschmerzen, Aufstoßen, Fieber und Müdigkeit. Die Rate an Invaginationen war in der Gruppe der Geimpften nicht signifikant höher als in der Plazebogruppe. Nach der Gabe des attenuierten Impfstoffs kam es in 6 Fällen in der Impfgruppe und in 7 Fällen der Plazebogruppe zu einer Invagination [15], für den pentavalenten Impfstoff war dieses Verhältnis 6 : 5 [19]. In Postmarketing-Studien nach Einführung der Impfung in vielen Teilen der Welt fanden sich allerdings Hinweise auf ein geringfügig erhöhtes Risiko einer Invagination in der Woche nach der 1. Impfung von 1–2 Fällen/100 000 [3], [1], [12]. Eltern sollten daher darüber aufgeklärt werden und ihr Kind umgehend einem Arzt vorstellen, wenn es innerhalb einer Woche nach der Impfung Symptome entwickelt, die auf eine Invagination hindeuten, wie starke Bauchschmerzen, anhaltendes Erbrechen oder blutige Stühle.

39.6.2 Indikation/Kontraindikation

Der Nutzen eines Rotavirusimpfstoffs für Entwicklungs- und Schwellenländer steht außer Frage. Auch für Industrienationen ist angesichts der hohen Morbidität von Rotavirusinfektionen ein derartiger Impfstoff eine sinnvolle Ergänzung der bisher verwendeten Impfstoffe.

Eine Expertenkommission der WHO empfahl 2009 die weltweite Aufnahme einer generellen Rotavirusimpfung von Säuglingen in die nationalen Impfprogramme [20]. In Ländern mit einer Rotavirusletalität von weniger als 10 % bei unter 5-Jährigen (wie etwa in Deutschland) sollte aber die Entscheidung über eine generelle Impfempfehlung auf der Basis der zu erwartenden Reduktion der Krankheitslast, der Einsparung von Gesundheitskosten und der Kosteneffektivität der Impfung getroffen werden. Nach sorgfältiger Analyse der Situation in Deutschland empfahl die STIKO im Jahr 2013 die Impfung aller Säuglinge. Primäres Ziel war es dabei, „schwere Rotavirusinfektionen und insbesondere die dadurch erforderlichen Krankenhausbehandlungen bei Säuglingen und Kleinkindern zu reduzieren" [13]. In Österreich wird die Impfung seit 2009 öffentlich für alle Säuglinge empfohlen. Die Impfserie sollte im Alter von 6 bis 12 Wochen begonnen und möglichst bis zum Alter von 16 Wochen (Rotarix) bzw. von 22 Wochen (RotaTeq) beendet werden. Wegen des mit zunehmendem Alter steigenden Risikos einer Invagination muss sie spätestens bis zum Alter von 24 Wochen (Rotarix) bzw. bis zum Alter von 32 Wochen (RotaTeq) abgeschlossen sein [13].

Die Impfung darf *nicht* durchgeführt werden bei einer Invagination in der Anamnese oder bei Vorliegen eines Immundefekts. Bei akutem Durchfall oder Erbrechen sollte die Impfung verschoben werden.

Wegen einer möglichen Interferenz Rotavirus-spezifischer neutralisierender Antikörper in der Muttermilch mit den Impfviren, die unter Umständen den Impferfolg beeinträchtigen könnte, schlägt die STIKO vor, eine Stunde vor der Impfung und eine Stunde danach das Stillen möglichst zu vermeiden [13]. Ein gesicherte Einfluss des Stillens auf den Impferfolg ließ sich bislang aber nicht feststellen [16].

Frühgeborene können – *und sollen!*- ihrem chronologischen Alter gemäß geimpft werden, auch wenn sie noch in stationärer Behandlung sein sollten [17].

39.7 Therapie

Die Behandlung einer Rotavirusinfektion erfolgt rein symptomatisch. Therapeutisch ist orale oder parenterale Flüssigkeits- und Elektrolytsubstitution angezeigt.

Eine kausale Therapie gegen das Rotavirus gibt es nicht.

39.8 Passive Immunisierung

Ein spezifisches Immunglobulin gegen Rotavirus ist nicht verfügbar.

39.9 Meldepflicht

In Deutschland ist nach § 7 IfSG der direkte Nachweis von Rotaviren aus dem Stuhl meldepflichtig, sofern der Nachweis auf eine akute Infektion hinweist.

Nach § 6 Abs. 1 Ziff. 2. IfSG sind Krankheitsverdacht und Erkrankung meldepflichtig, wenn die erkrankte Person eine Tätigkeit im Sinne des § 42 IfSG ausübt oder wenn 2 oder mehr gleichartige Erkrankungen auftreten, bei denen ein epidemiologischer Zusammenhang wahrscheinlich ist.

39.9.1 Literatur

[1] [Anonymous]. Safety of rotavirus vaccines: postmarketing surveillance in the WHO Region of the Americas. Wkly Epid Rec 2011; 86: 66–72

[2] Bernstein DI, Smith VE, Sherwood JR et al. Safety and immunogenicity of live, attenuated human rotavirus vaccine 89-12. Vaccine 1998; 16: 381–387

[3] Buttery JP, Danchin MH, Lee KJ et al. Intussusception following rotavirus vaccine administration: post-marketing surveillance in the National Immunization Program in Australia. Vaccine 2011; 29: 3 061–3 066

[4] Centers for Disease Control and Prevention (CDC). Suspension of rotavirus vaccine after reports of intussusception – United States, 1999. MMWR 2004; 53: 786–789

[5] Chandran A, Fitzwater S, Zhen A et al. Prevention of rotavirus gastroenteritis in infants and children: rotavirus vaccine safety, efficacy, and potential impact of vaccines. Biologics 2010; 4: 213–229

[6] Chen J, Heyse JF, Heaton P et al. Age dependence of the risk of intussusception following [corrected] rhesus-human reassortant rotavirus tetravalent vaccine: is it beyond doubt? Am J Epid 2010; 171: 1046–1054

[7] Desselberger U. Rotaviruses. Virus Res. 2014; 190: 75–96. doi: 10.1016/j.virusres. 2014.06.016. Epub 2014 July 9

[8] Fu C, Wang M, Liang J et al. Effectiveness of Lanzhou lamb rotavirus vaccine against rotavirus gastroenteritis requiring hospitalization: a matched case-control study. Vaccine 2007; 25: 8 756–8 761

[9] Heaton PM, Goveia MG, Miller JM et al. Development of a pentavalent rotavirus vaccine against prevalent serotypes of rotavirus gastroenteritis. J Infect Dis 2005; 192 (Suppl. 1): 17–21

[10] Paulke-Korinek M, Kundi M, Rendi-Wagner P et al. Herd immunity after two years of the universal mass vaccination program against rotavirus gastroenteritis in Austria. Vaccine 2011; 29: 2791–2796

[11] Rennels MB, Glass RI, Dennehy PH et al. Safety and efficacy of high-dose rhesus-human reassortant rotavirus vaccines – report of the National Multicenter Trial. United States Rotavirus Vaccine Efficacy Group. Pediatrics 1996; 97: 7–13

[12] Robert Koch-Institut (RKI). Infektionsepidemiologisches Jahrbuch für 2013. Berlin: Robert Koch-Institut; 2014, 169–175

[13] Robert Koch-Institut (RKI). Mitteilung der Ständigen Impfkommission (STIKO) am RKI: Empfehlung und wissenschaftliche Begründung der Empfehlung zur Rotavirus-Standardimpfung von Säuglingen. Epid Bull 2013; Nr. 35: S. 349–361

[14] Robert Koch-Institut (RKI). Aktuelle Statistik meldepflichtiger Infektionskrankheiten, Deutschland. Epid Bull 2015; Nr. 3: 22

[15] Ruiz-Palacios GM, Perez-Schael I, Velazquez FR et al. Safety and efficacy of an attenuated vaccine against severe rotavirus gastroenteritis. N Engl J Med 2006; 354: 11–22

[16] Soares-Weiser K, Maclehose H, Bergman H, Ben-Aharon I, Nagpal S, Goldberg E, Pitan F, Cunliffe N. Vaccines for preventing rotavirus diarrhoea: Vaccines in use. Cochrane Database Syst Rev. 2012; 11: CD008 521. doi: 10.1002/14 651 858.CD008 521.pub3

[17] Ständige Impfkommission, Deutsche Akademie für Kinder- und Jugendmedizin e. V., Gesellschaft für Neonatologie und Pädiatrische Intensivmedizin e. V. Rotavirus-Impfung von Früh- und Neugeborenen im stationären Umfeld. Monatsschr Kinderheilkd 2015; 163: 257–266

[18] Vesikari T, Karvonen A, Korhonen T et al. Safety and immunogenicity of RIX4 414 live attenuated human rotavirus vaccine in adults, toddlers and previously uninfected infants. Vaccine 2004; 22: 2836–2842

[19] Vesikari T, Matson DO, Dennehy P et al. Safety and efficacy of a pentavalent human-bovine (WC 3) reassortant rotavirus vaccine. N Engl J Med 2006; 354: 23–33

[20] World Health Organisation (WHO). Rotavirus vaccines WHO position paper – January 2013. Wkly Epidem Rec 2013, 88, 49–64

III

40 Tetanus

F. Hofmann

40.1 Epidemiologie

Tetanuserreger sind weltweit verbreitet und kommen vor allem in geologischen Formationen vor, die durch Böden mit alkalischen pH-Werten gekennzeichnet sind [6] sowie in menschlichen und tierischen Exkrementen. Die lange Zeit verneinte Existenz einer natürlichen antitoxischen Immunität konnte durch Studien an nicht geimpften Personen mittlerweile bestätigt werden [9]. 1998 kamen nach Schätzungen der WHO 410 000 Menschen an den Folgen des Tetanus zu Tode. 2 Jahre später waren es noch 309 000 Todesfälle [17], [23]. 2008 verstarben nach Schätzungen der WHO 61 000 Kinder unter 5 Jahren unter Berücksichtigung „einer hohen Dunkelziffer" und lediglich 6 658 gemeldeten Fällen von Tetanus neonatorum [24]. Ein bislang unterschätztes Problem ist der maternale Tetanus, wobei 27 % der in diesem Zusammenhang erfolgten Todesfälle auf spontane oder chirurgisch/gynäkologisch induzierte Aborte zurückzuführen seien – so eine Einschätzung aus den 1990er-Jahren, in der von jährlich 30 000 Todesfällen die Rede ist [11]. Wie unzuverlässig die Daten der WHO leider sind, wird deutlich, wenn man sich die Zahlen des Jahres 2013 anschaut. Hier finden sich lediglich 14 554 Meldungen, wobei auffällt, dass in zahlreichen Entwicklungsländern angeblich überhaupt keine Fälle beobachtet wurden [25]. In Deutschland besteht keine Meldepflicht mehr; daher ist es schwierig, die genaue Tetanusinzidenz anzugeben. Ende der 1990er-Jahre lag aber die Erkrankungshäufigkeit bei unter 15 pro Jahr, wobei vor allem Personen über 45 Jahre betroffen waren. Diese machten während der 1990er-Jahre 43,4 % der Fälle, aber 95,2 % der Todesfälle an Tetanus aus. In Frankreich entfielen 48 der 57 Tetanusfälle in den Jahren 2000 und 2001 auf Personen über 70 Jahre. Aus epidemiologischer Sicht könnte die Zahl der Todesfälle an Tetanus neonatorum in den Entwicklungsländern durch 2 oder mehr Dosen Tetanusimpfstoff, die Frauen im gebärfähigen Alter oder Schwangeren verabreicht werden, um 94 % gesenkt werden [3].

40.2 Erreger

Der Erreger des Wundstarrkrampfs, *Clostridium tetani*, ist ein anaerobes, grampositives, sporenbildendes Stäbchen. Gefährlich sind vor allem die Sporen, da sie in trockener Hitze erst durch mehrstündiges Erhitzen auf Temperaturen über 150 °C abgetötet werden können. Am leichtesten lassen sie sich durch Wasserstoffperoxid (6 %), Formalin (3 %) Phenol (5 %) oder Chloramin (1 %) vernichten (Einwirkungszeit 24 Std.).

40.3 Pathogenese

Zwar findet sich schon in den Schriften des Hippokrates eine Beschreibung des Wundstarrkrampfs, doch dauerte es bis zum Ende des 19. Jahrhunderts, bis die Mediziner genügend Fakten kannten, die Rückschlüsse auf Ätiologie und Pathogenese der Erkrankung ermöglichten. Ursache für diesen Umstand war die Tatsache, dass weder irgendeine Tierspezies noch der Mensch die Überträger sind, sondern der Kontakt mit dem Erreger in der Umwelt für die Infektion sorgt. 1884 erkannten Carle und Rattone [7] den Zusammenhang zwischen Wunde, Erreger und Nervensystem: Sie konnten im Tierversuch zeigen, dass der Inhalt der Pustel eines an Tetanus Verstorbenen, überimpft auf Kaninchen, die typischen Wundstarrkrampfsymptome am Nervensystem hervorrief und dass die Krankheit sich mithilfe von tierischem Nervengewebe auch bei den Versuchskaninchen weiterverbreiten ließ.

Zur *Übertragung* kommt es durch Sporeninokulation im Rahmen von Bagatellverletzungen (z. B. Schürf-, Kratz- und Bisswunden, aber auch Verbrennungen). Unter anaeroben Bedingungen werden lokal Toxine (neurotoxisch wirkendes Tetanospasmin, hämolytisch wirkendes Tetanolysin) produziert, die entlang den Nervenbahnen zum Rückenmark wandern und schließlich auch das Gehirn erreichen können. Die Inkubationszeit unterliegt großen Schwankungen, da sie von der Menge des inokulierten Materials und damit der Quantität des produzierten Toxins abhängig ist. 4–14 Tage sind die Regel, aber auch Inkubationszeiten von bis zu 1 Monat wurden beobachtet. Als Faustregel gilt: Je größer die Toxinmenge und je kürzer damit die Inkubationszeit, desto höher die Letalität.

40.4 Klinik

Die Erkrankung ist durch meist lang andauernde tonische, seltener klonische (typischer für Tollwut) Krämpfe und Hyperreflexie bei nur marginal erhöhten Temperaturen gekennzeichnet. Zu Beginn kommt es häufig zur Behinderung der Mundöffnung und eingeschränkter Kaufähigkeit beim Patienten. Typisch ist der weinerlich-grinsende *Risus sardonicus* (Sardonisches Lachen). Schließlich kommt es zum *Opisthotonus* (Befall der Rücken- und Nackenmuskulatur mit Steifigkeit), zur *Unfähigkeit der Mundöffnung, Schluckbeschwerden* und zur *Zwerchfell- und Glottislähmung*. Die Letalität ist hoch, kann aber durch adäquate Intensivbehandlung auf Werte zwischen 10 % und 20 % gesenkt werden [4].

Bei *Neugeborenen* können sich in Abnabelungswunden bei mangelnder Hygiene Sporen festsetzen, die im Falle fehlender antitoxischer Immunität der Mutter zum Krankheitsbild des *Tetanus neonatorum* führen (Inkubationszeit 3–14 Tage, Extremwerte 1 Tag bis 1 Monat nach Geburt). Ohne Therapie verläuft die Krankheit in praktisch 100 % der Fälle tödlich. Im Mittel kommt es nach Schätzungen der WHO bei ca. 80 % der Betroffenen zum Tod [22].

40.5 Impfung

Der Göttinger Mediziner Artur Nicolaier [14] postulierte erstmals die Existenz eines Toxins als Auslöser der klinischen Erscheinungen und Emil von Behring beschrieb in seiner berühmt gewordenen Publikation „Über das Zustandekommen der Diphtherie-Immunität und Tetanusimmunität bei Tieren" [1] das Toxin, die dagegen gerichteten Antikörper und sämtliche weiteren Details der Ätiologie und Pathogenese, über die sein Mitarbeiter Shibasaburo Kitasato weitere Einzelheiten veröffentlichte [12]. Obwohl damit der Weg zur Impfstoffproduktion frei war und obwohl seit mehreren Jahrzehnten in allen Ländern der Erde die vorbeugende Vakzinegabe propagiert wird, stellt der Wundstarrkrampf noch immer eines der wichtigsten Probleme dar, denen sich die WHO gegenübersieht.

40.5.1 Impfstoffe

Ähnlich wie bei der Diphtherievakzine handelt es sich auch beim Tetanusimpfstoff um einen Toxoidimpfstoff, der aus Clostridium-tetani-Kulturen (ohne allergisierende Substanzen wie Pferdeeiweiß, Pepton oder Blutgruppensubstanzen) hergestellt wird: Dem Kulturfiltrat wird 40 % Formaldehyd zugesetzt. Nach mehrwöchiger Inkubation bei ca. 37 °C wird die Reinigung des so entstandenen Rohtoxoids praktiziert. Der Zusatz von Konservierungsstoffen wie etwa Thiomersal wird heute bei den meisten Impfstoffen nicht mehr vorgenommen. Die Endprodukte enthalten dank der verschiedenen Reinigungsschritte nur noch Spuren von Formaldehyd. Der Gehalt an Tetanustoxoid wird entweder in I.U. (internationalen Einheiten) oder lf (Einheiten des Flockungstests) [13] angegeben. Dabei enthalten die Impfstoffe der verschiedenen Firmen unterschiedlich viel Tetanustoxoid. Bei Kindern werden gern mehr als 40 I.U. (= 10 Lf) eingesetzt, bei Erwachsenen zwischen 20 und 40 I. U. Als Adjuvans wird wegen der starken Wirkungssteigerung Aluminiumhydroxid (Adsorbatimpfstoff) zugesetzt – in Kombinationsimpfstoffen trifft man auch Aluminiumphosphat an. Aus diesem Grund sollte auch darauf geachtet werden, dass es während der Lagerung nicht zur Frosteinwirkung kommt, denn Aluminiumhydroxid ist ohnehin schwer löslich und flockt bei zu tiefen Temperaturen aus. Als angemessene Lagertemperatur werden deshalb 2–8 °C angegeben.

40.5.2 Impfdurchführung

Der Impfstoff wird intramuskulär injiziert. Die Grundimmunisierung besteht aus drei Impfungen, wobei die ersten beiden in einem Abstand von 4–6 Wochen und die dritte 6–12 Monate nach der ersten verabreicht werden. Für die Erstimpfung der Säuglinge und Kleinkinder sehen die deutschen Impfempfehlungen der STIKO [5] [19] und der Schweizerische Impfplan 4 Impfungen mit dem hexavalenten Impfstoff vor (Deutschland: mit 2, 3, 4 und 11–14 Monaten; Schweiz: mit 2, 4, 6 und 15–24 Monaten), in Österreich wird auch der hexavalente Impfstoff nur 3-mal (mit 2, 4 und 11–13 Monaten). Auffrischimpfungen werden empfohlen:

- in Deutschland mit 5–6 Jahren, mit 15–17 Jahren und dann alle 10 Jahre;
- in Österreich mit 6 und 13 Jahren, dann alle 10 Jahre, ab dem 65. Lebensjahr alle 5 Jahre;
- in der Schweiz: mit 4–7 Jahren, 11–15 Jahren, dann mit 25, 45 und 65 Jahren und danach alle 10 Jahre.

Wurde eine vorausgegangene Impfung sehr schlecht vertragen (heftige lokale und/oder systemische Nebenwirkungen), sollte die Notwendigkeit der Impfung überprüft werden (Serumantitoxinbestimmung). Zur Vermeidung von Zwischenfällen ist auch auf streng intramuskuläre Applikation zu achten. Fernerhin ist die Kontrolle der Impfdokumente vor der Impfung unerlässlich, da zumindest bei jüngeren Impflingen eher eine Über- denn eine Unterimmunisierung die Regel ist (z. B. durch häufige Impfungen bei der Bundeswehr). Bei Verdacht auf Überempfindlichkeit ist ein Allergietest (Hauttestung) angezeigt

Was die Durchimpfungsraten angeht, so zeigen sich leider immer noch Lücken (▸ Tab. 40.1), vor allem in den alten Bundesländern. Leider gibt es keine Daten über die vermutlich am schlechtesten durchgeimpfte Personengruppe, nämlich die Senioren.

Tab. 40.1 Tetanus-Durchimpfungsraten bei Kindern (Schuleingangsuntersuchung) – deutschlandweite Erhebung auf Ebene der Landkreise und kreisfreien Städte (nach Daten von Weigel et al. [21]

Bundesland	Niedrigste Durchimpfungsrate [%]	Höchste Durchimpfungsrate [%]
Baden-Württemberg	89,0	98,4
Bayern	93,9	99,8
Berlin	96,6	96,6
Brandenburg	95,5	99,1
Bremen	95,3	96,1
Hamburg	94,6	94,6
Hessen	94,3	97,4
Mecklenburg-Vorpommern	96,6	98,7
Niedersachsen	90,3	99,8
Nordrhein-Westfalen	90,7	97,9
Rheinland-Pfalz	96,3	99,7
Saarland	95,4	97,1
Sachsen	96,4	98,6
Sachsen-Anhalt	93,8	98,5
Schleswig-Holstein	93,7	97,3
Thüringen	93,6	98,6

40.5.3 Wirksamkeit

Der offensichtlich hohe Wirkungsgrad der Tetanusschutzimpfung findet sein Korrelat in den nur vereinzelt auftretenden Tetanusfällen trotz Impfung und im durchschlagenden Erfolg der pränatal durchgeführten Impfprogramme, die zu einer zuverlässigen Kontrolle des Tetanus neonatorum in den entwickelten Ländern geführt haben. Unterhalb des als schützend eingestuften Antitoxinspiegels im Serum von 0,1 IE/ml finden sich nur sehr wenige Impflinge, denen man jedoch durch eine weitere Injektion i. d. R. zu einer Immunität im protektiven Bereich verhelfen kann. Im Hinblick auf die deshalb kaum bestehende Problematik der „Nonresponse/Low-Response" sind international auch keine großen Studien zu diesem Thema durchgeführt worden. Eine Münchner Untersuchung bei 137 Personen mit niedrigem bzw. fehlendem Tetanusschutz, in deren Rahmen mit einmalig 5 IE Tetanustoxoid „geboostert" wurde, brachte nur bei einem über 40-Jährigen nicht den gewünschten Erfolg (> 1 IE/ml Serum innerhalb von 1–2 Wochen) [15].

40.6 Wichtige Informationen

40.6.1 Nebenwirkungen

Die Nebenwirkungen der Tetanusimpfung [8] [10], [16], [18], [20] sind in den Jahrzehnten seit der Einführung der Vakzine genau studiert worden: Als Ausdruck der normalen Auseinandersetzung des Organismus mit dem Impfstoff kann es bei bis zu 20 % der Impflinge innerhalb von 3 Tagen nach der Impfung, selten auch länger anhaltend, an der Impfstelle zu

- Rötung,
- Schmerzhaftigkeit und
- Schwellung kommen, gelegentlich auch verbunden mit
- Beteiligung der zugehörigen Lymphknoten.

Sehr selten bildet sich ein kleines Knötchen an der Einstichstelle. Allgemeinsymptome wie leichte bis mäßige Temperaturerhöhung, grippeähnliche Symptomatik oder Magen-Darm-Beschwerden sind sehr selten und treten meist nur bei überimpften Personen (s. o.) auf.

In Einzelfällen wurde über Glomerulonephritis, Thrombozytopenie und zentralnervöse Störungen berichtet, wobei ein ursächlicher Zusammenhang mit der Tetanusimpfung nicht hergestellt werden konnte.

40.6.2 Indikation/Kontraindikation

Als Standardimpfung ist die Tetanusimpfung (s. u. Impfschema) allgemein bei allen Bevölkerungsgruppen sowohl prä- als auch postexpositionell (im Verletzungsfall) indiziert.

Impfabstände zu anderen Immunisierungsmaßnahmen müssen nicht eingehalten werden. Auch die Schwangerschaft stellt keine Kontraindikation dar. Ebenso wenig sollte bei banalen Infekten/Erkrankungen auf eine Impfung verzichtet werden, wenn diese indiziert ist. Nur bei bedrohlichen Reaktionen nach vorausgegangener Impfung müssen Vorsichtsmaßnahmen ergriffen werden, die vom Einzelfall abhängig gemacht werden sollten (z. B. prävakzinale Antihistaminikagabe oder Glukokortikoidverabreichung).

40.6.3 Therapie

Bei nicht (oder nicht vollständig) geimpften Patienten werden unabhängig vom Impfstatus und vom Körpergewicht 500 I.E. Tetanus-Immunglobulin i. m. oder i. v., evtl. intrathekal verabreicht – ein *Therapieregime*, das in der Folge täglich fortgesetzt wird. Simultan wird die Schutzimpfung mit Tetanus-Toxoid (2-malige Gabe innerhalb von 2 Wochen) durchgeführt. Gleichzeitig erfolgt die regelmäßige Wundtoilette in Kombination mit chirurgischen Maßnahmen, wie vor allem Exzision nekrotisierender Gewebsbezirke. Zusätzlich muss die Einleitung einer antibiotischen Therapie mit Metronidazol in Angriff genommen werden [1].

Cave: Die Chemotherapie hilft nur bei der Ausschaltung der vegetativen Formen von *Clostridium tetani*, nicht jedoch bei der Bekämpfung der Toxin- oder Sporenwirkung!

Ergänzt wird die Behandlung durch die symptomatische Therapie der Muskelspannung, die Intensivtherapie, evtl. Tracheotomie und krankengymnastische Maßnahmen.

40.6.4 Passive Immunisierung

Bei Unverträglichkeit des Schutzimpfstoffs (was sehr selten vorkommen dürfte) und bei der Wundversorgung, wenn keine ausreichende Grundimmunisierung durchgeführt wurde oder die letzte Impfung länger als 20 Jahre zurückliegt (hier dann Simultanimpfung kontralateral), werden einmalig 500 I.E. Tetanus-Immunglobulin verabreicht (s. o.).

Im Verletzungsfall wird nach ▶ Tab. 40.2 vorgegangen.

40.6.5 Meldepflicht

In Deutschland besteht keine Meldepflicht mehr.

Tab. 40.2 Tetanusimmunprophylaxe im Verletzungsfall [19]

Vorgeschichte der Tetanusimmunisierung (Anzahl der erhaltenen Tetanusimpfdosen)	saubere, geringfügige Wunden		alle anderen Wunden[1]	
	DTaP/Tdap[2]	TIG[3]	DTaP/Tdap[2]	TIG[3]
unbekannt	ja	nein	ja	ja
0–1	ja	nein	ja	ja
2	ja	nein	ja	nein[4]
≥ 3	nein[5]	nein	nein[6]	nein

[1] Tiefe und/oder verschmutzte (mit Staub, Erde, Speichel, Stuhl kontaminierte) Wunden, Verletzungen mit Gewebszertrümmerung und reduzierter Sauerstoffversorgung oder Eindringen von Fremdkörpern (z. B. Quetsch-, Riss-, Biss-, Stich-, Schusswunden); schwere Verbrennungen und Erfrierungen; Gewebsnekrosen, septische Aborte.

[2] Kinder < 6 Jahre erhalten einen Kombinationsimpfstoff mit DTaP, ältere Kinder Tdap (d. h. Tetanus-Diphtherie-Impfstoff mit verringertem Diphtherietoxoid-Gehalt und verringerter azellulärer Pertussis-Komponente). Erwachsene erhalten ebenfalls Tdap, wenn sie noch keine TdaP-Impfung im Erwachsenenalter erhalten haben oder sofern eine aktuelle Indikation für eine Pertussis-Impfung besteht.

[3] TIG = Tetanus-Immunglobulin, im Allgemeinen werden 250 IE verabreicht, die Dosis kann auf 500 IE erhöht werden; TIG wird simultan mit Tdap-Impfstoff angewendet.

[4] Ja, wenn die Verletzung länger als 24 Std. zurückliegt.

[5] Ja (1 Dosis), wenn seit der letzten Impfung mehr als 10 Jahre vergangen sind.

[6] Ja (1 Dosis), wenn seit der letzten Impfung mehr als 5 Jahre vergangen sind.

Literatur

[1] AWMF-Leitlinie Tetanus, Hans-Christoph Diener, Christian Weimar (Hrsg.) Leitlinien für Diagnostik und Therapie in der Neurologie Herausgegeben von der Kommission Leitlinien der Deutschen Gesellschaft für Neurologie, Stuttgart: Thieme Verlag; Sept. 2012

[2] von Behring E, Kitasato S. Über das Zustandekommen der Diphtherie- und Tetanus-Immunität bei Thieren. Dtsch Med Wschr 1890; 16: 1113–1114

[3] Blencowe H, Lawn J, Vandelaer J et al. Tetanus toxoid immunization to reduce mortality from neonatal tetanus. Int J Epid 2010; 39: 102–109

[4] Brauner JS, Rios Vieira SR, Bleck TP. Changes in severe accidental tetanus mortality in the ICU during two decades in Brazil. Intensive Care Med 2002; 28: 930–935

[5] Bundesamt für Gesundheit und Eidgenössische Kommission für Impffragen. Schweizerischer Impfplan, Stand: Jan. 2015

[6] Bytchenko BD. Microbiology of Tetanus. In: Veronesi R, ed. Tetanus. Important New Concepts. Excerpta Medica, Amsterdam 1981; 28–39

[7] Carle A, Rattone G. Studio spetrimentale sull'etiologia del tetano. G Accad Med Torino 1884; 32: 174

[8] Chen RT, Mootrey G, De Stefano F. Safety of routine childhood vaccinations: An epidemiological review. Pediatr Drugs 2000; 2: 273–290

[9] Dastur FD, Awatramani VP, Dixit SK. Response to single dose of tetanus vaccine in subjects with naturally acquired tetanus antitoxin. Lancet 1981; 2: 219–222

[10] Dittmann S. Vaccines. In: Dukes MN GG, Aronson JK, eds. Meyler's Side Effect of Drugs. Amsterdam: Elsevier; 2000; 1047–1110

[11] Faveau V, Mamdani M, Steinglass R et al. Maternal tetanus: Magnitude, epidemiology and potential control measures. Int J Gynecol Obstet 1993; 40: 3–12

[12] Kitasato S. Über den Tetanusbacillus. Z Hyg 1889; 7: 225–234

[13] Lyng J. Quantitative Estimation of Diphtheria and Tetanus Toxoids. 4. Toxoids as International Reference Materials defining Lf-Units for Diphteria and Tetanus Toxoids. Biologicals 1990: 18; 11–17

[14] Nicolaier A. Über infectiösen Tetanus. Dtsch Med Wschr 1884; 10: 842–844

[15] Pilars de Pilar CE. Schutzimpfung gegen Diphtherie und Tetanus. In: Spiess H, Hrsg. Schutzimpfungen – Bericht von der Tagung des DGK in Verbindung mit der DVV. Marburg: Med Verlagsgesell; 1985

[16] Quast U, Thilo W, Fescharek R. Impfreaktionen – Bewertung und Differentialdiagnose. 2. Aufl. Stuttgart: Hippokrates; 1997

[17] Robert Koch-Institut (RKI). Zur Situation bei wichtigen Infektionskrankheiten. Teil 5: Impfpräventable Krankheiten. Tetanus. Epid Bull 1999; 19: 140–141

[18] Ständige Impfkommission am Robert Koch-Institut (STIKO). Aktualisierte Mitteilung der Ständigen Impfkommission am Robert Koch-Institut: Hinweise für Ärzte zum Aufklärungsbedarf über mögliche unerwünschte Wirkungen bei Schutzimpfungen; Stand: Juni 2007. Epid Bull 2007; 25: 209–232

[19] Ständige Impfkommission am Robert Koch-Institut (STIKO). Mitteilung der Ständigen Impfkommission am Robert Koch-Institut: Empfehlungen der Ständigen Impfkommission am RKI 2015; Stand Aug. 2015. Epid Bull 2015: 34: 327–362

[20] Stratton KR, Howe CJ, Johnston RB jr., eds. Adverse events associated with childhood vaccines. Washington: National Academy of Sciences; 1994

[21] Weigel, M., Bruns, R., Weitmann, K., Hoffmann, W.: Durchimpfungsraten bei der Schuleingangsuntersuchung 2012: Deutschlandweite Erhebung auf Ebene der Landkreise und kreisfreien Städte Dtsch. Ärztebl. Int. 2014; 111(46): 788–94; DOI: 10.3238/arztebl.2014 0788

[22] World Health Organization (WHO). The World Health Report 1999. Geneva: World Health Organization; 1999

[23] World Health Organization (WHO). The World Health Report 2001. Geneva: World Health Organization; 2001

[24] World Health Organization (WHO). Vaccine preventable diseases monitoring system – 2009 global summary. Geneva: World Health Organization; WHO/IVB/2009 (Dez. 2009). Im Internet: www.who.int/immunization/documents/WHO_IVB_2009/en/; Stand: 25.06.2014

[25] World Health Organization (WHO). Vaccine preventable diseases monitoring system – Im Internet: www.who.int/immunization/documents/WHO_IVB_2009/en/; Stand: 13.11.2014

Weiterführende Literatur

[1] Bundesministerium für Gesundheit. Impfplan Österreich 2014; Wien, Mai 2014

[2] Dippelhofer A, Meyer C, Kamtsiuris P et al. Erste Ergebnisse zum Impfstatus aus der Pilotphase des Kinder- und Jugendgesundheitssurveys. Bundesgesundheitsbl Gesundheitsforsch Gesundheitsschutz 2002; 45: 332–337

41 Tollwut

W. Jilg

41.1 Epidemiologie

Die Tollwut ist eine virale Zoonose, die durch Wildtiere, Haustiere und Fledermäuse übertragen wird. Die Tollwut der Wild- und Haustiere, auch als *terrestrische Tollwut* bezeichnet, wird durch das klassische Tollwutvirus (*Rabiesvirus*) hervorgerufen. Dieser Erreger kann auch blutsaugende wie insektenfressende Fledermäuse befallen und von ihnen übertragen werden. Daneben gibt es in Europa, Afrika, Asien und Australien aber auch mit dem klassischen Tollwuterreger eng verwandte Viren, die die gleichen Krankheitserscheinungen hervorrufen, deren *Hauptwirte* verschiedene Fledermausarten sind *(Fledermaustollwut)*.

Die Tollwut ist weltweit verbreitet. Nur wenige Regionen galten immer schon als tollwutfrei, wie die britischen Inseln, Norwegen, Schweden, Island, Griechenland, Spanien, Portugal, Malta, Australien und Japan – allerdings gilt das nur für die terrestrische Tollwut. Durch die systematischen Bekämpfungsmaßnahmen konnte eine Reihe von weiteren Staaten die terrestrische Tollwut eliminieren. Frei von Tollwut wurden auf diese Weise Finnland, Belgien, die Niederlande und Luxemburg, Frankreich, Schweiz, Italien und die Tschechische Republik. Seit 2008 gehört auch Deutschland in den Kreis der tollwutfreien Länder. Die Fledermaustollwut gibt es allerdings nach wie vor auch in diesen Ländern.

Der Rückgang der terrestrischen Tollwut in den entwickelten Industrieländern ist der Impfung von Haustieren (Hunden und Katzen), vor allem aber den konsequenten Impfaktionen zur Bekämpfung der Tollwut bei Füchsen zu verdanken. Nach wie vor häufig ist die Tollwut aber in ländlichen Gebieten Asiens und Afrikas. Man schätzt, dass allein in Indien etwa 20 000 Menschen jedes Jahr an Tollwut sterben, das sind 2 von 100 000 Einwohnern. In Afrika ist die Zahl doppelt so hoch (4/100 000), was 24 000 Todesfällen entspricht. Hauptsächlich sind Kinder unter 15 Jahren betroffen. Insgesamt geht die WHO von jährlich circa 55 000 Tollwuttoten weltweit aus [12].

In Deutschland kam es in den letzten 30 Jahren zu 10 Tollwuterkrankungen (und damit Todesfällen) [13], [19], [21], [24]. 5 der Infektionen waren im Ausland erworben (3 in Indien, je 1 in Sri Lanka und Marokko), 2 Menschen wurden 1981 und 1990 durch Tierbisse in Deutschland infiziert. 3 Patienten hatten 2004 Organe von einer an einem unklaren Krankheitsbild verstorbenen jungen Frau erhalten, bei der erst nach dem Tod eine in Indien erworbene Tollwutinfektion diagnostiziert wurde.

Tollwuterkrankungen können alle Säugetiere betreffen, wobei allerdings die Empfänglichkeit der einzelnen Arten sehr unterschiedlich ist. Der Mensch gehört wie alle Primaten zu den nur mäßig empfänglichen Spezies. In Entwicklungsländern der Tropen und Subtropen sind vor allem streunende Hunde die Hauptüberträger, während in den Industrienationen die Tollwut der Haustiere nur noch selten vorkommt. Hier sind es Wildtiere, die das Reservoir für den Erreger bilden. In Europa sind es in erster Linie *Füchse*, in Nordamerika sind auch *Waschbären*, *Stinktiere* und *Kojoten*, in den letzten Jahren vor allem auch *Fledermäuse* betroffen.

Neben der terrestrischen Tollwut gewinnt die Tollwut der Fledermäuse zunehmend an Bedeutung. Während auf dem amerikanischen Kontinent Fledermäuse die klassische Wildtiertollwut übertragen, sind in Europa, Afrika, Asien und Australien Fledermäuse Wirte verschiedener, mit dem klassischen Tollwutvirus verwandter Erreger, die wie dieses der Gattung Lyssavirus angehören (s. u.). Die nur in Europa – auch in Deutschland - vorkommenden Europäischen Fledermaus-Lyssaviren 1 und 2, (EBLV 1 und 2) wurden vereinzelt in Schafen, Steinmardern und Hauskatzen gefunden, im Wesentlichen scheinen sie aber auf Fledermäuse beschränkt zu sein [11]. 5 durch diese Viren hervorgerufenen Erkrankungsfälle bei Menschen konnten bisher in Europa dokumentiert werden [11], [22]. In Deutschland sind infizierte Fledermäuse vor allem im norddeutschen Flachland verbreitet [16]. Vor Kurzem wurde in Deutschland und Frankreich ein weiteres Lyssavirus in Fledermäusen entdeckt. Dieser Erreger (Bokeloh-Bat-Lyssavirus, BBLV) weist eine enge Verwandschaft mit dem EBLV 2 auf [17].

III

41.2 Erreger

Tollwutviren gehören zur Gattung Lyssavirus der Familie Rhabdoviridae. Lyssaviren sind behüllte Viren mit einer einzelsträngigen RNA negativer Polarität. Sie besitzen eine geschossförmige Gestalt, mit einem abgerundeten und einem glatten Ende. Das helikale Nukleokapsid im Inneren des Viruspartikels besteht aus der RNA, die mit dem Nukleoprotein (N), dem Phosphoprotein (P) sowie der RNA-Polymerase (L) assoziiert ist. Es wird von einer aus einer Lipidmembran bestehenden Hülle umschlossen, die an der Innenseite von dem Matrixprotein (M) ausgekleidet ist. In die Lipidmembran ist ein Oberflächenprotein, das Glykoprotein G, eingelassen. Dieses G-Protein vermittelt die Anheftung des Virus an die Wirtszelle und ist Zielstruktur für neutralisierende Antikörper. Aufgrund der Lipidhülle ist das Virus sehr empfindlich gegenüber Detergenzien (Seife, quarternäre Ammoniumbasen) und Alkoholen. Es ist wenig umweltresistent und wird durch UV-Licht, Sonnenlicht und Austrocknung rasch inaktiviert [6].

Das Genus Lyssavirus enthält gegenwärtig 14 vom Internationalen Komitee für Virustaxonomie anerkannte Spezies sowie einen noch nicht katalogisierten Erreger [7], [9], [15], [23]. Neben dem *Rabiesvirus*, dem Erreger der klassischen Tollwut, das von Wild- und Haustieren und von Fledermäusen übertragen wird, gibt es noch 14 weitere Virusarten, deren natürliche Wirte bis auf 2 Ausnahmen ausschließlich Fledermäuse sind. Die Erreger lassen sich in 4 sogenannte Phylogruppen unterteilen, die sich in ihren genetischen Eigenschaften, ihrer Immunreaktivität und ihrer Pathogenität in Versuchsstieren unterscheiden [2] (▶ Tab. 41.1).

41.3 Pathogenese

Tollwütige Tiere scheiden vermehrungsfähiges Virus im Speichel aus. Die Infektion erfolgt daher gewöhnlich durch den Biss oder eine Kratzwunde eines tollwütigen Tieres. Auch der Kontakt von Speichel oder anderem infektiösen Material, wie etwa Nervengewebe oder Zerebrospinalflüssigkeit, mit Schleimhäuten oder verletzter Haut kann eine Infektion auslösen. Deshalb kann auch ein Belecken von offenen Wunden oder Abschürfungen zur Übertragung führen, während das Virus durch die unverletzte Haut nicht aufgenommen wird. Selten kann Tollwut durch Inhalation virushaltiger Aerosole übertragen werden.

Eine besondere, aber sehr seltene Form der Übertragung ist die Transplantation. In mehreren

Tab. 41.1 Klassifikation der Tollwutviren [7], [15], [23].

Virusspezies	Phylogruppe/ Genotyp	Wirtsspektrum	Verbreitung	Impfschutz
Rabies-Virus (RABV)	1/1	Wild- und Haustiere, hämatophage und insektenfressende Fledermäuse (Nord- und Südamerika), Mensch	Europa, Asien, Amerika	+ + +
Lagos-Bat-Virus (LBV)	2/2	fruchtfleischfressende Fledermäuse	Afrika	-
Mokola-Virus (MOKV)	2/3	unbekannt	Afrika	-
Duvenhage-Virus (DUVV)	1/4	insektenfressende Fledermäuse	Afrika	+ +
European-Bat-Lyssavirus 1 (EBLV 1)	1/5	insektenfressende Fledermäuse	Europa	+ +
European-Bat-Lyssavirus 2 (EBLV 2)	1/6	insektenfressende Fledermäuse	Europa	+ +
Australian-B-Lyssavirus (ABLV)	1/7	Flughunde, insektenfressende Fledermäuse	Australien	+ +
Aravan-Virus (ARAV)	1/?	insektenfressende Fledermäuse	Zentralasien	?
Khujand-Virus (KHUV)	1/?	insektenfressende Fledermäuse	Zentralasien	?
Irkut-Virus (IRKV)	1/ß	insektenfressende Fledermäuse	Ostsibirien	?
West-Caucasien-Bat-Virus (WCBV)	3/?	insektenfressende Fledermäuse	Kaukasusregion	-
Shimoni-Bat-Virus (SHIBV)	2/?	insektenfressende Fledermäuse	Afrika	-

Fällen ist von Verstorbenen, die eine unerkannte Tollwutinfektion hatten, die Infektion auf den Empfänger übertragen worden; Quelle der Infektion waren Cornea-Transplantate, aber auch Leber und Nieren von Spendern mit nicht diagnostizierter Rabies ▶ Abb. 23.1, [5], [13], [20], [27].

Nach dem Eindringen in das Gewebe kann der Erreger an der Eintrittsstelle für unterschiedlich lange Zeit persistieren. Er kann sich wahrscheinlich lokal in der quer gestreiften Muskulatur vermehren und bleibt dort mitunter über Wochen nachweisbar. Über die Vermehrung in den Muskelzellen erreicht das Virus die Muskelspindeln. Von hier aus dringt es in die Nerven ein, die die Muskelspindeln innervieren, und wandert im Axon dieser Nerven ins Rückenmark. Möglicherweise erreicht das Virus das Nervensystem auch über die motorischen Endplatten. Vom Rückenmark aus gelangt es innerhalb von Stunden ins Gehirn, wo das Virus praktisch jedes Neuron infizieren kann und eine Enzephalitis verursacht. Die Virusvermehrung in den Neuronen führt zur Bildung eosinophiler zytoplasmatischer Einschlusskörperchen, der Negri'schen Körperchen. Folge der Virusproduktion im Gehirn ist die zentrifugale Ausbreitung des Virus über Fasern des motorischen, sensiblen und autonomen Nervensystems. Am schnellsten und stärksten werden die Endbereiche dieser Nerven in den Speicheldrüsen, der Mund- und Nasenhöhle sowie des gesamten Kopf- und Nackenbereichs befallen. Das Virus vermehrt sich in Speicheldrüsenzellen, in den Zellen des Kornealepithels und in Haarfollikeln [3].

Obwohl das Virus zu Beginn der klinischen Symptomatik bereits an vielen Stellen des Organismus vorhanden ist, lassen sich zu diesem Zeitpunkt noch keine spezifischen Antikörper nachweisen. Nach 1 Woche findet sich bei etwa der Hälfte der Erkrankten eine spezifische Immunantwort und erst ab der 3 Krankheitswoche sind alle Infizierten antikörperpositiv.

41.4 Klinik

Die Dauer der *Inkubationszeit* variiert bei der Tollwut zwischen weniger als 10 Tagen und länger als 1 Jahr. In etwa 25 % der Fälle ist sie kürzer als 30 Tage, in ca. 50 % beträgt sie 31–90 Tage. Bei ungefähr 5 % aller Infizierten bricht die Erkrankung erst nach mehr als 1 Jahr aus [3]. Die Dauer der Inkubationszeit wird von der Entfernung der Inokulationsstelle zum ZNS, der inokulierten Virusmenge, die mit der Größe der Wundfläche korreliert, und von der Innervation des betroffenen Gewebes beeinflusst. Letzteres ist der Grund für besonders kurze Inkubationszeiten nach Bissverletzungen im Gesicht oder an den Händen.

Nach einem kurzen *Prodromalstadium* mit lokalen Symptomen im Bereich der Inokulationsstelle (Parästhesien) und uncharakteristischen Krankheitszeichen (Fieber, Kopfschmerz, Erbrechen) entwickelt sich das akute Krankheitsbild, das in der enzephalitischen (*wilde Wut*) oder paralytischen Form (*stille Wut*) ablaufen kann.

Die *enzephalitische Form* ist durch generalisierte Krämpfe und Muskelspasmen im Bereich von Pharynx und Larynx bzw. der Atemmuskulatur gekennzeichnet. Diese können durch den Schluckakt, die optische oder akustische Wahrnehmung von Wasser (Hydrophobie) oder durch Zugluft (Aerophobie) ausgelöst werden. Wenn der Tod nicht während eines Krampfanfalls eintritt, kommt es antefinal zu Lähmungen und Koma.

In etwa 20 % der Fälle entwickelt sich primär die *paralytische Form*, die durch aufsteigende Lähmungen gekennzeichnet ist.

Die klinisch manifeste Tollwut endet praktisch immer tödlich. In der Weltliteratur sind bisher nur einige wenige Fälle einer überstandenen Erkrankung dokumentiert; in allen Fällen hatte eine – allerdings inkomplette – Prä- oder Postexpositionsprophylaxe stattgefunden [10]. Im Jahr 2004 wurde erstmals über den Fall eines 15-jährigen Mädchens berichtet, das trotz Fehlens jeder Art von Prä- oder Postexpositionsprophylaxe nach einem Fledermausbiss eine bereits manifeste Tollwuterkrankung dank einer Kombination aus intensivmedizinischen Maßnahmen, wie Induktion eines künstlichen Komas, und verschiedenen Virostatika überlebte [33]. Dieses sogenannte *Milwaukee-Protokoll* wurde seither in 28 weiteren Fällen angewandt, allerdings ohne Erfolg. Inzwischen steht man daher diesem Vorgehen eher skeptisch gegenüber [10].

Auch bei menschlichen Erkrankungsfällen wird während der Krankheitsdauer reichlich Tollwutvirus mit dem Speichel ausgeschieden, sodass vom Pflegepersonal adäquate Schutzmaßnahmen ergriffen werden müssen (Gesichtsmaske, Handschuhe, Kittelwechsel, Impfung).

Differenzialdiagnostische Probleme können bei unklarer Anamnese, insbesondere bei der paralytischen Form der Tollwut, auftreten, sodass schon wiederholt unerkannte Tollwutanfälle auf Intensivstationen behandelt worden sind. Eine schnelle

Klärung ist durch die Untersuchung von Biopsien aus der Nackenhaut mittels Immunfluoreszenz oder durch den Nachweis der Virusnukleinsäure in Speichel und Liquor durch PCR möglich.

Die klinischen Zeichen der *Tollwut beim Tier* äußern sich in Wesensveränderungen, Unruhe, unprovoziertem Beißen oder Schnappen, unsicherem Gang oder Krämpfen. Es kann sich eine Neigung zum Herumstreunen und zum Verschlingen unverdaulicher Gegenstände entwickeln. Befallene Wildtiere verlieren die Scheu vor dem Menschen, werden angriffslustig und gehen später nach Auftreten von Ataxie und Paralysen zugrunde.

41.5 Impfung

41.5.1 Impfstoffe

Die Tollwutschutzimpfung wurde 1885 von Pasteur in Paris eingeführt. Der damals eingesetzte Impfstoff war eine Lebendvakzine, die durch Kaninchenpassagen gewonnen worden war (*virus fixe*). Zum Einsatz kamen Suspensionen von getrocknetem Rückenmark infizierter Kaninchen. Später wurden die Impfstoffe durch Extraktion aus infiziertem Schafshirn und Phenolbehandlung nach Fermi und Semple hergestellt. Bei der bis in die 1970er-Jahre in Deutschland und noch heute in manchen Entwicklungsländern verwendeten Vakzine nach Hempt wurde im Produktionsprozess zusätzlich eine Ätherextraktion durchgeführt.

Diese verschiedenen Impfstoffvarianten sind zwar wirksam, rufen aber nicht selten schwere immunologisch bedingte Komplikationen hervor. Grund dafür ist ihr Gehalt an Hirnbestandteilen, insbesondere an basischem Myelinprotein („myelin basic protein"). Myelinfreie Impfstoffe, die aus Hirngewebe neugeborener Mäuse (Impfstoff nach Fuenzalida) oder im Entenembryo (Enteneivakzine) hergestellt wurden, sind zwar weniger gefährlich, aber auch deutlich weniger immunogen. Alle diese Impfstoffe gelten daher heute als obsolet und sollten nicht mehr eingesetzt werden [34].

Einen entscheidenden Fortschritt brachte die Entwicklung der sogenannten Zellkulturimpfstoffe. Zur Herstellung des ersten Präparats dieser neuen Impfstoffgeneration wurden humane diploide Zellkulturen verwendet („Human diploid Cell Vaccine", HDC-Impfstoff). Das Virus wird dazu auf humanen Fibroblasten, den auch zur Herstellung anderer Impfstoffe verwendeten MRC-5-Zellen, gezüchtet. Der das Virus enthaltende Zellkulturüberstand wird konzentriert und das Virus mittels β-Propiolacton inaktiviert. Diese inaktivierte Vakzine ist frei von jeglichen enzephalitogenen Komponenten und kann daher mit großzügiger Indikationsstellung eingesetzt werden. Vergleichbare Zellkulturimpfstoffe werden durch Züchtung der Viren auf Hühnerembryofibroblasten („purified chick embryo cell culture vaccine", PCECV) oder Verozellen, einer Zelllinie aus Nierenzellen Grüner Meerkatzen, („purified vero cell culture vaccine", PVCV) hergestellt. Sie sind von vergleichbarer Immunogenität, aber deutlich billiger als die auf humanen Zellen produzierten Impfstoffe [35].

In Deutschland sind gegenwärtig ein HDC-Impfstoff und ein PCECV-Impfstoff (mit auf Hühnerembryofibroblasten gezüchtetem Virus) zugelassen.

- Der HDC-Impfstoff besteht aus inaktivierten Viren des Stammes Wistar PM/WI 38–1503–3 M, die auf humanen Fibroblasten (MRC-5) gezüchtet wurden. Er enthält Humanalbumin als Stabilisator und aus dem Herstellungsprozess resultierende Restmengen von Neomycin und Phenolrot.
- Die Viren des PCECV-Impfstoff vom Stamm Flury LEP werden auf gereinigten Hühnerfibroblastenzellen vermehrt und ebenfalls mit β-Propiolacton inaktiviert. An Begleitstoffen sind im Impfstoff Polygelin (hydrolysierte Gelatine) zur Stabilisierung sowie Spuren von Neomycin, Chlortetracyclin und Amphotericin B enthalten.

Die Impfstoffe kommen als Lyophilisat mit einem Lösungsmittel (1 ml) in den Handel. 1 Dosis des HDC- wie des PCECV-Impfstoffs enthält die von der WHO vorgeschriebene Menge von mindestens 2,5 IE Antigen pro Dosis. Unmittelbar vor der Impfung wird das Lyophilisat mit dem Lösungsmittel aufgelöst. Nicht sofort verwendeter rekonstituierter Impfstoff kann für maximal 6–8 Std. bei 2–8 °C gelagert werden.

41.5.2 Impfdurchführung

Präexpositionelle Tollwutprophylaxe

Zur präexpositionellen Prophylaxe bei Menschen mit Tollwutrisiko (s. u.) wird jeweils 1 Impfdosis an den Tagen 0, 7 und 21 (oder 28) i. m. in den M. deltoideus verabreicht. Der Impfstoff darf nicht intragluteal injiziert werden, weil die Immunantwort in diesem Fall ungenügend sein kann.

In Ländern, für die die reguläre Impfung mit den modernen Zellkulturimpfstoffen zu teuer ist, wird aus Ersparnisgründen die intradermale Injektion einer reduzierten Dosis eines dieser Impfstoffe als akzeptable Alternative empfohlen [34]. Dazu wird 0,1 ml des Impfstoffs nach dem gleichen Schema intradermal appliziert. Dieses Vorgehen führt zumindest zu vergleichbaren Serokonversionsraten wie die reguläre intramuskuläre Impfung, allerdings sind die erreichten Antikörpertiter niedriger [18]. *In Deutschland ist die intradermale Applikation einer reduzierten Dosis* nicht *zugelassen.*

Personen mit sehr hohem Tollwutrisiko, z. B. bei Umgang mit vermehrungsfähigem Virus, sollten in regelmäßigen Abständen (alle 6–12 Monate) auf das Vorliegen von neutralisierenden Antikörpern getestet werden. Eine Auffrischimpfung sollte appliziert werden, wenn der Antikörpertiter unter den Wert von 0,5 IU/l abgesunken ist [34]. Für alle anderen, etwa Reisende, die häufig Gebiete mit hoher Tollwutinzidenz besuchen, werden von den Herstellern Auffrischimpfungen nach 1 Jahr und dann in 5-Jahres-Abständen bzw. alle 2–5 Jahre empfohlen. Dabei sollte aber immer berücksichtigt werden, dass auch nach korrekt durchgeführter prophylaktischer Impfung im Falle eines Viruskontakts die sofortige Gabe von 2 Dosen Impfstoff im Abstand von 3 Tagen (s. u.) notwendig ist!

Postexpositionelle Tollwutimpfung

Die Behandlung nach einer möglichen Inokulation des Virus ist eine *therapeutische Maßnahme* und besteht aus der unmittelbaren Wundbehandlung, die den Erreger möglichst direkt eliminieren soll, und aus der gleichzeitigen Gabe von Impfstoff und Tollwutimmunglobulin (Simultanimpfung). Einzelheiten sind in ▶ Tab. 41.2 (Indikation) und ▶ Tab. 41.3 (Durchführung) zusammengestellt.

Das sofortige gründliche *Auswaschen der Wunde* ist besonders wichtig und kann die Tollwutgefahr um 90 % reduzieren [3]. Tollwutimmunglobulin wird im Gegensatz zu früheren Empfehlungen heute soweit wie möglich in und um die Wunde instilliert; ein möglicher Rest wird intramuskulär injiziert. Die Dosis darf nicht erhöht werden, da sonst der Erfolg der aktiven Impfung beeinträchtigt werden könnte.

Die *aktive Impfung* wird i. d. R. nach dem sogenannten Essen-Schema durchgeführt und besteht in der Gabe von 1-ml-Dosen der Vakzine an den Tagen 0, 3, 7, 14 und 28 – ein Schema, das als *Goldstandard* gilt und seit über 30 Jahren sehr erfolgreich angewandt wird. Neue Untersuchungen konnten nun allerdings zeigen, dass auf die Dosis an Tag 28 verzichtet werden kann [26]. Diese Vereinfachung, die in die amerikanischen Richtlinien zur Postexpositionsprophylaxe bereits aufgenommen wurde, findet sich inzwischen auch im Positionspapier der WHO zur Tollwutprophylaxe [34]. In die deutschen Empfehlungen hat sie allerdings noch nicht Eingang gefunden.

Alternativ zum Essener Schema kann das sogenannte 2-1-1-Schema (*Zagreb-Regime*) eingesetzt werden, das 2 Impfungen am Tag 0 sowie je 1 Impfung an den Tagen 7 und 21 vorsieht.

Eine Simultanprophylaxe muss sobald wie möglich durchgeführt werden. Wurde sie initial versäumt, sollte sie aber unabhängig vom Zeitraum zwischen Exposition und 1. Impfung auch später

Tab. 41.2 Indikationen für eine postexpositionelle Tollwutimmunprophylaxe [29]

Grad der Exposition	Art der Exposition: durch ein tollwutverdächtiges oder tollwütiges Wild- oder Haustier	Art der Exposition: durch einen Tollwutimpfstoffköder	Immunprophylaxe (Fachinformation beachten)
I	Berühren/Füttern von Tieren, Belecken der intakten Haut	Berühren von Impfstoffködern bei intakter Haut	*keine* Impfung
II	nicht blutende, oberflächliche Kratzer oder Hautabschürfungen, Lecken oder Knabbern an der nicht intakten Haut	Kontakt der Impfflüssigkeit eines beschädigten Impfstoffköders mit der nicht intakten Haut	aktive Impfung: je 1 Dosis Tollwutimpfstoff an den Tagen 0, 3, 7, 14, 28
III	Bissverletzungen oder Kratzwunden, Kontakt von Schleimhäuten oder Wunden mit Speichel (z. B. durch Lecken), Verdacht auf Biss oder Kratzer durch eine Fledermaus oder Kontakt der Schleimhäute mit einer Fledermaus	Kontamination von Schleimhäuten und frischen Hautverletzungen mit der Impfflüssigkeit eines beschädigten Impfstoffköders	aktiv-passive Immunprophylaxe: • je 1 Dosis Tollwutimpfstoff an den Tagen 0, 3, 7, 14, 28 • einmalig simultan mit der 1. Impfung passive Immunisierung mit Tollwutimmunglobulin (20 IE/kgKG)

noch eingeleitet werden, wenn eine Exposition der Kategorie III vorliegt (▶ Tab. 41.2).

Nach einer früher erfolgten kompletten Impfung (mit wenigstens 3 Dosen) wird auch im Expositionsfall kein Immunglobulin mehr gegeben. In diesem Fall wird nur noch eine aktive Impfung mit 2 Dosen durchgeführt, von denen die eine sofort, die andere nach 3 Tagen verabreicht wird.

Bei Hunden und Katzen, den häufigsten Überträgern des Virus auf den Menschen, ist der Speichel 10–14 Tage vor deren Tod virushaltig. Kann nach einem Kontakt mit einem tollwutverdächtigen Tier das Tier für 10 Tage unter Beobachtung gestellt werden, so wird zunächst eine Postexpositionsprophylaxe begonnen. Bleibt das Tier in dieser Zeit unverändert gesund, können die Impfmaßnahmen wieder abgebrochen werden, da es in diesem Fall mit Sicherheit nicht mit Tollwutvirus infiziert ist.

41.5.3 Wirksamkeit

Die immunogene Wirkung der Zellkulturimpfstoffe ist hervorragend und 10- bis 30-mal stärker als die der Hempt-Vakzine. Bereits 7–14 Tage nach Beginn der Immunisierung lassen sich neutralisierende Antikörper nachweisen, die nach 2–4 Wochen hohe Titer erreichen. Die Effektivität der Vakzine zeigt sich auch in der bemerkenswert niedrigen Zahl von Menschen, die trotz prompter und ordnungsgemäß durchgeführter Postexpositionsprophylaxe versterben [32]. Die Impfstoffe erwiesen sich in allen Bevölkerungsgruppen als erfolgreich [4], mit der einzigen Ausnahme von Patienten mit sehr niedrigen CD4-Zellzahlen. HIV-infizierte Kinder wiesen wesentlich niedrigere Antikörperspiegel auf als gesunde Kinder; 30 % zeigten keine Immunantwort [31].

Die Schutzdauer scheint generell über etliche Jahre anzuhalten. So wiesen von 118 prä- oder postexpositionell Geimpften 5–21 Jahre später alle noch spezifische Antikörper im schützenden Bereich auf [30]. Ähnliche Ergebnisse zeigten eine Reihe weiterer Studien [35]. Dabei war auffallend, dass spezifische Antikörper länger nachweisbar in Probanden waren, die i. m. geimpft worden waren, als in denen, die den Impfstoff intradermal (i.d.) erhalten hatten. 80 % der Patienten wiesen auch 9 Jahre nach intramuskulärer Impfung noch schützende Antikörperspiegel auf [4].

Mehrere Gruppen untersuchten die Immunantwort auf „Boosterdosen" längere Zeit nach der Grundimmunisierung. Die Ergebnisse zeigten, dass initial prä- oder postexpositionell Geimpfte mit einem schnellen und ausgeprägten Titeranstieg (anamnestische Reaktion) auch mehrere Jahre nach der Grundimmunisierung reagierten, unabhängig davon,

- ob sie ursprünglich i. m. oder i.d. geimpft worden waren,
- ob die „Boosterdosis" i. m. oder i.d. verabreicht wurde und
- ob sie vor dem „Booster" noch nachweisbare Antikörperspiegel aufwiesen oder nicht [35].

Nicht endgültig geklärt ist die Wirksamkeit der gegenwärtig benutzten Zellkulturimpfstoffe gegenüber den verschiedenen Fledermausviren. Die Impfstoffe basieren auf dem Rabiesvirus und sind daher hervorragend wirksam gegen alle klassischen Tollwutviren, aber nicht gegen die genetisch weiter entfernten Lyssaviren. Mit zunehmender antigenetischen Distanz dürfte der Schutz gegenüber den verschiedenen Lyssaviren abnehmen [8]. Serologische Untersuchungen sprechen für eine Kreuzprotektion gegenüber den am nächsten mit dem Rabiesvirus verwandten Erregern, dem Australian-Bat-Lyssavirus, dem European-Bat-Lyssavirus 1 und 2, dem Bokeloh-Bat-Lyssavirus und dem Duvenhage-Virus [14], [15]. Ein Impfschutz vor dem nicht klassifizierten und genetisch weiter entfernten Aravan-, Khujand- und Irkut-Virus ist fraglich, gegenüber den Viren der Phylogruppe 2 (Lagos-Bat-, Mokola-, Shimoni-Bat-Virus) sowie dem West-Caucasien-Bat-Virus, dem Ikoma- und dem Lleida-Bat-Virus dürfte er völlig fehlen [8], [14], [15], [25].

41.6 Wichtige Informationen

41.6.1 Nebenwirkungen

Die Zellkulturimpfstoffe sind gut verträglich. Innerhalb von 1–3 Tagen kann es an der Impfstelle zu Rötung, Schwellung und leichten Schmerzen kommen, gelegentlich auch verbunden mit Schwellung zugehöriger Lymphknoten. Selten sind Allgemeinsymptome wie leichte bis mäßige Temperaturerhöhung, grippeähnliche Symptomatik, Magen-Darm-Beschwerden oder Arthralgien. Als sehr seltene Komplikationen wurden Reaktionen im Sinne einer Serumkrankheit und allergische Sofortreaktionen beschrieben.

Tab. 41.3 Postexpositionelle Tollwutimmunprophylaxe

Durchführung:
Möglicherweise kontaminierte Körperstellen und alle Wunden unverzüglich und großzügig mit Seife oder Detergenzien reinigen, mit Wasser gründlich spülen und mit 70 %igem Alkohol oder einem Jodpräparat behandeln; dies gilt auch bei einer Kontamination mit Impfflüssigkeit eines Impfstoffköders. Wunden möglichst nicht primär nähen!
Bei Exposition einer bisher nicht geimpften Person oder einer Person mit unvollständiger Impfung oder Impfung mit in der EU nicht zugelassenen Impfstoffen: • bei Expositionsgrad II: je 1 Dosis Tollwutimpfstoff an den Tagen 0, 3, 7, 14, 28 i. m. in den M. deltoideus (bei Kleinkindern M. vastus lateralis). • bei Expositionsgrad III: ◦ je 1 Dosis Tollwutimpfstoff an den Tagen 0, 3, 7, 14, 28 i. m. in den M. deltoideus (bei Kleinkindern M. vastus lateralis) und ◦ Tollwutimmunglobulin (20 I.E./kgKG) gleichzeitig mit der 1. Impfstoffgabe: so viel Immunglobulin wie möglich in und um die Wunde instillieren, den Rest kontralateral zum Impfstoff in den Gesäßmuskel injizieren.
Bei Exposition einer Person, die bereits vorher vollständig mit Tollwut-Zellkulturimpfstoffen geimpft wurde: je 1 Impfung an den Tagen 0 und 3.
Bei gegebener Indikation die Immunprophylaxe unverzüglich durchführen; kein Abwarten bis zur Klärung des Infektionsverdachts beim Tier. Wird der Tollwutverdacht beim Tier durch tierärztliche Untersuchung entkräftet, kann die Immunprophylaxe abgebrochen oder als präexpositionelle Impfung weitergeführt werden.
Die Überprüfung der Tetanusimpfdokumentation beachten; bei Notwendigkeit gleichzeitige Tetanusimmunprophylaxe durchführen.
Die oben aufgeführten Empfehlungen entsprechen der aktuellen Stellungnahme der WHO zur Tollwutimpfung [34]. *Die Angaben der Hersteller weichen davon z. T. etwas ab:* • So wird eine Auffrischimpfung nach der initialen Gabe von 3 Dosen von einem Hersteller alternativ alle 2–5 Jahre empfohlen. • Für die Postexpositionsprophylaxe bei vollständig (mit 3 Dosen Impfstoff) immunisierten Personen sieht ein Hersteller alternativ die Gabe von 5 Dosen (an Tag 0, 3, 7, 14, 28) vor, wenn die letzte Impfstoffgabe länger als 2 Jahre zurückliegt. • Ein anderer Hersteller empfiehlt ◦ wenn eine vollständige Grundimmunisierung (3 Dosen) bzw. eine vollständige Postexpositionsprophylaxe und alle notwendigen Auffrischimpfungen zeitgerecht durchgeführt wurden (1. Auffrischimpfung nach 1 Jahr, weitere Auffrischimpfungen alle 5 Jahre): je 1 Impfung an den Tagen 0 und 3, ◦ in allen anderen Fällen: vollständige Immunprophylaxe entsprechend dem Grad der Exposition.

In Einzelfällen wurde im zeitlichen Zusammenhang mit der Impfung über neurologische Erkrankungen wie Polyneuritiden, Sehnervenentzündung oder Guillain-Barré-Syndrom berichtet, auch über Sensibilitätsstörungen, Muskelkrämpfe und Gangstörungen. Ein ursächlicher Zusammenhang mit der Impfung ist bei diesen Beobachtungen allerdings fraglich [28].

Die Impfstoffe können auch Schwangeren verabreicht werden [1].

41.6.2 Indikation/Kontraindikation

Eine *präexpositionelle* Tollwutprophylaxe ist angezeigt für alle Personen, für die ein hohes permanentes Expositionsrisiko besteht :

- Tierärzte, Jäger, Forstpersonal und andere Personen mit Kontakt zu Tieren in Gebieten mit neu aufgetretener Wildtollwut,
- Menschen, die Kontakt zu Fledermäusen haben,
- Personal in Laboratorien, in denen mit Tollwutviren gearbeitet wird.

Wichtig ist die Impfung auch für bestimmte Reisende, indiziert ist eine prophylaktische Impfung:

- für längerdauernde oder häufigere Reisen in Gebiete mit hoher Tollwutinzidenz,
- für Reisen in tollwutgefährdete Länder, in denen nur ungenügende postexpositionelle Behandlungsmöglichkeiten bestehen (moderne Zellkulturimpfstoffe und/oder Tollwutimmunglobulin nicht oder nur schwer verfügbar), z. B. Indien, Nepal, viele Länder Afrikas und Südamerikas.

Die *postexpositionelle* Tollwutprophylaxe nach Kontakt mit einem tollwutverdächtigen oder tollwütigen Tier oder einem Impfköder besteht aus der unmittelbaren Wundbehandlung, die den Erreger möglichst direkt eliminieren soll und aus der gleichzeitigen Gabe von Impfstoff und Tollwutimmunglobulin (Simultanimpfung). Einzelheiten s. o. bzw. in ▶ Tab. 41.2 und unten.

Eine *postexpositionelle* Tollwutprophylaxe kann sich auch als notwendig erweisen aufgrund eines Kontakts zu einer an Tollwut erkrankten oder dessen verdächtigten Person. Dabei muss man davon ausgehen, dass eine Infektionsgefahr maximal 14 Tage vor Erkrankungsbeginn besteht. Betroffen können häusliche oder andere Kontaktpersonen aus dem Umfeld des Erkrankten sein, bei denen es zum Kontakt verletzter Haut oder Schleimhaut mit Speichel oder Erbrochenen des Erkrankten gekommen ist, vor allem aber auch Personal im Krankenhaus, das an der Pflege, Behandlung oder Operation des Erkrankten beteiligt war. Auch hier ist ungeschützter Kontakt verletzter Haut oder Schleimhaut mit Speichel, Liquor, Organen und Nervengewebe des Erkrankten entscheidend für die aktiv-passive Postexpositionsprophylaxe bzw. bei bereits Geimpften für die aktive Prophylaxe mit 2 Dosen Impfstoff [20].

41.6.3 Therapie

Die von Willoughby und Mitarbeitern beschriebene Kombinationstherapie aus Anästhetika und Virostatika, mit der ein von einer Fledermaus gebissenes und an Tollwut erkranktes junges Mädchen erfolgreich behandelt wurde [33], versagte bei allen weiteren Einsätzen. Man muss daher weiter davon ausgehen, dass eine verlässliche Therapie einer *klinisch manifesten* Tollwut nicht existiert.

41.6.4 Passive Immunisierung

Eine passive Immunisierung mit Tollwutimmunglobulin wird nur in Kombination mit der aktiven Impfung im Rahmen einer Postexpositionsprophylaxe eingesetzt (s. Kap. Postexpositionelle Tollwutimpfung).

41.6.5 Meldepflicht

In Deutschland besteht eine namentliche Meldepflicht für die Verletzung eines Menschen durch ein tollwutkrankes, tollwutverdächtiges oder tollwutansteckungsverdächtiges Tier sowie die Berührung eines solchen Tieres oder Tierkörpers (§ 6 IfSG).

Nach § 7 IfSG ist der direkte oder indirekte Nachweis des Rabiesvirus meldepflichtig.

In Österreich ist jeder Verdacht einer *Wutkrankheit* (Lyssa) nach dem Epidemiegesetz binnen 24 Std. der Bezirksverwaltungsbehörde (Gesundheitsamt), in deren Gebiet sich der Kranke oder Krankheitsverdächtige aufhält oder der Tod eingetreten ist, unter Angabe des Namens, des Alters und der Wohnung anzuzeigen.

In der Schweiz besteht für die Tollwut eine Arzt- und Labormeldepflicht.

Literatur

[1] Abazeed ME, Cinti S. Rabies prophylaxis for pregnant women. Emerg Infect Dis 2007, 13: 1966–1967

[2] Badrane H, Bahloul C, Perrin P et al. Evidence of two Lyssavirus phylogroups with distinct pathogenicity and immunogenicity. J Virol 2001; 75: 3 268–3 276

[3] Bleck TP, Rupprecht CE. Rhabdoviruses. In: Mandell GL, Bennett JE, Dolin R, eds. Principles and Practice of Infectious Diseases. 6th ed. Philadelphia: Elsevier Churchill Livingstone; 2005: 2047–2056

[4] Briggs DJ, Schwenke JR. Longevity of rabies antibody titre in recipients of human diploid cell rabies vaccine. Vaccine 1992; 10: 125–129

[5] Bronnert J, Wilde H, Tepsumethanon V et al. Organ transplantations and rabies transmission. J Travel Med 2007; 14: 177–180

[6] Conzelmann KK. Rhabdoviren. Grundlagen. In: Doerr HW, Gerlich WH, Hrsg. Medizinische Virologie. 2. Aufl. Stuttgart: Thieme; 2010: 561–566

[7] Fooks AR, Banyard AC, Horton DL, Johnson N, McElhinney LM, Jackson AC. Current status of rabies and prospects for elimination. Lancet. 2014; 384: 1389–99. doi: 10.1016/S 0140-6 736(13)62 707-5. Epub 2014 May 11

[8] Horton DL, McElhinney LM, Marston DA et al. Quantifying antigenic relationships among the lyssaviruses. J Virol 2010; 84: 11 841–11 848

[9] International Committee on Taxonomy of Viruses (ICTV). Virus Taxonomy: 2013 Release. Lyssavirus. Im Internet: www.ictvonline.org/virusTaxonomy.asp; Stand 2014

[10] Jackson AC. Rabies. In Tselis AC, Booss J (eds), Handbook of Clinical Neurology, Vol. 123 (3 rd series) Neurovirology. 2014 Elsevier B.V., 601–618

[11] Johnson N, Vos A, Freuling C et al. Human rabies due to lyssavirus infection of bat origin. Vet Microbiol 2010; 142: 151–159

[12] Knobel DL, Cleaveland S, Coleman PG et al. Re-evaluating the burden of rabies in Africa and Asia. Bulletin of the World Health Organization 2005; 83: 360–368

[13] Maier T, Schwarting A, Mauer D et al. Management and outcomes after multiple corneal and solid organ transplantations from a donor infected with rabies virus. Clin Infect Dis 2010; 50: 1112–1119

[14] Malerczyk C, Selhorst T, Tordo N et al. Antibodies induced by vaccination with purified chick embryo cell culture vaccine (PCECV) cross-neutralize non-classical bat lyssavirus strains. Vaccine 2009; 27: 5 320–5 325

[15] Malerczyk C, Freuling C, Gniel D, Giesen A, Selhorst T, Müller T. Cross-neutralization of antibodies induced by vaccination with Purified Chick Embryo Cell Vaccine (PCECV) against different Lyssavirus species. Hum Vaccin Immunother. 2014 Oct 3;10(10):2799–804. doi: 10.4161/21645515.2014972741

[16] Müller T, Johnson N, Freuling CM et al. Epidemiology of bat rabies in Germany. Arch Virol 2007; 152: 273–288

[17] Nolden T, Banyard AC, Finke S, Fooks AR, Hanke D, Höper D, Horton DL, Mettenleiter TC, Müller T, Teifke JP, Freuling CM. Comparative studies on the genetic, antigenic and pathogenic characteristics of Bokeloh bat lyssavirus. J Gen Virol. 2014; 95: 1647–53. doi: 10.1099/vir.0065953-0. Epub 2014 May 14

[18] Program for Appropriate Technology in Health (PATH), World Health Organization (WHO). Intradermal delivery of vaccines. A review of the literature and potential for development for use in low- and middle-income countries; stand 27.08.2009. Im Internet: www.path.org/files/TS_opt_idd_review.pdf; Stand: 27.06.2011

[19] Robert Koch-Institut (RKI). Tollwut – Ein Erkrankungsfall nach Indienaufenthalt. Epid Bull 2004; Nr. 42: 362–363

[20] Robert Koch-Institut (RKI). Zu Tollwuterkrankungen nach Organtransplantation. Epid Bull 2005; Nr. 7: 51–52

[21] Robert Koch-Institut (RKI). Zu einer Tollwut-Erkrankung nach Aufenthalt in Marokko. Epid Bull 2007; Nr. 24: 199–202

[22] Robert Koch-Institut (RKI). Tollwut in Deutschland: Gelöstes Problem oder versteckte Gefahr? Epid Bull 2011; Nr. 8; 57–61

[23] Robert Koch-Institut (RKI). Tollwut (Rabies, Lyssa). RKI-Ratgeber für Ärzte. Stand: 30.07.2013. Im Internet: www.rki.de/DE/Content/Infekt/EpidBull/Merkblaetter/Ratgeber_Tollwut.html

[24] Roß RS, Kruppenbacher JP, Schiller WG et al. Dtsch Arztebl 1997; 94: A34–37

[25] Roß RS, Roggendorf M. Rhabdoviren. Diagnose, Therapie und Prävention. In: Doerr HW, Gerlich WH, Hrsg. Medizinische Virologie. 2. Aufl. Stuttgart: Thieme 2010; 566–573

[26] Rupprecht CE, Briggs D, Brown CM et al. Centers for Disease Control and Prevention (CDC). Use of a reduced (4-dose) vaccine schedule for postexposure prophylaxis to prevent human rabies: recommendations of the advisory committee on immunization practices. MMWR Recomm Rep 2010; 59 (RR2): 1–9

[27] Srinivasan A, Burton EC, Kuehnert MJ et al. Transmission of rabies virus from an organ donor to four transplant recipients. N Engl J Med 2005; 352: 1103–1111

[28] Ständige Impfkommission am Robert Koch-Institut (STIKO). Aktualisierte Mitteilung der Ständigen Impfkommission am Robert Koch-Institut: Hinweise für Ärzte zum Aufklärungsbedarf über mögliche unerwünschte Wirkungen bei Schutzimpfungen; Stand: Juni 2007. Epid Bull 2007; 25: 209–232

[29] Ständige Impfkommission am Robert Koch-Institut (STIKO). Mitteilung der Ständigen Impfkommission am Robert Koch-Institut: Empfehlungen der Ständigen Impfkommission am RKI 2010; Stand Juli 2010. Epid Bull 2010; 30: 279–298

[30] Suwansrinon K, Wilde H, Benjavongkulchai M et al. Survival of neutralizing antibody in previously rabies vaccinated subjects: a prospective study showing long lasting immunity. Vaccine 2006; 24: 3878–3880

[31] Thisyakorn U, Pancharoen C, Ruxrungtham K et al. Safety and immunogenicity of preexposure rabies vaccine in children infected with human immunodeficiency virus type 1. Clin Infect Dis 2000; 30: 218

[32] Wilde H. Failures of post-exposure rabies prophylaxis. Vaccine 2007; 25: 7605–7609

[33] Willoughby jr. RE, Tieves KS, Hoffman GM et al. Survival after treatment of rabies with induction of coma. N Engl J Med 2005; 352: 2508–2514

[34] World Health Organization (WHO). Rabies vaccines: WHO position paper. Wkly Epid Rec 2010a; 85: 309–320

[35] World Health Organization (WHO). The immunological Basis for Immunization Series: Module 17: Rabies. Geneva: World Health Organization; 2010b

III

42 Tuberkulose

W. Haas

42.1 Epidemiologie

III

Weltweit erkranken jedes Jahr etwa 9 Mio. Menschen erstmalig an Tuberkulose und 2013 starben geschätzte 1,5 Mio. an der Erkrankung [31]. Etwa 40 % der Erkrankungen betreffen Frauen und 1,1 Mio. (13 %) Menschen mit HIV/AIDS. Über die Zahl der Kinder, die jährlich an Tuberkulose erkranken, gibt es nur Schätzungen, die je nach den zugrunde liegenden Annahmen stark schwanken. Die WHO geht für 2013 von 550 000 (Spannbreite 470 000–640 000) Neuerkrankungen bei Kindern und 80 000 Todesfällen (ohne HIV-positive Kinder) pro Jahr aus. Die Hauptlast mit mehr als der Hälfte der Erkrankungen durch Tuberkulose weltweit tragen Länder in den WHO-Regionen Südostasien und Westpazifik (zusammen 56 %) sowie Afrika (29 %). In der WHO-Region Europa erkrankten 2013 etwa 360 000 Menschen an Tuberkulose. Eine Analyse der Tuberkuloseraten bei Kindern ergab für die Mitgliedstaaten der Europäischen Union mit 2588 gemeldeten Erkrankungen einen Anteil von 5 %. Von den 27 Ländern mit den weltweit höchsten Zahlen multiresistenter Tuberkulose liegen 15 in Europa.

In Deutschland stagniert der Rückgang der Erkrankungszahlen mit 4 318 neudiagnostizierten Erkrankungen und einer Inzidenz von 5,3 pro 100 000 Einwohner im Jahr 2013 (2012: 4 217 Erkrankungen, Inzidenz 5,2) [20]. Von den gemeldeten Neuerkrankungen waren 169 Kinder und Jugendliche unter 15 Jahren (2012: 173 Erkrankungen). 43,4 % der Erkrankten waren in Deutschland und 56,6 % im Ausland geboren, am häufigsten in der Türkei oder einem der Nachfolgestaaten der Sowjetunion. Etwa 77 % der Erkrankungen waren Lungentuberkulosen und 23 % extrapulmonal. Unter den Lungentuberkulosen gehörten mehr als 1/3 der Fälle zu der hochinfektiösen mikroskopisch positiven Form. Sowohl die absolute Zahl als auch die Inzidenz der mikroskopisch positiven Lungentuberkulosen (2013: 1181 vs. 2012: 1144 Fälle; Inzidenz: 1,4 vs. 1,4) blieben damit unverändert. Der Anteil der Erreger mit Resistenz gegen mindestens eines der fünf Standardmedikamente zur Behandlung der Tuberkulose lag bei 14,1 %. Eine multiresistente Tuberkulose (Resistenz gegen mindestens Isoniazid und Rifampicin) wurde 2013 in 3,4 % (102 Erkrankungen) der Fälle nachgewiesen. Auch disseminierte Erkrankungen und andere schwere Formen der Tuberkulose mit einer Beteiligung des Zentralnervensystems wurden bei Erwachsenen und Kindern diagnostiziert (21 bzw. 33 Erkrankungen). Die Letalität unter allen gemeldeten Erkrankungen lag 2013 bei 3,5 % (146 Todesfälle).

Die Zahl der HIV/AIDS Erkrankungen unter den gemeldeten Tuberkulosefällen in Deutschland ist unbekannt, da ein HIV-Test bei der Diagnostik der Tuberkulose nicht immer durchgeführt wird und diese Informationen trotz der anonymisierten Übermittlung nicht Teil der Meldedaten sind. Nach Schätzungen für die Jahre 2002–2009, liegt die HIV-Koinfektionsrate in Deutschland im Durchschnitt bei 4,5 % (Spannbreite 3,5–6,6 %) [7].

42.2 Erreger

Erreger der Tuberkulose sind aerobe, unbewegliche, langsam wachsende, stäbchenförmige Bakterien; sie werden im *Mycobacterium tuberculosis-Komplex* zusammengefasst. Am häufigsten erfolgt der Nachweis von Mycobacterium tuberculosis. An 2. Stelle folgt Mycobacterium bovis, aber auch Erkrankungen durch Mycobacterium caprae, Mycobacterium africanum, Mycobacterium microti und Mycobacterium canetti werden beim Menschen beschrieben. Zum Genus Mycobacterium gehören auch Mycobacterium leprae (Lepra) und Mycobacterium ulcerans (Buruli-Ulkus). Erkrankungen durch mehr als 150 Arten von nichttuberkulösen Mykobakterien (NTM; früher auch *atypische Mykobakterien* genannt) sind selten und treten meist als Zeichen einer spezifischen Disposition auf. Letztere verursachen bei immunkompetenten Kindern die mykobakterielle Lymphadenitis und Weichteilinfektionen, bei Immundefizienz auch generalisierte Infektionen.

42.3 Pathogenese

Die Ansteckung mit Tuberkulose erfolgt von Mensch zu Mensch am häufigsten durch Inhalation von Mycobacterium tuberculosis enthaltende feinste Tröpfchen (Aerosole; Durchmesser unter 5 µm). Infektionen sind auch durch nicht pasteurisierte Milch und Milchprodukte, die mit Mycobacterium bovis oder Mycobacterium caprae kontaminiert sind, oder durch direkte Inokulation von mykobakterienhaltigem Sekret in Hautverletzungen sowie über die intakte Schleimhaut möglich.

Priorität bei der *Prophylaxe* haben die Verhütung von Neuinfektionen und die Unterbrechung von Infektionsketten; denn aus den *subprimären Streuherden* der Primärinfektion können durch Exazerbation später – z. T. noch nach Jahrzehnten – eine aktive Tuberkulose und damit neue Ansteckungsquellen entstehen.

Zentrales Instrument zur Verhinderung neuer Infektionen ist die Umgebungsuntersuchung im Umfeld neu erkannter Tuberkulosen [5]. Sie dient einerseits der Auffindung der Infektionsquelle und weiterer infektiöser Erkrankter, um durch deren frühzeitige Behandlung eine schnellstmögliche Beseitigung der Bakterienausscheidung zu erreichen und damit Sekundärinfektionen zu verhindern; andererseits können Infektionen, die noch nicht zu einer aktiven Tuberkulose geführt haben, präventiv behandelt und damit Erkrankungen effektiv verhindert werden. Die Tuberkuloseüberwachung und Umgebungsuntersuchung liegen in der Verantwortung des Öffentlichen Gesundheitsdienstes und erfolgen in enger Zusammenarbeit mit den behandelnden Ärzten, dem Arbeitsschutz sowie behördlichen und privaten Institutionen.

Immunsuppression erhöht wesentlich das Risiko für die Entwicklung einer aktiven Tuberkulose nach Infektion mit dem Erreger. Während immungesunde Erwachsene lebenslang nur in etwa 5–10 % der Fälle nach einer Infektion an Tuberkulose erkranken, beträgt der Anteil bei gleichzeitig bestehender HIV-Infektion bis zu 10 % pro Jahr. Während der Entwicklung des Immunsystems in den ersten Lebensjahren sowie bedingt durch die Immunseneszens im höheren Alter ist das Risiko der Erkrankung nach einer Infektion ebenfalls erhöht. Dies trifft auch bei Erkrankungen zu, welche die T-Zellfunktion beeinträchtigen, wie z. B. Diabetes mellitus oder ein Alkohol Abhängigkeitssyndrom. Die Behandlung mit TNF-α-Inhibitoren, aufgrund einer rheumatoiden Arthritis oder anderer immunologischer Erkrankungen, stellt bei vorbestehender latenter Tuberkuloseinfektion ein hohes Risiko für die Entstehung einer aktiven Tuberkulose dar, die durch einen besonders fulminanten Verlauf mit hoher Sterblichkeit gekennzeichnet ist [11]. Bei den genannten Gruppen ist die rasche Abklärung, ob eine Infektion mit Tuberkulose vorliegt, und – unter Abwägung der individuellen Risiken – die Durchführung einer präventiven Therapie entsprechend nationaler und internationaler Empfehlungen indiziert.

42.4 Impfung

42.4.1 Impfstoffe

Bacille Calmette-Guérin (BCG)

Der BCG-Tuberkuloseimpfstoff ist bisher der einzige lizensierte Tuberkuloseimpfstoff weltweit. Er wurde zwischen 1908 und 1921 durch die beiden Namensgeber Albert Calmette und Camille Guérin am Pasteur-Institut in Lille und Paris entwickelt.

BCG ist ein attenuierter *Lebendimpfstoff*, der durch 230 serielle Kulturpassagen eines 1902 von einer bovinen Mastitis isolierten Mycobacterium bovis (auf Galle-Kartoffel-Nährboden) in seiner Virulenz abgeschwächt und erstmals 1921 einem Neugeborenen als orale Vakzine verabreicht wurde. Um die Sicherheit zu belegen, wurde der Impfstoff (in steigender Dosierung) zwischen 1921 und 1922 an 120 Kinder verabreicht [2].

Durch weitere Laborpassagen nach 1921 und unterschiedliche Herstellungsprozesse sind verschiedene BCG-Tochterstämme entstanden. Seit 1956 werden daher von der WHO Referenzstämme aufbewahrt. Die in Europa und weltweit am häufigsten verimpften Stämme sind BCG-Denmark, BCG-Japan (Tokyo) und BCG-Russia (Moskow) BCG-Bulgaria (Sofia) [4], [19]. In vielen Ländern wird mehr als ein BCG-Stamm eingesetzt.

Die Lagerung der lyophylisierten BCG-Lebendvakzine erfolgt lichtgeschützt bei 2–8 °C. Nach Resuspendierung des Trockenimpfstoffs mit der in der beigefügten Ampulle enthaltenen Lösung (unmittelbar vor der Impfung) ist der Impfstoff sofort zu verbrauchen.

Die Impfung ist wegen eines ungünstigen Nutzen-Risiko-Verhältnisses seit 1998 von der Ständigen Impfkommission am Robert Koch-Institut nicht mehr empfohlen; der Impfstoff ist in Deutschland nicht mehr zugelassen und nur über internationale Apotheken über das Ausland verfügbar.

Neue Impfstoffkandidaten

Weltweit wird nach *besseren* Impfstoffen als BCG gesucht, wobei 4 verschiedene Ziele unterschieden werden können:

- eine präexpositionelle Vakzine zur Verhinderung einer Infektion nach Exposition,

- eine präexpositionelle Vakzine mit besserer Effektivität als BCG bezüglich der Verhinderung der Krankheitsprogression nach Infektion,
- eine postexpositionelle Vakzine zur Verhinderung der Reaktivierung latenter Tuberkulose Infektionen,
- eine *immuntherapeutische* Vakzine zur Verkürzung der antituberkulotischen Therapie und Verbesserung des Behandlungserfolges.

Unterschiedliche Strategien werden hierbei verfolgt [15]. Die Impfstoff-Kandidaten werden entweder als Primärimpfstoff („prime") gegeben, zur Verstärkung/Verbesserung („boost") einer BCG-Impfung oder als Unterstützung einer medikamentösen Behandlung eingesetzt. Die Impfstofftypen reichen von rekombinanten Proteinen (in viralen Vektoren oder in Kombination mit Adjuvanzien) über Präparationen abgetöteter Tuberkulosebakterien bis hin zu modifizierten, *verbesserten* BCG-Stämmen, die rekombinante Proteine überexprimieren oder bei denen Virulenzfaktoren *ausgeschaltet* wurden. Eine weitere Alternative ist die Nutzung heterotypischer Immunität durch Impfung mit nichttuberkulösen Mykobakterien (M. vaccae).

Derzeit befinden sich 16 Impfstoffkandidaten in klinischen Phase-I-IIb-Studien (www.who.int/immunization/research/development/tuberculosis/en/; Stand 12.07.2015). Herausforderungen in der Entwicklung einer neuen Vakzine bestehen sowohl bei der Weiterentwicklung geeigneter präklinischer Tiermodelle und der Identifizierung geeigneter immunologischer Marker als Korrelate für einen Schutz als auch in der Durchführung der klinischen Studien zum Nachweis der Protektion [26], [28].

Die nachfolgenden Ausführungen zur BCG-Impfung und deren Nebenwirkungen dienen zur Beurteilung von im Ausland geimpften Kindern. Darüber hinaus können sie beitragen, die Indikation in spezifischen Situationen (z. B. einem langfristigen Aufenthalt in einem Hochinzidenzland) abzuwägen und die Eltern zu beraten.

42.4.2 Impfdurchführung

Die Tuberkuloseschutzimpfung kommt nur für immungesunde, nicht mit Tuberkulose infizierte Personen infrage. Nur im Säuglingsalter kann man dies ohne Untersuchung auf eine vorbestehende latente tuberkulöse Infektion (LTBI) voraussetzen (cave: HIV-Koinfektion in Hochprävalenzländern!). Bei allen anderen Personen ist nur bei negativem Testergebnis auf eine LTBI nachfolgend die BCG-Impfung gestattet, da die BCG-Impfung bei LTBI zu einem Koch-Phänomen mit Ulzeration an der Impfstelle führen kann [24].

Bei Kindern unter 5 Jahren erfolgt die Untersuchung auf LTBI mittels Tuberkulin-Hauttest. Hierbei werden 2 IE PPD-RT 23 (gereinigtes Tuberkulin) streng intrakutan an der Innenseite des Unterarms injiziert und die Injektionsstelle markiert. Die Ablesung erfolgt nach 48–72 Stunden, wobei jede Induration als positives Testergebnis zu werten ist [12]. Bei Kindern über 5 Jahren erfolgt die Untersuchung mittels Interferon-γ-Bluttest („Interferon-gamma Release Assay", IGRA) oder Tuberkulin-Hauttest. Der IGRA kann bei Kindern unter 5 Jahren auch parallel zum Tuberkulin-Hauttest zur Erhöhung der Sensitivität der Untersuchung eingesetzt werden und erlaubt bei älteren Kindern, eine Kreuzreaktion des Tuberkulin-Hauttests aufgrund einer Infektion mit nichttuberkulösen Mykobakterien zu erkennen.

Die Impfung sollte nur nach Aufklärung – mit schriftlicher Einwilligung beider Eltern – und durch erfahrenes ärztliches Personal erfolgen! Die Durchführung erfolgt entsprechend der Informationen des Herstellers. Im Folgenden soll daher nur ein kurzer Überblick gegeben werden (s. auch [16]):

- Beim Auflösen des Impfstoffs sollten Handschuhe getragen werden und alle benutzten Materialien (inkl. Impfstoffreste) sind als infektiöser Abfall zu betrachten und entsprechend zu entsorgen.
- Wenn die Haut über der Impfstelle sichtbar verschmutzt ist, Reinigung mit Wasser und Seife.
- Die Impfung erfolgt durch streng intrakutane (i. c.) Injektion des frisch suspendierten BCG-Impfstoffs in die oberen Schichten der Dermis (cave: eine subkutane oder intramuskuläre Applikation kann das Risiko einer BCG-Lymphadenitis oder eines Abszesses erhöhen).
- International wird heute als Injektionsstelle in der Regel die Außenseite des Oberarms am Ansatz des Musculus deltoideus empfohlen.
- Die i. c.-Injektion erfolgt mit einer kurzen, dünnen Kanüle (Nr. 18–20 bzw. G 25–26) und 1-ml-Tuberkulinspritze. Bei intrakutaner Injektion von 0,1 ml BCG-Impfstoff (ab dem vollendeten 1. Lebensjahr; Kinder unter 12 Monaten: 0,05 ml) entsteht bei langsamer Injektion eine etwa 7 mm große Quaddel. Ein Verband ist unnötig.

Wenige Wochen nach der Impfung zeigt sich ein rotes Knötchen, das sich zu einer bläulichen, schuppenden Infiltration umwandelt. In nahezu der Hälfte der Fälle kommt es zu einer zentralen Einschmelzung und mäßiger Sekretion mit Krusten und schuppenden Hautveränderungen über Monate. Bei ausbleibender Sekundärinfektion (durch Kratzen) ist eine Geschwürbildung infolge der BCG-Impfung bei Neugeborenen selten, häufiger ist sie bei älteren Kindern.

In etwa 2–4 % kommt es zur Keloidbildung, in 1–10 % zu tastbar vergrößerten regionalen Lymphknoten.

42.4.3 Wirksamkeit

Die Ergebnisse zur Wirksamkeit der BCG-Impfung variieren in verschiedenen Studien sehr stark. Wichtige Faktoren zur Erklärung der beobachteten Unterschiede sind die Dauer der Nachbeobachtung, die Qualität der Nachverfolgung von Interventions- und Kontrollgruppe sowie die geografische Entfernung vom Äquator. Der starke Einfluss der Studienregion und geografischer Gegebenheiten, wie z. B. Stadt- oder Landbevölkerung, kann durch eine vorbestehende heterologe Immunität aufgrund der Exposition gegenüber nichttuberkulösen Mykobakterien erklärt werden. Paradoxerweise ist die Wirksamkeit aus den genannten Gründen am geringsten in den Regionen Afrikas, Asiens und Lateinamerikas, in denen der Impfschutz am dringendsten benötigt wird [8].

Unter Berücksichtigung dieser Unterschiede liegt die Wirksamkeit der BCG-Impfung bei 60–80 % zum Schutz vor schweren Erkrankungen an Tuberkulose im Kindesalter, wie disseminierter Tuberkulose und tuberkulöser Meningitis [21], [27]. Eine BCG-Impfung schließt jedoch eine Erkrankung an tuberkulöser Meningitis nicht aus. In einer Metaanalyse von Studien zur BCG-Impfung unter Einschluss von Impfungen in verschiedenen Altersgruppen war ein Schutz gegenüber einer primären pulmonalen Tuberkulose von 50 % nachweisbar, der je nach Region und Nachbeobachtungszeitraum in den einzelnen Studien zwischen 0 und 80 % variierte [3]. Ein wesentlicher Aspekt dieser Variationen scheint auch die Häufigkeit von Infektionen durch M. tuberculosis (oder nicht tuberkulösen Mykobakterien) vor einer Impfung mit BCG zu sein [13]. Der in Studien belegte Schutz nimmt mit der Zeit ab, ist aber über mehr als 15 Jahre nachweisbar [1].

Neuere Fallkontrollstudien bei Ausbrüchen, in denen der Infektionsnachweis mittels IGRA erfolgte, zeigen, dass die BCG-Impfung im Kindesalter möglicherweise nicht nur die Primärerkrankung, sondern auch eine Infektion verhindern kann [23], [6]. Eine aktuelle Metaanalyse zeigte eine Reduktion der Infektionen bei Exponierten um 27 % und einen Schutz vor Erkrankungen nach Infektion von 71 % [22].

Relevant ist auch die Wirksamkeit der BCG-Impfung gegen *Lepra*. Erstmals wurde diese auf heterologer Immunität beruhende Wirkung 1940 vermutet. Heute geht man von einem Schutz gegenüber einer Erkrankung an Lepra von 60 % aus [17]. Auch in diesen Untersuchungen fällt die deutliche regionale Variabilität der Impfstoffeffektivität auf [32].

Weitere Anwendungen von BCG betreffen die Immuntherapie des Blasenkarzinoms [9]. Eine neue Entwicklung ist der experimentelle Einsatz zur Immunmodulation, z. B. bei Diabetes mellitus.

42.5 Wichtige Informationen

42.5.1 Nebenwirkungen

Die Häufigkeit der Entstehung von unerwünschten Arzneimittelwirkungen hängt vom BCG-Vakzine-Stamm, der applizierten Impfdosis, der Injektionsart und -stelle sowie dem Alter des Impflings ab [4], [14].

Am häufigsten treten Erytheme, Indurationen, Ulzera und Narbenbildung an der Injektionsstelle auf. Zu Ulzera kommt es insbesondere, wenn der Impfstoff nicht intrakutan, sondern subkutan injiziert wird. Sie heilen innerhalb von Monaten spontan, wenn mechanische Reize, beispielsweise durch Kleidung oder Kratzen, entfallen. Neben Ulzera können Hautinfektionen mit oder ohne Lymphknotenbeteiligung, auch als Skrofulose und Lupus vulgaris, oder selten ein Erythema nodosum auftreten.

Eine Lymphadenitis tritt etwa einmal auf 1000–10 000 Impfungen klinisch nachweisbar auf. Bei Lymphknoteneinschmelzung kann eine Punktion oder Exzision erforderlich sein. Affektionen am Auge stellen eine seltene bakteriell-allergische Reaktion dar und treten als Iritis und Conjunctivitis phlyktaenulosa auf. Fälle von BCG-Osteomyelitis wurden im Zusammenhang mit bestimmten Impfstämmen häufiger beobachtet, sind heute jedoch eine Rarität.

III

Eine generalisierte BCG-Erkrankung, die sogenannte *BCGitis* stellt eine lebensbedrohliche Komplikation dar, die in Studien (vor dem Auftreten von HIV) in etwa 2 Fällen pro 1 Mio. Impfungen auftrat. Bei Neugeborenen mit HIV-Infektion beträgt die Rate bis zu 1 %. Organmanifestationen oder disseminierte BCG-Erkrankungen müssen wie eine Tuberkulose mit einer Kombinationstherapie behandelt werden, wobei zu beachten ist, dass BCG aufgrund seines Ursprungs von Mycobacterium bovis grundsätzlich gegenüber Pyrazinamid resistent ist und einzelne Stämme auch eine Isoniazidresistenz aufweisen [19].

42.5.2 Indikation/Kontraindikation

In Deutschland ist die BCG-Impfung seit 1998 nicht mehr empfohlen [25]. Dies steht im Einklang mit den Empfehlungen der WHO, die in ihrer Stellungnahme 2004 eine einmalige Impfung möglichst rasch nach der Geburt nur noch für gesunde Neugeborene in Ländern mit hoher Krankheitslast an Tuberkulose empfiehlt [10], [29].

Laut WHO ist die BCG-Impfung für Kinder mit einem besonders hohen Tuberkulose-Expositionsrisiko und bei einer nicht zu vermeidenden Exposition gegenüber therapieresistenter Tuberkulose – unabhängig von der Krankheitslast – indiziert.

Eine HIV-Infektion stellt aufgrund des hohen Risikos einer disseminierten Erkrankung an BCG eine *Kontraindikation* für die BCG-Impfung dar [30]. Dies gilt generell für Kinder mit Immunsuppression. Weitere Kontraindikationen bestehen in einer immunsuppressiven Behandlung, inklusive Strahlentherapie, und während der Schwangerschaft. Eine Übersicht über die landesspezifischen BCG-Empfehlungen findet sich im BCG-Weltatlas („The BCG World Atlas"; im Internet: www.bcgatlas.org; Stand: 12.07.2015).

42.5.3 Meldepflicht

Nach Infektionsschutzgesetz (IfSG) sind Erkrankung und Tod an Tuberkulose sowie Therapieverweigerung/-abbruch und für das Labor bereits der mikroskopische Nachweis von säurefesten Stäbchen an das Gesundheitsamt meldepflichtig.

Nach IfSG § 6, Abs.1 muss der Verdacht einer über das übliche Maß einer Impfreaktion hinausgehenden gesundheitlichen Schädigung ebenfalls namentlich an das Gesundheitsamt gemeldet werden. Von dort wird die Meldung pseudonymisiert an das Paul-Ehrlich-Institut weitergeleitet.

Literatur

[1] Abubakar I, Pimpin L, Ariti C et al. Systematic review and meta-analysis of the current evidence on the duration of protection by bacillus Calmette-Guérin vaccination against tuberculosis. Health Technol Assess 2013; 17: 1–372

[2] Bonah C. The „experimental stable" of the BCG vaccine: Safety, efficacy, proof, and standards, 1921–1933. Stud Hist Philos Biol Biomed Sci 2005; 4: 696–721

[3] Colditz GA, Brewer TF, Berkey CS et al. Efficacy of BCG vaccine in the prevention of tuberculosis. Meta-analysis of the published literature. JAMA 1994; 9: 698–702

[4] Dara M, Acosta CD, Rusovich V et al. Bacille Calmette-Guérin vaccination: The current situation in Europe. Eur Respir J 2014; 43: 24–35

[5] Diel R, Loytved G, Nienhaus A et al. Neue Empfehlungen für die Umgebungsuntersuchungen bei Tuberkulose. Gesundheitswes 2011; 73: 369–388

[6] Eriksen J, Chow JY, Mellis V et al. Protective effect of BCG-vaccination in a nursery outbreak in 2009: Time to reconsider the vaccination threshold. Thorax 2010; 65: 1067–71

[7] Fiebig L, Kollan C, Hauer B et al. HIV-prevalence in tuberculosis patients in Germany, 2002–2009: An estimation based on HIV and tuberculosis surveillance data. PLoS One 2012; 7: e49 111, DOI: 10.1371/journal.pone.0 049 111

[8] Fine PE. Variation in protection by BCG: implications of and for heterologous immunity. Lancet 1995; 346: 1339–1345

[9] Gandhi NM, Morales A, Lamm DL. Bacillus Calmette-Guérin immunotherapy for genitourinary cancer. BJU Int 2013; 112: 288–297

[10] Global Advisory Committee on Vaccine Safety (GACVS), 3–4 Dec. 2009. Wkly Epid Rec 2010; 85: 29–33

[11] Harris J, Keane J. How tumour necrosis factor blockers interfere with tuberculosis immunity. Clin Exp Immunol 2010; 161: 1–9

[12] Magdorf K, Bialek R, Detjen AK, Haas WH, Henneke P, Nadal D, Ritz N. Tuberkulose und nichttuberkulöse mykobakterielle Krankheiten. In: Deutsche Gesellschaft für Pädiatrische Infektiologie e. V. (DGPI), Hrsg. DGPI Handbuch. Infektionen bei Kindern und Jugendlichen. 6. Aufl. Stuttgart: Thieme; 2013: 551–570

[13] Mangtani P, Abubakar I, Ariti C et al. Protection by BCG vaccine against tuberculosis: a systematic review of randomized controlled trials. Clin Infect Dis 2014; 58: 470–480

[14] Murphy D, Corner LA, Gormley E. Adverse reactions to Mycobacterium bovis bacille Calmette-Guérin (BCG) vaccination against tuberculosis in humans, veterinary animals and wildlife species. Tuberculosis 2008; 4: 344–357

[15] Parida SK, Kaufmann SH. Novel tuberculosis vaccines on the horizon. Curr Opin Immunol 2010; 3: 374–384

[16] Public Health England. The Green Book: Information for public health professionals on immunisation (Chapters 4 and 32). Im Internet: www.gov.uk/government/collections/immunisation-against-infectious-disease-the-green-book#part-1-principles-practices-and-procedures; Stand: 12.07.2015

[17] Richardus JH, Oskam L. Protecting people against leprosy: Chemoprophylaxis and immunoprophylaxis. Clin Dermatol 2015; 33: 19–25

[18] Ritz N, Curtis N. Mapping the global use of different BCG vaccine strains. Tuberculosis (Edinb) 2009; 89: 248–251

[19] Ritz N, Tebruegge M, Connell TG et al. Susceptibility of Mycobacterium bovis BCG vaccine strains to antituberculous antibiotics. Antimicrob Agents Chemother. 2009; 53: 316–318

[20] Robert Koch-Institut (RKI). Bericht zur Epidemiologie der Tuberkulose in Deutschland für 2013. Berlin: Robert Koch-Institut 2014. Im Internet: www.rki.de/tuberkulose; Stand: 12.07.2015

[21] Rodrigues LC, Diwan VK, Wheeler JG. Protective effect of BCG against tuberculous meningitis and miliary tuberculosis: A meta-analysis. Int J Epidemiol 1993; 22: 1154–1158

[22] Roy A, Eisenhut M, Harris RJ > et al. Effect of BCG vaccination against Mycobacterium tuberculosis infection in children: Systematic review and meta-analysis. BMJ 2014; 349: g4 643, DOI: 10.1136/bmj.g4 643

[23] Soysal A, Millington KA, Bakir M et al. Effect of BCG vaccination on risk of Mycobacterium tuberculosis infection in children with household tuberculosis contact: a prospective community-based study. Lancet 2005; 366: 1443–1451

[24] Spiess H. Für und wider die BCG-Impfung. Atmenw Lungenkrkh 1990; 16: 126

[25] Ständige Impfkommission am Robert Koch-Institut (STIKO). Impfempfehlungen; Stand: März 1998. Epid Bull 1998; 15: 114

[26] Tameris M, McShane H, McClain JB et al. Lessons learnt from the first efficacy trial of a new infant tuberculosis vaccine since BCG. Tuberculosis. Edinb 2013; 93:143–149

[27] Trunz BB, Fine P, Dye C. Effect of BCG vaccination on childhood tuberculous meningitis and miliary tuberculosis worldwide: a meta-analysis and assessment of cost-effectiveness. Lancet 2006; 367: 1173–1180

[28] Wilkie ME, McShane H. TB vaccine development: where are we and why is it so difficult? Thorax 2015; 70: 299–301

[29] World Health Organization (WHO). BCG vaccine. WHO position paper. Wkly Epidemiol Rec 2004; 4: 27–38

[30] World Health Organization (WHO). Revised BCG vaccination guidelines for infants at risk for HIV infection. Wkly Epidemiol Rec 2007; 21: 193–196

[31] World Health Organization (WHO). Global tuberculosis report 2014. WHO/HTM/TB/2014.08. Genf: World Health Organization; 2014. Im Internet: www.who.int/tb/publications/global_report/en/; Stand: 12.07.2015

[32] Zodpey SP. Deciphering the story of Bacillus Calmette Guérin (BCG) vaccine in prevention of leprosy. Indian J Public Health 2006; 2: 67–69

43 Typhus

H. Kollaritsch

43.1 Epidemiologie

Typhus ist nach wie vor ein globales epidemiologisches Problem. Nach den letztgültigen Daten der WHO („Diarrheal Disease Control Program") wird geschätzt, dass jährlich 220 000–600 000 Erkrankte, meist Kinder, durch Typhus zu Tode kommen [4]. In ▶ Tab. 43.1 sind die wichtigsten epidemiologischen Eckdaten zum Typhus wiedergegeben. Die WHO ist sich darüber im Klaren, dass die „Surveillance" des Typhus sicherlich inkomplett ist [17].

Staaten mit besonders hoher Typhusinzidenz scheinen einige Charakteristika zu teilen:

- rasches Bevölkerungswachstum,
- ausgeprägte Slumbildung mit katastrophaler Wohnsituation,
- fehlende oder zumindest insuffiziente Abfallentsorgung und
- nicht ausreichende Wasserversorgung bei
- gleichzeitig überlasteter medizinischer Infrastruktur.

Tab. 43.1 Typhusinzidenz nach Regionen [4]

Region	Typhusfälle	Population	Inzidenz
Afrika (Südafrika*)	408 837	819 911 000	50
Asien (mittl. Osten)	10 118 879	268 853 4 000	274
Europa (Osteuropa)	19 144	729 328 000	3
Karibik/Lateinamerika	273 518	514 688 000	53
Nordamerika	453	308 636 000	< 1
Ozeanien (Melanesien*)	4 656	30 252 000	15
global	10 825 487	609 134 9 000	178
global/korrigiert**	21 650 974	609 134 9 000	355

* Land/Region mit der jeweils höchsten Inzidenz.
** Korrekturfaktor rechnet Blutkulturempfindlichkeit ein.

In Indonesien beträgt die jährliche Typhusinzidenz rund 1 % und der Typhus abdominalis zählt zu den 5 wichtigsten Todesursachen. In Endemiegebieten sind vor allem Kinder jenseits des 1. Lebensjahres durch Typhus besonders gefährdet, zumal ihnen jede Immunität durch wiederholten Antigenkontakt noch fehlt. In dieser Altersgruppe verläuft die Erkrankung deutlich schwerer und Komplikationen sind wesentlich häufiger.

Am Beispiel der *Vereinigten Staaten von Amerika (USA)* lässt sich die Entwicklung der Epidemiologie des Typhus in einem hochindustrialisierten Land eindrucksvoll aufzeigen: 1920 wurden in den USA noch 35 994 Fälle von Typhus abdominalis registriert, die Inzidenz fiel dann auf etwa 1/100 000 im Jahr 1955 und weiter auf 0,2/100 000 im Jahr 1966. Seit dieser Zeit ist die Inzidenz des Typhus relativ stabil geblieben, allerdings mit epidemiologischen Besonderheiten. In der Periode 1966–1972 waren etwa 33 % der in den USA gemeldeten Typhusfälle importiert, der Rest autochthonen Ursprungs. Der Anteil der importierten Fälle stieg dann in der Periode 1975–1984 auf 58 %, wobei sich innerhalb dieser Periode von Jahr zu Jahr ein Anstieg der importierten Fälle erkennen lässt. So lag der Anteil der importierten Fälle 1983 bei 68 % und 1984 bei 74 %. Während der gesamten Periode 1967 bis 1984 war aber das Gesamtaufkommen der Typhusfälle pro Jahr mit nur geringen Schwankungen gleich geblieben (458–683 Fälle pro Jahr). Größere epidemiologische Ausbrüche sind in den USA ebenfalls sehr selten. Seit 1973 wurden nur noch 4 Ausbrüche registriert, die mehr als 15 Personen betrafen, wobei gleichzeitig festzuhalten ist, dass es sich stets um Bevölkerungsgruppen handelte, die aufgrund ihrer Lebensumstände als Hochrisikogruppen einzustufen waren [5].

Somit lassen sich aus den Daten der USA folgende Schlüsse ableiten:

- Die autochthonen Fälle von Typhus abdominalis gehen aufgrund der verbesserten Lebensumstände wie Wohnsituation, Abwasserentsorgung und Trinkwasserversorgung, Lebensmittelhygiene u. a. kontinuierlich zurück.
- Gleichzeitig sorgt aber der verstärkte Tourismus in klassische Verbreitungsgebiete des Typhus dafür, dass diese Erkrankung insgesamt nicht mehr weiter abnimmt. Die wichtigsten Infektionsorte für amerikanische Touristen sind Indien und Pa-

kistan (0,011 % bzw. 0,01 % der Reisenden), Peru (0,017 %), Chile (0,006 %) sowie Mexiko (0,002 %).
- Einige Hochendemiegebiete (Ost- und Südostasien) tragen zu den Importzahlen trotz hoher Inzidenzen im Land selbst nur wenig bei, dies vor allem vermutlich aufgrund der Tatsache, dass Reisende in diese Region gegen Typhus eher geimpft sind (s. Internetseiten des CDC, www.cdc.gov).

Deutschland ist hinsichtlich der epidemiologischen Daten des Typhus abdominalis mit den USA in vieler Hinsicht vergleichbar [14]. Ausgehend von 22 406 Fällen von Typhus nach Kriegsende im Jahr 1946 ist die Fallzahl seitdem kontinuierlich gesunken. Entsprechend dem infektionsepidemiologischen Jahrbuch des RKI 2014 liegt die Zahl der nach Deutschland importierten Fälle zwischen 2001 und 2013 zwischen 59 (2002) und 90 (2013) Fällen, was einer Inzidenz von rund 0,1/100 000 entspricht. Etwa 93 % aller Typhusfälle sind importiert, nur mehr ein kleiner Teil tatsächlich autochthon in Deutschland erworben. Die Hauptimportgebiete sind (in absteigender Reihenfolge): Indien, Pakistan, Bangladesh, Indonesien, Türkei (!). Tödlich verlaufende Erkrankungen wurden seit 1990 nur mehr 5-mal gemeldet.

Österreich hat – soweit dies aufgrund der lückenhaften Meldestatistik nachvollziehbar ist – seit etwa 15 Jahren praktisch keine Fälle von autochthonem Typhus mehr, bei jährlichen Fallzahlen zwischen 8 und 17 Fällen. Die Hauptimportgebiete sind hier der nordafrikanische Raum, der indische Subkontinent und Südostasien.

In den letzten Jahren hat sich das Typhusrisiko für den Fernreisenden insgesamt nur wenig geändert. Es liegt, auf 4 Wochen Aufenthaltsdauer im Gastland unter normalen touristischen Bedingungen gemittelt, bei etwa 1 : 30 000, in einigen Hochrisikogebieten (wie Indien, Pakistan, Nepal) etwa 10-fach höher. Nur im nordafrikanischen Raum und in der Türkei, sowie in den südeuropäischen Staaten hat sich die Situation in den letzten 20 Jahren signifikant gebessert, zumindest was das Infektionsrisiko für Urlaubsreisende betrifft [3] (s. auch Kap. 13).

43.2 Erreger

Bakterium Salmonella enterica biovar Typhi, kurz Salmonella typhi; ausschließlich humanpathogen.

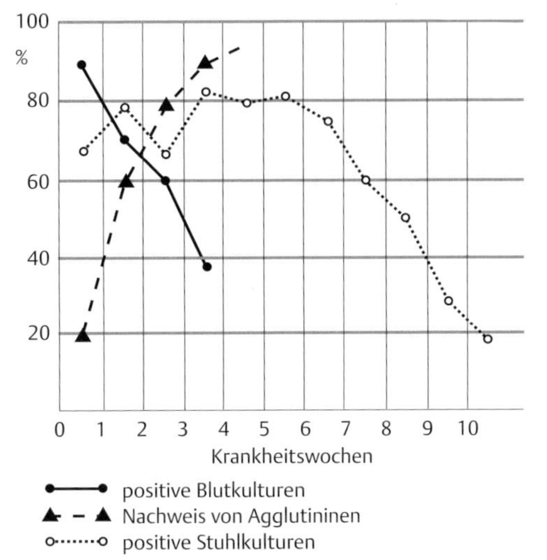

Abb. 43.1 Bakteriologische und serologische Untersuchungsergebnisse bei Typhus abdominalis.

43.3 Pathogenese

Salmonellen können bei allen Wirbeltieren vorkommen. Viele weisen jedoch eine eindeutige Wirtsspezifität auf. Salmonella Typhi ist ausschließlich humanpathogen. Demzufolge kann die Erkrankung nur dann übertragen bzw. akquiriert werden, wenn ein Salmonellenausscheider in unmittelbarer Nähe ist. Zumeist geschieht dies dadurch, dass Nahrungsmittel aufgenommen werden, die durch Salmonellen aus den Exkrementen eines Ausscheiders kontaminiert wurden. Mangelhafte Lebensmittel- und Sanitärhygiene leisten der Übertragung also Vorschub. Auch eine direkte Übertragung ist möglich, wenngleich epidemiologisch von stark untergeordneter Bedeutung (am ehesten noch im bakteriologischen Labor oder bei Patientenkontakt).

Die *Inkubationszeit* des Typhus abdominalis beträgt etwa 1–3 Wochen (3–60 Tage), sie wird vom Ausgangsinokulum und vom Abwehrzustand des Patienten bestimmt.

III

43.4 Klinik

Beim Typhus abdominalis können (s. ▶ Tab. 43.2) *4 Stadien* – mit fließendem Übergang, aber doch recht ausgeprägter Eigenständigkeit – unterschieden werden. Säuglinge erkranken nicht typisch zyklisch, sondern es entsteht zumeist ein septisches Krankheitsbild mit Beteiligung der Hirnhäute und anderer innerer Organe. In der Schwangerschaft besteht Abortgefahr. Gefürchtet sind Darmblutungen und -perforation sowie thrombembolische Folgen.

- Das *Prodomalstadium* verläuft atypisch mit Kopf- und Gliederschmerzen und Temperaturerhöhung,
- das *Stadium incrementi* mit Zunahme dieser Beschwerden und kontinuierlichem Fieber,
- das *Stadium acmes* mit andauerndem Fieber, Apathie, Appetitlosigkeit, Obstipation, Reizhusten, Auftreten von Roseolen,
- das *Stadium decrementi* mit zunehmend schlechtem Allgemeinzustand, Abdominalbeschwerden, Durchfall (Salmonellenausscheidungen!). Säuglinge sind besonders durch Exsikkose gefährdet.

Typische Laborwerte sind Leukopenie, Aneosinophilie und die in ▶ Abb. 43.1 dargestellten serologischen und bakteriologischen Befunde.

Rezidive beim Typhus sind Zweiterkrankungen, die bei insuffizienter antibiotischer Therapie und/oder bei unzureichend entwickelter Immunität im Sinne einer endogenen Reinfektion entstehen. Klinisch entsprechen sie der Originalerkrankung, wobei die Schwere der Zweiterkrankung in einem reziproken Verhältnis zur Ersterkrankung steht. Rezidive treten bei unbehandelten Patienten in bis zu 20 % auf, meist innerhalb von etwa 2 Wochen nach Entfieberung. Bei antibiotischer Therapie (insbesondere nach Chloramphenicol) wird die Zeitspanne bis zum Auftreten des Rezidivs meist verlängert und beträgt bis zu 1 Monat. Auch Mehrfachrezidive treten auf.

43.5 Impfung

Impfschutz kann im Wesentlichen auf 3 Wegen erreicht werden:

- via Ausbildung spezifischer sekretorischer (IgA-) Antikörper, die eine Mukosainvasion durch Salmonella Typhi verhindern,
- über zirkulierende Antikörper, die ins System gelangende Salmonella Typhi zu eliminieren imstande sind,
- über zellmediierte Immunvorgänge, die intrazellulär gelegene Keime abtöten.

43.5.1 Impfstoffe

Im Handel befindlich sind 2 Impfstoffarten:

- *Vi-Polysaccharidtotvakzine*, die eine humorale Immunität induziert (Typhim-Vi, Typherix):
    - Das Vi-Polysaccharid von Salmonella Typhi ist ein Homopolymer der N-acetyl-Galakturonsäure und *bedeckt* das Bakterium als Kapselantigen. Es ist ein Virulenzmarker. Antikörper gegen dieses Vi-Antigen, so die gängige Meinung, spielen eine wichtige Rolle bei der Ausbildung eines Schutzzustands.
    - Da Polysaccharide eine T-Zell-unabhängige Immunantwort (IgM-Antiköper) induzieren, ist eine Wirksamkeit bei Kindern unter 2 Jahren kaum gegeben.

Tab. 43.2 Die 4 Stadien des Typhus abdominalis (adaptiert nach Höring u. Pohle [7])

Parameter	Stadium I	Stadium II	Stadium III	Stadium IV
Dauer	1–3 Wochen	1–3 Wochen	2–5 Wochen	Jahre
pathogenetisches Stadium	Inkubation	Generalisation	Organmanifestation	Immunität
klinisches Stadium	prodromale	incrementi, acmes	decrementi	Rekonvaleszenz
Fieber	subfebril	ansteigend bis Kontinua	amphibolicum	fieberfrei
Symptome	unspezifisch	Milztumor, Roseolen	Darmsymptome	-
pathologisch-anatomische Stadien	(Primäreffekt)	markige Schwellung	Ulzeration	Restitutio
Widal-Reaktion	negativ	erst gegen Ende positiv	deutlich positiv	langsam negativ werdend
bakteriologischer Nachweis	negativ	Blutkultur positiv	Stuhl, Urin, evtl. Sputum positiv	nur bei Ausscheidern positiv

  - Da ein Schutz aber auch für Kinder sehr erstrebenswert ist, gab es zahlreiche Versuche, das Vi-Kapselpolysaccharid zu konjugieren, um damit die Immunantwort in eine T-Zell-abhängige Antwort zu konvertieren (ähnlich wie bei den Hib-Impfstoffen). Eine derartige Vakzine (Vi-Polysaccharid konjugiert an nicht toxisches rekombinantes Pseudomonas aeruginosa Exotoxin A, Vi-rEPA) konnte bereits im Feld bei Kindern und Adoleszenten überzeugende Resultate nachweisen [11] und scheint auch mehrere Jahre zu schützen, eine Zulassung steht aber nach wie vor aus.
- Eine *orale Lebendvakzine*, die über eine lokale Darmimmunität schützt (Vivotif, Typhoral-L). Diese Impfstoffgeneration bedient sich hoch gereinigter Vi-Antigene von Salmonella typhi als Impfstoff [16]:
  - 1975 entwickelten Germanier und Furer den Impfstamm Ty21a. Es handelt sich bei diesem Stamm um eine Mutante von Salmonella typhi Ty2, mit einer Mutation im galE-Gen, wodurch diesem Stamm die Uridindiphosphat-Galaktose-4-Epimerase fehlt, ein Schlüsselenzym im Zuckerstoffwechsel der Salmonelle. Dadurch entstehen unvollständige Zellwandlipopolysaccharide, wohingegen die immunologischen Eigenschaften erhalten bleiben. Die Ty21a-Vakzine ist Vi-Antigen-negativ.
  - Es sind derzeit Forschungen im Gange, die über biotechnologische Wege neue Mutanten für Kandidatvakzinen entwickeln.

2 Hersteller bieten *fixe Kombinationen* mit anderen Impfstoffen an: Kombinationsimpfstoffe von Typhus-Vi und Hepatitis A an (Viatim, Hepatyrix). Die Impfstoffe sind im Wesentlichen identisch:
- während Hepatyrix als fertige Injektionslösung vorliegt,
- wird Viatim als Doppelkammerinjektionsspritze angeboten, bei der erst beim Injektionsvorgang die beiden Komponenten gemischt werden. Dies bietet möglicherweise Stabilitätsvorteile der Einzelkomponenten.

Interessanterweise – trotz sehr ähnlicher Zusammensetzung beider Produkte – gibt es Hinweise darauf, dass Viatim immunogener ist als Hepatyrix, während Letzteres offenbar lokal besser verträglich ist [2]. Insgesamt sind diese Kombinationsimpfstoffe jedoch Nischenprodukte, da sie nur zur Erstimpfung geeignet sind (nach 1 Jahr muss mit einem konventionellen Hepatitis-A-Impfstoff aufgefrischt werden).

43.5.2 Impfdurchführung

- *Vi-Polysaccharidtotvakzine* (Injektionsimpfung):
  - einmalige Impfung mit 0,5 ml s. c. oder i. m. Danach tritt der Impfschutz etwa nach 10 Tagen ein. Aufgrund der immunologischen Charakteristik des Impfstoffs kann man nicht „boostern“, d. h. eine vorhergegangene Impfung *auffrischen*. Untersuchungen mit anderen unkonjugierten Polysaccharidimpfstoffen wie z. B. Pneumokokken, lassen den Verdacht aufkommen, dass es auch bei Wiederimpfungen mit dem Vi-Polysaccharid in kurzen Abständen zum Phänomen der „low responsiveness“ kommen könnte: Die Wiederimpfung zeigt dann nur einen stark reduzierten Impferfolg [13]. Ob die Vi-Polysaccharidimpfung diesem Trend in gleicher Weise folgt, ist nicht schlüssig gezeigt.
  - Frischt man vor Ablauf der Vorimpfung auf, so muss man mit verstärkten Lokalreaktionen rechnen.
  - Die Impfung ist mit anderen Impfstoffen kompatibel, es müssen keine Abstände eingehalten werden.
- *Oralimpfung:*
  - Um bei der Abreise geschützt zu sein, muss die Impfung wenigstens 2 Wochen vor Abreise genommen werden. Der Impfstamm ist temperaturempfindlich.
  - Eine vollständige Impfung besteht – in der europäischen Zulassung des Impfstoffs – aus 3 Gaben, die an den Tagen 1, 3 und 5 mit Wasser 1 Stunde vor einer Mahlzeit einzunehmen sind. Danach muss noch eine Stunde Nahrungskarenz eingehalten werden.
  - Die amerikanische Zulassung umfasst die Gabe von 4 Teilimpfungen.

43.5.3 Wirksamkeit

Beiden Impfstoffen, der Vi-Polysaccharidtotvakzine und der oralen Lebendvakzine, wird eine nur mittelmäßige Wirksamkeit bescheinigt, eine Übersicht und Bewertung der klinischen Studien mit diesen Vakzinen gibt Fraser et al. [6].
- *Vi-Polysaccharidtotvakzine:*
  - Eine Präparation aus nicht denaturiertem Vi-Antigen ohne Konservierungsmittel oder an-

dere Zusatzstoffe stellt die Grundlage des Vi-Impfstoffs (Typhim-Vi, Typherix) dar. Bei Freiwilligen konnte ein derartiger Impfstoff bei über 90 % der Probanden eine gute Serokonversion erzeugen und die Antikörperspiegel hielten über mindestens 3 Jahre an. Feldstudien in Endemiegebieten bescheinigen dem Impfstoff eine Schutzrate von 72 % (Nepal) [1] und 64 % (Südafrika) [9] für eine Zeitdauer von etwa 2–3 Jahren bei ausgezeichneter Verträglichkeit, jedoch fehlt der Wirksamkeitsnachweis bei Reisenden.
 - Da Polysaccharide eine T-Zell-unabhängige Immunantwort (IgM-Antiköper) induzieren, ist eine Wirksamkeit bei Kindern unter 2 Jahren kaum gegeben.
- *Oralimpfstoff* (Ty21a-Vakzine):
  - Zahlreiche Feldstudien (Ägypten, Chile, Indonesien) mit dem Oralimpfstoff lassen sich im Ergebnis wie in ▶ Tab. 43.3 aufgeführt zusammenfassen.
  - Der Impfstoff aus Ty21a ist gut verträglich und auch gut immunogen. Er wird in einer magensaftresistenten („enteric coated") Kapsel, die den Impfstoff enthält, verabreicht. Mit dieser Formulierung wurde in den Chile-Feldstudien, nach 2-maliger Gabe des Impfstoffs, eine Schutzrate von 52–71 % für 2 Jahre erzielt.
  - Eine Schwäche des Ty21a-Impfstoffs (Vivotif, Typhoral-L) ist – ebenso wie bei der Vi-Vakzine –, dass eindeutige Daten über den Schutz des Reisenden, der aus einem nicht endemischen Gebiet in ein Endemiegebiet reist, nicht vorhanden sind. Alle Studien wurden mit Personen gemacht, die möglicherweise mit Salmonella typhi bereits „geprimt" waren und daher möglicherweise ein anderes Ansprechverhalten auf die Impfung hatten als nicht „geprimte" Reisende.
  - Die Angaben zur *Schutzdauer* divergieren: Sie beträgt nach der europäischen Zulassung 1 Jahr, sofern der Impfling nicht immer wieder ins Ausland reist. Ist dies aber der Fall, so verlängert sich die Schutzdauer auf 3 Jahre. Diese Angaben in der Fachinformation entbehren einer gewissen Logik, denn offenbar wird postuliert, dass der wiederholt Reisende durch eine natürliche Exposition seinen Impfschutz „boostet". Einerseits ist dies experimentell vor Ablauf des Schutzes gar nicht gut möglich [10], andererseits ist die Wahrscheinlichkeit, bei einem 1-jährigen Aufenthalt in einem typhusendemischen Gebiet unter normalem Risiko eine natürliche „Boosterung" zu erfahren, nicht höher als 1 : 25 000, weshalb ein natürlicher „Booster" als konstanter Teil der Immunisierung wohl nicht angenommen werden kann. Die amerikanische Zulassung gibt eine Schutzdauer von 5 Jahren an, die aber nicht mit Reisenden geprüft wurde.

43.6 Wichtige Informationen

43.6.1 Nebenwirkungen

Die Verträglichkeit der Vi-Polysaccharidvakzine ist bis auf gelegentliche Lokalreaktionen ausgezeichnet.

Die Nebenwirkungen der Oralimpfung sind im Allgemeinen geringfügig, gelegentlich treten weiche Stühle auf.

43.6.2 Indikation/Kontraindikation

- *Vi-Polysaccharidvakzine:*
  - Anwendungsbeschränkungen bestehen für Kinder unter 2 Jahren wegen schlechter Wirksamkeit.
  - Gravidität ist eine relative Kontraindikation.

Tab. 43.3 Effektivität der Oralimpfung mit Lebendimpfstoff (Daten nach Ivanoff et al. [8])

Studie	Vakzineformulierung	Effektivität	Effektivitätsvergleich
Ägypten	flüssig + $NaHCO_3$	96 %	-
Chile (Occidente)	ECC* vs. Gelatinekapseln	66 % ECC 19 % Gelatine	ECC >> Gelatine
Chile (Oriente)	flüssig vs. ECC	35 % ECC 76 % flüssig	flüssig >> ECC
Indonesien	flüssig vs. ECC	42 % ECC 53 % flüssig	flüssig > ECC

* ECC = Enteric coated Capsule.

- *Oralimpfstoff:*
  - Die Verabreichung an kleine Kinder (ab dem 4. Lebensmonat zugelassen) scheitert meist aus praktischen Gründen (Kapseln werden nicht genommen).
  - Es bestehen Interaktionen mit verschiedenen Medikamenten wie Malariachemoprophylaktika (insbesondere Mefloquin und Chloroquin, es liegen keine Daten für Malarone vor) und Antibiotika.
  - Immunsupprimierte unterliegen den allgemeinen Einschränkungen für die Verabreichung von Lebendimpfstoffen.
  - Gravidität ist eine relative Kontraindikation, eine Anwendung ist laut Fachinformation nur nach strenger Nutzen – Risiko Abwägung in Betracht zu ziehen. Angesichts der einfachen Präventionsmöglichkeiten durch entsprechende Hygiene wird daher eine Anwendung in der Gravidität kaum in Betracht kommen.

43.6.3 Therapie

Die spezifische Therapie des Typhus beruht auf Antibiotika-Gabe: Chinolone, Cephalosporine der 3. Generation, Chloramphenicol, Trimetoprim-Sulfamethoxazol und β-Lactam-Antibiotika, wobei lokal-geografisch Antibiotikaresistenzen unbedingt berücksichtigt werden müssen, so sind z.B im südostasiatischen Raum Resistenzen gegen Chinolone häufig. Sie sind in gleicher Weise für die akute Erkrankung, das Rezidiv oder eventuelle Komplikationen einsetzbar. Wichtig sind Flüssigkeit- und Elektrolytzufuhr (Übersicht und Metaanalyse der Studien bei Thaver et al. [15]).

43.6.4 Meldepflicht

Verdacht auf Typhus abdominalis, Erkrankung und Tod sind meldepflichtig.

Literatur

[1] Acharya IL, Lowe CU, Thapa R et al. Prevention of typhoid fever in Nepal with the Vi capsular polysaccharide of Salmonella typhi. A preliminary report. N Engl J Med 1987; 317; 1101–1104

[2] Beeching NJ, Clarke P et al. A Comparison of two combined Vaccines against Typhoid Fever and Hepatitis A: Viatim and Hepatyrix. Proceedings of the fourth scientific Conference of the British Travel Health Association. London: The Royal College of Physicians; 2002; 6

[3] Connor BA, Schwartz E. Typhoid and paratyphoid fever in travellers. Lancet Infect Dis 2005; 5: 623–628

[4] Crump JA, Luby SP, Mintz ED. The global burden of typhoid fever. Bull World Health Organ 2004; 82: 346–353

[5] Edelman R. Levine MM. Summary of an international workshop on typhoid fever. Rev Infect Dis 1986; 8: 329–349

[6] Fraser A, Paul M, Goldberg E. Typhoid fever vaccines: systematic review and meta-analysis of randomized controlled trials. Vaccine 2007; 25: 7 848–7 857

[7] Höring FO, Pohle HD. Salmonellosen. In: Bock HE, Gerok W, Hartmann F, Hrsg. Klinik der Gegenwart II. München: Urban Schwarzenberg; 1981: 147

[8] Ivanoff B, Levine MM, Lambert PH. Vaccination against typhoid fever: present status. Bull World Health Organ 1994; 72: 957–971

[9] Klugman KP, Koornhof HJ, Robbins JB et al. Immunogenicity, efficacy and serological correlate of protection of Salmonella typhi Vi capsular polysaccharide vaccine three years after immunization. Vaccine 1996; 14: 435–438

[10] Kollaritsch H, Cryz Jr. SJ, Lang AB et al. Local and systemic immune responses to combined vibrio cholerae CVD103-HgR and salmonella typhi ty21a live oral vaccines after primary immunization and reimmunization. Vaccine 2000; 18: 3 031–3 039

[11] Lin FY, Ho VA, Khiem HB et al. The efficacy of a Salmonella typhi Vi conjugate vaccine in two-to-five-year-old children. N Engl J Med 2001; 344; 1263–1269

[12] Olsen JE, Brown DJ, Thomsen LE et al. Differences in the carriage and the ability to utilize the serotype associated virulence plasmid in strains of Salmonella enteric serotype Typhimurium investigated by use of a self-transferable virulence plasmid, pOG669. Microb Pathog 2004; 36: 337–347

[13] Poolman J, Borrow R. Hyporesponsiveness and its clinical implications after vaccination with polysaccharide or glycoconjugate vaccines. Expert Rev Vaccines 2011; 10: 307–322

[14] Robert Koch-Institut (RKI). Infektionsepidemiologisches Jahrbuch meldepflichtiger Krankheiten für 2013. Datenstand 01.03.2014. Berlin 2014

[15] Thaver D, Zaidi AK, Critchley J et al. A comparison of fluoroquinolones versus other antibiotics for treating enteric fever: meta-analysis. BMJ 2009; 338: 1865

[16] Whitaker JA, Franco-Paredes C, del Rio C et al. Rethinking typhoid fever vaccines: implications for travelers and people living in high endemic areas. J Travel Med 2009; 16: 46–52

[17] WHO. Typhoid Fever surveillance and vaccine use, South-East Asia and Western Pacific Regions, 2009–2013. WER 2014; 89, 429–440

44 Varizellen

J. Liese, A. Streng

44.1 Epidemiologie

Windpocken (*Varizellen*) sind die klinische Manifestation der Erstinfektion mit dem *Varicella-Zoster-Virus* (VZV). Es handelt sich um eine hoch kontagiöse Krankheit mit einem Manifestationsindex von über 90 % [2].

Vor der Einführung der allgemeinen Impfempfehlung lag das mittlere Erkrankungsalter bei 4–5 Jahren und die Seroprävalenz im Alter von 10–11 Jahren bereits bei über 90 %. Bei Jugendlichen und Erwachsenen bis 40 Jahren bestehen dennoch Immunitätslücken von bis zu 5 % [23]. Nach Einführung der allgemeinen Varizellenimpfung ist mit einem leichten Anstieg des mittleren Erkrankungsalters zu rechnen.

44.2 Erreger

Erreger der Varizellen ist das Varicella-Zoster-Virus (VZV), ein doppelsträngiges DNA-Virus aus der Gruppe der Alpha-Herpesviren.

44.3 Pathogenese

Das Erregerreservoir für Varizellen ist ausschließlich der Mensch. Die Übertragung geschieht hauptsächlich durch direkten Kontakt mit Varizellen- oder Zostereffloreszenzen und durch infektiöse Tröpfchen der aus dem Nasopharynx und den Effloreszenzen freigesetzten, hoch infektiösen Viruspartikel [5]. Virus-DNA ist aber auch z. B. im Speichel eines Varizellen-Erkrankten nachweisbar. Die Inkubationszeit für Varizellen beträgt i. d. R. 14–16 Tage, in Ausnahmefällen 8–21 Tage, nach Gabe von Varizellenimmunglobulin bis zu 28 Tage. Die Infektiosität beginnt beim immunologisch Gesunden 1–2 Tage vor Ausbruch des Exanthems und endet etwa mit dem 5. Exanthemtag mit dem Verkrusten der Effloreszenzen. Eine Wiederzulassung von Immungesunden zu Gemeinschaftseinrichtungen ist 7 Tage nach Beginn des Exanthems möglich. Bei Patienten mit angeborenen oder erworbenen Störungen der zellulären Immunität, wie z. B. AIDS, kann es zu einer deutlich verlängerten Erkrankung und zu chronischen und rekurrierenden VZV-Infektionen kommen [2].

Die Eintrittspforten des Virus sind die Konjunktiven und der obere Respirationstrakt. Hier findet die initiale Virusvermehrung statt, die nach 4–6 Tagen zur primären Virämie führt. Nach anschließender Virusvermehrung in den inneren Organen, wie z. B. in Leber und Milz, kommt es dann ein bis zwei Tage vor dem Auftreten des typischen Hautausschlages zu einer sekundären Virämie mit viraler Aussaat v. a. in der Haut und den Schleimhäuten.

Nach Abklingen der akuten Erkrankung persistiert das Virus latent in den sensorischen Hirnnerven- und Spinalnerven-Ganglien, sowie in den Ganglien des enterischen Nervensystems [3]. Die Reaktivierung des Virus bei Nachlassen der T-Zell-spezifischen Immunität kann prinzipiell in allen Altersgruppen, v. a. aber im höheren Alter, unter immunsuppressiver Therapie, oder bei Malignomen zum Krankheitsbild des *Herpes zoster führen.*

44.4 Klinik

Das Varizellen-Exanthem besteht anfangs aus kleinen, stecknadelkopf- bis linsengroßen roten Flecken, die sich in wenigen Stunden über Papeln, wasserklare Bläschen, gelbliche Pusteln und Krusten weiterentwickeln. Da innerhalb von 4–5 Tagen mehrere Nachschübe von Effloreszenzen erfolgen, findet man verschiedene Stadien des Exanthems gleichzeitig nebeneinander (Bild des *Sternenhimmels*). Die behaarte Kopfhaut ist meist mit befallen. Bei unkompliziertem Verlauf verheilen Varizellen narbenlos, oft unter Hinterlassung eines kleinen hellen Flecks [2]. Varizellen können auch bei geimpften Kindern als Durchbruchsinfektionen mit dem Wildvirus auftreten, v. a. wenn nur 1 Impfung verabreicht wurde. Die Erkrankung ist dann oft weniger ausgeprägt, mit weniger Fieber, weniger Effloreszenzen, die meist nur das papulöse Stadium erreichen, und kürzerem Verlauf [12].

Varizellen zeigen bei immunkompetenten Personen unter symptomatischer Therapie meist einen unkomplizierten, selbst begrenzenden Verlauf.

Trotzdem sind verschiedenste *Komplikationen* unterschiedlichen Schweregrads bekannt. Vor Einführung der Varizellenimpfung wurden in Deutschland jährlich etwa 2800 Kinder und Jugendliche unter 17 Jahren wegen Varizellen stationär behandelt. Hierbei ist von etwa 500–600 stationären Aufnahmen wegen neurologischer Komplikationen, 400–500 Aufnahmen wegen Hautkomplikationen, 150 Aufnahmen wegen schwerer systemischer Komplikationen, 85 Kindern mit möglichen Folgeschäden und 5 Todesfällen pro Jahr auszugehen [11]. Im Detail werden folgende Komplikationen beobachtet:

- *Haut:* Die häufigste Komplikation der Varizellen sind bakterielle Sekundärinfektionen der Haut, v. a. mit *Streptococcus pyogenes* und *Staphylococcus aureus*. Gelegentlich kann sich aus den lokalisierten Infektionen (Impetigo contagiosa, Abszess, Phlegmone) eine nekrotisierende Fasziitis, eine Pyomyositis, Sepsis, Arthritis, Osteomyelitis oder Meningitis entwickeln. Seltener kommt es zu Hämorrhagien im Rahmen von hämorrhagischen Varizellen, Purpura fulminans und postinfektiöser thrombozytopenischer Purpura.
- *ZNS:* Die besondere Affinität von VZV zum Nervensystem spiegelt sich auch bei den Komplikationen wieder. Die jährliche Inzidenz neurologischer varizellenassoziierter Komplikationen liegt bei 2,4 pro 100 000 Kinder, dies entspricht etwa 1 neurologischen Komplikation pro 2000 an Varizellen erkrankten Kindern. Hierunter kommen am häufigsten die Zerebellitis und die fieberassoziierten Krampfanfälle mit 1 auf etwa 6 000–7 000 Varizellenerkrankungen vor, etwas seltener kommt es zu Meningoenzephalitiden mit 1 auf etwa 17 000 Varizellenerkrankungen [11], [13]. Die oft mit Ataxie, Tremor und Nystagmus einhergehende Zerebellitis heilt in den meisten Fällen folgenlos aus. Dagegen hat die seltenere Varizellenenzephalitis, die sich mit zerebralen Krampfanfällen, Bewusstseinsstörungen und Lähmungen manifestieren kann, oft einen schwereren Verlauf und eine schlechtere Prognose. Zerebrovaskuläre Komplikationen in Form von Hirninfarkten, die zu akut einsetzenden Hemiplegien führen, sind in Einzelfällen nach Varizellen beschrieben [8], [13].
- Eine weitere häufige Komplikation im Kindesalter ist die *Otitis media*, seltener auch eine *Otitis externa*.
- Generell können sich Varizellen nahezu in jedem Organsystem manifestieren, so kann es zu viraler Pneumonitis, Myokarditis, Arthritis, Hepatitis und Glomerulonephritis kommen. Bakterielle Superinfektionen im Bereich der Atemwege kommen ebenfalls vor.

Zu den *Hochrisikogruppen* für Komplikationen gehören seronegative Erwachsene, insbesondere Schwangere, sowie ungeborene bzw. neugeborene Kinder von VZV-seronegativen Müttern, und Patienten unter medikamentöser Immunsuppression, bzw. mit angeborenen oder erworbenen zellulären Immundefekten:

- *Erwachsene:* Mit zunehmendem Alter bei Erstinfektion treten Komplikationen häufiger auf. An erster Stelle steht hier die Varizellenpneumonie, v. a. bei Rauchern und Schwangeren. Auch die Letalität nimmt zu [10].
- *Schwangere:* Treten Varizellen bei einer Schwangeren auf, so ergeben sich – neben dem höheren Komplikationsrisiko für die Schwangere selbst – je nach dem Zeitpunkt der Infektion zwei vorgeburtliche Risiken für das Kind [4]:
  - *Fetales Varizellensyndrom*: Erkrankt die Schwangere in den ersten beiden Schwangerschaftsdritteln, kann eine teratogene Schädigung, v. a. bei Infektion des Fetus zwischen der 8. und 21. SSW, auftreten. Das Risiko eines fetalen Varizellensyndroms bei mütterlichen Varizellen beträgt bis zu 2 %, bei stiller Infektion ist es nicht bekannt. Die häufigsten Krankheitszeichen und Symptome sind Hautdefekte (Narben), Skeletthypoplasien, Augenaffektionen (Chorioretinitis, Katarakt, Mikrophthalmus, Anisochorie) und ZNS-Anomalien (kortikale Atrophie, Hydrozephalus, Kleinhirnhypoplasie).
  - *Neonatale Varizellen*: Wenn die Mutter 5 Tage vor bis 2 Tage nach der Geburt an Windpocken erkrankt, erhält das Kind keine schützenden IgG-Antikörper (*Nestschutz*) von der Mutter. Dadurch kann es bei diaplazentarer Infektion bei bis zu 30 % dieser Neugeborenen zwischen dem 5. und 12. Lebenstag zu schwerstverlaufenden *neonatalen Varizellen* mit lebensbedrohlichen Organmanifestationen kommen [15]. Werden Varizellen dagegen exogen während der Neonatalzeit erworben, so ergibt sich keine besondere Gefährdung des jungen Säuglings, wenn die Mutter früher Windpocken hatte (Nestschutz!). Frühgeborene, bei denen der Nestschutz nicht oder nur begrenzt ausgebildet ist, können jedoch schwere Verläufe aufweisen.
- *Abwehrgeschwächte Patienten:* Sie stellen die größte Gruppe der Gefährdeten dar. Hierzu gehören Patienten mit immunologischer Beeinträchtigung, z. B. durch immunsuppressive The-

rapie, onkologische Erkrankungen, HIV-Infektion, Stammzell- oder Organtransplantation und angeborene T-Zell-Defekte [10].

Der *Herpes zoster* ist eine meist einseitige Neuritis im Bereich eines oder mehrerer Dermatome (bis zu 75 % im Thoraxbereich) mit typischen, gruppiert angeordneten Effloreszenzen. Die postherpetische Neuralgie kommt im Kindesalter kaum vor. Komplikationen sind v. a. bei Zoster ophthalmicus und Zoster oticus zu erwarten [7].

44.5 Impfung

44.5.1 Impfstoffe

Das Varizellen-Impfvirus geht auf ein Wildvirus zurück, das 1970 von dem japanischen Virologen Takahashi aus Bläscheninhalt von einem 3-jährigen Jungen mit dem Familiennamen Oka angezüchtet wurde. Die Attenuierung dieses Isolats wurde durch multiple Zellkulturpassagen mit einem Wechsel der Spezies von humanen embryonalen Lungenfibroblasten auf Meerschweinchenfibroblasten erreicht. Die in Deutschland zugelassenen Lebendimpfstoffe (Varilrix, Varivax, Priorix-Tetra, Proquad) enthalten abgeschwächte Varicella-Viren (Stamm OKA), die in humanen diploiden Zellkulturen vermehrt wurden. Die Unterscheidung zwischen dem VZV-Impfstamm und VZV-Wildviren ist molekulargenetisch möglich [16].

44.5.2 Impfdurchführung

Der lyophilisierte Impfstoff wird bei Kühlschranktemperatur (+ 2–8 °C) aufbewahrt und ist 2 Jahre haltbar. Der Impfstoff wird in der Regel subkutan appliziert (Fachinformation beachten). Gleichzeitige Applikation mit anderen Impfstoffen ist möglich (z. B. kontralaterale oder kombinierte Injektion zusammen mit dem MMR-Impfstoff, MMR-V). Wenn die Varizellenimpfung nicht zeitgleich mit der Impfung gegen Masern-Mumps-Röteln erfolgt, ist – wie bei Lebendimpfung üblich – ein Abstand von mindestens 4 Wochen einzuhalten.

Die Varizellenimpfung wurde 2004 als *Standardimpfung* für alle Kinder und Jugendliche in den Impfkalender aufgenommen [17], [18], ab 2009 mit 2 Dosen für alle Kinder [19]. Die erste Impfung ist vorzugsweise im Alter von 11–14 Monaten durchzuführen. Die Gabe der 2. Dosis Varizellenimpfstoff sollte im Alter von 15–23 Monaten erfolgen. Der Mindestabstand zwischen 2 Dosen Varizellen- bzw. MMRV-Impfstoff sollte in Abhängigkeit von dem verwendeten Impfstoffprodukt 4–6 Wochen betragen. Bei der ersten Impfung sollte bevorzugt eine separate, simultane Gabe von Varizellen- und MMR-Impfstoff an verschiedenen Körperstellen erfolgen, da bei Verwendung von MMR-V Kombinationsimpfstoffen ein geringgradig erhöhtes Risiko für fieberassoziierte Krampfanfälle 5–12 Tage nach der erstmaligen Verabreichung beobachtet wurde. Die 2. Impfung gegen Varizellen kann mit einem MMR-V-Kombinationsimpfstoff durchgeführt werden, da hier keine entsprechende Risikoerhöhung besteht. Bei allen ungeimpften bzw. nur einmal geimpften Kindern und Jugendlichen ohne Varizellenanamnese sollten möglichst frühzeitig Nachholimpfungen zur Vervollständigung des Varizellen-Impfschutzes durchgeführt werden, spätestens jedoch vor Vollendung des 18. Lebensjahres [20].

Auch Indikationsimpfungen (s. u.) sollten mit 2 Dosen mit einem Mindestabstand von 4–6 Wochen erfolgen.

44.5.3 Wirksamkeit

Der Impfstoff erzeugt sowohl eine humorale als auch eine zelluläre Immunität. Letztere scheint für den Schutzeffekt am wichtigsten zu sein.

Die Serokonversionsrate bei gesunden Kindern betrug in verschiedenen Studien über 95 % mit einer Persistenz spezifischer Antikörper über den gesamten Beobachtungszeitraum. Die klinische Wirksamkeit einer einzelnen Impfung gegenüber jeglicher Varizelleninfektion unter Praxisbedingungen liegt bei etwa 70 % [1], ca. 95 % der Geimpften sind vor schwereren Varizellen geschützt [12]. Mild verlaufende Durchbruchserkrankungen mit i. d. R. weniger als 50 Effloreszenzen kommen jährlich bei 1–4 % der einmal Geimpften vor, insbesondere nach massiver Exposition im Haushalt, Kindergarten oder Schule. Durchbruchserkrankungen nach 2 Impfdosen sind sehr selten [9]. Aktuelle Studien aus den USA zeigten auch nach 14 Jahren kein wesentliches Nachlassen der Immunität nach 2 Impfungen [5].

Der Varizellen-Impfstoff ist als Lebendimpfung bei immunsupprimierten Kindern in der Regel kontraindiziert. In einer Kohortenstudie von Kindern mit Leukämie in vollständiger klinischer Remission und unter Erhaltungstherapie wurden nach Impfung in ca. 40 % makulopapulöse oder papulovesikulöse Exantheme mit Fieber und Virusausscheidung beobachtet. Serokonversion, Schutzeffekt und Schutzdauer waren deutlich geringer als bei immunologisch Gesunden, sodass z. T. mehrfache Impfungen erforderlich waren [6].

44.6 Wichtige Informationen

44.6.1 Nebenwirkungen

Die Verträglichkeit des Impfstoffs ist bei gesunden Kindern, Jugendlichen und jungen Erwachsenen sehr gut. Die häufigsten Nebenwirkungen sind Schmerz, Rötung und Schwellung an der Impfstelle. Bei ca. 5 % der geimpften Kinder entwickeln sich 1–6 Wochen nach der Impfung varizellenartige, am häufigsten makulopapulöse, seltener vesikuläre Hauterscheinungen von milder Ausprägung, zumeist an der Impfstelle.

Impfstoff-assoziierte Komplikationen (Pneumonie, neurologische Komplikationen) wurden nach weltweiter millionenfacher Anwendung nur in wenigen Einzelfällen bei Kindern beobachtet. Zumeist lagen ein zum Zeitpunkt der Impfung unbekannter Immundefekt oder andere Beeinträchtigungen des Immunsystems vor [5].

Die Übertragung des Vakzinevirus von immungesunden Impflingen auf empfängliche Kontaktpersonen kommt sehr selten vor. So wurden nur 10 Übertragungen von immunkompetenten Personen bei ca. 60 Mio. verabreichten Impfdosen dokumentiert [5]. Die Übertragung ist nur möglich, wenn der Impfling ein bläschenartiges Exanthem entwickelt, was bei ca. 5 % der Geimpften vorkommen kann. In diesen Fällen verläuft die Infektion bei der immungesunden Kontaktperson mild oder subklinisch. Auch bei immunkompromittierten Kontaktpersonen und Schwangeren wurden bisher keine Varizellenkomplikationen nach Übertragung des Impfvirus beobachtet, sodass eine prophylaktische räumliche Trennung von Risikopatienten und geimpften Personen nicht gerechtfertigt ist. Falls es beim Geimpften zu Impfvarizellen kommt, kann eine medikamentöse Aciclovir-Prophylaxe (s. u.) für immunkompromittierte Kontaktpersonen zur Sicherheit empfohlen werden.

Die attenuierten OKA-Impfviren können ebenfalls zu einer latenten Infektion der Neuronen in den Ganglien führen, und zu einem späteren Zeitpunkt als Herpes zoster reaktivieren. Insgesamt verursacht das OKA-Impfvirus signifikant seltener einen Zoster als das Wildtypvirus [22]. Bei Impfvirus-assoziiertem Zoster wurden vereinzelte Fälle von Meningitis bei ansonsten gesunden Kindern berichtet [5].

44.6.2 Indikation/Kontraindikation

Neben der Standardimpfung für alle Kinder und Jugendliche wird die Varizellenimpfung auch für folgende *medizinische* und *berufliche* Indikationen empfohlen [20]:

- seronegative Frauen mit Kinderwunsch (je nach Fachinformationen zu den Impfstoffen ist nach Impfung eine Antikonzeption für 1–3 Monate erforderlich),
- seronegative Patienten vor geplanter immunsuppressiver Therapie oder Organtransplantation,
- empfängliche Patienten mit schwerer Neurodermitis (*empfängliche Personen* bedeutet: anamnestisch keine Windpocken, keine Impfungen und bei serologischer Testung kein Nachweis spezifischer Antikörper),
- empfängliche Kontaktpersonen mit engem Kontakt zu den Obengenannten,
- seronegatives Personal im Gesundheitsdienst, besonders in der Pädiatrie, Onkologie, Gynäkologie/Geburtshilfe, Intensivmedizin, Betreuung von Immundefizienten,
- seronegatives Personal bei Neueinstellung in Gemeinschaftseinrichtungen für Kinder im Vorschulalter.

Kontraindikationen liegen vor bei:

- Personen mit bekannter Überempfindlichkeit gegen Bestandteile der Impfstoffe (Varilrix: z. B. Neomycin; Varivax: z. B. Gelatine, Neomycin),
- Personen mit akuten, insbesondere mit Fieber (> 38,5 °C) einhergehenden Infektionen,
- Kindern, Jugendlichen und Erwachsenen
  - mit angeborenen oder erworbenen Immundefekten (Lymphozytenzahl > 1200/µl Blut) oder
  - mit inkompetentem zellulären Immunsystem, wie bei Leukämie, Lymphomen, klinisch manifester HIV-Infektion, aktiver, unbehandelter Tuberkulose etc.,
  - unter immunsuppressiver Therapie (z. B. Kortikosteroide in hoher Dosierung, Strahlentherapie),
- schwangeren Frauen, stillenden Müttern, weil keine entsprechenden Daten vorliegen und Neugeborene seronegativer Mütter sich theoretisch mit dem Impfvirus infizieren könnten, sowie bei

III

- Personen, die Blutprodukte (v. a. Immunglobuline) während der zurückliegenden 5 Monate erhielten.

Eine Varizellenimpfung führt zu keiner Verschlechterung des Krankheitsverlaufs einer atopischen Dermatitis (Neurodermitis). Die Impfung ist genauso gut immunogen und wirksam wie bei Nichtatopikern.

Bei ungeimpften, immunkompetenten Personen mit negativer Varizellenanamnese und Kontakt zu Risikopersonen ist eine *postexpositionelle aktive Impfung* innerhalb von 5 Tagen nach Exposition (1 Stunde oder länger mit infektiöser Person in einem Raum, „face-to-face"-Kontakt, Haushaltskontakt) oder innerhalb von 3 Tagen nach Beginn des Exanthems beim Indexfall zu erwägen. Unabhängig davon sollte der Kontakt zu Risikopersonen unbedingt vermieden werden [20]. Eine Wirksamkeit der postexpositionellen Impfung kann nur erwartet werden, wenn sie innerhalb von 3 Tagen nach Auftreten des Exanthems beim Indexfall bzw. 5 Tage nach Kontakt mit dem Indexfall erfolgt [21]. Zu beachten ist, dass die postexpositionelle Impfung nicht in jedem Fall die Varizellen verhindert. Die Wirksamkeit beträgt ca. 90 %.

Die *Prophylaxe einer exponierten, empfänglichen Person* ist grundsätzlich ab Tag 7–9 nach Exposition auch als *Chemoprophylaxe* mit Aciclovir möglich: Dosierung: 4-mal 15(–20) mg/kgKG/d p. o. (oder 3-mal 15 mg/kgKG/d i. v.) über 5–7 Tage. Die medikamentöse Prophylaxe gewinnt aufgrund der deutlich niedrigeren Kosten, der relativ einfachen Anwendung und der trotz fehlender Vergleichsstudien großen Anzahl positiver Erfahrungsberichte zunehmend an Bedeutung.

44.6.3 Passive Immunisierung

Eine *Prophylaxe* von Varizellen mit Varicella-Zoster-Immunglobulin (VZIg) ist für eine begrenzte Anzahl von Hochrisikopatienten nach Varizellenexposition möglich und sinnvoll. VZIg wird als Plasma von gesunden Blutspendern gewonnen, die einen hohen VZV-Antikörpertiter infolge einer ausgeheilten Varizelleninfektion besitzen. Zur passiven Immunisierung stehen folgende Präparate zur Verfügung:

- Ein i. v. zu verabreichendes Präparat (Varitect), das als 5 %ige Lösung vorliegt und auf einen Antikörpergehalt von mindestens 25 IE/ml eingestellt ist; die Dosierung ist 1,0 ml/kgKG. Das Präparat wird als Kurzinfusion über 60 Minuten verabreicht.
- Ein nur i. m. zu injizierendes Präparat (Varicellon) als 10–17 %ige Lösung, eingestellt auf einen Antikörpergehalt von 100 IE/ml; die Dosierung ist 0,2(–0,5) ml/kgKG.

Die *prophylaktische Schutzwirkung* von VZIg ist durch mehrere Studien erwiesen. Wichtige Voraussetzung ist allerdings die möglichst frühzeitige Gabe des Präparats innerhalb von 96 Stunden nach stattgefundener Exposition, d. h. vor Auftreten der primären Virämie. Kommt es trotz VZIg-Gabe zu Durchbrüchen, was nach einer intensiven Exposition möglich ist, so verläuft die Erkrankung i. d. R. mild.

Nach Gabe von VZIg sind stationäre Patienten bis zum 28. Tag nach Beginn der Exposition zu isolieren. Die *Dauer der Schutzwirkung* nach passiver Immunisierung ist weniger gut bekannt; diese dürfte jedoch mindestens 14 Tage, maximal 28 Tage anhalten.

Die *Verträglichkeit* von VZIg ist im Allgemeinen gut. Nur gelegentlich kann es – wie bei allen anderen Immunglobulinpräparaten auch – zu Unverträglichkeitserscheinungen mit Rückenschmerzen, Hautausschlag, Tachykardie, Blutdruckabfall, Atemnot und zum anaphylaktischen Schock kommen. Entsprechend ist die Verabreichung immer unter ausreichender medizinischer Überwachung durchzuführen.

Aufgrund des hohen Preises für VZIg sowie der aufwendigen Verabreichung ist eine strenge Indikationsstellung erforderlich.

Postexpositionelle Gabe von VZIg innerhalb von 96 Stunden nach Exposition wird außerdem empfohlen für Personen mit erhöhtem Risiko für Varizellenkomplikationen [20]:

- ungeimpfte Schwangere ohne Varizellen-Anamnese,
- immundefiziente/-supprimierte Patienten mit unbekannter oder fehlender Varizellen-Immunität,
- Neugeborene, deren Mutter 5 Tage vor bis 2 Tage nach der Impfung an Varizellen erkrankte (erkrankt die Mutter kurz vor dem Zeitpunkt der Geburt, kann man auch versuchen, die Geburt um einige Tage hinauszuzögern),
- Frühgeborene > 28.–37. Gestationswoche bei negativer VZV-Anamnese der Mutter,
- Frühgeborene ≤ 28. Gestationswoche oder unter 1000 g Geburtsgewicht, unabhängig von der VZV-Anamnese der Mutter.

Die Gabe von VZIg kann den Ausbruch der Erkrankung verhindern oder deutlich abschwächen.

Für Applikation und Dosierung von VZIg sind die Dosierungen der Fachinformation zu beachten.

44.6.4 Meldepflicht

Seit März 2013 besteht eine bundesweite Meldepflicht für Varizellen gemäß § 6 und § 7 IfSG [14].

Literatur

[1] Bayer O, Heininger U, Heiligensetzer C et al. Metaanalysis of vaccine effectiveness in varicella outbreaks. Vaccine 2007; 25: 6 655–6 660

[2] Borte M, Heininger U, Liese JG et al. Varizellen Zoster. In: Deutsche Gesellschaft für Pädiatrische Infektiologie (ed): DGPI Handbuch. Infektionen bei Kindern und Jugendlichen (6. Auflage). Stuttgart, New York: Thieme; 2013, 582–588

[3] Chen JJ, Gershon AA, Li Z et al. Varicella zoster virus (VZV) infects and establishes latency in enteric neurons. J Neurovirol; 2011; 17: 578–589

[4] Enders G, Miller E: Varicella and herpes zoster in pregnancy and the newborn. In: Arvin AM & Gershon AA (eds.): Varicella-zoster Virus. Virology and Clinical Management. Cambridge: Cambridge University Press; 2000, 317–347

[5] Gershon AA, Gershon MD. Pathogenesis and current approaches to control of varicella-zoster virus infections. Clin Microbiol Rev 2013; 26(4): 728

[6] Gershon AA, LaRussa P, Steinberg S. The varicella vaccine. Clinical trials in immunocompromised individuals. Infect Dis Clin North Am 1996; 10: 583–594

[7] Grote V, von Kries R, Rosenfeld E et al. Immunocompetent children account for the majority of complications in childhood herpes zoster. J Infect Dis 2007; 196: 1455–1458

[8] Häusler M, Scheithauer S, Ramaekers VT et al. Neurologische Komplikationen der Varizellen. Kinderärztl Prax, Sonderheft Impfen 2004: 22–27

[9] Kuter B, Matthew H, Shinefield H et al. Ten year follow-up of healthy children who received one or two injections of varicella vaccine. Pediatr Infect Dis J 2004; 23: 132–137

[10] LaRussa P: Clinical manifestations of varicella. In: Arvin AM & Gershon AA (eds.): Varicella-zoster Virus. Virology and Clinical Management. Cambridge University Press (Cambridge), 2000, 206–219

[11] Liese JG, Grote V, Rosenfeld E et al. ESPED Varicella Study Group. The burden of varicella complications before the introduction of routine varicella vaccination in Germany. Pediatr Infect Dis J 2008; 27: 119–124

[12] Liese JG, Cohen C, Rack A et al. The effectiveness of varicella vaccination in children in Germany. Pediatr Infect Dis J 2013; 32: 998–1004

[13] Rack AL, Grote V, Streng A et al. Neurologic varicella complications before routine immunization in Germany. Pediatr Neurol 2010; 42: 40–48

[14] Robert Koch-Institut. Falldefinitionen zur Übermittlung von Erkrankungs- und Todesfällen sowie von Erregernachweisen von Mumps, Pertussis, Röteln und Varizellen. Bundesgesundheitsbl 2013. doi:10.1007/s00 103-013-1696-3

[15] Sauerbrei A, Wutzler P. Neonatal Varicella. J Perinatol 2001; 21: 545–549

[16] Sauerbrei A, Wutzler P (eds.) Varicella-Zoster-Virus-Infektionen: Aktuelle Prophylaxe und Therapie. Bremen: UniMed; 2004

[17] Ständige Impfkommission am Robert Koch-Institut (STIKO). Mitteilung der Ständigen Impfkommission am Robert Koch-Institut (RKI): Empfehlungen der Ständigen Impfkommission (STIKO) am Robert Koch-Institut; Stand: Juli 2004. Epid Bull 2004a; 30: 235–250

[18] Ständige Impfkommission am Robert Koch-Institut (STIKO). Zur Varizellenimpfung. Begründung der STIKO für eine allgemeine Varizellenimpfung. Epid Bull 2004b; 49: 421–424

[19] Ständige Impfkommission am Robert Koch-Institut (STIKO). Mitteilung der Ständigen Impfkommission am Robert Koch-Institut (RKI). Impfung gegen Varizellen im Kindesalter: Empfehlung einer zweiten Varizellenimpfung. Empfehlung und Begründung. Epid Bull 2009; 32: 328–336

[20] Ständige Impfkommission am Robert Koch-Institut (STIKO). Mitteilungen der Ständigen Impfkommission (STIKO) am Robert Koch-Institut (RKI): Empfehlungen der Ständigen Impfkommission am RKI; Stand Aug. 2015. Epid Bull 2015: 34: 327-362

[21] Watson B, Seward J, Yang A et al. Postexposive effectiveness of varicella vaccine. Pediatrics 2000; 105: 84–88

[22] Weinmann S, Chun C, Schmid DS et al. Incidence and clinical characteristics of herpes zoster among children in the varicella vaccine era, 2005–2009. J Infect Dis 2013; 208: 1859–1868

[23] Wutzler P, Färber I, Wagenpfeil S et al. Seroprevalence of varicella-zoster-virus in the German population. Vaccine 2002; 20: 121–124

Teil IV

Impfungen unter bestimmten Umständen

IV

45 Impfen und Allergien

J. Liese, M. Prelog

45.1 Einleitung

Impfstoffe haben wie alle anderen Medikamente das Potential allergische Reaktionen auszulösen. Auslöser können sowohl die antigenen Bestandteile eines Impfstoffes als auch die Konservierungsstoffe, Stabilisatoren und Restbestandteile aus Zellkulturmedien und Zusätzen sein. Aus diesem Grund besteht besondere Sorge bei Patienten mit bekannten Hypersensitivitätsreaktionen gegen Impfstoffbestandteile als auch einer atopischen Prädisposition oder einer manifesten Allergie gegen Impfstoff-unabhängige Allergene. Kenntnis der auslösenden Mechanismen und Risikofaktoren erleichtert die Entscheidung, ob oder mit welchem Impfstoff ein Individuum geimpft werden soll und ob vorbeugende Maßnahmen zur Vermeidung einer allergischen Reaktion getroffen werden müssen.

45.2 Klinische Manifestationen

Die klinischen Manifestationen werden entsprechend den spezifischen Symptomen und dem Zeitverlauf klassifiziert. Man unterscheidet eine akute, anaphylaktische Reaktion, eine davon abzugrenzende anaphylaktoide Reaktion, eine seltene subakute allergische Reaktion und eine allergische Reaktion vom verzögerten Typ. Die IgE-vermittelte akute Reaktion (innerhalb von Minuten bis einer Stunde) kann potentiell lebensbedrohlich verlaufen und muss deshalb von den anderen drei nicht IgE-vermittelten Reaktionen unterschieden werden [48] (▸ Tab. 45.1). Diese lehnen sich stark an die Einteilung der Hypersensitivitätsreaktionen nach Coombs & Gell an. Hier werden unterschieden:

- Typ-I-Reaktion (IgE vermittelt, Mastzelldegranulation, Ausschüttung von Mediatoren),
- Typ-II-Reaktion (Antikörper-mediiert gegen extrazelluläre Matrixantigene, Opsonierung, Phagozytose von Zellen, Komplement- und Fc-Rezeptor-mediierte Rekrutierung von Leukozyten),
- Typ-III-Reaktion (Immunkomplexe aus zirkulierenden Antigenen und IgM bzw. IgG Antikörpern, Komplement- und Fc-Rezeptor-mediierte Rekrutierung von Leukozyten),
- Typ-IV-Reaktion (verzögerte Hypersensitivitätsreaktion durch CD4 + T-Helferzellen mit Makrophagen-Aktivierung und Zytokin-mediierter Inflammation oder CD8 + zytotoxische T-Zellen mit direkter Zell-Tötung und Zytokin-mediierter Inflammation).

Autoinflammatorische Phänomene sind multifaktoriell bedingt und eine Antigenexposition durch eine Impfung scheint nur ein möglicher Trigger-Faktor zu sein. Eine Kausalität zwischen Impfungen und Autoimmunerkrankungen konnte bisher nicht gezeigt werden. Da es sich bei autoinflammatorischen Reaktionen um eine Reaktion gegen körpereigene Zellbestandteile und Strukturen handelt, müssen diesen von Allergien abgegrenzt werden, bei denen es sich um eine immunologische Reaktion gegen Fremdstoffe handelt.

Tab. 45.1 Potenzielle immunologisch vermittelte Reaktionen auf Impfungen (modifiziert nach Chung EH, [4]).

Immunologische Reaktion (Auslöser)	Häufige klinische Manifestationen
IgE (Typ-I-Reaktion)	Urtikaria, Angioödem, Rhinokonjunktivitis, Bronchospasmus, Anaphylaxie, gastrointestinale Symptome (Diarrhö, Erbrechen, abdominelle Spasmen)
Immunkomplexe (IgG) (Typ-III-Reaktion)	Vaskulitis, Myokarditis
T-Zellen (Typ-IV-Reaktion)	Makulopapuläres Exanthem, Ekzem, Akute generalisierte exanthematöse Pustulosis (AGEP), Erythema multiforme
Non-IgE vermittelt (pseudoallergisch)	Urtikaria, Angioödem, anaphylaktoide Reaktion, gastrointestinale Symptome
Autoimmun/inflammatorisch (Typ-II-, -III- oder -IV-Reaktion)	Thrombozytopenie, Vaskulitis, Polyradikulitis, Myofaszitis, Rheumatoide Arthritis, Reiter Syndrom, Sarkoidose, Bullöses Pemphigoid, Lichen planus, Guillain-Barré-Syndrom, Polymyalgie

45.2.1 Anaphylaktische Reaktion

Akute allergische Reaktionen sind die sogenannten anaphylaktischen Reaktionen (Typ-I-Allergie bzw. Typ-I-Reaktion), die das Vorhandensein spezifischer IgE-Antikörper gegen einen Impfstoffbestandteil durch vorangegangene Sensibilisierung beim Impfling voraussetzen und mit einer Ausschüttung von Botenstoffen (unter anderem Histamin) einhergehen. Diese können innerhalb von Sekunden (bis zirka 60 Min.) nach Impfung zu den Symptomen Blutdruckabfall, Übelkeit, Darmspasmen, Lidschwellungen, Spasmen der Atemwege bis hin zum anaphylaktischen Schock führen. Eine echte anaphylaktische Reaktion nach einer Impfung stellt ein extrem seltenes Ereignis dar (1 bis 10 Fälle auf 1 Mio. Impfungen) [12]. Das klinische Bild einer Anaphylaxie kann sehr variabel verlaufen und nicht immer gleich erkannt werden, weshalb zur raschen Diagnosestellung und sofortigen Einleitung einer adäquaten Therapie, welche für die Prognose essentiell ist, eine Klassifikation in verschiedene Schweregrade der anaphylaktischen Reaktion entsprechend den AWMF Leitlinien zu Akuttherapie und Management der Anaphylaxie hilfreich ist [40].

Grad I ist durch Haut- und subjektive Allgemeinsymptome (Juckreiz, Flush, Urtikaria, Angioödem) gekennzeichnet. Bei *Grad II* kommen abdominelle Beschwerden (Nausea, Krämpfe, Erbrechen), Störungen des Respirationstrakts (Rhinorrhö, Heiserkeit, Dyspnoe) und Herz-Kreislauf-Störungen (Herzfrequenzanstieg > 20/min, systolischer Blutdruckabfall > 20 mmHg, Arrhythmie) dazu. Bei *Grad III* beobachtet man gastrointestinale Zeichen wie Defäkation und Erbrechen, respiratorische Probleme wie Bronchospasmus, Larynxödem und Zyanose und einen Herz-Kreislauf-Schock. *Grad IV* ist durch Atemstillstand und Kreislaufstillstand gekennzeichnet.

Bei den Notfall-Maßnahmen im Fall von Anaphylaxie sind die allgemein gültigen Regeln der Reanimation zu beachten. Nachdem die Allergenzufuhr sofort gestoppt und Hilfe angefordert wurde, erfolgt nach einer Basisuntersuchung je nach Grad der Bedrohlichkeit der Anaphylaxie und der Identifikation des Leitsymptoms eine sofortige Einleitung der Therapie [40]. Der Patient ist in Rückenlage zu bringen, die Extremitäten werden hochgelagert (im Fall von Dyspnoe oder Erbrechen auch halbliegend mit erhöht gelagerten Beinen). Prognostisch entscheidend ist die frühzeitige Gabe von Adrenalin, wobei die i. m. Gabe der s. c. Gabe (langsamerer Wirkeintritt) und der i. v. Gabe (vermehrt kardiale Nebenwirkungen) gegenüber zu bevorzugen ist. Es werden Sauerstoff über eine Gesichtsmaske verabreicht, zwei großlumige intravenöse Zugänge zur i. v. Volumengabe (bevorzugt 0,9 % Kochsalzlösung) gelegt. Es erfolgt eine kontinuierliche Kontrolle kardiorespiratorischer Parameter (einschließlich Blutdruck, Herzfrequenz, Atmung, O2-Sättigung). Glucagon kommt zusätzlich i. v. bei Patienten unter Betablocker-Therapie zum Einsatz, da diese therapieresistent auf Adrenalin sein können. Unterstützend können H1-Antihistaminika, Bronchodilatoren, Vasopressoren und Glukokortikoide eingesetzt werden. Antihistaminika helfen bei der Behandlung des Juckreizes und der Urtikaria, sind aber keinesfalls primäre bzw. einzige Therapie bei der Anaphylaxie. Auch Glukokortikoide dürfen erst nach Adrenalin angewendet werden, da sie nicht rasch genug wirken. Sie können allerdings sinnvoll als unterstützende Therapie sein und bei einem protrahierten bzw. biphasischen Verlauf der Anaphylaxie wirken [34], [40].

45.2.2 Anaphylaktoide Reaktion

Von der Anaphylaxie abzugrenzen sind anaphylaktoide Reaktionen, die möglicherweise auf eine direkte Ausschüttung entsprechender Botenstoffe ohne Vorhandensein von IgE-Antikörpern zurückzuführen sind. Auch eine versehentliche Injektion in ein Blutgefäß (intravasale Gabe) kommt als Ursache in Betracht. Anaphylaktoide Reaktionen nach Impfungen sind sehr selten. Sie können – im Gegensatz zu den echten IgE-vermittelten anaphylaktischen Reaktionen – auch bei einer Erstimpfung (ohne vorhergehenden Kontakt mit dem Allergen) auftreten. Sowohl von den anaphylaktischen als auch den anaphylaktoiden Reaktionen abzugrenzen sind funktionelle Kreislaufstörungen als Reaktion auf die Injektion (sogenannte vasovagale Reaktionen). Es ist anzunehmen, dass die Häufigkeit solcher Reaktionen der von Kollapszuständen nach anderen Injektionen entspricht.

45.2.3 Subakute allergische Reaktionen

Seltene subakute allergische Reaktionen können bis ca. 2 Tage nach Impfung auftreten, hierzu gehören vor allem allergische Reaktionen der Haut (Rötung, Ausschlag, Nesselsucht).

45.2.4 Verzögerte allergische Reaktionen

Verzögerte allergische Reaktionen (Typ-III-Allergie bzw. Typ-III-Reaktion) treten typischerweise erst nach einigen Tagen (bis Wochen) nach Antigenverabreichung auf und beruhen unter anderem auf der Bildung von Immunkomplexen (Antigen-Antikörper-Komplexe). Diese können sich an Zellen/Gewebe ablagern und zu entzündlichen Reaktionen zum Beispiel an den Geenken (Arthritis), an Blutgefäßen (Vaskulitis) oder in Organen (zum Beispiel Nierenentzündung) führen. Auch das Auftreten eines Erythema nodosum wurde beschrieben. Arthritiden treten nachweislich nach Rötelnimpfung auf. Sie entsprechen der Arthritis nach Rötelnerkrankung. Nach der Impfung von Kindern tritt diese Reaktion sehr selten auf, nach Impfung erwachsener Frauen jedoch häufiger (13–15 %). Ebenfalls bekannt sind Arthritiden nach Hepatitis-B-Impfungen, deren Häufigkeit wird hier als gelegentlich (< 1 %) angegeben.

45.3 Spezifische Impfstoffbestandteile, die mit allergischen Reaktionen assoziiert sind

Verschiedene Impfstoffbestandteile, wie Gelatine, Hühnereiweiß, Milchproteine, Konservierungsstoffe, Antibiotika, Hefebestandteile und natürliches Latex, und die eigentlichen antigenen Bestandteile des Impfstoffes wurden als Auslöser von allergischen Reaktionen diskutiert [21], [48], ▸ Tab. 45.2. Vielfach ist es schwierig, allergische Reaktionen einzelnen Vakzin-Bestandteilen zuzuschreiben, da ein allergisches Potential oft erst durch Zusammenwirken verschiedener Mechanismen entstehen kann. Verlässliche Quellen und eindeutige Kasuistiken fehlen. Für die Zusammenstellung der Tabelle wurde daher die Arzneimittelsicherheit-Vigilanz des Paul-Ehrlich-Instituts herangezogen.

45.4 Hühnereiweißallergie

45.4.1 Impfungen bei Patienten mit einer Hühnereiweiß-Allergie

Die häufigste Frage nach möglichen allergischen Reaktionen nach Impfungen stellt sich bei Patienten mit einer klinischen Hühnereiweißallergie (HEA). Hühnereiweißallergie stellt die zweithäufigste Nahrungsmittelallergie mit einer Prävalenz von 1,7 % dar [15]. Bei ca. 70 % der Kinder verschwindet die HEA bis zum 16. Lebensjahr.

Die derzeit verwendeten Mumps- und Masernimpfstoffe werden auf Hühnerembryonen Fibroblasten-Kulturen vermehrt, enthalten jedoch keine signifikanten Mengen an kreuzreagierenden Proteinen aus Hühnerei. Der verbleibende Anteil von Hühnereiweiß (HE) aus Proteinen von Hühnerfibroblasten ist im Mumps-, Masern-, FSME- und Tollwutimpfstoff außerordentlich gering und entzieht sich in der Regel dem biochemischen Nachweis. Nur nicht-signifikante Spuren des Kulturmediums sind in Masern-Mumps-Röteln (MMR)-Impfstoffen, in FSME-Impfstoffen, sowie in einem der beiden in Deutschland zugelassenen Tollwutimpfstoffe (Rabipur) enthalten. Im MMR-Impfstoff enthaltene Hühnereiweißbestandteile sind so gering, dass keine allergische Reaktion ausgelöst werden kann [24], [44].

Der Anteil von Hühnereiweiß ist dagegen größer beim Influenzaimpfstoff, der auf Allantoisflüssigkeit und beim Gelbfieberimpfstoff, der auf Hühnerembryonen angezüchtet wird. Die in Impfstoffen enthaltenen Hühnereiweißproteine stammen von frühen Embryonalstadien, so dass viele der im Impfstoff vorhandenen Begleitproteine nicht mit den Proteinen eines erwachsenen Huhns übereinstimmen. Darüber hinaus sind Kreuzreaktionen zwischen erwachsenen und embryonalen Hühnerproteinen außerordentlich selten.

Masern- Mumps-Röteln-Impfung bei Hühnereiweißallergie

Das Risiko von allergischen Reaktionen nach MMR-Impfung oder MMR-Varizellenimpfung wird meist deutlich überschätzt. Die STIKO hat sich in den 2004 publizierten Hinweisen für Ärzte zum Aufklärungsbedarf bei Schutzimpfungen eindeutig festgelegt, dass eine Allergie gegen Hühnereiweiß grundsätzlich keine Gegenanzeige für eine MMR-Impfung darstellt, da die heutigen Impfstoffe keinerlei oder kaum nachweisbare Mengen an Ovalbumin enthalten [43].

In den letzten Jahren wurden daher aufgrund vieler Studien die Empfehlungen zum Teil wesentlich geändert, erweitert und angepasst. In den USA wird die Rate der anaphylaktischen Reaktionen bei Masern-Impfungen durch das VAERS („Vaccine Adverse Event Reporting System") auf 1,8 pro 1 Million verkaufter Masern-Impfdosen als extrem selten

Tab. 45.2 Vakzine-Bestandteile (modifiziert nach Chung EH [4]).

Komponente		Typ	Allergiepotential
Aktive Immunisierungsantigene und Konjugat-Agenzien		Toxoide, lebend-attenuierte Erreger, inaktivierte Erreger oder Erregerbestandteile, Erregerproteine, Trägerproteine, Polysaccharide, Kapside, verschiedene Antigene	theoretisch möglich
Kulturmedium (Proteine)		Hühnereiweiß, Pferdeserum, Maus- oder Affen-Zellen, Nierenzellen von Hunden, Hefe	gesichert
Zusatzstoffe	Antibiotika	Neomycin, Chlortetracyclin, Gentamicin, Streptomycin, Erythromycin, Kanamycin, Polymyxin B, Amphothericin B	für alle genannten Antibiotika möglich
	Konservierungsmittel	Thiomersal, 2-Phenoxyethanol, Phenol, Benzethoniumchlorid	für Thiomersal Einzelfälle von allergischen Hautreaktionen beobachtet
	Stabilisatoren	Gelatine, Humanes Serumalbumin, Aminoazide, Glutamat, Glycin, Monosodium Glutamat, Sucrose, Laktose, Sorbitol, Ascorbinsäure, Phosphate, Polysorbate 80/20, Polygeline	für Gelatine und humanes Serumalbumin theoretisch möglich, für die anderen Substanzen nicht bekannt
	Adjuvanzien	Aluminiumsalze, MF-59, ASO4 (deacetyliertes Monophosphoryl-Lipid A + Aluminiumhydroxid)	für Aluminiumsalze geringes Potential möglich, für MF-59 Einzelfallberichte zu allergischen Reaktionen
	Inaktivierungssubstanzen	Formaldehyd, Beta-Propiolaktone, Formalin, Glutaraldehyd	nicht bekannt
Kontamination		Latex	gesichert

geschätzt [38]. Es wird dabei davon ausgegangen, dass nicht Hühnereiweiß, sondern eher andere Zusatzsubstanzen im MMR-Impfstoff, z. B. Polygeline (ein Abkömmling der Gelatine) für die seltenen Hypersensitivitätsreaktionen verantwortlich sind.

Bei Patienten mit Hühnereiweißallergie ist die intrakutane Vortestung vor der MMR- oder MMR-V Impfung mit verdünntem Impfstoff weder sinnvoll noch notwendig und wird daher heute nicht mehr empfohlen. Untersuchungen zeigten, dass 145 von 150 Kindern mit einer bekannten klinischen HEA und negativem Pricktest oder Intradermaltest ohne signifikante Probleme geimpft werden konnten [3]. Von den 5 Kindern mit positivem Pricktest wiesen 4 Kinder negative Intrakutantestungen auf und konnten ohne Komplikationen geimpft werden. Nur ein Kind zeigte 10 Min. nach dem Intrakutantest eine Lokalreaktion, Urtikaria, Irritabilität und Hypotension. In einer weiteren Studie wurden 410 Kinder mit bekannter HEA und positiven Pricktest mit MMR-Impfstoff geimpft [1]. Eine leichte Reaktion, die keine therapeutischen Maßnahmen erforderte, trat nur bei 4 Patienten (0,98 %) auf. Interessanterweise traten die 4 Reaktionen bei keinem der 5 Kinder auf, die einen positiven Pricktest mit dem MMR Impfstoff aufwiesen und auch nur bei einem von 46 Kinder, bei denen eine zusätzliche intradermale Testung mit MMR Impfstoff positiv ausgefallen war. Die Autoren beider Studien schlussfolgern zu Recht, dass eine Hauttestung mit Impfstoff vor MMR-Impfung nicht geeignet ist, Risikokinder für schwere Reaktionen zu identifizieren und möglicherweise sogar das Risiko einer Allergisierung mit sich bringt. Auch eine fraktionierte MMR-Impfung erscheint in diesem Zusammenhang als nicht sinnvoll.

Gestützt werden diese Empfehlungen durch eine Metaanalyse [17], die zeigte, dass es nur in einer von 17 publizierten Untersuchungen zu allergischen Reaktionen nach MMR-Impfung bei Kindern mit einer positiven HEA-Anamnese kam und hier lediglich bei 2 von 1227 Kindern eine Reaktion mit Urtikaria, Angioödemen und respiratorischer Beeinträchtigung auftrat. Die Autoren schlussfolgerten, dass die meisten allergischen Reaktionen auf MMR-Impfstoff nicht bei Kindern mit einer HEA auftreten und diese daher problemlos die MMR-Impfung erhalten können. Für die sehr seltenen allergischen Reaktionen können am ehesten andere Bestandteile der MMR-Impfung, wie z. B. Gelatine oder Neomycin, verantwortlich sein. In diesen Fällen können spezifische Anti-IgE Antikörper gegen Gelatine und Neomycin Aufschluss geben [31], [38]. Auf Grund von Bedenken bei der Gabe der MMR Impfung bei Kindern mit einer bekannten Hühnereiweißallergie, wurden in Großbritannien 75 % der Hühnereiweiß-allergischen Kinder unnötig stationär im Krankenhaus geimpft [2].

Zusammenfassend lässt sich folgendes sinnvolles, evidenzgestütztes Vorgehen bei MMR-Impfung von Kindern mit HEA ableiten: Eine fraktionierte Impfstoffgabe oder eine Hauttestung vor der MMR-Impfung ist nicht sinnvoll, und kann auf Grund der möglichen Sensibilisierung sogar gefährlich sein. Die MMR-Impfung kann bei Kindern mit HEA als genauso sicher wie andere Standardimpfungen angesehen werden. Lediglich bei Kindern mit HEA und anamnestischer schwerer kardiorespiratorischer, anaphylaktischer Reaktion (Dyspnoe, Zyanose, Hypotension) nach oraler Aufnahme von HE sollte die Impfung unter stationärer Überwachung erfolgen [24], [43]. Dies gilt auch für Kinder mit chronischem, therapiepflichtigem Asthma bronchiale und leichteren klinischen Reaktionen (Urtikaria, Ödeme) nach HE Exposition.

Minimale Mengen an Hühnereiweiß sind auch in den derzeit zugelassenen FSME-Impfstoffen sowie in einem der Tollwutimpfstoffe (Rabipur) enthalten, die wie die MMR-Impfstoffe mit Hilfe von Hühnerfibroblastenkulturen hergestellt werden. Falls diese nicht allgemein empfohlenen Impfungen bei Patienten mit HEA wirklich indiziert sind, kann ein zum MMR-Schema analoges Vorgehen zur Entscheidung zwischen ambulanter Regelimpfung oder (teil)stationär überwachter Impfung gewählt werden. Bei Tollwutimpfung von HEA- Patienten sollte der in humanen diploiden Zellkulturen hergestellte, hühnereiweißfreie Impfstoff (Rabivac) verwendet werden.

Influenza-Impfung bei Hühnereiweißallergie

Inaktivierte Influenza-Totimpfstoffe sowie attenuierte Influenza-Lebendimpfstoffe, die auf Eiern gezüchtet werden, enthalten Hühnereiweiß und können in seltenen Fällen allergische Sofortreaktionen z. T. mit Anaphylaxie induzieren. Diese Impfstoffe sind daher bei bekannter klinisch symptomatischer Allergie gegen Hühnereiweiß kontraindiziert [43]. Daher sollten Kinder mit bekannter HEA nur in Ausnahmefällen nach ausführlicher Aufklärung und mit dem schriftlichen Einverständnis der Eltern unter stationärer Überwachung geimpft werden. Indiziert ist die Influenza-Impfung bei allen Kindern mit chronischen Erkrankungen, zu denen explizit die Asthmaerkrankungen gezählt werden [42].

In früheren Studien traten bei 7 % bis 40 % der Influenza-geimpften Personen mit HEA systemische Reaktionen auf. Die Effekte der Influenzaimpfung wurden bei 83 Kindern mit einer durch Hauttest oder oraler Provokation gesicherten HEA untersucht, darunter 27 Patienten mit anamnestischer Anaphylaxie nach oraler HE-Aufnahme [18]. Die Influenza-Impfung wurde dabei in eine 1/10 und 9/10 Dosis aufgeteilt und in einem Zeitabstand von 30 Min. fraktioniert gegeben. Nur 3 der 83 Patienten zeigten auf die 1/10 Dosis eine leichte Reaktion (2 x Hautausschlag, 1 x Halskratzen, Husten und leichte Obstruktion) ohne systemische Zeichen; alle Patienten erhielten die zweite 9/10 Dosis ohne Probleme. Eine weitere Einzel-Dosis nach einem Monat wurde von allen 34 Patienten ohne Nebenwirkungen vertragen. Der Gehalt an Ovalbumin in den untersuchten Influenza-Impfstoffen lag bei ≤ 1,2 µg/ml [18]. Aufgrund dieser Studie wurde in den meisten Empfehlungen ein analoges Vorgehen mit fraktionierter Impfung nach unauffälliger intradermaler Testung mit dem Influenza-Impfstoff empfohlen [49]. Bezüglich der fraktionierten Gabe gibt es neue Untersuchungen, die zeigen, dass eine nicht-fraktionierte Einzelgabe auch bei HEA als sicher zu betrachten ist [20]. In einer retrospektiven Studie konnte belegt werden, dass 280 nicht-fraktionierte Influenza-Impfungen bei Patienten mit HEA (davon 65 bei Patienten mit anamnestisch schwerer HEA) ohne systemische Reaktionen durchgeführt werden konnten. Lediglich bei zwei Patienten kam es zu einer leichten Lokalreaktion [45]. Die fraktionierte Gabe erscheint deshalb auf Grund dieser Untersuchungen obsolet [14].

Aufgrund mehrerer neuer Studien, v. a. aus USA, kann die Notwendigkeit einer intradermalen Vortestung mit Influenza-Impfstoff in Frage gestellt bzw. deutlich eingegrenzt werden [5], [13], [20], [45]: Erstens konnte gezeigt werden, dass es unabhängig vom Ergebnis des Hauttestes zu keinen schweren Reaktionen nach Influenzaimpfung bei Patienten mit HEA gekommen ist [5], [13], [45] und zweitens ist der Gehalt an Ovalbumin in den heute verfügbaren Influenzaimpfstoffen genau bekannt [20] und liegt meist deutlich unter 1 µg Ovalbumin/0,5 ml Dosis. Das Hauttest-Ergebnis ist nicht prädiktiv für eine allergische Impfreaktion [5].

Auch wenn bei Hühnereiweißallergie weiterhin laut Fachinformationen der Influenzaimpfstoffe auf Hühnereibasis eine Kontraindikation besteht, so belegen doch diese neuen Untersuchungen, dass eine Influenza-Impfung bei den meisten Patienten mit HEA gut verträglich und möglich ist. Bei schwerer HEA- Allergie (Anaphylaktische Reaktionen nach Einnahme von HE, insbesondere kardiovaskuläre Veränderungen wie z. B. Hypotonie, respiratorische und/oder gastrointestinale Beschwerden, Reaktionen, die zu einer Notfallsituation oder zu Adrenalin-Gabe führten) sollte jedoch, bis weitere Daten verfügbar sind, entweder auf die Influenza-Impfung verzichtet werden oder die Impfung unter (teil)stationären Bedingungen und Überwachung erfolgen [14]. Laut amerikanischen Leitlinien ist die intrakutane Vortestung bzw. die Gabe von fraktionierten Dosen nicht erforderlich und nicht ausreichend wissenschaftlich belegt [14]. Kinder mit leichter HEA (Patienten mit HEA, die z. B. ein weichgekochtes Ei ohne erkennbare lokale oder systemische Reaktion zu sich nehmen können), bei denen eine Indikation für eine Influenza-Impfung nach STIKO besteht, können nach entsprechender schriftlicher Aufklärung gegen Influenza geimpft werden (Information über Paul-Ehrlich-Institut). Da bisher nur Studien zum Influenza-Totimpfstoff existieren, sollte dieser laut amerikanischen Leitlinien bei vorliegender HEA gegenüber dem intranasal zu verabreichenden attenuierten Lebendimpfstoff bevorzugt werden [14]. Es ist zu beachten, dass Impfungen immer unter entsprechender medizinischer Überwachung eines in der Impfung von HE-Allergikern erfahrenen Spezialisten durchzuführen sind und die Möglichkeit einer sofortigen Behandlung einer anaphylaktischen Reaktion gegeben sein muss [14].

Gelbfieber-Impfung bei Hühnereiweißallergie

Bei der Gelbfieberimpfung, die die größte Menge an HE (1,6 mg/Impfdosis) enthält, besteht die Gefahr schwerer allergischer Reaktionen nach Impfung, weshalb diese Impfung bei HEA kontraindiziert ist [43].

45.5 Zusatzsubstanzen in Impfstoffen

Einzelne Zusatzsubstanzen in Impfstoffen, wie Hilfsstoffe, Konservierungsmittel und Reste von Kulturmedien, können theoretisch Allergien induzieren und zu Lokalreaktionen mit Juckreiz (Urtikaria) bis hin zu systemischen anaphylaktischen oder anaphylaktoiden Reaktionen führen. Diese Reaktionen treten mit einer geschätzten Häufigkeit von 1 auf 450 000 bis 1 auf mehrere Millionen Impfungen extrem selten auf. Die Impfstoffentwicklung der letzten Jahre zielt daraufhin ab, Zusatzinhaltsstoffe weiter zu verringern und – soweit möglich – ganz darauf zu verzichten. Im Folgenden sollen die häufigsten Zusatzstoffe und ihre mögliche Relevanz bei der Auslösung allergischer Reaktionen dargestellt werden.

45.5.1 Thiomersal

Als Konservierungsmittel wurde quecksilberhaltiges Thiomersal früher häufig in der Impfstoffherstellung verwendet. Thiomersal gehört zu den häufigsten Kontaktallergenen, die klinische Bedeutung ist jedoch als gering anzusehen. Eine Allergie gegen Thiomersal ist selten, gehört zu den Hypersensitivitätsreaktionen vom verzögerten Typ und kann gelegentlich zu Lokalreaktionen führen. In einer Studie bei Patienten mit positivem Hauttest auf Thiomersal konnte gezeigt werden, dass diese im Vergleich zu einer Kontrollgruppe mit negativem Hauttest nicht häufiger Impfreaktionen aufwiesen [6]. Unbegründete Bedenken bezüglich einer potentiellen Toxizität v. a. bei Säuglingen und Frühgeborenen, haben jedoch in den letzten Jahren dazu geführt, dass die heute verwendeten Impfstoffe im Kindesalter nahezu alle thiomersalfrei [47] sind. Hypothesen, die die Verwendung von Thiomersal in Impfstoffen mit Autismus und Entwicklungsverzögerung in Zusammenhang gebracht haben, konnten in vielen epidemiologischen Studien nicht bestätigt werden.

45.5.2 Formaldehyd

Formaldehyd wird bei der Herstellung einiger viraler und bakterieller Impfstoffe zur Inaktivierung der Ausgangsmaterialien (Bakterientoxine, Viren) eingesetzt. Personen mit spezifischen IgE-Antikörpern gegen Formaldehyd sind beschrieben. Hier kann es zu Kontaktallergien kommen, allerdings reichen die niedrigen Konzentrationen in den heutigen Impfstoffen (begrenzt auf 0,2 g/l, entsprechend 0,02 %) dazu nicht aus und sind auch in der Literatur mit Ausnahme eines Falles (mit Verstärkung eines vorbestehenden Exanthems) nicht beschrieben. Es ist bei den geringen Konzentrationen, die in den Impfstoffen eingesetzt sind und meist deutlich unter der vorgeschrieben Norm liegen, nicht von einer Formaldehyd-verursachten Hautreaktion nach Applikation auf die Haut oder in die Haut auszugehen, da z. B. selbst im Epikutantest deutlich höhere Konzentrationen von 1 % eingesetzt werden.

45.5.3 Antibiotika

Antibiotika (Neomycin, Streptomycin, Polymyxin B, Kanamycin, Gentamicin u .a.) werden bei einigen Impfstoffen (z. B. inaktivierte Polioimpfung, MMR- oder MMR-V-Impfung) im Herstellungsprozess eingesetzt, um bakterielle Verunreinigungen zu vermeiden. Da diese Antibiotika in der Regel selten zum klinischen Einsatz kommen, stellen sie als Bestandteil von Impfstoffen ein eher geringes allergisches Potenzial dar [46]. Da Typ-I-Allergien beschrieben sind, ist bei anamnestischen Hinweisen auf eine solche Sensibilisierung auf einen Impfstoff ohne diesen Bestandteil auszuweichen oder unter klinischer Überwachung zu impfen.

Neomycin ist ein Aminoglykosid-Antibiotikum und gehört zu den häufigeren Kontaktallergenen. Personen mit einer Neomycinallergie können eine Reaktion vom verzögerten Typ aufweisen, die sich 48 bis 96 Stunden nach Impfung im Rahmen einer Lokalreaktion mit einer geröteten, oft juckenden Papel manifestiert. Hier ist jedoch der Nutzen der Impfung als deutlich höher gegenüber der vorübergehenden Lokalreaktion einzuschätzen. Bisher sind keine Fälle generalisierter Reaktionen nach Impfungen beschrieben, die nachweislich auf einer vorausgegangenen Neomycin-Sensibilisierung beruhten. Dies ist durch die minimalen Restmengen an Neomycin von unter 30 µg in Impfstoffen gut erklärbar, wenn man bedenkt, dass diese Menge für einen positiven Hauttest nicht ausreichen würde.

45.5.4 Polygeline

Gelatine ist ein Typ I Allergen, das in vielen Nahrungsmitteln vorkommt, heute jedoch in Impfstoffen nicht mehr verwendet wird. Einige Lebendimpfstoffe (z. B. MMR, MMR-V und Gelbfieber-Impfstoff) können Polygeline als Stabilisatoren enthalten. Diese werden als Gelatinederivate auch in Plasmaersatzmitteln medizinisch angewendet. Bei intravenöser Gabe großer Mengen von Polygelinen kommt es bei etwa 1 % der Patienten durch direkte Histaminfreisetzung zu pseudoallergischen Reaktionen, die sich v. a. als Hautreaktionen manifestieren [46]. In den USA wurden bei etwa einem Viertel der Patienten mit anaphylaktischen Reaktionen nach MMR-Impfung (Häufigkeit: 1,8/1 Million MMR Impfungen) Anti-Gelatin IgE Antikörper nachgewiesen, ohne dass deren pathophysiologische Bedeutung ganz geklärt werden konnte [38].

Ein Polygelinehaltiger FSME-Impfstoff für Kinder ist 1998 aufgrund von anaphylaktischen Reaktionen nach seiner Verabreichung vom Markt genommen worden. Danach wurde der Impfstoff polygelinefrei entwickelt und ist seit 2001 wieder auf dem Markt. Eine vergleichende Betrachtung der Nebenwirkungsmeldungen zu diesem Impfstoff vor und nach Herausnahme des Stabilisators Polygeline zeigt deutlich, dass die Melderate von anaphylaktischen Reaktionen pro Impfung danach wieder auf normale Hintergrundwerte bei Impfungen sank. Außerdem fanden sich bei zwölf von 14 nachuntersuchten Kindern mit allergischen Reaktionen auf den polygelinehaltigen Impfstoff IgE-Antikörper gegen Gelatine [46].

45.5.5 Humanalbumin

Bisher sind keine Fälle einer generalisierten allergischen Reaktion oder Schocksymptomatik im Zusammenhang mit Humanalbumin in Impfstoffen (als Stabilisator in einzelnen Tollwut-, FSME- und Röteln-Impfstoffen) bekannt geworden.

Die Verabreichung größerer Mengen an Humanalbumin in Form von Infusionen kann zu sogenannten Typ-III-Reaktionen (Reaktionen durch Immunkomplexe aus Antigen und Antikörpern) führen, die jedoch bei den geringen Albuminmengen in Impfstoffen eher nicht zu erwarten sind [46].

45.5.6 Hefeproteine

Hepatitis-B-Vakzine und Humane-Papillomavirus-Vakzine werde aus Antigenen von Kulturen rekombinanter *Saccharomyces cerevisiae* (Bäcker-Hefe) hergestellt, weshalb diese Vakzine geringe Mengen an Hefeproteinen enthalten können [4]. Nach Durchsicht von 180 000 Berichten zu allergischen Reaktionen im „Vaccine Adverse Event Reporting

System" (VAERS) der USA wurden 15 mit einer Reaktion auf Hefeproteine assoziiert. Die Bestimmung von IgE gegen Hefeproteine bei Verdacht auf Allergie ist sinnvoll, wobei bei einem positiven Test eine Vakzinierung unter aufsteigender Dosis und stationärer Beobachtung erfolgen sollte [4].

45.5.7 Adjuvanzien

Adjuvanzien, z. B. Aluminiumsalze, werden oft als Zusatz zum Impfstoff verwendet, um eine bessere Impfantwort zu erreichen. Dabei können palpable Knoten an der Injektionsstelle entstehen, die einer Hypersensitivitätsreaktion vom verzögerten Typ entsprechen [19]. Da auch MF59 zu einer Bindung der Antigene am Injektionsort und zu einer Aktivierung von Antigen-präsentierenden Zellen führt, ist auch hier theoretisch eine Lokalreaktion am Injektionsort und eine verstärkte Immunantwort möglich.

45.5.8 Latex

Natürlicher Latex kann Verunreinigungen enthalten, die zu allergischen Reaktionen im Rahmen einer Kontaktallergie führen und nach Hautkontakt mit Latex berichtet wurden. Synthetischer Latex ist frei von Verunreinigungen und sollte bei der Vakzin-Herstellung bevorzugt werden [4]. Bisher wurde nur eine anaphylaktische Reaktion auf injizierte Latexbestandteile im Rahmen einer Impfung berichtet [28].

45.5.9 Weitere Bestandteile

Das noch in Spuren in einigen Impfstoffen vorhandene Thiocyanat oder die Bernsteinsäure, bei welchen es sich um normale Stoffwechselprodukte handelt, lösen ebenso wie die geringen Mengen Äther, die in einigen Impfstoffen vorhanden sind, wegen der extrem niedrigen Mengen keine anaphylaktischen oder allergischen Reaktionen aus.

Wichtiger ist Phenol, welches beispielsweise im Choleraimpfstoff und im 23-valenten Polysaccharid-Pneumokokkenimpfstoff, jedoch nicht in den heute deutlich häufiger verwendeten Pneumokokken-Konjugatimpfstoffen nachweisbar ist. Phenol kann die Ursache für eine lokale Typ-IV-Reaktion sein. Solche Allergien sind bei Kindern sehr selten, können jedoch bei Personen aus dem ärztlich-pflegerischen Bereich mit Kontakt zu phenolhaltigen Desinfektionsmitteln etwas häufiger auftreten und zu vorübergehenden Lokalreaktionen an der Einstichstelle führen.

Natriumtetraborat, Protraminsulfat und Chloroform können allergische Reaktionen verursachen. Die Substanzen sind aber in den Impfstoffen in so geringer Menge vorhanden, dass diese Möglichkeit nur theoretisch gegeben ist.

45.6 Impfungen bei Allergikern und Patienten mit Risiko für die Entwicklung von Allergien

Am häufigsten stellt sich die Frage nach der Sicherheit von Impfungen bei Patienten mit einer Erkrankung aus dem atopischen Formenkreis sowie bei Säuglingen und Kleinkindern mit Allergie-Risikofaktoren. Hierzu gehören Impflinge mit einer familiären Vorbelastung für Allergien oder einem erhöhten Nabelschnur-IgE. Da bei etwa 11–12 % aller Neugeborenen von einem erhöhten Risiko für die Entwicklung von Allergien ausgegangen wird, handelt es sich um eine relativ große Personengruppe [26].

Bei Personen mit einer Allergie, die sich nicht gegen bestimmte Impfstoffbestandteile richtet, können und sollen alle durch die Ständige Impfkommission empfohlenen Impfungen verabreicht werden [42]. Auch bei klinischer Manifestation einer Allergie, z. B. in Form eines atopischen Ekzems oder einer obstruktiven Bronchitis, stellt der Nachweis einer Nahrungsmittelallergie bzw. einer Inhalationsallergie keine Kontraindikation gegen die im 1. und 2. Lebensjahr erforderlichen Impfungen gegen Diphtherie, Tetanus, Pertussis, Polio, Haemophilus influenzae, Hepatitis B, Mumps, Masern, Röteln und Varizellen dar. Man sollte die Eltern über die im Allgemeinen zu erwartenden lokalen und systemischen Reaktionen aufklären.

Auch eine positive Familienanamnese für allergische Erkrankungen oder ein erhöhtes Nabelschnur-IgE ist in keinem Fall ein Hindernis für Impfungen. In verschiedenen Studien konnte gezeigt werden, dass das Auftreten von allergischen Reaktionen bei Kindern mit einer atopischen Reaktionsbereitschaft nicht höher ist als bei gesunden Kindern [25].

Zusammenfassend ist die Zahl an allergischen Reaktionen in den letzten Jahren deutlich rückläufig. Neu entwickelte Impfstoffe enthalten zunehmend deutlich weniger Zusatzstoffe und Konservierungsmittel.

Insgesamt scheint die Inzidenz des Auftretens schwerer allergischer Reaktionen durch Zusatzstoffe bei einem Impfling mit einer Allergiebereitschaft nicht größer zu sein als bei einem Menschen, der eine solche Bereitschaft (negative Familienanamnese und normales IgE) nicht zeigt.

45.7 Durch Impfungen erzeugte Allergien

1996 erschien eine Arbeit, in der bei Kindern in Guinea-Bissau, die Masern durchgemacht hatten, eine geringere Prävalenz an allergischen Krankheiten im Vergleich zu Kindern, die gegen Masern geimpft worden waren, beschrieben wurde [41]. Die Autoren diskutieren als eine der Erklärungsmöglichkeiten eine Induktion von Allergien durch die Impfung. Die Studie ist jedoch in der methodischen Anlage umstritten, so dass die Ergebnisse und deren Übertragbarkeit auf europäische Populationen angezweifelt werden müssen [29]. In einzelnen Studien wurde die Verwendung des Ganzkeim-Keuchhustenimpfstoffes als Risikofaktor für Asthmaerkrankungen identifiziert [10], [22], die meist retrospektiven Erfassungen unterliegen jedoch z. T. einem erheblichen Bias. In verschiedenen prospektive Studien sowie in der einzigen randomisierten, plazebokontrollierten Studie konnte kein erhöhtes Risiko für die Entwicklung von Asthma nach einer Keuchhustenimpfung (Ganzkeim- und azellulärer Impfstoff) gefunden werden. In derselben Studie konnte jedoch ein signifikanter Zusammenhang zwischen einer Pertussiserkrankung und einem erhöhtem Risiko für rezidivierende obstruktive Lungenerkrankungen nachgewiesen werden. In einer großen amerikanischen Studie mit über 150 000 Kindern zwischen 0 und 6 Jahren konnte ebenfalls kein statistischer Zusammenhang zwischen verschiedenen allgemein empfohlenen Kinderimpfungen (Diphtherie-, Tetanus-, Ganzkeim-Pertussis-Iimpfung, orale Polio-Impfung, MMR-Impfung) und der Entstehung von Asthma festgestellt werden [7].

Ein ausführlicher systematischer Review bestätigte, dass es derzeit keine eindeutigen Belege dafür gibt, dass die üblichen Regel-Impfungen an der Entstehung von Nahrungsmittelallergien bzw. Inhalationsallergien beteiligt wären [25]. Dies gilt sowohl für eine normale Population als auch für solche Impflinge, bei denen ein hohes Risiko für die Entwicklung einer Allergie oder Atopie aufgrund einer positiven Familienanamnese und eines erhöhten Nabelschnur-IgE besteht. Allergien auf Impfstoffe können theoretisch durch die den Impfstoffen zugesetzten Adjuvanzien entstehen. Aufgrund der heute üblichen Hochreinigungsverfahren sind solche Allergien jedoch extrem selten geworden.

45.7.1 Literatur

[1] Aickin R, Hill D, Kemp A. Measles immunisation in children with allergy to egg. BMJ 1994; 309: 223–225

[2] Ainsworth E, Debenham P, Carrol ED et al. Refferals for MMR immunisation in hospital. Arch Dis Child 2010;95:639–641

[3] Baxter DN. Measles immunisation in children with a history of egg allergy. Vaccine. 1996; 14: 131–134

[4] Chung EH. Vaccine allergies. Clin Exp VAcc Research 2014; 3: 50–57

[5] Chung EY, Huang L, Schneider L. Safety of influenza vaccine administration in egg-allergic patients. Pediatrics 2010; 125: 1024–1030

[6] Cox NH, Forsyth A. Thiomersal allergy and vaccination reactions.Contact Dermatitis. 1988; 18(4): 229–233

[7] De Stefano F, Gu D, Kramarz P, Truman BI, Iademarco MF, Mullooly JP, Jackson LA, Davis RL, Black SB, Shinefield HR, Marcy SM, Ward JI, Chen RT; Vaccine Safety Datalink Research Group. Centers for Disease Control and Prevention, Atlanta, GA, USA.Childhood vaccinations and risk of asthma. Pediatr Infect Dis J. 2002; 21: 498–504

[8] Deutsche Gesellschaft für Allergologie und klinische Immunologie (DGAI) in Zusammenarbeit mit der Deutschen Dermatologischen Gesellschaft (DDG), Aktionsbündnis Allergieprävention. Allergieprävention. Allergo Journal 13 (2004), Heft 3, S. 252–260. Im Internet: www.awmf.org/uploads/tx_szleitlinien/061-016l_S3_Allergiepr%C3%A4vention_2014-07.pdf

[9] DiMiceli L, Pool V, Kelso JM; Shadomy SV, Iskander J, VAERS Team. Vaccination of yeast sensitive individuals: Review of safety data in the US vaccine adverse event reporting system (VAERS). Vaccine 2006; 24: 703–707

[10] Farooqi IS, Hopkin JM. Early childhood infection and atopic disorder.Thorax. 1998 Nov; 53(11): 927–932

[11] Fescharek R, Quast U, Franke V, Dreimer U. Impfungen bei hühnereiweißallergischen Patienten. Z. All.-Med. 1990; 66: 1022–1029

[12] Georgitis JW, Fasano MB (2001) Allergenic components of vaccines and avoidance of vaccination-related adverse events. Curr Allergy Rep 1(1): 11–17

[13] Greenhawt MJ, Chernin AS, Howe L, Li JT, Sanders G. The safety of the H1N1influenza A vaccine in egg allergic individuals. Ann Allergy Asthma Immunol 2010; 105: 387–393

[14] Grohskopf L, Uyeki T, Bresee J, Cox N (2011) Prevention and control of Influenza with vaccines: recommendations of the Advisory Committee on Immunization Practices (ACIP), 2011. MMWR Weekly, 2011:60; 1128–1132

[15] Hasan SA, Wells RD, Davis CM. Egg hypersensitivity in review. Allergy Asthma Proc 2013; 34: 26–32

[16] Impfempfehlungen; Stand Juli 2010. Epid Bull des RKI 2010; 30: 280–296

[17] James JM, Burks AW, Roberson PK, Sampson HA. Safe administration of the measles vaccine to children allergic to eggs. N Engl J Med. 1995; 11; 332: 1262–1266

[18] James JM, Zeiger RS, Lester MR, Fasano MB, Gern JE, Mansfield LE, Schwartz HJ, Sampson HA, Windom HH, Machtinger SB, Lensing S. Safe administration of influenza vaccine to patients with egg allergy. J Pediatr. 1998; 133: 624–628

[19] Kaaber K, Nielsen AO, Veien NK. Vaccination granulomas and aluminium allergy: course and prognostic factors. Contact Dermatitis 1992; 26: 304–306

[20] Kelso JM, Administration of influenza vaccines to patients with egg allergy. J Allergy Clin Immunol 2010; 125: 800–802

[21] Kelso JM. Allergic reactions after immunization. Ann Allergy Asthma Immunol 2013; 110: 397–401

[22] Kemp T, Pearce N, Fitzharris P, Crane J, Fergusson D, St George I, Wickens K, Beasley R. Is infant immunization a risk factor for childhood asthma or allergy? Epidemiology. 1997; 8: 678–680

[23] Kemp A, van Asperen P, Mukhi A. Measles immunisation in children with clinical ractions to egg protein. Amer. J. Dis. Child. 1990; 144: 33

[24] Khakoo GA, Lack G. Recommendations for using MMR vaccine in children allergic to eggs. BMJ 2000; 320: 929–932

[25] Koppen S, de Groot R, Neijens HJ, Nagelkerke N, van Eden W, Rumke HC. No epidemiological evidence for infant vaccinations to cause allergic disease. Vaccine. 2004; 22: 3 375–3 385

[26] Kropf-Herwig G, Lau S, Weitzel H, Wahn U. Wie viele Neugeborene haben ein Atopie-Risiko? Mschr. Kinderheilk 1988; 136: 443

[27] Lavi S, Zimmerman MD, Koren G, Gold R. Administration of measles, mumps and rubella virus vaccine (live) to egg allergic children. J. Amer. med. Ass. 1990; 263: 269

[28] Lear JT, English JS. Anaphylaxis after hepatitis B vaccination. Lancet 1995; 345: 1249

[29] Liese J, v. Mutius EV. Kommentar zur Arbeit von Shaheen et al. Forsch Komplementärmed. 1996; 3: 302

[30] Murphy KR, Strunk RC. Safe administration of influenza vaccine in asthmatic children hypersensitive to egg proteins. J. Pediat. 1985; 106: 931

[31] Nakayama T, Aizawa C, Kuno-Sakai H. A clinical analysis of gelatin allergy and determination of its causal relationship to the previous administration of gelatin-containing acellular pertussis vaccine combined with diphtheria and tetanus toxoids. J Allergy Clin Immunol. 1999; 103: 321–325.

[32] Nilsson L, Kjellman NI, Bjorksten B. A randomized controlled trial of the effect of pertussis vaccines on atopic disease. Arch Pediatr Adolesc Med. 1998; 152: 734–738

[33] Nilsson L, Kjellman NI, Bjorksten B. Allergic disease at the age of 7 years after pertussis vaccination in infancy: Results from the follow-up of a randomized controlled trial of 3 vaccines.Arch Pediatr Adolesc Med. 2003; 157: 1184–1189

[34] Österreichischer Impfplan 2014, Zugang 20.12.2014. Im Internet: www.bmg.gv.at

[35] Paul-Ehrlich-Institut, Zugang 20.12.2014. Im Internet: www.pei.de/DE/infos/fachkreise/impfungen-impfstoffe/influenza-grippeimpfstoffe-saisonal/influenza-grippeimpfstoffe-inhalt.html?nn = 3252232#anker

[36] Paul-Ehrlich-Institut, Zugang 12.03.2014. Im Internet: www.pei.de/DE/arzneimittelsicherheit-vigilanz/archiv-sicherheitsinformationen/

[37] Peter G. Report on the Committee of Infectious Disease. Ed 20. Evanston II. American Academy of Pediatrics 1986

[38] Pool V, Braun MM, Kelso JM, Mootrey G, Chen RT, Yunginger JW, Jacobson RM, Gargiullo PM; VAERS Team. Prevalence of anti-gelatin IgE antibodies in people with anaphylaxis after measles-mumps rubella vaccine in the United States. US Vaccine Adverse Event Reporting System. Pediatrics. 2002; 110(6):e71

[39] Quast U, Thilo W, Fescharek R. Impfreaktionen. Hippokrates, Stuttgart 1993

[40] Ring J, Beyer K, Biedermann T, Bircher A, Duda D, Fischer J, Friedrichs F, Fuchs T, Gieler U, Jakob T, Klimek L, Lange L, Merk HF, Niggemann B, Pfaar O, Przybilla B, Rueff F, Rietschel E, Schnadt S, Seifert R, Sitter H, Varga EM, Worm M, Brockow K. Leitlinien zu Akuttherapie und Management der Anaphylaxie. Allergo J Int 2014; 23:96

[41] Shaheen et al. Measles and atopy in Guinea-Bissau. Lancet. 1996; 347: 1792–1796

[42] Ständige Impfkommission (STIKO) am Robert Koch-Institut. Empfehlungen der STIKO; Stand: Aug. 2015. Epid Bull 2015: 34: 327–362

[43] Ständige Impfkommission (STIKO) am Robert Koch-Institut. Hinweise der STIKO für Ärzte zum Aufklärungsbedarf bei Schutzimpfungen. Epidemiologisches Bulletin des RKI 2007, 24

[44] Vanlander A, Hoppenbrouwers K. Anaphylaxis after vaccination of children: Review of literature and recommendations for vaccination in child and school health services in Belgium. Vaccine 2014; 32: 3147–3154

[45] Webb L, Petersen M, Boden S et al. Single-dose influenza vaccination of patients with egg allergy in a multicenter study. J Allergy Clin Immunol. 2011; 128: 218–219

[46] Weisser K, Barth I, Keller-Stanislawski B. Sicherheit von Impfstoffen. Bundesgesundheitsbl – Gesundheitsforsch –Gesundheitsschutz 2009; 1–11

[47] Weisser K, Bauer K, Volkers P, Keller-Stanislawski B. Thiomersal und Impfungen. Bundesgesundheitsbl – Gesundheitsforsch – Gesundheitsschutz 2004; 47: 1165–1174

[48] Wood RA. Allergic reactions to vaccines. Pediatr Allergy Immunol 2013; 24(6): 521–526

[49] Zeiger RS, Current issues with influenza vaccination in egg allergy. J Allergy Clin Immunol. 2002; 110: 834–840

46 Immundefizienzen und HIV-Infektion

M. Knuf u. F. Zepp

Vorübergehende oder permanente Beeinträchtigungen der Immunfunktion und eine partielle sowie vollständige Immunsuppression können durch verschiedene Ursachen hervorgerufen werden. Solche Störungen können prinzipiell alle Funktionsbereiche des Immunsystems betreffen [36]:

- unspezifisch-zelluläres System (Granulozyten, Monozyten/Makrophagen),
- spezifisch-zelluläres System (T- und B-Lymphozyten, NK-Zellen),
- unspezifisch-humorales System (Komplementsystem),
- spezifisch-humorales System (B-Lymphozyten),
- immunologische Signalübertragung (Rezeptorstrukturen, Zytokine oder Lymphokine).

46.1 Impfungen und Immundefekt/Immunsuppression

Prinzipiell gelten *Totimpfstoffe* bei allen Formen von Immundefekten als sicher und grundsätzlich *unbedenklich*. Allerdings können die Qualität und der Umfang des durch Impfung vermittelten Infektionsschutzes abhängig von der vorliegenden immunologischen Störung erheblich eingeschränkt sein oder gar ausbleiben. Es empfehlen sich daher Antikörper-Titer-bzw. Konzentrationskontrollen nach der Impfung, um einen Surrogatmarker für die immunologische Auseinandersetzung mit dem Impfstoff zu haben. Gegebenenfalls müssen eine (regelmäßige) Wiederholung der Impfung erwogen werden [2], [6], [31].

46.1.1 Antikörperspiegel als Maß für Impferfolg

Der anzustrebende Impferfolg ist natürlich die klinische Wirksamkeit, d. h. *Schutz vor Erkrankung*. Da klinische Effektivitätsdaten für viele Impfstoffe nicht vorliegen, können in der Regel auch keine verlässlichen Angaben zur Wirksamkeit bei Patienten mit einer Immundefizienz gemacht werden. Dennoch kann es hilfreich sein, die Auseinandersetzung des Immunsystems mit dem Impfantigen zu überprüfen. Relativ einfach lassen sich Antikörperspiegel messen. Diese können aber bestenfalls nur als Surrogatmarker für *Schutz* genutzt werden.

Die in ▸ Tab. 46.1 angegebenen Grenzwerte sind klinisch teils historisch ermittelt oder beruhen ausschließlich auf Immunogenitätsdaten.

Darüber hinaus kann die Impfung mit einem Totimpfstoff auch *diagnostisch* genutzt werden, um über fehlende, spezifische Antikörper bei infektanfälligen Patienten nach einer Auffrischungsimpfung beispielsweise B-zelluläre Funktionsstörungen zu identifizieren.

Über die Wirksamkeit einer Totimpfung bei einem primären oder sekundären Immundefekt ist wenig bekannt.

Lebendimpfstoffe galten bei Immundefekten lange Zeit als absolut kontraindiziert. Gefürchtet war die Gefahr der unkontrollierten Replikation und Reaktivierung der lebenden, attenuierten Viren im Organismus des Patienten bei Vorliegen einer fehlenden oder inadäquaten T-Zell-Antwort [15]. Tödliche Impfkomplikationen sind bei Patienten mit B- und T-Zell-Defekten nach der Masern- und BCG-Impfung berichtet worden. Auch nach der oralen Polioimpfung (OPV) verstarben Patienten mit B-Zell-Defekt an Meningoenzephalitiden, nachdem die Erreger im Darm der Patienten rückmutiert waren und Virulenzeigenschaften des Wildvirus erlangt hatten [26], [42]. Problematisch bleibt die Lebendimpfung gegen Rotaviren bei Kindern mit einem Schweren kombinierten Immundefekt (SCID), da diese zu einem sehr frühen Zeitpunkt empfohlen ist, zu dem möglicherweise noch keine klinischen Hinweise auf eine Immundefekterkrankung bestehen. Rotavirusimpfungen bei SCID-Patienten sind vor allem durch schwere protrahierte Diarrhöen belastet [24].

Aktuell werden Lebendimpfstoffe bei gestörter Immunfunktion nicht mehr generell als kontraindiziert betrachtet, sondern ihr Einsatz wird von der eventuell vorhandenen, spezifischen immunologischen Restfunktion abhängig gemacht [40].

46.1.2 Immunisierung von Kontaktpersonen

Das Risiko beim Einsatz von Lebendimpfungen ist ohne exakte Kenntnis der individuellen Immunfunktion nicht vorhersehbar. Gerade deshalb ist es von höchster Bedeutung, den immunkompromittierten Patienten auch durch die *lückenlose Imp-*

Tab. 46.1 Impfungen, quantitative Korrelation und Surrogatmarker als bedingter Hinweis für *Schutz* (modifiziert nach Plotkin [38], Boršo [5], Löbermann [28]).

Erkrankung/Erreger	Art der Impfung	Dauer bis zum Erreichen des Impfschutzes nach vollständiger Immunisierung	als *schützend* angenommene Antikörperspiegel
Cholera	T		keine Korrelation
Diphtherie	T	entfällt nach Auffrischung	≥ 0,01–0,1 IU/ml
FSME	T	14 Tage	> 25 U/ml; wahrscheinlich schützt jeder nachweisbare Titer
Gelbfieber	L	10 Tage	1:5, Neutralisationstest
Haemophilus influenzae Typ B (Konjugat)	T		> 0,15 mg/l
Haemophilus influenzae Typ B (Polysaccharid)	T		1 µg/ml
Hepatitis A (HAV)	T	2 Wochen	> 10 IU/l
Hepatitis B (HBV)	T	4 Wochen	> 10 IU/l
Humanes Papillomavirus (HPV)	T		Unbekannt
Influenza	T	2–3 Wochen	Altersabhängig, nicht für Routine verfügbar
Japan B-Enzephalitis	T	7 Tage nach der 2. Impfung	> 1:10, Neutralisationstest
Masern	L	2 – 4 Wochen	≥ 1:2 (HHT) bzw. ≥ (120-) 200 mIU/ml Mikroneutralisation, (EIA)
Meningokokken	T	4 Wochen	≥ 1:4, Bakterizidie-Test mit humanem Komplement
Mumps	L		nicht bekannt
Pertussis	T		nicht bekannt
Pneumokokken	T	3 Wochen	0,2– > 0,35 µg/ml bei Kindern in Bezug auf einzelne Serotypen, ELISA; 1:8; Opsonophagozytose-Test
Poliomyelitis	T	entfällt nach Auffrischung	≥ 1:4 bzw. 1:8 oder ≥ 0,075 IU/ml Polio Typ 1 ≥ 0, 18 IU/ml Polio Typ 2 ≥ 0,08 IU/ml Polio Typ 3
Rotavirus	L	nicht bekannt	nicht relevant
Röteln	L	4–6 Wochen	10–15 mIU/ml; Immunopräzipitationstest
Tetanus	T		≥ 0,1 IU/ml
Tollwut	T	4 Wochen	> 0,5 IE/ml oder ≥ 1:16
Varizellen	L	6 Wochen	> 5gpELISA-Einheiten/ml

T = Totimpfstoff, L = Lebendimpfstoff, HHT = Hämagglutinations-Hemmtest, EIA = Enzymimmunoassay, PPV = Pneumokokken-Polysaccharid-Vakzine, gpELISA = Glykoprotein-Enzyme-linked Immunosorbent Assay.

fung aller Familienmitglieder und möglicher Kontaktpersonen gewissermaßen indirekt zu schützen (*Kokonstrategie*) [36]. Haushaltsmitglieder von immunsupprimierten Patienten können mit inaktivierten (Tot-) Impfstoffen nach STIKO-Empfehlung immunisiert werden [39].

Individuen, welche in einer haushaltskontaktähnlichen Situation mit ≥ 6 Monaten alten, immunsupprimierten Personen leben, sollten zudem jährlich gegen Influenza geimpft werden [4], [39], vorzugsweise mit einer inaktivierten Influenza-Vakzine. Die Lebend-attenuierte Influenza-Impfung (LAIV) ist bei Kontaktpersonen von Patienten mit hämatopoetischer Stammzelltransplantation (bis 2 Monate nach Transplantation), Patienten mit „graft versus host disease“ (GVHD) oder solchen mit einem kombinierten Immundefekt (SCID) kontraindiziert [39]. Mit LAIV immunisierte, gesunde Kontaktpersonen sollten 7 Tage von immunsupprimierten Patienten getrennt werden.

Gesunde Kontaktpersonen sollten gegen Masern, Mumps, Röteln und Windpocken sowie ggf. Rotaviren (Säuglinge) geimpft werden. Die „Infectious Diseases Society of America“ (IDSA) empfiehlt, dass stark immunsupprimierte Personen 4 Wochen lang keine Säuglinge pflegen sollten (Windeln), die zuvor eine Rotavirus-Impfung erhalten haben [39]. Wie das Wildvirus wird das Impfvirus für 4–6 Wochen nach Impfung über den Stuhl ausgeschieden. Ähnliches gilt für den Kontakt zu mit Varizellen- oder Zosterimpfstoff geimpften Kontaktpersonen, wenn diese Hauteffloreszenzen aufweisen.

Lebendimpfungen sollten ≥ 4 Wochen vor einer (planbaren) Immunsuppression abgeschlossen sein. Für Totimpfstoffe verkürzt sich der Zeitraum auf ≥ 2 Wochen [39].

Wann immer möglich, sollten alle Impfungen bei Kontaktpersonen, insbesondere Lebendimpfungen, sofern indiziert, möglichst vor einer intensivierten Immunsuppression erfolgen.

46.2 Immundefekte

Es werden primäre, angeborene von sekundären, erworbenen Immundefekten unterschieden.

46.2.1 Primäre Immundefekte

Die *primären Immundefekte (PID)* können wie in ▶ Tab. 46.2 aufgeführt eingeteilt werden [29].

Zur *Gruppe der PID*, von denen insgesamt nur wenige Patienten betroffen sind, gehören:

- B-Zell-Defekte (z. B. Morbus Bruton) oder
- T-Zell-Defekte (z. B. DiGeorge-Syndrom).

Darüber hinaus sind hier kombinierte T- und B-Zell-Immundefekte („Severe combined Immunodeficiency“, SCID) in verschiedener Ausprägung zu nennen ([29]:

- JAK/RAG-Mangel (Janus aktivierende Kinase, JAK; „recombination activating genes“, RAG),
- ADA-Mangel (Adenosindeaminase, ADA),
- DNA-Ligase-Mangel,
- Cemunnos-Defekte,
- MHC-I/II-Defekte,
- CD3-/CD8-/CD25-Defekte,
- Signaltransduktionsstörungen.

Tab. 46.2 Klassifikation der PID (nach Mannhardt-Laakmann u. Wahn [29]).

Defekte der spezifischen Abwehrfunktion	Defekte der unspezifischen Abwehrfunktion
kombinierte T- und B-Zell-Immundefekte	kongenitale Defekte der Phagozyten in Anzahl und Funktion
Immundefekte mit Antikörpermangel	Defekte der angeborenen Immunität
andere gut definierte Immundefizienzsyndrome	autoinflammatorische Syndrome
Erkrankungen der Immunregulation	Komplementdefekte

Auch Granulozyten-Makrophagen-Defekte oder Komplement-Defekte werden dieser Gruppe zugerechnet.

Patienten mit Antikörpermangel weisen je nach Typ des B-Zell-Defektes unterschiedlich hohe Spiegel von Immunglobulinen auf. Bei diesen Patienten ist die Fähigkeit zur Bildung spezifischer Antikörper, die auch durch eine Auffrischungsimpfung oftmals nicht zu induzieren sind, deutlich eingeschränkt.

Bei anderen Erkrankungen sind die Effektorfunktionen der T-zellulären Immunität und damit verbundene regulatorische Effekte (T-Helfer-Funktion wie beispielsweise die Steuerung des Isotypenswitch von IgM zu IgG bei dem Hyper-IgM-Syndrom, Untergruppen von CVID [Variables Immundefektsyndrom]) beeinträchtigt. Anders als bei bakteriellen Infektionen, werden vor allem Virusinfektionen der Atemwege von diesen Patienten i. d. R. komplikationslos überstanden. T-Zell-Defekte bzw. kombinierte und T- und B-Zell-Immundefekte treten häufig bereits im frühen Säuglingsalter mit lebensbedrohlichen Verläufen auf. Daher wird bei diesen Patienten oftmals die Diagnose bereits zu einem Zeitpunkt gestellt, bevor die Grundimmunisierung initiiert oder vollständig erfolgt ist.

In einigen Ländern wird in der Neonatalperiode immer noch die BCG-Impfung verimpft. Patienten mit schweren T- oder kombinierten T-/B-Zell-Defekten erkranken durch die BCG-Impfung an einer generalisierten BCG-Infektion, an der sie nicht selten versterben. Therapie der Wahl bei kombinierten B- und T-Zell-Immundefekten ist die allogene Stammzelltransplantation.

Die *Empfehlungen zur Impfung* der Patienten mit primären Immundefekten beruhen nicht auf

Tab. 46.3 Impfempfehlungen bei PID-Patienten (adaptiert nach Mannhardt-Laakmann u. Wahn [29]).

		Kombinierte T-/B-Zell-Defekte[1]	Antikörper-mangel	Definierte PID-Syndrome	Störungen der Immunregulation	Phagozytose-defekte	angeborene Immunität	Autoinflam-mation	Komplement-defekte
Grundimmunisierung und Auffrischungsimpfung (Kinder)									
Totimpfstoffe	DTPa-Hib-IPV-HBV	+	(+)	+	+	+	+	+	+
	PNK	+	+	+	+	+	+	+	+
	MenC	+	+	+	+	+	+	+	+
	HPV	+	+	+	+	+	+	+	+
Lebendimpfstoffe	MMR	(+)[2]	–	(+/–)[2]	(+/–)[2]	+	–	(+)	+
	VZV	(+)	–	(+/–)[2]	(+/–)[2]	+	–	(+)	+
	Rotavirus	(+)	–	–	–	?	–	–	+
Indikationsimpfungen									
Totimpfstoffe	Influenza (jährlich)	+	+/(–)	+	+	+	+	+	+
	HAV	+	(+)	(+)	(+)	+	+	+	+
	FSME	(+)	(+)	(+)	+	+	+	+	+
passive Immunisierung	IVIG, SCIG	+/–[3]	+++	+/–[3]	+/–[3]	–	(+)	–	–
	RSV-IG	+/–	–	(+)	–	–	–	–	–
	VZV	+/–	–	+	+	–	+	–	–
	Masern	+/–	–	+	+	–	+	–	–

[1] Nach erfolgreicher Stammzelltransplantation mit Immunrekonstitution (Lebendimpfungen frühestens nach 2 Jahren, keine GvHD („Graft-versus-Host-Disease").

[2] Nur nach Rücksprache mit pädiatrischem Immunologen.

[3] Je nach B-Zell-Funktion (nach Stammzelltransplantation).

DTPa: Diphtherie-Tetanus-Pertussis (azellulär); FSME: Frühsommer-Meningoenzephalitis; GvHD: Graft-versus-Host-Disease; HAV: Hepatitis-A-Virus; HBV: Hepatitis-B-Virus; Hib: Haemophilus influenzae Typ b; HPV: humanes Papillomavirus; IPV: inaktiviertes Poliovirus; IVIG; i. v.-Immunglobulin; MenC: Meningokokken der Serogruppe C; MMR: Masern Mumps Röteln, PID: primärer Immundefekt; PNK; Pneumokokken; RSV: Respiratory syncytial virus; SCIG: subkutanes Immunglobulin G.

Studien, sondern wesentlich auf Analogieschlüssen aus Erfahrungen und einzelnen Untersuchungen bei Patienten mit sekundären Immundefekten. ▶ Tab. 46.3 fasst *Impfempfehlungen* für PID-Patienten zusammen.

Der Impferfolg bei primären Immundefekten ist sehr variabel und wird durch die zugrunde liegende immunologische Erkrankung bestimmt. Zur zellulären Immunreaktion nach einer Impfung ist nur wenig bekannt. Es liegen Hinweise vor, dass bakterizide Serumantikörper gegenüber Polysaccharidantigenen von Meningokokken bei CVID-Patienten mit dem klinischen Verlauf (z. B. Bronchiektasen) gut korrelieren [29]. Die letztliche Frage, ob eine aktive bzw. passive Immunisierung für Patienten mit einem primären Immundefekt schützend wirkt, ist wissenschaftlich nicht abschließend bearbeitet.

Bei *Granulozytenfunktionsstörungen*, wie z. B. zyklische Neutropenie, Morbus Kostmann oder septische Granulomatose, und bei *Komplementdefekten* ist die Funktion der B- und T-Lymphozyten im Regelfall nicht gestört. Daher besteht auch kein erhöhtes Impf-Risiko bezüglich der allgemein empfohlenen Tot- und viralen Lebendimpfung. Lediglich bakterielle Lebendimpfstoffe dürfen bei Patienten mit Granulozytendefekten nicht verimpft werden, da diese nicht in der Lage sind, die Erreger intrazellulär abzutöten. Die Immunisierung dieser Patientengruppe sollte entsprechend den aktuellen STIKO-Empfehlungen erfolgen, inklusive der Impfungen gegen Pneumokokken, Meningokokken und Influenza (jährlich). Ebenso können die viralen Lebendimpfungen im 2. Lebensjahr eingesetzt werden. Dabei kommt insbesondere der *Varizella-Zoster-Impfung* eine wesentliche Bedeutung zu, da die Patienten bei einer Wildinfektion besonders durch bakterielle, kutane Superinfektionen gefährdet sind. Ohne Beeinträchtigung des spezifischen Immunsystems ist der Impferfolg bei den Patienten normalerweise mit dem bei Gesunden vergleichbar. Im Hinblick auf den Infektionsschutz nach Impfung bilden Patienten mit *Komplementdefekten* allerdings eine Ausnahme. Bei ihnen kann trotz des Vorliegens spezifischer (Impf-) Antikörper sowohl die Opsonisierung als auch die bakterielle Lyse infolge des Komplementdefektes gestört sein.

46.2.2 Sekundäre Immundefekte

Zu den sekundären Immundefekten, die weitaus häufiger vorkommen als primäre Immundefekte und hinsichtlich der zugrunde liegenden Erkrankungen eine große Heterogenität aufweisen, werden z. B.

- chronisch-infektiöse Erkrankungen („Human Immunodeficiency Virus", HIV),
- onkologische Erkrankungen (Chemotherapie) oder der
- Zustand nach einer SOT („Solid Organ Transplantation") oder SZT (Stammzelltransplantation)

gerechnet.

Auch eine iatrogene oder medikamentöse Beeinträchtigung des Immunsystems, wie beispielsweise bei Autoimmunerkrankungen, einer funktionellen und/oder anatomischen Asplenie oder Zustand nach Splenektomie, werden hierunter subsumiert.

Einschränkungen der Immunfunktionen sind zudem auch bei Frühgeburtlichkeit, Unterernährung und akuten Infektionen (mit Epstein-Barr-Viren [EBV], Zytomegalieviren [CMV], Adenoviren u. a.), Erkrankungen des atopischen Formenkreises (Asthma bronchiale, Neurodermitis, Allergien) und weiteren Grundkrankheiten, die mit einer transienten oder chronischen Immunsuppression und daraus resultierender *Infektanfälligkeit* einhergehen, zu berücksichtigen.

Immunsuppression

Unter einer *pharmakologischen Immunsuppression* gelten Totimpfstoffe als unbedenklich, erzeugen jedoch ggf. auch nur eine verminderte Immunantwort. Lebendimpfstoffe werden unter bestimmten Umständen als kontraindiziert angesehen. Sind Routineimpfungen geplant, so sollte damit bis mindestens 3 Monate nach Beendigung einer immunsuppressiven Therapie gewartet werden. Werden Impfungen während einer Steroidtherapie durchgeführt, so gilt es, die topische oder lokale von der systemischen Anwendung zu unterscheiden:

- Unter topischer oder lokaler Steroidtherapie (inhalativ, intraartikulär) sowie unter physiologischer, systemischer Erhaltungsdosis (< 2 mg/kgKG/d Prednison bis maximal 20 mg/Tag bei KG > 10 kg) stellen Lebendvakzinen nach aktueller Studienlage keine Kontraindikation zur Impfung dar und sind mit einem guten Impferfolg verbunden [35]).

- Werden hohe systemische Steroiddosen (> 2 mg/kgKG/d oder > 20 mg/d Prednison bei einem Körpergewicht über 10 kg) verabreicht, so gilt:
  - Bei einer Behandlungsdauer von unter 14 Tagen kann ein Lebendimpfstoff unmittelbar nach Therapieende verabreicht werden [17].
  - Wird die immunsuppressive Therapie über 14 Tage hinaus geführt, so sollte mit der Lebendimpfung bis mindestens 4 Wochen nach Therapieende gewartet werden [23].

Autoimmunerkrankungen

Bei *Autoimmunerkrankungen*, die mit einer immunsuppressiven Therapie behandelt werden, besteht wie auch nach Wildinfektionen generell ein Risiko für einer Reaktivierung der Grundkrankheit durch die Impfung. Totimpfstoffe gelten als sicher, allerdings abhängig von der Immunsuppression der Patienten mit oftmals unsicherer Schutzrate. Neuere, kontrollierte Studien konnten eine adäquate Serokonversion und Verträglichkeit nach verschiedenen Impfungen (H1N1, Pneumokokken) bei immunsupprimierten Patienten (MTX, Azathioprin) mit z. B. juveniler idiopathischer Arthritis oder chronisch-entzündlicher Darmerkrankung (CED) demonstrieren [9], [12], [13], [16], [19], [20]. Inaktivierte (Tot-) Impfstoffe, einschließlich der inaktivierten Influenza-Vakzine, werden von der IDSA für CED-Patienten empfohlen [39]. Für andere immunmodulatorische Therapeutika, wie z. B. TNF-α, ist die aktuelle Datenlage noch unzureichend.

Obwohl immunsupprimierte Patienten einem höheren Risiko für Infektionskrankheiten ausgesetzt sind und daher, wann immer möglich, geimpft werden sollten, lag der Impfschutz einer aktuellen Untersuchung zufolge bei Patienten mit einer chronisch-entzündlichen Darmerkrankung und Immunsuppression deutlich hinter den Empfehlungen zurück [42]. ► Tab. 46.4 fasst den Nachweis von Impfungen – nach den Empfehlungen der STIKO vorgenommen – sowie von Indikations- und Reiseimpfungen in einem Studienkollektiv zusammen.

Es gilt, die schlechten Impfquoten bei Immunsupprimierten durch ein konsequentes Impfregime deutlich zu verbessern.

Stammzelltransplantation und Organtransplantation

Nach einer *autologen/allogenen Stammzelltransplantation* (SZT) wird i. d. R. nur eine kurzzeitige Immunsuppression durchgeführt. Der Empfänger verfügt bei regelrechtem Verlauf nach 1–2 Jahren wieder über ein funktionsfähiges Immunsystem. Nach allogener Stammzelltransplantation entwickelt der Empfänger u. U. die Spenderimmunität [41]. Um diesen Effekt zu nutzen, sollte der Spender vor Transplantation vollständig (in Deutschland nach STIKO-Empfehlung) geimpft worden sein [39]. Totimpfstoffe können 3 (PCV13) bzw. in den meisten Fällen 6 Monate (Meningokokken, Influenza, Hib) nach Stammzelltransplantation appliziert werden [39]. Lebendimpfungen dürfen erst 24 Monate nach der allogenen SZT verabreicht werden.

Eine *allogene Organtransplantation* (SOT) geht i. d. R. mit einer lebenslangen Immunsuppression

Tab. 46.4 Anteil von nach STIKO empfohlenen Impfungen und von Indikations-/Reiseimpfungen bei 203 Patienten mit chronisch-entzündlicher Darmerkrankung und Immunsuppression [43].

	Impfung nie/nein		Impfung ja/1-mal		Impfung 2-mal		Impfung ≥ 3-mal	
Influenza 2008	112	66,7 %	56	33,3 %	–	–	–	–
Hepatitis A	112	66,7 %	7	4,2 %	10	6 %	39	23,2 %
Hepatitis B	106	63,1 %	1	0,6 %	3	1,8 %	58	34,5 %
Masern	76	45,2 %	20	11,9 %	47	28 %	25	14,9 %
Mumps	129	76,8 %	20	11,9 %	15	8,9 %	4	2,4 %
Röteln	111	66,1 %	28	16,7 %	23	13,7 %	6	3,6 %
Varizellen	166	98,8 %	2	1,2 %	–	–	–	–
Meningokokken	165	98,2 %	3	1,8 %	–	–	–	–
Pneumokokken	150	89,3 %	12	7,1 %	6	3,6 %	–	–
Poliomyelitis	11	6,5 %	6	3,6 %	9	5,4 %	142	84,5 %
FSME	123	73,2 %	4	2,4 %	12	7,1 %	29	17,3 %
HPV	110	99,1 %	1	0,9 %	–	–	–	–

einher. Eine Impfung kann zumindest theoretisch durch die Aktivierung des Immunsystems das Auftreten einer Transplantatabstoßung begünstigen. Dennoch ist der Schutz vor impfpräventablen Erkrankungen gerade für die Transplantatempfänger essentiell. Eine Immunisierung mit Totimpfstoffen in Analogie zur Grundimmunisierung von Säuglingen ist 6 Monate nach erfolgter Transplantation sicher und erfolgreich möglich [24].

Totimpfstoffe gelten nach SZT bzw. SOT als unbedenklich, gehen jedoch abhängig vom Immunstatus des Impflings ggf. mit einer verminderten Immunantwort einher. Um diesen Aspekt besser einzuschätzen, können die Bestimmung der Antikörperkonzentrationen und Wiederholungsimpfung sinnvoll sein. Die STIKO hat in diesem Kontext für einige Impfungen Empfehlungen ausgesprochen:

- Die Hepatitis B-Impfung ist bei SZT und SOT empfohlen.
- Bei SZT sollten 3 DTPa-IPV-Impfungen 1 Jahr nach der SZT verabreicht werden (Monat 12, 14, 24), bei SOT ist die DTPa-Impfung akzeptiert.

Eine andere Empfehlung [29] gibt 6–12 Monate nach SZT als frühesten Impfzeitpunkt für die DTPa-, Hib-, HBV-, IPV- und Pneumokokkenimpfung an. Die IPV-Impfung zeigte in Studien bei einigen Patienten nach SOT suboptimale Titer (Nieren- und Lebertransplantierte). Die Hib-Impfung wird bei SOT empfohlen, bei SZT sollten 3 Impfungen 6–12 Monate nach SZT erwogen werden, da die Impfung prä-transplantationem bei mehr als 50% der Geimpften keinen Effekt gezeigt hat [36], [39]. Trotz weitgehend fehlender Daten wird die Pneumokokkenimpfung bei SZT empfohlen, da das Erkrankungsrisiko als sehr hoch einzustufen ist. Es sollten, wie im Impfkalender für Säuglinge vorgesehen, Konjugatimpfstoffe verwendet werden. Die Impfung gegen Meningokokken der Serogruppe C (MenC) bzw. Serogruppen ACWY (MenACWY) wird bei SOT/SZT vom CDC („Centers for Disease Control") empfohlen, die Datenlage ist jedoch limitiert [23]. Seit 2014 können die Patienten auch gegen Meningokokken Typ B geimpft werden, was unter infektionsepidemiologischen Gesichtspunkten durchaus sinnvoll ist. Mädchen sollten ab dem 12. Lebensjahr die HPV-Impfung erhalten, da das HP-Virus ein bedeutsames, klinisches Problem bei stammzelltransplantierten SCID-Patienten zu sein scheint [26]. Inaktivierte Influenza-Impfstoffe können sicher, jedoch mit variabler Wirksamkeit nach SZT bzw. SOT eingesetzt werden [3], [43], [44].

Für *Lebendimpfstoffe* gelten Einschränkungen; neuere Studien belegen aber, dass Lebendimpfungen auch unter dem Einsatz von Immunsuppressiva, nach SOT oder SZT immunogen und sicher sein können [14], [25]. Die MMR(V)-Impfung ist für Patienten nach einer SZT frühestens 2 Jahre nach der Transplantation und nur dann indiziert, wenn keine chronische GvHD oder keine fortgesetzte Immunsuppression besteht [39]. Außerdem sollte 6 Monate zuvor keine immunsuppressive Therapie durchgeführt werden und die Gesamtlymphozytenzahl über 1500/µl betragen. Bei SOT ist die MMRV-Impfung kontraindiziert.

Gegen Influenza sollte nach einer SZT 1-mal jährlich geimpft werden. Für SOT ist die Impfung ebenfalls empfohlen, obwohl oftmals suboptimale Antikörperkonzentrationen erreicht werden.

Chemotherapie bei Leukämien und Lymphomen

Unter intensiver Chemotherapie wird generell von Impfungen abgeraten. Verschiedenen Autoren zufolge zeigte sich, dass 3–12 Monate nach Ende der Chemotherapie eine Auffrischungsimpfung zu signifikanten Antikörpertitern führt [7], [37], [45]. Bezüglich der Varizellen-Impfung nach der Chemotherapie wurde eine Kontroverse geführt: In der Vergangenheit wurde eine Indikation zur Grund- bzw. Revakzinierung 1 Jahr nach kompletter Remission der Grundkrankheit gesehen. Für Patienten mit einer ALL unter Dauertherapie galt eine VZV-Impfindikation, wenn die Lymphozytenanzahl >700/µl und die Thrombozytenanzahl >100.000/µl betrug. Die Dauertherapie sollte vor und nach der Impfung jeweils 1 Woche unterbrochen werden. Eine aktuelle Konsensus-Empfehlung sieht jedoch keine VZV-Impfung während der ALL-Chemotherapie mehr vor [8]. Die Empfehlung basiert auf dem steigenden Anteil von durch VZV-Impfung geschützten Kindern, dem unklaren Restrisiko der VZV-Impfung während der Immunsuppression und Sorgen, inwieweit die Chemotherapiepause die Rezidivquote erhöht. ▸ Tab. 46.5 fasst das Vorgehen für einzelne Impfantigene bei Patienten mit SZT bzw. SOT zusammen.

HIV-Infektion

Die HIV-Infektion beeinträchtigt in Abhängigkeit vom Krankheitsstadium das spezifische, zelluläre Immunsystem. Neben dem Risiko, an viralen, aber

Tab. 46.5 Impfungen bei sekundären Immundefekten [41], [39].

	DTPa-IPV-Hepatitis B	Hib	Pneumokokken	Meningokokken	MMR	VZV	Influenza
sekundäre Immundefekte							
HIV	A	A/I	I	I	A*/I*	I*	I
Asplenie	A	A/I	I	I	A	A	I
onkologische Erkrankungen	I	I	I	I	K	K	I
nach Therapieabschluss in Remission					I***	I***	
funktionell relevante pharmakologische Immunsuppression	A/I	I	I	I	K	K	I
Transplantation							
Stammzelltransplantation**	I	I	I	I	bD	K	I
Organtransplantation	I	I	I	I	K	K	I
Haushaltskontakte	A/I	A/I	kD	kD	A/I	A/I	A/I

A: Impfung entsprechend der allgemeinen Impfempfehlung.
I: indiziert.
K: kontraindiziert.
bD: begrenzte Datenlage; Durchführung frühestens 2 Jahre nach Stammzelltransplantation, wenn keine chronische GvHD besteht und 6 Monate zuvor keine immunsuppressive Therapie durchgeführt wurde und falls eine ausreichende Lymphozytenzahl vorliegt (1500/µl).
kD: keine Daten.
* Nicht bei schwerer Immunsuppression.
** Zeitpunkt entscheidend für Nutzen und Risiko.
*** Patienten nach Abschluss der Therapie einschließlich Dauertherapie in Remission (≥ 12 Monate) und Gesamtlymphozytenzahl ≥ 1500/µl.

auch bakteriellen (impfpräventablen) Infektionen zu erkranken, ist der Erfolg der Impfung vom aktuellen Immunstatus zum Zeitpunkt der Impfung abhängig. Insgesamt sind Impfungen bei Vorliegen einer HIV-Infektion nach dem STIKO-Schema für Säuglinge, Kinder, Jugendliche und Erwachsene empfohlen, wenngleich auch gewisse Einschränkungen vorliegen [18], [31], [32], [34]. In den USA wird neben den bekannten Standardimpfungen (DTPa, Hib, IPV, HBV) auch die Rotavirusimpfung empfohlen [33]. Die HPV-Impfung wird in den USA auch für HIV-positive Frauen empfohlen [22].

Um Impfrisiko und Impferfolg adäquat berücksichtigen zu können, sollte zwischen einer asymptomatischen und einer symptomatischen Infektion unterschieden werden. Vor allem die Anzahl CD4-positiver Zellen zum Impfzeitpunkt ist ein Parameter, der bekannt sein muss. *Totimpfstoffe* gelten hinsichtlich des Nebenwirkungsrisikos als unbedenklich, der Impferfolg hängt allerdings von der immunologischen Restfunktion des Patienten ab. Eine eingeschränkte Immunantwort kann bei einer CD4-Zahl unter 100/µl erwartet werden. *Lebendimpfstoffe* sind nicht generell kontraindiziert, sondern ihr Einsatz ist abhängig vom Erkrankungsstadium. Selbst bei bereits symptomatischer HIV-Infektion war einer Studie zufolge die Lebendimpfung mit MMR sicher, wenn auch nicht immer effektiv [21].

Gegen Masern, Mumps und Röteln sollte unbedingt frühzeitig bei noch guter Immunfunktion geimpft werden. Die MMR-Impfung ist bereits im Alter von 6 Monaten mit hoher Immunogenität und guter Verträglichkeit möglich [11]. Kontraindiziert ist die Impfung immer dann, wenn die absolute CD4-Zahl

- bei Kindern zwischen 0 und 12 Monaten unter 750/µl,
- bei Kindern zwischen 1 und 5 Jahren unter 500/µl und
- bei Personen über 5 Jahren unter 200/µl liegt [1], [27].
- Die Windpockenimpfung wird 2-mal im Abstand von 3 Monaten durchgeführt. Voraussetzung ist hierbei, dass die CD4-Zellen mehr als 25 % der Gesamtlymphozytenzahl (> 1000/µl) ausmachen [30].

- Die Influenzaimpfung wird ab dem Alter von 6 Monaten jährlich in altersentsprechender Dosis verimpft [10]. Eine deutlich schlechtere Immunantwort ist bei einer CD4-Zahl unter 100/µl zu erwarten.

Literatur

[1] Aurpibul L, Puthanakit T, Sirisanthana T et al. Response to measles, mumps, and rubella revaccination in HIV-infected children with immune recovery after highly active antiretroviral therapy. Clin Infect Dis 2007; 45: 637–642

[2] Avery RK. Immunizations in adult immunocompromised patients: Which to use and which to avoid. Cleve Clin J Med 2001; 68: 337–348

[3] Avery RK. Influenza vaccines in the setting of solid-organ transplantation: are they safe? Curr Opin Infect Dis; 2012 25: 464–8

[4] Beck CR, McKenzie BC, Hashim AB et al. Influenza vaccination for immuncompromised patients: summary of a systematic review and meta-analysis. Influenza Other Respir Viruses 2013, 7, Suppl 2: 72–75

[5] Boršo D, Löbermann M, Fritzsche C, Hemmer C, Führer A, Zettl U, Reisinger E. Impfen bei Immundefekten oder medikamentöser Immunsuppression. Dtsch Med Wochenschr 2013; 138: 145–150

[6] Bouchaud O, Mouas H. Vaccinations and systemic diseases. Vaccinations and immunosuppression. Ann Med 1998; 149: 351–360

[7] Brodtman DH, Rosenthal DW, Redner A et al.; Immunodeficiency in children with acute lymphoblastic leukemia after completion of modern aggressive chemotherapeutic regimens. J Pediatr 2005; 146: 654–661

[8] Caniza MA, Hunger SP, Schrauder A, Valsecchi MG, Pui CH, Masera G; Members of International Study Group of Childhood ALL („Ponte di Legno Working Group"). The controversy of varicella vaccination in children with acute lymphoblastic leukemia. Pediatr Blood Cancer 2012; 58: 12–6

[9] Carrera E, Manzano R, Garrido E. Efficacy of the vaccination in inflammatory bowel disease. World J Gastroenterol 2013, 19: 1349–1353

[10] Ceravalo A, Orsi A, Parodi V, Ansaldi F. Influenza vaccination in HIV-positive subjects: latest evidence and future perspective. J Prev Med Hyg 2013; 54: 1–10

[11] Chandwani S, Beeler J, Li H et al. Safety and immunogenicity of early measles vaccination in children born to infected mothers in the United States: results of Pediatric AIDS Clinical Trial (PACTG) protocol 225. J Infect Dis 2011; 204 (Suppl. 1): 179–189

[12] Coulson E, Saravanan V, Hamilton J et al. Pneumococcal antibody levels after pneumovax in patients with rheumatoid on methotrexate. Ann Rheum Dis 2011; 70: 1289–1291

[13] Cullen G, Bader C, Korzenik JR et al. Serological response to the 2009 HJ1N1 influenza vaccination in patients with inflammatory bowel disease. Gut 2011; ohne Seitenzahl, DOI: 10.1136/gutjnl-2011–300 256

[14] Danerseau AM, Robinson JL. Efficacy and safety of measles, mumps, rubella and varicella live viral vaccines in transplant recipients receiving immunosuppressive drugs. World J Pediatr 2008; 4: 254–258

[15] Debat Zoguereh D, Ruiz JM. Immunosuppression and vaccinations. Sante 2000; 10: 211–219

[16] Desalermos AP, Farraye FA, Wasan SK. Vaccinating the inflammatory bowel disease patient. Expert Rev Gastroenterol Hepatol 2015; 9: 91–102

[17] Duchet-Niedziolka P. Vaccination in adults with auto-immune disease and/or drug related immune deficiency: results of the GEVACCIM Delphi survey. Vaccine 2009; 27: 1523–1529

[18] Eley B. Immunization in patients with HIV infection: are practical recommendations possible? Drugs 2008; 68: 1473–1481

[19] Elkayam O, Amir S, Mendelson E et al. Efficacy and safety of vaccination against pandemic 2009 influenza A (H1N1) among patients with rheumatic diseases. Arthritis Care Res 2011; 63: 1062–1067

[20] Fiorino G, Peyrin-Biroulet L, Naccarato P et al. Effects of immunosuppression on immune response to pneumococcal vaccination in inflammatory bowel disease: A prospective study. Inflamm Bowel Dis 2011; ohne Seitenzahl, DOI: 10.1002/ibd.21 800

[21] Frenkel LM, Nielsen K, Garakian A et al. A search for persistent measles, mumps, and rubella vaccine virus in children with human immunodeficiency virus type 1 infection. Arch Pediatr Adolesc Med 1994; 148: 57–60

[22] Kaplan JE, Benson C, Holmes KH et al. Guidelines for prevention and treatment of opportunistic infections in HIV-infected adults and adolescents: recommendations from CDC, the National Institutes of Health, and the HIV Medicine Association of the Infectious Diseases Society of America. MMWR Recomm Rep 2009; 58: 1–207

[23] Kroger AT, Atkinson WL, Marcuse EK et al. General recommendations of the Advisory Committee on Immunization Practices (ACIP). MMWR Recomm Rep 2006; 55: 1–48

[24] Laws HJ. Impfung bei Immunsuppression. Monatsschr Kinderheilkd 2013; 161: 713–719

[25] Levin MJ. Varicella vaccination of immunocompromised children. J Infect Dis 2008; 197 (Suppl. 2): 200–206

[26] Liese JG, Belohradsky BH. Impfungen bei primären und sekundären Immundefekten. In: Wahn U, Seger R, Wahn V, Holländer GA, Hrsg. Pädiatrische Allergologie und Immunologie. 4. Aufl. München/Jena: Elsevier Urban Fischer; 2005: 539–545

[27] Lima M, DeMenezes Succi RC, Nunes Dos Santos AM et al. Rubella immunization in human immunodeficiency virus type-1 infected children: cause for concern in vaccination strategies. Pediatr Infect Dis J 2004; 23: 604–607

[28] Löbermann M, Winkelmann A, Reisinger E et al. Impfungen bei multipler Sklerose. Nervenarzt 2010; 81: 181–193

[29] Mannhardt-Laakmann W, Wahn V. Impfungen bei primären Immundefekten. Monatsschr Kinderheilkd 2011; 159: 451–460

[30] Marin M, Guris D, Chaves SS et al. Prevention of varicella: recommendations of the Advisory Committee on Immunization Practices (ACIP). MMWR Recomm Rep 2007; 56: 1–40

[31] McFarland E. Immunizations for the immunocompromised child. Pediatr Ann 1999; 28: 487–496

[32] Melvin AJ, Mohan KM. Response to immunization with measles, tetanus, and Haemophilus influenzae Type b vaccines in children who have human immunodeficiency virus type 1 infection and are treated with highly active antiretroviral therapy. Pediatrics 2003; 111: e641–644

[33] Mofenson LM, Brady MT, Danner SP et al. Guidelines for the Prevention and Treatment of Opportunistic Infections among HIV-exposed and HIV-infected children: recommendations from CDC, the National Institutes of Health, the HIV

Medicine Association of the Infectious Diseases Society of America, the Pediatric Infectious Diseases Society, and the American Academy of Pediatrics. MMWR Recomm Rep 2009; 58: 1–166

[34] Moss WJ, Clements CJ, Halsley NA. Immunization of children at risk of infection with human immunodeficiency virus. Bull World Health Organ 2003; 81: 61–70

[35] Murphy K, Ververeli K, Harvey BM et al. Antibody response after varicella vaccination in children treated with budenoside inhalation suspension or non-steroidal conventional asthma therapy. Int J Clin Pract 2006; 60: 1548–1557

[36] Nebgen A, Kieninger-Baum D, Mannhardt-Laakmann W et al. Impfungen und Immunsuppression. Atemw Lungenkrh 2010; 36: 326–335

[37] Patel SR, Ortin M, Cohen BJ et al. Revaccination of children after completion of standard chemotherapy for acute leukemia. Clin Infect Dis 2007; 44: 635–642

[38] Plotkin SA. Correlates of protection induced by vaccination. Clinical and vaccine immunology; 2010; 17: 1055–1065

[39] Rubin LG, Levin MJ, Ljungman P, Davies EG, Avery R, Tomblyn M, Bousvaros A, Dhanreddy S, Sung L, Keyserling H, Kang I. 2013 IDSA Clinical practice guideline for vaccination of the immunocompromised host. CID 2014 58(3): 309–183

[40] Sartori AM. A review of the varicella vaccine in immunocompromised individuals. Int J Infect Dis 2004; 8: 259–270

[41] Ständige Impfkommission am Robert Koch-Institut (STIKO). Mitteilungen der Ständigen Impfkommission (STIKO) am Robert Koch-Institut (RKI). Hinweise zu Impfungen für Patienten mit Immundefizienz. Epid Bull 2005; 39; 352–364

[42] Suttorp M. Impfungen bei Kindern mit fehlender oder geschwächter Immunabwehr. Immunologie Impfen 1992; 2: 70–76

[43] Teich N, Klugmann T, Tiedemann A et al. Impfschutz bei Immunsupprimierten. Deutsches Ärzteblatt 2011; 108: 105–111

[44] Zbinden D, Manuel O. Influenza vaccination in immunocompromised patients. Efficacy and safety. Immunotherapy 2014; 6: 131–9

[45] Zengin E, Sarper N. Humoral immunity to diphtheria, tetanus, measles and haemophilus influenza type b in children with acute lymphoblastic leukemia and response to re-vaccination. Ped Blood and Cancer 2009; 53: 967–972

47 Operationen

M. Knuf u. F. Zepp

Die Narkose wie auch der operative Eingriff selbst können das Immunsystem unter Umständen beeinflussen. Grundsätzlich können dabei alle Elemente des spezifischen und des unspezifischen Immunsystems durch die operationsassoziierten Belastungen beeinträchtigt werden. Die Art der angewendeten Anästhetika, die Anästhesietechnik, die chirurgische Intervention (z. B. mit kardio-pulmonalem Bypass) an sich und deren Dauer bestimmen das Ausmaß der möglichen immunologischen Veränderungen. Weiterhin können Anästhesie und Operation theoretisch auch Einfluss auf die Rate unerwünschter Wirkungen nach der Impfung haben. Es liegen aber bis heute keine klinischen Studien vor, in denen der Einfluss der Narkose und Operation auf den Impferfolg und auf die Rate von unerwünschten Impfwirkungen dokumentiert worden ist. Die o. g. Überlegungen sind daher zunächst eher theoretischer Natur. Auch klinische Beobachtungen geben keinen ernsthaften Anlass zu der Befürchtung, dass Impfungen und operative Eingriffe grundsätzlich inkompatibel sind. Bei dringender Indikation kann und sollte ein operativer Eingriff jederzeit durchgeführt werden, auch wenn eine Impfung vorangegangen ist [9].

47.1 Immunologische Grundlagen

T-Zellen, insbesondere T-Helferzellen spielen eine entscheidende Rolle für die Impfantwort [1], [5], [6], auch nach Operationen. Der Anteil zirkulierender T-Zellen nimmt bei bestimmten Operationen peri- und postoperativ ab. Dabei sinkt der Anteil der CD4-positiven T-Helferzellen stärker ab als jener der CD8-positiven T-Zellen. In allen Studien lässt sich dieser Effekt nicht eindeutig der chirurgischen Intervention oder der Anästhesie zuordnen. Die absolute B-Zell-Zahl verringert sich im Verlauf von Operationen mit kardiopulmonalem Bypass [1], [3]. In zahlreichen Studien konnte belegt werden, dass HLA-Klasse-II-Moleküle auf Monozyten nach Trauma, bei Sepsis, aber auch nach chirurgischen Eingriffen herunterreguliert werden [2], [10]. Proinflammatorische wie auch antiinflammatorische Zytokine treten in veränderter Konzentration im zeitlichen Zusammenhang mit Anästhesie und Operationen auf [7].

47.2 Unerwünschte Wirkungen von Impfungen

Nach einer Impfung können lokale und/oder systemische Reaktionen auftreten [9]. Zu dieser *Reaktogenität* gehören lokale (Schwellung, Rötung, Überwärmung, Schmerzen) und systemische unerwünschte Wirkungen (z. B. Fieber, Unruhe, hypotone Reaktion, Appetitlosigkeit, Erbrechen, Unruhe, Schreien, Anaphylaxie, Irritabilität, Myalgien). Der zeitliche Rahmen, in dem solche Reaktionen zu erwarten sind, reicht von einigen Sekunden (z. B. Anaphylaxie) bis zu wenigen Wochen nach der Impfung.

Es liegen keine validen Hinweise dafür vor, dass derartige, unerwünschte Wirkungen im Zusammenhang mit operativen Eingriffen häufiger vorkommen oder schwerer verlaufen.

Ebenso fehlen Studien, die eine reduzierte Immunogenität oder Schutzrate von perioperativ durchgeführten Impfungen belegen könnten. Manche Impfungen sind sogar perioperativ empfohlen (z. B. postexpositionelle Tetanusimpfung im Rahmen der Unfallchirurgie bei unzureichend Geimpften).

In einer englischen Untersuchung [11] wurden britische, australische und neuseeländische Anästhesisten zur Thematik *Immunisierung und Anästhesie* befragt. 382 Antworten (etwa 50 % der Anfragen) konnten ausgewertet werden. Grundsätzlich ließ sich kein Konsens bezüglich des anzunehmenden Risikos einer Narkose nach der Impfung ermitteln. 60 % der Befragten würden eine Anästhesie für eine Elektivoperation durchführen, auch wenn eine Lebendimpfung erst vor 1 Woche appliziert worden ist. Andererseits verweisen die Autoren auf den Umstand, dass Narkose und Operation in vivo und in vitro einen Einfluss auf die Immunantwort haben können. Aus letztlich theoretischen und rechtlichen Erwägungen empfehlen die Autoren ein eher defensives Vorgehen, mit einem Abstand von 1 Woche zwischen Totimpfung und Operation bzw. 3 Wochen nach einer Lebendimpfung.

Aufgrund der vielen offenen Fragen, die mit dieser Empfehlung einhergehen, ist unverändert eine lebhafte, kontroverse wissenschaftliche Diskussion in Gang [8], [4]. Auch die STIKO empfiehlt, um mögliche Impfreaktionen von Komplikationen zu unterscheiden, für Wahleingriffe Mindestabstände (nach

Gabe von Totimpfstoffen ein Mindestabstand von 3 Tagen und nach Verabreichung von Lebendimpfstoffen ein Mindestabstand von 14 Tagen) einzuhalten.

In einem vor einiger Zeit veröffentlichten Übersichtsartikel [12] wurden 277 Artikel zum Thema *Anästhesie und Immunantwort* identifiziert. Lediglich 16 Arbeiten waren Originalien. Die Autoren schließen aus den vorliegenden Arbeiten, dass der Einfluss von Anästhetika auf das Immunsystem allenfalls gering und transient (48 Stunden) ist. Der gegenwärtige Kenntnisstand rechtfertige eine Kontraindikation für eine Impfung bei gesunden Kindern, die elektiv operiert werden sollen, nicht. Um Fehlinterpretationen von Impfnebenwirkungen oder perioperativen Komplikationen zu vermeiden, empfehlen die Autoren einen minimalen Abstand zu Totimpfstoff-Impfungen von 2 Tagen und zu Lebendimpfstoff-Impfungen von 14–21 Tagen.

47.3 Vorgehen in der Praxis: Empfehlungen der STIKO

- Bei *kleineren Operationen* (bis zu 1 Stunde Dauer) braucht weder der Impftermin noch die Operation verschoben zu werden.
- Da Impfreaktionen hauptsächlich in den ersten 48 Stunden nach Impfung auftreten, sollte ein planbarer *größerer Eingriff* (länger als 1 Stunde Dauer) wenn möglich frühestens 3 Tage nach Gabe eines Totimpfstoffes und frühestens 2(–3) Wochen nach Gabe eines Lebendimpfstoffes (z. B. MMR[V]) erfolgen. Alle systemischen oder lokalen Impfreaktionen sollten nach Möglichkeit abgeklungen sein.
- Im 1. Lebensjahr (Grundimmunisierung) sollte – wenn möglich – ein größerer Eingriff und nicht die Impfung verschoben werden. *Notfalleingriffe* können immer erfolgen und sollten unter Berücksichtigung der aktuellen oder zu erwartenden Impfreaktionen mit entsprechend angepassten Anästhesieverfahren und postoperativer Überwachung durchgeführt werden.
- *Nach operativen Eingriffen sind keine bestimmten Zeitabstände einzuhalten; Impfungen können erfolgen, sobald der Patient in einem stabilen Allgemeinzustand ist.*
- *Impfungen aus vitaler Indikation (z. B. Tetanus-, Tollwut-, Hepatitis-B-Impfung) können jederzeit gegeben werden.*
- Nach Operationen, die mit einer immunsuppressiven Behandlung verbunden sind, z. B. Transplantationen, ist ein individualisiertes Vorgehen anzustreben.

47.3.1 Literatur

[1] Brand JM, Kirchner H, Poppe C et al. The effects of general anesthesia on human peripheral immune cell distribution and cytokine production. Clin Immunol Immunopathol 1997; 83: 190–194

[2] Cheadle WG, Mercer JM, Heinzelmann M et al. Sepsis and septic complications in the surgical patient: Who is at risk? Shock 1996; 6 (Suppl. 1): 6–9

[3] Chu SH, Hu RH, Lee YC et al. Changes of white blood cells, immunosuppressive acidic protein, and interleukin-2 receptor after open heart surgery. Thorac Cardiovasc Surg 1995; 43: 94–98

[4] Crowcroft NS, Elliman D. Vaccination and anesthesia: The precautionary principle is to vaccinate. Pediatric Anesthesia 2007; 17: 1216–1227

[5] Eskola J, Salo M, Viljanen MK et al. Impaired B lymphocyte function during open-heart surgery. Effects of anaesthesia and surgery. Br J Anaesth 1984; 56: 333–338

[6] Habermehl P, Knuf M, Kampmann C et al. Changes in lymphocyte subsets after cardiac surgery in children. Eur J Pediatr 2003; 162: 15–21

[7] Habermehl P, Lignitz A, Knuf M et al. Cellular immune response of a varicella vaccine following simultaneous DTaP and VZV vaccination. Vaccine 1999; 17: 669–674

[8] Nafiu OO, Lewis I. Vaccination and anesthesia: More questions than answers. Pediatric Anesthesia 2007; 17: 1215–1216

[9] Robert Koch-Institut. Empfehlungen der Ständigen Impfkommission (STIKO) am Robert Koch-Institut; Stand: Aug. 2015. Epid Bull 2015; 34: 327–362

[10] Schinkel C, Sendtner R, Zimmer S et al. Functional analysis of monocyte subsets in surgical sepsis. J Trauma 1998; 44: 743–748

[11] Short JA, Van der Walt JH, Zoanetti DC. Immunization and anesthesia – An international survey. Pediatric Anesthesia 2006; 16: 514–522

[12] Siebert JN, Posfay-Barbe KM, Habre W et al. Influence of anesthesia on immune responses and its effect on vaccination in children: review of evidence. Pediatric Anesthesia 2007; 17: 410–420

IV

48 Zerebralschäden

P. Weber u. U. Heininger

Der Zusammenhang zwischen Impfungen und Zerebralschäden umfasst 2 Fragestellungen:

- *Welche Impfindikationen* bzw. *-kontraindikationen* bestehen bei Patienten mit vorbestehenden neurologischen Krankheiten?
- Existiert ein bestimmtes *Impfrisiko* für das De-novo-Auftreten neurologischer Krankheiten?

48.1 Impfindikationen

Chronisch neurologische Krankheiten, für die prinzipiell die Frage nach speziellen Impfindikationen gestellt wird, umfassen v. a.:

- angeborene ZNS-Anomalien (mit und ohne bekannten genetischen Defekt und entsprechend assoziierter Multimorbidität),
- mentale Retardierung und Autismus,
- neuromuskuläre Erkrankungen,
- zerebrale Anfallsleiden,
- Zerebralparese,
- chronisch entzündliche Krankheiten des zentralen oder peripheren Nervensystems (z. B. autoimmunologische Neuropathien, Multiple Sklerose, Guillian-Barré-Syndrom), der Muskulatur (z. B. Dermatomyositis) oder der neuromuskulären Übertragung (z. B. Myasthenia gravis).

Neurologisch kranke Patienten sind in aller Regel immunkompetent. Deshalb gibt es keinen physiologischen Grund, bei ihnen prinzipiell andere Impfindikationen als bei gesunden Personen anzunehmen.

Bei Patienten, bei denen eine *immunsuppressive Therapie* erfolgt (z. B. Steroidtherapie bei Patienten mit Muskeldystrophie Duchenne oder Beta-Interferon-Therapie bei Patienten mit Multipler Sklerose) sind jedoch besondere Impfbedingungen bzw. Kontraindikationen (bei Lebendimpfstoffen) zu berücksichtigen. Deshalb sollten Impfungen insbesondere gegen Krankheiten, die bei immunsupprimierten Patienten ein erhöhtes Risiko für komplizierte Verläufe aufweisen, möglichst *vor* Einleitung der Immunsuppression durchgeführt bzw. aktualisiert werden. Dies betrifft neben allen Standardimpfungen (einschließlich Varizellenimpfung) auch verschiedene Indikationsimpfungen (z. B. Influenza).

Hinweise über die Indikation von Schutzimpfungen bei zerebral geschädigten Kindern gibt ▶ Tab. 48.1.

Nicht selten werden Patienten mit *zerebraler Vorschädigung* allerdings von Impfungen zurückgestellt [29]. Eine Infektionskrankheit kann aber gerade bei diesen Patienten im Fall einer Beteiligung des ZNS eine Leidensverschlechterung mit zusätzlicher funktioneller Einschränkung zur Folge haben (sogenannter „second hit“).

Neurologisch kranke Kinder bedürfen der allgemeinen Schutzimpfungen, der *Standardimpfplan* (s. ▶ Abb. 11.1) kann uneingeschränkt eingehalten werden. Alle *unter besonderen Voraussetzungen* indizierten Impfungen (s. ▶ Tab. 9.1) können auch Kindern und Erwachsenen mit neurologischen Krankheiten bzw. Nervenschäden (einschließlich Myopathien) gegeben werden, sofern keine individuelle Kontraindikation besteht.

Zusätzlich ist bei Unterbringung in einer Fürsorgeeinrichtung die Impfung gegen Hepatitis A und B indiziert. Von besonderer Bedeutung ist auch die Influenza-Indikationsimpfung [6]: So zeigen z. B. Kinder mit Trisomie 21 ein 18-fach höheres Hospitalisationsrisiko, ein 8-fach erhöhtes Intubationsrisiko und ein über 300-fach höheres Risiko, an einer H1N1-Influenzainfektion zu sterben [18]. Obwohl über 40 % der Kinder, die an einer Influenza-Infektion versterben, eine neurologische Grunderkrankung aufweisen, ist die Durchimpfungsrate in dieser Hochrisiko-Gruppe nicht höher als in der Gesamtgruppe der Kinder [24].

48.2 Kontraindikationen bei vorbestehenden neurologischen Krankheiten

Anfallsleiden, Zerebralparese, ZNS-Anomalien, Autismus oder entzündliche Krankheiten des Nervensystems stellen *keine* grundsätzlichen Kontraindikationen für Impfungen dar. Vielmehr sollten Standard- und Indikationsimpfungen zur Vermeidung eines „Second Hit“ gemäß den Impfempfehlungen der STIKO [25] angeraten werden, auch bzgl. des empfohlenen Impfalters. Das Vorliegen einer Zerebralparese [10] oder vorheriger zerebraler Anfälle [27] werden in der klinischen Praxis

Tab. 48.1 Impfungen bei Personen mit Zerebralschäden.

Art der Krankheit	Polio inaktiviert	Diphtherie	Tetanus	Pertussis	Hib	Masern Mumps Röteln Varizellen*	Hepatitis B	Influenza	Hepatitis A	Tollwut	FSME	Meningokokken	Pneumokokken
Oligophrenie ohne organischen Hirnschaden	+	+	+	+	+	+	+	+	wenn indiziert	wenn indiziert	wenn indiziert	+	+
Anfallsleiden mit Anfällen	+	+	+	+	+	+	+	+	wenn indiziert	wenn indiziert	wenn indiziert	+	+
konnataler Hirnschaden (ohne Anfälle)	+	+	+	+	+	+	+	+	wenn indiziert	wenn indiziert	wenn indiziert	+	+
erworbene nicht progressive zerebrale Erkrankung	+	+	+	+	+	+	+	+	wenn indiziert	wenn indiziert	wenn indiziert	+	+
progressive ZNS-Schädigung	+	+	+	+	+	+	+	+	wenn indiziert	wenn indiziert	wenn indiziert	+	+

* Cave: Diese (und andere) Lebendimpfungen sind kontraindiziert bei signifikanter Immundefizienz!

oftmals als Grund für eine zeitlich verzögert durchgeführte Impfung angeführt. Dies ist kontraproduktiv, weil das Risiko für zerebrale Krampfanfälle im Zeitraum von 7–10 Tagen nach einer Masern-Mumps-Röteln-Impfung bzw. MMR-Varizellen-Kombinationsimpfung in einer gesunden Kohorte mit zunehmendem Alter bei Impfung steigt [11], [20].

Die Betroffenen bzw. ihre Sorgeberechtigten sollten ausführlich über Nutzen und Risiken der Impfungen wie auch über die Möglichkeit der zufällig koinzidierenden Verschlechterung des neurologischen Grundleidens nach Impfung aufgeklärt werden.

Die frühere Empfehlung, Patienten mit positiver Anamnese für zerebrale Krampfanfälle (einschließlich Fieberkrämpfen) zeitgleich mit Impfungen prophylaktisch fiebersenkende Medikamente zu geben (z. B. Paracetamol) oder vorübergehend die Dosierung der antikonvulsiven Medikation zu erhöhen, hat sich nicht bewährt. Eine ausführliche Übersicht zu Impfempfehlungen bei Patienten mit unterschiedlichen neuromuskulären Erkrankungen wurde kürzlich publiziert [8].

48.3 Impfrisiken

Das Nervensystem stellte 2013 in der Schweiz das häufigste Organ dar, auf das sich eine *gemeldete, vermutete* Impf-Nebenwirkung bezieht [26]. Bei Auftreten neurologischer Symptome und Krankheiten *nach* einer Impfung muss unterschieden werden zwischen:

- zeitlicher Koinzidenz von neurologischer Symptomatik und Impfung,
- dem Auftreten neurologischer Symptome als Folge einer Allgemeinreaktion nach Impfung,
- einer möglichen Triggerfunktion der Impfung für die Manifestation der Krankheit,
- einer direkt pathogenen Wirkung des Impfstoffs oder eines Zusatzstoffs [19].

Kriterien für einen Zusammenhang zwischen Impfung und neurologischen Symptomen sind:

- *zeitliches Intervall* (1 Stunde bis 28 Tage, maximal bis 6Wochen),
- *biologische Plausibilität* (erklärende Mechanismen),
- epidemiologische Beobachtungen verschiedener Wichtungen:
  - niedriger Stellenwert: Einzelfallberichte, Fallserien, unkontrollierte deskriptive Studien,
  - mittlerer Stellenwert: kontrollierte Fallstudien,
  - hoher Stellenwert: plazebokontrollierte prospektive klinische Studien.

Zur Abschätzung der Wahrscheinlichkeit einer Kausalität zwischen Beschwerden und einer oder mehreren vorausgegangenen Impfungen ist eine *umfangreiche Differenzialdiagnostik* in Anlehnung an eine Empfehlung der Kommission für Infektionskrankheiten und Impffragen der Deutschen Akademie für Kinder- und Jugendmedizin (DAKJ, www.dakj.de) erforderlich [3].

- *Anamnese:*
  - zeitlicher Ablauf der Ereignisse,
  - Wiederauftreten bei Re-Exposition,
  - lokale Impfreaktionen,
  - Impfstoff-Chargennummer,
  - Medikamenten- und Drogenanamnese (Alkohol),
  - Stoffwechselkrankheiten,
  - Familienanamnese.
- *Labordiagnostik* zum Ausschluss anderer Krankheiten, in Abhängigkeit von der individuellen Symptomatik:
  - *Immunologie:* quantitative Immunglobuline inkl. IgE, Immunelektrophorese, Komplementanalyse, Rheumafaktoren, antinukleäre Antikörper, ggf. Immunkomplexnachweis, ACE, CRP, c-ANCA, p-ANCA.
  - *Serologie:* spezifischer Nachweis von Antikörpern gegen das Impfagens (4-facher Titeranstieg nach ≥ 2 Wochen), bzw. Hinweise auf koinzidierende Infektionen wie z. B. Influenza A und B, Parainfluenza 1–3, Adenoviren, Masernvirus, Varicella-Zoster-Virus, Zytomegalievirus, Herpes-simplex-Virus, Mumpsvirus, FSME, Borrelia burgdorferi, Mycoplasma pneumoniae, Listeria monocytogenes, Toxoplasma gondii.
  - *Liquor:* Zytologie, Glukose, Albuminquotient, IgG-Index, isoelektrische Fokussierung, PCR-Diagnostik für HSV, VZV, Enteroviren.
  - *Stuhlproben:* Enterovirus-PCR.
  - *Blutkulturen:* bei Fieber ohne Fokus.
  - *Genetik:* differenzieller Nachweis von Wildtyp-Erreger bzw. des attenuierten Impfvirus.

Ein Zusammenhang zwischen Impfung und Auftreten neurologischer Symptome kann mit unterschiedlichem Wahrscheinlichkeitsgrad angenommen werden.

Für manche neurologischen Manifestationen im zeitlichen Zusammenhang mit Impfungen wurden einheitliche Falldefinitionen von Arbeitsgruppen der Brighton Collaboration definiert, u. a. für zerebrale Krampfanfälle [5], aseptische Meningitis [28], Enzephalitis, Myelitis und akute demyelinisierende Enzephalomyelitis [22] und Guillain-Barré-Syndrom [23]. Die Anwendung dieser Falldefinitionen erlaubt eine Klassifizierung von Verdachtsfällen und Inzidenzvergleiche dieser Ereignisse in unterschiedlichen Populationen.

Als spezifische neurologische Impfrisiken werden diskutiert:

- *Krampfanfälle/Epilepsie:* Zerebrale Anfälle werden insbesondere im Kindesalter infolge von Fieber nach Impfungen mit der Immunisierung in Verbindung gebracht. In diesem Zusammenhang werden in Deutschland jährlich etwa 1200–1400 Verdachtsfälle von Fieberkrämpfen als Impfnebenwirkungen gemeldet [16].
    - Voraussetzung: Auftreten innerhalb von 72 Stunden nach Impfung,
    - verstärktes Risiko von impfinduzierten Fieberkrämpfen nach kombinierter Masern-Mumps-Röteln-Varizellen-Impfung, statt isolierter MMR- und Varizellenimpfung, zwischen Tag 5 und 12 nach Impfung [14], [15],
    - verstärktes Risiko von impfinduzierten Fieberkrämpfen nach kombinierter Diphtherie-/Tetanus-Impfung mit Ganzkeimpertussisimpfstoff im Vergleich zu Kombination mit azellulärem Pertussisimpfstoff, wie er seit 1995 in Deutschland verwandt wird [12].
    - Es gibt keinen belegten Zusammenhang zwischen dem Auftreten einer Epilepsie als chronisches Anfallsleiden und einer Impfung [2]. Die sogenannte Pertussisenzephalopathie scheint eher mit einem genetischen Defekt im SCN1A-Gen in Zusammenhang zu stehen [4]. In einer niederländischen Kohorte fanden sich bei 15 von 23 Kindern, die nach einer Impfung eine Epilepsie (nicht nur einen einmaligen Anfall) entwickelten, ein Gendefekt inklusive gehäuft SCN1A-Mutationen, resp. eine zerebrale Malformation, die als Erklärung für die Epilepsie ausreichend sind [32]. Generell steigert eine positive SCN1A-Mutation das Risiko für Anfälle nach einer Impfung, was zu einer früheren Manifestation der Grunderkrankung führen kann. Der klinische Verlauf der nachfolgenden epileptischen Erkrankung (*Dravet-Syndrom*) wird dadurch allerdings nicht beeinflusst [31].
    - Differenzialdiagnose impfinduzierter (Fieber-) Krämpfe: Erstmanifestation eines Anfallsleidens, Enzephalitiden anderer Genese, Tumoren.
- *Mononeuritis:*
    - Auftreten bis maximal 4 Wochen nach Immunisierung,
    - bei Tetanus- und Diphtherieimpfung: wahrscheinlich kein Kausalzusammenhang,
    - bei FSME-Impfung in Einzelfällen beschrieben, ohne gesicherten kausalen Zusammenhang,
    - einzelne Fallserien von gehäuften Optikusneuritiden nach verschiedenen Impfungen (Diphtherie, Tetanus, Poliomyelitis, Hepatitis A und B, Tollwut, Masern, Röteln, humanes Papillomavirus, H1N1-Influenza, Meningokokken). Der ursächliche Zusammenhang ist jedoch jeweils nicht gesichert bzw. konnte widerlegt werden (Hepatitis-B-Impfung).
- *Plexusneuritis:*
    - Auftreten bis maximal 4 Wochen nach Immunisierung oder Gabe von Immunglobulinen,
    - Tetanus- und Diphtherieimpfung: in Einzelfällen beschrieben,
    - FSME-Impfung: in Einzelfällen beschrieben.
- *Guillain-Barré-Syndrom:*
    - Ein (gering) erhöhtes Risiko nach Tetanus-, Influenza- (H1N1-) und Poliomyelitisimpfung (v. a. Lebendvakzine) kann nicht sicher ausgeschlossen werden. Bei H1N1-Impfung besteht ein wahrscheinlicher Kausalzusammenhang mit einem Risiko von ca. 0,3/100 000 Impfungen innerhalb der ersten 6 Wochen (wahrscheinlicher Zeitraum).
    - Kein erhöhtes Risiko ist dagegen belegt für Hepatitis-B-, Masern-, Mumps-, und Rötelnimpfung.
- *Multiple Sklerose:*
    - Verschiedene Impfungen (Hepatitis B, Tetanus, Masern, Mumps, Röteln, Influenza, FSME) erhöhen das Risiko von Schüben nicht wesentlich, gänzlich kann die Induktion eines Schubs durch eine Impfung wegen der hierbei erfolgenden Aktivierung des Immunsystems jedoch nicht ausgeschlossen werden [1], [7].
    - Im Vergleich zu den Risiken der entsprechenden Krankheiten bei Infektion mit den jeweiligen Erregern ist das Risiko nach Impfung gering.
- *Meningitis:*
    - bei Mumps-Impfung: Risiko je nach Stamm 1 : 10 000 (beim nicht mehr im Handel erhältlichen Impfstamm Urabe) bis unter 1 : 1 Mio.

(bei allen anderen Impfstämmen), die vorliegenden Daten sprechen gegen einen ursächlichen Zusammenhang.
- *Enzephalitis/akute demyelinisierende Enzephalomyelitis:*
  - Einzelfallberichte nach Impfung gegen Tollwut, Diphtherie-Tetanus-Polio, Pocken, Masern, Mumps, Röteln, Japanische Enzephalitis, Pertussis, Influenza inkl. H1N1-Subtyp, Hepatitis B [13].
  - Ein kausaler Zusammenhang ist maximal für Fälle, die das Level 2 der Brighton-Falldefinition erfüllen, belegt [22].
- Zum Zusammenhang zwischen Impfung und *autoimmunologisch induzierten* neurologischen Krankheiten s. Salemi u. D'Amelio [21].
- *Autismus/mentale Retardierung:*
  - Ein Zusammenhang zwischen Masern-, Mumps-, Röteln-Impfung und der Entwicklung eines Autismus konnte ausgeschlossen werden.
  - Diskutiert wurde ein möglicher Zusammenhang zwischen thiomersalhaltigen Impfstoffen und Entwicklungsstörungen [9], dieser erscheint aufgrund klinischer Untersuchungen jedoch von geringer Relevanz [30].
- *Narkolepsie:*
  - Diskutiert wird ein ursächlicher Zusammenhang mit einem spezifischen, adjuvantierten Influenza-Pandemieimpfstoff aus dem Pandemiejahr 2009. Insbesondere in Finnland und Schweden, später auch im Vereinigten Königreich wurde über vermehrtes Auftreten von Narkolepsie bei Kindern und Jugendlichen im zeitlichen Zusammenhang zur Impfung mit dem pandemischen, adjuvantierten (AS 03)-A/California/H1N1-Impfstoff Pandemrix berichtet [17], [33]. Andere Influenzaimpfstoffe sind davon nicht betroffen.

Zur Meldung des Verdachts einer Impfkomplikation s. Kap. 7.

48.3.1 Literatur

[1] Baumhackl U, Franta C, Retzl J et al. A controlled trial of tick-borne encephalitis vaccination in patients with multiple sclerosis. Vaccine 2003; 21 (Suppl. 1): 56–61

[2] Barlow WE, Davis RL, Glasser JW et al. The risk of seizures after receipt of whole-cell pertussis or measles, mumps, and rubella vaccine. New Engl J Med 2001; 345: 656–661

[3] Bartmann P, Heininger U, Huppertz HI et al. Differentialdiagnostische Abklärung von möglichen neurologischen Nebenwirkungen von Impfungen im Kindes- und Jugendalter. Stellungnahme der Kommission für Infektionskrankheiten und Impffragen der DAKJ. Monatsschr Kinderheilkd 2005; 153: 194–197

[4] Berkovic SF, Harkin L, McMahon JM et al. De-novo-mutations of the sodium channel gene SCN1A in alleged vaccine encephalopathy: A retrospective study. Lancet Neurol 2006; 5: 488–492

[5] Bonhoeffer J, Menkes J, Gold MS et al. Generalized convulsive seizure as an adverse event following immunization: Case definition and guidelines for data collection, analysis, and presentation. Vaccine 2004; 22: 557–562

[6] Centers for Disease Control and Prevention Influenza vaccination practices of physicians and caregivers of children with neurological and neurodevelopmental conditions – United States, 2011–12 influenza season MMWR Morb Mortal Wkly Rep 2013; 62: 744–746

[7] DeStefano F, Verstraeten T, Jackson LA et al. Vaccinations and risk of central nervous system demyelinating diseases in adults. Arch Neurol 2003; 60: 504–509

[8] Esposito S, Bruno C, Berardinelli A et al. Vaccination recommendations for patients with neuromuscular disease. Vaccine 2014; 32: 5 893–5 990

[9] Geier DA, Geier MR. A meta-analysis epidemiological assessment of neurodevelopmental disorders following vaccines administered from 1994 through 2000 in the United States. Neuro-Endocrinol Letters 2006; 27: 401–413

[10] Greenwood VJ, Crawford NW, Walstab JE et al. Immunisation coverage in children with cerebral palsy compared with the general population J Pediatr Child Health 2013; 49: E137–E141

[11] Hambidge SJ, Newcomer SR, Narwaney KJ et al. Timely versus delayed early childhood vaccination and seizures Pediatrics 2014; 133: E1492–E1499

[12] Huang WT, Gargiullo PM, Broder KR et al. Lack of association between acellular pertussis vaccine and seizures in early childhood, Pediatrics 2010; 126: 263–269

[13] Huynh W, Cordato DJ, Kehdi E et al. Post-vaccination encephalomyelitis: literature review and illustrative case. J Clin Neurosci 2008; 15: 1315–1322

[14] Jacobsen SJ, Ackerson BK, Sy LS et al. Observational safety study of febrile convulsions following first dose MMRV vaccination in a managed care setting. Vaccine 2009; 27: 4 656–4 661

[15] Klein NP, Fireman B, Yih WK et al. Measles-mumps-rubella-varicella combination vaccine and the risk of febrile seizures. Pediatrics 2010; 126: E1–E8

[16] Mannhardt-Laakmann W. Impfungen bei chronischen Krankheiten. Monatschr Kinderheilkd 2009; 157: 767–781

[17] Partinen M, Kornum BR, Plazzi G et al. Narcolepsy as an autoimmune disease: The role of H1N1 infection and vaccination. Lancet Neurol 2014; 13: 600–613

[18] Pérez-Padilla R, Fernàndez R, Garcia-Sancho C et al. Emerg Infect Dis 2010; 16: 1312–1314

[19] Piyasirisilp S, Hemachudha T. Neurological adverse events associated with vaccination. Current Opinion Neurol 2002; 15: 333–338

[20] Rowhani-Rahbar A, Fireman B, Lewis E et al. Effect of age on the risk of fever and seizures following immunization with measles-containing vaccines in children JAMA Pediatr 2013; 167: 1111–1117

[21] Salemi S, D'Amelio R. Could autoimmunity be induced by vaccination? Int Rev Immunol 2010; 29: 247–269

[22] Sejvar JJ, Kohl KS, Bilynsky R et al. Encephalitis, myelitis, and acute disseminated encephalomyelitis (ADEM): case definitions and guidelines for collection, analysis, and presenta-

tion of immunization safety data. Vaccine 2007; 25: 5 771–5 792

[23] Sejvar JJ, Kohl KS, Gidudu J et al. Quillain-Barré syndrome and Miller-Fisher syndrome: Case definitions and guidelines for collection, analysis, and presentation of immunization safety data. Vaccine 2011; 29: 599–612

[24] Smith M, Peacock G, Uyeki TM et al. Influenza vaccination in children with neurologic or neurodevelopmental disorders. Vaccine 2015; 33: 2322–2327

[25] Ständige Impfkommission am Robert Koch-Institut (STIKO). Mitteilung der Ständigen Impfkommission am Robert Koch-Institut: Empfehlungen der Ständigen Impfkommission am RKI 2015; Stand Aug. 2015. Epid Bull 2015; 34: 327–362

[26] Swissmedic. www.swissmedic.ch

[27] Tanabe T, Tagawa T, Arai H et al, Survey of Japenese pediatricians on vaccination of children with neurological disorders Pediatr. Intern 2011; 53: 626–629

[28] Tapiainen T, Prevots R, Izurieta HS et al. Aseptic meningitis: case definition and guidelines for collection, analysis and presentation of immunization safety data. Vaccine 2007; 25: 5 793–5 802

[29] Tillmann B, Tillmann HC, Heininger U et al. Acceptance and timelines of standard vaccination in children with chronic neurological deficits in north-west Switzerland. Eur J Ped 2005; 164: 320–325

[30] Tozzi AE, Bisiacchi P, Tarantino V et al. Neuropsychological performance 10 years after immunization in infancy with thiomerosal-containing vaccines Pediatrics 2009; 123: 475–482

[31] Verbeek NE, van der Maas NAT, Jansen FE et al. Prevalence of SCN1A-related Dravet syndrome among children reported with seizures following vaccination: a population-based ten-year cohort study PLoS ONE 2013; 8: E65 758

[32] Verbeek NE, Jansen FE, Vermeer-de Bondt PE et al Etiologies for seizures around the time of vaccination Pediatrics 2014; 134: 658–666

[33] Wijnans L, Lecomte C, de Vries C et al. The incidence of narcolepsy in Europe: before, during, and after the influenza A (H1N1)pdm09 pandemic and vaccination campaigns. Vaccine 2013; 31: 1246–1254

49 Schwangerschaft

U. Heininger u. B. Keller-Stanislawski

Die Schwangerschaft setzt durch physiologische Vorgänge die Immunabwehr der Frau herab.

Da Gynäkologen und Allgemeinmediziner im Allgemeinen die primären Ansprechpartner von Frauen in Gesundheitsfragen sind, kommt diesen Berufsgruppen eine besondere Verantwortung in Bezug auf Impfprävention zu. Diese Verantwortung beinhaltet die Durchführung von Impfungen vor, während und nach der Schwangerschaft. Folgendes gilt es zu beachten:

- die zeitgerechte Gabe aller altersentsprechend allgemein empfohlenen Schutzimpfungen (einschließlich Masern-Mumps-Röteln zur Impfprävention kongenitaler Röteln) und der empfohlenen Auffrischimpfungen,
- die Erkennung von Impflücken und deren Behebung durch Nachholimpfungen, einschließlich der Pertussisimpfung bei Frauen im gebärfähigen Alter,
- die Beachtung der Indikationen für weitere Impfungen in Abhängigkeit von der individuellen gesundheitlichen Situation der Frau (siehe STIKO-Impfempfehlungen, Tab. 2, [15]),
- die Influenzaimpfung im Falle einer Schwangerschaft,
- die Verhinderung der perinatalen Hepatitis-B-Infektion und prä- oder perinataler Varizellen,
- die Impfung gegen Pertussis im Wochenbett, sofern sie nicht in den letzten 10 Jahren stattfand.

Ebenso sollen Kinder- und Jugendärzte bzw. Allgemeinmediziner darauf hinwirken, dass alle Mädchen schon vor Erreichen des gebärfähigen Alters die allgemein empfohlenen und Indikationsimpfungen erhalten.

Im Hinblick auf eine mögliche Schwangerschaft (s. a. ▸ Tab. 49.1) werden spezifisch empfohlen:

- bei *seronegativen Frauen mit Kinderwunsch* wie auch bei *ungeimpften Mädchen* im Alter von 9–17 Jahren ohne Varizellenanamnese die Impfung gegen Varizellen (s. Kap. 44);
- bei *Frauen im gebärfähigen Alter*:
  - eine einmalige Impfung gegen Pertussis (als Kombinationsimpfung mit Tdpa- bzw. Tdpa-IPV-Impfstoff), sofern in den letzten 10 Jahren keine Pertussisimpfung stattgefunden hat (s. Kap. 33),
  - eine vollständige Rötelnimpfung mit 2 Dosen, im Allgemeinen als MMR-Kombinationsimpfung (s. Kap. 38).

Nach Verabreichung einer Lebendimpfung wird bis zur Planung einer Schwangerschaft ein Intervall von mindestens 4 Wochen empfohlen.

Auch wenn grundsätzlich in der Schwangerschaft nicht erforderliche Eingriffe unterbleiben sollten, sind Schäden für das ungeborene Kind durch *inaktivierte Impfantigene (Totimpfstoffe)* nicht zu befürchten und diese deshalb auch nicht kontraindiziert [10]. Im Falle der Influenzaimpfung (und zukünftig evtl. auch gegen Pertussis, wie dies z. B. in den USA, Großbritannien und der Schweiz bereits der Fall ist) ist die Impfung von Schwangeren sogar explizit empfohlen. Die Indikation für eine Impfung mit inaktivierten Impfantigenen wird individuell gestellt.

Aufgrund theoretischer Überlegungen sind *Lebendimpfstoffe* in der Schwangerschaft im Allgemeinen kontraindiziert. In seltenen Einzelfällen sind transplazentare Übertragungen von vermehrungsfähigen, attenuierten Impfviren, wie z. B. Rötelnimpfvirus, beschrieben worden, ohne dass es jedoch zu einer Rötelnembryopathie gekommen wäre [2]. Auch bei mehreren Hundert versehentlichen Applikationen von Lebendimpfungen, wie z. B. MMR oder Varizellen, kurz vor bzw. während einer Schwangerschaft sind Embryo- oder Fetopathien durch Impfviren in der Literatur bisher nicht belegt [1], [15]. Deshalb sind versehentlich kurz vor oder während einer Schwangerschaft durchgeführte Lebendimpfungen *keine* Indikation für einen Schwangerschaftsabbruch.

Während der Schwangerschaft ist eine serologische Untersuchung zum Ausschluss bzw. Nachweis einer chronischen Hepatitis B empfohlen. Nach der 32. SSW und möglichst nahe am Geburtstermin sollte im Serum HBs-Antigen getestet werden. Bei positivem Nachweis ist das Neugeborene in den ersten 12–24 Stunden aktiv und passiv gegen Hepatitis B zu impfen, gefolgt von einer Komplettierung der aktiven Impfserie und einer serologischen Erfolgskontrolle nach Abschluss der Grundimmunisierung (s. Kap. 26).

Tab. 49.1 Indizierte und kontraindizierte Impfungen in der Schwangerschaft

Impfstoff	Gegen	
Lebendimpfstoffe	Masern (Kap. 30)	kontraindiziert
	Mumps (Kap. 32)	kontraindiziert
	Röteln (Kap. 38)	kontraindiziert
	Varizellen (Kap. 44)	kontraindiziert
	Gelbfieber (Kap. 23)	wenn aus epidemiologischen Gründen dringend indiziert
	Typhus (oral) (Kap. 43)	wenn aus epidemiologischen Gründen dringend indiziert
inaktivierte Impfstoffe	Diphtherie (Kap. 20)	wenn indiziert
	Pertussis (Kap. 33)	bislang in Deutschland nicht empfohlen
	Tetanus (Kap. 40)	wenn indiziert
	Polio (Kap. 37)	wenn indiziert
	Hepatitis B (Kap. 26)	wenn indiziert
	HPV (Kap. 28)	nicht empfohlen
	Meningokokken (Kap. 31)	wenn indiziert
	Pneumokokken Kap. 35)	wenn indiziert
	FSME (Kap. 22)	wenn indiziert
	Hepatitis A (Kap. 25)	wenn indiziert
	Influenza (Kap. 29)	wenn indiziert
	Cholera (Kap. 19)	wenn indiziert
	Tollwut (Kap. 41)	wenn indiziert
	Typhus (Kap. 43)	wenn aus epidemiologischen Gründen dringend indiziert
	Pocken (Kap. 36)	wenn indiziert

49.1 Poliomyelitis

Die Schutzimpfung gegen Poliomyelitis (mit inaktiviertem Impfstoff) ist für Schwangere nur bei unzureichendem Impfschutz und drohender Exposition indiziert, z. B. vor einer Reise in ein Poliomyelitisrisikogebiet. Bei unzureichendem Impfschutz *ohne* drohende Exposition während der Schwangerschaft sollte die Komplettierung des Impfschutzes nach der Entbindung geplant werden.

Als vollständig geimpft gelten Erwachsene dann, wenn sie im Säuglings- und Kleinkindalter eine vollständige Grundimmunisierung *und* als Jugendliche oder Erwachsene eine Auffrischimpfung erhalten haben oder im Erwachsenenalter eine Grundimmunisierung (Anzahl Dosen gemäß Hersteller) erhalten haben [15]. Weitere Auffrischimpfungen sind bei gegebener Indikation im 10-Jahresabstand empfohlen.

Ist eine Grundimmunisierung dokumentiert, so kann bei gegebener Poliomyelitisexposition mit einer Auffrischimpfung ein schützender Antikörperanstieg erreicht werden. Ebenso kann bei drohender Exposition die Grundimmunisierung mit inaktiviertem Polioimpfstoff nach Salk begonnen oder vervollständigt werden. Der früher gebräuchliche orale Lebendimpfstoff nach Sabin, der im Fall eines Poliomyelitisausbruchs wieder zum Einsatz kommen könnte, ist dagegen in der Schwangerschaft kontraindiziert.

49.2 Masern

Masern in der Schwangerschaft können zu schweren Krankheitsverläufen führen, jedoch sind keine Schädigungen des ungeborenen Kindes im Sinne einer Embryo- oder Fetopathie bekannt.

Die 2-malige Masernimpfung, meist als MMR (V)-Kombinationsimpfung gemeinsam mit attenuierten Mumps- und Rötelnviren im frühen Kindesalter verabreicht, verleiht Langzeitschutz und erfordert deshalb nach heutigem Kenntnisstand keine Auffrischimpfungen. Bei weniger als 2 dokumentierten Masernimpfungen wird allen nach 1970 geborenen Erwachsenen eine Nachholimpfung, vorzugsweise als MMR-Kombinationsimpfung, empfohlen [15]. In der Schwangerschaft ist die Masern- bzw. MMR-Impfung kontraindiziert, auch wenn keine Embryopathien durch transplazentare Übertragung von Masernimpfvirus bekannt sind. Bei einer gegen Masern ungeimpften Schwangeren bzw. bei unklarem Masernimpfstatus, sollte zu ihrem Schutz eine passive Immunisierung (Postexpositionsprophylaxe) möglichst innerhalb von 3(–6) Tagen nach Exposition erwogen werden. Dazu wird ein Standardimmunglobulin (0,25 ml/kgKG i. m.) appliziert.

49.3 Röteln

Hauptziel der allgemein empfohlenen Rötelnimpfung ist die Verhinderung einer Embryopathie durch Röteln in der Frühschwangerschaft (v. a. 1. Trimenon). Die 2-malige Rötelnimpfung, als MMR (V)-Kombinationsimpfung gemeinsam mit attenuierten Masern-, Mumps- und ggf. Varicella-Zoster-Viren im frühen Kindesalter empfohlen, verleiht soliden Langzeitschutz und erfordert deshalb nach heutigem Kenntnisstand keine Auffrischimpfungen [5]. Seit 2001 wurden dem Robert Koch-Institut jährlich zwischen 0 und 3 Fälle von konnatalen Rötelninfektionen gemeldet, ein markanter Rückgang im Vergleich zu 100 und mehr Fällen vor Einführung des Impfprogramms [14].

Bei weniger als 2 dokumentierten Rötelnimpfungen wird allen Frauen *im gebärfähigen Alter* 1 oder 2 Nachholimpfungen, vorzugsweise mit einem MMR-Kombinationsimpfstoff, empfohlen [15]. *In der Schwangerschaft* ist die Röteln- bzw. MMR-Impfung kontraindiziert, auch wenn bislang keine Embryopathien durch transplazentare Übertragung von Rötelnimpfviren nachgewiesen worden sind.

Auf die bislang gemäß Mutterschaftsrichtlinien in Deutschland empfohlene Kontrolle der rötelnspezifischen IgG-Antikörper im Serum zur Überprüfung der Immunität bei allen Schwangeren kann nach Auffassung der Ständigen Impfkommission (STIKO) verzichtet werden, wenn der Nachweis einer 2-fachen Rötelnimpfung vorliegt [15]. Dies ist dadurch begründet, dass Rötelnembryopathien durch Infektionen bei vollständig geimpften Schwangeren nur in extrem seltenen Ausnahmefällen beschrieben sind, wohingegen die unzureichende Sensitivität der allgemein verfügbaren Antikörpertests (Hämagglutinationshemmtest, ELISA) zu falsch-negativen bzw. unsicheren Ergebnissen (*Antikörper im Grenzbereich*) und damit zur nachhaltigen Verunsicherung der Schwangeren führen kann.

Die postexpositionelle *passive* Immunisierung bei nicht oder unvollständig geimpften Schwangeren nach Kontakt zu Röteln ist mangels Verfügbarkeit eines spezifischen Rötelnimmunglobulins nicht mehr möglich. Die Wirksamkeit eines Standardimmunglobulins ist in dieser Situation zweifelhaft.

49.4 Mumps

Mumps in der Schwangerschaft führt nicht zu einer erhöhten Rate von kongenitalen Fehlbildungen [8].

Die 2-malige Mumpsimpfung, als MMR-Kombinationsimpfung gemeinsam mit attenuierten Masern- und Mumpsviren im frühen Kindesalter empfohlen, verleiht Schutz in der Größenordnung von ca. 80–90 %. Für nach 1970 geborene, unvollständig geimpfte Erwachsene bzw. Erwachsene mit unklarem Impfstatus gibt es keine allgemeine Empfehlung für Nachholimpfungen, nur bei beruflicher Indikation („in Gesundheitsdienstberufen in der unmittelbaren Patientenversorgung sowie in Gemeinschaftseinrichtungen oder Ausbildungseinrichtungen für junge Erwachsene) bzw. postexpositionel [15]. *In der Schwangerschaft* ist die Mumps- bzw. MMR-Impfung kontraindiziert, auch wenn keine Embryopathien durch transplazentare Übertragung von Mumpsimpfvirus beschrieben sind.

49.5 Varizellen

Varizellen in der Schwangerschaft können zu schweren Komplikationen der erkrankten Frau und zum Abort oder zur Schädigung des Fetus in utero mit konnatalen Fehlbildungen an Haut und Skelett führen [7]. Besonders gefährlich verlaufen Varizellen beim Neugeborenen, wenn die Mutter 5 Tage vor bis 2 Tage nach der Geburt daran erkrankt. Nach Varizellenexposition sollte eine Schwangere daher unverzüglich 1,0(–2,0) ml/kgKG VZV-Immunglobulin i. m. injiziert bekommen [3]. Aciclovir und Valaciclovir sind zur Behandlung von schwangeren Frauen nicht erprobt; ihre Verwendung muss im Einzelfall entschieden werden.

Die 2-malige Varizellenimpfung, als monovalente Varizellen- oder MMRV-Kombinationsimpfung gemeinsam mit attenuierten Masern-, Mumps- und Rötelnviren im frühen Kindesalter empfohlen, verleiht Schutz in der Größenordnung von ca. 95 %, für 1 Dosis ist sie deutlich geringer [12]. Für nicht geimpfte VZV-seronegative *Frauen mit Kinderwunsch* gibt es eine Empfehlung zur Nachholimpfung [15]. Wie nach anderen Lebendimpfungen auch, ist ein Abstand zwischen Impfung und Konzeption von 1 Monat empfehlenswert. *In der Schwangerschaft* ist die Varizellenimpfung kontraindiziert, auch wenn die transplazentare Übertragung von Varizellenimpfviren nur in Einzelfällen und ohne Schädigung des ungeborenen Kindes beschrieben ist [16].

49.6 Tetanus

Tetanus in der Schwangerschaft führt zur lebensbedrohlichen Erkrankung der Mutter.

Die Tetanusschutzimpfung ist allgemein empfohlen, mit Impfbeginn im Alter von 2 Monaten und lebenslangen regelmäßigen Auffrischimpfungen. Sie wird im Allgemeinen als Kombinationsimpfung mit verschiedenen anderen Impfantigenen (Diphtherie, Pertussis u. a.) verabreicht, enthält inaktivierte Antigene und ist deshalb grundsätzlich bei gegebener Indikation auch *in der Schwangerschaft* möglich. Sie schützt durch transplazentare Übertragung von maternalen IgG-Antikörpern passager auch den jungen Säugling vor Tetanus. Schwangere, die nicht ausreichend gegen Tetanus geimpft sind, erhalten im Verletzungsfall neben der aktiven Impfung ggf. auch Tetanusimmunglobulin [15].

49.7 Diphtherie

Unvollständig geimpfte Schwangere sollten bei gegebener Expositionsgefahr mit einem Diphtherie-Tetanus-Pertussis-Kombinationsimpfstoff für Erwachsene (Tdap) geimpft werden [15]. Bei Diphtherie in der Schwangerschaft ist eine antimikrobielle Therapie erforderlich.

49.8 Pertussis

Pertussis bei Neugeborenen und jungen Säuglingen ist eine bedrohliche Krankheit [9]. Die Pertussisimpfung ist allgemein empfohlen, mit Impfbeginn im Alter von 2 Monaten und regelmäßigen Auffrischimpfungen einschließlich der einmaligen Impfung im Erwachsenenalter. Sie wird als Kombinationsimpfung mit verschiedenen anderen Impfantigenen (Diphtherie, Tetanus u. a.) verabreicht, enthält inaktivierte Antigene und ist deshalb grundsätzlich bei gegebener Indikation auch in der Schwangerschaft möglich. Dadurch werden die Mutter und indirekt auch das Kind in den ersten Lebensmonaten geschützt. In manchen Ländern (z. B. Schweiz, Vereinigtes Königreich, USA), bislang jedoch nicht in Deutschland, ist deshalb die Pertussisimpfung (Tdap) im 2. oder 3. Trimenon der Schwangerschaft empfohlen. Sicherheit [6] und Effizienz der Pertussisimpfung in der Schwangerschaft sind nachgewiesen [1].

Alternativ bzw. ergänzend sollen Frauen im gebärfähigen Alter, wie auch alle anderen engen Haushaltkontaktpersonen von Neugeborenen, über einen ausreichenden Pertussisimpfschutz verfügen bzw. diesen zum frühestmöglichen Zeitpunkt erhalten (Riegelungsimpfung im Rahmen der *Kokonstrategie*).

49.9 Influenza (Grippe)

Influenza in der Schwangerschaft, insbesondere im 2. oder 3. Trimenon, geht mit einem erhöhten Komplikationsrisiko für die erkrankte Frau einher [12]. Auch im Neugeborenen- und frühen Säuglingsalter besteht ein erhöhtes Komplikationsrisiko. Daher kommt dem mütterlichen (und dadurch indirekt auch kindlichen) Impfschutz ein hoher Stellenwert zu.

Die Influenzaimpfung, i. d. R. mit einer jährlich neu formulierten, tri- oder quadrivalenten Vakzine, wird bestimmten Risikopersonen empfohlen. Dazu gehören seit 2009 in Deutschland auch alle Schwangeren im 2. oder 3. Trimenon [15]. Für Schwangere mit erhöhter gesundheitlicher Gefährdung wegen eines Grundleidens wird die Influenzaimpfung zum Selbstschutz unabhängig von der Schwangerschaftsphase, also auch im 1. Trimenon, empfohlen.

49.10 HPV

Der ideale Zeitpunkt für die Impfung gegen humanpathogene Papillomaviren (HPV) ist die Präpubertät vor Beginn der sexuellen Aktivität, weshalb sie von der STIKO allgemein bevorzugt für Mädchen im Alter zwischen 9–14 Jahren empfohlen ist, als Nachholimpfung darüber hinaus bis zum Alter von 17 Jahren [15]. Im Alter von 9–13 (Gardasil) bzw. 9–14 Jahren (Cervarix) ist ein 2-Dosen-Impfschema mit einem Intervall von 6 Monaten zugelassen.

Für die Impfung in der Schwangerschaft liegen keine systematisch erhobenen Daten betreffend Verträglichkeit, Sicherheit und Immunogenität bzw. Wirksamkeit vor, weshalb sie für schwangere Frauen nicht empfohlen wird. Da aber keine biologisch plausiblen Sicherheitsbedenken für das ungeborene Kind bestehen, ist eine versehentliche HPV-Impfung in der Schwangerschaft keine Indikation für eine Interruptio graviditatis.

49.11 Tollwut

Tollwut ist eine praktisch immer tödlich verlaufende Infektionskrankheit, übertragen durch den Biss eines tollwütigen Tieres. Deshalb ist bei zu erwartender Exposition auch in der Schwangerschaft die präexpositionelle Impfung und nach stattgefundenem Kontakt die postexpositionelle aktiv-passive Immunisierung uneingeschränkt indiziert [15].

49.12 Gelbfieber

Das hypothetische Risiko einer transplazentaren Infektion sowie die Beobachtung, dass junge Säuglinge (und damit potenziell auch der ungeborene Fetus) suszeptibel gegenüber einer Neuroinvasion des Impfvirus 17D sind, haben zu der generellen Empfehlung geführt, dass Schwangere nicht geimpft werden sollen. Allerdings sind Spontanaborte, Totgeburten oder kongenitale Schädigungen durch Gelbfieberimpfung bisher nicht beschrieben worden sind. Die versehentliche Impfung während der Schwangerschaft stellt deshalb keine Indikation zum Schwangerschaftsabbruch dar.

Wenn eine Impfung während der Schwangerschaft bei unvermeidbarem Aufenthalt in Gelbfiebergebieten und hohem Risiko einer Exposition dringend indiziert ist, kann laut Fachinformation nach sorgfältiger Risikoabschätzung geimpft werden.

Auch bei stillenden Frauen muss die Impfindikation streng gestellt werden, weil Einzelfälle von Enzephalitiden bei Neugeborenen beschrieben sind, die zwischen 8 und 25 Tagen nach Impfung der stillenden Mutter auftraten. In einem Fall konnte das Impfvirus mittels PCR im Liquor cerebrospinalis des Kindes nachgewiesen werden [5].

49.13 Passive Immunisierung

Eine passive Immunisierung ist neben den bereits genannten Indikationen auch möglich gegen Hepatitis A mit Standardimmunglobulin (Gesamtdosis mindestens 5 ml) und mit spezifischen Immunglobulinen gegen Hepatitis B, Tetanus und Tollwut (Simultanimmunisierung postexpositionell). Bei jeder passiven Immunisierung sollten die in den aktuellen Fachinformationen der Hersteller gegebenen Hinweise zur Dosierung der Präparate sowie zur Art und Dauer der Anwendung beachtet werden.

49.13.1 Literatur

[1] Amirthalingam G, Andrews N, Campbell H, et al. Effectiveness of maternal pertussis vaccination in England: An observational study. Lancet. 2014 Jul 15. pii: S0140-6736(14)60686-3. doi: 10.1016/S0140-6736(14)60686-3

[2] Bar-Oz B, Levichek Z, Moretti ME et al. Pregnancy outcome following rubella vaccination: a prospective controlled study. Am J Med Genet A 2004; 130: 52–54

[3] Bart SW, Stetler HC, Preblud SR et al. Fetal risk associated with rubella vaccine: An update. Rev Infect Dis 1985; 7 (Suppl. 1): S95–S102

[4] Borte M, Heininger U, Liese JG, Sauerbrei A, Siedler A. Varizellen Zoster. In: Berner R, Bialek R, Borte M, Forster J, Heininger U, Liese JG, Nadal D, Roos R, Scholz H (Hrsg.). Deutsche Gesellschaft für Pädiatrische Infektiologie: DGPI Handbuch Infektionen bei Kindern und Jugendlichen. 6. Aufl. Stuttgart: Thieme; 2013: 582–588

[5] Centers for Disease Control and Prevention (CDC). Transmission of yellow fever vaccine virus through breast-feeding – Brazil, 2009. MMWR 2010; 59: 130–132

[6] Davidkin I, Peltola H, Leiniki P et al. Duration of rubella immunity induced by two-dose measles, mumps and rubella (MMR) vaccination. A 15-year follow-up in Finland. Vaccine 2000; 18: 3106–3112

[7] Donegan K, King B, Bryan P. Safety of pertussis vaccination in pregnant women in UK: observational study. BMJ. 2014 Jul 11;349:g4219. doi: 10.1136/bmj.g4219

[8] Enders G, Miller E, Cradock-Watson J et al. Consequences of varicella and herpes zoster in pregnancy: Prospective study of 1739 cases. Lancet 1994; 343: 1548–1551

[9] Enders M, Biber M, Exler S. Masern, Mumps und Röteln in der Schwangerschaft. Bundesgesundheitsbl Gesundheitsforsch Gesundheitsschutz 2007; 50: 1393–1398

[10] Heininger U. Update on pertussis in children. Expert Rev Anti Infect Ther 2010; 8: 163–173

[11] Keller-Stanislawski B, Englund JA, Kang G et al. Safety of immunization during pregnancy: A review of the evidence of selected inactivated and live attenuated vaccines. Vaccine 2014 (in press)

[12] Lindsay L, Jackson LA, Savitz DA et al. Community influenza activity and risk of acute influenza-like illness episodes among healthy unvaccinated pregnant and postpartum women. Am J Epidemiol 2006; 163: 838–848

[13] Spackova M, Wiese-Posselt M, Dehnert M, Matysiak-Klose D, Heininger U, Siedler A: Comparative varicella vaccine effectiveness during outbreaks in day-care centres. Vaccine 2010; 28: 686–691

[14] Ständige Impfkommission am Robert Koch-Institut (STIKO). Mitteilung der Ständigen Impfkommission am Robert Koch-Institut. Änderung der Empfehlungen zur Impfung gegen Röteln. Epid Bull 2010; 32: 322–325

[15] Ständige Impfkommission am Robert Koch-Institut (STIKO). Mitteilung der Ständigen Impfkommission am Robert Koch-Institut: Empfehlungen der Ständigen Impfkommission am RKI 2015; Stand Aug. 2015. Epid Bull 2015: 34: 327–362

[16] Wilson E, Goss MA, Marin M et al. Varicella vaccine exposure during pregnancy: data from 10 years of the pregnancy registry. J Infect Dis 2008; 197 (Suppl. 2): 178–184

Sachverzeichnis

A

Aciclovir, Varizellenprophylaxe 125
Adjuvanzien 30
- Qualitätssicherung 51
- Wirkung 30
Adsorbatimpfstoff
- in der Subkutis 70
- Tetanus 273
Aedes aegypti 166–167
Afrika
- Gelbfieber 166–167
- Gelbfieberimpfung 107
- Malaria 114, 116
- Meningitisgürtel 111
- Poliomyelitisimpfung 108
- Tuberkulose 286
AIDS, Tuberkulose 286
Akzeptanz, Impfung 130
Aluminiumhydroxid 273
Aluminiumphosphat 273
Aluminiumsalz 30
Amoxicillin 248
Anaphylaktische Reaktion 70
Aneosinophilie 294
Anfallsleiden 329–331
Angebotsuntersuchung, arbeitsmedizinische 100
Anthrax 140
- bioterroristischer Missbrauch 140
- Chemoprophylaxe 141
- Expositionsprophylaxe 141
- gefährdete Berufsgruppen 140
- Meldepflicht 141
- Therapie 141
Anthraximpfstoff 140
- Nebenwirkungen 141
Anthraxschutzimpfung 140
- Durchführung 140
- Wirksamkeit 141
Anti-FSMEV-Seroprävalenz 101
Anti-HAV-IgG 108
Anti-HBc-Durchseuchung 102
Anti-HBs-Durchseuchung 102
Anti-HBs-Konzentration 189–191
Anti-HBs-Test 191
Anti-Neuraminidase-Antikörper 210
Antibiotikaprophylaxe s. Chemoprophylaxe 121
Antikörper, mütterliche
- Gelbfieber 168
- Haemophilus influenzae Typ b 173
- Poliomyelitis 256
- Varizellen 299
Antikörpermangel 318
Antikörpertiter, Impfstoffwirksamkeit 54
Antimalariamittel 117
- beim Kind 117
Arbeitsmedizin
- Diphtherieimpfung 100, 103
- FSME-Impfung 100, 103
- Hepatitis-A-Impfung 101, 103
- Hepatitis-B-Impfung 102–103
- Impfung 99
- Influenzaimpfung 102–103
- Masernimpfung 103
- Meningokokkeninfektion, -Impfung 103
- Mumpsimpfung 103
- Pertussisimpfung 100, 103
- Poliomyelitisimpfung 104
- Rötelnimpfung 104
- Tetanusimpfung 100, 104
- Tollwutimpfung 104
- Typhusimpfung 104
- Varizellenimpfung 104
- Vorsorge 135
Arbeitsschutzgesetz, Impfung 79
Arbeitsstoff, biologischer 100
Arbovirose 155
Area bullosa 252
Artemether 117
Arthritis
- eitrige, Pneumokokkeninfektion 243
- Meningokokkeninfektion 221
- Mumps 228
- nach Hepatitis-B-Impfung 192
- Varizellen 299
Arthus-Phänomen, Tetanus-Postexpositionsimpfung 120
Arzneimittel
- biologische 44
-- Herstellungsbetriebsinspektion 51
- chemisch definiertes 44
- Klassen 45
Arzneimittelgesetz 135
Asien
- Malaria 116
- Poliomyelitisimpfung 108
- Tuberkulose 286
Asplenie
- Hib-Impfung 88, 113
- Impfung 323
-- gegen Meningokokkeninfektion 113
-- gegen Pneumokokkeninfektion 113
- Influenzaimpfung 113
- Pneumokokkeninfektion, Therapie 248
Atopie 320
Atovaquon 117
Auffrischimpfung 75, 137
- Auslandsreise 108
- Cholera 145
- Diphtherie 88, 121
- Erwachsene 86–88
- Kinder/Jugendliche 81
- Pertussis 232
- postexpositionelle, Tollwut 125
- Tollwut 112
Aufklärung 69
- Dokumentation 65
- Form 65
- Impfmotivation 133
- Informationsblatt 65
- STIKO-Hinweise 69
- unvollständige 65
Aufklärungsblatt 65, 69
Aufklärungsgespräch 60, 62, 65
- Adressat 60
Aufklärungspflicht, Impfung 69
Auslandsreise
- ärztliche Beratung 106
- beruflich bedingte, Impfung 99
- Impfabstände 113
- Impfempfehlung 79, 106
- Impfplan 113
- Impfung (s. auch Reiseimpfung) 79, 81
-- Informationsquellen 107
-- Kosten 79
- Indikationsimpfung 110
- Prophylaxe 106
- Typhusrisiko 293
- Verhaltensregeln 107
Autismus 332
Autoimmunerkrankung 321

B

Bacillus anthracis 140
Baculovektoren 203
Bakterien
- attenuierte 32
- bekapselte, Impfstoff 28
BCG-Erkrankung, generalisierte 290
BCG-Impfempfehlung, historischer Überblick 76
BCG-Impfstoff 94, 287
- Nebenwirkungen 289
- Wirksamkeit 289
BCG-Impfung 104, 288
- Kontraindikation 113, 290
BCG-Tochterstämme 287
BCGitis 290
Beratung, ärztliche, Auslandsreise 106
Beratungspflicht, Impfung 69
Biostoffverordnung 99
Blutung 71
Bordetella pertussis 231
Botulismus 73
Bradykardie, relative 208
Bubonenpest 239

C

CAIV-T (Cold-adapted-Influenza-Virus-trivalent) 210
CD150-Molekül 215
Ceftriaxon 176
- Meningokokken-Infektionsprophylaxe bei Schwangerschaft 221
Cervix-uteri-Neoplasie, intraepitheliale 202, 205
Chemoprophylaxe
- Anthrax 141
- Diphtherie 121
- Hib-Infektion 176
- Malaria 114–115, 117
- Meningokokkeninfektion 221
- Pertussis 237
ChimeriVax-JE 156
Chinin, Malariaerregerresistenz 116
Chloramphenicol 240
Chloroquin 117
- Malariaerregerresistenz 116
- Schwangerschaft 118
Cholera 142
- Antibiotikawirkung 146
- Auffrischimpfung 145
- Elektrolytersatz 146
- Elektrolytverschiebungen 144
- Flüssigkeitsersatz 143, 146
- Flüssigkeitsverlust 143
- Inkubationszeit 143
- klassische 143
- Komplikationen 144
- Meldepflicht 147
- Pathogenese 143
- Therapie 146
Choleraepidemie 142
Choleraimpfstoff 144–145
- oraler 28, 112

Choleraimpfung 109, 112
- Mindestalter 110
Cholerapandemie 142
Choleraschutzimpfung 144
- Durchführung 145
- Nebenwirkungen 145
- Schutzdauer 145
- Schutzrate 144
Choleratoxin 143
Choleravibrionen 142
- Antikörper 144
Chronische Erkrankung, Impffähigkeit 69
Ciprofloxacin 176
- Meningokokken-Infektionsprophylaxe bei Schwangerschaft 221
Circulating Vaccine-derived Polio Virus 108
Clostridium tetani 272
Cold-adapted-Influenza-Virus-trivalent 210
Condylomata accuminata 202, 205
Corynebacterium
- diphtheriae 149
-- gesunder Trägerstatus 149
-- toxinbildendes, Meldepflicht 152
- pseudotuberculosis 150
Cotrimoxazol 147
Culexmücke 155
cVDPV (Circulating Vaccine-derived Polio Virus) 108

D

Darmepithelnekrose 268
Darmerkrankung, chronisch entzündliche, Impfempfehlung 321
Dehydratation, Rotavirusinfektion 268
Dengue-Fieber, Expositionsprophylaxe 115
Dermatose 78
Deutschland
- FSME-Risikogebiete 88, 159
- Typhusinzidenzentwicklung 293
Dexamethason 225
Diarrheal Disease Control Program 292
Diphtherie 148
- Antibiotikatherapie, präventive 121
- Antitoxin 121
- Antitoxin-Test 148
- Antitoxinspiegel 151
- Auffrischimpfung 88, 121
- Epidemie 148
- epidemiologische Untersuchungen 148
- Grundimmunisierung 148, 151
- Immunisierung
-- aktive 121, 150
-- passive 152
- Impfempfehlung, historischer Überblick 76
- Impfkalender 96
- Impfschutz 130
- Inkubationszeit 149
- Meldepflicht 152
- primär toxische 150
- quantitatives Impfschutzkorrelat 54
- Therapie 152
Diphtherie-Pertussis-Tetanus-Impfstoff 233
Diphtherie-Pertussis-Tetanus-Impfung 62
- Auslandsreise 109
- hypotone hyporesponsive Episode 71
- Kinder/Jugendliche in Gemeinschaftsunterkünften 85
Diphtherieimpfstoff 150
- Historie 150
- reduzierter Toxoidgehalt 108, 150
Diphtherieschutzimpfung 100, 148, 150
- Arbeitsmedizin 103
- Auslandsreise 108
- Booster 151
- Durchführung 150
- Historie 150
- Kombinationsimpfstoff 151
- Nebenwirkungen 152
- Schutzdauer 151
- Schutzraten 148–149
- Schwangerschaft 337
- Vorsichtsmaßnahmen 152
- Wirksamkeit 151
Diphtherietoxin 149
Diphtherietoxoid 150
- Konjugatimpfstoff 175
DNA, rekombinante 32
DNA-Impfstoff 33
- Sicherheit 33
- Veterinärbereich 33
Dokumentation
- Aufklärung 65
- Impfung 67
Doxycyclin 117, 147, 241
- Kontraindikation 118
DPT-Impfung s. Diphtherie-Pertussis-Tetanus-Impfung 175
Dryvax 252
Dschungelgelbfieber 166
DTG (Deutsche Gesellschaft für Tropenmedizin und Internationale Gesundheit)
- Empfehlungen
-- Malariaprophylaxe 117, 119
-- Reiseimpfungen 106
- Gelbfieberimpfung 169
Durchfall
- Cholera 143
- reiswasserähnlicher 143
- Rotavirusinfektion 268
- Typhus 294

E

Eczema vaccinatum 252
Ekzem 78
Encepur 162
- Kinder 162
- Seroprotektionsraten 163
Endokarditis, Diphtherie 150
Endophthalmitis, Meningokokkeninfektionen 221
Enzephalitis
- Gelbfieber 168
- Gelbfieberimpfung 170
- japanische
-- Epidemiologie 154
-- Immunisierung, passive 157
-- Impfstoff 155
-- Impfung 156
-- Indikationsimpfung 111
-- Meldepflicht 157
-- Mückenschutz 157
-- Reiseimpfung 109
--- Mindestalter 110
-- Verbreitung 154
- Masern 216
- nach Impfung 332
- postvakzinale 252
- Varizellen 299
Enzephalomyelitis
- demyelinisierende, akute 332
- disseminierte, akute 170
Enzephalopathie 236
EPI (Expanded Programme of Immunization) 31
Epiglottitis, Hib-Infektion 173–174
Epilepsie 331
Erbrechen
- Cholera 143
- FSME 161
Erythema nodosum 289
Erythromycin, Pertussisprophylaxe, postexpositionelle 121
EU-Arzneimittelgesetzgebung 46
EU-GMP-Vorschriften 51
Europäische Fledermaus-Lyssaviren 277
Expanded Programme of Immunization 31
Expositionsprophylaxe
- Anthrax 141
- Auslandsreise 107
- Dengue-Fieber 115
- Malaria 114–115
Exsikkose
- Cholera 143, 146
- Säugling 294
Exzessmortalität 207

F

Fansidar, Malariaerregerresistenz 116
Fieber 72
- FSME 161
- Gelbfieber 168
- Hib-Epiglottitis 174
- Influenza 208
- Japanische Enzephalitis 155
- Mumps 227
- nach Masernimpfung 217
- Typhus 294
- Varizellen 299
Fieberkrämpfe 70, 77
Flavivirus 167
Flavivirusinfektion 168
Fledermaustollwut 277
Flüssigkeitsverlust, Cholera 143
Frühgeborenes, Impffähigkeit 70
Frühsommer-Meningoenzephalitis s. FSME 81
FSME (Frühsommer-Meningoenzephalitis)
- Auffrischimpfung 88, 162
- Erkrankungsrisiko nach Zeckenstich 161
- Immunisierung, aktive 125
- Impfempfehlung 164
- Impfprävention 160
- Impfschema 162
- Impfschutzdauer 162
- Impfstoff 162
-- Nebenwirkungen 163
-- Seroprotektionsraten 163
- Impfung 162
-- Arbeitsmedizin 100, 103
-- bei primärem Immundefekt 319
-- Kontraindikation 164
-- Österreich 162
-- postexpositionelle 164
-- Schweiz 162
-- Wirksamkeit 163
- Indikationsimpfung 88
-- Kinder/Jugendliche 82
- Inkubationszeit 126, 164
- Krankheitsfälle 159
- Meldepflicht 164
- Reiseimpfung 109
-- Indikationsimpfung 112
-- Mindestalter 110
- Risikogebiete
-- in der Schweiz 159–160

-- in Deutschland 88, 159
-- in Österreich 159–160
- Verbreitungsgebiete 112
- Virusreservoir 160
FSME-Immun 162
- Seroprotektionsraten 163
FSME-Virus 160
- alimentär übertragenes 161
- Antikörper 160
- inaktiviertes 162
- Kreuzimmunität zwischen Varianten 160
- Nachweis, Meldepflicht 164
- Überträger 161

G

Gefäßanomalie 71
Gelbfieber 106, 166
- Endemiegebiete 107, 166–167
- Immunglobuline 169
- Immunität 168
- Impfbefreiung 171
- intermediäres 166
- Krankheitsfälle 167
- Meldepflicht 172
-- Österreich 172
-- Schweiz 172
- Riegelungsimpfung 169
- Risiko für Reisende 167
- sylvatisches 166
-- Virusreservoir 166
- urbanes 166
Gelbfieberähnliche Erkrankung nach Gelbfieberimpfung 170
Gelbfieberimpfbescheinigung 67
Gelbfieberimpfstelle, autorisierte 169
Gelbfieberimpfstoff 107, 168
- attenuierter 168
-- historische Daten 28
- Nebenwirkungen 169
- Wirksamkeit 169
Gelbfieberimpfung 67, 106, 109
- Befreiung 171
- Durchführung 169
- Indikation 170
- Komplikation 170
-- neurologische 170
- Kontraindikation 107, 171
- Mindestalter 110
- Schwangerschaft 113, 171, 338
Gelbfiebervirus 166–167
- Antikörper 169
Gemeinsamer Bundesausschuss 136
Gemeinschaftseinrichtung
- Mumpsmeldepflicht 230
- öffentliches Impfangebot 135
- Poliomyelitiserkrankungsfall 259
- Varizellen 298
Gemeinschaftsunterkunft
- Erwachsene, Impfempfehlung 87
- Kinder/Jugendliche, Impfempfehlung 81
- Mumpserkrankungsfall 230
Gesundheitsamt, Pockenimpfung 126
GKV-Wettbewerbsstärkungsgesetz 78
Glandula-parotis-Schwellung 227
GlaxoSmithKline 233
Gliederschmerzen 72
Global Polio Eradication Initiative 254
Glomerulonephritis, Varizellen 299
Glottislähmung 273
Glykopeptidantibiotika 248
GMP-Vorschriften 51–52
GPEI (Global Polio Eradication Initiative) 254
Granulombildung 70
Granulozytenfunktionsstörung 320
Grippe s. Influenza 207
Grundimmunisierung 75, 86
- Diphtherieschutzimpfung 148, 151
- Haemophilus influenzae Typ b 175
- Hepatitis-B-Impfung 188–189, 191
- Kinder/Jugendliche in Gemeinschaftsunterkünften 81
- Masernimpfung 217
- Pertussisimpfung 232
- Poliomyelitisimpfung 257
- Reiseimpfung 114
- Tollwutimpfung 112
- Vorsorgeuntersuchungen (U4, U5) 97
- Zeitabstand zwischen Impfungen 127
Guillain-Barré-Syndrom 331
- Diagnostik 71
- Gelbfieberimpfung 170
- Influenzaimpfung 70

H

H1N1-Influenzavirus, Impfstoff 30
Haemophilus influenzae Typ b 173
- Chemoprophylaxe 176
- Erkrankungsfälle 173
-- altersabhängige 174
- Grundimmunisierung 175
- Impfkalender 96
- Impfstoff 175
-- Nebenwirkungen 176
-- Wirksamkeit 175
- Impfung 175
-- bei Asplenie 113
-- hypotone hyporesponsive Episode 71
-- Kinder/Jugendliche in Gemeinschaftsunterkünften 85
-- Kontraindikation 176
- Indikationsimpfung 88
- Kapselpolysaccharid-Vakzine 175
- Konjugatimpfstoff 175
-- Wirksamkeit 175
- Meningitis 173
- Nachholimpfung 175
- quantitatives Impfschutzkorrelat 54
- Sepsis 174
Haemophilus influenzae br Typ b
- Impfempfehlung, historischer Überblick 76
- Impfung 28
- Indikationsimpfung, Kinder/Jugendliche 82
Hämagglutinin, filamentöses 231
Hämagglutinin-Neuraminidaseprotein 227
Hautdiphtherie 149–150
Hautmilzbrand 140
HAV s. Hepatitis-A-Virus 178
HBsAg 186
HBV s. Hepatitis-B-Virus 185
Hefeimpfstoff 188
Hepatitis
- Gelbfieber 168
- Varizellen 299
Hepatitis A 178
- berufsbedingtes Risiko 101, 182
- Erkrankungsfälle 178–179
- Immunisierung
-- passive 182
--- Schwangerschaft 338
-- passive/aktive 123, 182
- Immunität 101, 108
- Impfstoff 108, 180
-- monovalenter 181
-- Nebenwirkungen 182
-- Wirksamkeit 181
- Impfung 181
-- Antikörperproduktion 181
-- Arbeitsmedizin 101, 103
-- bei primärem Immundefekt 319
-- Indikation 182
-- mit JE-Impfung 157
-- postexpositionelle 182
- Indikationsimpfung 88
-- Kinder/Jugendliche 82
- Inkubationszeit 123, 179, 181
- Meldepflicht 183
- Postexpositionsimpfung 123
- Präexpositionsprophylaxe, Immunglobulin 183
- prophylaktische Maßnahmen 179
- quantitatives Impfschutzkorrelat 54
- Reiseimpfung 108–109
-- Kurzimpfschema 109
-- Mindestalter 110
- Riegelungsimpfung 123, 182
Hepatitis B 185
- Chronifizierungsrate 187
- Erkrankungsfälle 185–186
- fulminante 187
- Grundimmunisierung 188–189, 191
- Immunglobulin 193
-- nach Lebertransplantation 193
- Immunisierung
-- aktive 122
-- passive 193
--- Schwangerschaft 338
-- passive/aktive 122, 193
-- postnatale 193
- Impfempfehlung, historischer Überblick 76
- Impfkalender 96
- Impfstoff
-- Adjuvanzien 188
-- rekombinanter 33, 188
-- Wirksamkeit 189
- Impfung 188
-- Arbeitsmedizin 102–103
-- Indikation 192
-- Non-Responder 189, 192
-- Schutzdauer 190
-- Schwangerschaft 192
- Indikationsimpfung 89
-- Kinder/Jugendliche 82
- Inkubationszeit 187
- Meldepflicht 193
- postexpositionelle Prophylaxe 102
- Postexpositionsimpfung 122, 193
- Prodromalstadium 187
- progrediente 187
- quantitatives Impfschutzkorrelat 54
- Reiseimpfung 109
-- Kurzimpfschema 109
- Risikogruppen 192
- Schwangerschaft 334

Hepatitis C 196
- Chronifizierungsrate 196
- Impfstoff 196
Hepatitis E 197
- Impfstoff 198
- Letalität 198
Hepatitis-A-Typhus-Kombinationsimpfstoff 180–181
Hepatitis-A-Virus 178–179
- Ausscheidung im Stuhl 180
- Stabilität 179
Hepatitis-A/B-Kombinationsimpfstoff 109, 180–181, 188
Hepatitis-B-Immunglobulin 102
Hepatitis-B-Virus 186
- anamnestische Immunantwort 190, 192
- Mutanten 186
- Übertragungswege 185
Hepatitis-B-Virus-Infektion, Immunisierung 28, 30
Hepatitis-C-Virus 196
Hepatitis-E-Virus 198
Hepatovirus 179
Hepatyrix 295
Herdenimmunität 135
Herpes zoster 300
Hib-Impfung s. Haemophilus influenzae Typ b, Impfung 71
Hirnfehlbildung 71
Hirnschädigung
- perinatale 71
- pränatale 71
Hirntumor 71
Histaminsensitivierender Faktor 231
HIV-Infektion
- Impfung 322–323
- Reiseimpfung 111, 113
- Tuberkulose 286
HPV s. Humanpapillomavirus 200
Hühnereiweißallergie 107, 170–171, 212, 217–218, 229
Humanpapillomavirus 200
- Mukosatypen 202
- Typen 200–201
Humanpapillomavirus-Infektion
- Impfkalender 96
- Impfstoff 202
-- Adjuvans 203
- Impfung 30, 130, 203
-- Empfehlung, historischer Überblick 76
-- Indikation 90
-- Mädchen in Gemeinschaftsunterkunft 85
-- Schwangerschaft 337
- onkogene 200
- permissive 202
- transformierende 202
Husten 232
Hyperreflexie 273
Hypokaliämie, Cholera 143
Hypotone hyporesponsive Episoden
- nach DTP-Impfung 71
- nach Hib-Impfung 71–72
- nach Pertussisimpfung 236

I

Ikterus, Hepatitis A 180
Immunantwort, anamnestische 190, 192
Immundefekt 78, 318
- Hepatitis E 198
- primärer 318
-- Impfempfehlung 318–319
- sekundärer 320
-- Impfung 323
Immundefizienz s. Immunschwäche 316
Immunglobuline
- Applikation, intravenöse 73
- Gelbfieber 169
- Hepatitis A 182
- Hepatitis B 193
- Infektionserregerübertragung 73
- Masern 123, 218
- Schockreaktion 73
- Tetanus 275
- Tollwut 125, 281, 283–284
- Varizellen 124, 302
- Zeitabstand zwischen Impfungen 128
Immunisierung
- aktive
-- Diphtherie 121
-- FSME 126
-- Hepatitis B 122
-- historische Daten 28–29
-- Pertussis 121
-- Röteln 124
-- Varizellen 124
- genetische 32–33
- passiv/aktive
-- Hepatitis A 123
-- Hepatitis B 122
-- Tollwut 104
- passive
-- Diphtherie 152
-- Hepatitis A 182
-- historische Daten 28–29
-- Schadensverhütung 72
-- Schwangerschaft 338
-- Varizellen 124
Immunität
- antitoxische, Diphtherie 149–150
- T-zelluläre, Störung 318
Immunmodulation 32
Immunogenität, Adjuvanzienwirkung 30
Immunologie, neurologische Symptome nach einer Impfung 330
Immunregulationsstörung 318
Immunschwäche 107
- Impfung 316
- Maserninfektion 216
- Poliovirusausscheidung 256
- Reiseimpfung 113
- Tuberkulose 287
- Varizella-zoster-Virus-Reaktivierung 298
- Varizellen 299
Immunsuppression, pharmakologische 320
- Impfung 323, 328
Immunsystem
- Operationseinfluss 326
- Schwangerschaft 334
Impfantigene, immunologische Interferenzen 128
Impfausweis 67
- fehlender 77
- internationaler 106, 169
Impfbuch 67
Impfempfehlung 86, 136
- aktualisierte 78
- Auslandsreise 79, 106
- Auswirkung 80
- bei primärem Immundefekt 318–319
- Erwachsene in Gemeinschaftsunterkünften 87
- historischer Überblick 76
- Influenza 212
- Japanische Enzephalitis 157
- Kinder/Jugendliche 81
-- in Gemeinschaftsunterkünften 81
- neue 78
- öffentliche 136
- Pertussis 236
- Schwangerschaft 334
- Tuberkulose 290
- Umsetzung 79
Impffähigkeit 69
- Feststellung 69
Impfgegner 133
Impfindikation 81
Impfkalender 81, 96
- nationale Unterschiede 137
- Standardimpfungen 96, 300
Impfkeloid 252
Impfkomplikation 70
- neurologische 71
Impfkrankheit 72
- Gelbfieberimpfung 170
- Masern-Mumps-Röteln-Impfung 70, 72
Impfleistung 77
- Abrechnung 68
-- für Erwachsene in Gemeinschaftsunterkünften 87
- niedergelassener Arzt 79
- öffentlicher Gesundheitsdienst 79, 135
Impfmasern 217
Impfmotivation, Verbesserung 133, 137
Impfplan, Auslandsreise 113
Impfpolio 258
Impfpolitik 133
Impfprävention HPV-assoziierter Neoplasien, Leitlinie 205
Impfprogramm
- internationales 136
- nationales 136
Impfquotenüberwachung 79
Impfreaktion 70
Impfschaden 62, 86
- beim Nichtimpfling 72
- Definition 72
- Haftung 65, 77
- Meldung des Verdachts 72
Impfschutz
- quantitative Korrelate 54
- Verbesserung 137
Impfschutzkorrelat, quantitatives 54
Impfstatus 133
- unklarer 77
Impfstoff
- attenuierter
-- historische Daten 28
-- nach Immunglobulingabe 128
- Ausgangsmaterial 47, 49
- Chargenfreigabe 52
- FSME 162
- Homogenisieren 56
- Hühnereiweißgehalt 229
- Implementierung 75
- inaktivierter 33
-- nach Immunglobulingabe 128
-- Schwangerschaft 335
-- Zeitabstand zwischen Impfungen 127
- Japanische Enzephalitis 155
- Koadministration 128
-- Unbedenklichkeitsnachweis 128
- Lagerung 70, 78
- Lagerungstemperatur 56, 70, 78
- monovalenter, Varizellen 124
- Nutzen-Risiko-Verhältnis 54
- Qualitätssicherung 45
- randomisierte, kontrollierte, verblindete Studien 54
- Regeln 44
- Rohmaterialkontrolle 47

- Schutzkorrelat, quantitatives 54
- Sicherheitsnachweis 34
- Stabilität 52
- Suspensionsmittel 56
- Umgangsgrundregeln 70, 78
- Verträglichkeitsnachweis 53
- Verwendbarkeitsdauer 56, 70
- Viruskontaminationsausschluss 48
- Wirksamkeitsbestimmung 54
- Zielkrankheit 75
- Zulassungsantrag 46

Impfstoffampulle, angebrochene 70

Impfstoffapplikation 70
- intramuskuläre 70, 78

Impfstoffentwicklung 32
- STIKO-Empfehlungen 75

Impfstoffherstellung 44, 46–47
- Betriebsinspektion 51
- Erlaubnis 51
- Kontrolle 50
- Kontrollzellen 50
- Saatmaterial 49
- Verfahrensvalidierung 50

Impfstoffprüfung
- klinische
-- EU-Leitfaden 55
-- gesetzliche Regelungen 66
-- Phasen 53
- nicht klinische 53

Impfstrategie 75

Impftechnik 56

Impfulzera 252

Impfung 140
- Reaktogenität 326
- Akzeptanz 130
-- Ärzte 131
-- Bevölkerung 131, 137
-- Hebammen 132
- amtlich empfohlene 61
- Arbeitsmedizin 103
- Arbeitsschutzgesetz 79
- Auslandsreise 79
- bei beruflichem Risiko 81
- bei HIV-Infektion 322–323
- bei Minderjährigen 61
- bei neurologischen Erkrankungen 328
-- Kontraindikation 328
- bei sekundärem Immundefekt 323
- Beratungspflicht 69
- betriebsärztiches Angebot 132
- DGUV-Grundsätze 99
- Dokumentation 67
-- fehlende 77
-- Ziel 67
- Durchführungsempfehlungen 75
- Einwilligung 69
- Erwachsene 86
- Evaluierungsinstrumente 79
- Freiwilligkeit 61–62
- individuelle 60
- individueller Nutzen 61
- Information der Bevölkerung 79
- Informationspolitik 130
- Kinder/Jugendliche 81
- Komplikation, neurologische 330
- Kontraindikation 69, 77
-- absolute 78
-- falsche 77
-- relative 78
- Kosten-Nutzen-Relation 137
- Kostenübernahme 78
- öffentlich empfohlene 86, 136
- öffentliches Angebot 135
- postexpositionelle 81
- präventive 44
- Qualität 56
- Rahmenbedingungen 61
- rechtliche Bestimmungen 135
- Schwangerschaft 335
- staatliches Interesse 135
- unerwünschte Wirkung 326
- unter Steroidtherapie 320
- Vorsichtsmaßnahmen 61
- Zeitabstand 127

Impfversagen
- mögliches 57
- primäres 56, 217
- sekundäres 56
- Ursachen 56

Impfviren, Vermehrung 49–50

Impfzeitpunkt 96
- STIKO-Empfehlungen 77

Indien, Typhus 293

Indikationsimpfung 81
- Auslandsreise 110
- bei chronisch entzündlicher Darmerkrankung 321
- bei primärem Immundefekt 319
- bei Zerebralschaden 329
- Enzephalitis, japanische 111
- Erwachsene 86–88
- FSME 82, 112
- für Risikogruppen 87
- Haemophilus influenzae Typ b 82
- Hepatitis A 82
- Hepatitis B 82
- Influenza 83, 112
- Kinder/Jugendliche 81–82
- Meningokokkeninfektion 84
-- Auslandsreise 111
- Pneumokokkeninfektion 84
- Tollwut 112
- Typhus 110

Infarkt 71

Infekt, banaler 77

Infektion
- bakterielle, bei Varizellen 299
- Expositionsprophylaxe, Auslandsreise 107
- pränatale 71

Infektionskrankheit 137
- Entwicklungsländer 31
- Impffähigkeit 69
- impfpräventable, Meldepflicht 79
- ohne verfügbare Impfung 32
- trinkwasserassoziierte 142

Infektionsrisiko, beruflich bedingtes, Impfung 81, 99

Infektionsschutzgesetz 65, 67, 135

Infektiöse Erkrankung, chronische 320

Influenza 207
- Hauptaktivitätsgebiete 112
- Impfempfehlung 212
-- historischer Überblick 76
- Impfkalender 96
- Indikationsimpfung 90
-- Kinder/Jugendliche 83
- Postexpositionsprophylaxe 213
- quantitatives Impfschutzkorrelat 54
- Reiseimpfung, Mindestalter 110
- Schwangerschaft 209
- Therapie 212

Influenza-Intranasalimpfstoff 210

Influenzaepidemie 210

Influenzaimpfstoff 112, 209
- Gewinnung 209
- Nebenwirkungen 211
- saisonaler 209
- Wirksamkeit 210

Influenzaimpfung 210
- Arbeitsmedizin 102–103
- Auslandsreise 109, 112
- bei Asplenie 113
- Guillain-Barré-Syndrom 70
- Indikation 211
- Schwangerschaft 337

Influenzapandemie 30, 210

Influenzavirus 207–208
- Antigendrift 207
- Antigenshift 207
- H1N1 207
-- Impfstoff 30
-- Resistenz gegen Oseltamivir 212
- Terminologie 208
- Therapieresistenz 212

Informationspolitik, Impfung 130

Inhalationsanthrax 140

Injektionsstelle, Reaktion 72

Inkubationszeit
- Cholera 143
- Diphtherie 149
- FSME 126, 164
- Hepatitis A 123, 179, 181
- Hepatitis B 187
- Masern 123
- Mumps 123
- Pertussis 121
- Poliomyelitis 256
- Tetanus 272
- Tollwut 125, 279
- Typhus 293
- Varizellen 124

Intoxikation, Diagnostik 71

Intranasalimpfstoff, attenuierter 210

Invagination nach Rotavirusimpfung 268, 270

IPV s. Polioimpfstoff, inaktivierter 31

Ixiaro 155
- Kontraindikation 157

Ixodes ricinus 161

J

JE-Virus (Japanische-Enzephalitis-Virus) 154

Jugendliche(r)
- Auffrischimpfung 81
- Impfempfehlung 81
- in Gemeinschaftsunterkunft 81
- Indikationsimpfung 81–82
- Reiseimpfung 113
- Standardimpfungen 81

K

Kapselpolysaccharid-Vakzine, Haemophilus influenzae Typ b 175

Karzinom, hepatozelluläres 187, 197

Keuchhusten s. Pertussis 62

69-Kilodalton-Protein 231

Kind
- Auffrischimpfung 81
- Cholera 142, 144
- Diphtherie 150
- FSME 161
- Hepatitis A 180

- Hib-Impfung 176
- Impfempfehlung 81
- in Gemeinschaftsunterkunft 81
- Indikationsimpfung 81–82
- Influenza 209
- Influenzaimpfstoff-Nebenwirkung 211, 332
- Japanische Enzephalitis 155
- Malariaprophylaxe 117
- Pneumokokkeninfektion 242
- Reiseimpfung 113
- Standardimpfungen 81
- Tuberkuloseinzidenz 286
- Tuberkuloseschutzimpfung 288–289
- Typhusimpfstoff 295
- Varizellenkomplikation 299

Kinderlähmung s. Poliomyelitis 254
Kleinkind
- FSME 161
- Hib-Infektion 173

Koma, FSME 161
Kombinationsimpfstoff 31, 33, 96, 128, 188
- Hepatitis A 295
- Masern s. Masern-Mumps-Röteln-Impfung; s. Masern-Mumps-Röteln-Varizellen-Impfung 295
- Mumps s. Masern-Mumps-Röteln-Impfung 295
- Poliomyelitis 257
- Reisemedizin 114
- Röteln s. Masern-Mumps-Röteln-Impfung; s. Masern-Mumps-Röteln-Varizellen-Impfung 295
- Tetanus-Postexpositionsimpfung 120
- Typhus 295
- Varizellen s. Masern-Mumps-Röteln-Varizellen-Impfung 295

Komplementdefekt 320
Kondylome 202–203
Konjugatimpfstoff
- Diphtherietoxoid 175
- Haemophilus influenzae 28, 175
- Meningokokken 222
- Tetanustoxoid 175

Konservierungsmittel 52
Kopfschmerz 72
- FSME 161
- Gelbfieber 168
- Japanische Enzephalitis 155
- Meningokokkenmeningitis 221
- Mumps 227
- nach Pockenimpfung 252
- Typhus 294

Koplik-Flecken 215
Kosten-Nutzen-Relation 137
Krampfanfall
- fieberassoziierter 299
- FSME 161
- nach Pertussisimpfung 236
- Varizellen 299

Krampfanfälle, zerebrale 331
Krämpfe, Tetanus 273
Krampfleiden 77, 330
- Impffähigkeit 69

Krankenkasse, Schutzimpfungen 135–136
Krankenversicherung, gesetzliche, Pflichtleistung 136
Kurzimpfschema, Hepatitis 109

L

Landesgesundheitsbehörden, Impfempfehlung 136
Lariam 117
- Malariaerregerresistenz 116

Larynxpapillomatose 203
Lebendimpfstoff 32
- Allgemeinreaktion 70
- attenuierter
-- nach Immunglobulingabe 128
-- Tuberkulose 287
- bakterieller 28
- bei Immundefizienz 316
- bei primärem Immundefekt 319
- Gelbfieber 107, 168
- historische Daten 28
- Masern 216
- Mumps 228
- nach Organtransplantation 322
- nach Stammzelltransplantation 322
- oraler
-- Cholera 28, 144
-- Poliomyelitis 28
-- Typhus 28, 295–297
- pharmakologische Immunsuppression 320
- Schwangerschaft 334–335
- Varizellen 124
- Zeitabstand zwischen Impfungen 127–128

Lebendvirusimpfstoff
- Herstellung 49
- Mehrfachimpfungen 77

Lebererkrankung, chronische, Hepatitis-A-Impfung 182
Lebertransplantation, Hepatitis-B-Immunglobuline 193
Leberzirrhose 187
Lepra, BCG-Impfstoff-Wirksamkeit 289
Leukozytopenie, Typhus 294
Liquoruntersuchung, neurologische Symptome nach einer Impfung 330
Lumefantrin 117
Lungenmilzbrand 140
Lupus vulgaris 289
Lyme-Borreliose, quantitatives Impfschutzkorrelat 54
Lymphadenitis nach BCG-Impfung 289
Lymphknotenschwellung 72
Lymphocytosis promoting Factor 231

M

Malaria 114
- ärztliche Beratung 115, 118
- Chemoprophylaxe 114–115, 117
- Endemiegebiete 116–118
- Expositionsprophylaxe 114–115
- Multiresistenz 115
- notfallmäßige Selbstbehandlung 116–117
- Parasitämie 116
- Prophylaxe 114
-- DTG-Empfehlungen 117, 119
-- Kind 117
- Risikogebiete 116
- Schwangerschaft 118
- Standby-Therapieempfehlung 116
- tropica 114
-- Rekrudenz 116
-- Resistenz 116

Malarone 117
Masern 214
- bei Erwachsenen 214
- Durchimpfungsraten 214
- Erkrankungsfälle 214
- Grundimmunisierung 217
- Immunglobuline 123
- Immunisierung
-- aktive 123, 217
-- passive 218
- Immunsuppression 215
- Impfempfehlung, historischer Überblick 76
- Impfkalender 96
- Impfquote 130
- Indikationsimpfung 91
- Inkubationszeit 123
- Komplikationen 216
- Meldepflicht 219
- Postexpositionsimpfung 123, 218
- Prodromalstadium 215
- quantitatives Impfschutzkorrelat 54
- Reiseimpfung 109
-- Mindestalter 110
- Schwangerschaft 335

Masern-Mumps-Röteln-Impfung 123–124, 217, 228–229
- bei primärem Immundefekt 319
- Durchimpfungsrate 229
- Impfkrankheit 70
- Impfung 91
- Kinder/Jugendliche in Gemeinschaftsunterkünften 85
- Kontraindikation 229
- Schwangerschaft 336
- Thrombozytopenie 70

Masern-Mumps-Röteln-Varizellen-Impfung 31, 123–124, 217
Masernenzephalitis 216
Masernimpfstoff
- historische Daten 28
- Hühnereiweißspuren 218
- Lagerung 217
- Nebenwirkungen 217
- Stabilisatoren 216
- Wirksamkeit 217

Masernimpfung 91, 217
- Arbeitsmedizin 102–103
- bei primärem Immundefekt 319
- Indikation 218
- Kontraindikation 218
- Nichtansprechen 217
- Schwangerschaft 335

Masernpneumonie 216
Masernvirus 215
- Impfstamm 216

Master Seeds 49
Mefloquin 117
- Malariaerregerresistenz 116

Mehrfachimpfungen 77
Meldepflicht
- Anthrax 141
- Cholera 147
- Diphtherie 152
- FSME 164
- Gelbfieber 172
- Hepatitis A 183
- Hepatitis B 193
- Japanische Enzephalitis 157
- Masern 219
- Meningokokkenmeningitis 225
- Mumps in Gemeinschaftseinrichtung 230
- Pest 241
- Rotavirusinfektion 271
- Tollwut 284
- Tuberkulose 290

Meningismus 221

Meningitis
- aseptische 229
-- Poliomyelitis 256
- eitrige 221, 242–243
- epidemica 220–221
- fulminante 174
- Haemophilus influenzae Typ b 173–174
- Mumps 228
- Mumpsimpfung 331
- Pneumokokkeninfektion 242–243
Meningitisgürtel 111
Meningoenzephalitis
- Diagnostik 71
- Gelbfieberimpfung 170
- koinzidierende 71
- Mumps 227–228
Meningokokken 175, 220
- Serogruppen 111
Meningokokken-C-Impfung 111
Meningokokken-Gruppe-C-Infektion 220
Meningokokken-Gruppe-C-Konjugatvakzine 222
Meningokokken-Konjugatimpfstoff 222
- quadrivalenter 31
Meningokokken-Polysaccharidvakzine 222
Meningokokkenimpfstoff 222
- Nebenwirkungen 224
- Wirksamkeit 224
Meningokokkeninfektion 220, 329
- Antibiotikaprophylaxe, postexpositionelle 221
- Erkrankungsfälle 220
- Impfempfehlung, historischer Überblick 76
- Impfkalender 96
- Impfstoff 111
- Impfung 28, 221, 223
-- Antikörperbildung 223
-- Arbeitsmedizin 103
-- Kinder/Jugendliche in Gemeinschaftsunterkünften 85
- Indikationsimpfung 91, 225
-- Auslandsreise 111
-- Kinder/Jugendliche 84
- Letalität 221
- Prophylaxe 221
- Reiseimpfung 109
-- Mindestalter 110
- Therapie 225
- ungünstige prognostische Faktoren 221
- Wiederimpfung 223
Meningokokkenmeningitis 221
- foudroyante 221
- Meldepflicht 225
Milwaukee-Protokoll, Tollwut 279
Milzbrand 140
- intestinaler 140
- Therapie 141
MMR-Impfung s. Masern-Mumps-Röteln-Impfung 70
MMRV-Impfung s. Masern-Mumps-Röteln-Varizellen-Impfung 31
Mononeuritis 331
Morbilli s. Masern 214
Multiorganversagen, Gelbfieber 168
Multiple Sklerose 192, 331
Mumps 103, 227
- Impfempfehlung, historischer Überblick 76
- Impfkalender 96
- Impfquote 130
- Impfstoff 124
- in Gemeinschaftseinrichtung, Meldepflicht 230
- Indikationsimpfung 92
- Inkubationszeit 123
- Nachholimpfung 229
- Postexpositionsimpfung 123, 229
- Prodromalstadium 227
Mumpsimpfstoff 228
- historische Daten 28
- Hühnereiweißgehalt 229
Mumpsimpfung 227
- Arbeitsmedizin 102–103
- Kontraindikation 229
- Schwangerschaft 336
Mumpsvirus 227
Musculus
- deltoideus, Impfstoffinjektion 78, 280
- vastus lateralis, Impfstoffinjektion 78
Myalgie, Japanische Enzephalitis 155
Mycobacterium-tuberculosis-Komplex 286
Mykobakterien, atypische 286
Myokarditis
- Diphtherie 150
- Meningokokkeninfektion 221
- Varizellen 299

N

Nackenhautbiopsie, Tollwutnachweis 280
Nackensteifigkeit 221
Narkolepsie 211, 332
Nasendiphtherie 150
Negri-Körperchen 279
Neoplasie, HPV-assoziierte, Impfprävention 205
Neugeborenes
- HBsAg-positiver Mutter 193, 334
- Hepatitis-B-Impfung 334
- Influenza 209
- Pertussisimpfung 337
- Tetanus 272–273
- Varizellen-Postexpositionsprophylaxe 124
- Varizelleninfektion 299
Neuraminidase 208
- Antikörper 210
Neuraminidasehemmer 213
Neuritis 71
Neurologische Erkrankungen 71
- autoimmunologisch induzierte 332
- beim Kind 328
- Diagnostik 71
- Impfrisiko 330
- Impfung 328
-- Kontraindikation 328
- Japanische Enzephalitis 155
- nach einer Impfung 330–331
- nach Tollwutimpfung 283
Nierenversagen, Cholera 144
Nigeria, Poliomyelitis 254
Notfalleingriff, chirurgischer 327

O

Oberflächenprotein E 160, 167
Obstipation, Typhus 294
Öffentlicher Gesundheitsdienst
- Hepatitis-A-Indikationsimpfung 88
- Impfungsausführung 79, 135
- Impfungskostenübernahme 79
- Schutzimpfungen 135
ÖGD s. Öffentlicher Gesundheitsdienst 79
OKA-Impfviren 300–301
- Übertragung 301
Okulorespiratorisches Syndrom 211
Öl-in-Wasser-Emulsion, squalenhaltige 30
Oligophrenie 329
Onkologische Erkrankung 320
- Impfung 323
Oophoritis 228
Operation 326
Opisthotonus 273
OPV s. Polioimpfstoff, oraler 31
Orchitis 228
Organtransplantation 320–321
- Impfung 323
Orochol 144
Orthopoxvirus variola 250
Oseltamivir 212
Österreich
- FSME-Durchimpfung 160
- FSME-Impfung 162
- FSME-Meldepflicht 164
- FSME-Risikogebiete 159–160
- Gelbfieber-Meldepflicht 172
- Hepatitis-A-Meldepflicht 183
- Hepatitis-B-Meldepflicht 193
- Tollwut-Meldepflicht 284
- Typhusinzidenzentwicklung 293
Otitis media
- Häufigkeit nach Pneumokokkenimpfung 245
- Masern 216
- Varizellen 299

P

Pakistan
- Poliomyelitis 254
- Typhus 293
Palivizumab 129
Panenzephalitis, sklerosierende, subakute 216
Pankreatitis, Mumps 227
Papillomavirus, humanes s. Humanpapillomavirus 200
Parasitämie, Malaria 116
Parotitis epidemica s. Mumps 227
PCR (Polymerasekettenreaktion) 48
- Tollwutnachweis 280
Penizillin bei Meningokokkeninfektion 221
Penizillin G 225, 248, 275
Peptidsynthese, Impfstoffentwicklung 32
Perikarditis, Meningokokkeninfektion 221
Pertaktin 231
Pertussis
- Auffrischimpfung 232
- Chemoprophylaxe 237
- Grundimmunisierung 232
- Immunisierung, aktive 121
- Impfkalender 96
- Indikationsimpfung 92
- Inkubationszeit 121
- Komplikationen 232
- Postexpositionsimpfung 121
- Therapie 237
Pertussis-Ganzkeimimpfstoff 232
- Wirksamkeit 233

Pertussis-Kombinationsimpfstoff 232–233
Pertussisimpfstoff 232
- azellulärer 231–232
-- Wirksamkeit 233–234
Pertussisimpfung 62, 232
- Akzeptanz 231
- Arbeitsmedizin 100, 103
- Auslandsreise 108
- Impfempfehlung, historischer Überblick 76
- Indikation 236
- Kontraindikation 236
- lokale Reaktion 235
- Neugeborenes 337
- Schutzdauer 235
- Schwangerschaft 334, 337
Pertussistoxin 231
Pest 239
- bubonische 239
- Expositionsprophylaxe 241
- Meldepflicht 241
- pneumonische 239
- Quarantäne 241
Pestimpfstoff 240
Pestimpfung 240
Pestsepsis 239
Pflichtuntersuchung, arbeitsmedizinische 100
Phakomatose 71
Phase-IV-Studie 53, 55
Plasmaimpfstoff, Hepatitis B 188
Plasmid 33
Plasmodium falciparum
- Multiresistenz 115
- Resistenz 115
Plexusneuritis 331
Pneumokokken 242
- quantitatives Impfschutzkorrelat 54
- Virulenzfaktoren 243
Pneumokokken-Konjugatimpfstoff 96, 244
- Wirksamkeit 244–245
Pneumokokken-Polysaccharidimpfstoff 244
Pneumokokkeninfektion 242, 329
- Impfempfehlung, historischer Überblick 76
- Impfkalender 96
- Impfschema 244, 247
- Impfstoff 243
- Impfung 28, 244
-- bei Asplenie 113
-- Kinder/Jugendliche in Gemeinschaftsunterkünften 85
-- Serotyp-Replacement-Phänomen 246
- Indikationsimpfung 92
-- Kinder/Jugendliche 84
- invasive 243
- Reiseimpfung 109
-- Mindestalter 110
- Serotypen 242
Pneumolysin 243
Pneumoweb 248
Pocken 250
- Historie 29–30
- Impfempfehlung, historischer Überblick 76
- Postexpositionsimpfung 126
- Riegelungsimpfung 126
Pockenimpfstoff 250
Pockenimpfung
- Erfolgsbeurteilung 251
- Kontraindikation 252
- Lokalreaktion 252
- Nebenwirkung 252
Pockenvirus 250
Polioimpfstoff 257
- inaktivierter 31, 255, 257–258
- oraler 108, 257–258
-- historische Daten 28, 31
- Wirksamkeit 257
Poliolebendimpfstoff s. Polioimpfstoff, oraler 31
Poliomyelitis 254
- abortive 256
- Auffrischimpfung 93, 254
-- Indikation 258–259
- endemische Erkrankungen 254
- freie Region 31
- Grundimmunisierung 257
- Impfempfehlung, historischer Überblick 76
- Impfkalender 96
- Impfquote 254
- Impfung
-- Antikörperbildung 257
-- Arbeitsmedizin 100, 104
-- Schwangerschaft 335
- in Gemeinschaftseinrichtung 259
- Indikationsimpfung 93
- Inkubationszeit 256
- Kombinationsimpfstoff 257
- mütterliche Antikörper 256
- nicht paralytische 256
- paralytische 256
-- vakzineassoziierte 255, 257–258
- Postpoliosyndrom 257
- quantitatives Impfschutzkorrelat 54
- Reiseimpfung 108–109
- Schwangerschaft 257
Poliomyelitisvirus 256
- fäkale Ausscheidung 256
- Typen 256
- vom Impfstoff abstammendes 255
Poliowildviren 254
Polymerasekettenreaktion s. PCR 48
Polysaccharidimpfstoff 111, 222
Porine 220
Postexpositionsimpfung 120
- FSME 164
- Hepatitis A 123
- Hepatitis B 122
- Masern 123
- Mumps 123
- Pertussis 121
- Pocken 126
- Tetanus 120
- Tollwut 125
- Varizellen 124
Postexpositionsprophylaxe 44
Postpoliosyndrom 257, 259
Präventivleistung 79
Prevenar 244
Prevenar 13 244
Prime-Boost-Konzept 41
Priorix-Tetra 300
Production Seeds 49
Proguanil 117
- Schwangerschaft 118
Proteinkapsel-Faktor 1 239
PRP-T-Konjugatimpfstoffe 175
Purpura
- fulminans 299
- thrombozytopenische, Varizellen 299

Q

Qualitätssicherung, Impfstoff 45
Quarantäne, Pest 241

R

Rachendiphtherie 149
Rachenentzündung 150
Reinfektion, endogene, Salmonella typhi 294
Reisediarrhö 143
Reiseimpfung 79, 109
- ältere Menschen 112
- bei chronisch entzündlicher Darmerkrankung 321
- bei HIV-Infektion 111, 113
- DTG-Empfehlungen 106
- generell empfehlenswerte 108
- Grundimmunisierung 114
- Impfabstände 113
- Informationsquellen 107
- Kinder/Jugendliche 113
- Kombinationsimpfstoff 114
- kontraindizierte, in der Schwangerschaft 110
- Mindestalter 110
- Schwangerschaft 113
- vorgeschriebene 106
Resochin 117
- Malariaerregerresistenz 116
Respiratory-syncytial-Virus-Infektion, Prophylaxe 129
Retardierung, mentale 332
Reverse Vaccinology 32
Rhesusrotavirus 268
Riegelungsimpfung 81, 120
- Gelbfieber 169
- Hepatitis A 123, 182
- Pocken 126
- Poliomyelitis 259
Rifampicin 176
- Kontraindikation 221
- Meningokokken-Infektionsprophylaxe 221
Risikoaufklärung 61
RNA-Impfstoff 33
Roseolen 294
Rotarix, Impfschema 269
RotaTeq, Impfschema 269
Rotavirus 267
Rotavirusimpfstoff 268
- attenuierter 269
- Impfschema 269
- Nebenwirkungen 270
- pentavalenter 269
- Wirksamkeit 269
Rotavirusinfektion 268
- chronische 268
- Meldepflicht 271
Röteln
- Immunisierung, aktive 124
- Impfempfehlung, historischer Überblick 76
- Impfkalender 96
- Impfquote 130
- Indikationsimpfung 93
- Kombinationsimpfstoff s. Masern-Mumps-Röteln-Impfung; s. Masern-Mumps-Röteln-Varizellen-Impfung 336
- quantitatives Impfschutzkorrelat 54
- Schwangerschaft 124, 336
Rötelnembryopathie 124, 336
Rötelnimpfstoff, historische Daten 28
Rötelnimpfung
- Arbeitsmedizin 102, 104
- Schwangerschaft 334, 336
Routineimpfung, Rechtsprechung 62
RSV-Infektion (Respiratory-syncytial-Virus-Infektion) 129

S

Salmonella typhi 293
- Impfstamm 295
- Nachweis 294
Sanofi Pasteur MSD 233
Saudi-Arabien, Meningokokkenmeningitis-Impfung 106, 111
Säugling
- Diphtherie 150
- Exsikkose 294
- Hib-Impfung 176
- Hib-Infektion 173
- Immunglobulingabe 128
- Impfkalender 176
- Influenza 209
- MMR-Impfung 218
- Pertussisimpfung 337
- Typhus 294
Savannengelbfieber 166
Schadensersatz 65
Schildzecke 161
Schluckimpfung
- Cholera 145
- Typhus 295
Schmerzensgeld 65
Schmierinfektion, fäkal-orale
- Poliovirus 256
- Rotavirus 268
Schock
- Hib-Meningitis 174
- hypovolämischer, Cholera 143
- Meningokokkenmeningitis 221
- nach Immunglobulingabe 73
- septischer 221
Schwangerschaft 78, 107, 334
- Diphtherieimpfung 337
- Gelbfieberimpfung 113, 171, 338
- Hepatitis B 334
- Hepatitis-B-Impfung 192
- Hib-Infektion, Chemoprophylaxe 176
- HPV-Impfung 337
- Immunisierung, passive 338
- Impfempfehlung 334
- Impfung 335
- Influenza 209
- Influenzaimpfung 337
- Lebendimpfstoff 334
- Malaria 118
- Masern 335
- Masernimpfung 335
- Meningokokken-Infektionsprophylaxe 221
- Mumpsimpfung 336
- Pertussisimpfung 334, 337
- Poliomyelitis 257
- Poliomyelitisimpfung 335
- Reiseimpfung 110, 113
-- kontraindizierte 110
- Röteln 124, 336
- Rötelnimpfung 334, 336
- Tetanus 337
- Tetanusimpfung 337
- Tollwutimpfung 338
- Totimpfstoff 334
- Varizellenimpfung 334, 336
- Varizellenkomplikation 299
- Varizellenpostexpositionsprophylaxe 124
Schweinegrippevirus, Impfstoff 30
Schweiz
- FSME-Impfung 162
- FSME-Meldepflicht 164
- FSME-Risikogebiete 159–160
- Gelbfieber-Meldepflicht 172
- Hepatitis-A-Meldepflicht 183
- Hepatitis-B-Meldepflicht 193
- Tollwut-Meldepflicht 284
SCID (Severe combined Immunodeficiency) 318
Sechsfachimpfstoff 31, 33
Seed-Lot-System 50
Serienschutzimpfungen, Nutzen 62
Serologie, neurologische Symptome nach einer Impfung 330
Seroprotektionsraten, FSME-Impfstoffe 163
Serotyp-Replacement-Phänomen, Pneumokokkeninfektion 246
Serumalbumin, humanes 48
Severe combined Immunodeficiency 318
Skrofuloderma 289
Spaltvakzine 209
Speicheldrüsenschwellung 227
Sporeninokulation, Tetanus 272
SSPE (subakute sklerosierende Panenzephalitis) 216
Stakkatohusten 232
Stammzelltransplantation 320–321
- Impfung 323
Standardimmunglobulin 182
Standardimpfungen 81
- Auslandsreise 108
- Erwachsene 86
- Impfkalender 96
- Kinder/Jugendliche 81
Ständige Impfkommission s. STIKO 74
Stechmücken 166–167
Sternenhimmel-Exanthem 298
Steroidtherapie
- Impfung 320
- systemische 321
- topische 320
STIKO-Empfehlungen 74
STIKO-Impfempfehlung s. Impfempfehlung 78
Stillzeit, Antimalariamittel 118
Stoffwechselerkrankung, angeborene, Ausschlussdiagnostik 71
Strafprozess 66
Streptococcus pneumoniae s. Pneumokokken 242
Streptomycin 240
Studie, randomisierte, kontrollierte, verblindete 54
Subunit-Impfstoff 28, 209
- adjuvantierter 209
Südamerika
- Gelbfieber 166–167
- Gelbfieberimpfung 107
- Malaria 116
Sulfonamid/Pyrimethamin, Malariaerregerresistenz 116
Synflorix 244

T

T-Helferzellen 326
T-Zell-/B-Zell-Defekt, kombinierter 318
T-Zell-Defekt 318
T-Zellen 326
Taubheit 228
Tetanus 272
- Auffrischimpfung 94, 120
- Chemotherapie 275
- Durchimpfungsrate 274
- Immunisierung, passive 275
-- Schwangerschaft 338
- Impfempfehlung, historischer Überblick 76
- Impfkalender 96
- Indikationsimpfung 94
- maternaler 272
- neonatorum 272–273
- Postexpositionsimpfung 120
- Prophylaxe, postexpositionelle 120
- quantitatives Impfschutzkorrelat 54
- Schwangerschaft 337
- Überimpfung 120
Tetanus-Diphtherie-Impfstoff 108
Tetanus-Immunglobulin 275
Tetanusantitoxin, Serumspiegelbestimmung 274
Tetanusimmunprophylaxe im Verletzungsfall 275
Tetanusimpfstoff 273, 275
- Nebenwirkungen 274
- Wirksamkeit 274
Tetanusimpfung 273
- Arbeitsmedizin 100, 104
- Auslandsreise 108
- pränatale 274
- Schwangerschaft 337
Tetanustoxoid 273, 275
- Konjugatimpfstoff 175
Thiomersal 52, 273
Thrombose 71
Thrombozytopenie 217
- nach MMR-Impfung 70
Tierpocken 250
TNF-α-Inhibitoren-Therapie, Tuberkuloserisiko 287
Tollwut 277
- Auffrischimpfung 94, 112, 281
-- postexpositionelle 125
- beim Tier 280
- Boosterimpfung 282
- enzephalitische 279
- Erkrankungfälle 277
- Exposition 125
- Grundimmunisierung 112
- Immunglobuline 125
- Immunisierung, passiv/aktive 104, 125, 281
- Immunisierung, passive/aktive, Schwangerschaft 338
- Impfstoff 280
- Indikationsimpfung 94
-- Auslandsreise 112
- Inkubationszeit 125, 279
- Meldepflicht 284
- Milwaukee-Protokoll 279
- paralytische 279
- Postexpositionsprophylaxe 279, 281
-- passive/aktive 125
- Präexpositionsprophylaxe 280
- Prodromalstadium 279
- Reiseimpfung 109
- Risikogruppe 281
- terrestrische 277
Tollwut-Immunglobulin 281, 283–284
Tollwutfreie Regionen 277
Tollwutimmunprophylaxe, postexpositionelle 283
- Indikation 283
Tollwutimpfstoff
- Applikation
-- intradermale 281
-- intramuskuläre 280
- Nebenwirkungen 282
- Wirksamkeit 282
Tollwutimpfung
- Arbeitsmedizin 104

- Indikation 283
- postexpositionelle 281, 283
-- Indikation 281
- Schutzdauer 282
- Schwangerschaft 338
Tollwutvirus 277
- Übertragung 278
Totimpfstoff 104
- bei Autoimmunerkrankung 321
- bei Immundefizienz 316
- bei pharmakologischer Immunsuppression 320
- bei primärem Immundefekt 319
- Cholera 144–145
- Hepatitis A 108
- nach Organtransplantation 322
- nach Stammzelltransplantation 322
- Pest 240
- Poliomyelitis 258
- Reaktion 70
- Schwangerschaft 334
Toxoidimpfstoff
- Diphtherie 150
- Tetanus 273
Tracheitis 208
Transplantation, Tollwutvirusübertragung 278
Tuberkulose 94, 104, 286
- Erkrankungsfälle 286
- Impfstoff 287
- Meldepflicht 290
- Prophylaxe 287
- WHO-Empfehlung 290
Tuberkuloseschutzimpfung 288
- Kontraindikation 290
Tumor
- HPV-assoziierter 202
- Immunantwort 34
Typhoral-L 295–296
Typhus 292
- Hochendemiegebiete 293
- Indikationsimpfung, Auslandsreise 110
- Inkubationszeit 293
- Inzidenz 292
- Kombinationsimpfstoff 295
- Reiseimpfung 109
-- Mindestalter 110
- Rezidiv 294
- Stadien 294
- Therapie 297
Typhus-Hepatitis-A-Kombinationsimpfstoff 295
Typhusimpfstoff 294
- oraler 28
Typhusimpfung 127, 295
- Arbeitsmedizin 104
- orale 295–296
- Schutzdauer 296

U

Übelkeit 72
Übersterblichkeit 207
Ulzera nach BCG-Impfung 289
USA, Typhusinzidenzentwicklung 292

V

Vaccinia
- gangraenosa 252
- generalisata 252
- progressiva 252
- secundaria 252
Vacciniaimmunglobulin 251
Vakzination (s. auch Immunisierung, aktive) 28
- Pocken 28
Vakzine s. Impfstoff 32
VAPP (vakzineassoziierte paralytische Poliomyelitis) 255, 257
Varilrix 300
Variola s. auch Pocken
- major 250
- minor 250
Varitect 124
Varivax 300
Varizella-zoster-Immunglobulin 302
Varizella-zoster-Virus 298
- Impfstamm 300
- Persistenz 298
Varizellen 103, 298
- Aciclovir-Prophylaxe 125
- bakterielle Sekundärinfektion 299
- hämorrhagische 299
- Immunglobuline 124
- Immunisierung
-- aktive 124, 300
-- passive 124, 302
- Impfempfehlung, historischer Überblick 76
- Impfkalender 96
- Impfstoff, monovalenter 124
- Indikationsimpfung 94
- Infektiosität 298
- Inkubationszeit 124
- Kombinationsimpfstoff s. Masern-Mumps-Röteln-Varizellen-Impfung 300
- Komplikationen 298
-- Erwachsener 299
-- Schwangerer 299
- Nachholimpfung bei Kinderwunsch 337
- neonatale 299
- Postexpositionsimpfung 124, 302
- Postexpositionsprophylaxe 302
- quantitatives Impfschutzkorrelat 54
Varizellenenzephalitis 299
Varizellenimpfstoff
- historische Daten 28
- Nebenwirkungen 301
Varizellenimpfung 300
- Arbeitsmedizin 102, 104
- bei primärem Immundefekt 319
- Kinder/Jugendliche in Gemeinschaftsunterkünften 85
- Kontraindikationen 301
- Schwangerschaft 334, 336
Vektor, viraler 32
Verletzungsfall, Tetanusimmunprophylaxe 275
Vi-Polysaccharidtotvakzine
- konjugierte 295
- Typhus 294–296
Viatim 295
Vibramycin 117
Vibrio cholerae 142
- Antikörper 144
Viren, attenuierte 32
Virosom 180
Virushepatitis 178, 180
Virusimpfstoff
- Fremdvirenfreiheit 48, 50
- humanes Serumalbumin 48
Vivotif 295–296
Vogelgrippe 207
Vorsorge, arbeitsmedizinische 135
Vorsorgeuntersuchung, arbeitsmedizinische, DGUV-Grundsätze 99
Vorsorgeuntersuchungen (U4, U5), Grundimmunisierung 97

W

Wanderseuche 142
Waterhouse-Friderichsen-Syndrom 221
Widal-Reaktion 294
Windpocken s. Varizellen 54
Working Seeds 49
Wunddiphtherie 150
Wundstarrkrampf s. Tetanus 272

Y

YEL-AND (yellow fever vaccine-associated neurologic disease) 170
Yellow Fever Vaccine-associated neurologic Disease 170
Yersinia pestis 239

Z

Zanamivir 212
Zecke 159–160
- Aktivitätsschwankung 160
Zeckenenzephalitis, europäische s. FSME 112
Zeckenstich, FSME-Impfung 164
Zeitabstand zwischen Impfungen 127
Zelllinien
- Impfvirenvermehrung 49
- nicht tumorigene 49
Zerebellitis 299
Zerebralschaden 328
- Impfung 329
Zervixkarzinom 205
Zivilprozess 65
ZNS-Erkrankung
- degenerative 71
- progressive 69
- Varizellen 299
ZNS-Schädigung, progressive 329
Zoonose 277
Zwangsimpfung 62
Zwerchfelllähmung 273

Impfung	Alter in Wochen	Alter in Monaten				
	6	2	3	4	11–14	15–23
Tetanus		G1	G2	G3	G4	N
Diphtherie		G1	G2	G3	G4	N
Pertussis		G1	G2	G3	G4	N
Haemophilus influenzae Typ b (Hib)		G1	G2[c]	G3	G4	N
Poliomyelitis		G1	G2[c]	G3	G4	N
Hepatitis B		G1	G2[c]	G3	G4	N
Pneumokokken[a]		G1		G2	G3	N
Rotaviren	G1[b]	G2	(G3)			
Meningokokken C					G1 (ab 12 Mon.)	
Masern, Mumps, Röteln					G1	G2
Varizellen					G1	G2

G	Grundimmunisierung (in bis zu 4 Teilimpfungen G1–G4)
N	Nachholimpfung (Grundimmunisierung aller noch nicht Geimpften bzw. Komplettierung einer unvollständigen Impfserie)

Impfkalender (Standardimpfungen) 2015 für Säuglinge und Kleinkinder bis 2 Jahre.

Empfohlenes Impfalter und Mindestabstände zwischen den Impfungen. Der jeweils aktuelle Impfkalender kann unter www.stiko.de eingesehen werden.

[a] Frühgeborene erhalten eine zusätzliche Impfstoffdosis im Alter von 3 Monaten, d. h. insgesamt 4 Dosen.

[b] Die 1. Impfung sollte bereits ab dem Alter von 6 Wochen erfolgen, je nach verwendetem Impfstoff sind 2 bzw. 3 Dosen im Abstand von mindestens 4 Wochen erforderlich.

[c] Bei Anwendung eines monovalenten Impfstoffes kann diese Dosis entfallen.